総論		I
各論		
II. 中枢神経系障害	193頁	II
III. 神経・筋	251頁	III
IV. 小児・発達	311頁	IV
V. 呼吸器	353頁	V
VI. 循環器	383頁	VI
VII. 糖尿病・代謝	435頁	VII
VIII. 腎臓	455頁	VIII
IX. 高齢者	463頁	IX
X. ウィメンズ・ヘルス	475頁	X
XI. がん	489頁	XI
XII. 精神疾患	493頁	XII
XIII. 皮膚障害	499頁	XIII
XIV. 有痛疾患	511頁	XIV
XV. 予防	519頁	XV

今日の理学療法指針

総編集
内山　靖　名古屋大学大学院教授・医学系研究科理学療法学講座

編集
網本　和　首都大学東京教授・健康福祉学部理学療法学科
臼田　滋　群馬大学大学院教授・保健学研究科保健学専攻リハビリテーション学講座
高橋哲也　東京工科大学教授・医療保健学部理学療法学科
淵岡　聡　大阪府立大学大学院教授・総合リハビリテーション学研究科
間瀬教史　甲南女子大学教授・看護リハビリテーション学部理学療法学科

医学書院

ご注意

本書に記載されている内容に関して，出版時点における最新の情報に基づき，正確を期するよう，総編集者，編集者，執筆者ならびに出版社は，それぞれ最善の努力を払っています．しかし，医学，医療の進歩からみて，記載された内容があらゆる点において正確かつ完全であると保証するものではありません．

したがって実際の臨床で，熟知していない，あるいは汎用されていない評価および治療/介入を行うに当たっては，常に最新のデータに当たり，本書に記載された内容が正確であるか，読者御自身で細心の注意を払われることを要望いたします．

本書記載の評価法，治療/介入およびその疾患・病態への適応などが，その後の医学研究ならびに医療の進歩により，本書発行後に変更された場合，その評価法，治療/介入およびその疾患・病態への適応などによる不測の事故に対して，総編集者，編集者，執筆者ならびに出版社は，その責を負いかねます．

株式会社　医学書院

今日の理学療法指針

発　行　2015年6月1日　第1版第1刷ⓒ
　　　　2018年2月1日　第1版第2刷
総編集　内山　靖（うちやま やすし）
編　集　網本　和・臼田　滋・高橋　哲也
　　　　淵岡　聡・間瀬　教史
発行者　株式会社　医学書院
　　　　代表取締役　金原　優
　　　　〒113-8719　東京都文京区本郷1-28-23
　　　　電話　03-3817-5600（社内案内）
印刷・製本　アイワード

本書の複製権・翻訳権・上映権・譲渡権・貸与権・公衆送信権（送信可能化権を含む）は株式会社医学書院が保有します．

ISBN978-4-260-02127-2

本書を無断で複製する行為（複写，スキャン，デジタルデータ化など）は，「私的使用のための複製」など著作権法上の限られた例外を除き禁じられています．大学，病院，診療所，企業などにおいて，業務上使用する目的（診療，研究活動を含む）で上記の行為を行うことは，その使用範囲が内部的であっても，私的使用には該当せず，違法です．また私的使用に該当する場合であっても，代行業者等の第三者に依頼して上記の行為を行うことは違法となります．

JCOPY 〈出版者著作権管理機構　委託出版物〉
本書の無断複製は著作権法上での例外を除き禁じられています．複製される場合は，そのつど事前に，出版者著作権管理機構（電話 03-3513-6969，FAX 03-3513-6979，info@jcopy.or.jp）の許諾を得てください．

序

　1966（昭和41）年にわが国の理学療法士が誕生し，今年で50年の節目を迎える．これまでの理学療法士国家試験合格者数の累計は，129,942人に達している．

　この間，科学技術の進歩は目覚ましく，疾病構造の変化に加えて，生活習慣の変容，少子高齢化，国際化，情報化など，現代社会のニーズに適応した理学療法の構築と実行が求められている．国民の共通した期待は，健康寿命の延伸を目標として，生活の場に応じた連続した理学療法を，明確な根拠をもって安全かつ効果的に実施することがあげられる．

　理学療法士は人間を総体としてとらえ，参加や活動に資する基本的動作能力の回復を中核とする専門職である．近年では，運動器，神経，呼吸循環など，診療科に対応した高度な病態の理解に基づく専門医との連携による理学療法が求められている．一方で，基本的動作を保証する筋−骨・関節，神経の制御，動作遂行に必要な酸素供給と栄養，情動などを切り離してとらえることはできない．また，健康増進，転倒・傷害や再発の予防を含んだ行動変容への支援が，活動・参加の実現に大きな影響を与えることになる．

　このような現状を鑑みると，10万人を超える理学療法士が，さまざまな状況や立場で標準的な理学療法を実行するための指針が不可欠であるといえる．その内容は，①エビデンスや一般的な知見に基づくものであることに加えて，②多くの理学療法士が参考とするために特殊な技術や機器を用いずに模倣が可能な内容であることが望まれる．あわせて，③臨床実践で遭遇する疾患や病態を幅広く取り上げ，④統一のフォーマットで簡潔に示す必要がある．また，⑤理学療法の評価と治療における臨床推論を視覚的に示すことが重要となる．

　本書は，上記に掲げた骨子に基づき制作したものである．編集は，各領域の専門家である網本和先生，臼田滋先生，高橋哲也先生，淵岡聡先生，間瀬教史先生に参画いただき，全16章208項目を取り上げ，総勢111人の分担執筆で構成した．内容は，専門的な見地からの新鮮さと正確性に加えて，他領域からみた水準ならびに用語や表現の難解さについて逐一確認した．また，フォーマットの共通性については幾度となく執筆者へ改稿をお願いすることもあったが，真摯に対応いただいた．このような丁寧な工程を踏んだにもかかわらず，構想からわずか1年間で発刊できたことは，医学書院の七尾清 前専務取締役・編集長，青戸竜也 常務取締役・医学編集担当ならびに制作部の長友裕輝氏のご理解とご協力によるところが大である．

　なお，医学書院からは，1959年に『今日の治療指針』が発刊され，最新版では1,121項目が掲載されている．本書においても皆様方のご理解と忌憚のないご意見をうかがいながら，理学療法の実情を反映し続けられるように努力していきたい．

2015年5月

総編集　内山　靖

執筆者一覧 (五十音順)

浅井　友詞	日本福祉大学教授・健康科学部リハビリテーション学科
安達　裕一	日本心臓血圧研究振興会附属榊原記念病院・理学療法科
網本　　和	首都大学東京教授・健康福祉学部理学療法学科
井垣　　誠	公立豊岡病院日高医療センター・リハビリテーション技術科長
石川　博明	東北大学病院・リハビリテーション部
石黒　友康	健康科学大学教授・健康科学部理学療法学科
井上順一朗	神戸大学医学部附属病院・リハビリテーション部
今石　喜成	久留米大学リハビリテーションセンター
岩田　　晃	大阪府立大学大学院准教授・総合リハビリテーション学研究科
臼田　　滋	群馬大学大学院教授・保健学研究科保健学専攻リハビリテーション学講座
内山　　靖	名古屋大学大学院教授・医学系研究科理学療法学講座
江木　翔平	八幡中央病院・リハビリテーション科
榎勢　道彦	四天王寺和らぎ苑・リハビリ長
大浦　啓輔	福山循環器病院・リハビリテーション課長代理
小川　智也	公立陶生病院・中央リハビリテーション部第2理学療法室長
押木利英子	新潟リハビリテーション大学大学院教授・リハビリテーション研究科リハビリテーション医療学専攻
小野部　純	東北文化学園大学講師・医療福祉学部リハビリテーション学科理学療法学専攻
柏木　宏彦	大阪警察病院・リハビリテーション技術科課長
加藤　　浩	九州看護福祉大学大学院教授・看護福祉学研究科健康支援科学専攻
加藤　倫卓	常葉大学講師・健康科学部静岡理学療法学科
上坂　建太	田附興風会医学研究所北野病院・リハビリテーションセンター
川島　敏生	日本鋼管病院・リハビリテーション科技師長
河辺　信秀	茅ヶ崎リハビリテーション専門学校・理学療法学科
菊地　　豊	脳血管研究所附属美原記念病院・神経難病リハビリテーション科長
貴志　真也	角谷整形外科病院・リハビリテーション科長
岸川　典明	愛知医科大学病院・リハビリテーション部技師長
北川　知佳	長崎呼吸器リハビリクリニック・リハビリテーション科
木原　秀樹	長野県立こども病院・リハビリテーション技術科長補佐
熊丸めぐみ	群馬県立小児医療センター・リハビリテーション課副主幹
神津　　玲	長崎大学大学院教授・医歯薬学総合研究科内部障害リハビリテーション学
小塚　直樹	札幌医科大学教授・保健医療学部理学療法学科
齊藤　正和	日本心臓血圧研究振興会附属榊原記念病院・理学療法科長
境　　隆弘	大阪保健医療大学大学院教授・保健医療学研究科
作井　大介	岐阜ハートセンター・心臓リハビリテーション室
櫻田　弘治	心臓血管研究所付属病院・リハビリテーション室長
笹沼　直樹	兵庫医科大学病院・リハビリテーション部
佐野　佑樹	大阪府立急性期・総合医療センター・リハビリテーション科
佐野　裕子	Respiratory Advisement Ys' 代表, 順天堂大学大学院・医学研究科リハビリテーション医学
舌間　秀雄	産業医科大学病院・リハビリテーション部技師長
島田　裕之	国立長寿医療研究センター老年学・社会科学研究センター・予防老年学研究部長
杉野　美里	貞松病院・リハビリテーション科
杉元　雅晴	神戸学院大学教授・総合リハビリテーション学部理学療法学科

杉山　恭二	大阪大学医学部附属病院・リハビリテーション部
鈴木　貞興	昭和大学江東豊洲病院・リハビリテーション室
鈴木由佳理	藤田保健衛生大学講師・医療科学部リハビリテーション学科
仙波　浩幸	豊橋創造大学教授・保健医療学部理学療法学科
園部　俊晴	関東労災病院・中央リハビリテーション部
高木　啓至	大阪大学医学部附属病院・リハビリテーション部
高橋　哲也	東京工科大学教授・医療保健学部理学療法学科
田上　光男	中国労災病院・中央リハビリテーション部部長
竹村　仁	臼杵市医師会立コスモス病院・リハビリテーション部室長
田中　正栄	新潟県健康づくり・スポーツ医科学センター・リハビリテーション科
田屋　雅信	東京大学医学部附属病院・リハビリテーション部・循環器内科
田舎中真由美	インターリハ株式会社フィジオセンター・マネージャー
辻村　康彦	平松内科・呼吸器内科・小牧ぜんそく睡眠リハビリクリニック
鶴崎　俊哉	長崎大学大学院准教授・医歯薬学総合研究科保健学専攻
手塚　純一	川崎幸病院・リハビリテーション科科長
冨田　和秀	茨城県立医療大学大学院教授・保健医療科学研究科保健医療科学専攻
中　徹	群馬パース大学教授・保健科学部理学療法学科
永冨　史子	川崎医科大学附属川崎病院・リハビリテーションセンター
中本　久一	国立病院機構東近江総合医療センター・リハビリテーション科
西村　真人	大阪労災病院・中央リハビリテーション部
野添　匡史	甲南女子大学・看護リハビリテーション学部理学療法学科
野村　卓生	関西福祉科学大学教授・保健医療学部リハビリテーション学科
長谷川隆史	中部労災病院・中央リハビリテーション部
花房　祐輔	埼玉医科大学国際医療センター・リハビリテーションセンター
林　久恵	星城大学准教授・リハビリテーション学部
平川　倫恵	亀田メディカルセンター・ウロギネコロジーセンター
平木　幸治	聖マリアンナ医科大学病院・リハビリテーション部
平野　康之	徳島文理大学准教授・保健福祉学部理学療法学科
福島　隆伸	市立堺病院・リハビリテーション技術科長
福本　貴彦	畿央大学准教授・健康科学部理学療法学科
藤田　裕子	東京慈恵会医科大学附属第三病院・リハビリテーション科
藤縄　光留	神奈川リハビリテーション病院・理学療法科
藤野　雄次	埼玉医科大学国際医療センター・リハビリテーションセンター
藤村　昌彦	広島都市学園大学教授・健康科学部リハビリテーション学科理学療法学専攻
淵岡　聡	大阪府立大学大学院教授・総合リハビリテーション学研究科
堀場　充哉	名古屋市立大学病院・リハビリテーション部
牧迫飛雄馬	国立長寿医療研究センター・予防老年学研究部・健康増進研究室長
増田　芳之	静岡県立静岡がんセンター・リハビリテーション科技師長
間瀬　教史	甲南女子大学教授・看護リハビリテーション学部理学療法学科
松井　一久	岐阜保健短期大学講師・リハビリテーション学科理学療法学専攻
松尾　知洋	前・心臓病センター榊原病院・リハビリテーション室
松沢　良太	北里大学病院・リハビリテーション部
松田　雅弘	植草学園大学講師・保健医療学部理学療法学科
松原　貴子	日本福祉大学教授・健康科学部リハビリテーション学科
万治　淳史	埼玉みさとリハビリテーション病院・リハビリテーション部
三浦　利彦	国立病院機構八雲病院・理学療法室長
溝部　朋文	横浜市立脳卒中・神経脊椎センター・リハビリテーション部
宮原　洋八	西九州大学教授・リハビリテーション学部リハビリテーション学科
宮本　真明	渕野辺総合病院・リハビリテーション室
望月　久	文京学院大学教授・保健医療技術学部理学療法学科

元脇　周也	豊中渡辺病院・リハビリテーション科
森嶋　直人	豊橋市民病院・リハビリテーション技術室長
森山　英樹	神戸大学大学院教授・保健学研究科リハビリテーション科学領域
安井　健	東京大学医学部附属病院・リハビリテーション部
山内　真哉	兵庫医科大学病院・リハビリテーション部
山上　徹也	高崎健康福祉大学講師・保健医療学部理学療法学科
山路　雄彦	群馬大学大学院准教授・保健学研究科保健学専攻リハビリテーション学講座
山下　康次	市立函館病院・中央医療技術部リハビリ技術科長
湯口　聡	心臓病センター榊原病院・リハビリテーション室技士長
横井裕一郎	北海道文教大学教授・人間科学部理学療法学科
横地　正裕	三仁会事務長, あさひ病院・リハビリテーション科長
横山美佐子	北里大学講師・医療衛生学部リハビリテーション学科理学療法学専攻
吉原　広和	埼玉県立がんセンター・整形外科リハビリテーション室
吉本　陽二	奈良東病院・リハビリテーション科統括科長
若杉　樹史	兵庫医科大学病院・リハビリテーション部
若宮亜希子	指定管理者 聖マリアンナ医科大学, 川崎市立多摩病院・リハビリテーション科
和田　哲宏	田北病院・リハビリテーション科
渡辺　敏	聖マリアンナ医科大学病院・リハビリテーション部参事
渡辺　学	北里大学メディカルセンター・リハビリテーションセンター

なお，以下の方々には編集協力者として特段のご協力をいただいた．ここに深く感謝の意を表する．

（編集委員会）

●編集協力

青田　絵里	甲南女子大学・看護リハビリテーション学部理学療法学科
岩田　晃	大阪府立大学大学院准教授・総合リハビリテーション学研究科
齊藤　正和	日本心臓血圧研究振興会附属榊原記念病院・理学療法科長
野添　匡史	甲南女子大学・看護リハビリテーション学部理学療法学科
松田　雅弘	植草学園大学講師・保健医療学部理学療法学科
森沢　知之	兵庫医療大学講師・リハビリテーション学部理学療法学科
渡辺　学	北里大学メディカルセンター・リハビリテーションセンター

目次

編集方針・凡例　xii

総論

理学療法の現状と展望　1

各論

❶ 骨・関節　3

変形性股関節症　4
1. 変形性股関節症　保存療法　4
2. 人工股関節置換術　後外側アプローチ　7
   - 2 前外側アプローチ　10
   - NOTE 関節リウマチ(RA)のTHA　11
3. 骨切り術後　キアリ(Chiari)骨盤骨切り術後　12
   - NOTE 臼蓋回転骨切り術後　15
   - 2 大腿骨外反骨切り・内反骨切り術後　15

股関節〜大腿部の骨折　17
1. 大腿骨頸部骨折(内側型)　ピンニング　17
   - 2 人工骨頭置換術　20
2. 大腿骨頸部骨折(外側型)〜転子部骨折　ピンニング　23
   - 2 CHS・PFN(ガンマネイル)　25
3. 大腿骨骨幹部骨折　保存療法　28
   - 2 固定術後(髄内固定)　31

股関節〜大腿部の筋損傷　33
1. 筋断裂と筋挫傷　ハムストリングスの肉離れ(筋断裂)　33
   - 2 大腿四頭筋の打撲(筋挫傷)　35

変形性膝関節症　37
1. 変形性膝関節症　保存療法　37
2. 人工膝関節置換術　TKA　40
   - 2 UKA　43
   - NOTE 関節リウマチ(RA)のTKA　45

膝関節〜下腿部の骨折　46
1. 膝関節周辺の骨折　膝蓋骨骨折　46
   - 2 脛骨高原骨折(プラトー骨折)　50
   - 3 脛骨骨幹部骨折　54
   - NOTE 脛骨疲労骨折　56

膝関節〜下腿部の靱帯損傷　57
1. 膝関節の靱帯損傷　前十字靱帯(ACL)損傷(再建術後)　57
   - 2 後十字靱帯(PCL)損傷(保存療法)　60
   - 3 後十字靱帯(PCL)損傷(再建術後)　63
   - 4 内側側副靱帯(MCL)損傷(保存療法)　66

膝蓋骨(亜)脱臼　68
1. 膝蓋骨(亜)脱臼　68

半月板損傷　70
1. 半月板損傷　縫合術後および切除術後　70

膝関節〜下腿部の過用性障害　73
1. 膝関節周辺の過用性障害　シンスプリント　73
   - 2 オスグッド・シュラッター病　77

足関節〜足部の骨折　79
1. 足関節周辺の骨折　踵骨骨折　79
2. 足関節骨折　82

足関節靱帯損傷(内反捻挫)　85
1. 足関節靱帯損傷(内反捻挫)　85

アキレス腱損傷　87
1. アキレス腱断裂　87
2. アキレス腱炎　90

外反母趾　92
1. 外反母趾　92

肩関節〜上腕部の骨折　94
1. 肩関節周辺の骨折　鎖骨骨折　94
2. 上腕骨近位部骨折(外科頸)　97
3. 上腕骨骨幹部骨折　99

肩関節周囲炎　101
1. 肩関節周囲炎　101

投球障害肩　104
1. 投球障害肩　104

肩関節(亜)脱臼　107
1. 反復性肩関節(亜)脱臼　保存療法　107
   - 2 術後療法　109

腱板損傷　111
1. 腱板損傷　保存療法　111
   - 2 術後療法　113

目次

肘関節〜前腕の骨折	114
1 肘関節周辺の骨折　上腕骨顆上骨折　114	
2 肘頭骨折　116	

肘関節〜前腕の過用性障害	118
1 肘関節の過用性障害　テニス肘(上腕骨外側上顆炎)　118	
2 肘関節の過用性障害　投球障害時　121	

手関節〜手・手指の骨折	124
1 橈骨遠位端骨折(コーレス骨折・スミス骨折)　124	

手指腱断裂(再建術後)	126
1 手指腱断裂(再建術後)　126	
NOTE TFCC 損傷　130	

頸椎症	131
1 変形性頸椎症(明確な神経症状を伴わない)　131	
2 頸椎症性神経根症　133	
3 頸椎症性脊髄症　135	
NOTE 後縦靱帯骨化症(OPLL)，黄色靱帯骨化症(OLF または OYL)　137	
NOTE 椎体固定術，椎弓切除(形成)術(術式による留意点)　137	
NOTE 関節リウマチ(RA)の頸椎病変と固定術後　138	
NOTE 胸郭出口症候群　138	

腰椎椎間板ヘルニア(術後)	139
1 腰椎椎間板ヘルニア(術後)　139	

腰部脊柱管狭窄症(保存療法)	142
1 腰部脊柱管狭窄症(保存療法)　142	

腰痛症(神経障害のない)	147
1 腰痛症(神経障害のない)　147	

関節リウマチ	152
1 初期〜高度進行期(stage Ⅰ〜Ⅲ)　152	
2 末期(stage Ⅳ)　154	

下肢の切断	156
1 大腿切断　156	
2 血管原性大腿切断　161	
3 下腿切断　163	
4 足部切断　167	

骨軟部腫瘍	170
1 広範切除術後　大腿近位部　170	
2 広範切除術後　大腿遠位部　173	
3 広範切除術後　下腿近位部　177	

スポーツ外傷・障害	181
1 バスケットボール　181	
2 バレーボール　182	
3 ラグビー　183	
4 野球　184	
5 サッカー　185	
6 テニス　186	
7 スキー　187	
8 スノーボード　188	
9 剣道　189	
10 柔道　190	
11 陸上(長距離，短距離)　191	

Ⅱ 中枢神経系障害　193

脳血管障害	194
1 急性期　194	
2 循環系障害合併例　197	
3 摂食嚥下障害(偽性球麻痺)合併例　198	
2 回復期の病態・障害の特性　200	
2 脳血管障害後片麻痺　重度麻痺例　203	
3 脳血管障害後片麻痺　軽度麻痺例　205	
4 右半側症状合併例　207	
5 左半側症状合併例　211	
3 訪問理学療法　213	
4 維持期　216	
2 片麻痺症例の装具選択と理学療法　219	

外傷性脳損傷	222
1 外傷性脳損傷　痙縮が顕著な四肢麻痺例　222	
2 軽度の麻痺で記憶・注意障害が顕著な例　225	
3 復学・復職支援　227	

脳腫瘍	228
1 脳腫瘍　228	
2 原発例(抗癌剤併用例)　232	
3 転移例(原発部位の症状合併例)　233	

脊髄損傷	234
1 脊髄損傷　234	
2 頸髄損傷(車椅子ゴールレベル)　240	
3 頸髄損傷(歩行ゴールレベル)　243	
4 高齢者不全頸髄損傷　246	

そのほか	249
NOTE アルツハイマー型認知症　249	
NOTE ピック病　249	

Ⅲ 神経・筋　251

パーキンソン病	252
1 パーキンソン病　252	
2 軽度〔Hoehn-Yahr(H-Y)重症度 3〕　255	
3 重度〔Hoehn-Yahr(H-Y)重症度 5〕　257	

脊髄小脳変性症	259
1 脊髄小脳変性症　259	
筋萎縮性側索硬化症	263
1 筋萎縮性側索硬化症　263	
2 軽症（ADL 自立もしくは一部介助期）　266	
3 重度（ADL 全介助期）　270	
多発性硬化症	272
1 多発性硬化症　272	
筋ジストロフィー	276
1 筋強直性ジストロフィー　276	
NOTE その他の筋ジストロフィー（ベッカー型，肢帯型，顔面肩甲上腕型）　279	
多発性筋炎・皮膚筋炎	280
1 多発性筋炎・皮膚筋炎　280	
重症筋無力症	283
1 重症筋無力症　283	
末梢神経障害	286
1 ギラン・バレー症候群（GBS）　286	
2 慢性炎症性脱髄性多発根ニューロパチー（CIDP）　289	
3 糖尿病神経障害　292	
4 シャルコー・マリー・トゥース病（CMTD）　295	
5 顔面神経麻痺　297	
6 悪性腫瘍に伴う末梢神経障害　300	
7 末梢前庭障害　303	
そのほか	306
1 ポストポリオ症候群（PPS）　306	

Ⅳ 小児・発達　311

脳性麻痺	312
1 脳性麻痺　312	
2 痙直型四肢麻痺　315	
3 痙直型片麻痺　317	
4 痙直型両麻痺　319	
5 アテトーゼ型　320	
二分脊椎	321
1 二分脊椎　321	
デュシェンヌ型筋ジストロフィー	325
1 デュシェンヌ型筋ジストロフィー　325	
ダウン症候群	329
1 ダウン症候群　329	
小児整形外科疾患	332
1 小児整形外科疾患　332	
2 発育性股関節形成不全　334	

3 先天性内反足　335	
4 ペルテス（Perthes）病　335	
5 大腿骨頭すべり症　336	
先天性多発性関節拘縮症	337
1 先天性多発性関節拘縮症　337	
低出生体重児・ハイリスク児	340
1 低出生体重児・ハイリスク児　340	
発達障害	342
1 発達障害　342	
重症心身障害児	345
1 重症心身障害児　345	
遺伝性疾患・染色体異常	348
1 遺伝性疾患・染色体異常　348	
NOTE 骨形成不全などの骨系統疾患　351	
NOTE てんかん　351	
NOTE 小児の1型糖尿病と2型糖尿病　352	

Ⅴ 呼吸器　353

急性呼吸不全	354
1 急性呼吸窮迫症候群（ARDS）　354	
2 誤嚥性肺炎　357	
3 急性呼吸不全　手術後（開胸，開腹手術後）　360	
4 急性呼吸不全　脳損傷後　364	
慢性閉塞性肺疾患（COPD）	365
1 慢性閉塞性肺疾患（COPD）　365	
2 軽症～中等症（積極的な運動療法が適応となる症例）　368	
3 重症（重症例で在宅のケアが中心になる症例）　370	
4 急性増悪　372	
間質性肺炎	375
1 間質性肺炎　375	
気管支喘息	378
1 気管支喘息　378	
そのほか	381
NOTE 睡眠時無呼吸症候群　381	

Ⅵ 循環器　383

心筋梗塞	384
1 心筋梗塞　軽症急性心筋梗塞（再灌流療法成功例）　384	
2 残存狭窄を有する心筋梗塞　388	
3 広範囲前壁心筋梗塞（重症例）　390	

心不全　392
1 心不全　慢性心不全(収縮機能不全)　392
　2 慢性心不全(拡張機能不全)　394
　3 腎機能障害のある心不全　396
　4 運動機能障害のある心不全　398
　5 脳血管障害のある心不全　401
大動脈解離　404
1 大動脈解離　急性大動脈解離(保存例)　404
　2 人工血管置換術後　407
治療後の理学療法　409
1 心臓外科術後　409
2 補助人工心臓装着者　413
3 ペースメーカーやICD, CRT挿入　416
不整脈　419
1 不整脈　419
在宅理学療法　422
1 心疾患患者の在宅理学療法　422
末梢動脈疾患(PAD)　424
1 末梢動脈疾患(PAD)　424
　2 重症虚血肢(虚血性潰瘍)　428
　3 深部静脈血栓症・肺塞栓症　431
そのほか　434
NOTE 小児心疾患　434

Ⅶ 糖尿病・代謝　435

糖尿病　436
1 糖尿病　経口薬治療　436
　2 インスリン治療　439
　3 糖尿病患者に対するレジスタンストレーニング　441
　4 糖尿病足病変(フットケアを含む)　444
2 三大合併症を有する糖尿病　446
メタボリックシンドローム　449
1 メタボリックシンドローム　449

Ⅷ 腎臓　455

1 腎不全　保存期慢性腎臓病　456
　2 腹膜透析　459
　3 血液透析　460

Ⅸ 高齢者　463

1 転倒予防　463

2 虚弱高齢者・介護予防　465
3 認知症　468
NOTE 視覚障害　472
NOTE 低栄養　472
NOTE 再発予防のための行動変容　472
NOTE 骨粗鬆症　473

Ⅹ ウィメンズ・ヘルス　475

1 尿失禁　475
2 妊娠期　477
3 産褥期・産後　481
4 リンパ浮腫　485

Ⅺ がん　489

1 がん　489

Ⅻ 精神疾患　493

1 統合失調症　493
2 うつ病およびその他の疾患に伴う抑うつ症状　495

ⅩⅢ 皮膚障害　499

1 褥瘡　499
2 熱傷　503
3 慢性創傷　506

ⅩⅣ 有痛疾患　511

1 急性疼痛　511
2 慢性疼痛　513

ⅩⅤ 予防　519

1 健康増進　519
2 作業関連性筋骨格障害　522

索引　527

編集方針・凡例

■ 基本方針

わが国の理学療法は医師の指示によって行われるもので，また，臨床実践では多職種が連携したなかで実施される．

本書では，これらを大前提として，効果的な理学療法を実行するために，理学療法士に必要な標準的な知識と思考・判断の過程を簡潔に記載したものである．

■ 基本構成

本書では，病態・障害 病・障 ，評価 評価 ，治療/介入 治/介 ，リスク管理 リ管 ，経過・予後 経・予 の項目を統一フォーマットとし，日常臨床で遭遇する広い範囲の疾患や障害を，可能な限り数多く取り上げることを優先した．

そのため，病態・障害は必要最小限の記載とした．評価についても，そのポイントを示すにとどめ，各検査方法や評価表などは原則として掲載していない．

他方，治療/介入は，疾患・障害を細分類し，代表的な病期や重症度に応じて標準的な治療方法を具体的に記載した．治療プログラムは表にまとめ，本文ではその強度や回数の目安にも言及するよう心掛けた．また，運動療法と物理療法や装具療法との関係，自己練習，指導内容についても取り上げた．

リスク管理は，安全な理学療法を実施するために留意すべき点を強調し，経過・予後については疫学知見をふまえた記載を中心にして，再発のリスクと予防についても触れるようにした．

文献は，代表的なガイドラインやエビデンス・疫学を示す研究論文に限定した．

■ フローチャート

原則として各項目で，理学療法の選択に至る臨床判断の流れをフローチャートで示した．「臨床は，不確実なサイエンスであり，確率のアート」とも言われるように，単純なフロー（選択の流れ）を自動的に決められるものではない．他方，理学療法の治療/介入は，ともすると抽象的な記述にとどまりやすく，文字や図表の媒体による模倣が難しいとの指摘がある．そのことが，臨床実践の標準化やエビデンスを構築するための妨げになっているとすれば，自らの努力で改善する必要がある．このフローチャートは，本書の「指針」としての作成意図を視覚的に表現した一つである．

なお，本書ではフローチャートの記号を以下のような意味付けとして定義した．

開始/終了　　処理/実行　　分岐/判断　　評価

■ 総論(オーバービュー)

本書の冒頭で理学療法の概要と潮流を「総論」として俯瞰し，各論の主要な章のはじめにも各領域の概要と新たな取り組みを簡潔に示した．この項目は，総編集，編集者が担当した．

■ 主たる用語の使い方

(1) 訓練とトレーニング

理学療法は，その目的と方法から，治療(therapy)，運動(exercise)，練習(practice)，トレーニング(training)を区分することができる．トレーニングは，訓練と訳すこともできるが，この日本語用語は理学療法の歴史のなかで代名詞化されてきた経緯があり，また，上位の者が下位の者に訓示しながら特定の活動や行動を習得させる意味合いが強い(理学療法学事典，医学書院，2006参照)．近年の理学療法領域では使われない傾向にあり，本書でも行政用語と引用部分を除き訓練は使用しない．

(2) 主体と目的による表記

運動をする患者(対象者)の立場からみれば，運動や練習となり，理学療法士からみれば治療や指導となる．文脈によって両者が明確になるように配慮した．

また，繰り返しの運動・動作は，その目的に応じてpractice(実践的な練習)，training(繰り返しの運動)，drill(習熟・敏捷性を目的とする繰り返しの動作)を相対的に使い分けた．

(3) 抵抗運動とレジスタンストレーニング

両者は相互の言語訳の範囲ともとれるが，臨床的には筋力増強を主たる目的とした抵抗運動と，除脂肪体重の増加やインスリン感受性の改善，運動耐容能の改善などを目的としたレジスタンストレーニングでは異なる意味をもつ．それぞれに関連する医学会やガイドラインも考慮して使い分けた．

(4) 略語

下記の用語は本文中で略語のまま用いた．

- 関節可動域 (range of motion；ROM)
- 徒手筋力検査法(manual muscle testing；MMT)
- 下肢伸展挙上(straight leg raising；SLR)
- 日常生活活動(activities of daily living；ADL)
- 手段的日常生活活動(instrumental ADL；IADL)
- バーセルインデックス(Barthel index；BI)
- 機能的自立度測定法(functional independence measure；FIM)
- 国際生活機能分類(International Classification of Functioning, Disability and Health；ICF)
- 安静，アイシング，圧迫，挙上(Rest, Icing, Compression, Elevation；RICE)

また，「ボルグ(Borg)CR-10(category-ratio 10)スケール」は，本文中では「修正ボルグ(Borg)スケール」と簡略化した表記とした．

■ NOTE

各章のそれぞれの項目を補完する「NOTE」を適宜設けた．

総編集，編集者

総論

理学療法の現状と展望

　理学療法は，世界的には長い歴史があり，その成り立ちや語源からは，「自然界のエネルギーを活用した物理的な刺激や一定の法則に基づいた運動によって，癒しや活動を促進する治療・介入方法」ととらえることができる．また，世界理学療法連盟（World Confederation for Physical Therapy；WCPT）は，理学療法の主な要素として，①健康増進（promotion），②予防（prevention），③治療/介入（treatment/intervention），④ハビリテーション（habilitation），⑤リハビリテーション（rehabilitation）の5つがあるとしている．

　このうち，わが国の法制度のもとでの理学療法は1966年から開始され，身体に障害のある者に対して基本的動作能力を回復するために行われるものである．以来，50年が経過し，対象と適応は拡大し，多様かつ重複する病態に対して救命救急センターから地域・在宅の幅広い形態で理学療法が実践されている．今日では，医学の専門分化に呼応した最先端の知見と根拠に基づく治療・介入が求められている．他方，高齢社会のなかで参加・活動の視点からみた予防の重要性が認識され，団塊の世代が75歳以上となる2025年までに地域包括ケアシステムを構築することはわが国の社会保障全体の目標になっている．これは，重度な要介護状態となっても，住み慣れた地域で自分らしい暮らしを人生の最後まで続けることができるよう，住まい・医療・介護・予防・生活支援が一体的に提供されることを目指したものである．このようななかで，基本的動作能力の回復は，機能障害に回復の促進と再構築とともに，活動・参加の不可欠な要素として位置づけられる．

　臨床実践では，対象者個別の課題-目標-治療/介入プログラムを三位一体の関係で明確にとらえる必要がある．ここでいう課題とは，対象者のニーズと治療/介入の可能性をふまえた解決すべき・解決できる中核的な内容を意味し，基準値と比較して低値を示した問題点の羅列ではない．専門職の解釈による意味・価値づけが重要となる．目標は，病態の経過や臨床疫学に基づく実行可能性の高い具体的な構造を示す必要がある．治療/介入プログラムは，詳細にわたって視覚化されたもので，対象者はもとより診療にかかわる多職種が理解して連携できるものでなくてはならない．そのためには，疾病，病期，ライフステージに環境因子をマトリックスとして，さらには個人因子を加え，対象者をヒト（心身機能・身体構造），ひと（活動），人（参加）として総体的にとらえる必要がある．これを支える広義の動作にかかわる理論体系と実践スキルならびにその思考過程は，理学療法学の普遍的な骨格といえよう．

　理学療法士にとって，基本的動作能力を治療指向的にとらえる臨床推論（clinical reasoning）は重要な能力といえる．臨床推論とは，「対象者の訴えや症状から病態を推測し，仮説に基づき鑑別と選択を繰り返し，最も適した治療・介入を決定していく一連の心理・認知的過程」である．このような心理・認知的な過程は，高度な知識，卓越した検査や治療の手技と比較して視覚化しにくいゆえに，一般の書籍を通した習得には困難がつきまとう．この点に焦点を当て，フローチャートを含めて知識と情報を効果的に適用するための臨床思考過程を強調することが本書の使命である．医学においても臨床推論の教育が推進され，特に救急と地域医療における臨床推論能力の重要性が指摘されている．

　これまでの理学療法の蓄積をふまえて，今日，特に重視される"予防"と"参加"に資する臨床推論を進めるうえでの基本的な臨床思考過程として，運動病理学モデルと症候障害学をあげることができる．

　運動病理学モデルとは，「さまざまな習慣（癖）や運動・労作は，姿勢や筋活動の不均衡ならびに自律神経活動や代謝の変化を生じ，それらの刺激や負荷が誘因となって筋骨格系，神経，血管などに病理学的変化を惹起して，さまざまな症状や障害が発生する」というものである．これは，運動が発症要因となり，同時に治療手段

ともなりうるとするもので，スポーツ傷害，産業保健領域での作業関連性障害，若年者にみられる頭椎前方突出(forward head position)，高齢者の胸椎後弯に伴う嚥下の遅延など，多くの障害予防にも適用できる．

症候障害学とは，「動作の観察を基軸として，その機能障害を同定するとともに，活動・参加の適応を究明する」ものである．動作は，運動発現としての筋-骨・関節，制御を行う神経，維持・継続にかかわる呼吸・循環・代謝，さらに動作の目的や意思としての情動，意欲などを包含している．このなかの運動要素に限定しても，必要な筋収縮や関節の自由度だけでも膨大な組み合わせとなる．実際，歩行に必要な可動範囲や筋力を個別に改善するような運動を行っても，その介入に見合う歩行能力が向上するわけではない．かといって，歩けない対象者に歩行練習を繰り返すだけでは十分でない．また，立ち上がりが困難な理由は，可動域，筋力，感覚，バランス，血行動態，自律神経，高次脳機能，環境など多岐にわたる．立ち上がりを可能にするためには，その原因を明らかにしたうえで選択的な治療/介入を行い，逆に，立ち上がりを練習することで特定の機能障害を軽減したり障害の発生を予防することができる．併せて，さまざまな状況下で立ち上がり動作を安全に実行できる方略は日常生活に必要な活動や参加を保証することにつながる．このように，現象から機能と活動・参加の双方向に知見・経験・状況を統合し，治療指向的な臨床推論を進めて最適な適用を図る過程は，理学療法士としての卓越した芸術性(artistry)でもある．

近年の科学的な成果と潮流でもある再生医療，医工連携，ビッグデータの活用，早期予防の視点について，理学療法の文脈からも連携・統合する必要がある．脳卒中における関節運動の補助・誘導式の下肢装具や不全脊髄損傷者の部分荷重式トレッドミルを用いた治療的な歩行再建，周術期の異化作用を軽減する電気刺激療法，座り過ぎ(too much sitting)の防止による疾病予防，運動による認知障害の発症・進展の予防など，さまざまな可能性に対する効果の検証が進められている．また，理学療法の点からみた critical time window の機構と範囲を科学的に明らかにすることは，適切な適応範囲や治療期間の確保にもつながる．

予防の範囲は広く，遺伝子診断による症状が出現する以前の無症候期へのアプローチから段階に応じたテーラーメイドの医学的介入が模索されている．理学療法も，人工透析の導入までの期間の延長，変性疾患における補充療法の分量の軽減，古くて新しい肺炎や尿路感染の予防，転倒予防，疼痛管理などを系統的に整理することが求められる．また，国際的な視野にたった理学療法の技術移転，健康会計や医療費抑制への寄与など，社会的適用としての学問体系の構築と実践が求められる．

近年では，わが国の理学療法士が数多くの外国語雑誌に最新の研究成果を報告している．また，日本理学療法士協会では「理学療法診療ガイドライン第1版(2011)」を刊行し，16領域の評価指標と治療/介入に対する推奨グレードを示すなど，エビデンスに基づく理学療法を推進している．このようななかで，標準的な科学的基盤に立脚したうえで「私はこう治療している」という今日の指針は，専門職としての新たな挑戦であり使命ともいえる．

〔内山　靖〕

各論

I 骨・関節

　急速な人口高齢化の進展に対応するため，2000年に介護保険制度が導入された．介護サービス受給者数は年々増加し，2013年の国民生活基礎調査によると，介護が必要となった主な原因として，骨折・転倒11.8%と関節疾患10.5%，さらにサルコペニアと関連の深い「高齢者の衰弱」13.4%を含めると全体の35.7%を占めており，運動器障害は要介護の重要な要因と考えられる．また，日本整形外科学会の整形外科新患調査2012によると，受療率は10歳代で最初のピークを迎え（同年代人口の約7%，以下同じ），その後5%程度で推移した後，40歳以降で徐々に増加し，70歳代後半でピークに達し（約11%），これは30歳代の約2.2倍を超える増加となっている．

　187か国を対象とした2010年の大規模な健康関連調査報告では，世界中の運動器障害者数を17億7,800万人と推計しており，運動器障害は健康の維持増進を阻害する要因として，世界的にも注目されている．

　特にわが国では，高齢人口の急増と中高年者の運動器疾患有病率上昇により，疾患・障害の複合化が進展し，従前の単一疾患に対する考え方では対応が難しくなるなか，運動器障害にかかわる専門家が現状を正しく認識し，協同して具体的な対策を推進する必要から，新たな概念としてロコモティブシンドローム（locomotive syndrome：運動器症候群）が日本整形外科学会によって提案された．2012年に公表された「健康日本21（第二次）」では，2022年までにロコモティブシンドロームの概念を認知する国民の割合を80%にまで高めることを数値目標として掲げており，予防を含めた運動器障害への理学療法的対応が社会的にも求められているといえよう．

　運動器は日常生活におけるすべての身体運動の基礎となる臓器群であり，支持性を担う骨，可動性を担う関節および椎間板，運動性を担う筋および神経に大別できる．これらは互いに密接に関連し合いながらあらゆる身体運動を可能にしている．骨・関節疾患はこれらの臓器を侵すものであり，その障害は，四肢および体幹の関節痛や可動域制限から始まり，筋力低下，協調運動障害およびバランス能力の低下から，歩行に代表されるADL能力の低下，さまざまな生活活動・社会活動の制限，要介護状態，QOL低下へと進展する．身体局所の運動器障害が，姿勢や全身運動にどのような影響を与えているかを見極める機能評価とそれに基づく治療的アプローチは，骨・関節疾患以外の臨床においても必須の技能であり，理学療法の核となる領域である．こうした局所と全身の連鎖に着目する運動の診かたは，障害予防にもきわめて有用であり，これまで以上に予防や健康増進分野への貢献が期待される．

　運動を含む物理的刺激に対し，運動器がどのような反応を示すかについては，日々新たな知見が報告されているが，これらを理学療法理論に取り込み，効果を実証し，技術体系として確立する営みは未だ道半ばである．学術的発展は臨床技能の向上と表裏一体であり，科学的な視点を持って臨床に対峙する姿勢が理学療法には求められる．本章では運動器の疾患や病態ごとに，何を評価しどのようなアプローチを選択すべきかについて，現時点での標準的な指針がまとめられている．運動器に対する理学療法の指針として活用し，今後の理学療法エビデンスの構築に役立てていただきたい．　　　（淵岡 聡）

変形性股関節症

1 変形性股関節症 保存療法

病態・障害

- 変形性股関節症は，関節軟骨の変性や摩耗によって関節の破壊が生じ，これに対する反応性の骨増殖を特徴とする慢性進行性の変形性関節疾患である．
- 特定の原疾患がない一次性股関節症と，先天性股関節脱臼や臼蓋形成不全などの疾患により発症する二次性股関節症に分類される．変形性股関節症の病期は，前股関節症，初期股関節症，進行期股関節症，末期股関節症の 4 期に分類され，その臨床症状は疼痛や ROM 制限，筋力低下，脚長差，歩行障害，ADL 障害である．
- 医学的治療は保存療法と手術療法〔関節温存術と人工股関節全置換術（total hip arthroplasty；THA）〕があり，関節温存術〔寛骨臼回転骨切り術（→12 頁）や大腿骨内反骨切り術（→15 頁）など〕の手術適応は初期・進行期股関節症，THA（→7，10 頁）では進行期・末期股関節症である．一般的に 50 歳以下では関節温存術が選択される場合が多いが，近年の治療成績向上に伴い 50 歳以下でも THA を選択される場合が増えている．一方で，年齢や病期により手術適応外および手術を希望しない患者には，保存療法が選択される．

評価

- 問診では現病歴の詳細な聴取が重要であり，先天性股関節脱臼や臼蓋形成不全の有無および体重増減の推移なども確認する．また，生活指導にかかわることとして職業や 1 日の活動量，生活様式の把握も重要となる．
- 画像所見として X 線などがある場合には，患者と対面する前に病期や変形の程度，脚長差の有無，臼蓋形成不全の指標となる CE 角および Sharp 角などの確認が重要である．
- 疼痛が主訴となる場合が多いため，疼痛評価は詳細に行う必要がある．疼痛の出現開始時期（急性疼痛・慢性疼痛）やその増減の推移などを確認し，安静時痛や動作時痛の有無および出現部位などを評価する．
- 臨床所見としてまずは腫脹や熱感などの炎症徴候を確認する．身体機能は，ROM や MMT などを股関節に加え膝や足関節，体幹も評価する．動作能力は立位姿勢（両脚，片脚）と歩行（歩容，速度，距離），階段昇降などを評価する．ADL では足部関連動作（靴と靴下の着脱，爪切りなど）や入浴動作，床からの立ち上がり動作などが障害されることが多いため，どのような動作の工夫をしているか評価する．

治療/介入

- 保存療法として運動療法や物理療法，薬物療法，患者教育などが行われる（表 I-1，図 I-1）．運動療法は短期的な疼痛や機能障害の改善に有効である[1]が，最適な運動療法プログラムや運動頻度や強度，期間は明らかになってい

表 I-1 主な治療/介入のプログラム例

急性疼痛が出現した場合	慢性疼痛と歩行障害が強い場合	ADL 制限が強い場合
物理療法 ・アイシング ROM 運動 ・自動介助運動 動作指導 ・安静 ・歩行補助具 ・歩行動作 ・床からの立ち上がり ・階段昇降	ROM 運動 ・自動介助運動 ・ストレッチング 　（腸腰筋，大腿筋膜張筋） 筋力増強運動 ・自動運動 ・徒手的抵抗運動（股関節周囲） ・体幹トレーニング ・スクワット，ランジ 立位，歩行練習 ・片脚立位練習 ・歩行練習	ROM 運動 ・自動介助運動 ・足部へのリーチ動作 動作指導 ・靴下の着脱 ・爪切り動作 ・床からの立ち座り ・入浴動作 ・階段昇降

変形性股関節症 | **5**

ない[2]．

・数日間で急激に増悪した急性疼痛に対しては安静と除痛を中心に介入し，慢性疼痛に対しては除痛に加えて運動療法を行う．また，股関節が強直に至り疼痛が消失した場合では，機能障害の改善は困難であることも多く動作指導が中心となる．

❶急性疼痛が出現した場合
(1)アイシング
・消炎鎮痛を目的に15～20分程度行う．
・背臥位にて枕などで下肢の自重を取り除き股関節軽度屈曲，外転，外旋位などの疼痛が緩和される姿勢を選択して実施する．
(2)ROM運動
・股関節周囲の筋のリラクセーションを目的に実施する．
・自動介助運動にて，股関節屈曲，伸展，外転，内転，外旋，内旋などの各運動方向に5～10回，疼痛の出現しない範囲で運動を行う．
(3)動作指導
・疼痛が出現しない荷重量を確認し，歩行補助具の適否を評価する．疼痛の出現しない荷重量

が70%以下であれば両松葉杖，70～90%程度であれば片松葉杖，90%程度であればT杖を選択し，免荷歩行指導を行う．
・ADLは疼痛を回避可能な方法に変更する．特に床からの立ち上がりや階段昇降などの動作で健側を軸足とした方法を指導する．

❷慢性疼痛があり歩行障害が強い場合
(1)ROM運動
・股関節屈曲，伸展，外転，内転および開排位の方向に自動介助運動を各5～10回行う．
・股関節痛に対する防御的収縮が出現していることが多いため，力が抜けているのを確認しながら疼痛の出現しない範囲で行う．
・腸腰筋と大腿筋膜張筋のストレッチングを，20秒間を3セット行う．
(2)筋力増強運動
・腹横筋の選択的収縮トレーニングとして背臥位や座位，立位にて腰椎と骨盤のアライメントを中間位に保持させ，10秒間を各3セット行う．
・股関節屈曲，伸展，外転の自動運動を疼痛が出現しない範囲で，各5～10回を3セット行

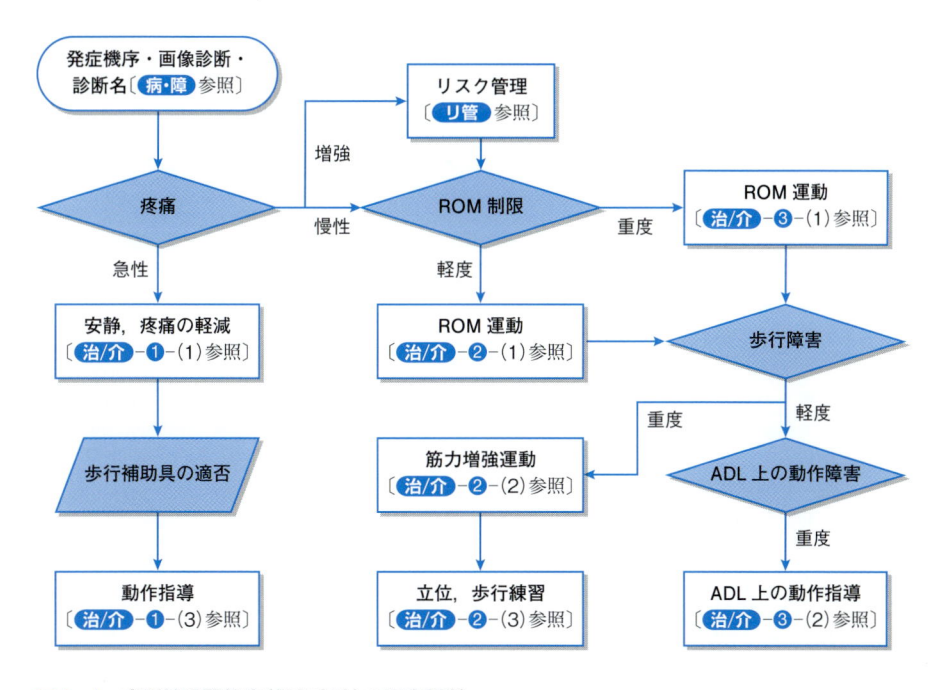

図Ⅰ-1　変形性股関節症(保存療法)の臨床判断

う．代償動作が出現せずに自動運動が可能になれば最終可動域で保持させて抵抗運動を，各3～5回を3セット行う．
- また，背臥位での片脚ブリッジと側臥位にて前腕と膝を支持させ骨盤を挙上させるサイドブリッジを，各5秒を3～5回行う．

(3) 立位・歩行練習
- バランスパッド上での片脚立位練習を，10秒間を3セット行う．
- スクワットと両脚立位から脚を一歩前方に出して支持するランジを，各5～10回を3セット行う．
- 歩行練習として，過度な骨盤後方回旋や前傾を抑制して股関節伸展を促し立脚後期の延長をはかるように指導し，鏡などを用いて姿勢を確認させて必要に応じて徒手的に誘導を行う．

❸ ADL制限が強い場合

(1) ROM運動
- 股関節屈曲，伸展，外転，内転および開排位の方向に自動介助運動を各5～10回行う．力が抜けているのを確認しながら疼痛の出現しない範囲で行う．
- 腰部や股関節の可動域拡大を目的に端座位で足部へのリーチ動作を，10～20秒間を5セット行う．また，背もたれ長座位から胡坐姿勢保持を，10～20秒保持を5セット行う．
- 股関節痛が増強する場合や可動域が変化しない強直した股関節症には積極的には行わないように指導する．

(2) ADL上の動作指導
- 靴や靴下の着脱，爪切り，足部の洗体などの足部関連動作は，過度な股関節屈曲にて動作を行うことが多いため拘縮例では動作が困難になる．しかし，方法を変更することで自己にて可能となる．
- たとえば靴下の着脱では，座位での股関節屈曲・外旋位で着脱や座位で股関節外旋・膝関節屈曲位にて反対側下肢の外側から着脱，立位で股関節外旋・膝関節屈曲位にて対側下肢の後方から着脱，長座位で前方から着脱，座位で股関節内旋・膝関節屈曲位にて外側から着脱などのさまざまな方法があるため，対象者の股関節可動範囲に応じて動作指導を行う．
- 上記の方法を用いても困難な場合は，ソックスエイドなどの自助具を用いて動作指導を行う．
- また，椅子や床からの立ち上がり，入浴動作，階段昇降なども股関節の可動範囲が少なくても実施可能な方法を指導する．

リスク管理
- 疼痛が出現した際にも継続可能な運動として，水中歩行[3]と固定式自転車でのペダリングが推奨される．
- 水中歩行は浮力により体重が免荷され，ペダリングでは骨盤がサドルで体重を受けるため股関節への力学的ストレスが少なくなるため，比較的長時間の運動も可能である．1回に20～30分程度行う．
- 水中歩行とペダリングはともに有酸素運動のため体重減少にも効果的である．

経過・予後
- 発症年齢は平均40～50歳で，発症から末期股関節症へ進行する経過は数年から数十年と個人差が大きい．
- 末期股関節症では疼痛や可動域制限，筋力低下，脚長差などの機能障害が顕著となり動作能力が低下することでQOLが低下する．そのため，最終的にはTHAが施行される場合が多い．
- ただし，進行期および末期の股関節症のなかには臼蓋に骨棘が形成された場合には疼痛の軽減や臼蓋形成不全が改善するものがある．その結果，動作障害は有するものの本人が手術を希望されずに生涯手術に至らないこともある．

● 引用文献
1) 日本整形外科学会診療ガイドライン委員会　変形性股関節症ガイドライン策定委員会．変形性股関節症治療ガイドライン．南江堂，2008
2) Smidt N, et al: Effectiveness of exercise therapy: a best-evidence summary of systematic reviews. Aust J Physiother 51: 71-85, 2005
3) Foley A, et al: Dose hydrotherapy improve strength and physical function in patients with osteoarthritis-a randomized controlled trial comparing a gym based and a hydrotherapy based strengthening programme. Ann Rheum Dis 62: 1162-1167, 2003

〔杉山　恭二〕

2 人工股関節全置換術 後外側アプローチ

病態・障害
- 人工股関節全置換術(total hip arthroplasty；THA)は，ボール＆ソケット型の股関節を模して骨盤側にソケットを，大腿骨側にボールを固定することで股関節の機能を回復させる手術である．
- THAの手術適応は，一般的には50歳以上の進行期・末期股関節症であるが，近年ではインプラントの改善やコンピュータ支援手術などの確立に伴い長期治療成績が向上しており，対象年齢は広がる傾向にある．
- 進入方法は後外側アプローチと前外側アプローチが多く行われているが，そのなかでもさまざまな術式があるため手術記録で侵襲筋や脱臼危険肢位を把握することが重要である．
- 術後合併症は脱臼や術中骨折，感染，神経障害，人工関節のゆるみなどがあげられる．

評価
- 疼痛が主症状で手術を希望される場合も多く，術前の安静時痛や動作時痛，歩行時痛を評価することは重要である．また，術前の可動域や筋力は患側股関節のみでなく膝や足関節，体幹および非術側下肢も加えて評価する．歩行能力向上への期待も高い患者が多く，歩行能力の評価は重要であり連続歩行距離や歩行速度，歩容を評価する．また，術前ADLや自宅環境，介護度，認知機能なども問診にて評価することが重要である．
- 術後は手術所見を確認し，進入方法を把握して易脱臼性や術中骨折の有無を確認することが必須である．また術中可動域や侵襲筋を確認することで運動療法実施上のリスク管理を行う．また全身状態の把握のために，血液検査データにてヘモグロビン(Hb)やCRP，D-ダイマーの経時的変化や術後バイタルサインおよび内服薬などについて診療録より確認する．またX線画像所見で術前後における股関節のアライメントや脚長差の変化をとらえることが重要である．
- 術後早期は炎症反応や可動域，筋力などが日々変化するため経時的な変化を評価する．また，転倒や脱臼を予防するためにも車椅子移乗や靴・靴下の着脱が安全に実施可能かを確認する．術後経過のなかで，患側下肢への荷重量を定量的に評価したうえで起立や立位，歩行の動作能力を把握し，退院時期が近付けば階段昇降や入浴動作，床からの立ち上がり，爪切り動作などの評価も実施する．術後の治療成績や患者の状態変化を評価するために臨床評価基準として日本整形外科学会股関節機能判定基準〔Japanese Orthopaedic Association(JOA) hip score〕や健康関連QOL尺度として日本整形外科学会股関節疾患評価質問票(Japanese Orthopaedic Association Hip-Disease Evaluation Questionnaire；JHEQ)などが用いられる．

治療/介入
- THA術後の運動療法は術後の機能回復に有効であると報告されている[1]．主なプログラム(表1-2，図1-2)としてはROM運動や筋力増強運動，立位・歩行練習，ADL指導を行うが，個々の身体機能に応じてプログラムの内容を一部変更する．

❶ 可動域制限が強い場合
(1) 患部外トレーニング
- カーフパンピングと大腿四頭筋セッティングを各3分ずつ行う．

(2) ROM運動
- 股関節屈曲，伸展，外転，内転や開排方向への他動運動を疼痛の出現しない範囲で，各5～10回行う．手術所見の術中角度を目標に疼痛増強がなければセット数を漸増する．
- 各運動方向に疼痛が出現しない範囲でストレッチングを，20秒間を3セット行う．

(3) 筋力増強運動
- 術後早期は股関節屈曲，伸展，外転，外旋の自動介助運動を疼痛や代償が出現しない範囲で，各5～10回を3セット行う．筋力の回復に合わせて自動運動や抵抗運動へと展開する．

(4) 立位・歩行練習
- 両上肢支持での患側下肢荷重練習を，3秒間保持を5～10回行う．疼痛が出現せずに支持が可能となれば，片手支持にて荷重量増加をはかる．
- 患側下肢への荷重量増加に伴い，平行棒内歩行から歩行器歩行，杖歩行，独歩へと段階的に歩行練習を行う．荷重量の目安としては90％程度で杖歩行・独歩へと展開をはかる．
- 歩行練習として，立脚初期から中期にかけての患側下肢への荷重を促すように指導する．

表 I-2 主な治療/介入のプログラム例

可動域制限が強い場合	筋力低下が強い場合	脚長差が残存する場合
患部外トレーニング ・カーフパンピング ・大腿四頭筋セッティング ROM 運動 ・自動介助運動 ・ストレッチング （股関節屈曲・外転・外旋） 筋力増強運動 ・自動介助運動 ・自動運動 立位・歩行練習 ・平行棒内での荷重 ・平行棒→歩行器→杖→独歩 ADL 指導 ・靴，靴下の着脱 ・入浴動作 ・階段昇降 ・床からの立ち上がり	患部外トレーニング ・カーフパンピング ・大腿四頭筋セッティング ROM 運動 ・自動介助運動 筋力増強運動 ・自動介助運動 ・自動運動 ・ブリッジ ・スクワット 立位・歩行練習 ・平行棒内での荷重 ・平行棒→歩行器→杖→独歩 ・平行棒内横歩き ADL 指導 ・靴，靴下の着脱 ・入浴動作 ・階段昇降 ・床からの立ち上がり	患部外トレーニング ・カーフパンピング ・大腿四頭筋セッティング ROM 運動 ・自動介助運動 ・ストレッチング （股関節伸展・内転） 筋力増強運動 ・自動介助運動 ・自動運動 立位・歩行練習 ・平行棒内での荷重 ・平行棒→歩行器→杖→独歩 ・補高靴装着下歩行練習 ADL 指導 ・靴，靴下の着脱 ・入浴動作 ・階段昇降 ・床からの立ち上がり

(5) ADL 練習
- 術後早期は寝返りや靴下の着脱，更衣動作などを脱臼危険肢位にならないような動作方法を指導する．可動域制限が顕著であり動作方法を変更しても不可能な際には自助具を利用する．
- 退院時期に応じて階段昇降や床からの立ち上がり，入浴動作を指導する．

❷ 筋力低下が強い場合

(1) 患部外トレーニング
- カーフパンピングと大腿四頭筋セッティングを各3分ずつ行う．

(2) ROM 運動
- 股関節屈曲，伸展，外転，内転や開排方向への他動運動を疼痛の出現しない範囲で，各5〜10回行う．手術所見の術中角度を目標に疼痛増強がなければ回数やセット数を漸増する．

(3) 筋力増強運動
- 術後早期は股関節屈曲，伸展，外転，外旋の自動介助運動を疼痛や代償が出現しない範囲で，各5〜10回を3セット行う．筋力の回復に合わせて自動運動や抵抗運動へと展開する．
- 背臥位にて両脚ブリッジと立位にてスクワットを，各10回を2〜3セット行う．平行棒内にて患側下肢での段差（10 cm 程度）昇降練習を，5回を3セット行う．

(4) 立位・歩行練習
- 両上肢支持での患側下肢荷重練習を，3秒間保持を5〜10回行う．疼痛が出現せずに支持が可能となれば，片手支持にて荷重量増加をはかる．
- 患側下肢への荷重量増加に伴い，平行棒内歩行から歩行器歩行，杖歩行，独歩へと段階的に歩行練習を行う．荷重量の目安としては90％程度で杖歩行・独歩へと展開をはかる．
- 平行棒内にて横歩き練習を行い，両肩と骨盤が地面に対して水平になるように指導する．
- 歩行練習として，立脚初期の骨盤後方回旋や立脚中期の体幹側屈が出現しないように指導する．

(5) ADL 指導
- 術後早期には寝返りや靴下の着脱，更衣動作を脱臼危険肢位に注意して指導する．
- 退院時期に応じて，階段昇降や床からの立ち上がり，入浴動作を指導する．

変形性股関節症

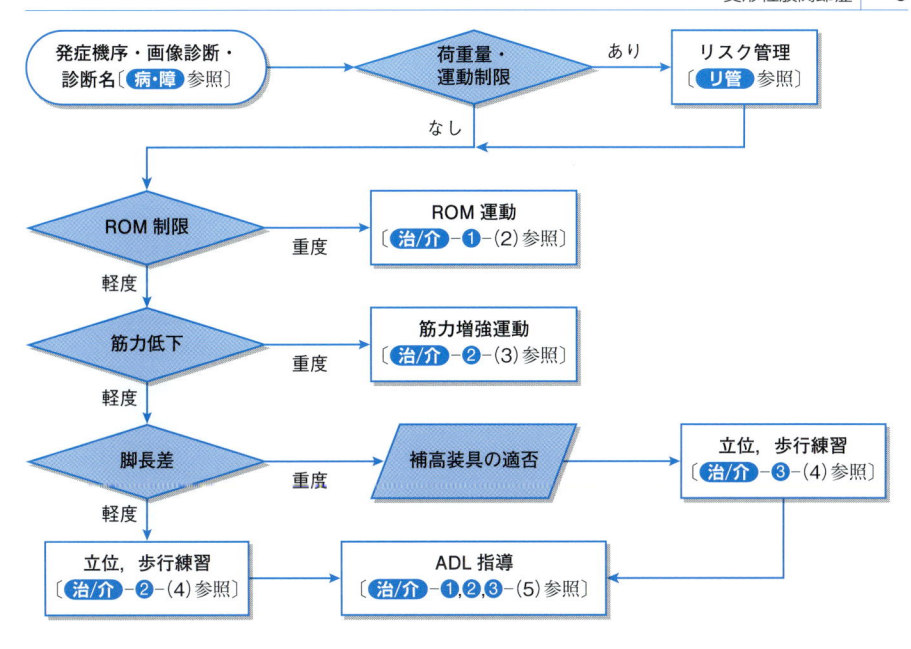

I 骨・関節

```
発症機序・画像診断・診断名〔病・障 参照〕
        ↓
    荷重量・運動制限 ──あり──→ リスク管理〔リ管 参照〕
        │なし
        ↓
    ROM 制限 ──重度──→ ROM 運動〔治/介〕-①-(2)参照〕
        │軽度
        ↓
    筋力低下 ──重度──→ 筋力増強運動〔治/介〕-②-(3)参照〕
        │軽度
        ↓
    脚長差 ──重度──→ 補高装具の適否 ──→ 立位，歩行練習〔治/介〕-③-(4)参照〕
        │軽度                              ↓
        ↓                              
    立位，歩行練習 ──→ ADL 指導〔治/介〕-①,②,③-(5)参照〕
    〔治/介〕-②-(4)参照〕
```

図 I-2　人工股関節全置換術（後外側アプローチ）の臨床判断

❸ 残存脚長差がある場合

(1) 患部外トレーニング
・カーフパンピングと大腿四頭筋セッティングを各3分ずつ行う．

(2) ROM 運動
・股関節屈曲，伸展，外転，内転や開排方向への他動運動を疼痛の出現しない範囲で，各5～10回行う．手術所見の術中角度を目標に疼痛増強がなければ回数やセット数を漸増する．
・また，伸展と内転方向へのストレッチングを，20秒3セット行う．

(3) 筋力増強運動
・術後早期は股関節屈曲，伸展，外転，外旋の自動介助運動を疼痛や代償が出現しない範囲で，各5～10回を3セット行う．筋力の回復に合わせて自動運動や抵抗運動へと展開する．

(4) 立位・歩行練習
・両上肢支持での患側下肢荷重練習を，3秒間保持を5～10回行う．疼痛が出現せずに支持が可能となれば，片手支持にて荷重量増加をはかる．
・患側下肢への荷重量増加に伴い，平行棒内歩行から歩行器歩行，杖歩行，独歩へと段階的に歩行練習を行う．荷重量の目安としては90％程度で杖歩行・独歩へと展開をはかる．
・残存脚長差が2cm以上の場合は，足底板による補高調整を行うことを検討する．0.5cmごとに補高量を調整して立位や歩行を評価して必要な補高量を決定する．

(5) ADL 指導
・術後早期には寝返りや靴下の着脱動作や更衣動作を脱臼危険肢位に注意して指導する．
・退院時期に応じて，階段昇降や床からの立ち上がり，入浴動作を指導する．

リスク管理
・THA術後のリスク管理としては，免荷期間の有無を確認することや脱臼危険肢位を把握することが重要である．
・インプラントの固定性が不良な例や術中操作で大腿骨骨折が生じた場合などには，術後免荷が指示される．免荷期間は固定性や骨折の程度により異なるため，主治医に荷重スケジュールを確認して許可された荷重量に応じた部分荷重歩行練習を行う．

・当院での後外側進入法における脱臼危険肢位は屈曲・内転・内旋の複合動作であり，動作上では割り座（女の子座り）が禁止されている．しかし，脱臼危険肢位や禁止動作は，施設によって異なることが多いため術者への確認が必要である．

経過・予後
・術後3〜4週で身体機能は術前レベルにまで改善し杖歩行での自宅退院となることが多い．術後6〜8か月程度で身体機能や動作能力は健常者の80％程度までに改善する[2]．
・インプラント生存率は，セメントの使用・非使用や使用機種およびインプラントの表面処理により成績のばらつきはみられるが，おおむね15〜20年の生存率は70〜90％程度[3]である．近年は手術技術やインプラントの材質が向上しているため，インプラント生存率はさらに向上していることが期待されている．

● 引用文献
1) Wang AW, et al: Perioperative exercise programs improve early return of ambulatory function after total hip arthroplasty: A randomized, Controlled Trail. Am J Phys Med Rehabil 81: 801-806, 2002
2) Vissers MM, et al: Recovery of Physical functioning after total hip arthroplasty: systematic review and meta-analysis of the literature. Phys Ther 91: 615-629, 2001
3) 日本整形外科学会診療ガイドライン委員会　変形性股関節症ガイドライン策定委員会，変形性股関節症治療ガイドライン．南江堂，2008

（杉山　恭二）

2 人工股関節全置換術
2 前外側アプローチ

治療/介入（表Ⅰ-3, 図Ⅰ-3）
❶ 可動域制限が強い場合
（1）患部外トレーニング
・カーフパンピングと大腿四頭筋セッティングを各3分ずつ行う．
（2）ROM運動
・股関節屈曲，伸展，外転，内転や開排方向への他動運動を疼痛の出現しない範囲で，各5〜10回行う．手術所見の術中角度を目標に疼痛増強がなければ回数やセット数を漸増する．
・股関節伸展と膝関節屈曲ストレッチングを，20秒を3セット行う．

表Ⅰ-3 主な治療/介入のプログラム例

可動域制限が強い場合	筋力低下が少ない場合
患部外トレーニング ・カーフパンピング ・大腿四頭筋セッティング	患部外トレーニング ・カーフパンピング ・大腿四頭筋セッティング
ROM運動 ・自動介助運動 ・ストレッチング（股関節伸展，膝関節屈曲）	ROM運動 ・自動介助運動
筋力増強運動 ・自動介助運動 ・自動運動	筋力増強運動 ・自動運動
立位，歩行練習 ・平行棒内での荷重 ・平行棒→歩行器→杖→独歩	立位，歩行練習 ・平行棒内での荷重 ・平行棒→歩行器→杖→独歩
ADL指導 ・階段昇降 ・床からの立ち上がり	ADL指導 ・階段昇降 ・床からの立ち上がり

（3）筋力増強運動
・術後早期は股関節屈曲，伸展，外転，外旋の自動介助運動を疼痛や代償が出現しない範囲で各5〜10回を3セット行う．筋力の回復に合わせて，自動運動や抵抗運動へと展開する．
（4）立位・歩行練習
・両上肢支持での患側下肢荷重練習を，3秒間保持を5〜10回行う．疼痛が出現せずに支持が可能となれば，片手支持にて荷重量増加をはかる．
・患側下肢への荷重量増加に伴い，平行棒内歩行から歩行器歩行，杖歩行，独歩へと段階的に歩行練習を行う．荷重量の目安としては90％程度で杖歩行・独歩へと展開をはかる．
・歩行練習は，立脚後期の股関節伸展を促し立脚相の延長をはかるように指導する．
（5）ADL指導
・退院時期に応じて，階段昇降や床からの立ち上がり動作を指導する．
❷ 筋力低下が少ない場合
（1）患部外トレーニング
・カーフパンピングと大腿四頭筋セッティング

変形性股関節症

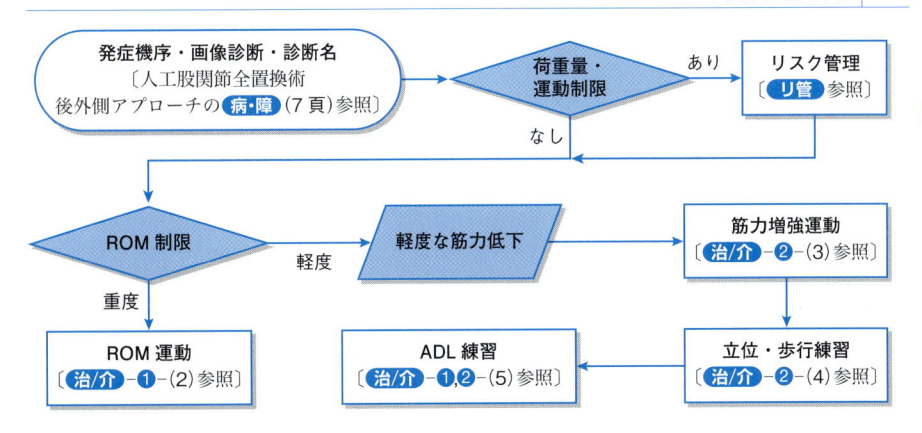

図 I-3　人工股関節全置換術（前外側アプローチ）の臨床判断

を各3分ずつ行う．
(2) ROM 運動
・股関節屈曲，伸展，外転，内転や開排方向への他動運動を疼痛の出現しない範囲で，各5〜10回行う．手術所見の術中角度を目標に疼痛増強がなければ回数やセット数を漸増する．
(3) 筋力増強運動
・術後早期は股関節屈曲，伸展，外転，外旋の自動運動を疼痛や代償が出現しない範囲で各5〜10回を3セット行う．筋力の回復に合わせて抵抗運動へと展開する．
(4) 立位・歩行練習
・両上肢支持での患側下肢荷重練習を，3秒間保持を5〜10回行う．疼痛が出現せずに支持が可能となれば，片手支持にて荷重量増加をはかる．
・患側下肢への荷重量増加に伴い，平行棒内歩行から歩行器歩行，杖歩行，独歩へと段階的に歩行練習を行う．荷重量の目安としては90％程度で杖歩行・独歩へと展開をはかる．
(5) ADL 指導
・退院時期に応じて，階段昇降や床からの立ち上がり動作を指導する．

リスク管理
・インプラントの固定性が不良な例や術中操作で大腿骨骨折が生じた例などには，術後免荷が指示される．免荷期間は固定性や骨折の程度により異なるため，主治医に荷重スケジュールを確認して許可された荷重量に応じた歩行練習を行う．

・当院での前外側進入法における脱臼危険肢位は伸展・外旋の複合動作であり，特に禁止される動作はない．しかし，前方進入法の場合でも脱臼危険肢位や禁止動作は施設によって異なることが多いため，術者への確認が必要である．

経過・予後
・術後早期の身体機能や動作能力は，殿筋群への術侵襲がほとんどない前方アプローチのほうが後方アプローチに比べて良好であるが，術後6か月から1年ではその差はなくなるとの報告が散見される．
・インプラント生存率は，前方アプローチのみを対象とした報告は渉猟しえない．

（杉山　恭二）

NOTE 関節リウマチ（RA）の THA

関節リウマチ（rheumatoid arthritis；RA）は，多発性の関節痛と腫脹を主症状とする進行性の炎症性関節疾患である．医学的治療は，薬物療法と手術療法が行われる．薬物療法は，抗リウマチ薬や生物学的製剤などを用いて症状のコントロールをはかる．また，関節破壊が進展した状態では，関節固定術や人工関節全置換術などの手術療法が選択される．

RA は多発性の関節疾患であるため，股関節以外に脊椎や手関節などの罹患関節部位の有無を診療録にて確認することが重要である．さらに，画像所見にて関節裂隙の狭小の有無および

変形の程度を確認したうえで，疼痛や可動域制限などの機能障害がどの関節にどの程度出現しているかを評価する．

RA の人工股関節全置換術（THA）後では，股関節周囲筋の筋力低下が顕著であることが多く，また多関節の機能障害により脱臼危険肢位を理解していても自ら回避できない場合もあり，特に脱臼への注意が必要である．術後に可動域制限が出現することは少なく，脱臼リスクがある際には積極的な ROM 運動は行わない．筋力増強運動は，脊椎へのストレスを考慮し肢位は背臥位を選択し，他関節や対側下肢へのストレスに配慮して等尺性筋力増強運動を行う．起立練習では，一般的な椅子の高さより 5〜10 cm 程度高く設定して動作練習を行う．また，歩行練習では平行棒内歩行や杖歩行は手関節や手指の変形を助長するおそれがあるため，術後早期は前腕支持が可能な歩行器を用いて足踏み動作から荷重練習を開始する．患側下肢での支持性向上に伴い歩行器歩行練習を行い，次に独歩練習へと展開をはかる．しかし，最終的に独歩での自宅退院が困難な際には，杖などの歩行補助具の検討も必要である．

ADL 指導は THA 術後の動作指導に加えて RA に対する関節保護の観点が必要である．ADL 自立には機能改善や動作指導では限界があるため，自助具や福祉用具の導入および住宅改修も検討することが必要である．

（杉山　恭二）

3 骨切り術後 キアリ（Chiari）骨盤骨切り術後

病態・障害

- 変形性股関節症（osteoarthritis of the hip）に対する骨切り術は，股関節に加わるストレスの軽減を目的として，股関節を残したまま関節症状を変化回復させる関節温存術である．臼蓋側と大腿骨の骨切りの 2 つに大別でき，前者にはキアリ骨盤骨切り術，寛骨臼回転骨切り術が，後者には内反骨切り術と外反骨切り術がある．いずれも術式の変法や他の手技（たとえば臼蓋棚形成術）との併用もあり，最適な温存がはかられる．
- キアリ骨盤骨切り術は，股関節の関節包の直上で腸骨を直線上に切断して股関節を含む末梢側を内方に移動させる．その特徴は，移動させた遠位骨片と大腿骨頭が内方移動することにより，新しくできた臼蓋と骨頭との間に関節包が介在すること，骨頭への応力が軽減されることである．
- 適応は前関節症から末期まで，臼蓋形成不全を伴う変形性股関節症の症状緩和と病期進行予防に有効である（grade C）．さらに大腿骨外反骨切り術を併用することで適応が広がる．
- 骨盤腔を変形させるため産道が狭くなる可能性があり，若年女性への適応には慎重を要する．また術前後で股関節周囲の力学的バランスが変化するため，股関節，仙腸関節その他膝関節や腰部へのストレスが大きくなることもある．

評価

- 術前および術後に各項目に関して評価を行う．
- X 線所見，手術所見にて骨切り部，変形程度，筋切離などを確認する．
- 疼痛はその部位，程度〔視覚アナログ尺度（visual analog scale；VAS）などにより客観化する〕，増減する因子，炎症所見をチェックする．手術そのものとそれ以外のもの（たとえば関連痛）を見分けるように意識する．
- ROM は大腿骨の機械的回転軸を考慮して，代償を避け愛護的に動かし測定する．術後早期には切離した筋の他動的緊張をむやみに高めないように注意する．
- 術側股関節に応力をもたらす筋力検査は，軟部組織の修復が得られるまでは行わない．
- 患肢を免荷する動作を行ううえで必要となる健肢，上肢の筋力を確認する．
- 術後に稀な合併症ではあるが，坐骨神経，腓骨神経支配領域の感覚障害，筋力低下の有無を確認する．
- 動作や歩行の分析は，術後の患者の満足度に反映される部分であるので，全荷重開始後にはその変化を追うように心がける．

治療/介入（表 I-4，図 I-4）

- 術後早期には股関節手術の合併症で多い深部静脈血栓の予防，疼痛に対する物理療法を行う．
- 隣接関節へのストレス改善のために関節モビライゼーションが必要なことがある．
- 骨癒合を妨げるような骨切り部へのストレス

は回避する．歩行は両松葉杖による完全免荷から始める．骨癒合が得られれば積極的な伸張運動，抵抗による筋力増強運動を進め，動作の安定をはかる．

❶ 深部静脈血栓症の予防
- 間欠的空気圧迫は随時，あるいは弾性ストッキングを使用する．
- 腓腹筋パンピング50回を1日数回繰り返す．

❷ アイシング・関節モビライゼーション
- 腫脹を伴う炎症部位，圧痛の強い部位に，アイスパックを10分，あるいはアイスマッサージを5〜7分行う．
- 主に圧痛のある椎間関節，仙腸関節に対し，関連痛の改善，同部の可動域の維持改善を目的に関節モビライゼーションを1部位1〜2回行う．

❸ 骨切り部の骨癒合が不十分な場合
(1) ROM運動
- 術後早期には疼痛自制内で，大腿骨の機械的回転軸を意識しながら愛護的に他動運動を行う．特に屈曲，外転はしっかりと3〜5回，1日に2回行う．
- 仮骨形成が進めば，医師にその程度を確認し許可を得た範囲で自動介助運動を同程度行う．

(2) 筋力増強運動
- 健肢，上肢は，松葉杖歩行をするために安定した筋力を有している必要がある．最大抵抗で10回，1日に2回行う．（松葉杖歩行を始めるまでの期間実施）
- 軟部組織修復が進む2週経過以後，疼痛自制内で患肢を十分に支持したうえで，当該筋の筋収縮を確認しながら最適な収縮方向に5〜10回自動介助運動を行う．
- 時間経過とともに収縮力が向上すれば自動運動へ進む．
- 代償運動が起こる場合にはいったん運動を止め，患者に確認してもらいながらまず他動的に正確な運動を行い，続いて自動運動を促す．

❹ 骨切り部の骨癒合が十分な場合
(1) ROM運動
- least packed positionで靱帯，関節包性の運動制限を確認し，持続的伸張（20秒以上）を加える．
- 筋による運動制限があれば伸張方向に持続的伸張を加える．1回の伸張は20秒以上，3〜5回行う．

表 I-4 主な治療/介入のプログラム例

骨切り部の骨癒合が不十分な（遅延する）場合

ROM運動
- 関節モビライゼーション
- 他動運動→自動介助運動

筋力増強運動
- 健肢/上肢に対する筋力増強
- 患肢股関節各方向（自動介助→自動運動）

歩行指導
- 松葉杖完全免荷→タッチダウン→部分荷重

ADL指導
- 必要であれば完全免荷で
  階段昇降指導
  床上動作指導

骨癒合が十分な（順調な）場合

ROM運動
- 関節モビライゼーション
- 自動運動
- 持続的伸張

筋力増強運動
- 健肢/上肢に対する筋力増強
- 患肢股関節各方向（抵抗運動）
- 閉鎖運動連鎖による
  スクワット運動
  ステップ昇降

歩行指導
- 松葉杖完全免荷→タッチダウン→部分荷重〜全荷重

ADL指導
- 荷重許可の範囲内で
  階段昇降指導
  床上動作指導

(2) 筋力増強運動
- 患肢に対し徐々に負荷を大きくしながら抵抗運動を行う．各運動方向に10〜30回．
- スクワット，ステップ昇降など閉鎖運動連鎖での運動を上肢支持のもとで10回．
- 片脚立位（上肢支持あり）で骨盤を水平化するように股外転筋その他をタッピングし意識させて収縮を促す．収縮時間は1秒程度で運動反応が低下するようなら中止する．水平位を維持できるようになれば実際の歩行で同様に行えるかを確認する．

I 骨・関節

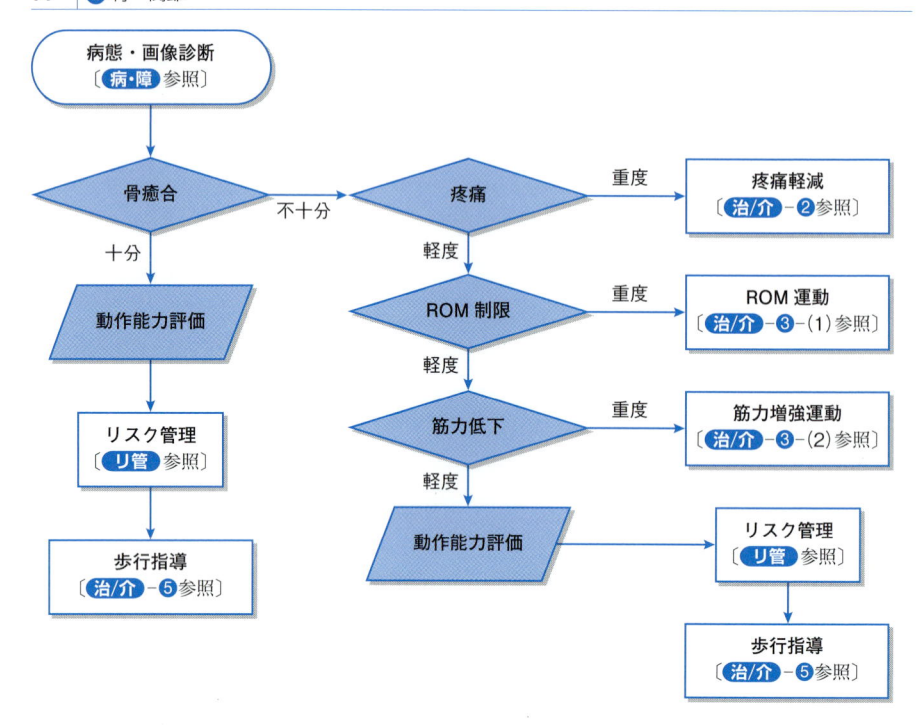

図I-4 キアリ骨盤骨切り術後の臨床判断

⑤歩行指導
- 術後は両側松葉杖を使用し完全免荷歩行練習を行う．完全免荷が難しいときには，移乗動作を含めてタッチダウン（足底接地）を許可するが，踏み込まないように指導する．
- 部分荷重は1/4〜1/3から始めるが，一般的に関節を保護するために両松葉杖，片松葉杖をより長く使用することが多い．

リスク管理
- 荷重歩行は骨盤骨切り部を引き離すように力が働く．荷重時期に関しては術者によって進め方が異なり一致するものがない．骨切り術を単独で行うか大腿骨骨切り術，筋切離術，大転子下降術などを併用するかによっても荷重許可の内容が異なる．その一例を示す．
  - 術後：完全免荷
  - 術後3週〜：タッチダウン（足底接地）
    この後2週間前後ごとに1/3，1/2，2/3部分荷重と進め，
  - 術後8〜16週以降：全荷重開始

- 全荷重開始後も，跛行がなくなるまでは片松葉杖，ロフストランド杖，T字杖などを利用することをすすめる．

経過・予後
- 術後新たな臼蓋と大腿骨頭の間に介在する関節包の線維性軟骨化が起こり，早ければ数ヵ月で関節裂隙の開大が起こり始める．
- 全荷重歩行を始めても跛行は残存していることが多い．さらに歩行練習を進めながらケアすることで跛行は消失してくる．
- 次の手術をエンドポイントとした関節生存率に関する報告は，術後20年で94％，30年でも85.5％という報告[1]，本邦でも術後15年で88％，20年で75％という報告[2]がある．
- 大腿骨頭の上方・外側偏倚に伴い骨頭変形，関節裂隙の狭小・不均衡化が進むと人工関節置換手術などに移行することになる．

● 引用文献
1) Macnicol MF, et al: Pelvic remodelling after the Chiari osteotomy: A long-term review. J Bone Joint

Surg Br 86-B: 648-654, 2004
2) 内山勝文, 他: Chiari 骨盤骨切り単独手術の適応と限界. 関節外科 26: 147-153, 2007

（柏木　宏彦）

NOTE 臼蓋回転骨切り術後

寛骨臼回転骨切り術(rotational acetabular osteotomy; RAO)は, 1968年本邦で考案改良された手術法である. 関節包と軟骨を残したまま臼蓋を丸く骨切りし前外方に回転移動させることで, 解剖学的に正常に近い関節をつくることができる. 臼蓋形成不全では股関節外側に応力が集中するが, 手術によって荷重面積の拡大がもたらされ, 応力が平均化される. 当然ながら関節軟骨の摩滅破壊の少ない前股関節症から初期変形性股関節症(osteoarthritis of the hip)の適応成績がよい(grade B). 20年以上の関節生存率がもたらされることも多く, 再手術せずにすむ可能性がある. そのためには人工関節置換術ほどポピュラーでないため, 適応の見極めと確実な手術手技が必要である.

術後は臼蓋の移動により屈曲をはじめ可動域制限が起こりやすいため, 理学療法は術後経過の時期にあわせ, 術部に過度なストレスを加えないていねいな関節包靱帯に対する可動域運動・伸張運動が求められる. これには手術に関する知識と情報, 解剖学的知識と関節運動学, 何よりも自分自身の感覚を通して状態を感知し関節を動かす技術が必要である. 手術の出来ほど影響は強くないが, 可動域制限は術後の生活活動の制限を規定する因子になりうるので, 改善のための治療技術向上に切磋する努力を日々の臨床に埋没させてはならない. 同様に骨癒合を妨げず, 術中切離・再縫合される筋(RAOでは中殿筋, 大腿直筋, 短外旋筋)には組織が安定するまで過度に負荷をかけないよう留意する.

昨今の医療事情においては, 早期退院が促され荷重時期が早まる傾向にあるが(もちろん手術手技の向上もある), 骨癒合能力や軟部組織の修復力は大きく変わるものではない. 歩行その他の動作は, X線評価と医師の判断を仰ぎながら進める必要があり, 全荷重許可に至るまでに退院を余儀なくされることも多いため, 関節応力が大きくなる動作や運動に関する指導は必須である.

（柏木　宏彦）

3 骨切り術後

2 大腿骨外反骨切り・内反骨切り術後

病態・障害
- 大腿骨骨切り術は, 荷重面積の拡大(関節適合性の改善)と関節応力の低減, 関節軟骨の再生を目的として行われ, 内反骨切り術と外反骨切り術に分かれる. 前者は, 前股関節症および初期の変形性股関節症(osteoarthritis of the hip)の症状緩和と病期進行の予防に, 後者は, 進行期・末期変形性股関節症の症状緩和に有効である(いずれも grade C).

評価
- X線・手術所見にて骨切り部と骨癒合程度, 変形程度, 筋切離などを確認する.
- 骨切り術後は疼痛が強いことが多い. 部位, 程度, 増減因子, 炎症所見をチェックする.
- 術部以外の疼痛も確認する.
- 術後のROMの拡大が期待できるのは外転のみである.
- 骨切りした大腿骨は愛護的に正確に動かす.
- 多少とも脚長差が現れる.
- 患肢を免荷する動作を行ううえで必要となる健肢, 上肢の筋力を確認しておく.

治療/介入(表I-5, 図I-5)
- 術後早期の深部静脈血栓の予防, 除痛, 骨癒合を妨げるような骨切り部へのストレスの回避はキアリ骨切り術に準じる.

❶ ROM運動
(1) 骨切り部の骨癒合が不十分な場合
- 疼痛自制内で, 大腿骨の機械的回転軸を意識して愛護的に他動運動を3～5回, 1日に2回行う(特に屈曲, 外転を, 伸展は0°までとする).
- 仮骨形成が進めば自動介助運動を行う.
- 膝関節屈曲・伸展運動も同様に行う.

(2) 骨切り部の骨癒合が十分な場合
- 股屈曲は術前可動域を, 外転は術中可動域を目標とし, また股関節屈曲拘縮防止のために, 伸張運動(最大可動位での20秒保持)を数回行う. また, 膝関節屈曲, 伸展も制限があれば同様に行う.

❷ 筋力増強運動
- 長期間松葉杖歩行を行うことから, 健肢, 上

表 I-5 主な治療/介入のプログラム例

骨切り部の骨癒合が不十分な状態	骨切り部の骨癒合が十分な状態
ROM 運動 ・股関節各運動方向（他動的→自動介助） ・膝関節屈曲・伸展	ROM 運動 ・股関節各運動方向（伸張運動を含む） ・膝関節屈曲・伸展
筋力増強運動 ・健肢，上肢，体幹（患部外）	筋力増強運動 ・健肢，上肢，体幹（患部外）
歩行指導 ・松葉杖歩行（タッチダウン）	歩行指導 ・松葉杖歩行
ADL 練習 ・寝返り（患肢補助必要）などの動作	部分荷重： 段階的に荷重を増やす（70％まで）

❸ 歩行指導

- 股関節周囲筋の収縮を最小にするようにタッチダウン（踏み込みのない足底接地：荷重は 10～15％）から開始し，裂隙開大が十分となれば 20％，30％と 2 週ごとに段階的に増やす．
- 一部でも裂隙が消失している患者では 6 か月間両松葉杖歩行とする．
- 12 か月までは片松葉杖歩行（60～70％荷重）をすすめる．

❹ ADL 練習

- 骨癒合が得られるまでは，術後早期には寝返りには自身で行わず患肢保持の介助を，安定すれば外転枕などを利用する．
- 各運動動作においては，骨切り部に回旋ストレスがかからないように留意し，特に術後早期は屈曲，内転強制が起こらないように ADL 指導を行う．

リスク管理

- 関節応力低減のために，関節裂隙の開大が認められるまでは患肢の股関節周囲筋に対する筋

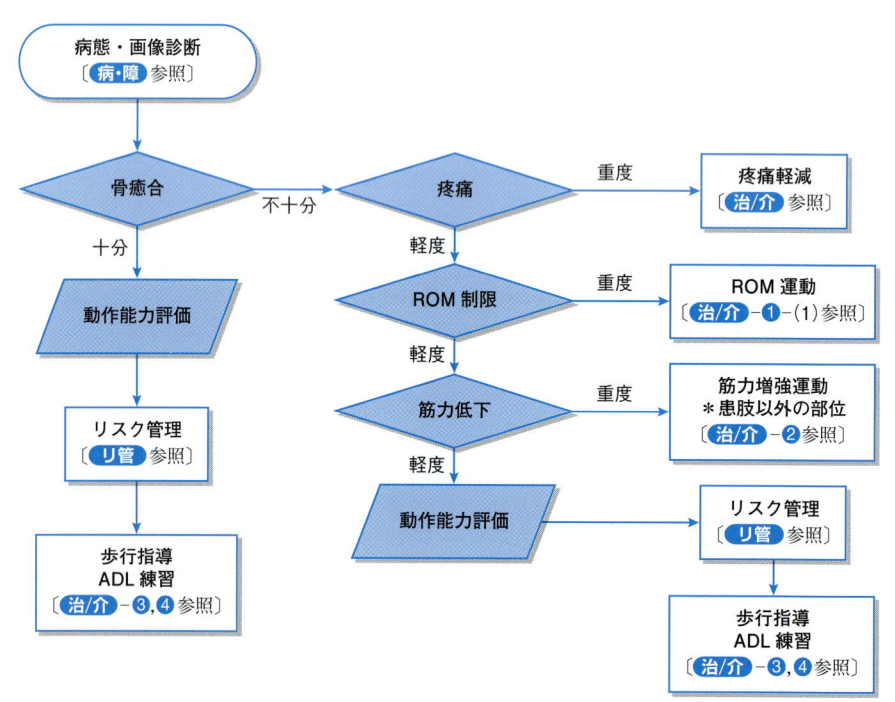

図 I-5 大腿骨外反骨切り・内反骨切り術後の臨床判断

力増強運動は行わない．
・完全免荷歩行は患肢股関節周囲筋の収縮による引き上げが必要になることから行わない．

経過・予後
・術後経過では除痛，関節裂隙開大などのX線像上の改善が認められるが，跛行は残存し改善には時間を要する．脚長差2cm以上や両側例では解消しきれない．
・脱臼はしないが可動域の改善は得にくく大きな股ROMを必要とする動作では制限をきたす．
・変形性股関節症が進行すれば人工関節置換術が検討されることになる．　　　　(柏木　宏彦)

股関節～大腿部の骨折

1 大腿骨頸部骨折(内側型) ピンニング

病態・障害
・大腿骨頸部は，関節包内の骨折である．受傷機序は60歳以上の骨粗鬆症を伴う高齢者の転倒など低エネルギー外傷が多く，若年者の交通事故などによる高エネルギー外傷でもおこる．
・病態としては骨折部に骨膜がないため骨膜性仮骨が形成されず，さらに骨折部に関節液が流入し，癒合を阻害する．また，骨折により大腿骨頭への栄養血管が絶たれると大腿骨頭壊死になる．
・症状としては，股関節周囲の疼痛，腫脹，皮下出血である．これらは外側型に比べ，比較的軽微な場合が多い．
・骨折分類としてはガーデン(Garden)分類がよく用いられる．治療としては，手術療法が一般的で転位型の場合，人工骨頭置換術(→20頁)，非転位型の場合，ハンソンピン(Hansson pin)や cannulated cancellous screw(CCS)などが選択肢となる．

評価
・高齢者の場合，骨折部周辺のみの評価でなく，受傷後の身体不活動によって生じる廃用症候群の予防を目的とした全身管理の評価が重要である．
・理学療法評価に先立ち，事前に医学的情報(X線画像，血液検査，薬剤，既往歴など)や医師(手術方法など)，看護師(病棟内ADL)，家族(自宅周辺環境，介護保険の有無など)から情報を収集しておく．
・術後急性期(臥床期)の主たる評価は，身体機能面の評価として，全身状態，合併症，ROM，筋力，痛み，感覚，下肢長，下肢周径，浮腫，腫脹，麻痺，褥瘡などである．
・特に高齢者であれば，意識レベル，理解力など精神機能面の評価に加え，受傷前ADL能力および家庭環境の詳細な把握も重要となる．回復期(離床期)以降の主たる評価は，バランス，動作分析，歩行分析，ADLなどである．

治療/介入(図Ⅰ-6，表Ⅰ-6)
❶ 合併症予防(深部静脈血栓，無気肺，肺炎など)
・深部静脈血栓症予防として，術前から両側足関節の底屈・背屈自動運動(カーフパンピング)を行う．弾性ストッキングあるいは間欠的空気圧圧迫法などを利用する．術後，離床が進み歩行が可能となるまで続ける．
・肺合併症予防として，術前から呼吸・喀痰練習などを術後，端座位が可能となるまで数日続ける．

❷ ROM運動
・術前は足関節底屈・背屈自動運動を指導する．
・術後当日から，持続的他動運動(continuous passive motion；CPM)装置を用いたROM運動を開始する．
・術後翌日から股，膝，足関節の他動的ROM運動を実施する．
・端座位が可能となれば，自動介助での膝関節屈曲，伸展運動，体幹前屈運動(股関節屈曲運動)を実施する．

❸ 筋力維持・増強運動
・術前から非術側下肢のSLR，大腿四頭筋セッティング，エラスティックチューブなどを用いた足関節底背屈抵抗運動を実施する．両上肢は重錘をもたせた挙上運動やボール握りなどの抵抗運動を実施する．
・術後翌日からベッド上臥位で頭部挙上による体幹筋の筋力増強，理学療法士介助下のもと低負荷での股関節外転運動，股関節伸展運動を実施する．
・端座位が許可されれば，自動介助での膝伸展運動，足趾自動運動(タオルギャザーなど)を実施する．
・筋力維持・増強運動のセット数に関しては各

I 骨・関節

```
           大腿骨頸部骨折(内側型)
              (ピンニング)
                   ↓
       不能 ← 起立 → 可能         骨折部整復状態・  良好
                                   骨折部安定状態 →
           医学的情報など                ↓ 不良        X線画像
           チェック                                    チェック
              ↓                          ROM運動  重度
       リスク管理                        〔治/介〕-❷参照  ← ROM制限
       ・深部静脈血栓予防                                 ↓ 軽度
       ・肺合併症予防                    筋力維持・   重度
       〔治/介〕-❶,                     増強運動     ← 筋力低下
       〔リ管〕-❶参照                   〔治/介〕-❸参照     ↓ 軽度
              ↓                                      動作能力評価
  ROM運動  重度                                            ↓
  〔治/介〕-❷参照 ← ROM制限                         完全免荷での車椅子移乗
                    ↓ 軽度                         完全免荷での立位保持
  筋力維持・  重度                                    (斜面台,平行棒)
  増強運動   ← 筋力低下                             完全免荷での歩行
  〔治/介〕-❸参照   ↓ 軽度                         〔治/介〕-❹,
                                   基本動作        〔リ管〕-❷参照
              動作能力評価 →        端座位          注:4～8週間完全免荷
                                   〔治/介〕-❹参照
                                   注:術後3～4日間は
                                   完全免荷
```

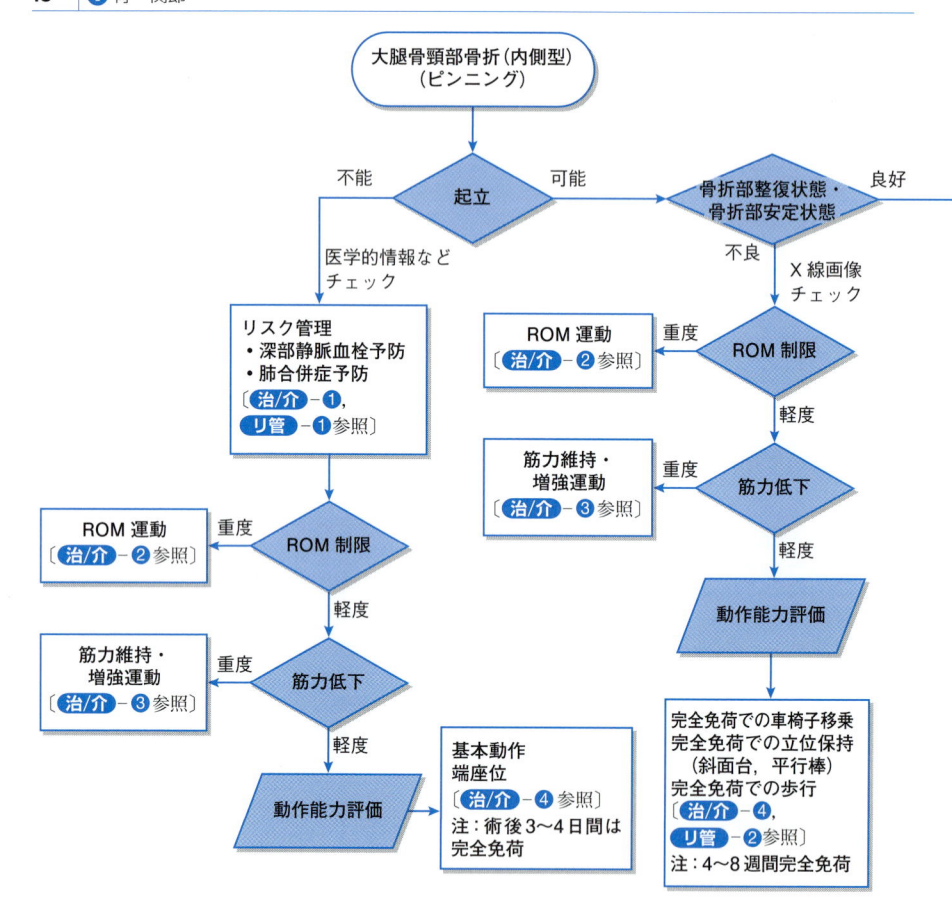

図I-6 大腿骨頸部骨折(内側型)(ピンニング)の臨床判断

10回×3セットを目安に行う.

❹ 基本動作・歩行練習
・術後翌日からギャッチベッドによるヘッドアップ開始.患者の状態をみながら徐々に角度を上げ端座位(術後1～3日程度)へ進める.
・端座位獲得後は車椅子への移乗,斜面台や平行棒内起立練習へと進める.その後,部分免荷(疼痛自制内)にて平行棒内歩行(歩行器歩行),松葉杖歩行,T字杖歩行へと荷重量を増やしながら歩行練習を進める.
・T字杖歩行が確立〔安定性(歩容),持久性,スピード〕すれば,階段昇降や床からの立ち上がり動作の練習を実施する.

リスク管理
❶ 合併症
・術後2～3日までは脂肪塞栓症の危険性があるため,低酸素血症の症状(不整脈,足部の冷感,呼吸困難,意識障害など)に注意する.
・深部静脈血栓は,術後1週間以内の発症がきわめて多いため,下腿筋の硬化や圧痛の症状,および血液検査(D-ダイマー値の上昇)には注意する.
・高齢者においては術後2～3日までは無気肺,肺炎などの肺合併症の症状(喀痰の増加,息切れ,発熱などの症状が出現)にも注意が必要である.

股関節〜大腿部の骨折

表Ⅰ-6 主な治療/介入のプログラム例

合併症予防(深部静脈血栓，無気肺，肺炎など)
・両側足関節の底屈・背屈自動運動(カーフパンピング)
・弾性ストッキング，間欠的空気圧迫法
・呼吸・喀痰練習

ROM運動
・術後当日から持続的他動運動装置(continuous passive motion；CPM)
・術後翌日から股，膝，足関節の他動的ROM運動
・端座位が可能となったら自動介助での膝関節屈曲，伸展運動，体幹前屈運動(股関節屈曲運動)

筋力維持・増強運動
・術前から非術側下肢のSLR，大腿四頭筋セッティング，足関節底背屈抵抗運動，両上肢抵抗運動
・術後翌日からベッド上臥位での体幹筋の筋力増強．低負荷での股関節外転運動，股関節伸展運動
・端座位が可能となったら自動介助での膝伸展運動，足趾自動運動(タオルギャザー)

基本動作・歩行練習
・術後翌日からギャッチベッド上でヘッドアップし疼痛自制内で車椅子移乗
・車椅子移乗が可能となったら斜面台・平行棒内での起立練習
・起立が可能となったら部分免荷(疼痛自制内)での歩行練習．その後T字杖歩行練習
・T字杖歩行が可能となったら階段昇降や床からの立ち上がり動作練習

[フローチャート]

荷重時痛 →なし→ ADL評価
　↓あり　　　　　↓X線画像チェック
X線画像チェック

ROM制限
　重度↓　　軽度↓
ROM運動　　全荷重歩行(T字杖)
〔治/介-❷参照〕　床からの立ち上がり
　　　　　　　階段昇降，屋外歩行
　　　　　　　立位バランス
　　　　　　　筋力維持
　　　　　　　退院指導
　　　　　　　〔治/介-❹，リ管-❷，経・予参照〕

筋力低下
　重度↓　　軽度↓
筋力維持・　　疼痛自制内で車椅子移乗
増強運動　　　斜面台での立位荷重
〔治/介-❸参照〕部分荷重歩行(平行棒，歩行器，松葉杖)
　　　　　　　〔治/介-❹，リ管-❷参照〕
　　　　　　　注：術後4〜6週間で全荷重

動作能力評価

---

❷ 荷重時期と荷重量

・ハンソンピンやCCSは低侵襲で固定力も比較的良好なため，非転位型(ガーデン分類stageⅠ・Ⅱ)で骨折部が安定している場合，部分荷重は術後3〜4日から可能である．しかし，年齢などを考慮しながら疼痛自制内で開始し，漸増的に荷重量を増やしながら術後4〜6週間で全荷重まで進める．
・転位型(ガーデン分類stageⅢ・Ⅳ)で骨折部の整復不良，骨折部の安定が得られない場合は，荷重開始を約4〜8週間遅らせる場合もある．

経過・予後

・退院まではおおよそ5〜7週間程度が目安となる．
・高齢者においては認知症の有無が，術後の歩行能力に大きな影響(オッズ比4.6)を及ぼすとされ，独歩あるいは1本杖歩行が可能な自立レベル，歩行器やステアウォーカー歩行が可能な介助歩行レベルでの歩行能再獲得率は約68%との報告がある[1]．
・また，術後約6か月間は身体機能の回復が期待されるため，筋力維持・増強運動やバランス練習などホームエクササイズの指導が重要である．特に独居高齢者においては退院後のキーパーソンの存在が重要であり，必要に応じて介護保険の利用も考慮しながら在宅復帰へ向けての支援を進める．

・さらに，退院後半年程度は大腿骨頭壊死の合併症に対する外来での経過観察が重要となる．

● 引用文献
1) 市村和徳，他：高齢者大腿骨近位部骨折の退院時歩行能力に影響を与える因子—ロジスティック回帰分析を用いた解析．整形外科 52：1340-1342，2001

（加藤　浩）

1 大腿骨頸部骨折(内側型)
2 人工骨頭置換術

評価
・高齢者の場合，骨折部周辺のみの評価でなく，受傷後の身体不活動によって生じる廃用症候群の予防を目的とした全身管理の評価が重要である．

・理学療法評価に先立ち，事前に医学的情報（X線画像，血液検査，薬剤，既往歴など）や医師(手術方法など)，看護師(病棟内ADLなど)，家族(自宅周辺環境，介護保険の有無など)から情報を収集しておく．

・術後急性期(臥床期)の主たる評価は，身体機能面の評価として，全身状態，合併症，ROM，筋力，痛み，感覚，下肢長，下肢周径，浮腫，腫脹，麻痺，褥瘡などである．

・特に高齢者であれば，意識レベル，理解力な

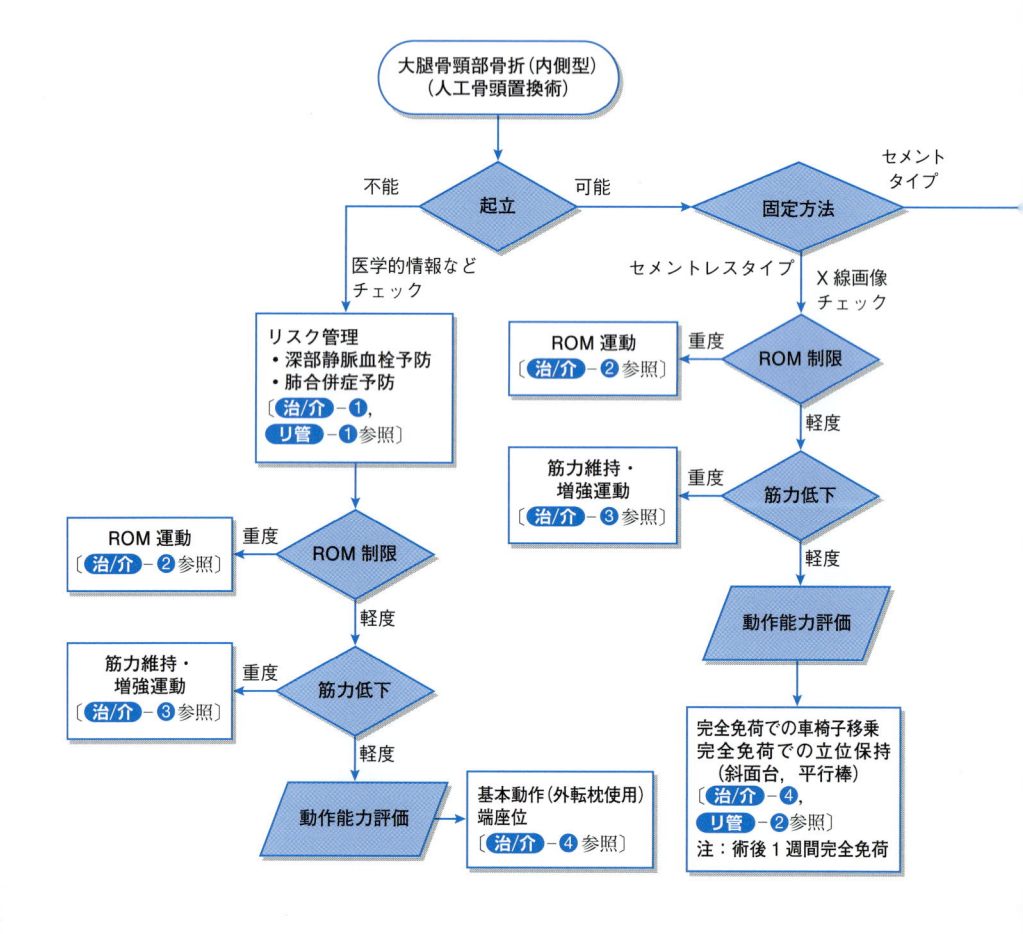

図Ⅰ-7　大腿骨頸部骨折(内側型)（人工骨頭置換術）の臨床判断

股関節～大腿部の骨折

ど精神機能面の評価に加え，受傷前 ADL 能力および家庭環境の詳細な把握も重要となる．回復期（離床期）以降の主たる評価は，バランス，動作分析，歩行分析，ADL などである．

治療/介入（図 I-7，表 I-7）

❶ 合併症予防（深部静脈血栓，無気肺，肺炎など）

- 深部静脈血栓症予防として，術前から両側足関節の底屈・背屈自動運動（カーフパンピング）を行う．弾性ストッキングあるいは間欠的空気圧圧迫法などを利用する．術後，離床が進み歩行が可能となるまで続ける．
- 肺合併症予防として，術前から呼吸・喀痰練習などを術後，端座位が可能となるまで数日続ける．

❷ ROM 運動

- 術前は足関節底屈・背屈自動運動を指導する．
- 術後当日から持続的他動運動（continuous passive motion；CPM）装置を用いた ROM 運動を開始する．術後翌日からは股，膝，足関節の他動的 ROM 運動を実施する．
- 端座位が可能となれば，自動介助での膝関節屈曲，伸展運動，体幹前屈運動（股関節屈曲運動）を実施する．

❸ 筋力維持・増強運動

- 術前から非術側下肢の SLR，大腿四頭筋

表 I-7 主な治療/介入のプログラム例

合併症予防（深部静脈血栓，無気肺，肺炎など）
・両側足関節の底屈・背屈自動運動（カーフパンピング）
・弾性ストッキング，間欠的空気圧圧迫法
・呼吸・喀痰練習

ROM 運動
・術後当日から CPM
・術後翌日から股，膝，足関節の他動的 ROM 運動
・端座位が可能となったら自動介助での膝関節屈曲，伸展運動，体幹前屈運動（股関節屈曲運動）

筋力維持・増強運動
・術前から非術側下肢の SLR，大腿四頭筋セッティング，足関節底背屈抵抗運動，両上肢抵抗運動
・術後翌日からベッド上臥位での体幹筋の筋力増強．低負荷での股関節外転運動，股関節伸展運動
・端座位が可能となったら自動介助での膝伸展運動，足趾自動運動（タオルギャザー）

基本動作・歩行練習
・術後翌日からギャッチベッド上でヘッドアップし疼痛自制内で車椅子移乗
・股に枕を挟み，外転位を保持しての側臥位練習
・車椅子移乗が可能となったら斜面台・平行棒内での起立練習
・起立が可能となったら部分免荷（疼痛自制内）での歩行練習．その後 T 字杖歩行練習
・T 字杖歩行が可能となったら階段昇降や床からの立ち上がり動作練習

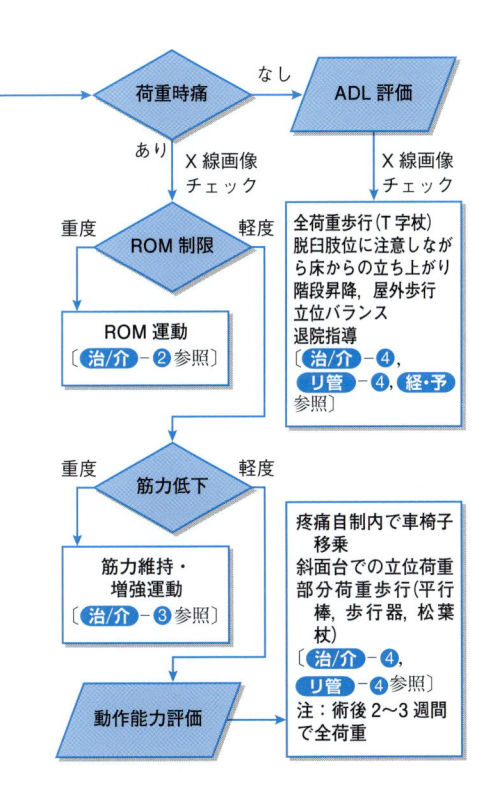

[フローチャート]
荷重時痛 → なし → ADL 評価
あり → X 線画像チェック → ROM 制限
  重度 → ROM 運動〔治/介-❷参照〕
  軽度 → 筋力低下
なし側 X 線画像チェック → 全荷重歩行（T 字杖）脱臼肢位に注意しながら床からの立ち上がり，階段昇降，屋外歩行，立位バランス，退院指導〔治/介-❹，リ管-❹，経・予参照〕
筋力低下
  重度 → 筋力維持・増強運動〔治/介-❸参照〕
  軽度 → 疼痛自制内で車椅子移乗，斜面台での立位荷重部分荷重歩行（平行棒，歩行器，松葉杖）〔治/介-❹，リ管-❹参照〕
  注：術後2～3週間で全荷重
→ 動作能力評価

セッティング，エラスティックチューブなどを用いた足関節底背屈抵抗運動を実施する．両上肢は重錘をもたせた挙上運動やボール握りなどの抵抗運動を実施する．
- 術後翌日からベッド上臥位で頭部挙上による体幹筋の筋力増強，理学療法士介助下のもと低負荷での股関節外転運動，股関節伸展運動を実施する．
- 端座位が許可されれば，自動介助での膝伸展運動，足趾自動運動（タオルギャザーなど）を実施する．
- 筋力維持・増強運動のセット数に関しては，各10回×3セットを目安に行う．

❹ 基本動作・歩行練習
- 術後翌日から脱臼防止の外転枕の使用，およびギャッチベッド上でヘッドアップ開始．患者の状態をみながら徐々に角度を上げ端座位（術後1〜3日程度）へ進める．股に枕を挟み，外転位を保持しての側臥位練習も行う．
- 端座位獲得後は車椅子への移乗，平行棒内起立練習へと進める．その後，疼痛自制内で平行棒内歩行（歩行器歩行），松葉杖歩行，T字杖歩行へと歩行練習を進める．
- T字杖歩行が確立〔安定性（歩容），持久性，スピード〕すれば，階段昇降や床からの立ち上がり動作の練習を実施する．

リスク管理
❶ 合併症
- 術後2〜3日までは脂肪塞栓症の危険性があるため，低酸素血症の症状（不整脈，足部の冷感，呼吸困難，意識障害など）に注意する．
- 深部静脈血栓は，術後1週間以内の発症がきわめて多いため，下腿筋の硬化や圧痛の症状，および血液検査（D-ダイマー値の上昇）には注意する．
- 高齢者においては術後2〜3日までは無気肺，肺炎などの肺合併症の症状（喀痰の増加，息切れ，発熱などの症状が出現）にも注意が必要である．

❷ 手術アプローチ方法の違いに注意（脱臼肢位に注意）
- 前方アプローチは，後方アプローチに比べ，後方の軟部組織は温存されるため後方脱臼の危険性は低くなるが，前方脱臼（股関節伸展・外転・外旋）に注意する．また，外側アプローチで中殿筋の部分切離を行った場合，筋力不全が生じる場合がある．
- 後方アプローチでは，深層の短外旋筋群の切離と後方関節包を切開するため後方脱臼（股関節屈曲・内転・内旋）に注意する．

❸ 固定方法の違いに注意
- セメントタイプではステム沈下の可能性は低いが，セメントレスタイプでは，ステム沈下の可能性がある．

❹ 荷重時期と荷重量
- セメントタイプでは，荷重時期は術後翌日から疼痛自制内で開始し，基本的に荷重量の制限はなく全荷重許可，セメントレスタイプでは，術後1週間程度の免荷期間を設けて荷重許可する場合もある．近年ではステムの改良の進歩により免荷期間を設けない場合も多い．全荷重は両タイプともに術後2〜3週が一般的である．
- 手術方法により中殿筋の部分切離をしている場合は，歩行時に痛みを訴える場合があり，荷重量を制限（退院後，約1か月の外来受診までは松葉杖歩行）することもある．

経過・予後
- 退院までおおよそ3〜4週間程度が目安となる．退院時のADL改善率（受傷前BI/術後BI×100）は80%以上との報告もあり良好である[1]．術後約6か月間は身体機能の回復が期待されるため，筋力維持・増強運動やバランス練習などホームエクササイズの指導が重要である[2]．受傷後1年以内の死亡率は10〜15%であり，5年以内の死亡率は50%とされる．生命予後を決定する因子としては，年齢，術前の認知症，退院後世帯状況，術後歩行能力などである．また，1年後の歩行能力が受傷前とほぼ同じレベルまで回復するのは約50%程度である[3]．

◉ 引用文献
1) 武井聰，他：80歳以上の高齢者における大腿骨頸部骨折に対する前方進入法での人工骨頭置換術後のADL機能評価-後方アプローチと比較して．骨折 36：911-914，2014
2) 日本整形外科学会診療ガイドライン委員会大腿骨頸部/転子部骨折診療ガイドライン策定委員会（編）：大腿骨頸部/転子部骨折診療ガイドライン．南江堂，2011
3) 安藤謙一：大腿骨頚部（内側）骨折．二ノ宮節夫，他（編）：今日の整形外科治療指針 第5版，pp709-710，医学書院，2004

（加藤　浩）

2 大腿骨頸部骨折(外側型)〜転子部骨折
ピンニング

病態・障害
- 大腿骨転子部骨折は，関節包外の骨折である．受傷機序は高齢者では転倒，若年者では交通事故などによる高エネルギー外傷が多い．
- 病態としては，転子部の骨は血流が豊富な海綿骨からなるため，内側型に比べ骨癒合は比較的良好とされる．
- 症状としては，大腿骨近位外側部の疼痛，腫脹，皮下出血である．
- 骨折分類としてはエバンス(Evans)分類がよく用いられる．治療としては骨癒合が比較的良好であるため保存療法も選択肢としてあげられるが，手術療法が一般的である．骨接合術における内固定方法としてはエンダーピン(Ender pin)，compression hip screw(CHS)，ガンマネイル〔γ-nail(→25頁)〕などがある．

評価
- 高齢者の場合，骨折部周辺のみの評価でなく，受傷後の身体不活動によって生じる廃用症候群の予防を目的とした全身管理の評価が重要である．
- 理学療法評価に先立ち，事前に医学的情報(X線画像，血液検査，薬剤，既往歴など)や医師(手術方法など)，看護師(病棟内ADLなど)，家族(自宅周辺環境，介護保険の有無など)から情報を収集しておく．
- 術後急性期(臥床期)の主たる評価は，身体機能面の評価として，全身状態，合併症，ROM，筋力，痛み，感覚，下肢長，下肢周径，浮腫，腫脹，麻痺，褥瘡などである．
- 特に高齢者であれば，意識レベル，理解力など精神機能面の評価に加え，受傷前ADL能力，および家庭環境の詳細な把握も重要となる．回復期(離床期)以降の主たる評価は，バランス，動作分析，歩行分析，ADLなどである．

治療/介入(表Ⅰ-8，図Ⅰ-8)
❶ 合併症予防(深部静脈血栓，無気肺，肺炎など)
- 深部静脈血栓症予防として，術前から両側足関節の底屈・背屈自動運動(カーフパンピング)を行う．弾性ストッキングあるいは，間欠的空気圧圧迫法などを利用する．術後，離床が進み

表Ⅰ-8 主な治療/介入のプログラム例

合併症予防(深部静脈血栓，無気肺，肺炎など)
- 両側足関節の底屈・背屈自動運動(カーフパンピング)
- 弾性ストッキング，間欠的空気圧圧迫法
- 呼吸・喀痰練習

ROM運動
- 術後当日からCPM
- 術後翌日から股，膝，足関節の他動的ROM運動
- 端座位が可能となったら自動介助での膝関節屈曲，伸展運動，体幹前屈運動(股関節屈曲運動)

筋力維持・増強運動
- 術前から非術側下肢のSLR，大腿四頭筋セッティング，足関節底背屈抵抗運動，両上肢抵抗運動
- 術後翌日からベッド上臥位での体幹筋の筋力増強，低負荷での股関節外転運動，股関節伸展運動
- 端座位が可能となったら自動介助での膝伸展運動，足趾自動運動(タオルギャザー)

基本動作・歩行練習
- 術後翌日からギャッチベッド上でヘッドアップし疼痛自制内で車椅子移乗
- 車椅子移乗が可能となったら斜面台・平行棒内での起立練習
- 起立が可能となったら部分免荷(疼痛自制内)での歩行練習．その後T字杖歩行練習
- T字杖歩行が可能となったら階段昇降や床からの立ち上がり動作練習

歩行が可能となるまで続ける．
- 肺合併症予防として，術前から呼吸・喀痰練習などを術後，端座位が可能となるまで数日続ける．

❷ ROM運動
- 術前は足関節底屈・背屈自動運動を指導する．
- 術後から持続的他動運動(continuous passive motion；CPM)装置を用いたROM運動を開始する．
- 翌日からは股関節，膝関節，足関節の他動運動を実施する．
- 端座位が可能となれば，自動介助での膝関節屈曲，伸展運動，体幹前屈運動(股関節屈曲運動)を実施する．

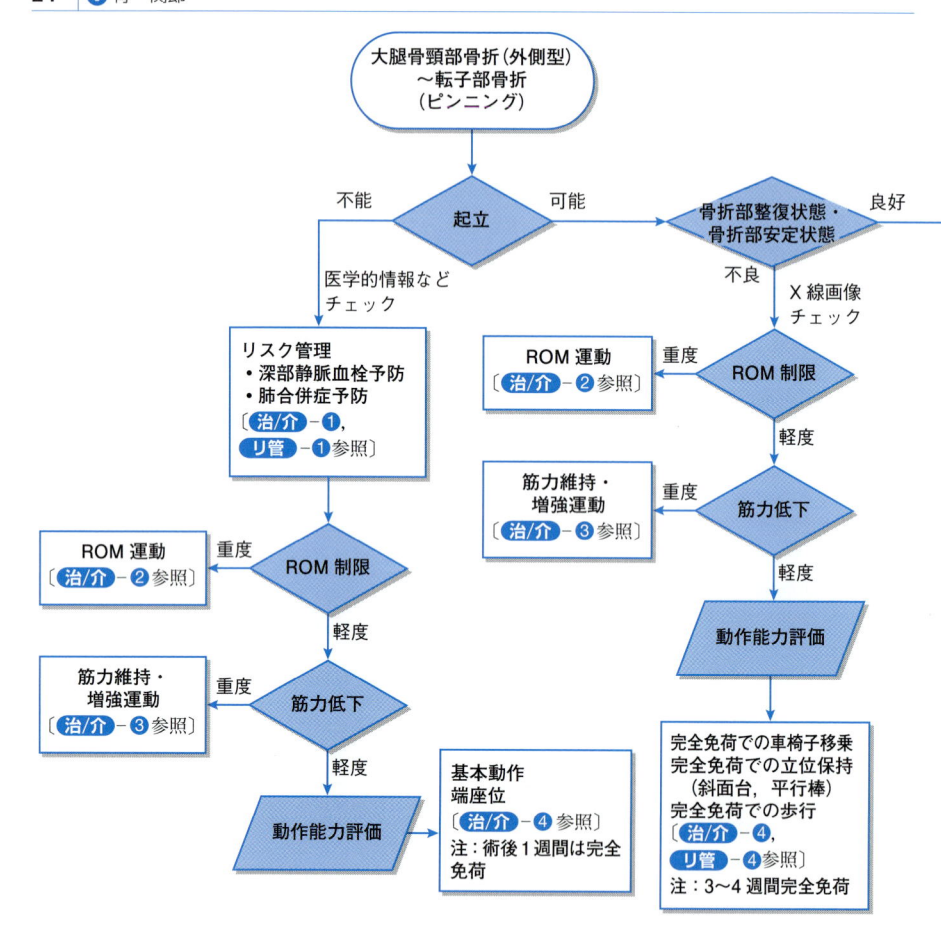

図Ⅰ-8 大腿骨頸部骨折(外側型)〜転子部骨折 ピンニングの臨床判断

❸筋力維持・増強運動
・術前から非術側下肢のSLR，大腿四頭筋セッティング，エラスティックチューブなどを用いた足関節底背屈抵抗運動を実施する．両上肢は重錘をもたせた挙上運動やボール握りなどの抵抗運動を実施する．
・術後翌日からベッド上臥位で頭部挙上による体幹筋の筋力増強，理学療法士介助下のもと低負荷での股関節外転運動，股関節伸展運動を実施する．
・端座位が許可されれば，自動介助での膝伸展運動，足趾自動運動(タオルギャザーなど)を実施する．
・筋力維持・増強運動のセット数に関しては，各10回×3セットを目安に行う．

❹動作・歩行練習
・術後翌日からギャッチベッド上でヘッドアップ開始．患者の状態をみながら徐々に角度を上げ端座位(術後1〜3日程度)へ進める．
・端座位獲得後は完全免荷で車椅子への移乗，斜面台や平行棒内での起立練習(術後1週程度)へと進める．その後，部分免荷にて平行棒内歩行(歩行器歩行)，松葉杖歩行，T字杖歩行へと荷重量を増やしながら歩行練習を進める．
・T字杖歩行が確立〔安定性(歩容)，持久性，スピード〕すれば，階段昇降や床からの立ち上

❷ 股関節内反変形と膝部の痛み

- エンダーピンは手術侵襲が少なく,手術時間も短いというメリットはあるが,術後の股関節内反変形や膝内顆部でのピンの突出による,膝周辺部の痛みがしばしば問題となるため注意が必要である.

❸ 跛行

- エバンス分類において骨折部の転位が大きい不安定タイプでは,術後の下肢脚長差が生じ,墜落性跛行や腰痛の原因となる可能性がある.また,大転子が転位した場合,外転筋力の低下によるトレンデレンブルグ(Trendelenburg)跛行をきたす場合がある.このような場合,補高の処方や杖の使用を検討する.

❹ 荷重時期と荷重量

- エンダーピンはガンマネイルに比べ内固定力が弱いため,術後1週間程度は免荷期間を要する.さらに,その後は部分荷重歩行から開始し,段階的に荷重量を増やし全荷重歩行へ進める.全荷重時期は術後2〜4週が一般的である.
- 骨折部の整復位不良(不安定型)や内固定が不十分な場合は,荷重開始を3〜4週間程度遅らせる場合もある.

経過・予後

- 退院まで5〜6週間が目安となる.退院時の歩行自立率に関してはエンダーピンとガンマネイルとの差は基本的にない.術後約6か月間は身体機能の回復が期待されるため,筋力維持・増強運動やバランス練習などホームエクササイズの指導が重要である. （加藤　浩）

② 大腿骨頸部骨折(外側型)〜転子部骨折

2 CHS・PFN(ガンマネイル)

評価

- 高齢者の場合,骨折部周辺のみの評価でなく,受傷後の身体不活動によって生じる廃用症候群の予防を目的とした全身管理の評価が重要である.
- 理学療法評価に先立ち,事前に医学的情報(X線画像,血液検査,薬剤,既往歴など)や医師(手術方法など),看護師(病棟内ADLなど),家族(自宅周辺環境,介護保険の有無など)から情報を収集しておく.
- 術後急性期(臥床期)の主たる評価は,身体機

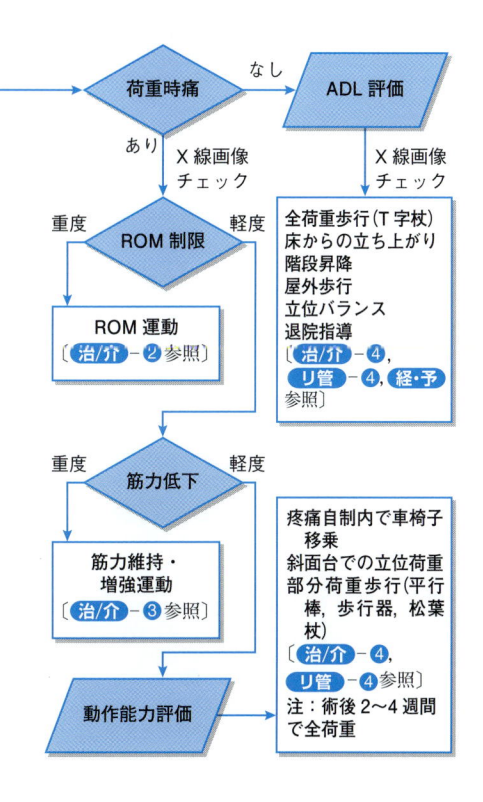

がり動作の練習を実施する.

リスク管理

❶ 合併症

- 術後2〜3日までは脂肪塞栓症の危険性があるため,低酸素血症の症状(不整脈,足部の冷感,呼吸困難,意識障害など)に注意する.
- 深部静脈血栓は,術後1週間以内の発症がきわめて多いため,下腿筋の硬化や圧痛の症状,および血液検査(D-ダイマー値の上昇)には注意する.
- 高齢者においては術後2〜3日までは無気肺,肺炎などの肺合併症の症状(喀痰の増加,息切れ,発熱などの症状が出現)にも注意が必要で

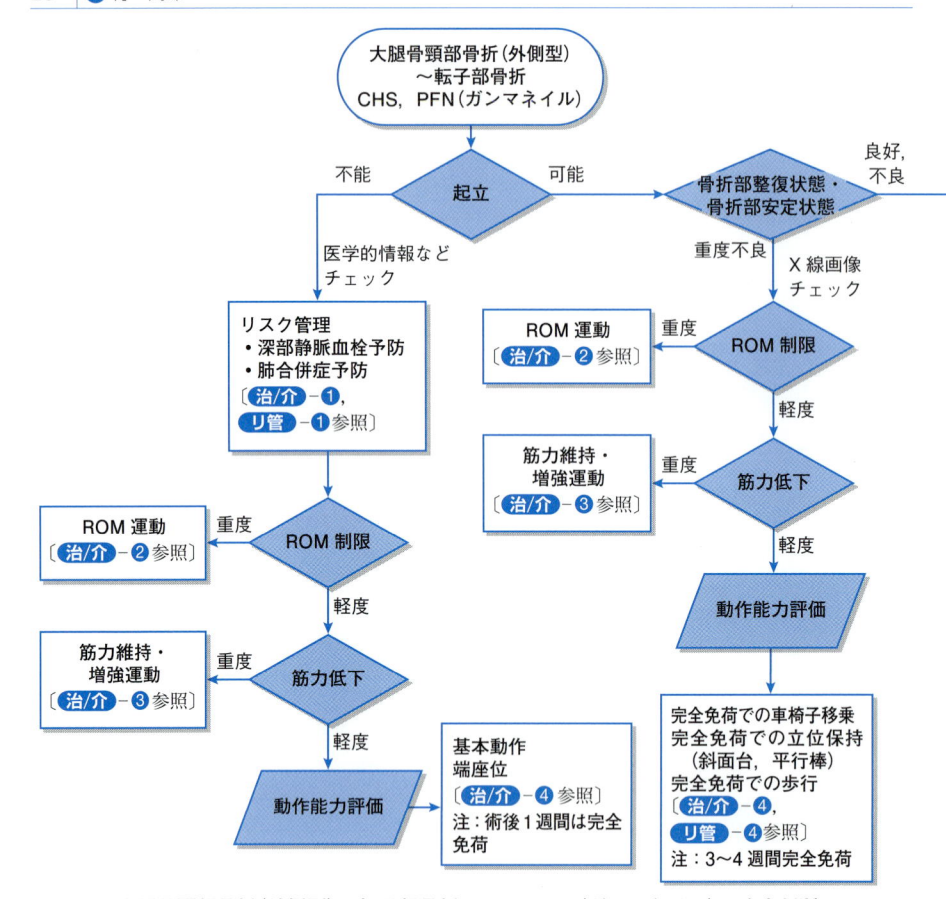

図Ⅰ-9 大腿骨頸部骨折(外側型)～転子部骨折 CHS・PFN(ガンマネイル)の臨床判断

能面の評価として，全身状態，合併症，ROM，筋力，痛み，感覚，下肢長，下肢周径，浮腫，腫脹，麻痺，褥瘡などである．
・特に高齢者であれば，意識レベル，理解力など精神機能面の評価に加え，受傷前 ADL，能力および家庭環境の詳細な把握も重要となる．回復期(離床期)以降の主たる評価は，バランス，動作分析，歩行分析，ADL などである．

治療/介入(図Ⅰ-9，表Ⅰ-9)
❶ 合併症予防(深部静脈血栓，無気肺，肺炎など)
・深部静脈血栓症予防として，術前から両側足関節の底屈・背屈自動運動(カーフパンピング)を行う．弾性ストッキングあるいは，間欠的空気圧圧迫法などを利用する．術後，離床が進み歩行が可能となるまで続ける．
・肺合併症予防として，術前から呼吸・喀痰練習などを術後，端座位が可能となるまで数日続ける．

❷ ROM 運動
・術前は足関節底屈・背屈自動運動を指導する．術後から持続的他動運動(continuous passive motion；CPM)装置を用いた ROM 運動を開始する．翌日からは股関節，膝関節，足関節の他動運動を実施する．
・端座位が可能となれば，自動介助での膝関節屈曲，伸展運動，体幹前屈運動(股関節屈曲運動)を実施する．

股関節〜大腿部の骨折

表I-9 主な治療/介入のプログラム例

合併症予防(深部静脈血栓,無気肺,肺炎など)
・両側足関節の底屈・背屈自動運動(カーフパンピング)
・弾性ストッキング,間欠的空気圧圧迫法
・呼吸・喀痰練習

ROM運動
・術後当日からCPM
・術後翌日から股,膝,足関節の他動的ROM運動
・端座位が可能となったら自動介助での膝関節屈曲,伸展運動,体幹前屈運動(股関節屈曲運動)

筋力増強運動
・術前から非術側下肢のSLR,大腿四頭筋セッティング,足関節底背屈抵抗運動,両上肢抵抗運動
・術後翌日からベッド上臥位での体幹筋の筋力増強.低負荷での股関節外転運動,股関節伸展運動
・端座位が可能となったら自動介助での膝伸展運動,足趾自動運動(タオルギャザー)

基本動作・歩行練習
・術後翌日からギャッチベッド上でヘッドアップし疼痛自制内で車椅子移乗
・車椅子移乗が可能となったら斜面台・平行棒内での起立練習
・起立が可能となったら部分免荷(疼痛自制内)での歩行練習.その後T字杖歩行練習
・T字杖歩行が可能となったら階段昇降や床からの立ち上がり動作練習

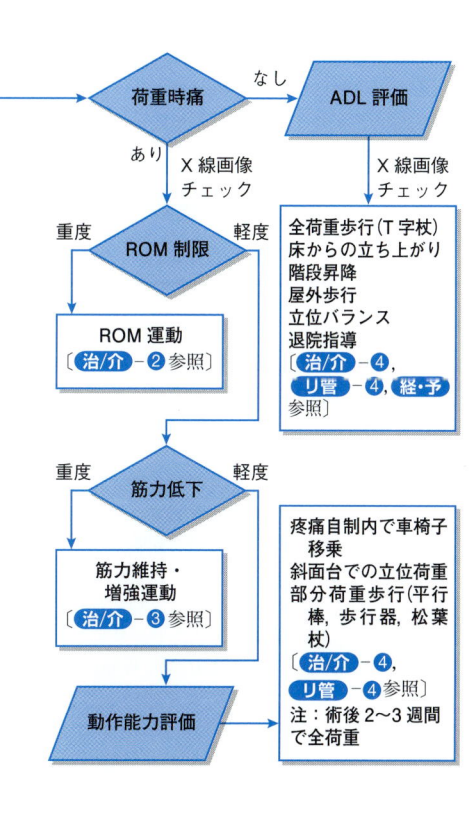

[フローチャート部分]
荷重時痛 → なし → ADL評価 → X線画像チェック → 全荷重歩行(T字杖),床からの立ち上がり,階段昇降,屋外歩行,立位バランス,退院指導〔治/介-4,リ管-4,経・予 参照〕
あり → X線画像チェック → ROM制限
重度 → ROM運動〔治/介-②参照〕
軽度 → 筋力低下
重度 → 筋力維持・増強運動〔治/介-③参照〕
軽度 → 疼痛自制内で車椅子移乗,斜面台での立位荷重,部分荷重歩行(平行棒,歩行器,松葉杖)〔治/介-4,リ管-4参照〕注:術後2〜3週間で全荷重
→ 動作能力評価

❸ 筋力維持・増強運動

・術前から非術側下肢のSLR,大腿四頭筋セッティング,エラスティックチューブなどを用いた足関節底背屈抵抗運動を実施する.両上肢は重錘をもたせた挙上運動やボール握りなどの抵抗運動を実施する.

・術後翌日からベッド上臥位で頭部挙上による体幹筋の筋力増強,理学療法士介助下のもと低負荷での股関節外転運動,股関節伸展運動を実施する.

・端座位が許可されれば,自動介助での膝伸展運動,足趾自動運動(タオルギャザーなど)を実施する.

・筋力維持・増強運動のセット数に関しては,各10回×3セットを目安に行う.

❹ 動作・歩行練習

・術後翌日からギャッチベッド上でヘッドアップ開始.患者の状態をみながら徐々に角度を上げ端座位(術後1〜3日程度)へ進める.

・端座位獲得後は車椅子,平行棒内起立練習へと進める.創部の痛みや荷重に対する恐怖心が強い高齢者などでは斜面台を利用した起立荷重練習も有効である.その後,部分免荷にて平行棒内歩行(歩行器歩行),松葉杖歩行,T字杖歩行へと荷重量を増やしながら進める.

・T字杖歩行が確立〔安定性(歩容),持久性,スピード〕すれば,階段昇降や床からの立ち上がり動作の練習を実施する.

リスク管理

❶ 合併症
- 術後2～3日までは脂肪塞栓症の危険性があるため, 低酸素血症の症状(不整脈, 足部の冷感, 呼吸困難, 意識障害など)に注意する.
- 深部静脈血栓は, 術後1週間以内の発症がきわめて多いため, 下腿筋の硬化や圧痛の症状, および血液検査(D-ダイマー値の上昇)には注意する.
- 高齢者においては術後2～3日までは無気肺, 肺炎などの肺合併症の症状(喀痰の増加, 息切れ, 発熱などの症状が出現)にも注意が必要である.

❷ 手術操作による痛み
- CHS(compression hip screw)では大腿外側にプレートを固定するため外側広筋の骨表面からの剝離を行うため, 手術後の痛みや荷重時に膝折れが生じることがある.
- PFN(proximal femoral nail, ガンマネイルとほぼ同義)では中殿筋付着部の部分切離を行うため, 手術後, 外転筋力の低下や荷重時痛の原因になることがある.

❸ 過度なテレスコーピング現象(※)
- ラグスクリューの過度なスライディングは, 疼痛や骨癒合遅延の原因となるため, 過度なテレスコーピング(telescoping)現象が認められた場合, 荷重を伴う歩行練習は慎重に進める必要がある.

(※):テレスコーピング現象とは, 荷重に伴い骨折部が圧潰し, 頸部の短縮が生じる現象のことを言う. スライディング機構を有するラグスクリューは, テレスコーピング現象に伴いスクリューの先端が骨頭をcut outしないように外下方へスライディングするようにできている.

❹ 荷重時期と荷重量
- PFN(ガンマネイル)はエンダーピンに比べ内固定力が強いため, 術後翌日から疼痛自制内で開始し, 基本的に著しい骨粗鬆症や重度の不安定型でない限り, 荷重量の制限はなく全荷重許可とする場合が多く, 早期離床, 早期荷重歩行練習が可能である. 全荷重時期は2～3週が一般的である.
- 骨折部の整復位不良(不安定型)や内固定が不十分な場合は, 荷重開始を3～4週間程度遅らせる場合もある.

経過・予後
- 退院までおおよそ3週間程度が目安となる. 退院時の歩行自立率に関してはエンダーピンとの差はない.
- 術後約6か月間は身体機能の回復が期待されるため, 筋力維持・増強運動やバランス練習などホームエクササイズの指導が重要である.

(加藤　浩)

③ 大腿骨骨幹部骨折 保存療法

病態・障害
- 大腿骨骨幹部骨折は, 骨折部位が関節や骨幹端に及ばない骨幹部の骨折である.
- 受傷機序は交通事故などによる高エネルギー外傷, あるいは骨粗鬆症, 骨腫瘍など骨の脆弱性による病的骨折などがある.
- 病態としては, 横骨折, 斜骨折, 螺旋骨折などがあり特有の変形と短縮をきたす.
- 症状としては, 大腿部の疼痛, 腫脹, 皮下出血, 変形, 短縮である. また, 出血量が多いため血圧低下や, 遠位部の骨折では, 膝窩動脈や総腓骨神経などの損傷などをきたしやすい.
- 骨折分類としてはAO分類, Winquist-Hansen分類, Gustilo分類がよく用いられる. 治療としては, 小児の場合は保存療法(牽引療法, ギプス固定), 成人の場合, 保存療法はほとんど行われず, 手術療法〔髄内釘固定(Küntscher nail, interlocking nailなど), 創外固定, ロッキングプレート固定など(→31頁)〕が一般的である.

評価
- 理学療法評価に先立ち, 事前に医学的情報(X線画像, 血液検査, 薬剤, 既往歴など)などを収集しておく.
- 急性期(臥床期)の主たる評価は, 身体機能面の評価として, 全身状態, 合併症, ROM, 筋力, 痛み, 感覚, 下肢長, 下肢周径, 浮腫, 腫脹, 麻痺, 褥瘡などである.
- 特に股関節と膝関節のROMが重要であり, 受傷前ROMも把握しておく. 回復期(離床期)以降の主たる評価は, バランス, 動作分析, 歩行分析, ADLが重要となる.

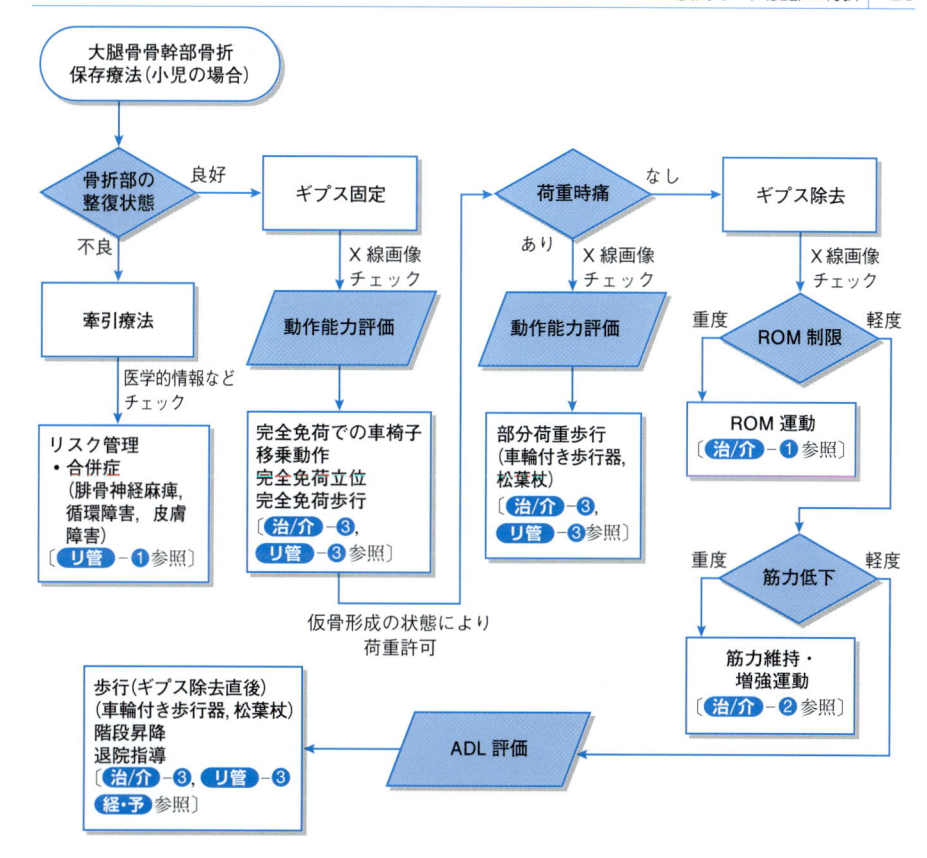

図I-10 大腿骨骨幹部骨折(保存療法)の臨床判断

治療/介入(図I-10, 表I-10)

❶ ROM運動
・小児の場合,関節拘縮が残る心配はほとんどないのでギプス固定中の運動は控える.骨折部の仮骨形成の成熟を待ち,ギプス除去後,股関節,膝関節,足関節の他動運動を実施する.

❷ 筋力維持・増強運動
・ギプス除去後,等尺性での股関節,膝関節伸展運動から開始し,痛みの有無を確認しながら,徐々に等張性抵抗運動(股関節伸展,膝関節屈曲伸展運動)へ移行する.

❸ 動作・歩行練習
・牽引療法中はベッド上安静とし,ギプス固定後はギャッチベッド上でヘッドアップを開始する.
・端座位獲得後は完全免荷にて車椅子,平行棒

表I-10 主な治療/介入のプログラム例

ROM運動
・ギプス除去後,股関節,膝関節,足関節の他動運動

筋力維持・増強運動
・ギプス除去後,等尺性での股関節,膝関節伸展抵抗運動→等張性抵抗運動へ

基本動作・歩行練習
・ギプス固定後,ギャッチベッドによりリクライニング座位にし疼痛自制内で車椅子移乗
・車椅子移乗が可能となったら平行棒内での起立練習
・起立が可能となったら車輪付き歩行器などによる部分免荷(疼痛自制内)歩行練習.その後独歩へ
・独歩が可能となったら階段昇降などの練習

内起立練習へと進める．その後，部分免荷にて車輪付き歩行器歩行，松葉杖歩行，独歩へと荷重量を増やしながら進める．

リスク管理
❶合併症
・牽引中における合併症(腓骨神経麻痺，循環障害，皮膚障害など)に注意する．

❷大腿骨の変形癒合
・骨幹部近位骨折の場合，中枢骨片は腸腰筋，中殿筋などの作用により屈曲，外転，外旋し，末梢骨片は内転筋の作用により内転転位しやすい．
・骨幹部遠位骨折の場合，中枢骨片は内転筋の作用により内転し，末梢骨片は腓腹筋の作用により後方へ屈曲転位しやすいため，常にX線画像による骨折部位を確認しながら，大腿骨の短縮と回旋変形を生じさせないように注意する．

❸荷重時期と荷重量
・牽引療法開始後3～4週程度で，intrinsic stability(異常可動性の減少，運動痛の減少，仮骨の出現)が出現したら，ギプス装着下で完全免荷歩行を実施する．その後，仮骨形成の成熟(乳幼児で6～8週，小児で10週前後，年長児で約12週前後)を待ち，疼痛自制内で漸増的部分荷重歩行練習を実施し全荷重へと進める．
・ギプス除去直後は，患者の不安が大きいため，両松葉，片松葉へと段階的に移行する．

経過・予後
・小児の場合，牽引療法にて整復し，若干の仮

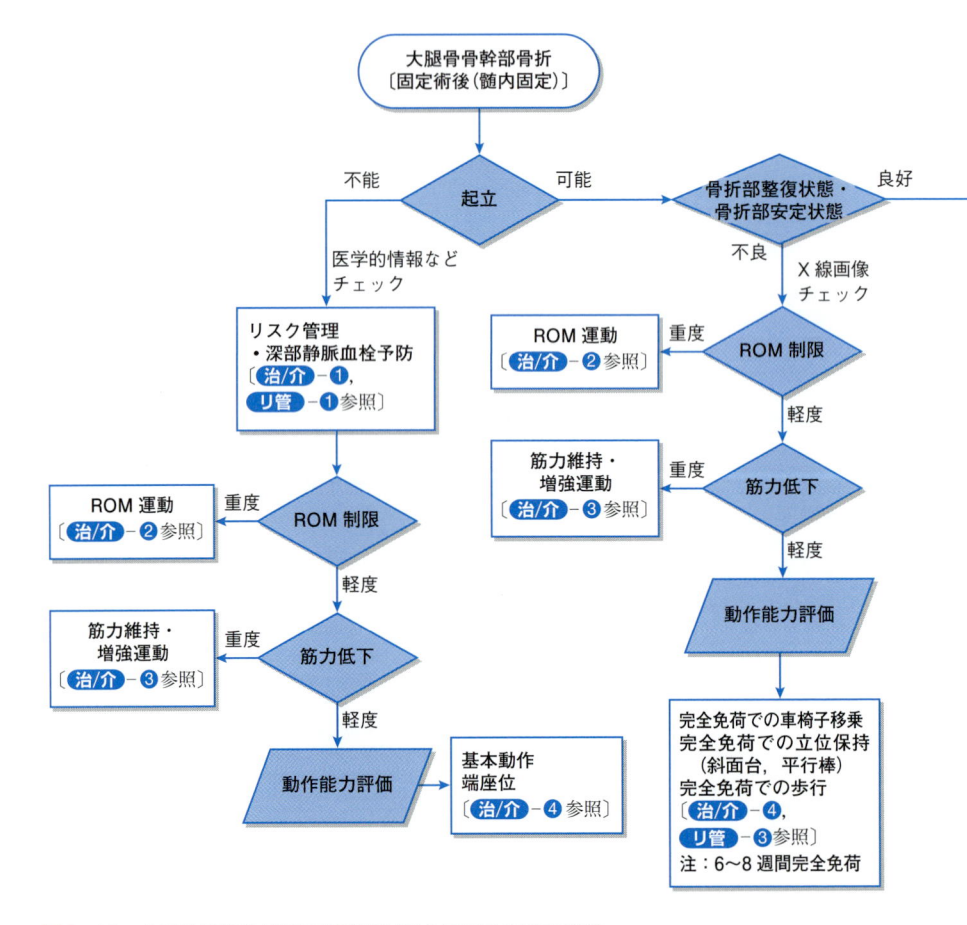

図Ⅰ-11 大腿骨骨幹部骨折〔固定術後(髄内固定)〕の臨床判断

骨形成確認後，ギプス固定(hip spica cast など)で仮骨形成の成熟を待つ方法が一般的である．長期臥床が必要となるが，関節拘縮はおきにくく，さらに自家矯正能力(リモデリング)が高いため骨変形も生じにくい特徴があり，一般的予後は良好である． （加藤　浩）

③ 大腿骨骨幹部骨折

2　固定術後(髄内固定)

評価
・理学療法評価に先立ち，事前に医学的情報(X線画像，血液検査，薬剤，既往歴など)や医師(手術方法など)，看護師(病棟内ADLなど)，家族(自宅周辺環境など)から情報を収集しておく．

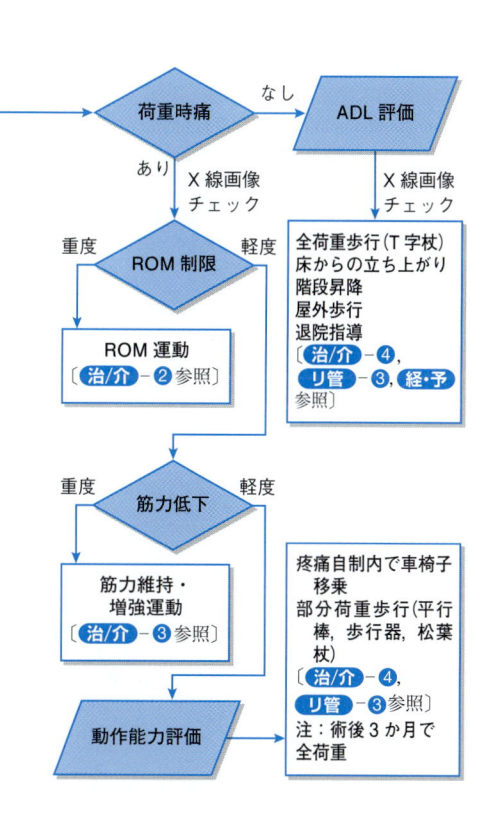

・術後急性期(臥床期)の主たる評価は，身体機能面の評価として，全身状態，合併症，ROM，筋力，痛み，感覚，下肢長，下肢周径，浮腫，腫脹，麻痺，褥瘡などである．特にROMでは股関節と膝関節の可動域が重要であり，受傷前可動域も把握しておく．回復期(離床期)以降の主たる評価は，バランス，動作分析，歩行分析，ADLが重要となる．

治療/介入(図Ⅰ-11，表Ⅰ-11)
❶合併症予防(深部静脈血栓症など)
・深部静脈血栓症予防として，術前から両側足

表Ⅰ-11　主な治療/介入のプログラム例

合併症予防(深部静脈血栓，無気肺，肺炎など)
・両側足関節の底屈・背屈自動運動(カーフパンピング)
・弾性ストッキング，間欠的空気圧迫法

ROM運動
・術後当日からCPM
・術後1週目から股，膝，足関節の愛護的な他動的ROM運動
・端座位が可能となったら自動介助での膝関節屈曲，伸展運動，体幹前屈運動(股関節屈曲運動)
・癒着がある場合，超音波療法や膝関節硬性装具(タウメル継手付)の併用

筋力維持・増強運動
・術前から非術側下肢のSLR，大腿四頭筋セッティング，足関節底背屈抵抗運動，両上肢抵抗運動
・術後翌日からベッド上臥位での体幹筋の筋力増強．低負荷での股関節内外転自動運動，等尺性での股関節伸展運動
・端座位が可能となったら自動介助での膝伸展運動，足趾自動運動(タオルギャザー)
・術後4〜6週から等張性抵抗運動での膝関節屈曲伸展，股関節伸展運動

基本動作・歩行練習
・術後翌日からギャッチベッド上でヘッドアップし疼痛自制内で車椅子移乗
・車椅子移乗が可能となったら斜面台・平行棒内での起立練習
・起立が可能となったら部分免荷(疼痛自制内)での歩行練習．その後T字杖歩行練習
・T字杖歩行が可能となったら階段昇降や床からの立ち上がり動作練習

関節の底屈・背屈自動運動(カーフパンピング),弾性ストッキングあるいは,間欠的空気圧圧迫法などを利用する.術後,離床が進み歩行が可能となるまで続ける.

❷ROM運動
・術後当日から持続的他動運動(continuous passive motion；CPM)装置を用いたROM運動を開始する.

・術後1週目から股,膝,足関節の愛護的な他動的ROM運動を実施する.端座位が可能となれば,自動介助での膝関節屈曲,伸展運動,体幹前屈運動(股関節屈曲運動)を実施する.

・一定の骨癒合が得られれば,積極的他動運動へ移行する.

・大腿四頭筋と骨折部の癒着がある場合,超音波療法や膝関節硬性装具(タウメル継手付き)の併用も考慮する.

❸筋力維持・増強運動
・術前から非術側下肢のSLR,大腿四頭筋セッティング,エラスティックチューブなどを用いた足関節底背屈抵抗運動を実施する.両上肢は重錘をもたせた挙上運動やボール握りなどの抵抗運動を実施する.

・術後翌日からベッド上臥位で頭部挙上による体幹筋の筋力増強,スリングなどを用いた低負荷での股関節内外転自動運動や,等尺性での術側の股関節伸展運動,大腿四頭筋セッティングを開始する.

・端座位が許可されれば,座位での自動介助による膝伸展運動,足趾自動運動(タオルギャザーなど)を実施する.

・術後4～6週を目安に仮骨形成の状況をみながら,等張性抵抗運動での膝関節屈曲伸展,股関節伸展運動を実施する.

・筋力維持・増強運動のセット数に関しては,各10回×3セットを目安に行う.

❹基本動作・歩行練習
・術後翌日からギャッチベッド上でヘッドアップを開始する.患者の状態をみながら徐々に角度を上げ端座位(術後1～3日程度)へ進める.

・端座位獲得後は車椅子への移乗,平行棒内起立練習へと進める.

・その後,部分免荷にて平行棒内歩行(歩行器歩行),松葉杖歩行,T字杖歩行へと荷重量を増やしながら歩行練習を進める.T字杖歩行が確立すれば,階段昇降や床からの立ち上がり動作の練習を実施する.

リスク管理
❶合併症
・術後2～3日までは脂肪塞栓症の危険性があるため,低酸素血症の症状(不整脈,足部の冷感,呼吸困難,意識障害など)に注意する.

・深部静脈血栓は,術後1週間以内の発症がきわめて多いため,下腿部の硬化や圧痛の症状,および血液検査(D-ダイマー値の上昇)には注意する.

❷大腿四頭筋の癒着と膝関節屈曲制限
・骨折部と大腿四頭筋の癒着により,膝伸展筋力の不全と膝関節屈曲制限が生じやすいため,膝伸展筋力の増強と膝関節屈曲のROM運動は重要となる.しかし,積極的(暴力的)なROM運動,は異所性骨化を生じさせる危険性があるため注意する.

・特に血清ALP値が高値の場合は,異所性骨化の可能性が高いため注意する.

❸荷重時期と荷重量
・荷重時期は骨折型(単純骨折,楔状骨折,複雑骨折),骨の強度,内固定材料(髄内釘,プレート)により異なる.標準的な術後経過としては6～8週で仮骨形成がみられ,骨折部は安定化するため,それまでは完全免荷歩行とする.その後,疼痛自制内で漸増的に部分荷重を開始し,術後約3か月で全荷重へと移行させる.

経過・予後
・標準的な骨癒合期間は12～16週である.髄内釘の抜去は1年後が目安となる.その後,約1か月は松葉杖などを使用した部分荷重歩行を実施する場合が多い.

・骨折型が複雑,あるいは開放骨折の場合,偽関節になりやすい[1].

● 引用文献
1) 江藤文夫,他(監訳)：Chapter 24,大腿骨骨幹部骨折.骨折の治療とリハビリテーション-ゴールへの至適アプローチ-.pp238-251,南江堂,2002

(加藤 浩)

股関節〜大腿部の筋損傷

1 筋断裂と筋挫傷 ハムストリングスの肉離れ（筋断裂）

病態・障害
- 筋損傷は，スポーツ活動や日常生活のなかで最も頻繁におこる外傷で，肉離れと，打撲に大別される．
- 肉離れは，筋の収縮時に自家筋力もしくは介達外力によって，筋に急激な伸張が加えられた場合に，主に筋腱移行部に発症する外傷で，陸上競技，サッカーなど，走動作が必要とされる競技での発生頻度が高い．
- 好発部位はハムストリングス，大腿四頭筋（→35頁），下腿三頭筋，内転筋であり，若年層ではハムストリングスと大腿四頭筋の占める割合が高く，年齢が上がるにつれて腓腹筋の損傷が多くなる傾向がある．
- 打撲は直達外力によって筋線維（筋実質部）に損傷を生じることが多く，ラグビーなどのコンタクトスポーツや，格闘技などでの頻度が高く，最好発部位は大腿四頭筋である．
- 主症状は，損傷部位の腫脹（血腫），疼痛，ROM制限，筋力低下などの局所の障害に加えて，歩行や走行など動作レベルの障害がおこる．

評価
- 急性期の評価項目として，受傷時の状況，受傷からの経過時間，疼痛部位・程度，腫脹の程度，陥凹の有無，膝のROM，SLR，膝関節屈曲筋力があげられる．
- 片脚立位や歩行，走行が可能であるかなど動作レベルの評価は，重症度および予後を判断するうえで重要な指標である．
- 膝関節の自動屈曲運動を行うことや，歩行が不可能な場合は，損傷が重度である症例が多い．
- 急性期以降では，疼痛，膝のROM，膝関節屈曲・伸展筋力比（Q/H比）など局所の機能について，反対側（健側）と比較して，どの程度の回復が得られているかを評価する．
- 左右差は，走行など負荷のかかる動作を再開するための1つの指標となる．
- 大腿の内側，外側（大腿二頭筋，半腱様筋・半膜様筋）のどちらに圧痛や伸張痛，陥凹があるか，筋の近位部か遠位部かについて評価し，損傷筋とその部位を同定する．
- 受傷時の状況について詳細に聴き，外力によるものか，姿勢や動作など内因的なものか，発症要因について分析する．

治療/介入（図Ⅰ-12，表Ⅰ-12）

❶ 急性期の処置（RICE）
- 炎症による二次損傷を防ぐことを目的として，適切なRICE（R：安静，I：アイシング，C：圧迫，E：挙上）を実施・指導する．
- 急性期の入浴について，シャワーは問題ないが，湯船につかることは避ける．

(1) 安静
- 疼痛が強い症例では，独歩が可能な場合でも，二次損傷予防のために，松葉杖やテーピングなどを用いて，できるかぎり患部を安静に保つ．

(2) アイシング
- 受傷後，できるだけ早い時期に実施する．冷却時間は1回15〜20分間とし，1時間に1度，72時間，状況に合わせて，繰り返し行う．
- 凍傷に注意する．

(3) 圧迫
- 疼痛が増悪しない程度に，弾性包帯，テーピングなどを用いて圧迫を加える．

(4) 挙上
- 心臓よりも高い位置になるように，安静時や就寝時の肢位を検討する．

❷ 急性期以降の治療プログラム
- 正常歩行が困難な場合には，局所の安静を優先させる．
- 正常歩行が可能な場合は，筋機能の評価を実施し，SLRが反対側と同等，筋力が反対側の8割以上に回復しているかを評価し，低下していれば，ストレッチングや筋力増強運動を実施する．
- 年齢や社会的な役割なども考慮し，スポーツ活動などへの復帰が必要な場合には，機能的なトレーニングが必要となる．

(1) ストレッチング
- 伸張刺激は，筋組織の正常な再生，再生の促進に貢献するため，ストレッチングは，肉離れ後の理学療法で最も重要な治療手技である．
- 強度は，疼痛が増強されず，伸張感が得られる強度を目安とする．

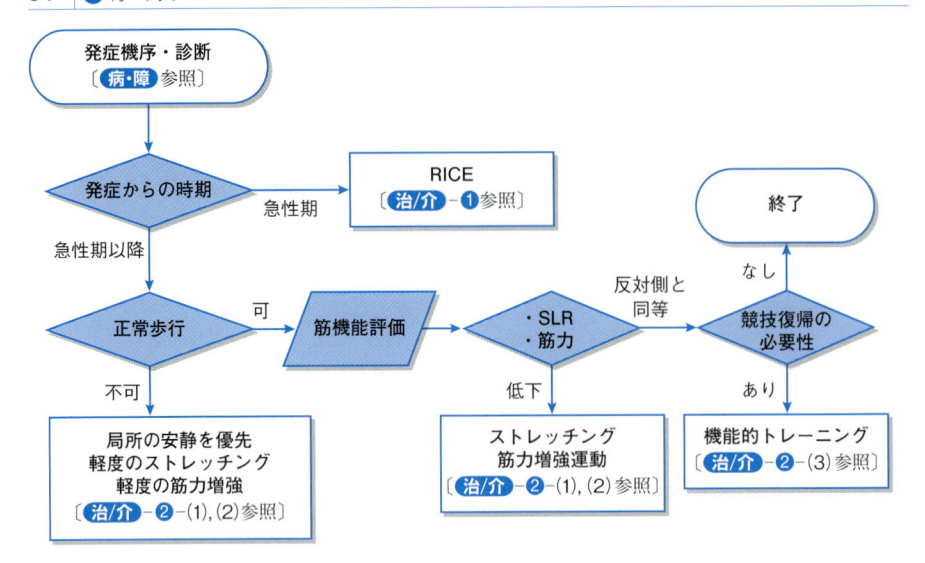

図Ⅰ-12　ハムストリングスの肉離れ（筋断裂）の臨床判断

表Ⅰ-12　主な治療/介入のプログラム例

急性期	急性期以降
RICE ・安静 ・アイシング ・圧迫 ・挙上	ストレッチング 筋力増強運動 ・等尺性収縮→求心性収縮→遠心性収縮 ・単関節運動→複合関節運動 ・OKC トレーニング→ CKC トレーニング 機能的トレーニング ・歩行→走行→ジャンプ ・オフェンス→ディフェンス 物理療法 ・アイシング ・ホットパック

- 大腿の内側・外側，筋の近位部，遠位部に分け，損傷部位に伸張感が得られるように，股関節の内外旋や屈曲角度，膝関節の伸展角度を考慮した肢位設定を行う。
- 20秒間の持続的伸張を3回，1日3セット以上実施する。

(2) 筋力増強運動
- 肉離れが遠心性収縮によって誘発されることが多いことを考慮して，収縮様式として，等尺性収縮→求心性収縮→遠心性収縮の順序で実施する。
- 求心性収縮は重錘やセラバンド®を用いて実施し，負荷量は疼痛や恐怖感を指標として決定する。
- 遠心性収縮トレーニングは，反対側の60～70%以上まで筋力が回復してから開始する。
- 膝関節屈曲を中心とした単関節運動から，股関節伸展や股関節の回旋を含んだ複合関節運動へ，開放性運動連鎖(open kinetic chain；OKC)からブリッジやスクワットなどの閉鎖性運動連鎖(closed kinetic chain；CKC)へ移行する。
- 単関節運動の負荷量は，その時々の状況に合わせて，60～80%1 RM(10～15回実施可能な程度の負荷)で3セット実施する。
- 負荷量が小さい場合には毎日行うが，負荷が大きい場合，頻度を週3～4回に設定し，主観に合わせて増減させる。

(3) 機能的トレーニング
- スポーツ活動への競技復帰が必要な場合は，

再発へ十分な注意をはらいながら，動作レベルを，歩行→走行→ジャンプの順にステップアップしていく．
- 走行においては最高速度を徐々に向上させるとともに，急激なスタートやストップは遠心性収縮時の負荷が大きくなるため，徐々に速度を上昇や下降することから開始するように指導する．
- ジャンプ動作は，特に着地で負荷が大きくなるため，両下肢での着地から開始する．
- 競技復帰の際には，自らアクションを起こすオフェンスから開始し，問題がなければリアクションが求められるディフェンスを行う．

(4)物理療法
- 運動療法後に熱感を評価し，20分間のアイシングを行う．また，運動療法の前にアイシングを行うこともある．
- 運動療法の前にホットパックなどの温熱療法を20分間実施する．

リスク管理
- 肉離れは再発率が非常に高い外傷であることから，予防が最も重要なリスク管理となる．
- 競技復帰までに十分な回復時間を設ける．
- ウォーミングアップを十分に実施し，十分な柔軟性を確保する．
- 患部だけでなく体幹を含めた患部外のトレーニングを実施する．
- 損傷をおこした動作のフォームチェックをして修正を加える．
- 再発症例では，その直前に，自覚症状として予感していることが多いことから，異変を感じた場合には運動を中止することを指導する．
- 急性期のリスクとして，異所性骨化が指摘されていることから，急性期は急激な刺激を加えないように，RICEを徹底する．

経過・予後
- ADLレベルで考えると，多くの症例で受傷前のレベルまで2週間程度で回復する．
- スポーツ活動への復帰は，損傷の程度によって，1〜2週で可能な場合，6週から数か月を要する場合，さらに重度の場合には競技復帰が困難な場合もある．
- 2〜3割で再発がおこるため，十分な配慮が必要である[1]．

● 引用文献
1) Opar DA, et al: Hamstring strain injuries: factors that lead to injury and re-injury. Sports Med 42: 209-226, 2012

（岩田　晃）

1 筋断裂と筋挫傷
2 大腿四頭筋の打撲（筋挫傷）

評価
- 急性期には，損傷時の状況や経過時間から，腫脹が進行する時期なのかを判断し，圧痛，膝関節屈曲可動域，膝伸展自動運動の可否から損傷の程度を評価する．
- 歩行が困難なほど，疼痛や腫脹が激しい場合には，骨折の可能性も考える．
- 急性期以降では，膝関節屈曲可動域，伸張痛の程度や部位，膝伸展筋力などの膝機能について，反対側の何割程度回復しているかを評価する．
- 歩行やランニングなどの動作について，左右差に注意して動作分析を行う．

治療/介入（図Ⅰ-13，表Ⅰ-13）
❶ 急性期の処置（RICE）
- 予後を考えた場合，急性期の筋内の出血や腫脹によって生じる二次損傷をいかに抑制するかが最も重要である．
- 損傷後できるだけ早期に適切なRICEを行う．
- 時間の経過とともに，腫脹が拡大し，膝関節屈曲可動域が低下してしまうことや，膝関節を屈曲させることが損傷部位の圧迫になることを考慮して，RICEは膝関節屈曲位で行う．
- 損傷後早期から動かすことは再生にとって重要であるが，損傷が重度の場合は瘢痕化を予防するために3〜5日は安静にすることが望ましい．

❷ 急性期以降の治療プログラム
- 急性期以降では，大腿四頭筋の柔軟性の再獲得，筋力増強，動作の回復が求められる．

(1)ストレッチング
- 大腿四頭筋の伸張を得るために膝関節の屈曲を行う．大腿直筋がターゲットの場合は，股関節の角度についても考慮する．
- 疼痛が増強されず，伸張感が得られる強度を目安とする．
- 20秒間の持続的伸張を3回，1日3セット以上実施する．

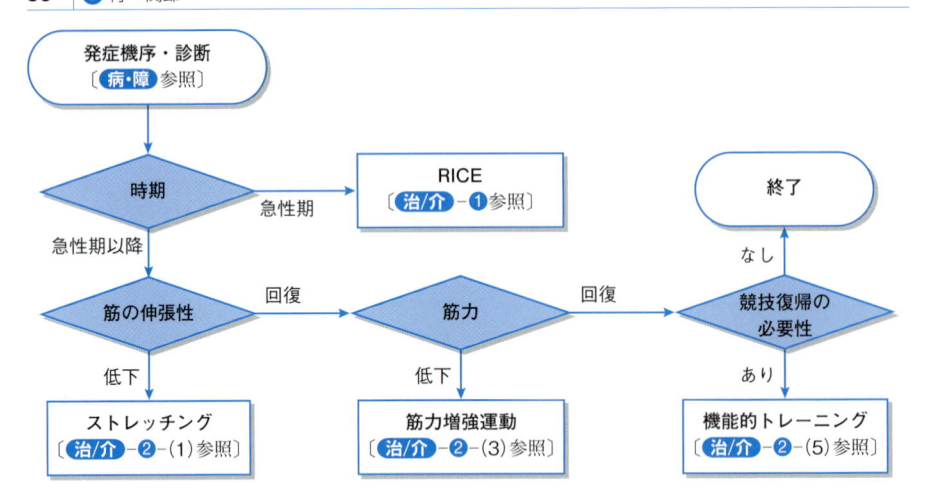

図Ⅰ-13　大腿四頭筋の打撲（筋挫傷）の臨床判断

表Ⅰ-13　主な治療/介入のプログラム例

急性期	急性期以降
RICE ・安静 ・アイシング ・圧迫 ・挙上	ストレッチング ROM 運動 ・自転車エルゴメータ 筋力増強運動 ・等尺性収縮→求心性収縮→遠心性収縮 ・単関節運動→複合関節運動 物理療法 ・アイシング ・ホットパック 機能的トレーニング ・収縮速度を考慮したトレーニング ・CKC トレーニング

- セルフストレッチングの方法を指導する．

(2) ROM 運動
- 他動で行う ROM 運動に加えて，膝関節屈曲可動域が 110° 程度に回復すれば，自転車エルゴメータを用いて，軽い負荷で収縮・弛緩を繰り返す動作を 20 分間実施する．

(3) 筋力増強運動
- 収縮様式としては，等尺性収縮→求心性収縮→遠心性収縮，関節運動としては，単関節運動→複合関節運動，開放性運動連鎖（open kinetic chain；OKC）からブリッジやスクワットなどの閉鎖性運動連鎖（closed kinetic chain；CKC）へと移行する．
- 運動の強度を上げていく際に，疼痛を指標とする．
- 単関節運動の負荷量は，そのときの最大筋力の 60％ 以上で実施する．

(4) 物理療法
- 理学療法実施後に疼痛や腫脹が出る場合には，熱感を確認し，アイシングを行う．
- 運動前には，ホットパックなどの温熱療法が効果的である．

(5) 機能的トレーニング
- 負荷を低く設定し，できるだけすばやく膝関節伸展を行うことや，等尺性収縮において短時間で一気に筋力を発揮するなど，収縮速度を考慮したトレーニングを実施する．
- ブリッジ，フォワードランジ，サイドランジなど，CKC のトレーニングを実施する．
- スクワットや，スクワットからのジャンプなど，両下肢を用いたトレーニングは，左右差を評価する意味でも有効である．

リスク管理
- 数週間経過して，疼痛やしこりが残存する場合は，異所性骨化が考えられるため，再診をすすめ，損傷部位に大きな負荷をかけないように注意する．

- 強い急激な遠心性収縮は組織の再生を妨げるため，遠心性収縮を含む機能的トレーニングを実施する際には特に注意をはらう．

経過・予後
- 基本的に予後は良好である． （岩田　晃）

変形性膝関節症

1 変形性膝関節症 保存療法

病態・障害
- 変形性膝関節症は，加齢，肥満，性別，膝外傷歴など多くの原因が関与しており，発症頻度は急速に増加している．原因が特定できないものを一次性，何らかの病因でおこるものを二次性と呼ぶ．その病態は，関節軟骨および半月板などの膝関節構成体の変性や摩耗による荒廃と，骨の増殖によって生じる．
- 初期は膝の不快感，立ち上がりや歩き始めの疼痛が生じ，病状が進行すると，荷重時の持続的な疼痛や安静・夜間時痛を自覚するようになる．大部分は内側大腿脛骨関節面が障害されることが多い．さらに，膝関節のROM制限，腫脹（関節水腫），膝不安定感が生じ，ADLに支障をきたすようになる．
- ケルグレン・ローレンス（Kellgren-Lawrence；KL）のX線像分類の初期段階では，変形性膝関節症の危険因子を十分認識したうえで保存療法が選択される．ただし，1年以上の積極的な運動療法を行っても症状が不変，あるいは増悪する場合は手術療法〔TKA（→40頁），UKA（→43頁）〕が考慮される．

評価
- 年齢や体重は変形性膝関節症にかかわる重要な要素であり，必ず確認する．既往歴や現病歴，職業など，症状発症に至る要因を明らかにする．また，現在の生活習慣や1日の活動量なども問診から把握しておく．さらに，将来的に手術になる可能性を考慮し，手術に対する受け入れを確認する必要がある．
- 自動，他動的な運動時痛，圧痛，安静時痛の有無や部位を評価する．さらに問診から，ここ数日で急激に増悪した痛みなのか，慢性的な痛みなのかを確認する．
- 臨床所見として，全身の姿勢，アライメント，膝の変形，腫脹や水腫，熱感，軋音，内外反時の関節安定性や痛みの有無，反対側の下肢の状態などを評価する．下肢長や周径，ROM，筋力などは，股関節，足関節も測定する．またADL評価や，歩行を含めたパフォーマンステストを行い，歩行時のラテラルスラスト（膝関節側方動揺）の程度を観察する．X線やMRIなどがあれば，画像をチェックし，KL分類を確認する．

治療/介入
- プログラムの中心は，除痛，運動療法，減量を含めた生活指導である．数日間で急激に増悪した疼痛には，安静・除痛を中心とし，慢性的な痛みには，除痛に加え運動療法を取り入れていく[1]．
- 疼痛寛解後，より積極的な運動療法を行う．生活指導では，活動量の具体的なアドバイスや，減量に対しても指導が必要である．
- おおむね優先度順・実施順にプログラム例（表Ⅰ-14，図Ⅰ-14）を記すが，疲労度などを考慮し，実施順序の変更を検討する．

❶ 急性の疼痛が強い場合
(1) リラクセーション
- タオルやクッションを用いて，臥位で安楽なポジショニングをとる．
- 筋のリラクセーションとして，筋を直接圧迫する（コンプレッションストレッチング，ダイレクトストレッチング）．30秒程度を目安とする．

(2) 物理療法
- 熱感が強い場合，20分程度のアイシングは有効である．また自宅でも，氷などを用いてアイシングを行うことを指導する．
- 超音波や電気刺激療法は，疼痛に対するエビデンスレベルが高く[2]，疼痛の減少に有効である可能性が示唆されている．

(3) 動作指導
- 疼痛が続く場合，自宅では必要最低限の動作にとどめ，安静にするよう指導する．
- 杖や押し車などの歩行補助具を使用することもすすめる．

❷ 慢性の疼痛が強い場合
(1) リラクセーション
- 安楽なポジショニングと筋のリラクセーションを30秒程度実施する．

表 I-14 主な治療/介入のプログラム例

急性の疼痛が強い場合	慢性の疼痛が強い場合	歩行時の不安定感が強い場合
リラクセーション ・ポジショニング ・ストレッチング 物理療法 ・アイシング ・超音波，電気刺激療法 動作指導 ・安静 ・歩行補助具	リラクセーション ・ポジショニング ・ストレッチング ROM 運動 ・モビライゼーション ・伸展，屈曲可動域運動 筋力増強運動 ・自動運動 ・徒手的抵抗（膝関節，股関節ともに） 物理療法 ・アイシング，ホットパック ・超音波，電気刺激療法 装具療法 ・歩行補助具 ・膝サポーター ・足底板，テーピング	筋力増強運動 ・膝関節伸展・屈曲，股関節周囲筋 ・スクワットまたは椅子からの立ち座り ・前方ランジ動作 ROM 運動 ・モビライゼーション ・伸展，屈曲可動域運動 ・持続的ストレッチング 立位・歩行練習 ・バランスボード立位練習 ・段差昇降練習 ・ペダリング 装具療法 ・歩行補助具 ・膝サポーター ・足底板，テーピング

大腿後面，下腿後面筋のストレッチングを行う．大腿後面に対しては，SLR 位で，下腿後面に対しては，足部の背屈位を保持したまま 30 秒程度を目安に実施する．

(2) ROM 運動
- 膝関節のモビライゼーションとして，脛骨の前方，後方の滑りや膝蓋骨の滑動性を改善する．30 秒程度を目安に行う．
- 伸展可動域運動では，脛骨を前面に引き出しながら遠位方向へ牽引をかけ，その肢位を 30 秒程度保持する．
- 屈曲可動域運動は，背臥位で膝の屈曲位を 30 秒程度保つ．ただし痛みの強い場合は無理に行わない．

(3) 筋力増強運動[3]
- 端座位にて膝関節伸展，屈曲の自動運動を行う．伸展，屈曲ともに 10 回を目安に，ゆっくりと行うよう指導する．
- 膝関節屈曲筋は，端座位で伸展位から屈曲する際，下腿の近位で抵抗をかける．10 回を目安に行う．
- 股関節周囲筋の筋力増強を目的として，SLR や背臥位での抵抗運動を行う．10 回を目安に行う．

(4) 物理療法（クールダウン）
- 熱感が強い場合は運動療法後に 20 分程度のアイシングを行う．
- 熱感がない場合はホットパックを 20 分程度を目安に実施する．筋緊張や疼痛の緩和に有効である．超音波，電気刺激療法も疼痛に対して有効である可能性が示唆されている．

(5) 装具療法
- 杖や押し車の使用を指導する．
- 膝のサポーターは疼痛を軽減させる場合がある．
- 足底板やテーピングは，患者の負担が少ないが，適切な評価が必要である[4]．

❸ 歩行時の不安定感が強い場合
(1) 筋力増強運動
- 端座位にて膝関節伸展，屈曲の自動運動，抵抗運動を行う．抵抗量は筋力に応じて漸増していく．10 回を目安に行う．
- 股関節周囲筋の筋力増強を目的として，SLR や背臥位での抵抗運動を行う．筋力に応じて，回数を増やしたり，重錘や徒手による抵抗を加える．
- 荷重下での筋力増強を目的としてスクワットを，10 回程度を目安に行う．椅子に腰かける

変形性膝関節症

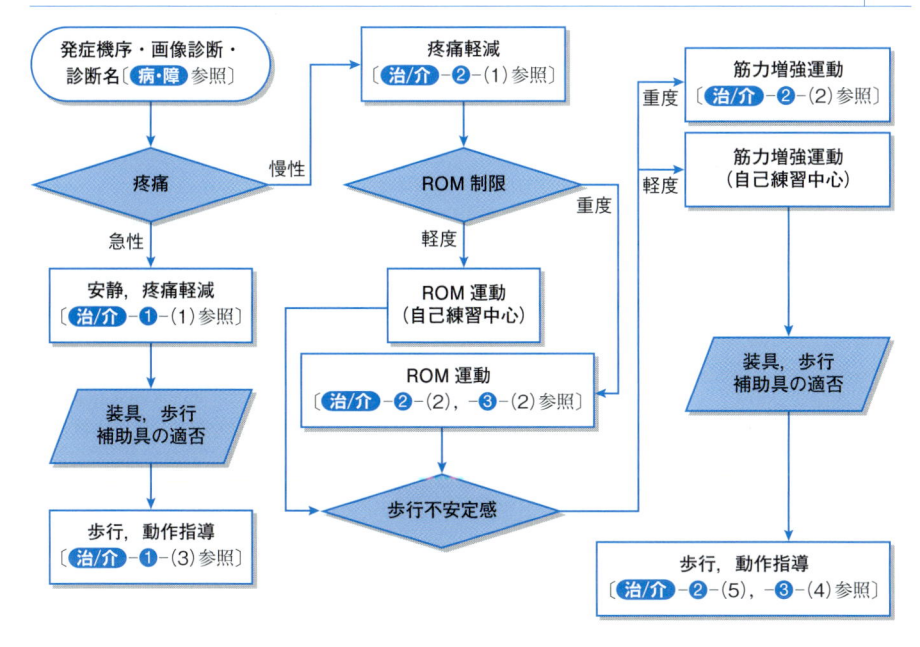

図Ⅰ-14　変形性膝関節症（保存療法）の臨床判断

ような動作でもよい．また，前方ランジ動作も10回程度を目安に行う．前方から膝部を介助し，過屈曲や外側への動揺が生じないよう誘導する．

(2) ROM運動
・膝関節のモビライゼーションを，30秒程度を目安に行う．
・伸展可動域運動では，脛骨を前面に引き出しながら遠位方向へ牽引をかけ，その肢位を30秒程度保持する．
・屈曲可動域運動は，背臥位で膝の屈曲位を30秒程度保つ．

(3) 立位・歩行練習
・バランス機能の改善を目指して，バランスボード上での立位練習を行う．30秒程度を目安に保持させる．
・段差昇降練習は，10 cm程度の段差昇降を行う．降段時は遠心性収縮を意識させる．10回程度を目安に実施する．
・膝関節屈曲可動域制限がなければ，協調性改善や持久性向上を目的に自転車エルゴメータでのペダリングを実施する．10～15分程度を目安に実施する．

(4) 装具療法
・杖や押し車を指導する．
・膝のサポーターは，側方動揺を軽減させ，歩行の安定をはかる．
・足底板やテーピングは，患者の負担は少ないが，適切な評価が必要である．

リスク管理
・特に疼痛が強い場合は活動量を制限し，作業姿勢や環境面の検討をする必要がある．
・疼痛が自制内である場合，適度な運動は，疼痛に対しても有効であることが証明されており，運動の重要性を理解してもらう必要がある．また，日中の活動時は杖や膝サポーターなどを利用することで，除痛に奏効することも多い．
・運動後のケアとして，アイスパックやストレッチングなどは自宅でも簡単にできる．場合によっては，主治医と相談し，薬物療法を併用することで活動性を維持するよう努める．

経過・予後
・変形性膝関節症は関節軟骨の表層に近い部分

から発症し，骨の変性，半月板や靱帯，筋，関節包を含めた関節構成体へと徐々に進行していく．脛骨関節軟骨は年間4%の割合で減少するともいわれている[5]．また，膝関節のROM制限が生じると，動作に影響を及ぼす．特に屈曲可動域が100°以下になると，立ち上がり動作を困難にする[6]．その結果，ADL上の動作が制限され，運動量が低下し廃用性の機能障害が進行する．保存療法によって疼痛コントロール，ROMの維持・拡大，筋力の維持・増強をはかることで，歩行能力やADLの維持・向上に努め，廃用の進行を食い止める，あるいは遅らせることが必要である．1年以上保存療法を行っても，症状が不変，あるいは増悪する場合には，観血的治療を考慮する[7]．

● 引用文献

1) 日本理学療法士協会：理学療法診療ガイドライン第1版（2011）変形性膝関節症．
http://www.japanpt.or.jp/00_jptahp/wp-content/uploads/2014/06/gonarthrosis.pdf（2015年3月閲覧）
2) Cheing GL, et al: Does four weeks of TENS and/or isometric exercise produce cumulative reduction of osteoarthritic knee pain? Clin Rehabil 16: 749-760, 2002
3) Lange AK, et al: Strength training for treatment of osteoarthritis of the knee: a systematic review. Arthritis Rheum 59: 1488-1494, 2008
4) Shimada S, et al: Effects of disease severity on response to lateral wedged shoe insole for medial compartment knee osteoarthritis. Arch Phys Med Rehabil 87: 1436-1441, 2006
5) Wluka AE, et al: Knee cartilage loss in symptomatic knee osteoarthritis over 4.5 years. Arthritis Res Ther 8: R90, 2006
6) 河村廣幸（編）：リハビリ力アップに役立つ セラピストのための疾患の知識．pp90-96，メディカ出版，2009
7) 冨士武史（監）：ここがポイント！整形外科疾患の理学療法，第2版．pp195-200，金原出版，2006

（佐野　佑樹）

2 人工膝関節置換術 TKA

病態・障害

- 保存療法で症状の改善が得られず，疼痛の強い進行期または末期の膝関節症が対象となることが多い．
- 年齢は60歳以上が理想的であるが，近年は低年齢化している．
- 人工膝関節全置換術（total knee arthroplasty；TKA）は，骨をターゲットにしているが，理学療法では軟部組織を治療対象としており，手術によってどの組織がどの程度切開されているか確認する必要がある．
- 正中切開と内側傍膝蓋切開がある．皮切は通常10～12cm程度となるが，最小侵襲手術（minimally invasive surgery；MIS）が試みられている．皮膚，脂肪層を切離し，内側膝蓋支帯を切離する．さらに，内側広筋を線維方向に沿って縦に切開される．それによって関節包が現れる．関節包は脛骨付着部から膝蓋骨よりも近位の高さまで切開し，大腿骨，脛骨を露出させる．
- 術後の深部静脈血栓症，肺塞栓症，感染，ポリエチレンの摩耗，人工関節のゆるみや破損などの合併症があることを考慮しておく必要がある．

評価

- 術前の筋力，ROMは，膝関節周囲のみでなく，股関節，足関節周囲や体幹，上肢などもスクリーニング程度で構わないので評価を行う．また非術側についても変形性膝関節症の有無も含めて評価したほうがよい．さらに，歩容や歩行速度を含めたパフォーマンスの評価に加え，術前のADLや自宅環境，介護度，認知機能，手術に対する受け入れなどを問診で評価することも重要である．
- まずは手術所見を確認し，術中に問題はなかったか，免荷の必要性，関節周囲，関節自体の状況，術中角度や使用器種などを確認する．続いて，全身状態や局所の炎症所見，創部，疼痛の部位や程度，腫脹，熱感などを評価する．また，術後早期は車椅子ベッド間の移乗，車椅子自走が可能かを評価する．術後の経過とともに，歩行能力を評価し，また筋力やROM，炎症反応や貧血の程度などの血液データについては経時的に確認する．退院が近づいたら，ADL上の評価（階段昇降，屋外歩行，床からの立ち座りなど）も実施する．

治療／介入

- おおむね優先度順・実施順にプログラムを記す（図Ⅰ-15，表Ⅰ-15）が，疲労度などを考慮し実施順序の変更を検討する．

変形性膝関節症

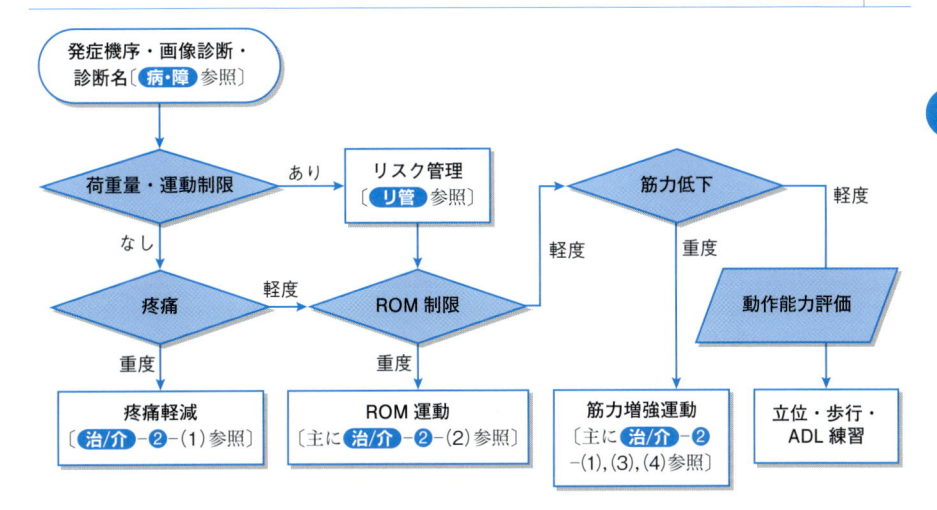

I 骨・関節

図Ⅰ-15 人工膝関節置換術(TKA)の臨床判断

[フローチャート]

発症機序・画像診断・診断名〔病・障 参照〕
↓
荷重量・運動制限
- あり → リスク管理〔リ管 参照〕
- なし ↓

疼痛
- 軽度 → ROM制限
- 重度 → 疼痛軽減〔治/介-❷-(1)参照〕

ROM制限
- 軽度 → 筋力低下
- 重度 → ROM運動〔主に治/介-❷-(2)参照〕

筋力低下
- 軽度 → 動作能力評価
- 重度 → 筋力増強運動〔主に治/介-❷-(1),(3),(4)参照〕

動作能力評価 → 立位・歩行・ADL練習

表Ⅰ-15 主な治療/介入のプログラム例

疼痛が強い場合	ROM制限が強い場合	筋力低下が強い場合
リラクセーション ・ポジショニング ・ストレッチング ・アイシング 患部外トレーニング ・股関節内外転 ・足趾, 足関節底背屈運動 ・大腿四頭筋セッティング ROM運動 ・膝屈伸自動運動 ・持続ストレッチング 筋力増強運動 ・膝関節伸展, 屈曲運動 　(自動運動→抵抗運動) 体幹機能トレーニング ・seated side tapping 立位・歩行練習 ・平行棒内歩行→歩行器歩行→ 　杖・押し車歩行 ADL練習, 生活指導 ・階段昇降練習 ・杖や押し車の利用	患部外トレーニング ・足趾, 足関節底背屈運動 ・大腿四頭筋セッティング ROM運動 ・膝屈伸自動運動 ・持続ストレッチング ・CPM ・ペダリング 筋力増強運動 ・膝関節伸展, 屈曲抵抗運動 体幹機能トレーニング ・seated side tapping 立位・歩行練習 ・平行棒内での荷重 ・平行棒内歩行→歩行器歩行→ 　杖・押し車歩行→独歩 物理療法(クールダウン) ・アイシング ADL練習 ・床上動作練習 ・階段昇降練習	患部外トレーニング ・足趾, 足関節底背屈運動 ・大腿四頭筋セッティング ROM運動 ・膝屈伸自動運動 ・持続ストレッチング 筋力増強運動 ・膝関節伸展, 屈曲抵抗運動 ・SLR運動 ・スクワット運動 ・カーフレイズ ・ペダリング 体幹機能トレーニング ・seated side tapping 立位・歩行練習 ・平行棒内での荷重 ・平行棒内歩行→歩行器歩行→ 　杖・押し車歩行→独歩 ・段差昇降練習 物理療法(クールダウン) ・アイシング ADL練習 ・床上動作練習 ・階段昇降練習

❶ 疼痛が強い場合

(1) リラクセーション
- 臥位で安楽なポジショニングをとり，リラクセーションとして，筋を直接圧迫する(コンプレッションストレッチング，ダイレクトストレッチング)．30秒程度行う．
- 20分を目安にアイシングを行う．

(2) 患部外トレーニング
- 股関節の外転，内転を，自動介助運動で10回行う．
- 足趾，足関節の底背屈運動，大腿四頭筋セッティングを，10回を1セットとし，10セット以上を目安に行う．

(3) ROM 運動
- 端座位で膝屈伸の自動運動を2〜3分程度実施する．
- 屈曲可動域運動は，端座位にて，非術側下肢で術側を屈曲させ，10秒程度保持しゆるめるという動作を10回繰り返す．
- 伸展可動域運動は，背臥位で疼痛が生じない程度の重錘を膝部に載せ，10分程度持続伸張を実施する．

(4) 筋力増強運動
- 膝関節伸展，屈曲を，10回を1セットとし，5セットを目安に行う．
- 最初は自動介助運動で，徐々に自動運動，抵抗運動と段階的に進める．

(5) 体幹機能トレーニング
- 端座位で両手を広げた状態で，指先から10 cm離した位置に椅子などを置き，左右交互に10回椅子を触れさせ，できるだけ速く行うよう指導する(seated side tapping[1])．5セット実施する．

(6) 立位・歩行練習
- 患側下肢への荷重量に応じて，平行棒内歩行，歩行器歩行，杖・押し車歩行へと段階的に歩行練習を行う．
- たとえクリニカルパスから遅れていたとしても，疼痛の寛解を待って進める．

(7) ADL 練習，生活指導
- 階段昇降練習では，手すりを把持させ，昇降とも2足1段で行うよう指導する．
- 疼痛が強い場合は，極力和式生活は避け，椅子やベッド，杖や押し車を利用するよう指導する．

❷ ROM 制限が強い場合

(1) 患部外トレーニング
- 足趾，足関節の底背屈運動，大腿四頭筋セッティングを，10回を1セットとし，10セット以上を目安に行う．

(2) ROM 運動
- 屈曲可動域運動は，背臥位で他動，持続的に膝関節を30秒程度屈曲する．
- 端座位にて，非術側下肢で術側を屈曲させ，10秒程度保持しゆるめるという動作を10回繰り返す．
- 伸展可動域運動は，背臥位で他動的に，膝関節を伸展する．重錘を使った持続伸張は20分程度行う．SLR位と足部背屈位でのストレッチングを，30秒を目安に実施する．
- 持続的他動運動(continuous passive motion；CPM)は，1日1時間程度実施する．
- 自転車エルゴメータでは，ペダルの重さを軽くし，5分程度から開始する．

(3) 筋力増強運動
- 膝伸展，屈曲の運動を，10回を1セットとし，5セットを行う．

(4) 体幹機能トレーニング
- 端座位で両手を広げた状態で，指先から10 cm離した位置に椅子などを置き，左右交互に10回椅子を触れさせ，できるだけ速く行うよう指導する(seated side tapping)．5セット実施する．

(5) 立位・歩行練習
- 平行棒内での荷重から開始し，徐々に荷重量増加をはかる．
- 平行棒内歩行，歩行器歩行を行い，体重の90％程度の荷重量を目安に，杖・押し車歩行，独歩へと移行する．

(6) 物理療法
- 20分を目安にアイシングを行う．

(7) ADL 練習
- 床上での立ち座りが必要なケースには動作練習を実施する．階段昇降練習も行う．

❸ 筋力低下が強い場合

(1) 患部外トレーニング
- 足趾，足関節の底背屈運動，大腿四頭筋セッティングを，10回を1セットとし，10セット以上を目安に行う．

(2) ROM 運動
- 屈曲可動域運動は，端座位で，膝屈曲位を

10秒程度保持しゆるめるという動作を10回繰り返す．
- 伸展可動域運動は，背臥位での持続伸張を，15～20分を目安に実施する．

(3) 筋力増強運動
- 膝関節伸展，屈曲運動は，疼痛がなければ，重錘や抵抗量を増やす．SLR，スクワット，カーフレイズは10回を目安とする．
- 自転車エルゴメータはペダルの重さを重くし，5分程度で実施する．

(4) 体幹機能トレーニング
- 端座位で両手を広げた状態で，指先から10 cm離した位置に椅子などを置き，左右交互に10回椅子を触れさせ，できるだけ速く行うよう指導する(seated side tapping)．5セット実施する．

(5) 立位・歩行練習
- 平行棒内での荷重から開始し，徐々に荷重量増加をはかる．
- 平行棒内歩行，歩行器歩行を行い，杖・押し車歩行，独歩へと移行する．
- 10 cm程度の段差昇降を，10回を目安に行う．

(6) 物理療法
- 20分を目安にアイシングを行う．

(7) ADL練習
- 床上での立ち座り動作練習を実施する．階段昇降練習も行う．

リスク管理
- 基本的には術後早期より全荷重が可能であるが，術中の骨折や骨移植などがあった場合は，主治医の指示により免荷を要する．また大腿四頭筋セッティングを含め，可能な運動についても主治医に確認する必要がある．
- 術後の疼痛の程度は個人によって差がある．特に術後早期に，過度な疼痛がある場合は，たとえクリニカルパスから遅れたとしても，無理させすぎないことが重要である．

経過・予後
- TKAの術後成績は比較的良好である．術後約16日程度で監視下での杖歩行を獲得できる[2]．また，おおむね3か月程度で痛みが落ち着く[3]．ただし，場合によっては屈曲拘縮を生じる症例もみられる．そのため，パンフレットなどを用いて自宅で運動を継続できるように工夫を加えて指導する[4]．

- 器種の長期成績も，近年では15～20年以上ともいわれているが，若年者や激しい運動をする場合は，再置換の可能性を考慮する必要がある．

引用文献
1) 佐野佑樹，他：TKA術後患者に対する体幹機能トレーニングは歩行能力の改善に有効である．第49回日本理学療法学術大会誌，2014
2) 白井利明，他：人工膝関節全置換術後の歩行能力回復に関する予測因子．リハビリテーション医学 48：212-217，2011
3) Petterson SC, et al: Improved function from progressive strengthening interventions after total knee arthroplasty: a randomized clinical trial with an imbedded prospective cohort. Arthritis Rheum 61: 174-183, 2009
4) Deyle GD, et al: Physical therapy treatment effectiveness for osteoarthritis of the knee: a randomized comparison of supervised clinical exercise and manual therapy procedures versus a home exercise program. Phys Ther 85: 1301-1317, 2005

（佐野　佑樹）

2 UKA

評価
- 人工膝単顆置換術(unicompartmental knee arthroplasty；UKA)は内側，または外側単顆の関節を人工関節で置換する．どの部位を手術するのか確認をする．
- 適応疾患は，内側，または外側型の変形性膝関節症，あるいは特発性大腿骨顆部骨壊死症である．対象者は，高度の肥満がない65歳以上の高齢者で，基本的には日常の活動性が高くない者であるが，60歳代前半でも早期社会復帰を強く望む者も適応に含まれる．
- 術前では，年齢，体重や自宅での活動レベルといった，基本的な情報についての確認は，人工膝関節全置換術(total knee arthroplasty；TKA)同様重要である．筋力，ROM，歩行やADL動作能力といった理学療法評価も行う．
- 術後評価として，荷重量や運動制限はないか，創部，疼痛部位，腫脹，熱感などを評価する．また，経時的に筋力，ROM，歩行やADL動作能力も評価を行う．

表 I-16 主な治療/介入のプログラム例

疼痛が強い場合	疼痛が強くない場合
患部外トレーニング ・股関節周囲の運動 ・足趾,足関節底背屈運動 ・大腿四頭筋セッティング ROM運動 ・膝屈伸自動運動 筋力増強運動 ・膝関節伸展,屈曲運動 　(自動運動→抵抗運動) 立位・歩行練習 ・平行棒内での荷重 ・平行棒内歩行→歩行器歩行→杖・押し車歩行→独歩 ADL練習,生活指導 ・床上動作練習 ・階段昇降練習 ・杖や押し車の利用	患部外トレーニング ・股関節周囲の運動 ・足趾,足関節底背屈運動 ・大腿四頭筋セッティング ROM運動 ・膝屈伸自動運動 筋力増強運動 ・膝関節伸展,屈曲運動 　(自動運動→抵抗運動) ・スクワット運動 ・カーフレイズ 立位・歩行練習 ・平行棒内での荷重 ・椅子からの立ち座り運動 ・平行棒内歩行→歩行器歩行→杖・押し車歩行→独歩 ADL練習 ・床上動作練習 ・階段昇降練習

治療/介入(表 I-16, 図 I-16)

- 疼痛の強い場合は,はじめに患部外トレーニングとして,股関節周囲の運動,大腿四頭筋セッティング,足趾,足関節の底背屈運動を,10回を1セットとして,1日10セットを目安に行う.
- 疼痛を誘発しない程度の負荷量で,膝関節屈伸の筋力増強運動を,10回程度を目安に行う.
- ROM運動は,自動運動で可能な最大角度を10秒程度保持し,ゆるめるという動作を10回繰り返し行う.
- 荷重練習は,平行棒内から開始し,徐々に荷重量を増やす.
- 歩行練習は,平行棒内から開始し,歩行器,杖や押し車,独歩へと段階的に進めていく.
- 疼痛がそれほど強くない場合でも,患部外トレーニング,筋力増強運動,ROM運動は同様に進める.
- 筋力増強運動は,荷重下でのトレーニングとして,スクワットやカーフレイズを5~10回程度実施する.
- 荷重,歩行練習については,疼痛が強い場合に比べ,より早期に,積極的に荷重負荷を進めていく.椅子からの立ち上がり練習,歩行練習,階段昇降なども早めに進めていく.
- 可能なかぎり術前の生活様式に近づけるため,ADLの指導や練習を行い,指導の手引きなどを配布し自宅での自主練習につなげる.

リスク管理

- TKA同様,基本的には術後早期より全荷重が可能であるが,主治医の指示により免荷,荷重量の制限を要する場合がある.また大腿四頭筋セッティングを含め,可能な運動についても主治医に確認する必要がある.
- トレーニングの肢位は,術前の活動量,ADL動作能力に応じ選択する.特に術前臥床傾向があった場合は,離床を進めるためにも,座位や立位でのトレーニングが望ましい.
- 抵抗運動や荷重下でのトレーニングは,回旋方向へのストレスをかけないように注意する.
- 侵襲が少ないといっても,疼痛の強い場合もあるため,無理させすぎないことが重要である.クリニカルパスを意識しすぎず,患者の訴えをしっかりと傾聴し,疼痛管理をしっかりと

変形性膝関節症

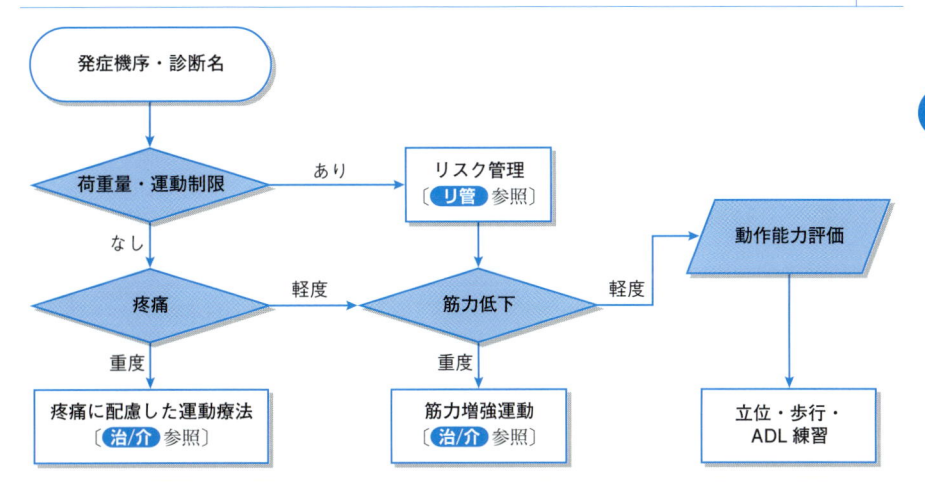

```
発症機序・診断名
      ↓
荷重量・運動制限 ──あり──→ リスク管理〔リ管 参照〕
      │なし                              │
      ↓                                 ↓
    疼痛 ──軽度──→ 筋力低下 ──軽度──→ 動作能力評価
     │重度          │重度                 │
     ↓              ↓                    ↓
疼痛に配慮した    筋力増強運動        立位・歩行・
運動療法         〔治/介 参照〕        ADL練習
〔治/介 参照〕
```

図I-16　人工膝関節置換術（UKA）の臨床判断

行いながらトレーニングを進めるべきである．

経過・予後
- UKAはTKAに比べ低侵襲であり，皮切が小さく膝伸展筋群も温存しながら関節の一部をインプラントに置換する手術である．そのため，術後の疼痛も軽度であり，筋力も温存され，良好なROMの獲得，短期間での膝機能の回復やADLの改善につながる．
- 近年では，10年以上の長期成績が良好であることが報告されている．一方で患者が若年の場合，術後経年的に変形性膝関節症が進行し，将来的にTKA手術に至る可能性も考慮しなければならない．

（佐野　佑樹）

NOTE 関節リウマチ（RA）のTKA

　関節リウマチ（rheumatoid arthritis；RA）は多発性の関節炎により，関節痛とROM制限を伴う破壊性，進行性の炎症性関節疾患であり，関節軟骨や骨組織が破壊され，関節の変形を生じる．
　RAは，関節破壊の広がりと経過に基づき，大きく分けて3群に分類されるが，人工膝関節全置換術（total knee arthroplasty；TKA）の対象となるのは，重症病型に分類される症例が対象となる．緩徐に進行する変形性膝関節症と異なり，TKAの対象となるRAは，診断初期から進行し急激に悪化することもあるため，問診で痛みや生活動作の経時的変化をとらえる必要がある．また，術前は，変形性膝関節症と異なり外反変形である場合が多く，アライメントの評価が必要である．
　RAが活動期の場合は，膝関節のみならず，全身の関節のこわばり，疼痛などが生じている場合もあるため注意が必要である．
　RAのTKAは，変形性膝関節症のTKAと比べ不安定性，屈曲拘縮とそれに伴うエクステンションラグが生じやすいという特徴がある．さらに，RAは多発性に関節が障害されるという点も特徴的である．そのため，膝関節のみならず，足関節，股関節や上肢，頸部の状態を把握することが必要である．
　TKA術後の理学療法においては，まず不安定性の評価を行うことが重要であり，使用しているインプラントの特徴をとらえる必要がある．不安定性が強い場合は膝サポーターやニーブレイスなどを利用する場合もある．また，アライメントが術前と比べ変化し，荷重のかかる部位が異なることで，新たな疼痛を誘発する場合もあるため留意する必要がある．
　術後屈曲拘縮を除去するために，膝の持続伸張を早期から行う．またエクステンションラグについても，変形性膝関節症のTKA術後と同様の方法で実施し改善をはかる．
　歩行の練習では，上肢や手指の変形や痛みが

あると，平行棒を把持することができない場合がある．そのため，早期から歩行器を利用するなどし，上肢にかかる負担を軽減する工夫も重要である． （佐野　佑樹）

膝関節～下腿部の骨折

1 膝関節周辺の骨折 膝蓋骨骨折

病態・障害

❶ 膝蓋骨骨折
- 膝蓋骨を強打する直達外力によるものと，膝関節が急激に屈曲された際に大腿四頭筋が強く緊張する介達外力によるものとがある．
- ほとんどは直達外力によって発生し，粉砕骨折となることが多く，稀に縦骨折となる．介達外力での多くは横骨折となる．
- 転位のない縦骨折や横骨折では，膝伸展機構に問題が少ないことが多く，保存療法が選択できる．
- 転位あるいは関節面の不適合を伴う骨折，転位のない骨折であっても社会的に長期の外固定が不可能な場合には，手術療法の適応となる．手術療法には，鋼線締結法（引き寄せ締結法，周辺結締法，ひまわり法），螺子圧迫固定法，骨吸収材料を用いた固定法がある．
- 十分な修復ができない高度な粉砕骨折では，膝蓋骨の部分あるいは全摘出術が行われる．

❷ 脛骨高原骨折（プラトー骨折）（→50頁）
- 膝関節に内・外反強制や軸方向への圧迫外力が加わった場合に，脛骨側で顆部の縦裂や脛骨上端の平坦な面（高原，プラトー）の陥没が生じる．外力の強さや方向により骨折の形はさまざまである．
- 部位別の発生割合は，内側で10～25％，外側で70～80％，両顆で10～30％である．
- 膝関節には生理的外反があり，外側の骨梁構造が内側と比較して脆弱であることから，外反強制による外側関節面の骨折の頻度が高い．加えて内側側副靱帯損傷を合併することが多い．
- 青壮年者では交通事故，高齢者では骨粗鬆症を基盤とした転倒によるものがほとんどである．
- 保存療法の適応は限られるが，転位の少ない骨折で選択されることもある．
- 保存療法の適応にならないものは積極的に手術療法が行われる．内・外側顆が縦に骨折しているものでは，整復後，スクリューで固定される．関節面の圧潰や陥没骨折では，スクリューやプレートで固定され，必要に応じて腸骨からの自家海綿骨や人工骨が移植される．

❸ 脛骨骨幹部骨折（→54頁）
- 交通事故など直達外力によるものと，スキーでの捻転力など介達外力によるものとがある．
- 直達外力では軟組織損傷を伴い，横骨折や粉砕骨折となることが多く，2か所以上骨折することも少なくない．
- 介達外力では螺旋骨折になることが多く，骨折端が尖鋭で，脛骨が皮下の浅層に位置し，軟部組織の被覆が少ないため，開放骨折になりやすい．
- 転位の少ないもの，変形が屈曲のみのもの，腓骨の骨折がないものは，仮骨形成の中心となる下腿骨間膜が健全で，骨折部への血行も保たれているため，保存療法の適応となる．
- 転位が強いものや二重骨折は整復が難しく，骨癒合が遅いため，手術療法の適応となる．特に横骨折では，髄内釘固定が第一選択となる．また通常，回旋に対する固定性を高めるために，スクリューによる横止めが同時に行われる．骨折部を展開せずに，骨折部から離れた近・遠位に小切開を加えて，プレート固定も行われる（minimally invasive plate osteosynthesis；MIPO）．
- 開放骨折では，まず感染の防止，次に骨折整復と固定が重要である．デブリードマン後，創外固定を行うことが多い．

評価
- 受傷機転と受傷後の経過（現病歴）と既往歴，合併症の有無，社会的背景，保存療法では骨癒合の状態と免荷スケジュール，手術療法では術式と術後スケジュールの情報を収集する．
- 安静時痛，動作時痛，荷重痛について，部位や性質を評価する．
- 大腿周径，下腿周径，足囲を測定し，腫脹や浮腫と筋萎縮の程度を評価する．
- 神経損傷が疑われる末梢神経ごとに感覚検査を行う．
- 骨癒合の状況により，ROM測定と筋力評価を行い，膝蓋骨の動きも評価する．

表I-17 主な治療/介入のプログラム例

保存療法	鋼線締結術後	膝蓋骨摘出術後
固定 ・ヒンジ付き膝装具 ・シリンダーギプス	ROM運動 ・自動運動・自動介助運動 ・膝蓋骨モビライゼーション	固定 ・ヒンジ付き膝装具 ・シリンダーギプス
ROM運動 ・自動運動・自動介助運動 ・他動運動 ・膝蓋骨モビライゼーション	筋力増強運動 ・大腿四頭筋セッティング ・負荷なしの等張性運動 ・抵抗運動	ROM運動 ・自動運動・自動介助運動 ・他動運動 ・膝蓋骨モビライゼーション
筋力増強運動 ・大腿四頭筋セッティング ・負荷なしの等張性運動 ・抵抗運動	物理療法 ・アイシング	筋力増強運動 ・大腿四頭筋セッティング ・負荷なしの等張性運動 ・抵抗運動
物理療法 ・アイシング	立位・歩行練習 ・全荷重(膝装具装着) ・全荷重(膝装具除去)	物理療法 ・アイシング
立位・歩行練習 ・部分荷重(歩行器・杖) ・全荷重		立位・歩行練習 ・部分荷重(歩行器・杖) ・全荷重

・回復段階に応じて,必要なADL評価を行う.

治療/介入(表I-17, 図I-17)
❶保存療法
(1)固定
・ヒンジ付き膝装具あるいは膝関節伸展位で大腿上部から足関節上部までのギプス固定(シリンダーギプス)が約2週間行われる.

(2)ROM運動
・ギプスを除去後,自動運動あるいは患者自身による自動介助運動を,痛みのない範囲で行う.その後,他動運動へ進め,正常ROMの獲得を目標とする.
・骨癒合の状況により,膝蓋骨の可動性を高めるために,膝蓋骨のモビライゼーションを行う.

(3)筋力増強運動
・大腿四頭筋セッティングを回数は設けず,随時行わせる.SLRを1セット10回から開始し,痛みに応じて増減する.これらでは大腿四頭筋の収縮により骨折部に転位のおそれがある場合には注意を要する.
・膝関節周囲筋の等張性運動を,負荷なしで20回を1セットとして徐々に増やしていく.

続いてチューブあるいは砂袋で負荷を漸増し,20回を1セットとして徐々に増やしていく.

(4)物理療法
・運動療法後,膝の熱感が生じることが多いため,アイシングを20分間を目安に行う.

(5)立位・歩行練習
・受傷後より,部分荷重ができる.
・痛みに応じて,部分荷重歩行から全荷重歩行へ進めていく.

❷手術療法(鋼線締結術後)
(1)ROM運動
・固定性がよければ,自動運動あるいは患者自身による自動介助運動を痛みのない範囲で行う.
・術後1週過ぎで0~90°,術後8週で0~120°,術後3か月で膝の正常ROMの獲得を目標とする[1].
・骨癒合の状況により,膝蓋骨のモビライゼーションを行う.

(2)筋力増強運動
・大腿四頭筋セッティングを,痛みのない範囲で随時行わせる.
・術後1週ころより,膝装具を装着させたうえで,SLRを1セット10回から開始し,痛みに

I 骨・関節

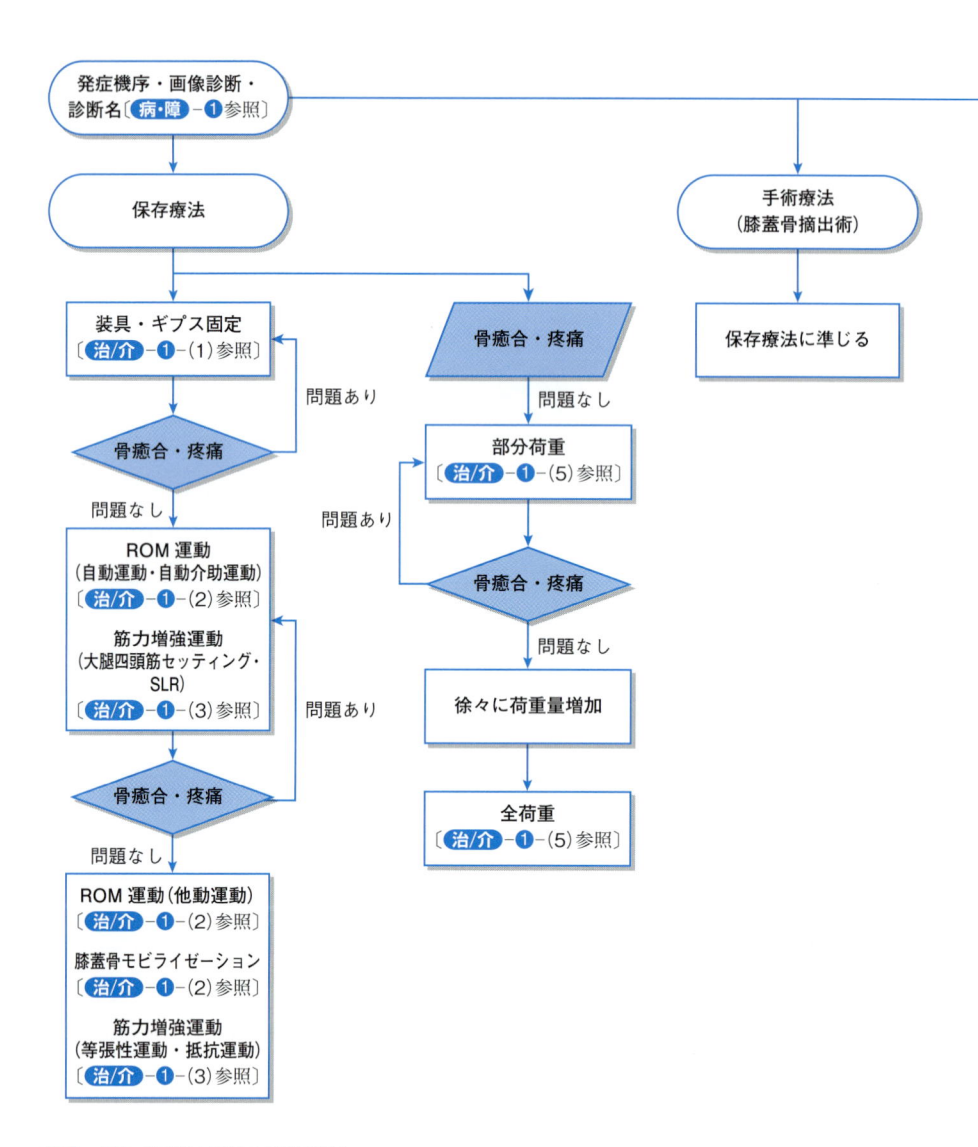

```
発症機序・画像診断・
診断名〔病・障-❶参照〕
        │
    ┌───┴────────────────────────┐
    ▼                            ▼
 保存療法                      手術療法
                            (膝蓋骨摘出術)
    │                            │
    ▼                            ▼
 装具・ギプス固定              保存療法に準じる
 〔治/介-❶-(1)参照〕
    │
    ▼
 骨癒合・疼痛 ──問題あり──┐
    │問題なし              │
    ▼                     │
 ROM運動                   │
 (自動運動・自動介助運動)    │
 〔治/介-❶-(2)参照〕        │
 筋力増強運動               │
 (大腿四頭筋セッティング・   │
 SLR)                      │
 〔治/介-❶-(3)参照〕        │
    │                     │
    ▼                     │
 骨癒合・疼痛 ──問題あり──┘
    │問題なし
    ▼
 ROM運動(他動運動)
 〔治/介-❶-(2)参照〕
 膝蓋骨モビライゼーション
 〔治/介-❶-(2)参照〕
 筋力増強運動
 (等張性運動・抵抗運動)
 〔治/介-❶-(3)参照〕

 骨癒合・疼痛 (保存療法より分岐)
    │問題なし
    ▼
 部分荷重
 〔治/介-❶-(5)参照〕
    │
    ▼
 骨癒合・疼痛 ──問題あり──(上へ戻る)
    │問題なし
    ▼
 徐々に荷重量増加
    │
    ▼
 全荷重
 〔治/介-❶-(5)参照〕
```

図Ⅰ-17　膝蓋骨骨折の臨床判断

膝関節〜下腿部の骨折

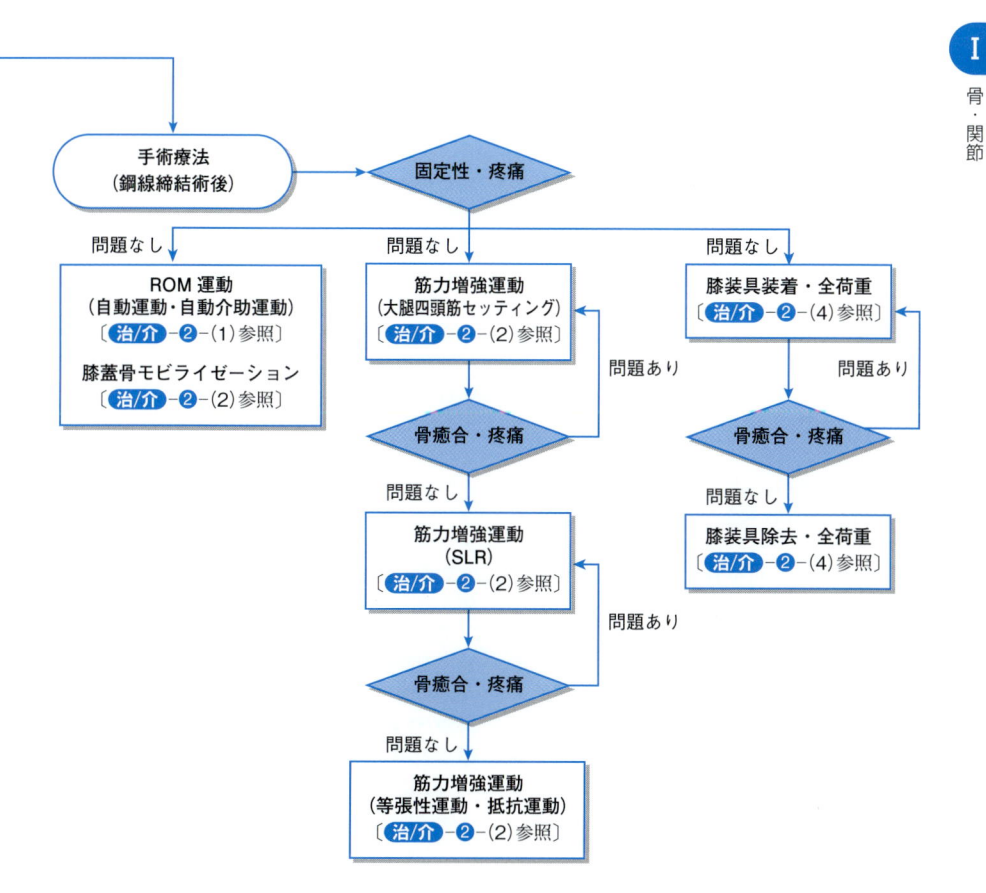

```
手術療法                    固定性・疼痛
(鋼線締結術後)
     │問題なし          │問題なし                    │問題なし
     ▼                  ▼                          ▼
  ROM運動           筋力増強運動               膝装具装着・全荷重
(自動運動・自動介助運動)  (大腿四頭筋セッティング)     〔治/介〕-❷-(4)参照
 〔治/介〕-❷-(1)参照    〔治/介〕-❷-(2)参照
  膝蓋骨モビライゼーション        │              問題あり           問題あり
 〔治/介〕-❷-(2)参照             ▼
                         骨癒合・疼痛                骨癒合・疼痛
                            │問題なし                  │問題なし
                            ▼                          ▼
                       筋力増強運動               膝装具除去・全荷重
                          (SLR)                 〔治/介〕-❷-(4)参照
                      〔治/介〕-❷-(2)参照
                            │              問題あり
                            ▼
                       骨癒合・疼痛
                            │問題なし
                            ▼
                       筋力増強運動
                   (等張性運動・抵抗運動)
                    〔治/介〕-❷-(2)参照
```

応じて増減する．
・術後6週で膝装具装着を終了し，膝関節周囲筋の等張性運動を，負荷なしで20回を1セットとして徐々に増やしていく．術後8週から，チューブあるいは砂袋で負荷を漸増し，20回を1セットとして徐々に増やしていく．
(3)物理療法
・運動療法後，膝の熱感が生じることが多いため，アイシングを20分間を目安に行う．
(4)立位・歩行練習
・手術翌日より，膝装具を装着したうえで全荷重ができる．
・術後6週以降，膝装具を除去した全荷重が許可される．
・痛みが強い場合は，歩行器や松葉杖を利用する．

❸ 手術療法（膝蓋骨摘出術後）
- 下肢の完全伸展位での固定が3～6週間となる以外は，保存療法に準じる．

リスク管理
- ギプス固定中は，絞拒性神経障害に注意する．
- 保存療法では，ROM制限が必発する．
- 十分な骨癒合が得られるまでは，強く下肢をついたり膝を深く屈曲すると大腿四頭筋が収縮し，骨折部に強いストレスが加わるため，膝屈曲位での荷重は控える．
- 適切な荷重量について明確な基準はなく，医師の経験的判断に委ねるところが大きいため，確認をとりつつ，荷重量を増やしていく．

経過・予後
- 整復状態が悪いと，二次性変形性膝関節症が生じる可能性がある[2]．また膝蓋骨軟化症が生じる危険性がある．
- 骨癒合が得られない症例が，2.4～12.5%ある[2]．
- 横骨折の場合，近位骨片の約25%に骨壊死像をみるが，臨床上問題となることは少ない[3]．
- 受傷後8～12か月後にROM制限が残存している場合，大腿四頭筋の機能低下が不可逆的となる[2]．
- 歩行は，二重膝作用の消失したぎこちない歩容であることが多いため，介入が必要である[1]．
- 膝蓋骨摘出術後では，膝伸展筋力の低下，伸展不全，膝のROMの減少が必発する．

● 引用文献
1) 木村善明，他：膝蓋骨骨折骨接合術．島田洋一，他（編）：整形外科 術後理学療法プログラム改訂第2版．pp192-196，メジカルビュー社，2013
2) Harris RM: Fractures of the patella and injuries to the extensor mechanism. In: Bucholz, RW, et al(eds): Rockwood and Green's fractures in adults. Ed 6. pp1969-1998, Lippincott Williams & Wilkins, Philadelphia, 2006
3) 熊田仁：下肢の骨折．細田多穂（監）：運動器障害理学療法学．pp164-173，南江堂，2011

（森山　英樹）

1 膝関節周辺の骨折

2 脛骨高原骨折（プラトー骨折）

評価
- 受傷機転と受傷後の経過（現病歴）と既往歴，合併症の有無，社会的背景，保存療法では骨癒合の状態と免荷スケジュール，手術療法では術式と術後スケジュールの情報を収集する．
- 安静時痛，動作時痛，荷重痛について，部位や性質を評価する．
- 下肢長を測定し受傷側と非受傷側を比較する．
- 大腿周径，下腿周径，足囲を測定し，腫脹や浮腫と筋萎縮の程度を評価する．
- 神経損傷が疑われる末梢神経ごとに感覚検査を行う．
- 骨癒合の状況により，ROM測定と筋力評価を行い，膝蓋骨の動きも評価する．
- 回復段階に応じて，必要なADL評価を行う．
- コンパートメント症候群や神経・血管損傷の有無を，圧痛，stretch sign，放散痛により評価する．
- 受傷時に靱帯損傷を合併することが多いため，安静固定期を過ぎ，局所の炎症所見が緩和した時期に，膝関節不安定性検査を行う．

治療/介入（表I-18，図I-18）
❶ 保存療法
(1) 固定
- 膝関節軽度屈曲位でのギプス固定が3～4週間行われる．

(2) ROM運動
- ギプスを除去後，持続的他動運動（continuous passive motion；CPM）を1日1時間程度行う．
- 自動運動から開始し，他動運動へ進めていく．
- 膝蓋骨の可動性を高めるために，膝蓋骨のモビライゼーションを行う．

(3) 筋力増強運動
- 大腿四頭筋セッティングを回数は設けず，随時行わせる．SLRを1セット10回から開始し，痛みに応じて増減する．
- 骨癒合の状況により，膝関節周囲筋の等張性運動を，負荷なしで20回を1セットとして徐々に増やしていく．続いて砂袋またはチューブで負荷を漸増し，20回を1セットとして徐々

表Ⅰ-18 主な治療/介入のプログラム例

保存療法	手術療法
固定 ・ギプス ROM 運動 ・CPM ・自動運動 ・他動運動 ・膝蓋骨モビライゼーション 筋力増強運動 ・大腿四頭筋セッティング ・負荷なしの等張性運動 ・抵抗運動 物理療法 ・アイシング 立位・歩行練習 ・部分荷重 　（歩行器・杖） ・全荷重	ROM 運動 ・CPM ・自動運動 ・他動運動 ・膝蓋骨モビライゼーション 筋力増強運動 ・大腿四頭筋セッティング ・負荷なしの等張性運動 ・抵抗運動 物理療法 ・アイシング 立位・歩行練習 ・部分荷重 　（歩行器・杖） ・全荷重

に増やしていく.

(4) 物理療法
・炎症と関節水腫の軽減のため,アイシングを20分間を目安に行う.

(5) 立位・歩行練習
・受傷側への荷重は,少なくとも8週間は禁止する.その後,徐々に荷重量を増やし,12週で全荷重とする.

❷ 手術療法

(1) ROM 運動
・CPM または自動運動から開始し,他動運動へ進めていく.
・術後2週で0〜90°の膝のROMの獲得を目標とする.
・術後4週までは,膝関節屈曲90°までに制限し[1],その後は可能なかぎりROMの拡大をはかる.
・膝蓋骨のモビライゼーションを行う.

(2) 筋力増強運動
・大腿四頭筋セッティングを回数は設けず,随時行わせる.SLR を1セット10回から開始し,痛みに応じて増減する.

・術後6週ころから,膝関節周囲筋の等張性運動を,荷重なしで20回を1セットとして徐々に増やしていく.続いて砂袋またはチューブで負荷を漸増し,20回を1セットとして徐々に増やしていく.

(3) 物理療法
・炎症と関節水腫の軽減のため,アイシングを20分間を目安に行う.

(4) 立位・歩行練習
・術後6週から部分荷重を開始する.徐々に荷重量を増やし,術後10週で全荷重とする[2].

リスク管理
・コンパートメント症候群や神経・血管損傷を合併している可能性がある.
・ギプス固定中は,絞拒性神経障害に注意する.
・適切な荷重量について明確な基準はなく,医師の経験的判断に委ねるところが大きいため,確認をとりつつ,荷重量を増やしていく.

経過・予後
・整復が不十分な場合には,二次性変形性膝関節症が生じる.
・膝関節屈曲可動域の予後は平均120〜135°であり,特に関節内に骨折線が及んだものは関節拘縮を起こしやすい[3,4].
・ほとんどの患者の筋力は,1年経過後も非受傷側と比較して低下しており,またハムストリングスよりも大腿四頭筋の回復が遅延する[5].
・部分荷重で自宅退院となる場合が多いため,入院中から屋外での応用歩行や階段昇降の練習を行う.

◉ 引用文献

1) 廣幡健二：脛骨高原骨折.神野哲也(監)：ビジュアル実践リハ　整形外科リハビリテーション.羊土社, pp320-327, 2012
2) 木村善明,他：脛骨高原骨折骨接合術.島田洋一,他(編)：整形外科　術後理学療法プログラム　改訂第2版.pp197-202,メジカルビュー社, 2013
3) Weigel DP, et al. High-energy fractures of the tibial plateau. Knee function after longer follow-up. J Bone Joint Surg Am 84-A: 1541-1551, 2002
4) Rademakers MV, et al: Operative treatment of 109 tibial plateau fractures: five- to 27-year follow-up results. J Orthop Trauma 21: 5-10, 2007
5) Gaston P, et al: Recovery of knee function following fracture of the tibial plateau. J Bone Joint Surg Br 87: 1233-1236, 2005

（森山　英樹）

52　I 骨・関節

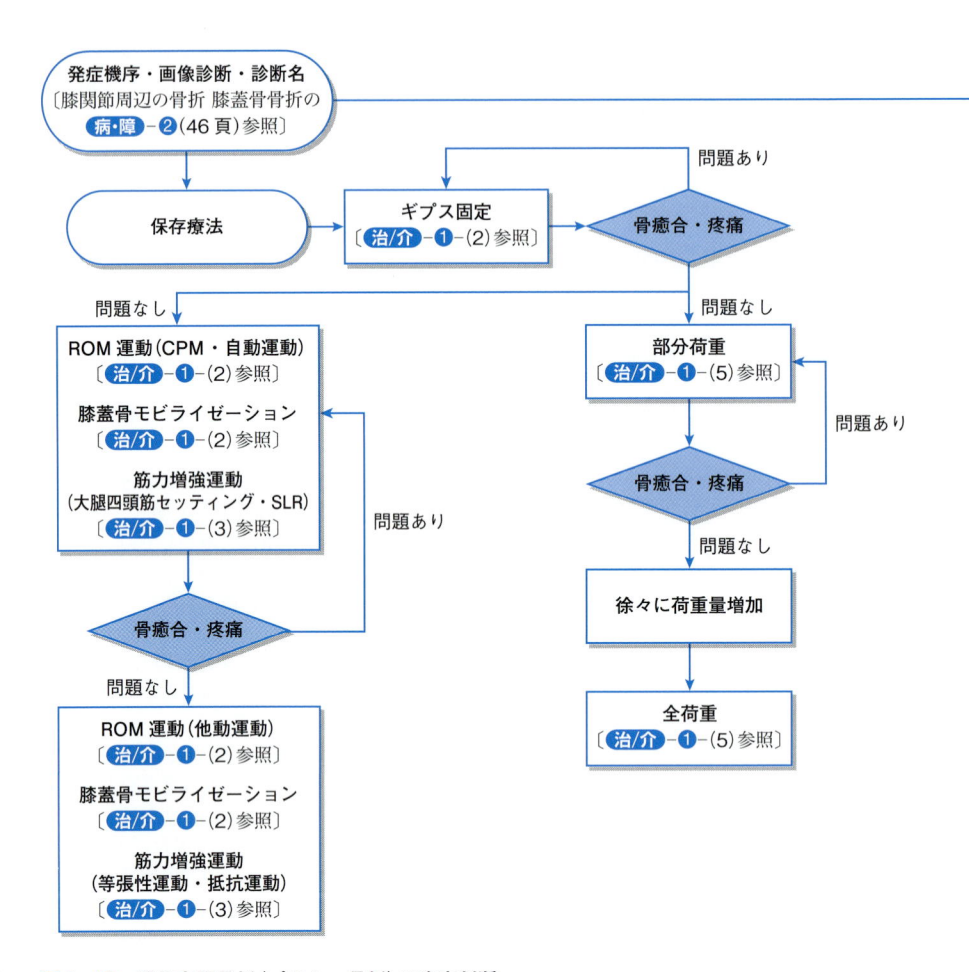

```
発症機序・画像診断・診断名
〔膝関節周辺の骨折 膝蓋骨骨折の
 病・障 -❷(46頁)参照〕
        │
        ▼
    保存療法 ───▶ ギプス固定 ───▶ 骨癒合・疼痛 ──問題あり──
                 〔治/介-❶-(2)参照〕       │
   問題なし│                        問題なし│
        ▼                              ▼
  ROM運動(CPM・自動運動)              部分荷重 ◀──問題あり──
  〔治/介-❶-(2)参照〕              〔治/介-❶-(5)参照〕
  膝蓋骨モビライゼーション                │
  〔治/介-❶-(2)参照〕                   ▼
  筋力増強運動                      骨癒合・疼痛
  (大腿四頭筋セッティング・SLR)         │
  〔治/介-❶-(3)参照〕             問題なし│
        │                              ▼
        ▼    ──問題あり──▶         徐々に荷重量増加
  骨癒合・疼痛                           │
   問題なし│                              ▼
        ▼                          全荷重
  ROM運動(他動運動)               〔治/介-❶-(5)参照〕
  〔治/介-❶-(2)参照〕
  膝蓋骨モビライゼーション
  〔治/介-❶-(2)参照〕
  筋力増強運動
  (等張性運動・抵抗運動)
  〔治/介-❶-(3)参照〕
```

図 I-18　脛骨高原骨折(プラトー骨折)の臨床判断

膝関節〜下腿部の骨折 | 53

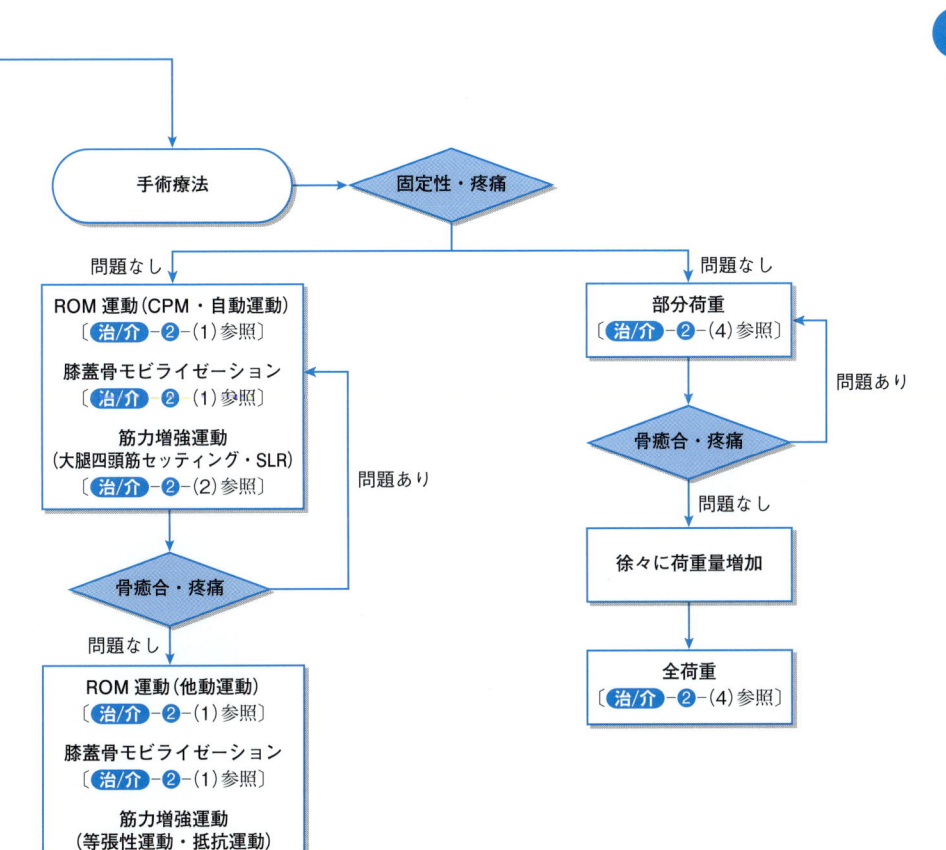

Ⅰ 骨・関節

```
          ┌──────────────┐
          │   手術療法    │──→◇ 固定性・疼痛 ◇
          └──────────────┘
           │問題なし              │問題なし
           ▼                      ▼
┌──────────────────────┐    ┌──────────────────────┐
│ ROM 運動（CPM・自動運動）│    │ 部分荷重              │
│ 〔治/介-❷-(1)参照〕      │    │ 〔治/介-❷-(4)参照〕   │←─┐
│ 膝蓋骨モビライゼーション │←─┐│                      │   │
│ 〔治/介-❷-(1)参照〕      │   ││                      │   │
│ 筋力増強運動             │   │└──────────────────────┘   │
│（大腿四頭筋セッティング・ │   │         │              問題あり
│  SLR）                    │   │         ▼                │
│ 〔治/介-❷-(2)参照〕      │   │    ◇ 骨癒合・疼痛 ◇─────┘
└──────────────────────┘   │         │問題なし
           │              問題あり     ▼
           ▼                 │   ┌──────────────────────┐
      ◇ 骨癒合・疼痛 ◇──────┘   │ 徐々に荷重量増加      │
           │問題なし                └──────────────────────┘
           ▼                              │
┌──────────────────────┐                  ▼
│ ROM 運動（他動運動）     │          ┌──────────────────────┐
│ 〔治/介-❷-(1)参照〕      │          │ 全荷重                │
│ 膝蓋骨モビライゼーション │          │ 〔治/介-❷-(4)参照〕   │
│ 〔治/介-❷-(1)参照〕      │          └──────────────────────┘
│ 筋力増強運動             │
│（等張性運動・抵抗運動）  │
│ 〔治/介-❷-(2)参照〕      │
└──────────────────────┘
```

1 膝関節周辺の骨折
3 脛骨骨幹部骨折

評価
- 受傷機転と受傷後の経過(現病歴)と既往歴，合併症の有無，社会的背景，保存療法では骨癒合の状態と免荷スケジュール，手術療法では術式と術後スケジュールの情報を収集する．
- 安静時痛，動作時痛，荷重痛について，部位や性質を評価する．
- 下肢長を測定し受傷側と非受傷側を比較する．
- 大腿周径，下腿周径，足囲を測定し，腫脹や浮腫と筋萎縮の程度を評価する．
- 神経損傷が疑われる末梢神経ごとに感覚検査を行う．
- 骨癒合の状況により，ROM 測定と筋力評価を行う．
- 回復段階に応じて，必要な ADL 評価を行う．
- コンパートメント症候群や神経・血管損傷の有無を，圧痛，stretch sign，放散痛により評価する．

治療/介入(図Ⅰ-19, 表Ⅰ-19)
❶ 保存療法
(1) 固定
- 膝関節軽度屈曲位・足関節中間位でのギプス固定が1～2週間行われる．

(2) ROM 運動
- ギプスを除去後，膝・足関節の ROM 運動を自動運動から開始し，他動運動へ進めていく．

(3) 筋力増強運動
- 大腿四頭筋セッティングを回数は設けず，随時行わせる．SLR を1セット10回から開始し，

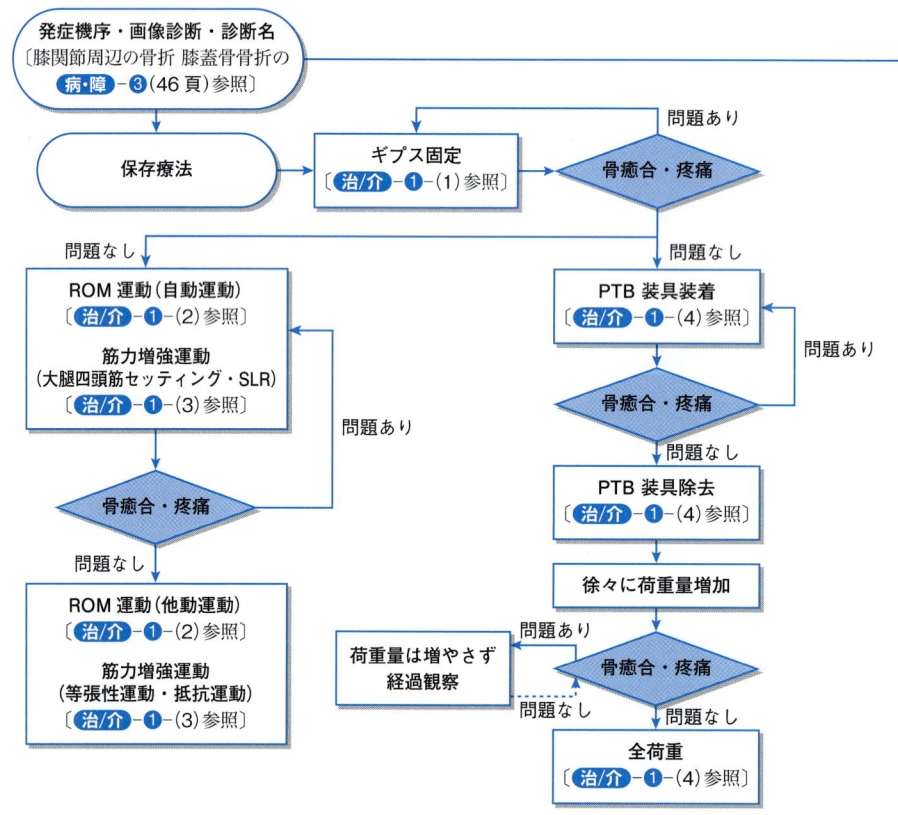

図Ⅰ-19　脛骨骨幹部骨折の臨床判断

膝関節～下腿部の骨折

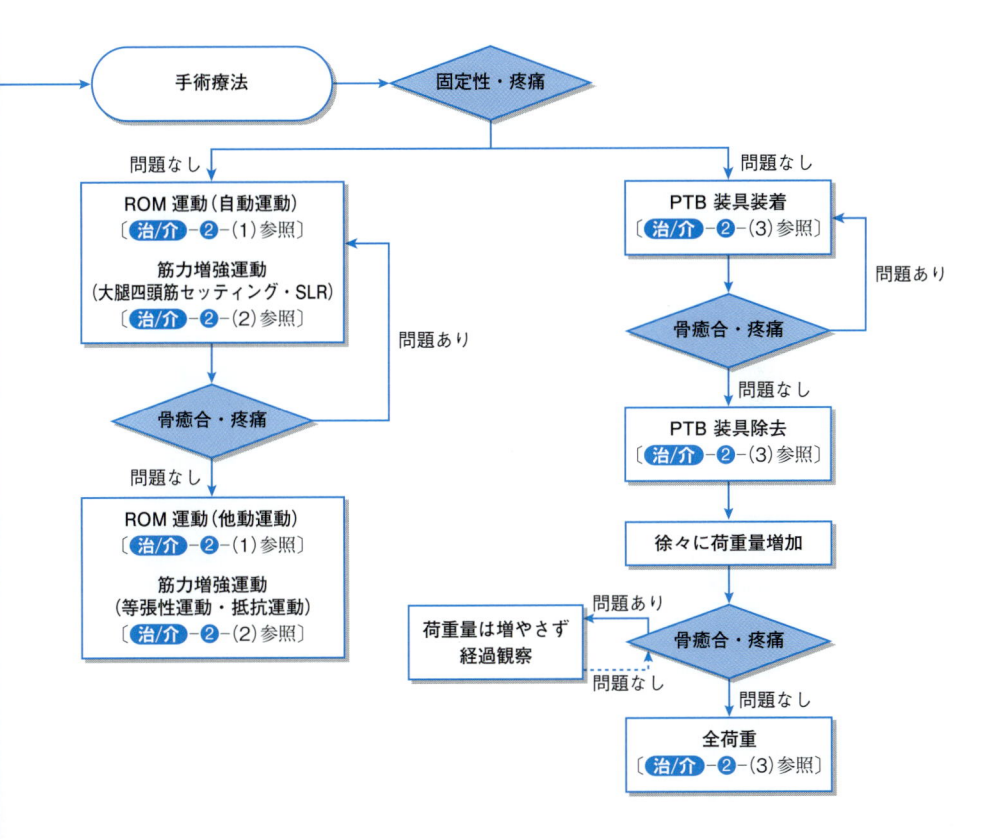

痛みに応じて増減する．
- 骨癒合の状況により，膝・足関節周囲筋の等張性運動を，負荷なしで20回を1セットとして徐々に増やしていく．続いてチューブあるいは砂袋で負荷を漸増し，20回を1セットとして徐々に増やしていく．

(4)立位・歩行練習
- 骨折部の安定性が得られれば，ギプス固定からPTB(patellar tendon weight bearing)装具に変更する．これにより骨癒合を待たずに歩行できる．
- 経過や骨癒合に応じてPTB装具を除去し，徐々に荷重量を増やしていく．

❷ 手術療法（横止め髄内釘固定術後）

(1)ROM運動
- 膝・足関節の自動運動から開始し，他動運動

表Ⅰ-19 主な治療/介入のプログラム例

保存療法	横止め髄内釘固定術後
固定 ・ギプス ROM運動 ・自動運動 ・他動運動 筋力増強運動 ・大腿四頭筋セッティング ・負荷なしの等張性運動 ・抵抗運動 立位・歩行練習 ・PTB装具装着での荷重（歩行器・杖） ・部分荷重（歩行器・杖） ・全荷重	ROM運動 ・自動運動 ・他動運動 筋力増強運動 ・大腿四頭筋セッティング ・負荷なしの等張性運動 ・抵抗運動 立位・歩行練習 ・PTB装具装着での荷重（歩行器・杖） ・部分荷重（歩行器・杖） ・全荷重

へ進めていく.

(2) 筋力増強運動
- 大腿四頭筋セッティングを回数は設けず，随時行わせる．SLR を1セット10回から開始し，痛みに応じて増減する.
- 術後4週ころから，膝・足関節周囲筋の等張性運動を，負荷なしで20回を1セットとして徐々に増やしていく．続いてチューブあるいは砂袋で負荷を漸増し，20回を1セットとして徐々に増やしていく.

(3) 立位・歩行練習
- 早期より，PTB 装具を装着したうえで荷重ができる.
- 術後6週ころより，PTB 装具を除去し，徐々に荷重量を増やしていく.

リスク管理
- コンパートメント症候群や神経・血管損傷を合併している可能性がある.
- ギプス固定中は，絞拒性神経障害に注意する.
- 骨癒合が十分でない時期には，下腿の回旋が生じる運動は避ける.
- 特に足関節および足部の関節に，ROM 制限が生じやすい.
- 適切な荷重量について明確な基準はなく，医師の経験的判断に委ねるところが大きいため，確認をとりつつ，荷重量を増やしていく.

経過・予後
- 上下の膝・足関節ともに自由度が少ないため，長軸ならびに回旋軸を正確に修復することが重要であり，内反変形や回旋変形を残すと，二次性変形性関節症が生じる可能性がある[1, 2].
- 脛骨遠位1/3境界部は血行状態が悪く，遷延治癒や偽関節が生じやすい[3].
- 創外固定では，症例によってプログラムが大きく異なる．骨折の重篤な症例に対して創外固定を行う場合が圧倒的に多いため，荷重開始までの期間も他の治療法と比較して長くなる.

● 引用文献
1) Bode G, et al: Tibial shaft fractures - management and treatment options. A review of the current literature. Acta Chir Orthop Traumatol Cech 79: 499-505, 2012
2) 内田淳正(監)：標準整形外科　第11版，pp765-767, 医学書院，2011
3) 熊田仁：骨性障害④下肢の骨折．細田多穂(監)：運動器障害理学療法学. pp164-173, 南江堂，2011

（森山　英樹）

NOTE 脛骨疲労骨折

脛骨は，疲労骨折が生じやすい部位であり，全疲労骨折の約50％を占める．ランニングなどにより発症する疾走型と，ジャンプの繰り返しなどにより発症する跳躍型がある．前者は脛骨近位1/3または遠位1/3に，後者は中央部に好発する.

診断にあたっては，発症までの運動量など現病歴を詳細に問診することが大切である．臨床所見として，限局する骨直上の圧痛や腫脹を確認することが特に重要である．疲労骨折は，発症時期とX線所見の出現時期に1〜2週間の差がある．骨シンチグラフィーでは限局した強い集積像が特徴であり，シンスプリントとの鑑別にも有用である．MRI検査では脛骨骨膜の高信号を認める.

疾走型は，一定期間の運動休止により，6〜8週間，長くても3か月で治癒するため，保存療法が選択される．基本的な治療は，安静，ストレッチング，筋力増強運動である．疼痛が誘発されるスポーツ活動を完全に中止し，日常動作は制限しないことが多い．しかし発症初期や急性発症例で，荷重時痛・動作時痛・腫脹が強い場合や完全骨折を生じた場合では，ギプスやシーネ固定，免荷を必要とすることもある．跳躍型は，再発しやすく予後不良な骨折である．保存療法が第1選択とされることが多いが，難治例にはドリリング，病巣掻爬，骨移植，髄内釘などの手術療法が選択される.

スポーツ復帰の目安は，圧痛の消失，X線での骨癒合，仮骨の骨硬化，皮質骨の均一化である．疼痛のない運動から徐々に開始し，発症に至った因子への対策など再発予防をしながら，筋力の回復に応じて段階的に活動の量や質を上げ復帰させる.

（森山　英樹）

膝関節～下腿部の靱帯損傷

膝関節の靱帯損傷
1 前十字靱帯（ACL）損傷（再建術後）

病態・障害
- スポーツでの膝関節靱帯損傷は前十字靱帯（anterior cruciate ligament；ACL）損傷が約50%，内側側副靱帯（medial collateral ligament；MCL）損傷が約30%といわれる．後十字靱帯（posterior cruciate ligament；PCL）損傷は交通事故でも多発し，外側側副靱帯（lateral collateral ligament；LCL）損傷はACLやPCLとの合併による後外側構成体の損傷という形態をとることが多い．
- ACL損傷後におこる問題は膝崩れであり，それを放置することにより半月板や関節軟骨の二次的損傷をきたした可能性が高い．MCL損傷においては膝関節内側の疼痛と関節腫脹が主症状である．PCL損傷においては不安定性を訴える者は少ないが，膝窩部に自発痛や圧痛を訴える者が多い．
- ACL損傷の治療は，スポーツ活動を継続する者に対しては再建術が行われることが一般的である．MCL損傷の治療（→66頁）は装具を使用した保存療法が主体であり，固定の必要性も否定されている．PCL損傷の治療は単独損傷の場合は第1に保存的治療（→60頁）を行い，複合損傷や保存的治療で改善がみられない者に対して再建術（→63頁）を行うことがコンセンサスのようである．

評価
- 問診では受傷機転（接触損傷・非接触損傷，受傷肢位など）を確認する．
- ACL損傷による不安定性の徒手検査としてはラックマン（Lachman）テストや前方引き出しテストが代表的であり，それを定量化するストレス機器もあるが，どちらも術直後は行わない．
- 膝関節の可動域の測定は，膝関節の腫脹の程度と膝蓋骨の可動性とともに評価する．
- 再建術直後の大腿四頭筋のMMTは，膝関節での前方剪断力を抑制するために抵抗を下腿の近位にしたほうが安全である．
- スポーツ動作開始時期には，可能であれば等速性での膝屈伸筋の筋力を測定し，健患比と体重比（図Ⅰ-20）を評価する．
- ACL損傷は非接触損傷が多く，受傷機転に特徴的な肢位が認められることから，アライメントの評価はその再発予防という観点からも重要である．しかし，静的アライメントだけで動的アライメントを推察することは危険であり，可能な時期にはジャンプ動作などを行わせ，着地時の膝関節の外反や屈曲不足などに注意して動的アライメントの評価を行う．

治療/介入（表Ⅰ-20）
- ACL再建術に使用される移植腱はハムストリングス腱や骨付き膝蓋腱が一般的であるが，同じ術式でも術後のプログラムやスポーツ復帰時期には施設により相違がある．ここでは，当院で行われている半腱様筋腱を使用した解剖学的二重束ACL再建術後の理学療法プログラムを解説する．

❶ 物理療法
- 術後の炎症症状が強い時期には，アイシングを主体としたRICE処置を行う．また，内側広筋萎縮予防には早期より電気刺激を行う．

❷ ROM運動
- 術後2日目より病棟において持続的他動運動（continuous passive motion；CPM）による他動運動を20～90°より開始し，術後4日目より訓練室にて愛護的なROM運動を0～130°を目標に開始する．ウォールスライドから始めヒールスライドに変更していくとともに理学療法士が徒手的なモビライゼーションを行う．

❸ 歩行・荷重
- 荷重歩行は術後7日目より1/3荷重より開始し，術後2週間で全荷重とする．

❹ 筋力増強運動
- 大腿四頭筋増強運動を行う場合，膝関節屈曲60°以上での等尺性運動やゴムチューブのような弾性バンドを下腿近位に強めに掛け，これを抵抗とする．
- 開始当初のレッグカール（ハムストリングスの筋力増強）は，半腱様筋腱の再生を考慮し疼痛を指標に軽い抵抗から開始し，深屈曲域は避ける．
- 動的アライメントの修正には中殿筋の強化も重要であり，サイドブリッジという方法で強化する．
- 荷重が可能な状態になれば，レッグプレスやスクワットのような閉鎖性運動連鎖（closed

I 骨・関節

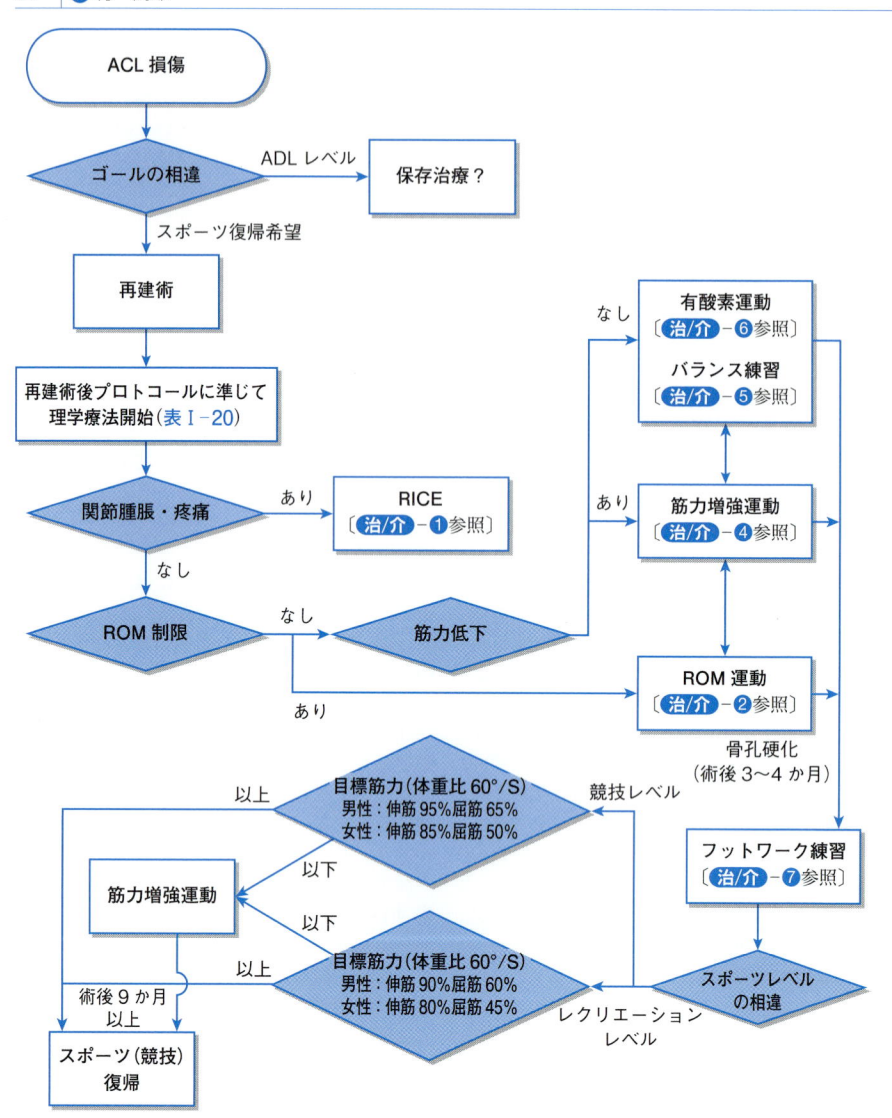

```
ACL損傷
  ↓
ゴールの相違 ──ADLレベル──→ 保存治療？
  ↓ スポーツ復帰希望
再建術
  ↓
再建術後プロトコールに準じて
理学療法開始（表I-20）
  ↓
関節腫脹・疼痛 ──あり──→ RICE〔治/介〕-❶参照〕
  ↓ なし
ROM制限 ──なし──→ 筋力低下
  ↓ あり                ↓ あり
                    筋力増強運動〔治/介〕-❹参照〕
ROM運動〔治/介〕-❷参照〕
  ↕
有酸素運動〔治/介〕-❻参照〕  ──なし──┐
バランス練習〔治/介〕-❺参照〕        │
  ↕                                │
筋力増強運動〔治/介〕-❹参照〕 ──あり──┤
  ↕                                │
ROM運動〔治/介〕-❷参照〕             │
                骨孔硬化
              （術後3～4か月）
  ↓
フットワーク練習〔治/介〕-❼参照〕
  ↓
スポーツレベルの相違
  ├─競技レベル──→ 目標筋力(体重比60°/S)
  │                男性：伸筋95% 屈筋65%
  │                女性：伸筋85% 屈筋50%
  │                 ↓以下        ↑以上
  │                筋力増強運動
  │                 ↓以下
  └─レクリエーションレベル──→ 目標筋力(体重比60°/S)
                    男性：伸筋90% 屈筋60%
                    女性：伸筋80% 屈筋45%
                     ↓以上
              術後9か月以上
                     ↓
               スポーツ（競技）復帰
```

図I-20　ACL損傷（再建術後）の臨床判断

表Ⅰ-20　ACL損傷（再建術後）理学療法プロトコール

術後期間	ROM運動	筋力増強運動	歩行・荷重，他
4日後〜	20〜90°より可及的に拡大 ウォールスライド→ヒールスライド 理学療法士によるストレッチング モビライゼーション	患部外筋トレ	RICE 車椅子で理学療法室へ 内側広筋に電気刺激
1週後〜		レッグエクステンション 　（下腿近位抵抗） レッグカール 　（無抵抗→バンド→機器） サスペンションレッグプレス レッグプレス スクワット	1/3荷重 装具使用 1/2部分荷重 2/3部分荷重
2週後〜	0°〜130°目標 伸展0°確保	ターミナルニーエクステンション 　座位：下腿近位抵抗 　立位：大腿部遠位抵抗 不安定板上でのスクワット・片脚立位 ランジ ロールブリッジ，サイドブリッジ ニーベントウォーク	全荷重 階段登降練習 有酸素運動 　階段登高型トレッドミル 　固定自転車

⋮

3・4か月後〜	等速性筋力測定：大腿四頭筋・ハムストリングス，スクワット				
	フットワーク練習				
	減速ドリル	横の動き	ターンドリル	ストップドリル	ランニングドリル
	ハーキー	サイドステップ	ジョグ＆両脚ターン		ジョギング
5か月後〜	リカシェット ジョグ＆ハーキー	サイドステップ＆ハーキー サイドステップ往復		スクワットジャンプ両脚 ダブルレッグホップ スクワットジャンプ片脚 ワンレッグホップ	ランニング
6か月後〜			ランニング＆両脚ターン		
		サイドステップジグザグ			
7か月後〜	ダッシュ＆ハーキー				ダッシュ
9か月後〜	スポーツ（競技）復帰				

kinetic chain；CKC)での筋力増強運動を開始し，さらに患足の踏み込みランジを行う．

❺ バランス練習
- 固有受容器を刺激する目的で，全荷重が可能な時期より，各種のバランスボード（バランスクッション，バランスディスク）を使用してバランス練習を開始する．

❻ 有酸素運動
- 走行が許可されない時期の有酸素運動は自転車エルゴメータや階段登高型トレッドミルや登坂型トレッドミルなどを使用する．

❼ フットワーク練習
- 非接触損傷が多いACL損傷では再建術後に基本的なフットワークは習得すべきであり，時期的には再建ACLが通過する大腿骨・脛骨の骨孔壁が骨化する術後3～4か月後としている．
- 内容としては，表Ⅰ-20のように「減速ドリル」，「横の動き」，「ターンドリル」，「ストップドリル」，「ランニングドリル」に分けて，それぞれ簡単な内容から難しい内容に進行させるようにしている．
- 詳細は紙面の都合上割愛するが，それぞれ「できる，できない」だけでなく，受傷肢位を運動連鎖から考慮することで動的アライメントを指導することが重要である．
- 最終的なスポーツ復帰は継時的な筋力測定の結果も参考にしながら，術後9か月を基準としている．

リスク管理
- ACL再建術後の理学療法において重要なポイントは再建靱帯へのリスク管理であり，特に膝伸筋増強の際に注意が必要となる．
- 再建された移植腱は1度壊死に陥り，その後再血行がおこり，移植腱のリモデリングが生じると考えられ，経時的な移植腱の力学的強度の変化は明らかにはされていない．そのため，再建ACLが通過する大腿骨と脛骨の骨孔壁が骨化する3～4か月までを保護的な時期として，慎重な理学療法を行うべきと考える．

経過・予後
- ACL損傷は非接触損傷が多く，その予防トレーニングの実施により受傷を60%以上減少させるといわれている[1]．具体的にはハムストリングスの強化運動，動的アライメントの修正・指導，固有受容器トレーニングなどが重要となる．

- ACL再建術後のスポーツ復帰率の報告はばらつきもあるが，サッカー選手において70%以上との報告もある[2]．しかし，同じ報告では復帰後の再損傷は反対側損傷も含めると12%と高率である[2]．そのため，ACL再建術後の理学療法には再受傷予防を目的とした内容も含まれるべきである．

◉ 引用文献
1) Mandelbaum BR, et al: Effectiveness of a neuromuscular and Proprioceptive training program in preventing anterior cruciate ligament injuries in female athletes, 2 year follow-up. Am J Sport Med 33: 1003-1010, 2005
2) Robert HB, et al: Return to Play and Future ACL Injury Risk After ACL Reconstruction in Soccer Athletes From the Multicenter Orthopaedic Outcomes Network (Moon) Group. Am J Sport Med 40: 2517-2522, 2012

（川島　敏生）

1　膝関節の靱帯損傷

2 後十字靱帯(PCL)損傷（保存療法）

評価
- 問診では疼痛の程度，受傷機転，不安を感じる動作などを確認する．
- 後十字靱帯(posterior cruciate ligament；PCL)損傷による後方不安定性の検査としてはposterior sagging signがある．これは背臥位で両膝を90°屈曲させ筋を弛緩させると脛骨粗面が後方へ落ち込む現象である．
- 後方不安定性の徒手検査としてはこの肢位で下腿近位部を保持して後方動揺をみる後方引き出しテストがある．
- ハムストリングスのMMTは膝関節での後方剪断力を抑制するために抵抗を下腿の近位にした方が安全である．

治療/介入（表Ⅰ-21，図Ⅰ-21）
- PCL単独損傷の場合，第1に保存的治療が選択されることが多い．

❶ 物理療法
- 炎症症状が認められる急性期は，アイシングを主体としたRICE処置を行う．

❷ 歩行・荷重
- 荷重痛が強い場合は松葉杖で免荷歩行とし，下腿近位部を後方から抑えるストラップを取り

膝関節～下腿部の靱帯損傷

表Ⅰ-21 PCL損傷(保存治療)理学療法プロトコール

病期	ROM運動	筋力増強運動	歩行・荷重，他
急性期 (〜1・2週)		セッティング　SLR	RICE 場合により松葉杖 免荷 装具使用
亜急性期 (2〜4週)	ヒールスライド(膝窩にタオル) 完全屈曲は避ける	レッグエクステンション 　(下腿近位支点) レッグカール(下腿近位抵抗) ブリッジ(下腿近位支点) レッグプレス スクワット ランジ	部分荷重 装具使用 全荷重

※スポーツ復帰をゴールとする症例では下記のように等速性筋力測定→フットワーク練習を行う

スポーツ 動作開始期 (4〜5週)	等速性筋力測定：大腿四頭筋・ハムストリングス，スクワット					
	フットワーク練習開始				
	減速ドリル	横の動き	ターンドリル	ストップドリル	ランニングドリル
	ハーキー リカシェット ジョグ&ハーキー ダッシュ&ハーキー	サイドステップ サイドステップ &ハーキー サイドステップ 往復 サイドステップ ジグザグ	ジョグ&両脚 ターン ランニング&両 脚ターン	 スクワットジャ ンプ両脚 ダブルレッグ ホップ スクワットジャ ンプ片脚 ワンレッグホップ	ジョギング ランニング ダッシュ
2か月	スポーツ(競技)復帰				

付けた膝装具を装着する．
・急性炎症期が過ぎれば，荷重は特に制限せず疼痛を目安に部分荷重から全荷重へ進める．
❸ ROM運動
・完全屈曲は避け，深屈曲での脛骨の落ち込みを抑制するために膝窩部にタオルを挟んで，屈曲域のROM運動を行う．
❹ 筋力増強運動
・大腿四頭筋の筋力増強は最も重要であるが，脛骨の後方への落ち込みを防止する必要がある．
・最も安全な方法は大腿四頭筋セッティングやSLRであるが，筋力の回復程度に合わせて弾性バンドや機器を用いたレッグエクステンションを行う．その際，開始肢位で脛骨が後方へ落ち込むようであれば，下腿近位部にパッドなどを当て防止する．
・ハムストリングスの筋力増強をレッグカールで行う際は，脛骨の後方動揺を抑制するために抵抗を下腿近位部に与えて行う．
リスク管理
・膝関節の後方動揺を助長させない考慮が必要である．ハムストリングスの単独収縮は脛骨の後方動揺を生じるので，レッグカールの際はそ

I 骨・関節

```
PCL損傷
  │
  ▼
RICE処置
〔治/介-❶参照〕
  │
  ▼
荷重痛の有無 ──あり──→ 松葉杖歩行免荷から部分荷重〔治/介-❷参照〕
  │                      ROM運動〔治/介-❸参照〕          ──→ 全荷重
  なし                   筋力増強運動（OKC）〔治/介-❹参照〕        │
  ▼                                                                │
全荷重〔治/介-❷参照〕                                              │
ROM運動〔治/介-❸参照〕 ──→ 筋力増強運動（CKC）←──────────┘
筋力増強運動（OKC）〔治/介-❹参照〕          │
                                              ▼
                    ADL ←── ゴールの相違 ──→ スポーツ
                     │                          │
                     ▼                          ▼
                  ADL指導                    ADL指導
                     │                          │
                     ▼                          ▼
               膝不安定感の有無            フットワーク練習
                                            〔経・予参照〕
                                                │
                                                ▼
                                          膝不安定感の有無
    なし      あり              あり               なし
     │        │                 │                  │
     ▼        ▼                 ▼                  ▼
  ADL復帰   PCL再建術         PCL再建術       スポーツ（競技）復帰
```

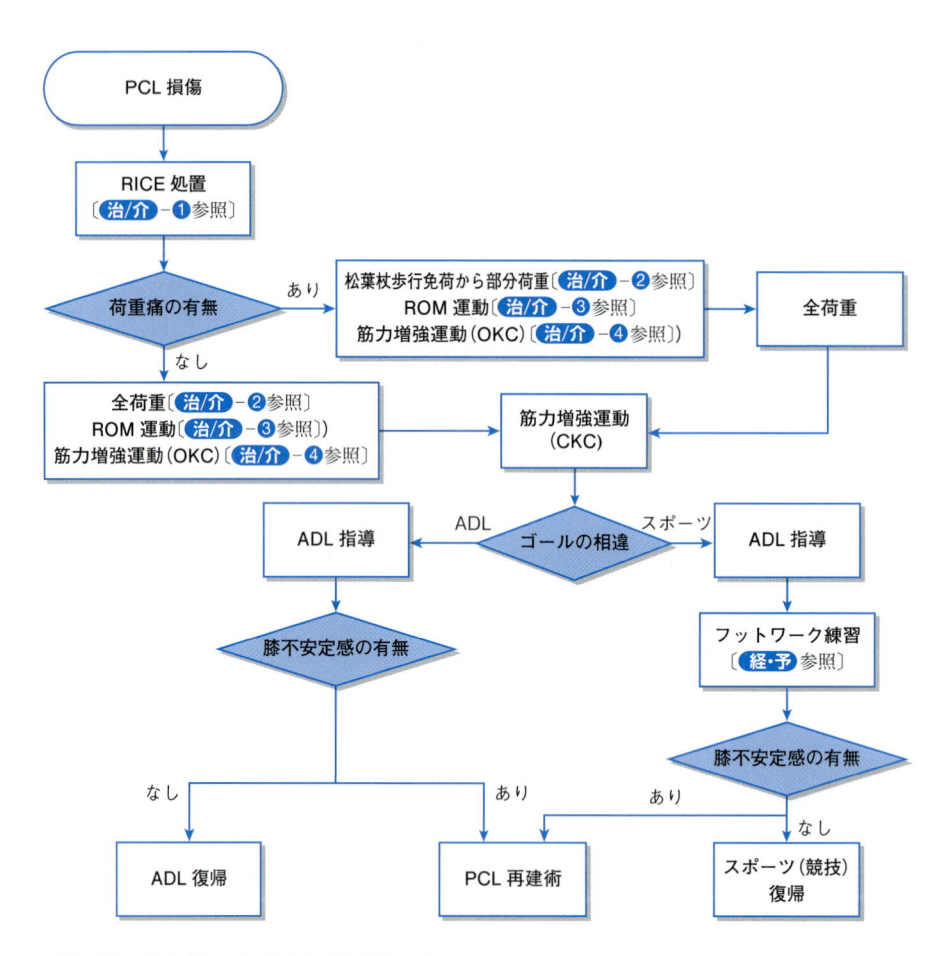

図 I-21 PCL損傷（保存療法）の臨床判断

れを抑制するために，抵抗を下腿近位部とする．
- 下腿三頭筋にも脛骨の後方動揺を抑制する作用があるので，足関節を背屈し下腿三頭筋の収縮を意識して行わせる．
- レッグエクステンションの際に開始肢位で脛骨が後方へ落ち込むようであれば，下腿近位部にパッドなどを当てる．

経過・予後
- スポーツ復帰をゴールとする症例の場合，膝装具を除去してもADLでの不安や疼痛が生じなくなった時点を指標に，ACL再建術後に行うフットワーク練習(表I-21)に準じてスポーツ動作を開始する．
- 受傷後約2か月を目標に不安定感を出現させない程度に大腿四頭筋の筋力が十分回復した時点でスポーツ(競技)復帰とする．
- 保存的治療において膝関節の不安定感や疼痛が継続する症例に対しては，再建術の適応となる．

(川島　敏生)

1 膝関節の靱帯損傷

3 後十字靱帯(PCL)損傷（再建術後）

評価
- 膝関節後方不安定性のテストは前述の「後十字靱帯(PCL)損傷(保存療法)」のとおりであるが，術後は禁忌である．
- ROMは制限期間を設けるので，その範囲で膝蓋骨の動きとともに評価する．
- ハムストリングスの収縮は再建後十字靱帯(posterior cruciate ligament；PCL)を伸張するように働くので，MMTでは抵抗を与える部位を下腿近位とし，伸展位で行う．

治療/介入(表I-22，図I-22)
- PCL単独損傷の場合，第1に保存的治療が選択されることが多く，不安定性が改善されない場合に再建術が行われる．しかし，その術後のプログラムやスポーツ復帰時期には施設により相違がある．ここでは，当院で行われている半腱様筋腱を使用した解剖学的二重束PCL再建術後の理学療法プログラムを解説する．

❶ 物理療法
- 炎症症状が認められる急性期は，アイシングを主体としたRICE処置を行う．

❷ 歩行・荷重
- 術後2週より1/3荷重歩行より開始し，5週で全荷重とする．

❸ ROM運動
- 術後1週間は固定し，その後可動域制限付のPCL用膝装具を装着して0～90°の範囲での他動的ROM運動を行い，5週後より0～130°の範囲での他動的ROM運動を開始する．屈曲に伴い脛骨が後方へ落ち込まないように注意する．

❹ 筋力増強運動
- PCL再建術後において，大腿四頭筋の筋力増強は最も重要であるが，前述の保存療法(→60頁)同様の配慮が必要である．
- ハムストリングスの収縮は再建PCLを伸張するので慎重に行う．具体的には筋力増強をレッグカールで行う際は，脛骨の後方動揺を抑制するために下腿近位部に抵抗を与え0～60°の範囲から開始する．
- 全荷重が可能となればスクワットやランジを，下腿近位背側を支点としたブリッジも行う．

リスク管理
- PCL再建術後の理学療法において重要なポイントは再建靱帯へのリスク管理であり，特にハムストリングス強化の際に注意が必要となる．
- その単独収縮は脛骨の後方動揺を生じるのでレッグカールの際はそれを抑制するために屈曲可動域を制限し，抵抗を下腿近位部とする．また，下腿三頭筋にも脛骨の後方動揺を抑制する作用があるので，足関節を背屈し下腿三頭筋の収縮を意識して行わせる．
- レッグエクステンションの際に開始肢位で脛骨が後方へ落ち込むようであれば，下腿近位部にパッドなどを当てる．

経過・予後
- スポーツ復帰をゴールとする症例の場合，術後3～4か月で等速性での筋力測定を行い，それを指標にACL再建術後に行うフットワーク練習に準じてスポーツ動作を開始する．
- 再建術後約9か月を目標に大腿四頭筋の筋力が十分回復した時点でスポーツ(競技)復帰とする．

(川島　敏生)

表I-22 PCL損傷（再建術後）理学療法プロトコール

術後期間	ROM運動	筋力増強運動	歩行・荷重, 他
1週後	伸展位シーネ固定 0〜90°の範囲 CPM　徒手理学療法士	セッティング　SLR レッグエクステンション 　（0〜60°で下腿近位支点） レッグカール 　（0〜60°で下腿近位抵抗） 患部外筋トレ	RICE 車椅子 免荷歩行（車椅子） 内側広筋に電気刺激
2週後 3週後 4週後 5週後	0〜130°	レッグプレス スクワット 不安定板上でのスクワット・片脚立位 ランジ ブリッジ（下腿近位抵抗） サイドブリッジ ニーベントウォーク	1/3荷重 装具使用 1/2荷重 2/3荷重 全荷重 階段昇降練習 有酸素運動
⋮			

※スポーツ復帰をゴールとする症例では下記のように等速性筋力測定→フットワーク練習を行う

3・4か月後〜	等速性筋力測定：大腿四頭筋・ハムストリングス，スクワット					
	フットワークドリル開始					
	減速ドリル	横の動き	ターンドリル	ストップドリル	ランニングドリル	
	ハーキー	サイドステップ	ジョグ&両脚ターン		ジョギング	
5か月後〜	リカシェット ジョグ&ハーキー	サイドステップ&ハーキー サイドステップ往復	ランニング&両脚ターン	スクワットジャンプ両脚 ダブルレッグホップ	ランニング	
6か月後〜		サイドステップジグザグ		スクワットジャンプ片脚 ワンレッグホップ		
7か月後〜					ダッシュ	
	ダッシュ&ハーキー					
9か月後〜	スポーツ（競技）復帰					

膝関節～下腿部の靱帯損傷 | 65

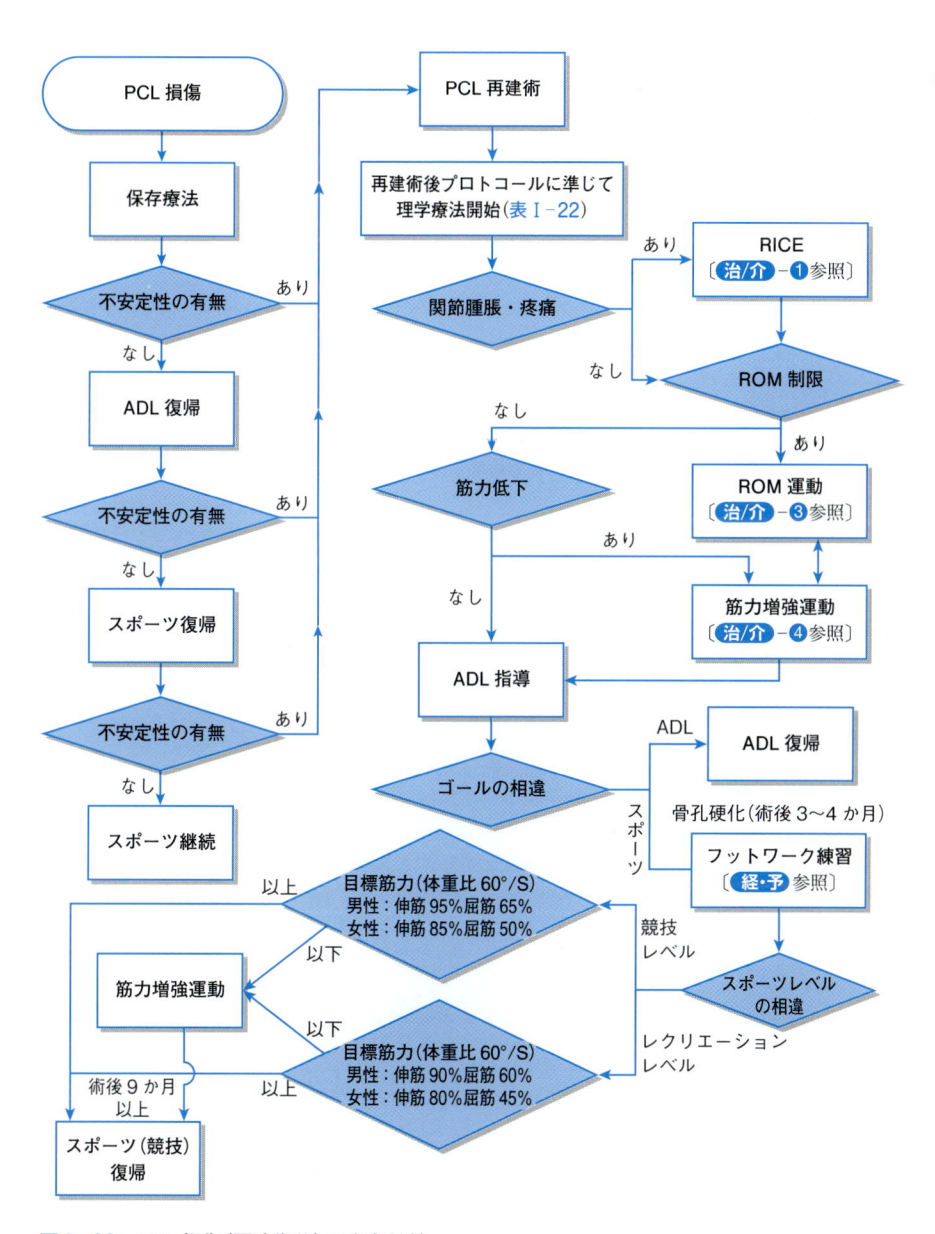

図Ⅰ-22 PCL損傷(再建術後)の臨床判断

1 膝関節の靱帯損傷

4 内側側副靱帯(MCL)損傷（保存療法）

評価
・内側側副靱帯(medial collateral ligament；MCL)損傷はその重症度により，軽度の疼痛はあるが外反動揺を認めないⅠ度，疼痛とともに膝関節軽度屈曲位での外反動揺が認められるⅡ度，外反動揺が著明で膝関節伸展位でも認められるⅢ度に分類される．
・外反ストレステストは背臥位で患者の下腿を脇に挟み膝関節を外反し，示・中指で内側関節裂隙を触診し開大程度を確認する．
・完全伸展位と30°屈曲位で行い，健側と比較する．
・外反膝を呈する者は再受傷しやすいので，下肢のアライメントのチェックも重要である．

治療/介入（表Ⅰ-23，図Ⅰ-23）
・MCL損傷の治療は装具を使用した保存療法が主体で，固定の必要性も否定されている．

❶ 物理療法
・炎症症状が認められる急性期は，アイシングを主体としたRICE処置を行う．

表Ⅰ-23 MCL損傷（Ⅱ～Ⅲ度損傷に対する保存療法）理学療法プロトコール

病期	ROM運動	筋力増強運動	歩行・荷重，他
急性期 (〜1・2週)			RICE 場合により松葉杖 装具使用 部分荷重
亜急性期 (2〜4週)	ウォールスライド ヒールスライド	内側広筋に電気刺激 サスペンションレッグプレス ターミナルニーエクステンション レッグエクステンション（股・膝内旋） レッグカール（膝内旋） バランス練習 レッグプレス スクワット	全荷重

※スポーツ復帰をゴールとする症例では下記のように等速性筋力測定→フットワーク練習を行う

スポーツ 動作開始期 (4〜5週)	等速性筋力測定：大腿四頭筋・ハムストリングス，スクワット				
	フットワーク練習開始				
	減速ドリル	横の動き	ターンドリル	ストップドリル	ランニングドリル
	ハーキー リカシェット ジョグ&ハーキー	サイドステップ サイドステップ &ハーキー サイドステップ 往復 サイドステップ ジグザグ	ジョグ&両脚 ターン ランニング&両 脚ターン	スクワットジャ ンプ両脚 ダブルレッグ ホップ スクワットジャ ンプ片脚 ワンレッグホップ	ジョギング ランニング ダッシュ
	ダッシュ&ハーキー				
2〜3か月	スポーツ(競技)復帰				

膝関節〜下腿部の靱帯損傷

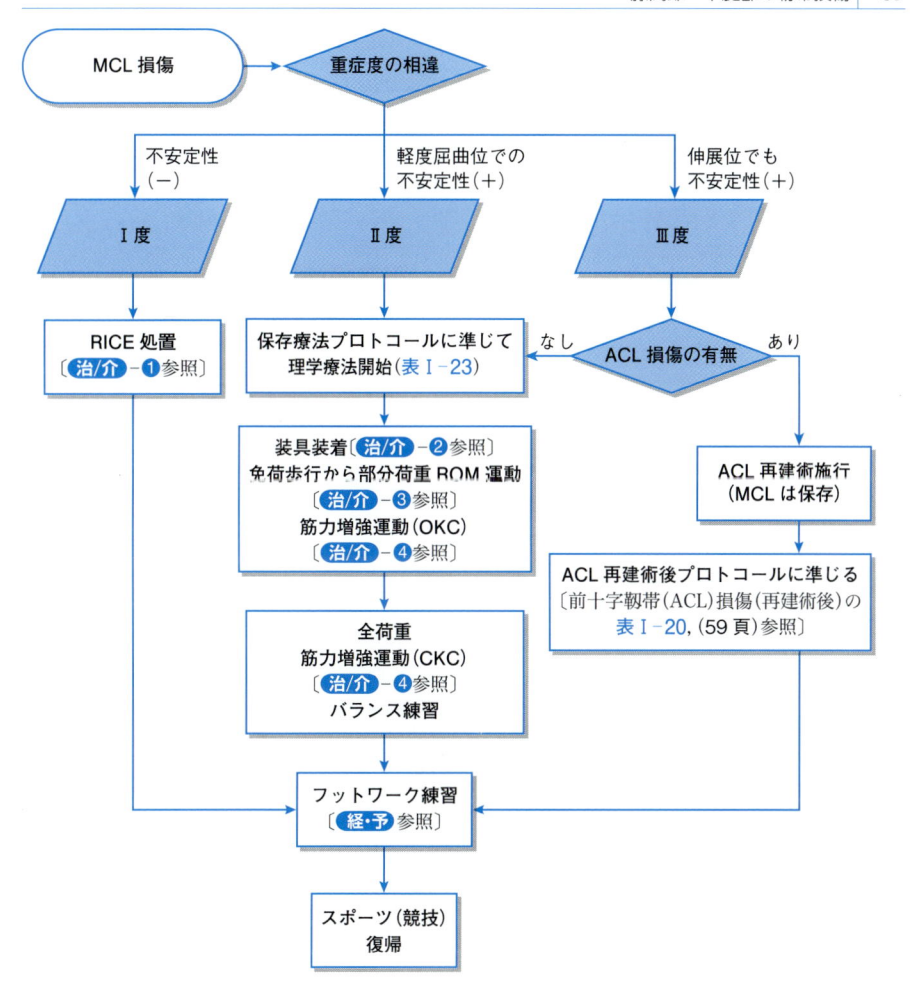

```
MCL損傷 → 重症度の相違
         ├─ 不安定性(−) → Ⅰ度 → RICE処置〔治/介〕-❶参照〕
         ├─ 軽度屈曲位での不安定性(+) → Ⅱ度 → 保存療法プロトコールに準じて理学療法開始(表Ⅰ-23)
         │    → 装具装着〔治/介〕-❷参照〕
         │      免荷歩行から部分荷重ROM運動〔治/介〕-❸参照〕
         │      筋力増強運動(OKC)〔治/介〕-❹参照〕
         │    → 全荷重 筋力増強運動(CKC)〔治/介〕-❹参照〕バランス練習
         └─ 伸展位でも不安定性(+) → Ⅲ度 → ACL損傷の有無
                                        ├─ なし
                                        └─ あり → ACL再建術施行(MCLは保存)
                                                → ACL再建術後プロトコールに準じる〔前十字靱帯(ACL)損傷(再建後)の表Ⅰ-20,(59頁)参照〕
         → フットワーク練習〔経・予参照〕→ スポーツ(競技)復帰
```

図Ⅰ-23 MCL損傷(保存療法)の臨床判断

❷ 歩行・荷重
・急性炎症期が過ぎれば,膝外反を制動する膝装具を装着させ荷重を開始し,疼痛や腫脹を目安に部分荷重から全荷重へ可及的に進める.

❸ ROM運動
・疼痛を指標に特に制限は設けず,ROM運動を行う.

❹ 筋力増強運動
・膝外反不安定性の予防には,大腿四頭筋,特に内側広筋の筋力増強が重要である.股関節外転位で股関節を内転・内旋方向に力を入れなが

ら,膝関節の最終伸展を行う方法も1つである.
・動的な内側支持機構である内側ハムストリングスの強化も重要となるので,疼痛が軽減すれば下腿を内旋させることで内側ハムストリングスの収縮を意識させたレッグカールを行う.
・荷重が可能となれば前述のような開放性運動連鎖(open kinetic chain；OKC)から閉鎖性運動連鎖(closed kinetic chain；CKC)での筋力増強も開始する.

リスク管理
- MCL損傷の保存療法では，膝関節に外反・外旋力が加わらないようにしながら，膝関節内側の動的支持機構を強化することが重要である．
- 1つの方法として装具装着があり，ACL再建術後に使用されるような硬性装具や大腿・下腿の外側と膝関節内側の3点を支持したストラップの付いた軟性膝装具がある．
- ジャンプ着地動作時の動的アライメントの修正・指導も重要である．

経過・予後
- スポーツ復帰をゴールとする症例の場合，疼痛や不安定感がなくなれば等速性での筋力測定を行い，それを指標にACL再建術後に行うフットワーク練習に準じてスポーツ動作を開始する．
- Ⅱ～Ⅲ度損傷の場合，不安感があれば装具やテーピングをしたうえで受傷後2～3か月を目安にスポーツ（競技）復帰とする．

（川島　敏生）

膝蓋骨（亜）脱臼

1 膝蓋骨（亜）脱臼

病態・障害
- 膝関節の屈曲運動に伴い，膝蓋骨が大腿骨外側顆のほうへ編位するものを外側亜脱臼といい，完全に外側顆を越えたものを外側脱臼という．内側への脱臼は稀である．
- 原因は外傷性のほか，大腿骨顆部の形成不全，脛骨粗面の外方偏位のための大腿四頭筋のアライメント異常〔Q角（Q-angle）の拡大〕，全身の関節弛緩性，膝蓋骨高位，外反膝などがある．
- 分類として，外傷が原因であれば外傷性（亜）脱臼，受傷後に再発を繰り返す場合は反復性（亜）脱臼，外傷の既往はないが脱臼を繰り返す場合は習慣性（亜）脱臼という．
- 病態としては，膝蓋骨内側支持機構と呼ばれる内側膝蓋支帯，内側膝蓋脛骨靱帯，内側膝蓋大腿靱帯，内側膝蓋半月靱帯の損傷や，先天的な関節弛緩性がある．

表Ⅰ-24　主な治療/介入のプログラム例

保存療法	MPFL再建術
患部の保護 ・RICE処置 ・装具，サポーター，テーピング ROM運動 ・膝屈曲可動域運動 筋力維持・増強運動 ・OKCトレーニング ・CKCトレーニング スポーツ動作指導 ・ジョギング ・ジャンプ ・ランニング	患部の保護 ・術後固定装具 ・RICE処置 ・免荷 ・装具，サポーター，テーピング ROM運動 ・ストレッチング ・膝屈曲可動域運動 筋力維持・増強運動 ・患部外トレーニング ・OKCトレーニング ・CKCトレーニング スポーツ動作指導 ・ジョギング ・ジャンプ ・ランニング

- 膝屈曲位でのX線撮影法（skyline view）で膝蓋骨の偏位や大腿骨顆部（大腿骨溝）の低形成が確認できる．

評価
- 外傷性（亜）脱臼の急性期はもちろん，反復性や習慣性でも，膝蓋骨周囲（特に内側）の疼痛の訴えが多いため，疼痛部位・出現条件などを評価する．
- apprehension（不安感）テストと呼ばれる，膝屈曲30°安静位での膝蓋骨の他動的外方偏移に対する大腿四頭筋の防御収縮の有無，および他動的に膝蓋骨を外方に偏移させて，膝伸展位からの屈曲運動時の不安感などを確認する．
- 全身の関節弛緩性は，外傷性（亜）脱臼例でも潜在している可能性があり，原因にかかわらず，肘や膝の過伸展の確認などの関節弛緩性テストを実施しておく．

治療/介入（表Ⅰ-24，図Ⅰ-24）
- 初回受傷例や，習慣性（亜）脱臼でも膝蓋骨の大きな偏位を認めない例は，保存的治療が選択される[1,2]．保存的治療で改善が認められなければ手術適応となり，最近では内側膝蓋大腿靱帯（medial patellofemoral ligament；MPFL）の再建術が実施される．
- 急性期や術直後，あるいは動作後などに炎症

膝蓋骨(亜)脱臼

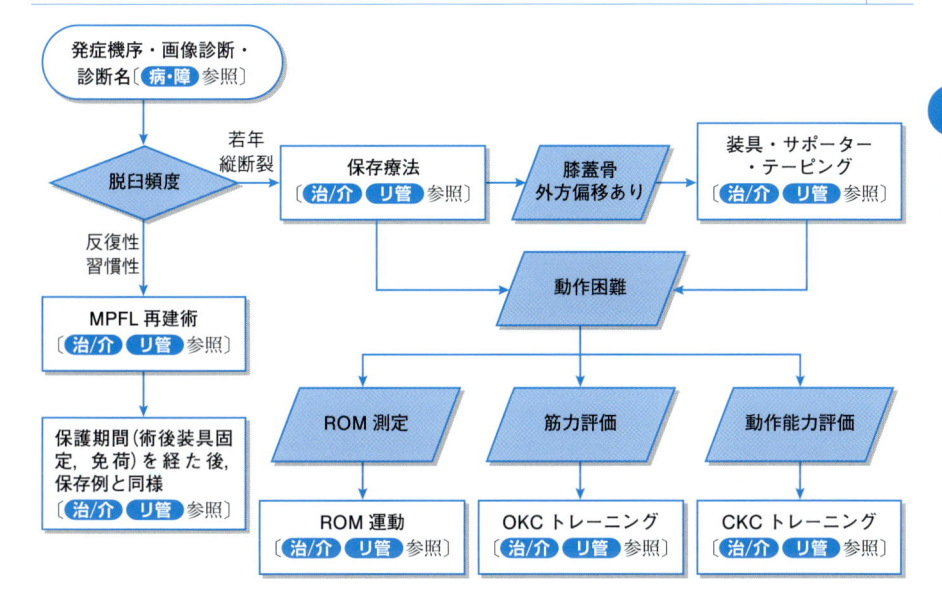

図Ⅰ-24 膝蓋骨(亜)脱臼の臨床判断

症状を認めるならば，RICE処置を実施する．
・動作中の不安感が存在するなら，膝蓋骨の偏位を予防するためのサポーターの装着やテーピング(図Ⅰ-25)の貼付のもと，運動を実施する．

❶ 保存的治療
(1) ROM運動
・膝関節屈曲方向への運動に不安感があり，屈曲制限を生じやすいため，膝蓋骨の外方編位を防ぎながら，屈曲運動を実施する．
・反復性膝蓋骨(亜)脱臼で，膝蓋骨の高位を認める場合は，膝蓋骨モビライゼーションを実施し，アライメントの正常化をはかる．

(2) 筋力維持・増強運動
・膝蓋骨の外方偏位に対抗する大腿四頭筋内側広筋を強化する．
・内側広筋を選択的に収縮させるため，強化運動中は低周波電気刺激を併用する．また収縮感に乏しい症例では，筋電バイオフィードバックにて再教育をはかるとよい．
・SLRやレッグエクステンション(開放性運動連鎖，open kinetic chain；OKC)トレーニングでは，下肢を外旋し内側広筋が上面に向いた状態で実施すると筋収縮が得られやすい．

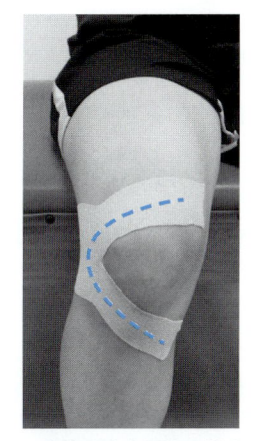

図Ⅰ-25 膝蓋骨外方偏位に対するテーピング
破線部分が膝蓋骨の外方偏位を制動する．

・OKCトレーニングでは，股関節の内転筋との同時収縮により，内側広筋の収縮を高めることができる．
・荷重下で膝関節の外反(大腿骨の内旋)を認める症例には，殿筋群の強化も必要である．

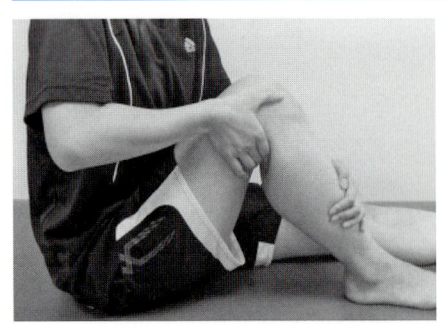

図Ⅰ-26 膝蓋骨の外方偏位を徒手的に制動しながらのROM運動

(3) CKC動作トレーニング
- 閉鎖性運動連鎖(closed kinetic chain；CKC)動作は，膝蓋骨の外方への偏位を助長する膝関節の外反を防ぎながら実施する．
- 膝関節の内外反を視認しやすいスクワットから始め，愁訴の多い階段下降など，大腿四頭筋の遠心性収縮トレーニングを実施する．

❷ MPFL再建術後[3-5]
- 保存的治療との違いは，術後の装具固定(1～2週間)，免荷期間(装具除去後，部分荷重～術後約1か月で全荷重)などの保護期間を有することであり，術後半年でのスポーツ復帰が目標とされる．
- 廃用症候群の予防のため，保護期間中でもSLRや殿筋群のトレーニングを開始する．
- ROM運動やOKCトレーニングは装具除去後，CKCトレーニングは荷重許可に合わせて開始する．方法は前項の「❶保存的治療のプログラム」に準じる．

リスク管理
- 膝蓋骨の高位は(亜)脱臼を誘発するため，外傷直後やMPFL再建術後の保護期間中の膝蓋骨のアライメント異常に十分注意する．
- 動作中の(亜)脱臼の回避は必須で，前述の膝蓋骨外方偏位予防用のサポーターやテーピング，必要であれば徒手的な制動も実施しながらプログラムを進める(図Ⅰ-26)．
- 転倒による急激な膝の屈曲を避けるため，患者の運動機能によっては，全荷重許可後も松葉杖を使用するなど配慮が必要である．

経過・予後
- 手術技術の進歩により，初回外傷で骨・軟骨骨折がない例を除いて，MPFL再建術が広く適用され，術後の経過は良好とされる．
- 注意すべきは，MPFL再建術により解剖学的には膝蓋骨の(亜)脱臼は改善されるが，内側広筋の収縮不全や荷重下での下肢の不良アライメントは手術では改善しないことである．よって，これらの改善を目標とする理学療法が予後を左右するため，適切なアプローチと患者教育が重要である．

● 引用文献
1) 大森豪，他：膝蓋骨脱臼に対する保存療法．関節外科 25：36-39，2006
2) 早川和恵，他：膝蓋骨脱臼，亜脱臼に対する保存的治療．Orthopaedics 20：87-93，2007
3) 境隆弘，他：膝関節靱帯損傷に対するリハビリテーション．福井勉，他(編)：理学療法MOOK 9 スポーツ傷害の理学療法 第2版，pp170-188，三輪書店，2009
4) 佐藤睦美，他：膝蓋大腿関節障害に対するリハビリテーションとリコンディショニングの実際．小柳磨毅(編)：下肢スポーツ傷害のリハビリテーションとリコンディショニング．pp152-160，文光堂，2011
5) 浅枝諒，他：反復性膝蓋骨脱臼に対する内側膝蓋大腿靱帯再建術-術後リハビリテーション．臨スポーツ医 30(臨時増刊号)：435-439，2013

〈境 隆弘〉

半月板損傷

1 半月板損傷 縫合術後および切除術後

病態・障害
- 半月板損傷は，単独でおこる場合と他の靱帯損傷に合併して起こる場合がある．
- 半月板損傷機序の1つは，下肢に荷重がかかっている状態で半月板のうえを大腿骨が回旋することで，半月板が圧搾され生じる．
- もう1つの機序は，フルスクワットのように深くしゃがんだ際に強く挟み込まれた半月板後節が起き上がる際に前方に引かれることで生じる．
- 典型的な症状は，運動時痛と膝の引っかかり感(キャッチング，catching)やクリック音で，膝の可動域(屈曲・伸展・回旋)制限および正座やしゃがみこみができなくなるなどの動作困難

を呈する．運動後に関節水腫をきたすこともある．
・バケツ柄状断裂(bucket-handle tear)と呼ばれる半月板辺縁部の縦断裂では，膝が屈曲したまま伸展しない嵌頓(ロッキング，locking)症状を認めることがある．

評価
・画像診断は，単純 X 線像では発見が困難で，関節造影や関節鏡検査でも損傷部位の確認は可能だが，非侵襲的に撮影が行える MRI が最も有用である．
・理学所見として，膝関節周囲筋の萎縮や関節裂隙の圧痛，膝関節の運動時痛がある．特に過伸展時に疼痛が強ければ半月板の前節が，また過屈曲時に疼痛が強ければ後節が損傷されている．
・評価は大腿周径の計測や筋力テスト，ROM 測定を行い，徒手的に半月板損傷を誘発する検査としては，マクマリー(McMurray)テストやアプレー(Apley)テストが有名である．いずれのテストも，膝関節に回旋や屈曲ストレスを加えることで半月板の圧搾を再現する方法である．

治療/介入(表Ⅰ-25，図Ⅰ-27)
・半月板は膝関節の荷重機能に重要な役割があり，若年者や縦断裂例では原則として関節鏡視下にて半月板縫合術が行われる．一方，水平断裂や横断裂例，あるいは中・高齢者で損傷部位に変性が認められる場合は，切除術の対象となる．

❶ 半月板縫合術後
(1) ROM 運動
・術直後は軟性の装具で固定されるが，装具装着下でも下肢後面筋のストレッチングを 20 秒間，3 セットを目安に実施し，柔軟性の低下を防ぐ．また，医師の許可がおりれば，膝蓋骨のモビライゼーションを実施する．
・膝屈曲可動域運動の目標可動範囲は，一般的に術後 1 か月半ごろまでにはいったん 135°の獲得でとどめておき，術後 4 か月から 145°，そして術後半年での正座獲得を目指す．この目標可動範囲の設定は，半月板の損傷状態により異なるため，医師の指示に従う．

(2) 筋力増強運動〔開放性運動連鎖(open kinetic chain；OKC)トレーニング〕
・術直後の装具固定時期から，足部の自動運動や患肢の SLR，体幹の安定化などの患部外トレーニングを実施し，廃用性の筋力低下を防ぐ．医師の許可がおりれば，大腿四頭筋セッティングも行う．
・膝屈曲可動範囲の拡大とともに，膝伸展，屈曲方向ともに抵抗運動を実施する．負荷量は自重負荷から開始し，全荷重許可後から漸増していき，術後 3 か月には等速度運動機器を使用する．

(3) 荷重および CKC トレーニング
・荷重量の設定は，半月板の損傷状態により異なるため，医師の指示に従うが，全荷重が許可されても，スクワットのような閉鎖性運動連鎖(closed kinetic chain；CKC)トレーニングの開始には術後 2〜3 か月を要するので，注意が必要である．
・よって，CKC トレーニングが許可されるまでは，無負荷での自転車エルゴメータおよび膝関節運動をおこさない立位での踵上げ運動や half sitting exercise(図Ⅰ-28)を実施する[1,2]．
・膝関節運動を伴う CKC トレーニングの許可後は，両脚スクワットから開始し，両脚を前後

表Ⅰ-25 主な治療/介入のプログラム例

半月板縫合術 (復帰目標 6 か月)	半月板切除術 (復帰目標 2〜3 か月)
患部の保護 ・軟性装具 ・RICE 処置	**患部の保護** ・RICE 処置
ROM 運動 ・ストレッチング ・膝蓋骨モビライゼーション ・膝伸展，屈曲可動域運動	**ROM 運動** ・ストレッチング ・膝伸展，屈曲可動域運動
筋力増強運動 ・患部外トレーニング ・大腿四頭筋セッティング ・OKC トレーニング ・CKC トレーニング	**筋力増強運動** ・OKC トレーニング ・CKC トレーニング
スポーツ動作指導 ・ジョギング ・ジャンプ ・ランニング	**スポーツ動作指導** ・ジョギング ・ジャンプ ・ランニング

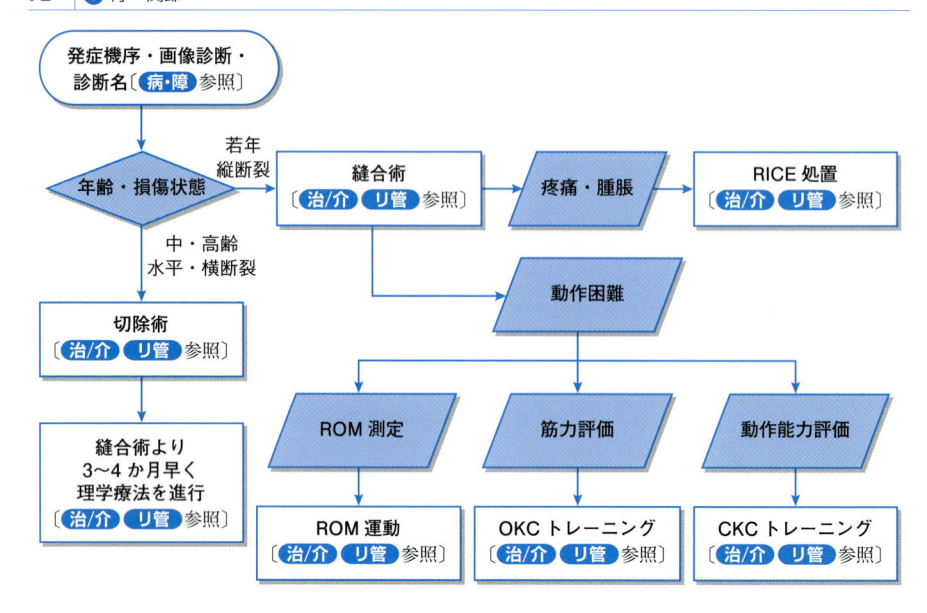

図 I-27　半月板損傷　縫合術後および切除術後の臨床判断

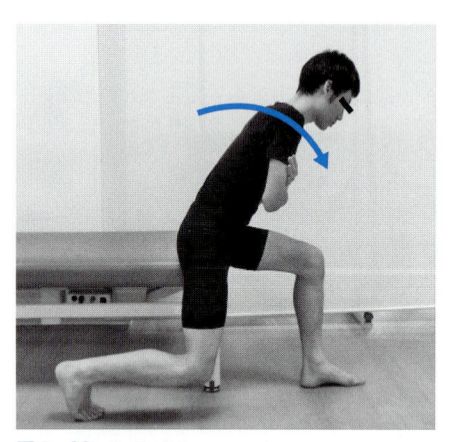

図 I-28　half sitting exercise
術側の殿部（坐骨）支持にて，非術側の下肢を後方に引いた座位（half sitting）から，体幹を前傾すると，膝関節の運動をおこさずに，術側の大腿四頭筋の張力が高まる．

に開脚した状態で行うスプリットスクワット（図 I-29），そして片脚スクワットへと進め，さらに片脚支持にて反対側の下肢を多方向にできるだけ遠くに伸ばすレッグリーチや立位姿勢から一方の下肢を前後左右に踏み出すレッグランジへと負荷量を上げていく[1-3]．

- 術後3～4か月でジョギングが開始されれば，ジャンプやランニング，アジリティートレーニングへと進め，術後半年でのスポーツ復帰を目指す．

❷半月板切除術後
- 縫合術後と同様に，術後炎症症状に対するRICE処置は必須であり，ROM運動，OKCトレーニング，CKCトレーニングは疼痛の様子をみながら進める．
- 縫合術後と違い，保護すべき半月板は切除されているため，治療プログラムは早めに進められ，スポーツ復帰は切除術後のおよそ半分の術後2～3か月を目標とする[4,5]．

リスク管理
- 術創部や運動による炎症症状の惹起を回避するため，疼痛や関節水腫，熱感などに注意する．
- 縫合術後は，固定および免荷期間が長いた

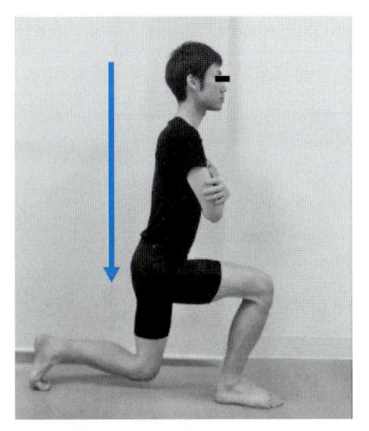

図Ⅰ-29　スリップスクワット
両脚を前後に開いた立位から，術側（後脚）の大腿が床に垂直な状態で，膝が屈曲90°になるまで，重心を下げると術側（後脚）の大腿四頭筋の張力が高まる。

め，廃用性の筋萎縮や筋力低下，関節拘縮の発生に注意する．
・関節運動はキャッチングやクリック音が再発しないよう慎重に実施する．
・内反膝や外反膝，さらには内反足や外反足などの不良アライメントの存在は半月板への力学的負荷の不均衡を生じるため，必要に応じてテーピングやインソールを処方する．
・荷重下での膝屈曲運動の際は，回旋運動による縫合部への過剰なストレスは避け，特に不良なジャンプ・着地動作やカッティングは改善すべきである．
・また，屈曲方向への注意だけではなく，膝の過伸展が半月板前節への過剰なストレスを生むため，注意が必要である．

経過・予後
・半月板縫合術は切除術に比べ，前十字靱帯（anterior cruciate ligament；ACL）損傷などの重篤な合併症がある場合以外は一般的に予後がよく，山本ら[6]は，術後1年以上経過観察可能であった111膝（縫合術35膝，切除術76膝）の調査にて，スポーツ復帰率が縫合術群では92.3％であったのに対し，切除術群では84.6％と低値であったと報告している．前項の治療プログラムを逸脱することがない経過をたどれば，術後半年でスポーツに復帰できる．

・術後炎症症状の長期化，膝関節柔軟性や筋力の回復不全があるにもかかわらず練習復帰が早すぎるなど，治療プログラムの停滞や無視があると予後は不良となり，軟骨損傷などの二次的損傷がおこりうる．

● 引用文献
1) 小柳磨毅：膝靱帯，半月板損傷の理学療法．吉尾雅春，他（編）：標準理学療法学 骨関節運動療法学．pp51-70，医学書院，2013
2) 木村佳記，他：関節鏡視下手術と術後リハビリテーション．臨スポーツ医 30（臨時増刊号）：394-401，2013
3) 木村佳記，他：半月板・関節軟骨損傷に対するリハビリテーションとリコンディショニングの実際．小柳磨毅（編）：下肢スポーツ外傷のリハビリテーションとリコンディショニング．pp136-151，文光堂，2011
4) 田中正栄：アスリートの半月板損傷に対する術後リハビリテーション．臨スポーツ医 29：1033-1039，2012
5) 今屋健：半月板損傷のリハビリテーション．Sportsmed 149：12-17，2013
6) 山本祐司，他：アスリートの半月板損傷に対する治療－部分切除術 vs 縫合術－．臨床スポーツ医学 29：1021-1025，2012

（境　隆弘）

膝関節～下腿部の過用性障害

1 膝関節周辺の過用性障害 シンスプリント

病態・障害
・下肢の過用性障害は疼痛を主訴とし，ランニングやジャンプなどスポーツによる力学的ストレスの反復によって生じる．
・膝関節周辺では，腸脛靱帯と外側上顆との摩擦によって生じる腸脛靱帯炎，縫工筋，薄筋，半腱様筋の鵞足付着部牽引や内側側副靱帯前縦走線維との摩擦によって生じる鵞足炎，膝蓋靱帯への伸張力によって生じる膝蓋腱炎などがある．
・10～15歳の小中学生に好発する骨端症としては，脛骨粗面に疼痛や骨性隆起が生じるオスグッド・シュラッター（Osgood-Schlatter）病（→77頁），膝蓋骨下端に疼痛が生じるシンディン・ラーセン・ヨハンソン（Sinding-Larsen-Johansson）病がある．特に身長が急激に伸び

表I-26 Walshの疼痛分類

stage I	運動後にのみ痛みがある
stage II	運動中に痛みはあるが，パフォーマンスに影響はない
stage III	運動中に痛みがあり，パフォーマンスが低下する
stage IV	安静時にも，慢性的な持続する痛みがある

〔Walsh, et al：The physician's handbook. pp245-258, Hanley & Belfus, 1990より〕

表I-27 主な治療/介入のプログラム例

Walshの疼痛分類stage I・IIの場合

ROM運動
・足指，足関節屈伸運動
・ストレッチング，マッサージ

装具療法
・テーピング，足底板

コンディショニング指導
・ストレッチング，マッサージ，アイシング
・リラクセーション（入浴）

Walshの疼痛分類stage III・IVの場合

スポーツ活動の一定期間の制限もしくは休止
物理療法
・アイシング

ROM運動
・足指，足関節屈伸運動
・ストレッチング，マッサージ

筋力維持・増強運動
・荷重，非荷重下での抵抗運動
・体幹（コア），股関節周囲筋の活性化

姿勢・動的アライメントの制御
・バランスボード片脚立位運動
・動的マルアライメントの改善

装具療法
・テーピング，足底板

患部外トレーニング
・水中運動，固定式自転車

コンディショニング指導
・ストレッチング，マッサージ，アイシング
・リラクセーション（入浴）

る二次成長スパート（second growth spurt）期の膝伸展モーメントの増大に伴う大腿四頭筋，膝蓋腱の反復牽引で生じる．
・下腿では，脛骨内側縁中下1/3に疼痛や圧痛が生じるシンスプリント（shin splints）がある．後脛骨筋・長母趾屈筋・長趾屈筋・ヒラメ筋の走行や付着部から筋・腱膜の反復牽引が発生要因と考えられているが，病態はいまだ解明されていない．

評価
・主観的評価として疼痛部位，疼痛を増悪させる動作や位相，パフォーマンスへの影響について確認する．疼痛レベルの動態として安静時痛，動作時痛の変化を定量化（numeric rating scale；NRS，無痛=0，最大の痛み=10）する．また，初めての発症か再発症かの確認も行う．
・現病歴として，発症時期，練習内容の変化，シューズやサーフェスなど環境面の変化，体重，BMI（body mass index）の変動について確認する．再発症や経過が長い場合は，医療機関への受診歴や治療歴について確認する．また，既往歴としてシンスプリント発症に関連する外傷・障害の有無についても確認する．選手が希望する復帰時期（出場したい大会）やチーム内でおかれている立場など心理・社会的背景についての情報収集も併せて行う．
・客観的評価として，圧痛部位と範囲，腫脹，熱感の有無や程度を確認する．荷重に伴う足部回内や足部アーチの形成不全，舟状骨の降下などの構造的要因，長趾屈筋やヒラメ筋など疼痛部周辺に付着・走行する筋柔軟性の低下とそれに伴う足指伸展，足関節背屈のROM制限の有無や体幹と下肢の筋力，筋柔軟性などの機能的要因について評価を行う．ランニングでは，支持期中点（mid support）における過度な股関節内転・内旋，膝外反，足部回内・外転運動など動的アライメントについて評価し，症状との関連性を探る．

治療/介入（表I-26，27，図I-30）
・プログラムは，Walshの疼痛分類[1]（表I-26）に準じてstage I・IIでは特にスポーツ活動の制限や休止期間を設けずに注意深く進める．stage III・IVでは，一定期間のスポーツ活

膝関節～下腿部の過用性障害 75

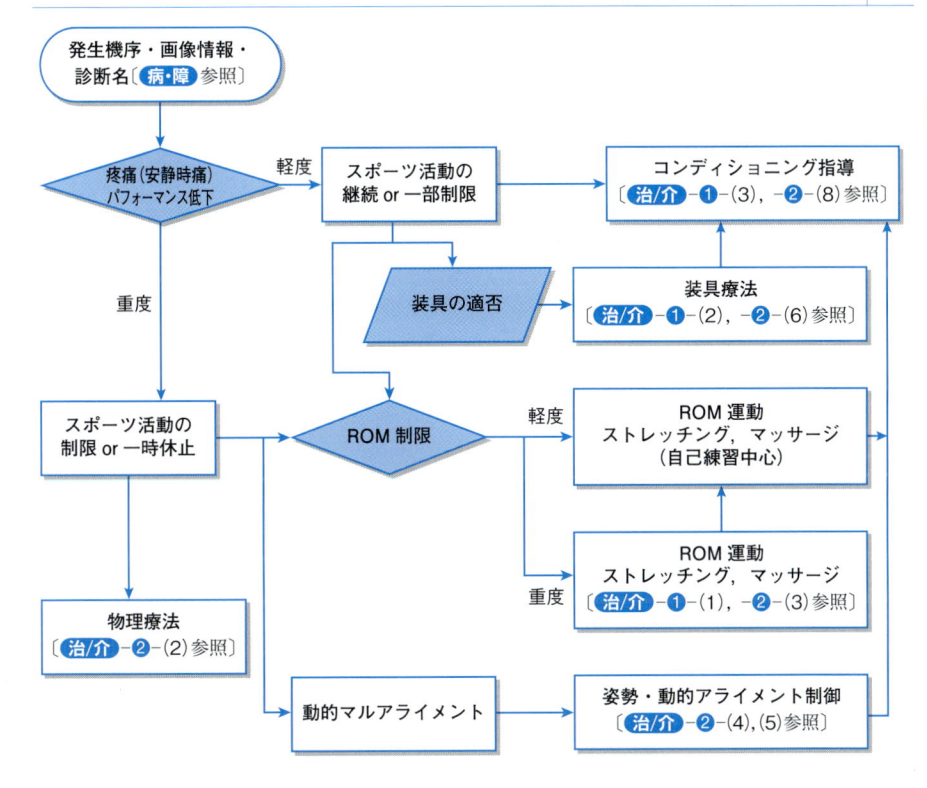

図Ⅰ-30 膝関節周辺の過用性障害 シンスプリントの臨床判断

動を制限するか休止する．

❶ Walsh の疼痛分類 stage Ⅰ・Ⅱの場合
(1) ROM 運動
・足指屈伸，足関節底背屈，内外反，股関節屈伸，内外転，内外旋運動を行う．
・腓腹筋，ヒラメ筋，腓骨筋，後脛骨筋，長母趾屈筋，長趾屈筋のストレッチやマッサージを行う．
(2) 装具療法
・荷重による顕著な足部アーチや舟状骨の降下に対して，テーピングやインソールによるサポートを行う．
(3) コンディショニング指導
・シューズやサーフェスなど環境面のチェックを行う．
・スポーツ活動終了後，速やかに患部に15～20分程度のアイシングを行うように指導する．
・ROM 制限や筋のタイトネスに対して，スト

レッチングやマッサージを行うように指導する．入浴は浴槽にゆったりと浸かり，全身のリラクセーションに努めるように指導する．

❷ Walsh の疼痛分類 stage Ⅲ以上の場合
(1) スポーツ活動の制限
・Walsh の疼痛分類 stage Ⅲ以上では，疼痛を増悪するスポーツ活動（ランニングやジャンプなど）を一定期間制限するか休止する．
(2) 物理療法
・患部の熱感が強い場合は，アイシングやアイスマッサージを行う．1回の実施時間は，15～20分間を目安とする．1日に複数回行ってもよいが，少なくても40～60分は間隔をあける．
(3) ROM 運動
・足関節底背屈，内外反，膝関節屈伸，股関節屈伸，内外転，内外旋運動を行う．特に足指伸展，足関節背屈制限に対しては重点的に行う．
・腓腹筋，ヒラメ筋，腓骨筋，後脛骨筋，長母

趾屈筋，長趾屈筋へのストレッチングやマッサージを行う．

(4)筋力維持・増強運動
- 荷重痛がある場合は非荷重下で，セラバンド®による抵抗運動を足関節周囲筋に対して行う．底屈運動は腓腹筋とヒラメ筋，背屈運動は前脛骨筋，内反運動は後脛骨筋と前脛骨筋，外反運動は長短腓骨筋の抵抗運動となる．10回，3セットを目安に行う．
- 荷重痛がない場合は荷重下で，ヒールレイズを膝伸展・屈曲位の各肢位で行う．踵部挙上時の前足部（母指球と小指球）への均等荷重，足指伸展，足底腱膜による巻き上げ機効果（windlass effect）を確認し，踵部降下に伴う足関節底屈筋群の遠心性収縮を強調して行う．両脚から片脚運動へ底屈筋群への負荷を調整する．10回，3セットを目安に行う．
- 下肢の複合関節運動や下肢筋力の維持として，スクワットを行う．両脚から片脚運動へ下肢筋群への負荷を調整する．10回3セットを目安に行い，筋持久力の向上に合わせて1セットの回数を増やしていく．
- 安定した片脚立位に必要な体幹（コア）と股関節周囲筋力の維持・増強運動として，フロント，サイド，バックの各ブリッジを行う．20秒間のブリッジ保持，3セットを目安に行う．筋持久力の向上に合わせて1セットの保持時間を延長する．両脚から片脚支持へ基底面を変え，難易度を調整する．

(5)姿勢・動的アライメントの制御
- 片脚立位，片脚スクワットによるバランス・姿勢制御運動を行う．姿勢や重心，支持基底面の課題（バランスボード）により難易度を調整する．
- 足部回内・外転，膝外反，股関節内転・内旋による動的マルアライメントの改善をはかる．

(6)装具療法
- 荷重による顕著な足部アーチや舟状骨の降下に対して，テーピングやインソールによるサポートを行う．

(7)患部外トレーニング
- 水中運動や固定式自転車による心肺機能の維持をはかる．

(8)コンディショニング指導
- シューズやサーフェスなど環境面のチェックを行う．

- スポーツ活動終了後，速やかに患部に15～20分程度のアイシングを行うように指導する．
- 筋のタイトネスに対して，ストレッチングやマッサージを行うように指導する．入浴は浴槽にゆったりと浸かり，全身のリラクセーションに努めるように指導する．

リスク管理
- 復帰へのあせりや不安を助長する無理な復帰時期の設定，チーム内の立場など心理・社会的背景に関する情報を把握する．
- 機能回復が不十分なままの競技復帰は再発や症状の慢性化につながり，疼痛を回避した代償運動による練習の継続はフォームの崩れにつながるため，運動の開始時期や強度の設定には注意をはらう．
- 障害の発生要因や再発予防のための情報を提供し，アイシングやストレッチングなど疲労の回復を促すコンディショニング指導を行う．

経過・予後
- シンスプリントはX線所見に異常がなく，圧痛や運動時痛を主症状とする下腿の過用性障害であり，スポーツ活動の制限や休止，アイシング，ストレッチング，インソールの装着，適切なシューズやサーフェスの選択により症状は改善する．Walshの疼痛分類stageⅠ・Ⅱであれば，スポーツ活動を継続しながらの対応も可能で，stageⅢ以上であればスポーツ活動の制限が必要となる．脛骨内側面から内側縁に強い疼痛が長期間継続し，X線では長期間にわたり骨変化を認めないが，MRIでの脂肪抑制撮影法で，骨膜および骨髄内に高輝度変化が出現する病態では，競技復帰までに時間を要する．

● 引用文献
1) Walsh W, et al: Musculoskeletal injuries in sports. The physician's handbook. pp245-258, Hanley & Belfus, Philadelphia, 1990

● 参考文献
1) 八木茂典：脛骨過労性骨障害に対する理学療法の考え方．臨スポーツ医 31（臨時増刊号）：299-304，2014
2) 岡戸敦男，他：シンスプリントの機能解剖学的病態把握と理学療法．理学療法 31：166-174，2014

（田中　正栄）

1 膝関節周辺の過用性障害
2 オスグッド・シュラッター病

評価
- オスグッド・シュラッター病（Osgood-Schlatter disease；OSD）の主観的評価として疼痛部位，疼痛が増悪する動作（ADL；階段昇降，スポーツ；ストップなど）を具体的に確認する．疼痛レベルの動態として安静時痛，動作時痛の変化を定量化（numeric rating scale；NRS，無痛＝0，最大の痛み＝10）する．
- 現病歴として，発症時期，練習内容の変化，サーフェスなど環境面の変化を確認する．また，成長との関連性が強いため身長の伸び率を確認する．
- 客観的評価として，脛骨粗面部の圧痛，腫脹，熱感の有無や程度を確認する．膝蓋骨の可動性，膝関節，股関節，足関節の可動域とともに大腿四頭筋，ハムストリングス，腓腹筋などの二関節筋の柔軟性評価を行う．X脚や扁平足の有無など静的アライメントや立位姿勢，構え姿勢（power position）の重心後方化により，膝伸展モーメントが強く働いていないか評価する．

治療/介入（表Ⅰ-28，図Ⅰ-31）
- プログラムは，Walshの疼痛分類〔表Ⅰ-26→74頁〕に準じてstageⅠ・Ⅱでは特にスポーツ活動の制限や休止期間を設けずに注意深く進める．stageⅢ以上では，一定期間のスポーツ活動を制限するか休止する．Blasinaの膝蓋腱炎病相分類[1]をOSDに用いて進めることもある[2]．

❶ Walshの疼痛分類stageⅠ・Ⅱの場合
（1）ROM運動
- 膝関節屈伸，足関節底背屈，股関節屈伸，内外転，内外旋運動や骨盤前後傾運動を行う．
- 大腿四頭筋，ハムストリングス，腓腹筋などの二関節筋のストレッチングとマッサージを行う．ストレッチングは，筋の伸張感を感じつつ，1回30秒間持続的に行う．マッサージは，筋の走行に沿って3～5秒間圧迫し，特に強い圧痛点や硬結部へは，1回30秒～2分間持続的に圧迫を行う．

（2）姿勢・動的アライメントの制御
- 立位，構え姿勢の重心後方化による膝伸展モーメント増大の改善をはかる．

表Ⅰ-28 主な治療/介入のプログラム例

Walshの疼痛分類stageⅠ・Ⅱの場合

ROM運動
- 膝関節屈伸・骨盤前後傾運動
- ストレッチング，マッサージ

姿勢・動的アライメントの制御
- 重心後方化の改善
- 動的マルアライメントの改善

装具療法
- テーピング，オスグッドバンド，膝サポーター

コンディショニング指導
- ストレッチング，マッサージ，アイシング
- リラクセーション（入浴）

Walshの疼痛分類stageⅢ・Ⅳの場合

スポーツ活動の一定期間の制限もしくは休止

物理療法
- アイシング

ROM運動
- モビライゼーション
- 下肢関節・骨盤の可動域運動
- ストレッチング，マッサージ

姿勢・動的アライメントの制御
- 重心後方化の改善
- 動的マルアライメントの改善
- 体幹（コア），股関節周囲筋の活性化

装具療法
- テーピング，オスグッドバンド，膝サポーター

コンディショニング指導
- ストレッチング，マッサージ，アイシング
- リラクセーション（入浴）

- 股関節内転・内旋，膝外反，足部回内・外転による動的マルアライメントの改善をはかる．
- 体幹（コア），股関節周囲筋の活性化をはかる．

（3）装具療法
- 患部へのストレス分散を目的としたテーピング，オスグッドバンド，膝サポーターを装着する．

I 骨・関節

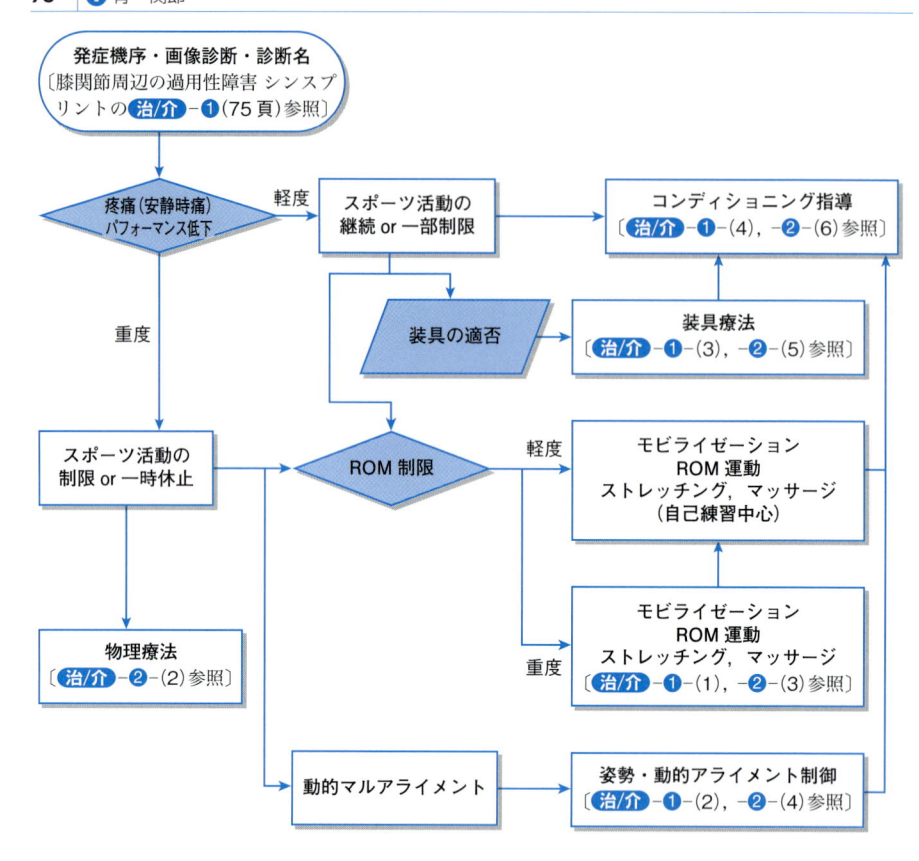

```
発症機序・画像診断・診断名
〔膝関節周辺の過用性障害 シンスプ
リントの 治/介 - ❶(75頁)参照〕
    │
    ▼
疼痛(安静時痛) ──軽度──▶ スポーツ活動の ──────▶ コンディショニング指導
パフォーマンス低下         継続 or 一部制限           〔治/介 - ❶-(4), -❷-(6)参照〕
    │                       │
    │重度                   ▼
    │                   装具の適否 ──────▶ 装具療法
    │                       │              〔治/介 - ❶-(3), -❷-(5)参照〕
    ▼                       ▼
スポーツ活動の ────────▶ ROM制限 ──軽度──▶ モビライゼーション
制限 or 一時休止                               ROM運動
    │                       │              ストレッチング, マッサージ
    │                       │                  (自己練習中心)
    │                       │重度
    │                       ▼
    │                   モビライゼーション
    │                   ROM運動
    │                   ストレッチング, マッサージ
    │                   〔治/介 - ❶-(1), -❷-(3)参照〕
    ▼
物理療法                動的マルアライメント ──▶ 姿勢・動的アライメント制御
〔治/介-❷-(2)参照〕                              〔治/介 - ❶-(2), -❷-(4)参照〕
```

図 I-31 オスグッド・シュラッター病の臨床判断

(4) コンディショニング指導
・スポーツ活動終了後，患部やその周辺に熱感を認めるようであれば速やかに15〜20分程度のアイシングを行うように指導する．
・筋のタイトネスに対して，ストレッチングやマッサージを行うように指導する．入浴は浴槽にゆったりと浸かり，全身のリラクセーションに努めるように指導する．

❷ Walsh の疼痛分類 stage Ⅲ以上の場合
(1) スポーツ活動の制限
・Walsh の疼痛分類 stage Ⅲ以上で，脛骨粗面部の疼痛，熱感，腫脹などの炎症や膝の ROM制限が強い場合は，スポーツ活動の制限や休止を一定期間行う．
(2) 物理療法
・脛骨粗面部およびその周辺の熱感が強い場合

は，アイシングやアイスマッサージを行う．1回の実施時間は，15〜20分間を目安とする．1日に複数回行ってもよいが，少なくても40〜60分は間隔をあける．
(3) ROM運動
・膝蓋骨モビライゼーションにより，膝蓋骨滑走の改善をはかり，膝関節屈伸運動は愛護的に行う．その他の足関節底背屈，股関節屈伸，内外転，内外旋運動や骨盤前後傾運動は積極的に行う．
・大腿四頭筋，ハムストリングス，腓腹筋などの二関節筋や大殿筋，腸腰筋などの股関節周囲筋のストレッチングとマッサージを積極的に行う．
(4) 姿勢・動的アライメントの制御
・立位，構え姿勢の重心後方化による膝伸展

モーメント増大の改善をはかる．
- 股関節内転・内旋，膝外反，足部回内・外転による動的マルアライメントの改善をはかる．
- 体幹(コア)，股関節周囲筋の活性化をはかる．

(5) 装具療法
- 患部へのストレス分散を目的としたテーピング，オスグッドバンドや膝サポーターを装着する．

(6) コンディショニング指導
- スポーツ活動終了後，患部やその周辺に熱感を認めるようであれば速やかに15〜20分程度のアイシングを行うように指導する．
- 筋のタイトネスに対して，ストレッチングやマッサージを行うように指導する．入浴は浴槽にゆったりと浸かり，全身のリラクセーションに努めるように指導する．

リスク管理
- 疼痛を我慢しての無理な練習の継続は，疼痛の遷延化，膝のROM制限，小骨(ossicle)の形成や残存に伴う遺残障害につながる可能性があるため注意する．
- 骨症症の発生要因である成長期の特徴と運動内容(強度・量)との関連性について，本人，保護者，指導者へ情報を提供し，状況に応じたスポーツ活動の制限や休止への理解を得る．
- ストレッチングなど骨成長と筋柔軟性のインバランスを改善するためのコンディショニング指導を徹底し，習慣化をはかる．

経過・予後[3]
- OSDは，身長が急激に伸びる二次成長スパート期の膝伸展モーメントの増大に伴って発症し，骨端線が閉鎖するまで注意を要する．Walshの疼痛分類stageⅠ・Ⅱであれば，スポーツ活動を継続しながらの対応も可能で，stageⅢ以上であればスポーツ活動，特にジャンプの着地やストップなど大腿四頭筋の遠心性収縮による脛骨粗面部への牽引頻度を制限する．大腿四頭筋，ハムストリングス，腓腹筋といった二関節筋のタイトネスを認めることが多いため，ストレッチングの習慣化が重要となる．骨端線閉鎖後も遊離骨片が残存し，骨片周囲の炎症や滑液包炎などの遺残障害で疼痛が続く場合は，遊離骨片の摘出術が行われる．

● 引用文献
1) Blazina ME, et al: Jumper's Knee. Orthopedic Clinics of North America 4: 665-678, 1973
2) 古賀良生：整形外科 膝．MB Orthop 13：72-76, 2000
3) 平野篤：オスグッド病の診断と治療．MB Orthop 18：52-60, 2005

(田中 正栄)

足関節〜足部の骨折

1 足関節周辺の骨折 踵骨骨折

- 足関節周辺骨折にはさまざまな骨折があるが，代表的なものとして高所からの転落などにより生じる踵骨骨折，そして，過剰な内外反や内外転などの外力が加わることで生じる足関節骨折(内果および外果骨折)(→82頁)がある．

病態・障害
- 踵骨骨折はそのほとんどは圧迫骨折であり，高所からの転落などにより踵部を打撲して起こることが多い．このため，脊椎や下肢の骨折を合併することも少なくない．
- 踵骨骨折はX線，CTにより診断され，剪断骨折，舌状骨折，陥没骨折，粉砕骨折などに分類される[1,2]．いずれも，上方からの圧迫により生じるため，踵骨は扁平化する．
- 踵骨の転位の強い症例では，手術的に整復し固定する．

評価
- 踵骨骨折は，「粉砕骨折を呈しやすい」「骨萎縮を伴いやすい」「外傷性扁平足がおこりやすい」などの理由から治療が難しい骨折といわれる．
- 評価のポイントは，変形の有無，合併症の有無，腫脹の強さである．
- 変形は，踵骨の扁平化，内外反変形(特に，外反変形)を伴いやすく，荷重可能となった後には，これらの変形の影響を配慮する必要がある．たとえば，踵骨の外反扁平化例では底屈・内反方向のROMや筋力が回復にしにくい．
- 腫脹は，ROMや筋力の回復に大きく影響するため，可及的な評価と対策が望まれる．
- 合併症には，多部位の骨折・靱帯損傷などがあり，その影響も配慮する．

表 I-29 主な治療/介入のプログラム例

受傷時の転位なし or 軽度の場合

腫脹の抑制
・ギプス除去後，弾性包帯による圧迫

ROM運動
・足関節底屈・背屈は可及的に行う

筋力増強運動
・足部内在筋の強化
・足関節底屈・背屈筋の強化

荷重運動
・膝での荷重を早期から開始
・医師の許可のもと，前足部荷重
・医師の許可のもと，踵部を含めた足底全接地の荷重

受傷時の転位が強い場合

腫脹の抑制
・ギプス除去後，弾性包帯による圧迫
・ゲル状のアイスパックやガーゼなどを利用した圧迫
・表皮の滑走を促進

ROM運動
・足関節底屈・背屈は可及的に行う
・前足部の徒手的なROM運動（腫脹が重度の場合）

筋力増強運動
・足部内在筋の強化
・足関節底屈・背屈筋の強化

荷重運動
・膝での荷重を早期から開始
・医師の許可のもと，前足部荷重
・医師の許可のもと，踵部を含めた足底全接地の荷重
・疼痛が残存する症例では，足底板，靴，サポーターなどによって静的および動的なアライメント調整

治療/介入（表 I-29，図 I-32）

・踵骨骨折の理学療法では，腫脹を早期に改善し，ROM制限，筋力低下を最小限にし，荷重偏位などの二次的障害を予防することが重要となる．

❶ 受傷時の転位なし or 軽度の場合

(1) 腫脹の抑制
・ギプス除去後，弾性包帯による圧迫を行う．

(2) ROM運動
・基本的には足関節底屈・背屈は可及的に行う．下腿下方にクッションを置くことで踵部の免荷をしながら，アクティブなROM運動から開始し，徐々に負荷を加えていく（1分×5セット程度を目安とする）．

(3) 筋力増強運動
・足部内在筋，足関節底屈・背屈筋の強化を行う（各1分×5セット程度を目安とする）．
・いずれもチューブや徒手などで，低負荷から開始し，徐々に負荷量を上げていく．

(4) 荷重運動
・膝での荷重を早期から開始する．ベッド上で膝立ち位になり，片脚バランス運動などを行う．
・X線やCTでの経過から医師の許可のもと，前足部荷重，そして踵部を含めた足底全接地の荷重へと移行し，荷重量も徐々に増えていく．

❷ 受傷時の転位が強い場合

(1) 腫脹の抑制
・ギプス除去後，弾性包帯による圧迫を行う．
・腫脹が強い場合，ゲル状のアイスパックやガーゼなどを利用し，足の形態に合わせて均等に圧力が加わるように圧迫する．
・表皮の滑走を促し，足趾の運動を促すことは腫脹改善に有効である．

(2) ROM運動
・基本的には足関節底屈・背屈は可及的に行う．下腿下方にクッションを置くことで踵部の免荷をしながら，アクティブなROM運動から開始し，徐々に負荷を加えていく（1分×5セット程度を目安とする）．
・腫脹が重度の場合は，前足部の徒手的な可動域運動も必要．
・受傷時の転位や変形に応じて，回復しにくいROMがあることに配慮する．たとえば，受傷時に踵骨が扁平化し外反方向に転移したケースでは，足部の底屈・内反の可動性が制限されやすい．

(3) 筋力増強運動
・足部内在筋，足関節底屈・背屈筋の強化を行う（各1分×5セット程度を目安とする）．
・いずれもチューブや徒手などで，低負荷から開始し，徐々に負荷量を上げていく．
・受傷時の転位や変形に応じて，回復しにくい筋力があることに配慮する．たとえば，受傷時

足関節～足部の骨折 | 81

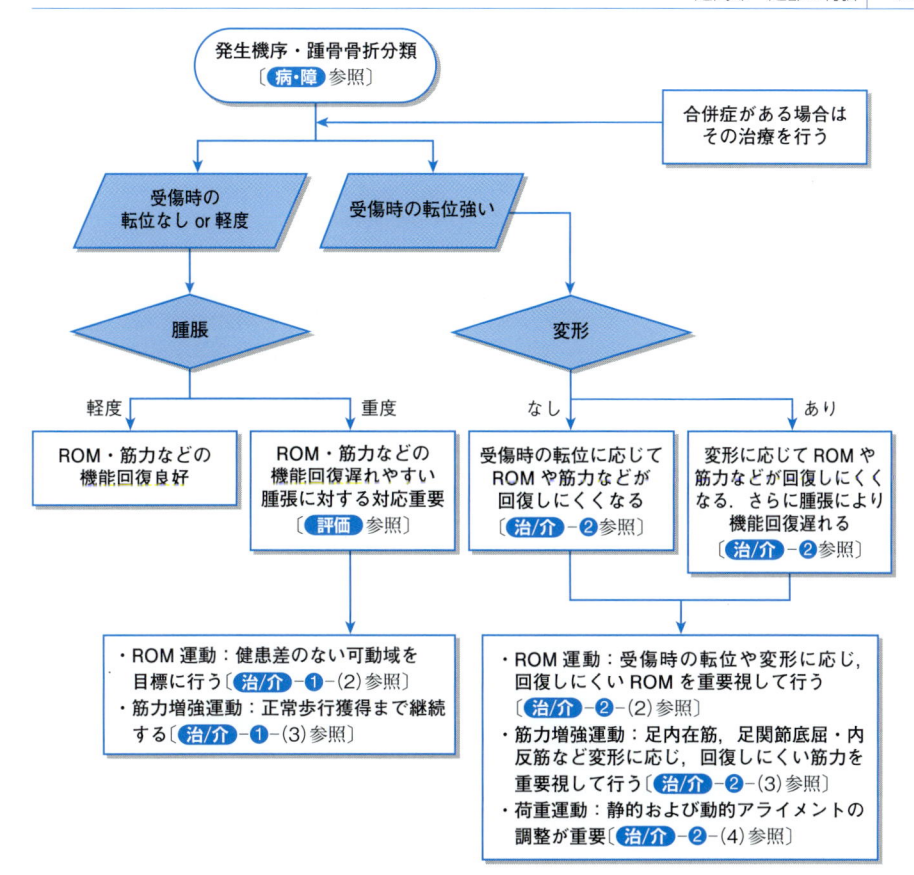

```
            発生機序・踵骨骨折分類
               〔病・障 参照〕
                    │
      ┌─────────────┴─────────────┐      合併症がある場合は
      │                           │◀──  その治療を行う
  受傷時の                    受傷時の転位強い
転位なしor軽度
      │                           │
    腫脹                         変形
   ┌──┴──┐                   ┌───┴───┐
  軽度   重度                 なし     あり
   │     │                    │       │
ROM・筋力などの  ROM・筋力などの    受傷時の転位に応じて  変形に応じてROMや
機能回復良好    機能回復遅れやすい    ROMや筋力などが    筋力などが回復しにくく
              腫張に対する対応重要   回復しにくくなる    なる．さらに腫張により
              〔評価 参照〕      〔治/介-❷参照〕   機能回復遅れる
                                                 〔治/介-❷参照〕

        ・ROM運動：健康差のない可動域を     ・ROM運動：受傷時の転位や変形に応じ，
          目標に行う〔治/介-❶-(2)参照〕     回復しにくいROMを重要視して行う
        ・筋力増強運動：正常歩行獲得まで継続     〔治/介-❷-(2)参照〕
          する〔治/介-❶-(3)参照〕       ・筋力増強運動：足内在筋，足関節底屈・内
                                      反筋など変形に応じ，回復しにくい筋力を
                                      重要視して行う〔治/介-❷-(3)参照〕
                                    ・荷重運動：静的および動的アライメントの
                                      調整が重要〔治/介-❷-(4)参照〕
```

図Ⅰ-32 踵骨骨折の臨床判断

に踵骨が扁平化し外反方向に転移したケースでは，足部の底屈・内反の筋力が回復しにくくなる．

(4)荷重運動
・膝での荷重を早期から開始する．ベッド上で膝立ち位になり，片脚バランス運動などを行う．
・X線やCTでの経過から医師の許可のもと，前足部荷重，そして踵部を含めた足底全接地の荷重へと移行し，荷重量も徐々に増えていく．
・変形治癒を伴う場合や荷重痛が長く残存する場合，足底板，靴，サポーターなどによって静的および動的なアライメント調整が有効である．特に，踵骨扁平化に伴い，足関節背屈・足部アーチ扁平化を生じることが多く，症例の静的および動的アライメントを調整することが重要となる[3]．

リスク管理
・踵での荷重を開始すると，多くの症例が踵部，足関節部などに疼痛を訴える．踵部に疼痛を訴える場合は，医師と連絡を取り合うことが不可欠である．
・そのうえで荷重時の踵のアライメントを評価し，必要に応じアライメント調整としたり，時に前足部だけの荷重を継続する．

経過・予後
・踵骨骨折は，後遺症として疼痛が長期間残存することが多い疾患である．踵骨骨折の理学療法で重要なことは，腫脹，可動域制限，筋力低下，荷重偏位などの二次的障害を予防すること

である．

● 引用文献
1) 藤井英夫，他：足診療マニュアル．医歯薬出版，2004
2) 越智光夫（編）：膝・足の外科．中外医学社，2010
3) 園部俊晴：足部・足関節の理学療法．吉尾雅春，他（編）：骨関節理学療法学．医学書院，2013

（園部　俊晴）

2 足関節骨折

病態・障害
- 足関節（距腿関節）は蝶番関節であり，基本的には底背屈を主体とする一軸性の関節である．このため過剰な内外反や内外転などの外力が加わることで，この蝶番構造の関節に過度な機械的ストレスが加わると骨折が生じる．
- 足関節骨折は内果骨折，外果骨折，脛骨下端前方部および後方部骨折（後果）などに大きく分類され，内果・外果・後果の骨折は三果骨折としてよく知られている[1]．また，足関節脱臼骨折とは骨折とともに果間関節窩から距骨がはずれた状態をいう．

評価
- 診断は問診と X 線により比較的容易であるが，靱帯損傷や足部外傷などの合併症の有無に注意を要する．また，足関節骨折は X 線や CT から受傷形態を読み取ることができる．
- この代表的な分類法として，Lauge Hansen の分類がある[2]．問診も併せて，"受傷形態"と"受傷時の転位の大きさ"を知っておくことは，リスク管理上，重要な情報となる．たとえばこれらの情報によって，損傷された軟部組織の部位と程度が予測でき，治療プログラムや荷重時に必要な配慮が示唆される．
- 腫脹は機能回復に重要な因子となり，その評価と改善のための対策は有用となる．
- ROM や筋力の評価は，経時的に行っていく必要がある．特に足関節疾患の場合，ROM では背屈が鍵となり，背屈可動域が獲得できる症例は，その他の機能もスムーズに回復しやすい．

治療/介入（表 I-30，図 I-33）
- 足関節骨折の理学療法では，保存療法，手術療法にかかわらず必要な固定期間の後，可及的

表 I-30　主な治療/介入のプログラム例

受傷時の転位なし or 軽度の場合

腫脹の抑制
- ギプス除去後，弾性包帯による圧迫

ROM 運動
- 底背屈のみ行う

筋力増強運動
- 足部内在筋の強化
- 足関節底屈・背屈筋の強化

荷重運動
- 膝での荷重を早期から開始
- 医師の許可のもと，部分荷重から開始．徐々に荷重量を増やしていく．
- 自転車エルゴメータ

受傷時の転位が強い場合

腫脹の抑制
- ギプス除去後，弾性包帯による圧迫
- ゲル状のアイスパックなどを利用した圧迫
- 表皮の滑走を促進

ROM 運動
- 底背屈のみ行う
- 前足部の徒手的な ROM 運動

筋力増強運動
- 足部内在筋の強化
- 足関節底屈・背屈筋の強化

荷重運動
- 膝での荷重を早期から開始
- 医師の許可のもと，部分荷重から開始．徐々に荷重量を増やしていく．
- 自転車エルゴメータ
- 装具，足底板，テーピング，変形部位にストレスの少ない歩行練習などによって荷重コントロール

早期に関節運動を開始することが望ましい．骨癒合は 6 週間以上を要するがギプスでの固定期間は 3 週間程度までにし，その後は取り外しのできる固定装具などに変えて，底背屈の ROM 運動と筋力増強運動を開始する．

❶ 受傷時の転位なし or 軽度の場合
（1）腫脹の抑制
- ギプス除去後，弾性包帯による圧迫を行う．

（2）ROM 運動
- 骨癒合が得られるまで内外反，内外転の関節

足関節～足部の骨折

```
           発生機序・足関節骨折分類
              〔病・障 参照〕
          ┌──────────┴──────────┐
    受傷時の転位                受傷時の転位強い
    なし or 軽度
          │                        │
          │              整形外科的初期治療後の
          │              変形の有無，固定性を確認する
          │                        │
        腫脹                      腫脹
    ┌────┴────┐             ┌────┴────┐
  重度       軽度           重度        軽度
```

重度	軽度
ROM・筋力などの機能回復遅れやすい．腫張に対する対応重要〔評価 参照〕	ROM・筋力などの機能回復良好〔評価 参照〕

重度	軽度
変形が残存した場合，それに応じてROMや筋力などが回復しにくくなる．さらに腫張により機能回復遅れる〔評価 参照〕	骨以外の損傷された軟部組織に応じて，ROMや筋力などが回復しにくくなる〔評価 参照〕

- ROM運動：底屈・背屈を中心に行う
- 筋力増強運動：底屈・背屈を中心に行う
- 荷重運動：機能回復に応じて，時に静的および動的アライメントの調整が必要
〔リ管 参照〕

- ROM運動：底屈・背屈を中心に行う．荷重開始後は変形や損傷された軟部組織に応じ，回復しにくい可動域を重視して行う
- 筋力増強運動：底屈・背屈を中心に行う．荷重開始後は変形や損傷された軟部組織に応じ，回復しにくい筋力を重視して行う
- 荷重運動：静的および動的アライメントの調整が重要
〔リ管 参照〕

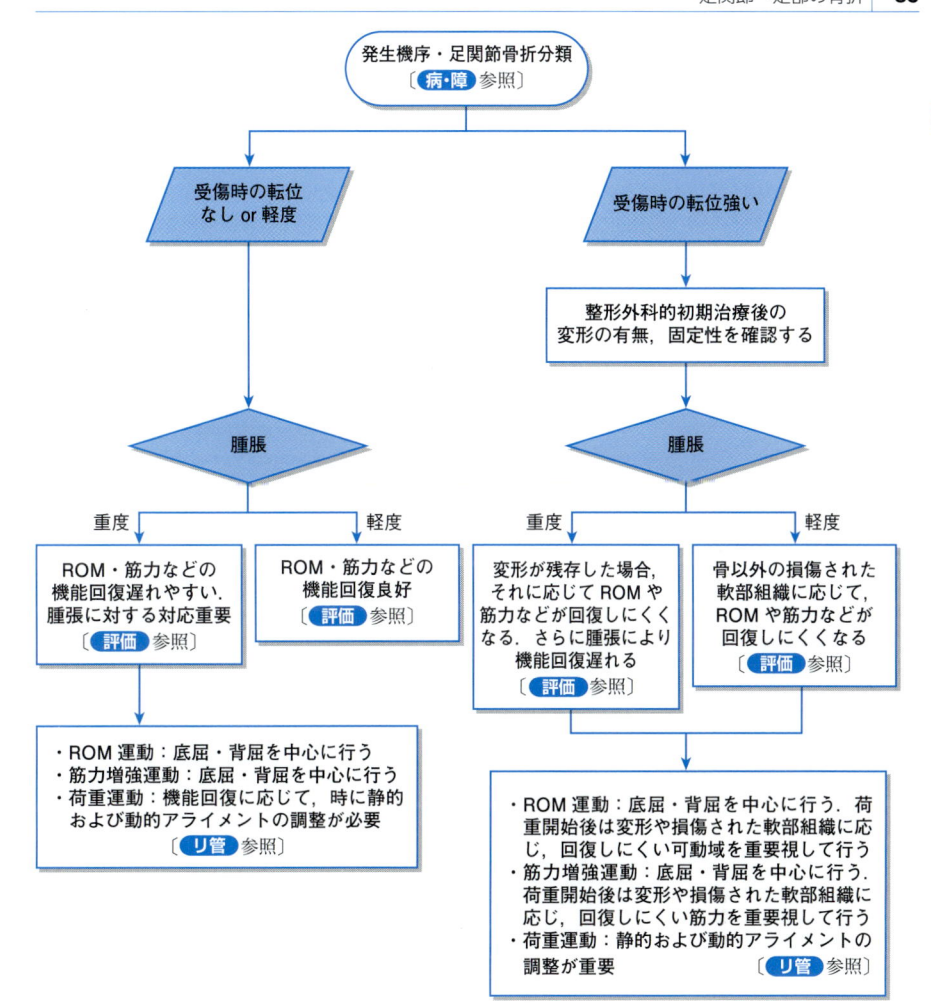

図 I-33　足関節骨折の臨床判断

運動は禁忌であり，底背屈のみ行う．はじめはアクティブな運動のみを行い，その後タオルなどを使用したパッシブな運動を行う(1分×5セット程度を目安とする)．
- 荷重開始後は荷重を利用したROM運動も取り入れる．

(3) 筋力増強運動
- 足部内在筋，足関節底屈・背屈筋の強化を低負荷から開始する(1分×5セット程度を目安とする)．

(4) 荷重運動
- 膝での荷重を早期から開始する．ベッド上で膝立ち位になり，片脚バランス運動などを行う．
- 荷重開始時期は骨折部位の固定性やX線での骨癒合の状況をみて判断される．通常，部分荷重から開始し，徐々に荷重量を増やしていく．
- 荷重時の身体重心位置，姿勢，足位などをコントロールすることで歩容を改善し，荷重時に

効果的な足関節の関節運動を引き出すことが重要となる．
・荷重開始後は，自転車エルゴメータなどを積極的に取り入れる（15分程度を目安とする）．

❷受傷時の転位が強い場合
・受傷時の転位が強い場合，骨だけでなく筋・腱・靱帯・関節包などの軟部組織も損傷される．このため，ROM，筋力などの機能が回復しにくい．X線やCTから受傷形態を読み取り，損傷された軟部組織も予測する必要がある．

(1) 腫脹の抑制
・受傷時に転位が強いケースでは，足関節・足部の腫脹が長く残存する．このため，ギプス除去後，弾性包帯による圧迫を行う．
・腫脹が強い場合，ゲル状のアイスパックなどを利用し，足の形態に合わせて均等に圧力が加わるように圧迫する．
・表皮の滑走を促し，足趾の運動を促すことは腫脹改善に有効である．

(2) ROM運動
・骨癒合が得られるまで内外反，内外転の関節運動は禁忌であり，底背屈のみ行う．はじめはアクティブな運動のみを行い，その後タオルなどを使用したパッシブな運動を行う（1分×5セット程度を目安とする）．
・荷重開始後は荷重を利用したROM運動も取り入れる．特にROM面では，背屈の回復が重要であることを知っておかなければならない．
・腫脹が重度の場合は，前足部の徒手的なROM運動も必要．

(3) 筋力増強運動
・足部内在筋，足関節底屈・背屈筋の強化を低負荷から開始する（1分×5セット程度を目安とする）．

(4) 荷重運動
・膝での荷重を早期から開始する．ベッド上で膝立ち位になり，片脚バランス運動などを行う．
・荷重開始時期は骨折部位の固定性やX線での骨癒合の状況をみて判断される．通常，部分荷重から開始し，徐々に荷重量を増やしていく．
・荷重時の身体重心位置，姿勢，足位などをコントロールすることで受容を改善し，荷重時に効果的な足関節の関節運動を引き出すことが重要となる．

・荷重開始後は，自転車エルゴメータなどを積極的に取り入れる（15分程度を目安とする）．
・変形治癒を伴う場合や荷重痛が長く残存する場合，荷重のコントロールがきわめて重要となる．具体的な方法としては，装具，足底板，テーピング，変形部位にストレスの少ない歩行練習などを行う．たとえば，内反変形を生じた場合，装具を処方するだけでなく，後外側荷重が抑制できる歩行練習や運動学習を指導する．また，足底板やテーピングによって荷重時のアラインメントを調整することも有用となる．

リスク管理
・足関節骨折のリスク管理として，骨癒合が得られるまでは底屈・背屈以外の運動を控える．また問診やX線・CTから受傷形態を読み取り，特に受傷肢位への運動を回避することが必要である．
・上記に加え，荷重をコントロールすることも重要である．そのために以下の配慮が必要となる．
・荷重開始の時期では，多くの症例が荷重を後方にし，下部体幹を後方にした歩行形態を呈する．これにより，足関節背屈位での荷重を逃避していると考えられる．この歩行形態では，足部内のスムーズな体重移動はできず，足関節背屈から底屈へのモーメントの入れ替わりが起こらない．このため，足内筋や下腿三頭筋のパンピング作用の低下から浮腫や腫脹をきたしやすい．
・上記を改善するために，荷重開始時は足位を toe-out にした歩行を練習する．こうすると歩行時に必要な足関節背屈角度が小さくなり，スムーズな体重移動の学習が行いやすくなる．そして，疼痛と可動域の改善に応じて徐々に足位を正常な位置に正していく．このような歩行練習を行うことで，より早期に跛行が改善され，可動域や筋力などの機能低下を最小限にすることができる．

経過・予後
・保存療法，手術療法にかかわらず足関節の骨折は整復が良好に行われれば，最終的な予後は良好である．しかし，変形や拘縮が残存する例では，愁訴を残すことや変形性関節症に移行することがある．

● 引用文献
1）藤井英夫，他：足診療マニュアル．医歯薬出版，

2004
2) Lauge-Hansen N: Fractures of the ankle. Ⅱ. Combined experimental-surgical and experimental-roentgenologic investigations. Arch Surg 60: 957-985, 1950

（園部　俊晴）

足関節靱帯損傷(内反捻挫)

1 足関節靱帯損傷(内反捻挫)

病態・障害
- 足関節の靱帯損傷は，最も多く発生する外傷の1つである[1]．
- その発生機序と各靱帯の機能解剖を把握することは，治療上重要となる．特に足関節では，その解剖特性から内反受傷は最も多く，この項目では内反捻挫を中心に記述する．

評価
- 通常，内反捻挫で損傷される部位は，前距腓靱帯や踵腓靱帯が多い．
- 損傷の程度は一般に，Ⅰ度(軽度：微細損傷)，Ⅱ度(中程度：部分断裂)，Ⅲ度(重度：完全断裂)に分類される．足関節の不安定性の診断は，一般に徒手検査(内反・外反・前方引き出しなどのストレステスト)，ストレスX線，MRIなどによって行われる[2]．
- 合併症としては，遠位前脛腓靱帯を損傷することも少なくなく，この部位に損傷が及ぶと二次障害を伴うことを知っておく必要がある．このため，触診や運動時痛から遠位前脛腓靱帯損傷の有無を確認しておく．
- その他の合併症として，二分靱帯損傷，外脛骨障害，足根洞障害などがあり，これらについても見落とさないように注意する．

治療/介入(表Ⅰ-31，図Ⅰ-34)
- 保存的，手術的な治療にかかわらず，足関節靱帯損傷に対する理学療法の役割は不安定性を最小限にし，機能障害を残さないことである[2]．

❶軽度・中程度の場合
(1) 腫脹の抑制
- 弾性包帯による圧迫を行う．

(2) ROM運動
- 内反と過度な底屈以外のROM運動は，疼痛のない範囲で可及的に進めてよい(各方向の筋力運動1分×5セット程度を目安とする)．

(3) 筋力増強運動
- 内反と過度な底屈を伴わなければ，すべての方向の筋力増強運動を可及的に行ってよい(各方向の筋力増強運動1分×5セット程度を目安とする)．

(4) 荷重運動
- 疼痛のない範囲で，可及的に行ってよい．

表Ⅰ-31　主な治療/介入のプログラム例

軽度・中程度の場合	重度もしくは手術療法の場合
腫脹の抑制 ・弾性包帯による圧迫	腫脹の抑制 ・ゲル状のアイスパックなどを利用した圧迫
ROM運動 ・内反と過度な底屈以外のROM運動は，疼痛のない範囲で可及的に進める	ROM運動 ・内反と過度な底屈以外のROM運動は，疼痛のない範囲で可及的に進める
筋力増強運動 ・内反と過度な底屈を伴わなければ，すべての方向の筋力増強運動を可及的に行う	筋力増強運動 ・内反と過度な底屈を伴わなければ，すべての方向の筋力増強運動を可及的に行う
荷重運動 ・疼痛のない範囲で，可及的に行う ・自転車エルゴメータや踏み台昇降	荷重運動 ・医師の許可のもと，荷重開始 ・内反を防止する装具やサポーターを装着して荷重を行う ・自転車エルゴメータや踏み台昇降

- 自転車エルゴメータや踏み台昇降などを積極的に取り入れる．

❷ **重度もしくは手術療法の場合**
- 重度もしくは手術療法を行った場合，組織に修復にある程度の固定が必要となる．必要な固定期間の後，可及的早期に関節運動を開始することが望ましい．

(1) 腫脹の抑制
- 腫脹が強い場合，ゲル状のアイスパックなどを利用し，足の形態に合わせて均等に圧力が加わるように弾性包帯で圧迫する．

(2) ROM 運動
- 内反と過度な底屈以外のROM運動は，疼痛のない範囲で可及的に進めてよい（各方向の筋力増強運動1分×5セット程度を目安とする）．
- 特にROM面では，背屈の回復が重要であることを知っておかなければならない．

(3) 筋力増強運動
- 内反と過度な底屈を伴わなければ，すべての方向の筋力増強運動を可及的に行ってよい（各方向の筋力増強運動1分×5セット程度を目安とする）．

(4) 荷重運動
- 医師の許可のもと，荷重開始．
- 通常，内反を防止する装具やサポーターを装着して荷重を行う．
- 荷重時の身体重心位置，姿勢，足位などをコントロールすることで歩容を改善し，荷重時に効果的な足関節の関節運動を引き出すことが重要となる[1]．
- 自転車エルゴメータや踏み台昇降などを積極的に取り入れる．

リスク管理
- 足関節靱帯損傷のリスク管理として，損傷靱帯がある程度修復されるまでは，底屈・背屈以

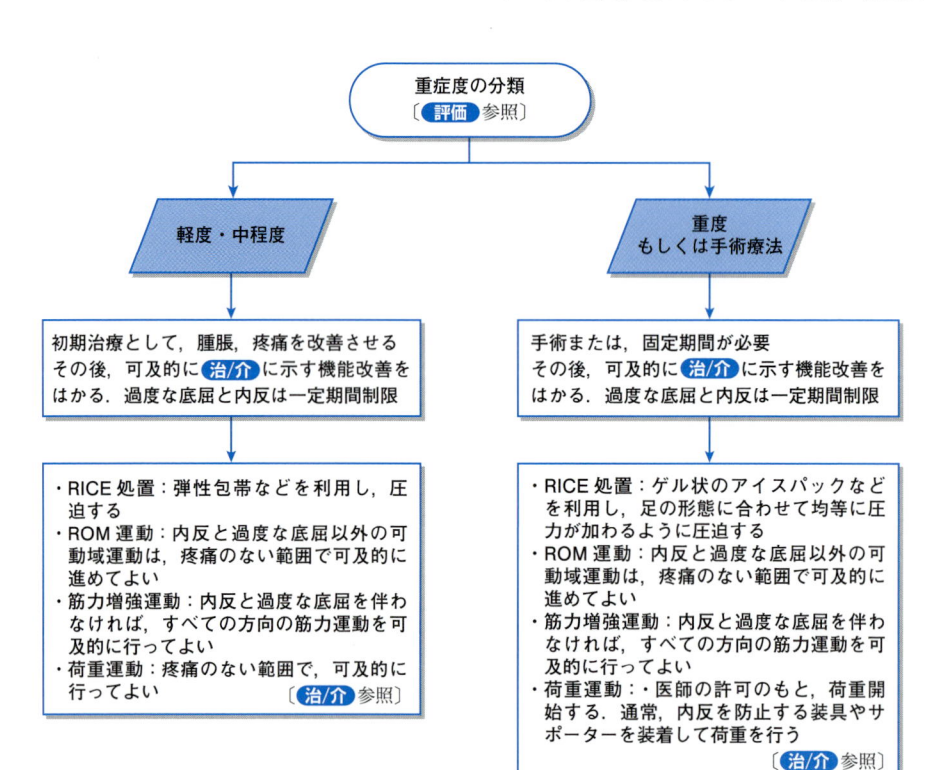

```
                    ┌─────────────┐
                    │  重症度の分類  │
                    │  〔評価 参照〕  │
                    └──────┬──────┘
            ┌──────────────┴──────────────┐
      ┌─────┴─────┐               ┌─────┴─────┐
      │ 軽度・中程度 │               │    重度     │
      │           │               │ もしくは手術療法 │
      └─────┬─────┘               └─────┬─────┘
```

軽度・中程度	重度もしくは手術療法
初期治療として，腫脹，疼痛を改善させる．その後，可及的に〔治/介〕に示す機能改善をはかる．過度な底屈と内反は一定期間制限	手術または，固定期間が必要．その後，可及的に〔治/介〕に示す機能改善をはかる．過度な底屈と内反は一定期間制限
・RICE処置：弾性包帯などを利用し，圧迫する ・ROM運動：内反と過度な底屈以外の可動域運動は，疼痛のない範囲で可及的に進めてよい ・筋力増強運動：内反と過度な底屈を伴わなければ，すべての方向の筋力運動を可及的に行ってよい ・荷重運動：疼痛のない範囲で，可及的に行ってよい　〔治/介〕参照	・RICE処置：ゲル状のアイスパックなどを利用し，足の形態に合わせて均等に圧力が加わるように圧迫する ・ROM運動：内反と過度な底屈以外の可動域運動は，疼痛のない範囲で可及的に進めてよい ・筋力増強運動：内反と過度な底屈を伴わなければ，すべての方向の筋力運動を可及的に行ってよい ・荷重運動：・医師の許可のもと，荷重開始する．通常，内反を防止する装具やサポーターを装着して荷重を行う　〔治/介〕参照

図Ⅰ-34　足関節靱帯損傷（内反捻挫）の臨床判断

外の運動を控える．また受傷形態を読み取り，特に損傷靱帯への伸張を回避することが必要である．
- 上記に加え，荷重をコントロールすることも重要である．内反捻挫の症例でも，歩行開始の時期では背屈を逃避する歩行形態を伴う．このため，背屈の疼痛を引き起こさずにスムーズな荷重歩行をより早期に獲得することは，本疾患の治療においてもきわめて重要であることを強調したい．歩行練習は足関節骨折の場合とほぼ同様である．

経過・予後
- 靱帯損傷の新鮮例では，保存療法によってその大部分は修復される．
- しかし，不適切な治療や損傷を繰り返すことなどにより，足関節不安定性が残存することも少なくない．

● 引用文献
1) 園部俊晴：下腿・足関節・足部疾患．スポーツ外傷・障害に対する術後のリハビリテーション改訂版．pp320-421，運動と医学の出版社，2013
2) 園部俊晴：足関節靱帯損傷に対するリハ＆リコの実際．下肢スポーツ外傷のリハビリテーションとリコンディション．pp173-187，文光堂，2011

（園部　俊晴）

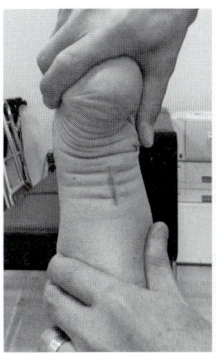

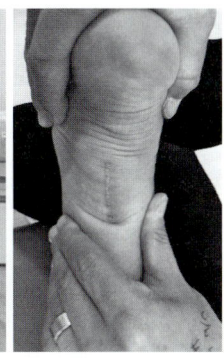

癒着の少ない創部　　癒着した創部

図Ⅰ-35　アキレス腱断裂の評価
創部の癒着：癒着は特に表層で生じやすく，創部周辺の表皮を短縮させたときに形成されるしわを観察する．

アキレス腱損傷

1 アキレス腱断裂

病態・障害
- アキレス腱断裂は受傷年齢が若年層から青壮年層と幅広くみられる[1]．そのほとんどがスポーツ活動中におこり，膝伸展位，足関節背屈位で前足部に体重をかけて蹴り出す際に生じる．
- その治療として手術療法，保存療法，どちらを選択する場合においても，その理学療法では，腱の過伸張（延長）と再断裂を回避することが何より重要となる．そのうえで，筋力，ROM，正常歩行などの効果的な機能改善をはかる必要がある．

評価
- 完治までに，手術療法では4〜6か月，保存療法では6〜8か月を要するが，この経過のなかで随時以下の評価をもとに，理学療法の内容を調整する必要がある．
- 自然下垂底屈角度：この評価では，健側と患側の角度差をみる．患側の底屈角が小さい場合は腱の延長を示唆し，大きい場合は腱の短縮もしくは癒着を示唆している．
- トンプソン（Thompson）テスト：この評価では，筋腱長，腱の癒着，筋の萎縮などの状態が総合的に表出する．経過のなかで，徐々に健患差がなくなっていくのが通常である．
- 創部の癒着：癒着は特に表層で生じやすく，創部周辺の表皮を短縮させたときに形成されるしわを観察する．健側ではこのしわがより細かく平行に生じるが，患側では癒着のために健側と同様なしわができない（図Ⅰ-35）．この表層の癒着は，経過を作用する重要な要素となることを知っておかなければならない．超音波検査においても，まったく異なる健側と患側の滑走の相違を確認することができる．

治療/介入[1]（表Ⅰ-32，図Ⅰ-36）
- アキレス腱断裂の治療は，主に手術療法と保存療法に分けることができる．
- 保存療法では，固定期間が長く（4〜8週），完治までの期間が遅れる（6〜9か月）．
- 手術療法では，固定期間が短く（2〜4週），完治までの期間がより早くなる（5〜7か月）．が，侵襲による癒着や滑走障害を生じやすい．

表Ⅰ-32 主な治療/介入のプログラム例

手術療法の場合	保存療法の場合
ROM 運動 ・固定除去後,すぐに開始 ・膝屈曲位でのアクティブな運動から開始 ・癒着を最小限にするため,組織間の滑走を促す徒手療法(癒着は特に表皮で起こりやすい)	ROM 運動 ・固定除去後,すぐに開始 ・膝屈曲位でのアクティブな運動から開始 ・特に保存療法の場合,慎重に進めていく必要がある
筋力増強運動 ・開始時には,縫合腱の伸張を避けるため,筋腱長が短い状態での強化を行う	筋力増強運動 ・開始時には,縫合腱の伸張を避けるため,筋腱長が短い状態での強化を行う
荷重運動 ・術後4,5日でヒールキャストにて全荷重の歩行を行う ・跛行が改善したら,歩行量を徐々に増やす	荷重運動 ・保存療法では底屈位で固定するため,固定期間中の荷重ができない ・後足部での荷重から開始 ・跛行が改善したら,歩行量を徐々に増やす
ジョギング・ジャンプ ・医師の許可のもと,10週くらいから開始 ・ジョギング開始前に,その場ジョギングを十分に練習し,健側と患側でヒールレイズのタイミングが相違なく達成できることが重要 ・上記に加え,はじめは膝屈曲位から行う ・ジョギング開始後の2週間に縄跳びなどジャンプ系の運動を徐々に取り入れる	ジョギング・ジャンプ ・医師の許可のもと,早くても12週以降から開始 ・ジョギング開始前に,その場ジョギングを十分に練習し,健側と患側でヒールレイズのタイミングが相違なく達成できることが重要 ・上記に加え,はじめは膝屈曲位から行う ・ジョギング開始後の2週間に縄跳びなどジャンプ系の運動を徐々に取り入れる

・固定除去後の後療法はおおむね同様であるが,保存療法のほうが組織の固定性に個人差があり,筋腱長が延長しないための配慮が必要となる.

❶ 手術療法

(1) ROM 運動

・術後は通常ギプスによる固定を行い,固定除去後にROM運動が開始される.

・腱の延長を回避するため,はじめに必ず膝屈曲位でのアクティブな運動から行う(1分×5セット程度を目安とする).

・癒着を最小限にするため,創部に十分注意しながら癒着している組織間の滑走を促す徒手療法を施術する.癒着は特に表皮で起こりやすく(図Ⅰ-35),初期の段階では創部の皮膚を上下から短縮させ,侵襲皮膚を軽微に滑走させることは重要となる.

(2) 筋力増強運動

・下腿三頭筋の筋力運動の開始時には,縫合腱の伸張を避けるため,筋腱長が短い状態での強化を行う.これにより,術部周辺の疼痛や炎症を最小限にすることができる.具体的には端座位で前足部を床に接地した状態で,踵を最終域まで挙上する練習を行う(1分×5セット程度を目安とする).

(3) 荷重運動

・後足部荷重であれば,下腿三頭筋の収縮は生じない.このため,早期より荷重することができる.術後4,5日でヒールキャストにて全荷重の歩行が可能となる.

・歩行練習は,「足関節骨折」の**リスク管理**(→84頁)で紹介した方法で指導するとよい.

・跛行が改善したら,歩行量を徐々に増やすようにする.筆者は歩行の状態がよくなれば,30分程度のウォーキングを行わせている.

・本疾患では,歩行や走行のターミナルスタンスでスムーズなヒールレイズが生じることが重要となる.このため,歩行練習に加え,これを補助するテーピングや足底板などは有効である.

(4) ジョギング

・本疾患では,特にジョギング開始時に注意が必要である.腱の状態,機能的状態(ROM,筋力,歩行など),臨床症状(疼痛,腫脹,熱感な

アキレス腱損傷 | 89

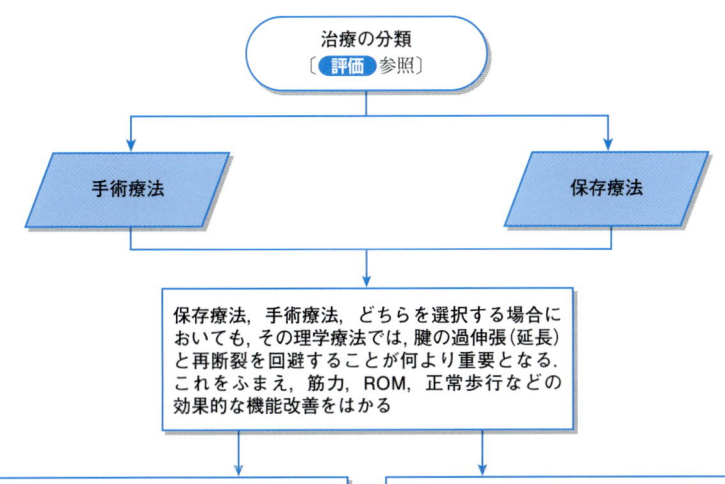

```
        治療の分類
      〔評価 参照〕
       ↙         ↘
   手術療法        保存療法
       ↘         ↙
   保存療法，手術療法，どちらを選択する場合に
   おいても，その理学療法では，腱の過伸張（延長）
   と再断裂を回避することが何より重要となる．
   これをふまえ，筋力，ROM，正常歩行などの
   効果的な機能改善をはかる
       ↙         ↘
```

術後の固定期間は2〜4週である	保存療法では4週間ほど固定期間が長くなる
・ROM運動：固定除去後にROM運動が開始される．腱の延長を回避するため，はじめに必ず膝屈曲位でのアクティブな運動から行う ・筋力増強運動：下腿三頭筋の筋力増強運動の開始時には，端座位で前足部を床に接地した状態で，踵を最終域まで挙上する練習を行う ・荷重運動：術後4，5日でヒールキャストにて全荷重歩行を開始する ・ジョギング：本疾患では，特にジョギング開始時に注意が必要である．はじめは軽度膝屈曲位で行うとよい　〔治/介 参照〕	・ROM運動：固定除去後にROM運動が開始される．腱の延長を回避するため，はじめに必ず膝屈曲位でのアクティブな運動から行う ・筋力増強運動：下腿三頭筋の筋力増強運動の開始時には，端座位で前足部を床に接地した状態で，踵を最終域まで挙上する練習を行う ・荷重運動：固定除去後，慎重に開始する．後足部荷重から開始する ・ジョギング：本疾患では，特にジョギング開始時に注意が必要である．はじめは軽度膝屈曲位で行うとよい　〔治/介 参照〕

図I-36 アキレス腱断裂の臨床判断

ど）を総合的に評価し，医師の許可のもと，開始を判断する．
・ジョギング開始前に，その場ジョギングを十分に練習し，健側と患側でヒールレイズのタイミングが相違なく達成できることが重要である．
・上記に加え，はじめは膝関節軽度屈曲位にすると，再断裂のリスクを低くすることができる．
・ジョギングが問題なく行うことができれば，その2週後に縄跳びなどジャンプ系の運動を徐々に取り入れる．

❷ 保存療法
(1) ROM運動
・固定除去後にROM運動が開始される．
・腱の延長を回避するため，はじめに必ず膝屈曲位でのアクティブな運動から行う（1分×5セット程度を目安とする）．特に保存療法の場合，慎重に進めていく必要がある．

(2) 筋力増強運動
❶-(2)参照．

(3) 荷重運動
・保存療法では底屈位で固定するため，固定期間中の荷重ができない．
・固定除去後，慎重に開始する．荷重開始は，後足部での荷重から始める．これは後足部荷重であれば，下腿三頭筋の収縮は生じないためである．
・歩行指導は，「足関節骨折」のリスク管理（→84頁）で紹介した方法で指導するとよい．
・跛行が改善したら，歩行量を徐々に増やすようにする．筆者は歩行の状態がよくなれば，30

分程度のウォーキングを行わせている．
・本疾患では，歩行や走行のターミナルスタンスでスムーズなヒールレイズが生じることが重要となる．このため，歩行指導に加え，これを補助するテーピングや足底板などは有効である．
(4) ジョギング
❶-(4)参照．

リスク管理
・再断裂は固定除去後の歩行開始時期とジョギング開始時期に生じやすい．歩行開始時期では歩幅を小さくし，ジョギングは膝関節を軽度屈曲位で行うと再断裂を最小限に予防することができる．

経過・予後
・適正な筋腱長を獲得し癒着を最小限にできれば予後は良好で，元のスポーツレベルに復帰することが可能となる．

◉ 引用文献
1) 園部俊晴：下腿・足関節・足部疾患．スポーツ外傷・障害に対する術後のリハビリテーション改訂版，pp320-421，運動と医学の出版社，2013

(園部　俊晴)

2 アキレス腱炎

病態・障害
・アキレス腱炎は使いすぎによるオーバーユース症候群の1つである．
・アキレス腱の実質に炎症や変性を伴い疼痛を伴うものをアキレス腱炎といい，アキレス腱周囲を取り囲むパラテノンという薄い膜に炎症を生じたものをアキレス腱周囲炎という．
・アキレス腱付着部にある滑液包に炎症が生じることもあり，これをアキレス腱滑液包炎という．

評価
・本疾患は蹴り出しで疼痛を生じるが，立脚後半相に背屈位での蹴り出しによって生じるタイプと過度な底屈モーメントによって生じるタイプとに大別できる．
・疼痛部位を明確にすると，誘導する足部肢位の参考となる．本疾患では，アキレス腱中央全体，腱内側，腱外側，付着部付近などさまざまである．

・腫脹の程度，ROMの左右差などは，安静の必要性の目安となる．

治療/介入(表Ⅰ-33, 図Ⅰ-37)
・背屈位で蹴り出しを行っているタイプの場合，足部構造が柔軟なことが多く，後半相のヒールレイズに遅れが生じて背屈位での蹴り出しを行っている．このため，底屈・内反方向への誘導が重要となる．足底板で距骨下関節回外誘導，ヒールパッドに加え，横アーチ楔状骨部および中足骨部後方部を高く処方すると，立脚中期からのヒールレイズをより早期におこさせることができる[1]．また，足関節底屈・内反を誘導するテーピング，内反筋の筋力増強運動は有効である．内反筋運動はチューブなどの抵抗運動で1分×5セット程度を目安とする．
・過度な底屈モーメントによって生じるタイプの場合，足部構造が硬いことが多く，早期の体重移動が底屈モーメントを大きくしている．このため，ヒールパッドでアキレス腱をゆるめ，第1列背屈誘導や横アーチ中足骨部の足底板によって体重の後方移動を促す．また，下腿三頭筋のストレッチング(30秒×4セット程度を目安とする)は特に有効である．踵接地を促す歩行練習(1分×5セット程度を目安とする)も有効である[1]．

リスク管理
・アキレス腱断裂の20%がアキレス腱炎などの前駆症状を呈することから，疼痛と炎症が強い場合は一時的な安静も必要である[2]．

経過・予後
・安静と適正な治療によって，多くは良好な経過をたどるが，疼痛が根強く残る例もある．

◉ 引用文献
1) 園部俊晴：ランナーへの足底挿板療法．ランニング障害のリハビリテーションとリコンディショニング，pp213-220，文光堂，2012
2) 笠次良爾：バレーボールにおけるアキレス腱断裂について(受傷機転を中心に)．臨スポーツ医 16：369-372，1999

(園部　俊晴)

アキレス腱損傷　91

表 I-33　主な治療/介入のプログラム例

背屈位で蹴り出しを行っているタイプ	過度な底屈モーメントによって生じるタイプ
足部構造が柔軟なことが多く，後半相のヒールレイズに遅れが生じて背屈位での蹴り出しを行っているため，底屈・内反方向への誘導が重要となる 足底板療法 ・内側アーチ部パッド：距骨下関節回外誘導 ・ヒールパッド：足関節底屈誘導 ・横アーチ楔状骨部および中足骨部後方部パッド：立脚中期以降のヒールライズをより早期におこす テーピング ・足関節底屈誘導 ・足関節内反誘導 筋力増強運動 ・内反筋の筋力増強運動	足部構造が硬いことが多く，早期の体重移動が底屈モーメントを大きくしているため，前足部荷重を抑制し，下腿三頭筋の柔軟性を高めることが重要となる 足底板療法 ・ヒールパッド：アキレス腱をゆるめる ・第1列背屈誘導や横アーチ中足骨部の足底板：体重の後方移動を促す テーピング ・足関節背屈誘導 ストレッチング ・下腿三頭筋のストレッチング 運動指導 ・踵接地を促す歩行練習

```
                    タイプ分類
                   〔 評価 参照〕

  背屈位で蹴り出しを        これらの分類は，動作分析を        過度な底屈モーメント
  行っているタイプ         通じて行うが，特にヒールレ        によって生じるタイプ
                          イズのタイミング（早い・遅
                          い）は重要な指標となる．

  立脚後半相の                                              前方荷重の抑制
  底屈・内反方向への誘導                                     柔軟性の改善
```

・足底板療法：足底板で距骨下関節回外誘導，ヒールパッドに加え，横アーチ楔状骨部および中足骨部後方部を高く処方する
・テーピング：足関節底屈・内反を誘導する
・筋力増強運動：内反筋の筋力増強運動を行う
・歩行運動：踵離地を促す歩行練習も有効である　〔治/介 参照〕

・足底板療法：ヒールパッドでアキレス腱を緩め，第1列背屈誘導や横アーチ中足骨部の足底パッドによって体重の後方移動を促す
・ストレッチング：下腿三頭筋のストレッチングは特に有効である
・歩行運動：踵接地を促す歩行練習も有効である　〔治/介 参照〕

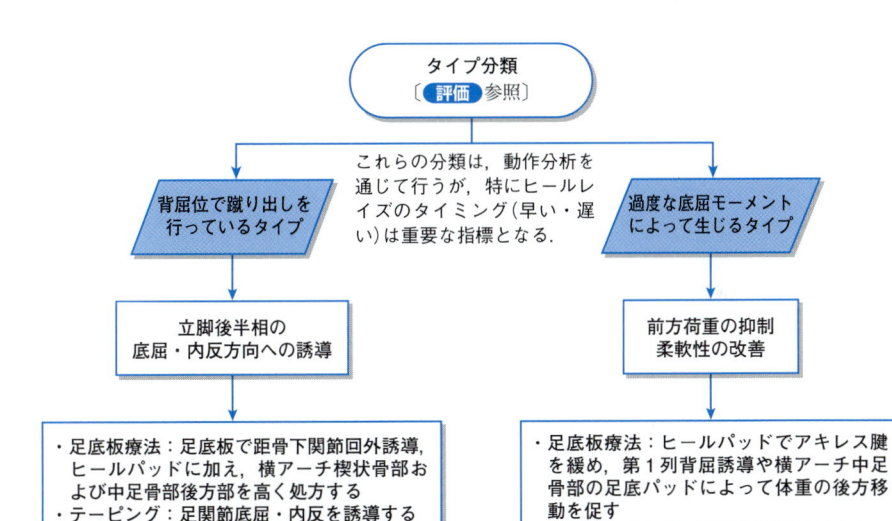

図 I-37　アキレス腱炎の臨床判断

外反母趾

1 外反母趾

病態・障害
- 外反母趾とは，第1中足骨が内反し，第1中足趾骨関節で母指基節骨が外反した変形をいう[1]．X線で，第1中足趾節関節が15°以上の外反，第1・2中足骨角は10°以上のものを異常とし，外反母趾と診断される．
- 通常，第1中足趾骨関節の内側の滑液包が靴面との摩擦によって炎症により肥厚し，これをバニオンという．また，2・3趾のMP関節の底側に胼胝を形成し，この部位に疼痛を強く訴えることも多い．

評価
- 評価では，疼痛部位とその要因を推察することが重要となる．
- 本疾患の疼痛部位は，主にバニオン部，2・3趾のMP関節の底側の胼胝，2・3PIP関節背側の胼胝，小趾側のバニオン部などが多い．
- 立位アライメントや歩行分析から，これらの疼痛が生じている要因を推察する．たとえば足底の胼胝の場合，荷重時の横アーチが低下していることが多い．また，歩行では蹴り出し時にシェアフォースを伴っていることが多い．
- また生活面では，常用している靴，生活で多い動作などを問診し，疼痛部位との関連を推察する．

治療/介入（表I-34，図I-38）
- 外反母趾の理学療法では，足部アーチの保持と拘縮の予防が目的となる．

❶ 母趾側バニオン部の疼痛
(1) 足底板療法
- 足部アーチの保持として，横アーチや縦アーチを支持する足底板を作製する．

(2) ROM運動
- 徒手にて母趾の外旋と内反のROM運動を自己練習として指導し，20回×5セットを目安として行う．

(3) 歩行練習
- 本疾患では，足部アーチが破綻し，足関節背屈位で荷重していることが多い．歩行指導としては，しっかり踵で接地し，立脚中期後半でしっかり膝関節伸展を促すような歩行練習を行う．

(4) 生活指導
- 足の形態特性を評価し，バニオン部の圧迫を

表I-34 主な治療/介入のプログラム例

母趾側バニオン部の疼痛	2・3趾MP関節底側胼胝および2・3PIP関節背側胼胝の疼痛	小趾側バニオン部の疼痛
足底板療法 ・横アーチや縦アーチを支持する足底板を作製する	足底板療法 ・横アーチや縦アーチを支持する足底板を作製する	足底板療法 ・横アーチや縦アーチを支持する足底板を作製する
ROM運動 ・母趾の外旋と内反のROM運動	ROM運動 ・第2・3MP関節屈曲のROM運動	ROM運動 ・小趾の内旋と外反のROM運動
歩行運動 ・踵の接地と膝関節伸展を促す歩行練習	歩行運動 ・踵の接地と膝関節伸展を促す歩行練習	筋力増強運動 ・小趾外転筋の筋力増強運動 ・足部外反筋群の筋力増強運動
生活指導 ・バニオン部の圧迫を防止できる履き物指導	生活指導 ・クッション性に優れ，PIP関節背側面の圧迫が少ない履き物指導	歩行運動 ・わずかにtoe-outで歩くように指導する． 生活指導 ・バニオン部の圧迫を防止できる履き物指導

防止できる履き物を指導する．

❷ 2・3 趾 MP 関節底側胼胝および 2・3 PIP 関節背側胼胝の疼痛

・2・3 趾 MP 関節底側胼胝および 2・3 PIP 関節背側胼胝は，横アーチ低下に伴う第 2・3 関節伸展拘縮が生じることと関連している．

(1) 足底板療法

・足部アーチの保持として，横アーチや縦アーチを支持する足底板を作製する．特に，横アーチの支持は 2・3 趾底側の胼胝の疼痛に対して有効となる[2]．

(2) ROM 運動

・本疾患では，第 2・3 MP 関節伸展拘縮を伴うことが多く，これらも母趾の機能破綻の要因となる．第 2・3 MP 関節屈曲の ROM 運動を行い，この変形を防止することも重度の変形を予防するうえで有効となる．第 2・3 MP 関節屈曲の ROM 運動は，自己練習として指導し，おのおの 20 回×5 セットを目安として行う．

(3) 歩行運動

・本疾患では，足部アーチが破綻し，足関節背屈位で荷重していることが多い．歩行指導としては，しっかり踵で接地し，立脚中期後半でしっかり膝関節伸展を促すような歩行練習を行う．

(4) 生活指導

・足の形態特性を評価し，クッション性に優れ，PIP 関節背側面の圧迫が少ない履き物を指導する．

❸ 小趾側バニオン部（テイラーズバニオン）の疼痛

(1) 足底板療法

・足部アーチの保持として，横アーチや縦アーチを支持する足底板を作製する．

(2) ROM 運動

・徒手にて小趾の内旋と外反の ROM 運動を自己練習として指導し，20 回×5 セットを目安として行う．

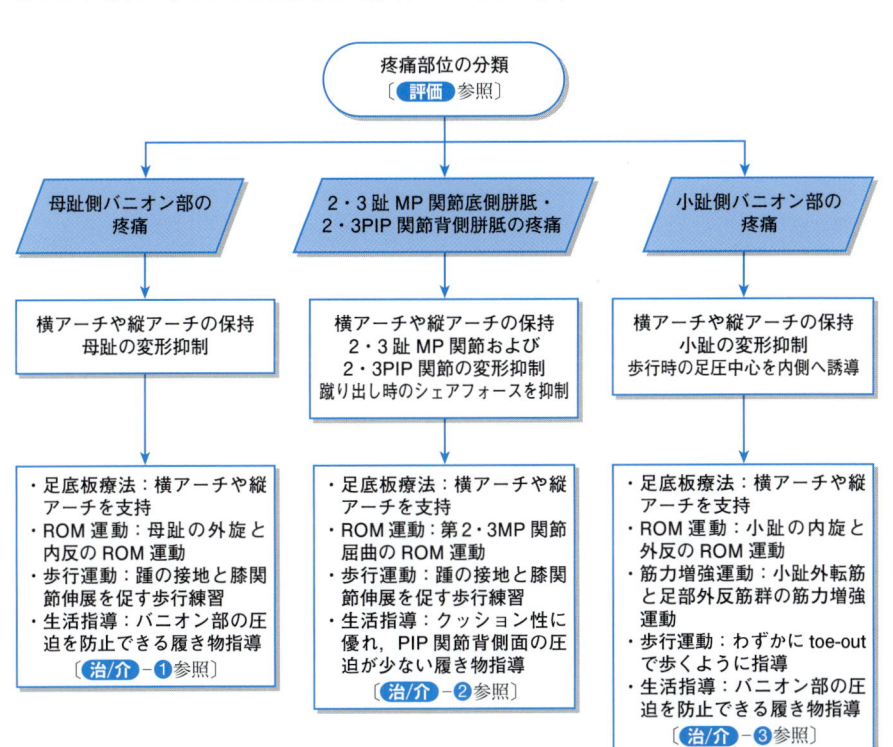

図 I-38　外反母趾の臨床判断

(3)筋力増強運動
- 小趾外転筋の筋力増強運動(1分×5セット程度を目安とする).
- 足部外反筋群の筋力増強運動(1分×5セット程度を目安とする).

(4)歩行運動
- わずかに toe-out で歩くように指導することで,歩行時の足圧中心を内側へ誘導する.

(5)生活指導
- 足の形態特性を評価し,バニオン部の圧迫を防止できる履き物を指導する.

リスク管理
- 本疾患では,足部アーチの破綻と母趾の変形の進行状況について,ある程度定期的な観察が必要である.
- 第2・3MP関節屈曲が進行し,母趾が第2趾の下に入り込むと外反母趾の変形は急速に進行する.このため,他趾の管理も重要となる.

経過・予後
- 変形があっても愁訴をある程度改善できれば,ADLは普通に過ごすことができ,その状態を維持できることが多い.こうしたことから保存療法を優先する.
- 母趾が第2趾の底側に入り込むほど変形が強くなると,状況によって手術が必要な場合がある.

● 引用文献
1) 藤井英夫,他:足診療マニュアル.医歯薬出版,2004
2) 入谷誠:入谷式足底板.運動と医学の出版社,2011

(園部　俊晴)

肩関節～上腕部の骨折

1 肩関節周辺の骨折 鎖骨骨折

病態・障害
- 肩関節周辺の骨折は,幅広い年齢層で頻度が高く,鎖骨骨折では全骨折の10～15%,上腕骨近位部および骨幹部骨折では4～5%を占める.受傷機転は,肘伸展位での転倒による介達外力や骨を直接打撲した場合の直達外力による.
- 鎖骨骨折は骨幹部,遠位部,近位部に分けられ,骨幹部骨折が約80%を占める.保存療法が第1選択となるが,転位や骨片が複数存在する場合は手術適応となる.保存療法ではクラビクルバンドで整復位に固定し,手術療法ではK-ワイヤ(キルシュナー鋼線)やプレートを用いた骨接合術が選択される.
- 上腕骨近位部骨折(→97頁),上腕骨骨幹部骨折(→99頁)で転位の少ない場合は保存療法が選択され,三角巾やハンギングキャスト(hanging cast)で整復位に固定される.一方,脱臼の合併や転位の大きい場合には,髄内釘やプレートを用いた骨接合術が選択される.

評価
- X線所見から骨折部位や転位の程度,骨癒合の状態,骨萎縮の有無を確認する.これらの情報は,骨癒合を阻害するメカニカルストレスを把握するために重要となる.
- カルテ情報から栄養状態,代謝性疾患の既往,骨代謝に影響する薬剤などの骨折治癒に影響する因子を確認する.また,医師から運動可能範囲や外固定期間などの治療方針を確認する.
- 問診から受傷機転や受傷からの期間,腫脹や熱感,安静時痛の有無を確認し,骨折の修復過程を予測する.
- 鎖骨骨折では腕神経叢の損傷を合併することがあり,各神経支配領域の感覚低下や運動麻痺の有無を確認する.

治療/介入
- 保存療法と手術療法では外固定期間が若干異なるが,おおむね外固定中は疼痛管理や拘縮などの二次的合併症の予防が中心となる.外固定が除去されると積極的にROM運動や筋力増強運動,ADL練習を行う(図I-39).
- 受傷後(術後)の各時期に合わせたプログラム例(表I-35)を示すが,機能障害の程度によって実施内容や順序を検討する.

❶ 保存療法の場合
a)外固定期(受傷直後～3週)
(1)物理療法
- 患部の炎症が強い場合は,アイシングを行う.
- 治療時間は20分を目安とし,長時間の冷却は避ける.

肩関節〜上腕部の骨折　95

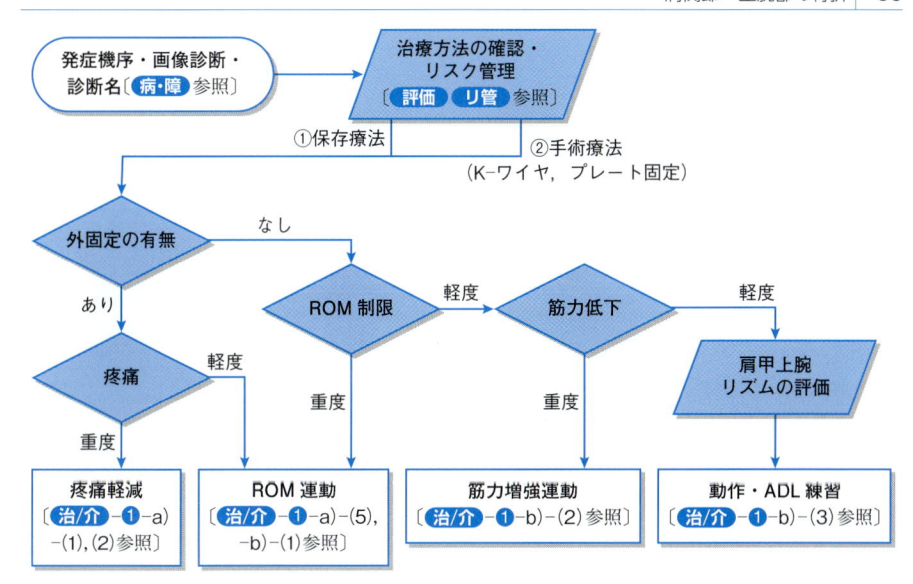

```
発症機序・画像診断・           治療方法の確認・
診断名〔病・障 参照〕  →       リスク管理
                             〔評価〕〔リ管〕参照
              ①保存療法          ②手術療法
                               (K-ワイヤ, プレート固定)
      ↓
   外固定の有無 ──なし──┐
      │                 ↓
     あり            ROM制限 ──軽度──→ 筋力低下 ──軽度──→ 肩甲上腕
      ↓              │                  │                リズムの評価
    疼痛 ──軽度──┐  │重度            │重度
      │           │  ↓                 ↓                  ↓
     重度         │ ROM運動         筋力増強運動        動作・ADL練習
      ↓           │ 〔治/介〕-❶-a)-(5), 〔治/介〕-❶-b)-(2)参照  〔治/介〕-❶-b)-(3)参照
   疼痛軽減          -b)-(1)参照
   〔治/介〕-❶-a)
   -(1),(2)参照
```

図 I-39　鎖骨骨折の臨床判断

表 I-35　主な治療/介入のプログラム例

保存療法		手術療法 (K-ワイヤ, プレート固定)	
外固定期 (受傷直後〜3週)	外固定除去期 (受傷後4週以降)	外固定期 (術直後〜2週)	外固定除去期 (術後3週以降)
物理療法 ・アイシング リラクセーション ・ポジショニング ・マッサージ ・ダイレクトストレッチング 患部外トレーニング ・肘関節自動運動 ・手関節自動運動 ・手指自動運動 等尺性筋力増強運動 ・肩関節周囲筋(等尺性運動) ROM運動 ・おじぎ&振り子運動 (屈曲90°以下→全可動域)	ROM運動 ・肩関節自動・他動運動 (屈曲90°以下→全可動域) ・自己練習指導(テーブルサンディング, 棒体操) 筋力増強運動 ・腱板, 三角筋, 肩甲骨周囲筋(抵抗運動) ・自己練習指導(セラバンド®, ペットボトル使用) 動作・ADL練習 ・鏡を用いた肩甲上腕リズムの再学習 ・洗髪, 結帯動作練習	物理療法 ・アイシング リラクセーション ・ポジショニング ・マッサージ ・ダイレクトストレッチング 患部外トレーニング ・肘関節自動運動 ・手関節自動運動 ・手指自動運動 等尺性筋力増強運動 ・肩関節周囲筋(等尺性運動) ROM運動 ・おじぎ&振り子運動 ・肩関節自動・他動運動 (屈曲90°以下)	ROM運動 ・肩関節自動・他動運動 (全可動域) ・自己練習指導(テーブルサンディング, 棒体操) 筋力増強運動 ・腱板, 三角筋, 肩甲骨周囲筋(抵抗運動) ・自己練習指導(セラバンド®, ペットボトル使用) 動作・ADL練習 ・鏡を用いた肩甲上腕リズムの再学習 ・洗髪, 結帯動作練習

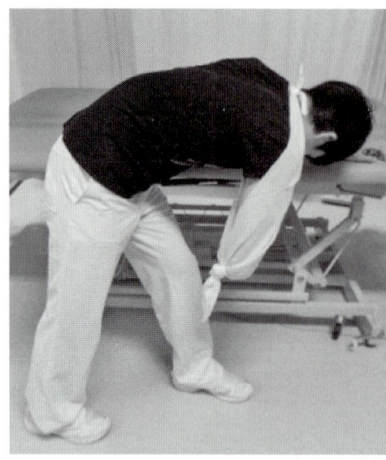

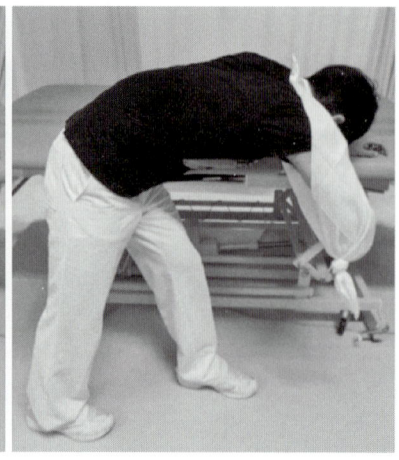

図Ⅰ-40　おじぎ＆振り子運動
左：体幹を屈曲し上肢を下垂させることにより肩関節周囲筋の筋緊張軽減，軟部組織の伸張性改善をはかる（おじぎ運動）．
右：下垂位から体幹を前後左右に移動させ，反動を利用することにより肩のROM拡大をはかる（振り子運動）．

(2) リラクセーション
・背臥位では上腕の重みにより骨折部に剪断力が生じるため，上腕の下にタオルなどを入れポジショニングを行う．
・大胸筋などの緊張が高い場合はマッサージやダイレクトストレッチングを行う．
・30秒1セットを目安とする．

(3) 患部外トレーニング（肘・手関節，手指）
・拘縮や浮腫の予防を目的として，肘・手関節，手指の自動運動を行う．
・各関節10回1セットを目安とし，1日に3〜5セット行う．

(4) 等尺性筋力増強運動
・固定期間中の筋力低下を予防するため，肩関節周囲筋の等尺性筋力増強運動を行う．
・5秒1セットを目安とする．

(5) ROM運動（おじぎ＆振り子運動；図Ⅰ-40）
・受傷後1週を目安におじぎ運動を開始する．痛みがなければ振り子を開始し，屈曲90°までを限度に可動域拡大をはかる．この時期は骨癒合が不十分であるため，肩甲骨を十分に固定し骨折部へのストレスを最小限にとどめる．
・10分1セットを目安とし1日に3セット行う．

b) 外固定除去期（受傷後4週以降）
(1) ROM運動
・仮骨形成が進み，医師の許可を得たうえで肩関節自動・他動運動を開始する．最初は屈曲90°以下に制限し，肩甲骨を固定しながら行う．全可動域での運動は骨癒合が得られる6週以降に行う．
・自己練習として，テーブルサンディングや棒体操を指導する．
・肩関節屈伸，内外転，内外旋の各方向10回1セットを目安とし，1日に3〜5セット行う．

(2) 筋力増強運動
・6週以降で骨癒合が十分に得られたら，医師の許可を得たうえで腱板，三角筋，肩甲骨周囲筋の筋力増強運動を開始する．
・自己練習として，セラバンド®やペットボトル（500 mL）を使った肩関節挙上，外転，内外旋運動を指導する．
・各運動10回1セットを目安とし，1日に3〜5セット行う．

(3) 動作・ADL練習
・肩甲上腕リズムの破綻の有無を評価し，鏡などのフィードバックを用いて再学習する．
・洗髪や結帯動作などのADL練習を行う．

肩関節〜上腕部の骨折

❷ 手術療法（K-ワイヤ，プレート固定）の場合
a）外固定期（術直後〜2週）
(1) 物理療法
(2) リラクセーション
(3) 患部外トレーニング（肘・手関節，手指）
- (1)〜(3)はいずれも「❶保存療法の場合」の(1)〜(3)を参照のこと．

(4) 等尺性筋力増強運動
- 「❶保存療法の場合」に準じて行う．

(5) ROM運動（おじぎ＆振り子運動）
- 術後早期よりおじぎ運動を開始する．痛みがなければ振り子運動に移行する．
- 詳細は「❶保存療法の場合」に準じる．

(6) ROM運動
- 疼痛自制内で自動・他動運動が可能となるが，最初は屈曲90°以下に制限し，全可動域での運動は4週以降より開始する．
- 詳細は「❶保存療法の場合」に準じる．

b）外固定除去期（術後3週以降）
(1) 筋力増強運動
- 固定性が十分に得られている場合は，医師の許可を得たうえで筋力増強運動を開始する．
- 詳細は「❶保存療法の場合」に準じる．

(2) 動作・ADL練習
- 「❶保存療法の場合」に準じて行う．

リスク管理
- 骨折部への過度なストレスは偽関節の原因となるため注意する．肩屈曲運動では鎖骨の挙上，後退，後方回旋運動を伴うが，特に後退，後方回旋は屈曲90°以降で急激に増加する．また，これらの運動は肩甲骨運動と同調し，過度の肩甲骨内外旋，前後傾は骨折部に剪断力，回旋力を生じさせるため，骨癒合が得られていない時期は屈曲90°以下に制限し，肩甲骨を固定しながら行う．

経過・予後
- 保存療法の場合，一般的にクラビクルバンドでの固定期間は4〜6週間であるが，具体的な時期は医師の判断に委ねられる．
- 手術療法の場合，三角巾での固定期間は2週間程度であり早期からの関節運動が可能となる．
- 保存療法の偽関節発生率は0.1%であり優れているとされてきたが，近年では保存療法と比べて手術療法の治療成績が良好であったとの報告もあり，いまだ議論の余地がある．

（石川　博明）

2 上腕骨近位部骨折（外科頸）

評価
- 骨折部位や程度，転位の有無はニア（Neer）の分類を用いて評価する．
- 高齢者に好発するため転倒歴や日常生活での活動性を確認し，全身の運動機能評価を行う．
- 腋窩神経の損傷を合併することがあり，肩外側の感覚低下や三角筋の萎縮の有無を確認する．

治療/介入
- 受傷後（術後）の各時期に合わせたプログラム例（表Ⅰ-36）とフローチャート（図Ⅰ-41）を示すが，機能障害の程度によって実施内容や順序を検討する．

❶ 保存療法の場合
a）外固定期（受傷直後〜3週）
(1) 物理療法
(2) リラクセーション
(3) 患部外トレーニング（肘・手関節，手指）
(4) 等尺性筋力増強運動
- (1)〜(4)はいずれも「肩関節周辺の骨折　鎖骨骨折」（→94頁）に準じて行う．

(5) ROM運動（おじぎ＆振り子運動）
- 受傷後1週を目安におじぎ運動を開始し，痛みがなければ振り子運動に移行する．
- 肩関節周囲筋の収縮が無いことを確認し，痛みが強い場合は肩甲骨を徒手的に誘導する．
- 10分1セットを目安とし，1日に3セット行う．

b）外固定除去期（受傷後4週以降）
(1) ROM運動
- 臥位にて内外旋以外の運動から開始し，骨癒合が得られる6週以降より抗重力位かつ全方向への運動を行う．
- 自己練習として，テーブルサンディングや棒体操を指導する．
- 肩関節屈伸，内外転，内外旋の各方向10回1セットを目安とし，1日に3〜5セット行う．

(2) 筋力増強運動
- 6週以降で骨癒合が十分に得られたら，医師の許可を得たうえで腱板，三角筋，肩甲骨周囲筋の筋力増強運動を開始する．
- 自己練習として，セラバンド®やペットボトル（500 mL）を使った肩関節挙上，外転，内外

表Ⅰ-36 主な治療/介入のプログラム例

保存療法		手術療法（髄内釘，プレート固定）	
外固定期 （受傷直後～3週）	外固定除去期 （受傷後4週以降）	外固定期 （術直後～3週）	外固定除去期 （術後4週以降）
物理療法 ・アイシング リラクセーション ・ポジショニング ・マッサージ ・ダイレクトストレッチング 患部外トレーニング ・肘関節自動運動 ・手関節自動運動 ・手指自動運動 等尺性筋力増強運動 ・肩関節周囲筋（等尺性運動） ROM運動 ・おじぎ＆振り子運動	ROM運動 ・肩関節自動・他動運動（内外旋以外→全方向） ・自己練習指導（テーブルサンディング，棒体操） 筋力増強運動 ・腱板，三角筋，肩甲骨周囲筋（抵抗運動） ・自己練習指導（セラバンド®，ペットボトル使用） 動作・ADL練習 ・鏡を用いた肩甲上腕リズムの再学習 ・洗髪，結帯動作練習	物理療法 ・アイシング リラクセーション ・ポジショニング ・マッサージ ・ダイレクトストレッチング 患部外トレーニング ・肘関節自動運動 ・手関節自動運動 ・手指自動運動 等尺性筋力増強運動 ・肩関節周囲筋（等尺性運動） ROM運動 ・おじぎ＆振り子運動 ・肩関節自動・他動運動（内外旋以外）	ROM運動 ・肩関節自動・他動運動（内外旋以外→全方向） ・自己練習指導（テーブルサンディング，棒体操） 筋力増強運動 ・腱板，三角筋，肩甲骨周囲筋（抵抗運動） ・自己練習指導（セラバンド®，ペットボトル使用） 動作・ADL練習 ・鏡を用いた肩甲上腕リズムの再学習 ・洗髪，結帯動作練習

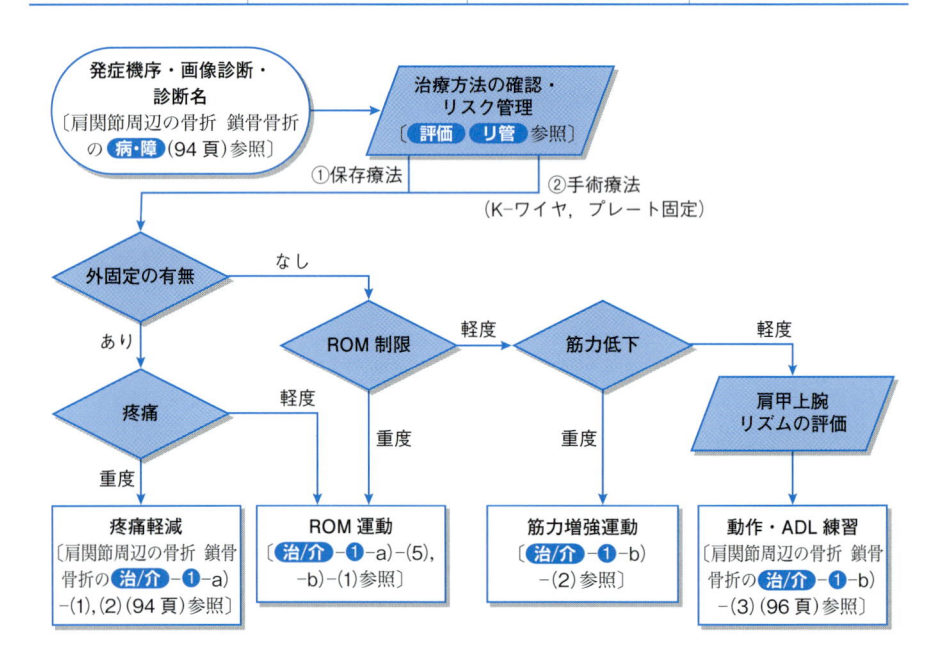

図Ⅰ-41 上腕骨近位部骨折（外科頸）の臨床判断

旋運動を指導する．
- 各運動10回1セットを目安とし，1日に3～5セット行う．

(3) 動作・ADL練習
- 「肩関節周辺の骨折 鎖骨骨折」（→94頁）に準じて行う．

❷ 手術療法（髄内釘，プレート固定）の場合
a) 外固定期（術直後～3週）
(1) 物理療法
(2) リラクセーション
(3) 患部外トレーニング（肘・手関節，手指）
(4) 等尺性筋力増強運動
- (1)～(4)はいずれも「肩関節周辺の骨折 鎖骨骨折」（→94頁）に準じて行う．

(5) ROM運動（おじぎ＆振り子運動）
- 受傷後1週を目安におじぎ運動を開始し，痛みがなければ振り子運動に移行する．
- 詳細は「❶保存療法の場合」に準じる．

(6) ROM運動
- 術後2～3週から自動・他動運動を開始する．
- 詳細は「❶保存療法の場合」に準じる．

b) 外固定除去期（術後4週以降）
(1) 筋力増強運動
- 固定性が十分に得られている場合は，医師の許可を得たうえで腱板，三角筋，肩甲骨周囲筋の筋力増強運動を開始する．
- 詳細は「❶保存療法の場合」に準じる．

(2) 動作・ADL練習
- 「肩関節周辺の骨折 鎖骨骨折」（→94頁）に準じて行う．

リスク管理
- 骨折部に回旋力が加わることにより骨癒合が阻害されるため，内外旋運動を行う際は，骨折部位より遠位での操作を避ける．
- 大胸筋や広背筋などの大・小結節に付着する筋の過緊張により，外科頚より近位が固定された状態で関節運動を行うと，骨折部にストレスが生じるため注意する．

経過・予後
- 保存療法の場合，受傷直後より三角巾とバストバンドで固定し，受傷後3週で仮骨形成がみられたら三角巾のみの固定となる．その後の固定期間は医師の判断に委ねられるが，おおむね4～8週間を要する．
- 手術療法の場合，三角巾で術後3週間固定し，痛みの程度に合わせて除去される．

- 治療法には一長一短があり，両者の偽関節発生率に大きな差はなく，年齢や骨粗鬆症の有無に影響されることが多い． （石川　博則）

3 上腕骨骨幹部骨折

評価
- 腕相撲などの捻転力で生じることが多く，周囲軟部組織の損傷の有無を確認する．
- 上腕骨中1/3の骨折では橈骨神経，遠位1/3では橈骨・正中・尺骨神経の損傷を合併することがあるため，これらの神経支配領域の感覚低下や運動麻痺の有無を確認する．

治療/介入
- 受傷後（術後）の各時期に合わせたプログラム例（表Ⅰ-37）とフローチャート（図Ⅰ-42）を示すが，機能障害の程度によって実施内容や順序を検討する．

❶ 保存療法の場合
a) 外固定期（受傷直後～2週）
(1) 物理療法
(2) リラクセーション
(3) 患部外トレーニング（肘・手関節，手指）
(4) 等尺性筋力増強運動
- (1)～(4)はいずれも「肩関節周辺の骨折 鎖骨骨折」（→94頁）に準じて行う．

(5) ROM運動（おじぎ＆振り子運動）
- 受傷後1週を目安におじぎ運動を開始し，痛みがなければ振り子運動に移行する．
- 肩関節周囲筋の収縮がないことを確認し，痛みが強い場合は肩甲骨を徒手的に誘導する．
- 10分1セットを目安とし，1日に3セット行う．

b) 外固定除去期（受傷後3週以降）
(1) ROM運動
- 受傷後3週から装具（functional brace）を装着し，臥位にて内外旋以外の運動から開始する．その後，骨癒合が得られる6週以降より抗重力位かつ全方向への運動を行う．
- 自己練習として，テーブルサンディングや棒体操を指導する．
- 肩関節屈伸，内外転，内外旋の各方向10回1セットを目安とし，1日に3～5セット行う．

(2) 筋力増強運動
- 6週以降で骨癒合が十分に得られたら，医師

表Ⅰ-37 主な治療/介入のプログラム例

保存療法		手術療法（髄内釘，プレート固定）	
外固定期（受傷直後～2週）	外固定除去期（受傷後3週以降）	外固定期（術直後～2週）	外固定除去期（術後3週以降）
物理療法 ・アイシング リラクセーション ・ポジショニング ・マッサージ ・ダイレクトストレッチング 患部外トレーニング ・肘関節自動運動 ・手関節自動運動 ・手指自動運動 等尺性筋力増強運動 ・肩関節周囲筋（等尺性運動） ROM運動 ・おじぎ＆振り子運動	ROM運動 ・肩関節自動・他動運動（内外旋以外→全方向） ・自己練習指導（テーブルサンディング，棒体操） 筋力増強運動 ・腱板，三角筋，肩甲骨周囲筋（抵抗運動） ・自己練習指導（セラバンド®，ペットボトル使用） 動作・ADL練習 ・鏡を用いた肩甲上腕リズムの再学習 ・洗髪，結帯動作練習	物理療法 ・アイシング リラクセーション ・ポジショニング ・マッサージ ・ダイレクトストレッチング 患部外トレーニング ・肘関節自動運動 ・手関節自動運動 ・手指自動運動 等尺性筋力増強運動 ・肩関節周囲筋（等尺性運動） ROM運動 ・おじぎ＆振り子運動 ・肩関節自動・他動運動（内外旋以外）	ROM運動 ・肩関節自動・他動運動（内外旋以外→全方向） ・自己練習指導（テーブルサンディング，棒体操） 筋力増強運動 ・腱板，三角筋，肩甲骨周囲筋（抵抗運動） ・自己練習指導（セラバンド®，ペットボトル使用） 動作・ADL練習 ・鏡を用いた肩甲上腕リズムの再学習 ・洗髪，結帯動作練習

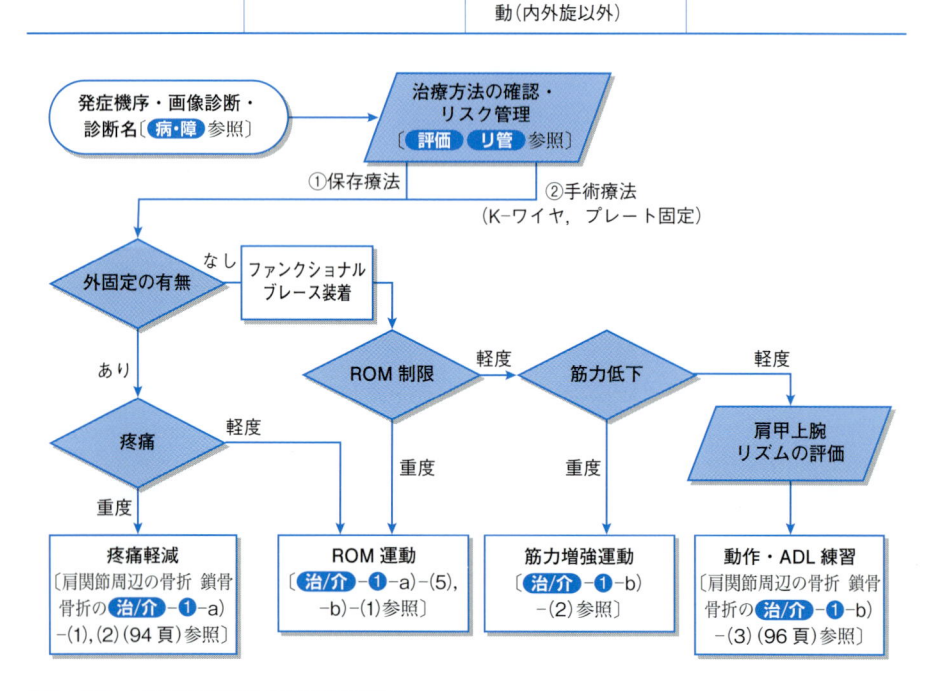

図Ⅰ-42 上腕骨骨幹部骨折の臨床判断

の許可を得たうえで腱板，三角筋，肩甲骨周囲筋の筋力増強運動を開始する．
- 自己練習として，セラバンド®やペットボトル(500 mL)を使った肩関節挙上，外転，内外旋運動を指導する．
- 各運動10回1セットを目安とし，1日に3〜5セット行う．

(3) 動作・ADL練習
- 「肩関節周辺の骨折 鎖骨骨折」(→94頁)に準じて行う．

❷ 手術療法(髄内釘，プレート固定)の場合
a) 外固定期(術直後〜2週)
(1) 物理療法
(2) リラクセーション
(3) 患部外トレーニング(肘・手関節，手指)
(4) 等尺性筋力増強運動
- (1)〜(4)はいずれも「肩関節周辺の骨折 鎖骨骨折」(→94頁)に準じて行う．

(5) ROM運動(おじぎ&振り子運動)
- 受傷後早期からおじぎ運動，振り子運動を開始する．
- 詳細は「❶保存療法の場合」に準じる．

(6) ROM運動
- 術後1週から自動・他動運動を開始する．
- 詳細は「❶保存療法の場合」に準じる．

b) 外固定除去期(術後3週以降)
(1) 筋力増強運動
- 固定性が十分に得られている場合は，医師の許可を得たうえで腱板，三角筋，肩甲骨周囲筋の筋力増強運動を開始する．
- 詳細は「❶保存療法の場合」に準じる．

(2) 動作・ADL練習
- 「肩関節周辺の骨折 鎖骨骨折」(→94頁)に準じて行う．

リスク管理
- 内外旋運動では，骨折部より遠位側からの操作を避け，近位側と遠位側が連動して動くことを確認しながら愛護的に行う．
- 骨折部位と三角筋，大胸筋付着部の位置関係により骨片の転位方向が決まるため，これらの位置関係を把握し，骨癒合が不十分な時期に過度の収縮を伴う抵抗運動を行うことは禁忌である．

経過・予後
- 保存療法の場合，腫脹が消退するまではU字型副子やハンギングキャスト(hanging cast)

で1〜2週間固定し，受傷後3週より装具(functional brace)を装着する．
- 手術療法の場合，三角巾で術後3週間固定し，痛みの程度に合わせて除去される．
- 一般的に骨癒合が得られやすいが，横骨折や骨折面の接触面積が小さい場合は偽関節となりやすい．

(石川　博明)

肩関節周囲炎

1 肩関節周囲炎

病態・障害
- 肩関節構成体の加齢に伴う炎症性の変性疾患で40〜60歳代に多く，誘因のない肩周囲の疼痛と肩甲上腕関節の拘縮を主症状とする疾患の総称である．腱板断裂，石灰沈着性腱板炎，関節唇損傷などを合併していることもあり，治療方針を決定するうえで鑑別が重要である．
- 安静時痛や夜間痛などの自発痛を主体とした疼痛が最も強く現れる痙縮期，疼痛が軽減し関節拘縮が増大する拘縮期，理学療法によって運動時痛や拘縮の積極的な改善をはかる回復期に分けられ，これらの病期を的確に判断し適切なアプローチを選択することが重要である．

評価
- 疼痛の出現時期，部位や強度，自発痛の有無を聴取する．大結節や烏口突起などの骨指標や肩関節周囲筋の圧痛，疼痛誘発テスト(インピンジメントサイン，関節不安定性など)を評価し，疼痛の所在を明らかにしていく．
- 安静時痛がなくなれば他動的ROMを測定し拘縮の程度を把握する．特に肩甲棘と上腕骨長軸とのなす角度を評価(図Ⅰ-43)することは肩甲上腕関節の可動制限の有無を特定するのに重要である．また，肩関節は複合関節であるためそれぞれの副運動の確認や軟部組織の柔軟性などを評価し，制限因子を評価する．運動時痛が軽減すれば自動的ROMも測定し，他動的ROMとの差がないかを確認しておく．上記の疼痛評価と合わせて病期を判断する．
- 腱板の筋力や肩甲帯・体幹の固定性から動的安定性を評価する．
- 疼痛の原因となる動作を観察し代償動作を評

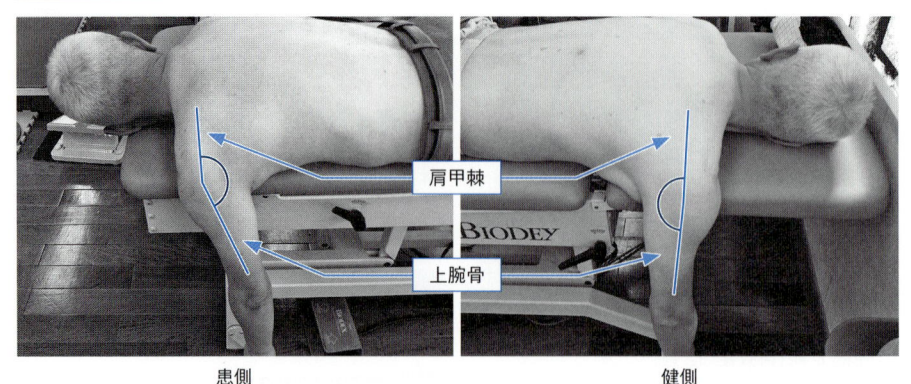

図Ⅰ-43 肩甲棘と上腕骨長軸との角度
肩甲上腕関節の可動制限が評価できる．挙上制限を残さないためには，180°以上が必要である．

価する．固定や誘導など徒手的に操作を加えることや動作指導によって疼痛の変化を確認する．

治療/介入(表Ⅰ-38，図Ⅰ-44)
- プログラムの中心は安静，物理療法，徒手療法，運動療法，生活指導であり，病期(痙縮期，拘縮期，回復期)によってどれを優先させるかを考慮する．

❶ 痙縮期
(1) 安静
- 疼痛が強く日常生活に支障をきたすようであれば，三角巾やアームスリングなどの装具で固定し，関節運動を抑制する．
- 日中や就寝時の良肢位(疼痛の少ない肢位)を指導し，日常生活における関節運動や負荷(圧迫力，剪断力，牽引力)を最大限抑制する．

(2) 物理療法
- アイシング，電気治療，超音波治療(パルス)などにより疼痛の軽減をはかる．

(3) 動作指導
- 更衣は患側から袖を通すことや，かぶりシャツを控えるよう促す．また，パソコンや物を持つなどの動作は疼痛を助長する要因になることを説明する．

❷ 拘縮期
(1) 物理療法
- 運動療法の前処置として，ホットパックや超音波治療(連続)で柔軟性改善や血流増大，疼痛緩和をはかる．
- 運動後，熱感や疼痛増強を認めるようであれば，20分程度のアイシングを行う．

(2) ROM運動
- 脊柱や胸郭の可動性は肩関節運動に大きく影響するため，疼痛が強く肩関節運動が困難な時期から積極的に実施する．
- まずは拘縮の予防や維持を目的として，特に屈曲，外転，内外旋を中心とした疼痛自制内での自動的ROM運動を自己管理できるように指導し，頻回に行う(5～10回)．
- 疼痛の軽減を認めれば，可動域を拡大したい運動方向に上肢を誘導し，胸鎖関節，肩鎖関節，肩甲上腕関節に対してモビライゼーションを行い，正常な副運動を再獲得する．また，関節周囲の軟部組織に対してもモビライゼーションを行い，皮膚の滑走性，脂肪体や関節包の柔軟性を改善させる．
- 過緊張や短縮となった筋に対してホールドリラックスや疼痛自制内でのストレッチングを行う．

(3) 筋力維持・増強運動
- 腱板筋力は30～50%程度の出力で行う(10～20回×3～5セット)．初期は等尺性収縮で行うと疼痛が生じにくい．
- 安定性の強化として，体幹は腹式呼吸や座位傾斜運動，肩甲帯は前鋸筋や僧帽筋下部線維のトレーニングを行う(10回×3セット)．

❸ 回復期
(1) 物理療法
- こわばりの訴えや寒い季節など，状況に応じて15分程度の温熱療法を行う．

肩関節周囲炎 | 103

表Ⅰ-38　主な治療/介入のプログラム例

痙縮期	拘縮期	回復期
安静 ・装具固定 ・良肢位指導 物理療法 ・アイシング ・電気治療 ・超音波治療(パルス) 動作指導 ・更衣などのADL ・疼痛を助長する動作	物理療法 ・温熱(運動前) 　ホットパック 　超音波(連続) ・アイシング(運動後) ROM運動 ・脊柱/胸郭運動 ・屈曲, 外転, 内外旋ROM運動 　(主に自動) ・モビライゼーション ・ホールドリラックス ・ストレッチング 筋力維持・増強運動 ・腱板(等尺性収縮) ・体幹 ・肩甲帯	物理療法 ・温熱(運動前) 　ホットパック 　超音波(連続) ROM運動 ・脊柱/胸郭運動 ・屈曲, 外転, 内外旋ROM運動 　(自動, 他動) ・モビライゼーション ・ホールドリラックス ・ストレッチングの強化 筋力増強運動 ・腱板(求心性収縮) ・体幹 ・肩甲帯 ・空間保持 動作練習 ・代償動作の修正または獲得 ・耐久性の向上

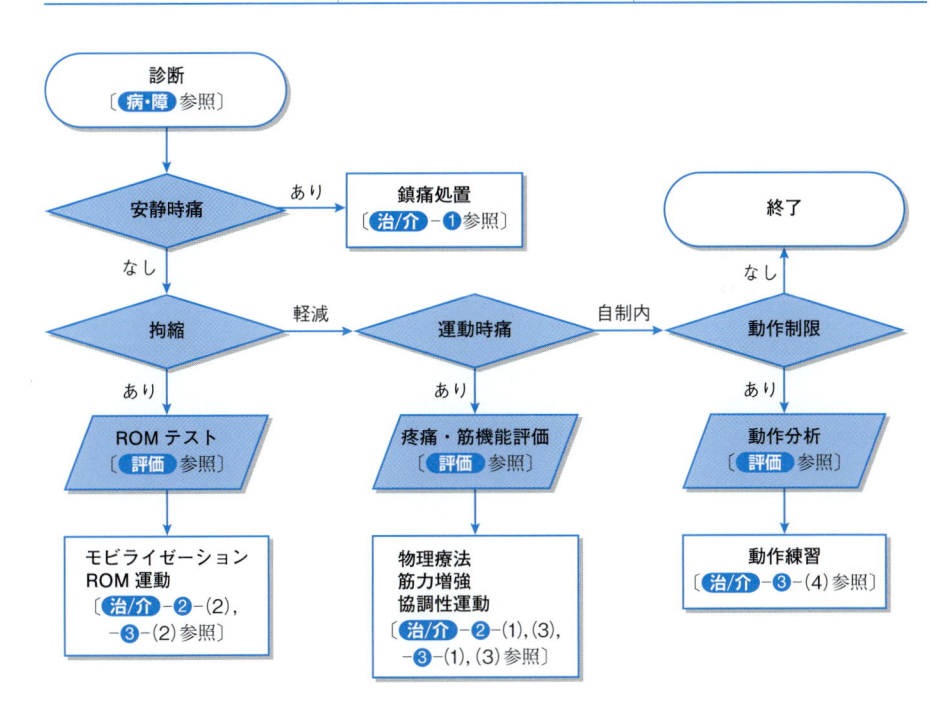

図Ⅰ-44　肩関節周囲炎の臨床判断

(2) ROM 運動
- 他動的運動はアプローチの主体を脊柱や胸郭から肩関節複合体へと移し，より積極的に行う．
- 肩甲上腕関節の後下方の柔軟性低下に対してストレッチングを行う(30秒×3セット)．防御収縮を認める場合はホールドリラックスを併用するとよい．
- 運動連鎖を考慮した複合ストレッチングを行う(30秒×3セット)．
  - 例：肩外転外旋ストレッチング；脊柱伸展，胸郭挙上，肩甲帯内転・後傾，肩甲上腕関節外転・外旋を同時に行い伸張する．

(3) 筋力増強運動
- 腱板筋力は等尺性収縮の出力が十分発揮できるようになれば求心性収縮へと変え，ダンベルやチューブを用いて代償が出ないように行う(20回×3～5セット)．
- 肩甲帯，体幹の筋力増強は負荷を上げて行う．
- 疼痛を出現させないように自動介助で空間保持(上方挙上位，前挙位，側方挙上位など)を行い，徐々に介助量を減らしながら保持時間を延長する．

(4) 動作練習
- 支障をきたしている動作に対して効率的な動かし方を指導したり徒手的に操作を加えて代償動作を修正・促進することで，疼痛の軽減や動作の持久力を向上させる．

リスク管理
- X線(骨折や骨棘，石灰沈着など)やMRI(腱板損傷，関節唇損傷など)での異常所見や局所の炎症所見，神経症状がないことを確認し，疼痛が強い場合は安静を保つことを最優先とする．急性期の疼痛が強い時期に病態評価や機能評価を行うことは，疼痛を増悪させるだけでなく不信感をいだかせることにもなるため避けるべきである．

経過・予後
- 一般的に軽症例では2～3か月，重症例では1年～1年半ほどで自然治癒することが多い．しかし，長期間放置したり病期の判断を誤って治療を行うと，疼痛や関節拘縮を悪化させ治癒を遷延させることになるので注意が必要である．機能障害を残存させないためにも，早期に適切な理学療法の介入をすることが望まれる．

(元脇　周也)

投球障害肩

1 投球障害肩

病態・障害
- 投球動作の反復によって生じる肩の障害を総称して投球障害肩という．投球は約100kgの力が肩に作用するといわれており，投球過多や不良なフォームによりその負担はさらに増大する．また損傷される組織はさまざまであり，病態によっておおむねストレスを受ける時期や運動方向が予測できる．
- 投球動作はワインドアップ期，アーリーコッキング期，レイトコッキング期，アクセレレーション期，フォロースルー期の順に5つの位相に分けられ，投球障害の多くは後半3相で生じる．
- 代表的な疾患であるインピンジメント症候群は，レイトコッキング期での水平外転を伴った外旋運動による腱板深層の関節窩縁との挟み込みによる損傷(肩後上方の疼痛)をインターナルインピンジメント，アクセレレーション期での腱板表層の肩峰下との挟み込みによる損傷を肩峰下インピンジメントといい，発生機序や損傷部位によって区別されている．また，アクセレレーション期からフォロースルー期にかけて上腕二頭筋長頭腱に牽引や回旋ストレスが加わることで炎症が生じたものを上腕二頭筋長頭腱炎といい，その起始部である関節唇が剥離し前上方に疼痛が生じるものを上方関節唇(superior labrum anterior and posterior；SLAP)損傷という．その他に腱板粗部損傷，リトルリーグ肩(骨端線離開)，神経障害(肩甲上神経，胸郭出口症候群)などがある．

評価
- 発症までの経緯や，疼痛を認める部位と位相を聴取し，発症の原因(オーバーユーズ，コンディションの低下，不良なフォーム)を考察する．
- 安静時痛や腫脹，熱感を確認して炎症の有無を判断する．否定されれば投球以外の運動時痛や各種疼痛誘発テスト(インピンジメント，関節唇，不安定性，上腕二頭筋長頭腱など)を評価し病態を確認する．

表Ⅰ-39 主な治療/介入のプログラム例

急性期	回復期	復帰期
安静 ・疼痛が出る動作の禁止 物理療法 ・アイシング ・電気治療 ・超音波治療(パルス)	物理療法 ・温熱(運動前) ・ホットパック ・超音波(連続) ROM運動 ・ホールドリラックス ・ストレッチング 筋力増強運動 ・腱板 ・肩甲帯 ・体幹 ・下肢 シャドーピッチングドリル	自己管理の徹底 ・ROM運動 ・筋力増強運動 フォーム指導 スローイングプログラム

- 投球は投球側肩関節の後下方の柔軟性を低下させるため，屈曲，外転，内旋，水平内転可動域を確認する．また，投球動作は全身運動のため，肩以外にも疲労しやすい肘屈筋，腰部，殿部を中心に全体の柔軟性を評価しておく．さらに成長期の選手は二関節筋の柔軟性もチェックする．
- 腱板筋力，肩甲帯安定性の評価は不可欠であり，左右差を比較する．また，体幹安定性や下肢支持性をチェックする．
- 疼痛誘発テストの症状が軽減し，肩のROM，筋力が改善すれば投球時痛を評価する．常時痛ければ投球を中止して再度機能障害の改善に努める．一方，投球ごとに疼痛の有無が変化するなら，その違いを分析する．

治療/介入(表Ⅰ-39，図Ⅰ-45)

- 急性期と回復期は投球を禁止し，機能障害を改善して左右差をなくすことを目的とする．また，これらの自己管理を意識づけし，身につけることが再発予防に重要である．疼痛誘発テストが陰性になり，シャドーピッチングが疼痛なく全力で可能となれば投球を開始する．
- 復帰期は自己管理の徹底と投球能力の改善に努める．

❶ 急性期
(1)安静
- 疼痛のあるADLや体育活動は行わないようにする．

(2)物理療法
- アイシング，電気治療，超音波治療(パルス)などにより疼痛の軽減をはかる．

❷ 回復期
(1)物理療法
- ホットパック，超音波治療(連続)などを使用し，軟部組織の柔軟性向上や疼痛の軽減をはかる．

(2)ROM運動
- 肩関節後下方，前腕屈筋，腰部，殿部を中心にホールドリラックスやストレッチング(30秒×3～5セット)を行う．成長期の選手にはハムストリングスや上腕二頭筋などの二関節筋も併せて指導する．

(3)筋力増強運動
- 腱板筋力は自重またはダンベルやチューブを利用して代償動作が出ないように負荷を調整して行う(20回×3～5セット)．
- 安定性強化として，肩甲帯は前鋸筋・僧帽筋下部線維，体幹は腹横筋・腹斜筋，下肢はレッグリーチ・ランジ動作などのトレーニングを実施する(10回×3セット)．また成長期の選手は筋を個別に強化するよりも，バランス練習を中心に実施する．

(4)シャドーピッチングドリル
- 疼痛が出ないことを条件にシャドーピッチングを開始する．同時に不良なフォームの修正をはかり全力まで到達すれば投球練習を開始する．

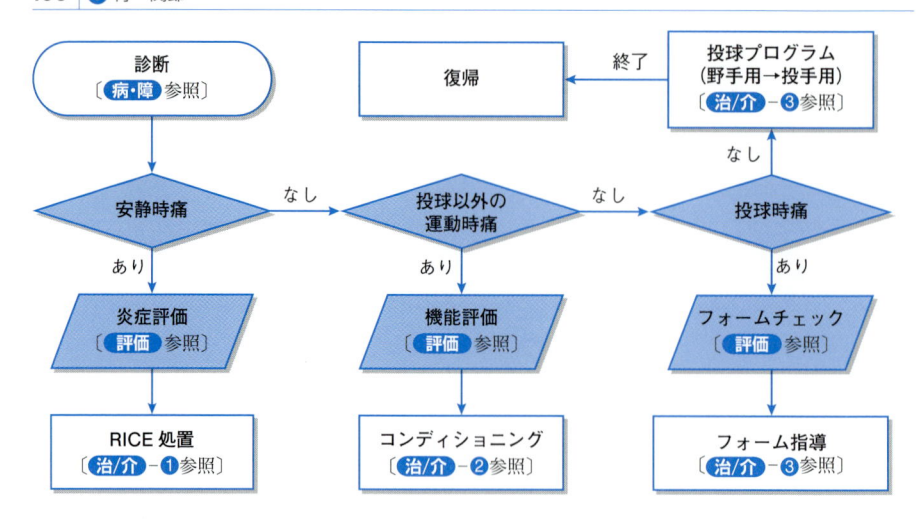

図Ⅰ-45 投球障害肩の臨床判断

表Ⅰ-40 投球プログラム例

	塁間の半分	塁間	1-3塁間	塁間2倍
1週目	1セット			
	2セット			
	3セット			
2週目	2セット	1セット		
	1セット	2セット		
		3セット		
3週目		2セット	1セット	
		1セット	2セット	
			3セット	
4週目			2セット	1セット
			1セット	2セット
				3セット
5週目	練習復帰			
6週目	試合復帰			

1セット：年齢に応じて15～25球(全力投球数を示す)．1日おきに実施．疼痛がなければ次に進み，疼痛があればその日は中止して次回は前に戻る．全てのメニューが終了すれば競技復帰．

❸ 復帰期
(1) フォーム指導
- アクセレレーション期におけるゼロポジションの維持を目指して，上肢スイング，体幹・骨盤帯の回旋量やタイミングを修正する．

(2) スローイングプログラム
- 疼痛が出ないことを条件に投球を開始し，2～3mの至近距離でネットに向かって全力投球ができることを目指す．可能となれば漸増的に投球数と距離を増やしていく(表Ⅰ-40)．

リスク管理
- 投球プログラムが開始になれば疼痛を出さないように進めなければならないが，重要なのは疼痛が出たときに継続せず選手自身が意図的にレベルを落とすことができるように十分理解を得ておくことである．
- 競技復帰してからは継続して実施するべき自己練習の指導，注意事項や再受診をすすめる症状を説明しておき，再発や重症化を予防することに留意する．また，過剰な投球を控えることが肝要であり，日本臨床スポーツ医学会の提唱する投球制限(表Ⅰ-41)の必要性について啓発を続けることが重要である．

経過・予後
- はじめは投球時のみの違和感や疼痛が生じ，少しの投球制限で容易に消失する．しかし，投球制限だけでは原因となる機能障害やフォーム

表Ⅰ-41 青少年の野球障害に対する提言（日本臨床スポーツ医学会，1995）

	小学生	中学生	高校生
練習日数	3日/週以内 （2時間/日以内）	1日/週以上の休養日	1日/週以上の休養日
全力投球数	50球/日以内 （200球/週以内）	70球/日以内 （350球/週以内）	100球/日以内 （500球/週以内）

1日2試合の登板は禁止すべき．

が改善されていないため，投球制限を解除すると再発を繰り返すことが多く，徐々に再発の間隔も短くなり疼痛が消失しなくなる．医療機関を受診する選手の多くはこの時期であり1か月程度の投球禁止が指示されるが，早期に疼痛のないフォームを獲得できれば理学療法士などの管理下で投球は許可される．

・多くは運動療法とフォーム指導により投球時痛は消失し，投球プログラムを経て2～4か月ほどで元のレベルに復帰する．しかし，数か月の保存的治療に反応しない場合は手術適応となり6か月以上かけて復帰を目指すが，ポジションの変更を余儀なくされるなど元のレベルまで改善しない選手も少なくない． （元脇　周也）

肩関節（亜）脱臼

1 反復性肩関節（亜）脱臼 保存療法

病態・障害

・反復性肩関節脱臼は，脱臼整復後に再脱臼を繰り返す症例である．接触を伴うスポーツや転倒などの強い外力により受傷する．

・関連因子として，外傷性肩関節脱臼の既往は多い．外傷性脱臼は骨損傷を伴うことが多く，前方脱臼では関節唇を損傷するバンカート（Bankart）損傷を高頻度で合併するほか，上腕骨頭が陥没骨折するヒル・サックス（Hill-Sachs）損傷を伴うことがある．

・反復性脱臼例は初回脱臼例よりも関節唇損傷の合併率がきわめて高く，関節包靱帯のゆるみも伴いさらに再脱臼しやすくなる．

・随意性脱臼は随意的に亜脱臼・自己整復ができる状態で，先天的に脱臼可能である場合，学童期の微細損傷をきっかけに脱臼可能になる場合と心理的要因に起因する場合がある．

・亜脱臼は上腕骨頭関節面の一部が関節窩と接触した状態であり，外傷性，反復性の微細損傷，非外傷性もしくは随意性肩関節脱臼の結果生じる．

・非外傷性亜脱臼の原因は，関節包靱帯と関節唇を損傷する最終域での反復運動による負荷であることが多い．

評価

・肩関節の脱臼や亜脱臼はさまざまな原因により引き起こされるため，年齢，現病歴，脱臼方向，脱臼肢位，重症度，活動レベルなどの情報は理学療法介入においてきわめて重要である．

・併発する他組織の損傷（骨，筋，血管，神経）を見落とさないためにも評価は系統的に実施することが重要であり，介入初期に評価しておく必要がある．

・前方脱臼時における腋窩神経損傷は典型的な末梢神経損傷で，肩関節外側（三角筋中部線維領域）の感覚障害がみられる．また，関節不安定性検査は，接触を伴うスポーツや投てき競技のような活動レベルの高い動作への復帰前には評価しておく必要がある．

治療/介入（表Ⅰ-42，図Ⅰ-46）

・主な治療目的は，①関節不安定感の改善，②疼痛改善，③ROMの改善，④筋力改善，⑤上肢の機能的動作（日常生活，職業，スポーツ活動含む）の再獲得である．

❶三角巾固定中（脱臼整復後2～3週間）の治療プログラム

（1）睡眠時肢位を含む臥床肢位の指導

・睡眠時の上肢の位置により，脱臼した側へ上腕骨頭が偏位しない臥床肢位を指導する．

（2）ROM運動

・ゆっくり，全可動域にわたり指・肘・前腕を

表 I-42 主な保存/介入のプログラム例

三角巾固定中	三角巾除去後の初期治療	三角巾除去後の中期治療	三角巾除去後の後期治療
患者教育 ・ポジショニング ROM 運動 ・指・肘・前腕自動運動 筋力維持運動 ・肩甲骨周囲筋筋力維持運動	ROM 運動（愛護的） ・振り子運動 ・肩関節他動運動 筋力増強運動（愛護的） ・肩関節屈曲運動 ・肩関節外転運動 ・肩関節外旋運動 ・肩関節内旋運動	ROM 運動 ・肩関節他動運動（可動域制限が残存する場合） 筋力増強運動 ・求心性⇒遠心性運動	筋力増強運動 ・プライオメトリックエクササイズ ・スポーツ・職業に関連した機能的運動

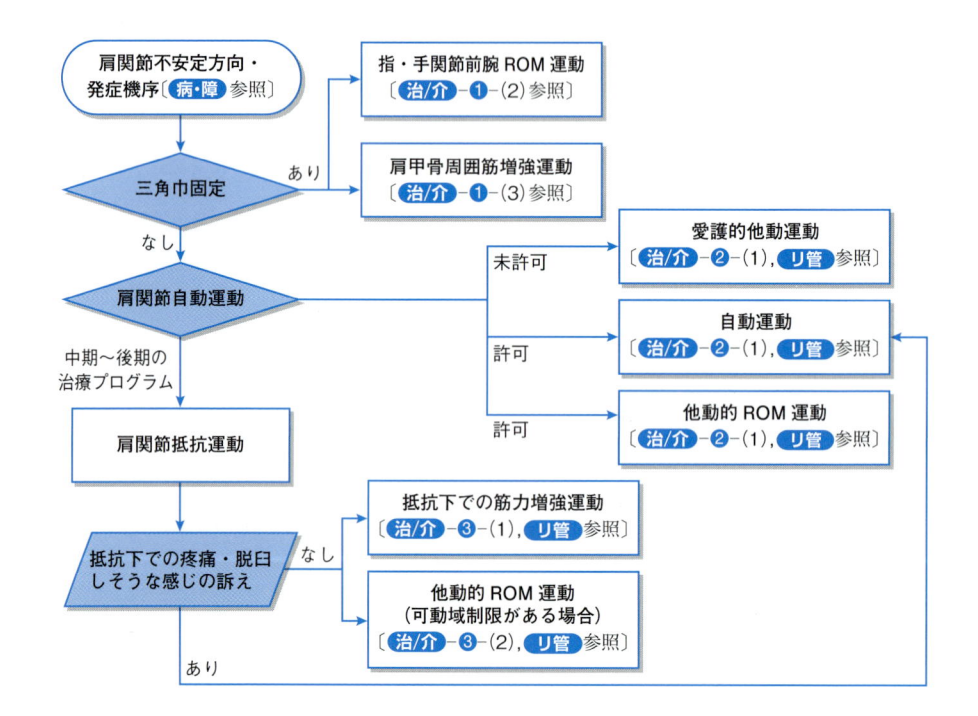

図 I-46 反復性肩関節（亜）脱臼後（保存療法）の臨床判断

動かす．20回を目安に頻回に実施する．
(3) 筋力維持運動
・肩甲骨の挙上，後退，突出運動を全可動域にわたり動かす．20回を目安に実施する．
❷ 三角巾除去後の初期治療プログラム
(1) ROM 運動
・他動的 ROM 運動として，上腕骨頭の逸脱のない範囲で愛護的に自他動両運動可動域の改善

をはかる必要がある．各方向20回を目安に実施する．
・振り子運動として，非脱臼側上肢をテーブルにつき，脱臼側肩関節に疼痛がない範囲で体幹回旋を伴わない体幹屈曲位をとる．脱臼側上肢の力を抜き垂らす．30秒間，3セットを目安に実施する．

(2) 筋力増強運動

- 運動中に触診しながら関節内運動を評価したうえで関節の不安定感や上腕骨頭の脱臼方向への偏位が生じない運動範囲・運動負荷で実施する．屈曲・伸展・外旋・内旋，各20回，3セットを目安に行う．可能であれば最終域で3〜5秒間保持するよう指導する．
- 内旋筋群・外旋筋群の筋力増強運動は下垂位から開始し，徐々に挙上90°以下の中間位，挙上90°以上の中間位へと運動肢位を伸展させていく．

❸ 三角巾除去後の中期治療プログラム（筋力増強運動を中心とした治療）

(1) ROM運動
- ROM制限がある方向に対し実施．疼痛や不安定感のない範囲で実施する．30回，3セットを目安に実施する．

(2) 筋力増強運動
- 前方脱臼例では内旋筋群，後方脱臼例では外旋筋群の筋力増強を主軸に実施するが，内旋・外旋筋力のバランスにも配慮するべきである．30回，3セットを目安に実施する．
- 外旋可動域制限が改善され次第，遠心性運動を挙上60°以下の肢位より開始する．

❹ 三角巾除去後の後期治療プログラム（機能的動作の治療：高い活動レベルの症例のみ）

(1) ウォールドリブル（プライオメトリックエクササイズ）
- 壁の前で肩関節90°外転，外旋位をとり，手でボールを持ち，壁に対しドリブルを行う．運動回数は疼痛や関節の違和感・不安定感がない範囲とする．

(2) スポーツや職業に関連した機能的運動
- ゆっくりした動きから開始し，疼痛や関節の不安定感のない範囲で徐々に負荷，運動スピード，回数を漸増していく．

リスク管理
- ROM・筋力増強運動において，脱臼肢位へ向かう際は慎重に実施するべきである．前方脱臼例では肩関節外転位での外旋運動，後方脱臼例では肩関節内転・内旋位での屈曲運動は，脱臼後数週間は禁忌である．前方脱臼例では"はずれそうな感じ"もしくは"抜けそうな感じ"などの訴えに配慮しながら愛護的にROM改善をはかる必要がある．

経過・予後
- 再脱臼の大半は前方脱臼例である．活動量の高い症例，特に20歳以下の症例の再脱臼率は高く，初回脱臼より2年以内におこりやすいことが報告されている．　　　　　（松井　一久）

1 反復性肩関節(亜)脱臼
2 術後療法

評価
- 高い活動レベルの患者，脱臼に伴う重度の骨損傷や頻回な再脱臼歴は手術の適応となる．
- 保存療法の評価〔反復性肩関節(亜)脱臼　保存療法（→107頁）参照〕に加え，術式や再建方法の確認，局所の安静によるADL制限の評価は，再脱臼を予防しながら機能を改善していくために重要である．

治療/介入（表I-43，図I-47）
❶ ROM運動
- 手指・肘・前腕自動運動は，ゆっくり，自動運動全可動域にわたり動かす．20回を目安に実施する．
- 肩関節脱臼患者の術後は再建された関節包に過度の伸張負荷をかけないようにROMの再獲得をはかる．20回を目安に実施する．

❷ 筋力増強運動
- 肩甲胸郭関節：挙上，突出，後退運動を自動運動（各10回，3セットを目安に開始）またはリズミックスタビリゼーションにて実施する．
- 肩甲上腕関節：全運動方向への愛護的な等尺性運動から開始（3〜5秒間保持）し，自動運動，抵抗運動へ進展する（各10回，3セットを目安に開始）．

リスク管理
- 侵襲部位，修復組織の回復，脱臼によりゆるんだ関節包の縫縮後や骨移植後の治癒による十分な組織の強度が得られるまでは，過度の負荷での筋収縮や伸張運動は禁忌となる．
- 過剰な肩甲上腕関節ROMは再脱臼の関連因子となり，逆に著明な肩甲上腕関節ROM制限は関節を安定させるが，あらゆる肩関節の動作において制限をもたらす．適切なROMの再獲得は，多種多様な活動に関する予後に強く影響する．

経過・予後
- 直視下手術の予後は，保存療法と比較し再脱

表Ⅰ-43 主な治療/介入のプログラム例

三角巾固定中	三角巾除去後の初期治療	三角巾除去後の中期治療	三角巾除去後の後期治療
患者教育 ・ポジショニング ROM運動 ・指・肘・前腕自動運動 筋力増強運動 ・肩甲骨周囲筋筋力維持運動 ・リズミックスタビリゼーション	ROM運動(愛護的) ・肩関節他動運動 筋力増強運動(愛護的等尺性) ・肩関節屈曲運動 ・肩関節外転運動 ・肩関節外旋運動 ・肩関節内旋運動	ROM運動 ・肩関節他動運動(可動域制限が残存する場合) 筋力増強運動(自動⇒抵抗運動) ・肩関節各方向	筋力増強運動 ・プライオメトリックエクササイズ ・スポーツ・職業に関連した機能的運動

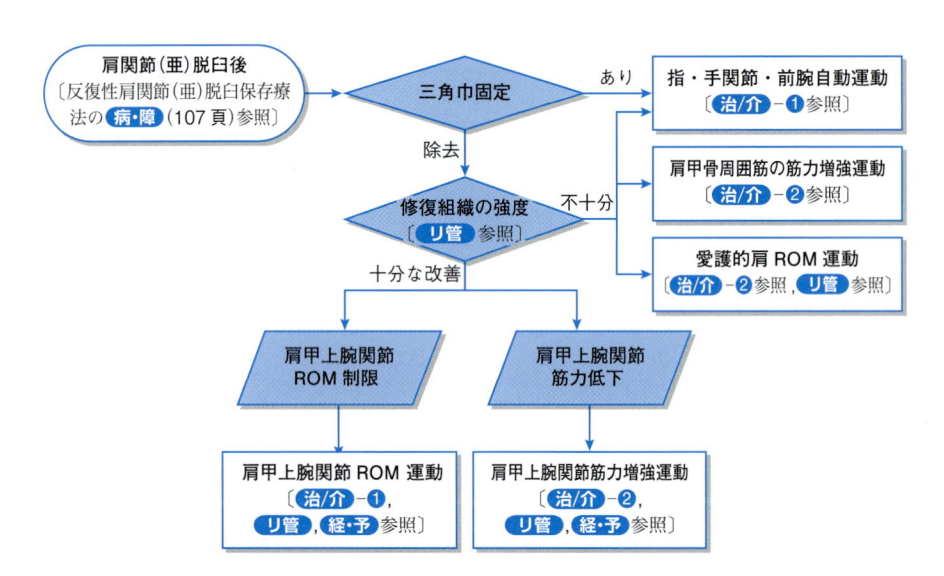

図Ⅰ-47 反復性肩関節(亜)脱臼 術後療法

白率も低く〔60%以上(保存療法)vs 10%以下(術後)〕[1]，長期的予後も良好である．

- 30歳以上の脱臼患者術後において，長期間の局所的安静は肩関節拘縮を引き起こすことが多いため，若年層と比べROM運動開始時期が早い．
- 肩関節動的安定性を改善することを目的とするプライオメトリックエクササイズやスポーツや職業に関連した高い活動性を要求する運動は，少なくとも術後12〜16週目以降にROMと筋力がほぼ正常な状態まで改善し，動作中の関節不安定感が消失してから実施する．

● 引用文献
1) Jakobsen BW, et al: Primary repair versus conservative treatment of first-time traumatic anterior dislocation of the shoulder: a randomized study with 10-year follow-up. Arthroscopy 23: 118-123, 2007

(松井 一久)

腱板損傷

1 腱板損傷 保存療法

病態・障害
- 腱板損傷は回旋筋腱板の断裂であり，腱板損傷の好発部位は棘上筋である．
- 原因は，20〜30歳代は反復性の微細損傷を含む外傷を既往とすることが多く，40歳代以上では肩関節疾患の既往歴や回旋筋腱板の退行性変性に起因することが多い．
- 完全断裂と不全断裂は，断裂部位が表層側と深層側で貫通しているか否かで決定する．
- 不全断裂は断裂した部位により，滑液包側断裂，関節包側断裂，腱内断裂に分類される．
- 断裂の大きさは，小断裂（1 cm以下），中断裂（1〜3 cm），大断裂（3〜5 cm），広範囲断裂（5 cm以上）と分類される．
- 小断裂と中断裂は保存療法の対象とされているが，生涯にわたり断裂の大きさが維持されるとは限らないことを前提に選択される．
- 患者の活動レベル（年齢，職業，スポーツ活動など）が高い腱板損傷例は小断裂もしくは，中断裂であっても手術適応となる場合もある．

評価
- 症状はどの回旋筋腱板が損傷するか，損傷の重症度などにより異なる．肩外側の疼痛の訴えは腱板損傷患者に多いが大断裂では疼痛がない場合もある．
- 視診上，棘上筋，棘下筋断裂例では筋萎縮が認められる．
- 自動運動における挙上可動域低下はよくみられ，代償動作として生じるシュラッグサインは典型的な徴候である．
- 抵抗運動下では断裂した回旋筋腱板に疼痛を伴う筋力低下がみられることが多く，MMTや回旋筋腱板の特殊検査は重要な所見となる．
- ADLで肩関節に負荷のかかる動作での易疲労性，夜間痛，さらに疼痛による睡眠障害といった訴えも腱板断裂にみられる所見である．

治療/介入（表Ⅰ-44，図Ⅰ-48）
❶ 外傷性腱板損傷の治療プログラム
（1）患者教育
- 患者の日常生活や職業，スポーツ活動に関す

表Ⅰ-44 主な治療/介入のプログラム例

外傷性腱板損傷	非外傷性腱板損傷
患者教育 ・腱板に負荷のかからない動作の指導	患者教育 ・腱板に負荷のかからない動作の指導
物理療法 ・アイシング	ROM運動 ・肩関節他動運動 ・肩関節　モビライゼーション
ROM運動 ・肩関節他動運動	
筋力増強運動 ・自動（介助）運動⇒抵抗運動	筋力増強運動（愛護的等尺性） ・自動（介助）運動⇒抵抗運動

る動作において，断裂した回旋筋腱板に負荷がかかる動作を控えるよう指導する．

（2）物理療法
- 受傷後3日間は可能な限り約30分間のアイシングを頻回に実施する．

（3）ROM運動
- 自動運動で得られないROM内での運動を実施する．各20回を目安に実施する．

（4）筋力増強運動
- 受傷後6週目ごろまでは自動運動を中心に実施し，以降疼痛や筋疲労のない範囲で運動負荷を漸増していく．
- 外転90°付近での肩甲上腕関節による外転運動が抗重力下で実施できない場合は自動介助運動から実施する．各15回，2〜3セットを目安に実施する．

❷ 非外傷性腱板損傷の治療プログラム
（1）患者教育
- 患者の日常生活や職業，スポーツ活動に関する動作において，断裂した回旋筋腱板に負荷がかかる動作を控えるよう指導する．

（2）ROM運動
- 自動運動で得られないROM内での運動を実施する．各20回を目安に実施する．
- 受傷後の放置期間が長く，他動的ROM制限がある場合．
  - 他動的ROM運動：最終域付近で小さい振幅で30回，2セットを目安に実施する．
  - 関節モビライゼーション：最終域付近でのメイトランドのグレードⅣで30回，3セッ

トを目安に実施する．

(3) 筋力増強運動
- 自動運動から開始し，以降疼痛や筋疲労のない範囲で運動負荷を漸増していく．
- 外転90°付近での肩甲上腕関節による外転運動が抗重力下で実施できない場合は自動介助運動から実施する．各15回，2～3セットを目安に実施する．

リスク管理
- 肩関節自動運動は疼痛のない範囲で，できるかぎり早期から開始する．
- 断裂した筋に対する積極的な抵抗運動は断裂部位の拡大につながるため，推奨しないが，断裂していない回旋筋腱板，三角筋や肩甲骨周囲筋群(前鋸筋，大小菱形筋，広背筋，僧帽筋)の筋力増強運動は断裂した筋の機能を補助し，肩甲上腕関節のフォースカップルの改善と肩甲上腕関節の土台となる肩甲胸郭関節の動的安定性改善のために重要である．
- 抵抗運動は低負荷・高頻度から開始し，運動中・後の疼痛の有無を評価し運動を漸増していく．筋力増強運動の負荷・回数・運動範囲は，回旋筋腱板が運動中に収縮し，運動が代償動作によって行われていないか評価をしながら決定する．

経過・予後
- 予後報告は，患者の社会的背景や経過観察期間の違いから，全症例中の約30～90％が経過良好と幅広いが，疼痛やROM，上肢機能の改善によるものである．
- 断裂部位の自然治癒は望めないため，予後報告と回旋筋腱板機能検査の所見が必ずしも一致しているわけではない．しかし，受傷期間1年以内で1cm以下の小断裂例では保存療法による良好な予後が報告されており[1,2)]，受傷後の放置期間と断裂の大きさが機能予後にとって重要な影響因子となる．

● 引用文献
1) Longo UG, et al: Conservative treatment and rotator cuff tear progression. Med Sport Sci 57: 90-99, 2012
2) Kukkonen J, et al: Treatment of non-traumatic rotator cuff tears: A randomised controlled trial with one-year clinical results. Bone Joint J 96-B: 75-81, 2014

（松井　一久）

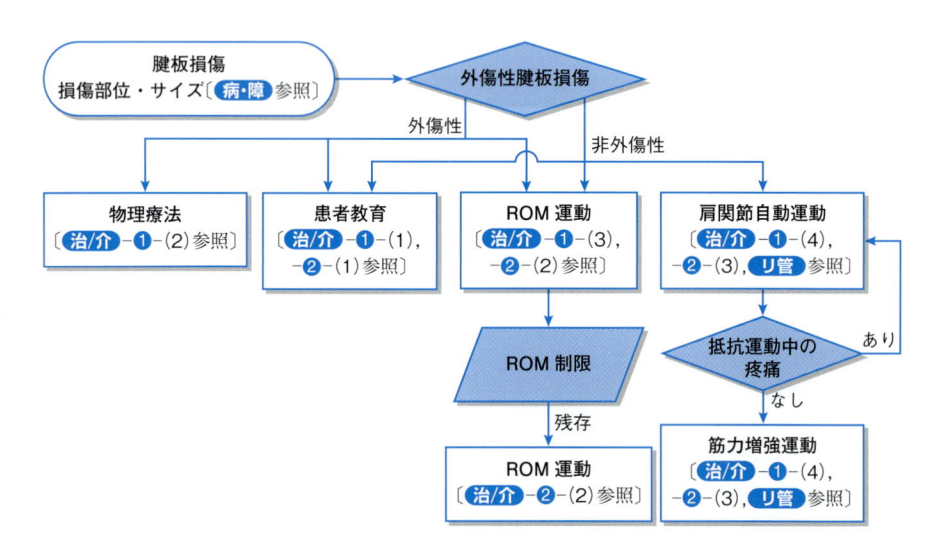

図Ⅰ-48　腱板損傷 保存療法の臨床判断

1 腱板損傷
2 術後療法

評価
- 術直後は疼痛部位，関節の腫脹，肘・手・指関節自動運動可動域を評価しておく．
- 術所見から断裂の大きさや再建した回旋筋腱板の強度を把握しておくことは，自動的・他動的 ROM 運動開始時の運動量の指標となる．

治療/介入（表 I-45，図 I-49）
❶ 物理療法
- 術後 24 時間，以後術後 10 日目までは可能なかぎりアイシングを頻回に実施する．

❷ 臥床肢位の指導
- 再建した筋に負荷がかからないための睡眠時肢位を含む臥床肢位の指導をする．

表 I-45 主な治療/介入のプログラム例

術直後	術後介入初期（約 2 週目以降）	術後介入中期（約 3 週目以降）	術後介入後期（約 12 週目以降）
患者教育 ・ポジショニング指導 物理療法 ・アイシング ROM 運動 ・指・肘・前腕自動運動	物理療法 ・アイシング ROM 運動 ・肩関節他動運動（愛護的） ・指・肘・前腕自動運動 ・テーブルサンディング	ROM 運動 ・肩関節他動運動（愛護的） ・テーブルサンディング 筋力増強運動 ・自動（介助）運動	ROM 運動 ・肩関節他動運動（可動域制限が残存する場合） 筋力増強運動 ・自動運動⇒抵抗運動

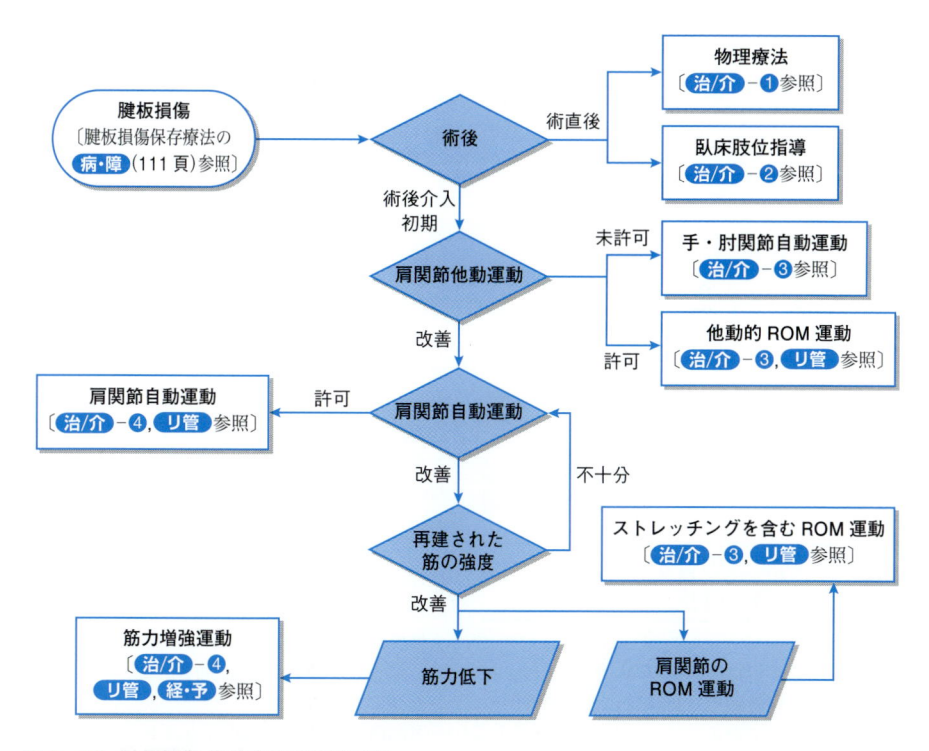

図 I-49 腱板損傷 術後療法の臨床判断

❸ ROM 運動
- 肩関節の他動的 ROM 運動として，疼痛のない範囲，再建した筋に強い伸張負荷をかけない範囲で実施する．
- テーブルサンディングは，上肢の力を抜いた状態で体幹の屈曲〜中間位間での反復運動により肩関節を動かす．休憩を含む 10〜15 分間を目安に実施する．
- 手指・肘・前腕自動運動は，ゆっくり，自動運動全可動域にわたり動かす．20 回を目安に実施する．

❹ 筋力増強運動
- 術後 3 週目以降，抵抗運動は 12〜16 週目以降．
- 自動運動から開始する．屈曲，外転，外旋，各 10 回，2〜3 セットを目安に実施する．

リスク管理
- 再建された筋が十分な強度を得るまでは筋力増強運動やストレッチングは禁忌となる．
- ROM の制限因子が再建した筋である場合は再断裂をおこさないよう最終域感に注意しながら愛護的に ROM 運動を実施するべきである．
- 関節鏡手術による広範囲断裂や再断裂再建後は，外旋他動運動は術後 2 か月目までは外旋を 0°にとどめ，筋力増強運動を 4 か月目より開始する．挙上方向へ物を持ち上げる動作や競技レベルのスポーツを術後 1 年間は制限する．

経過・予後
- コンタクトスポーツへの復帰は術後約 8 か月目以降となっていることが多い．
- 関節鏡手術と直視下手術の術後経過は半年目までは疼痛，ROM や筋力の改善に差がみられるが，2 年目にはほぼ同様に良好な予後が得られることが報告されている． （松井　一久）

肘関節〜前腕の骨折

1 肘関節周辺の骨折 上腕骨顆上骨折

病態・障害
- 肘関節周辺骨折は高い所からの転落などでおきやすく，上腕骨顆上骨折は特に小児の外傷のなかでは高頻度である．
- 骨折型により治療方針は異なるが，小児の肘関節は軟骨部分が多く，骨端核の性状が年齢によって変化するため，折れた部分が完全に離れてしまわず，つながったまま折れてしまうことも多くみられる．
- 単純 X 線での診断後，骨折部の転位が少なく安定していれば，肘関節屈曲 90°位，前腕回内・回外中間位で 3〜4 週間のギプス固定を行う．
- 骨折部の転位が大きければ徒手整復後，ピンニングなどの観血的骨接合術を行う．
- 外側顆上骨折は転位を生じやすく，手術適応となる場合が多い．
- 稀に神経・血管損傷を伴うことがあり，受傷後しばらくは手指の運動・知覚の状態の把握と，橈骨動脈の拍動の確認が必要である．

評価
- 年齢や受傷機転は重要な要素であり，必ず確認する．理学療法処方が出た時点では，保存的治療か観血的骨接合術を選択するかは決まっているのでその確認も必ず行う．
- ギプス固定中，または手術直後には，神経麻痺の有無，血流障害の有無を確認することが重要である．
- 手術前に処方が出た場合には，骨折部への安静に留意しながらギプスなどで固定されていない部分に対し可動域の維持，筋力の維持に努める．
- 手指の腫れや皮膚の色などに変化がないかよく観察し，筋パンピング (muscle pumping) を使い手指の腫れがおこらないよう二次障害の予防に努める．
- 手術後の処方でも同様に，ギプス固定もしくはシーネ固定されていない部分に対し，二次障害の予防に努める．

治療/介入（表 I-46，図 I-50）
- ギプス固定中は，隣接関節の可動域維持，浮腫の軽減を行う．
- 4〜6 週間経過し，ギプスがはずれたときには，患部，周辺の皮膚の色など十分に観察し，腫れや発赤の状態，手術後であれば術創の状態に対しても確認する．
- 骨折部の隣接関節はまずは自動運動での可動域を確認し，最初から他動的に動かすことのないようにする．
- 肘関節周辺骨折の機能障害は ROM 制限が大きく占めるため，肘関節の ROM 改善に努める

肘関節〜前腕の骨折 | **115**

表I-46 主な治療/介入のプログラム例

ギプス固定中	ギプス除去後
リラクセーション	リラクセーション ・ポジショニング ・ストレッチング
ポジショニング	
ROM運動	物理療法 ・渦流浴 ・ホットパック ・アイシング
手指の自動運動	
動作指導 ・安静 ・姿勢指導	
	ROM運動 ・モビライゼーション ・屈曲・伸展・回内 　回外可動域運動
	筋力増強運動 ・自動運動 ・抵抗運動

ことが中心となる.
・手指のROM制限,手関節のROMが制限されている場合もあるので,評価し可動域改善に努める.

❶ギプス固定中

(1) リラクセーション
・タオルやクッションを用い,安楽な姿勢を心がける.座位でも臥位でもかまわない.
・自動運動を用い浮腫の軽減を行う.
・筋の緊張が高い場合は,筋に対し直接圧迫する(コンプレッションストレッチング,ダイレクトストレッチング).

(2) ROM運動
・隣接関節に対し,積極的に可動域維持目的でROM運動を行う.

(3) 筋力増強運動
・固定されていない部位に対しては,積極的に筋力維持・増強運動を行う.
・手術が行われ,固定が良好な場合は等尺性収縮を主体に筋力増強運動を行う.

(4) 動作指導
・疼痛が続く場合,自宅では無理な動作を避け患部を安静に保つように指導する.
・三角巾を使用することも指導する.
・ギプス装着中は,重みで体幹前傾傾向になりやすいため,座位・立位での姿勢の改善を指導する.

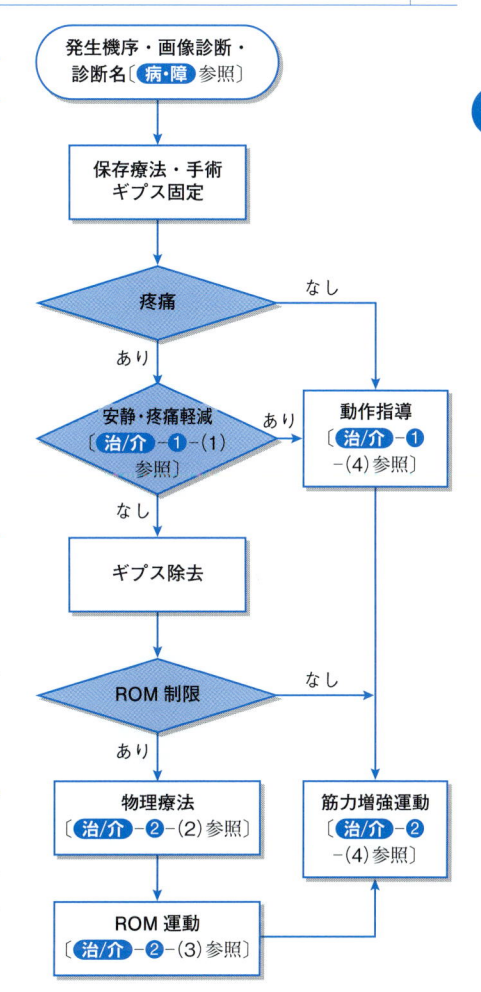

図I-50 上腕骨顆上骨折の臨床判断

・歩行中も同様,体幹前傾にならないよう指導する.

❷ギプス除去後

(1) リラクセーション
・急性期と同様,安楽なポジションをとり筋のリラクセーションを30秒程度実施する.
・上腕前面,後面のストレッチングを行う.上腕後面に対しては肩関節屈曲90°位で行う.

(2) 物理療法
・患側上腕まで渦流浴を行うか,ホットパックを肘関節に巻く表在温熱療法をともに10分以

上を目安に行う．渦流浴内では，手関節・手指・肘関節を自動にて動かすことも指導する．
・超音波などの深部温熱療法は，肘関節のROM制限が強固な場合に用いる．
・運動療法後には，患部にアイシングを行うことも有効である．

(3) ROM運動
・肘関節のROM運動を中心に，腕尺関節，腕橈関節，近位橈尺関節の関節包内運動の制限がないか確認し，関節包内運動(滑り，転がり，軸回線)の改善を行う．
・肘関節の屈曲・伸展だけでなく回外・回内運動を各10回を1セットとし，5セットを目安として行う．

(4) 筋力増強運動
・ギプス脱後，骨折の癒合状況をみながら，徐々に抵抗運動を加えていき，二次的に弱まった筋力の回復をはかる．
・屈曲・伸展ともに，前腕近位に抵抗をかける．10回を目安に行う．
・下肢の筋力増強運動も積極的に行い，廃用予防に努める．

リスク管理
・疲労(overwork)は臨床上かなりみられる．特に痛みを伴うROM運動や伸張運動は場合によっては治療関節部位に痛み，腫れ，熱感が発生，増大する．
・自動運動のあと，愛護的に他動的ROM運動を行い，end feel(最終域感)や疼痛の有無を確認する．
・また，疲労(overwork)は誤った自主練習を指導することにより，使いすぎによっても同様におこる．
・痛みが引き金で複合性局所疼痛症候群(complex-regional-pain-syndrome)に移行する場合，各運動療法は，痛みのない範囲で行い，運動療法後の痛みや浮腫の増減に注意をはらうことを忘れてはいけない．

経過・予後
・末梢骨片の回旋転位や側方転位の除去が不十分な場合は，内反肘を生じる．
・骨折の転位が大きく，関節周囲の組織の損傷が大きな場合や，固定除去後の過度のROM運動などの疲労により骨化性筋炎を生じた場合は，肘関節の屈伸運動ができにくくなる．
・上記後遺症を残した場合，整形外科で手術的な矯正を行うこともある．
・骨片転位があまりないものや，整復による転位除去が十分で，骨癒合の経過も良好な場合は，後遺症もなく予後良好となる．

(福島　隆伸)

2 肘頭骨折

病態・障害(表Ⅰ-47)
・肘頭骨折は肘周辺の骨折のなかでは発生頻度も高く，偽関節や関節拘縮といった機能障害を生じやすい．
・肘関節屈曲位で肘頭部を強打，または肘屈曲で手をついて上腕三頭筋により引っ張られておこりやすい．
・多くは関節内骨折で，骨膜や関節包の破綻があり，骨片は上腕三頭筋により後上方へ転位する．
・骨折の治療としては，ギプス固定による保存治療と手術を行う場合がある．
・いずれの場合もギプスにより3～6週間前後の固定期間を要する．
・ほとんどが，手術後かギプス装着後に処方が出るため，患部外の二次的予防から始める．

評価
・保存的治療の場合は，骨折部の安静に留意する．
・ギプス固定中，または手術直後には，神経麻痺の有無，血流障害の有無を確認することが重要である．
・ギプスで固定されていない部分のROM制限の有無を確認する．
・手指の腫れや皮膚の色などに変化がないかよく観察する．
・手術した場合も同様に，ギプス固定もしくはシーネ固定外の部分に対し，ROM制限の有無を確認する．
・ギプス除去後は，患部および周辺の皮膚の色などを十分に観察し，腫れや発赤の状態，手術後であれば術創の状態も確認する．
・骨折部の隣接関節はまずは自動運動での可動域を確認する．
・最初から他動的に動かすことのないようにする．
・肘関節屈曲方向への運動は肘頭の固定，また

肘関節～前腕の骨折

表Ⅰ-47 Coltonの分類

1型 （裂離骨折）	高齢者に多く，骨折線は横走する
2型 （斜骨折）	滑車切痕の最深部から背側に向かう骨折 1. 単純な斜骨折．転位があってもよい 2. stage aに第3骨片を伴い，転位がないもの 3. stage bで転位があるもの 4. stage cの第3骨片が粉砕されたもの
3型 （脱臼骨折）	尺骨の骨折は鉤状突起の中枢側にあり，多くの場合両前腕骨は前方へ脱臼する
4型 （分類不能型）	強大な直達外力による．骨片は粉砕され肘頭のみでなく前腕骨骨幹部や上腕骨遠位端部の骨折を合併することが多い

表Ⅰ-48 主な治療/介入のプログラム例

ギプス固定中	ギプス除去後
ポジショニング ・安静 ROM運動 ・ギプス外 ・手指の自動運動 筋力増強運動 自動運動 等尺性収縮 動作指導 ・安静 ・姿勢指導	リラクセーション ・ポジショニング ・ストレッチング 物理療法 ・渦流浴 ・ホットパック ・アイシング ROM運動 ・モビライゼーション ・屈曲・伸展・回内・回外可動域運動 筋力増強運動 ・自動運動 ・抵抗運動

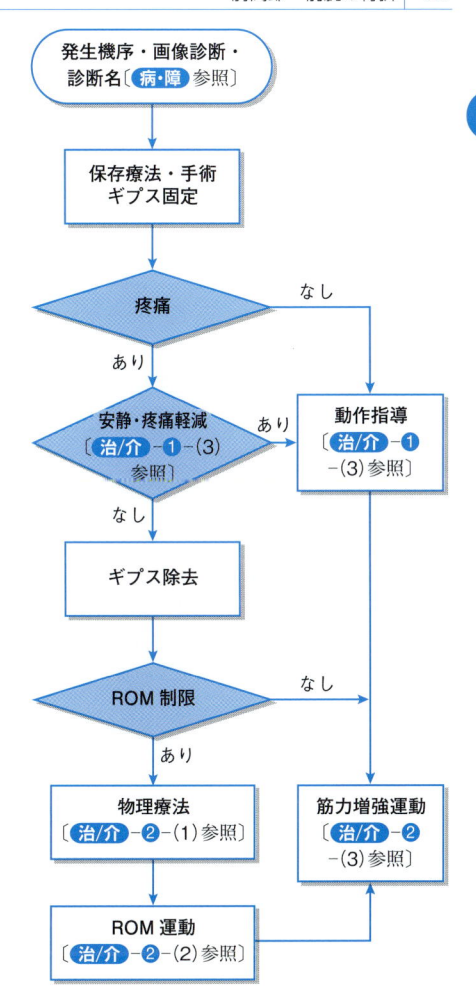

図Ⅰ-51 肘頭骨折の臨床判断

は癒合状態を十分に確認し，上腕三頭筋の強い収縮は避ける．
・自動運動のあと，愛護的に他動での可動域測定を行い，end feel（最終域感）や疼痛の有無を確認する．
・高齢者の場合は，ギプスの重みにより姿勢のアライメントの悪化が生じやすいこともあり，姿勢の指導も必要となる．
・高齢者は下肢の筋力が低下していないかも確認する．

治療/介入（表Ⅰ-48，図Ⅰ-51）
・肘頭骨折の機能障害は大半をROM制限が占める．
・特に伸展制限をきたす例が多く，肘関節の伸展可動域改善に努めるようにする．
・痛みが強い場合は，安静・除痛を中心とし，無理な運動は避ける．
・ギプス固定中に手指および，手関節の可動域

❶ ギプス固定中
(1) ROM運動
- ギプス装着中は三角巾を用い，安楽な姿勢を心がける．
- ギプス固定外の部位に対し，ROM制限の予防を行う．
- 手指の腫れがみられる場合は，浮腫の軽減を行う．

(2) 筋力増強運動
- 筋萎縮を予防し循環の改善を目的に行う．
- 痛みが強い場合は，即時中止する．
- 手術が行われ，固定が良好な場合は等尺性収縮を主体に筋力増強運動を行う．

(3) 動作指導
- 疼痛が続く場合，無理な動作を避け患部を安静に保つように指導する．
- 三角巾を使用し，安楽な姿勢を保つことを指導する．
- ギプス装着中は，上肢の重みで体幹前傾向になりやすいため，座位/立位での姿勢の改善を指導する．
- 歩行中も同様，体幹前傾にならないよう指導する．

❷ ギプス除去後
(1) 物理療法
- 患側上腕まで渦流浴などの表在温熱療法を10分以上を目安に行う．渦流浴内では，手関節・手指・肘関節の自動運動を行う．
- 肘関節のROM制限が強固な場合には超音波を用いることも有用である．
- 運動療法後には，アイスマッサージ，アイスパックなどによるアイシングを20分程度行うことも有効である．

(2) ROM運動
- 肘関節のROM運動を中心に，腕尺関節，腕橈関節，近位橈尺関節の関節包内運動の制限がないか確認し，関節包内運動と骨運動を並行して可動域の改善に努める．
- 腕尺関節のend feel（最終域感）が骨性の制限かどうかを確認する．骨性の場合はROMの改善は望めないため動作指導を中心に行う．
- 手指，手関節，肩関節の機能障害がないか評価し，ROM運動を行う．

(3) 筋力増強運動
- 骨折の癒合状況をみながら，徐々に抵抗運動を加えていく．
- 肘関節屈曲可動域運動，伸展の筋力増強運動に関しては，上腕三頭筋の張力が関係するため，骨折部へ過度な張力が働かないよう留意する必要がある．
- 二次的に生じた機能障害に対して筋力増強運動などを行う．
- 上腕三頭筋の抵抗運動を行うときは，骨折部が離開しないよう注意を要する．

リスク管理
- 肘関節の屈曲時に強い負荷をかけることにより，骨折部（肘頭部分）に対し離解方向の力が加わるため，急激な強い負荷を加えないようにする．
- 伸展の筋力増強運動時も上腕三頭筋の強い収縮により骨折部を引き離す力が加わるので，骨折部の癒合状態を確認のうえ，急激な抵抗を加えないようにする．
- 特に痛みを伴うROM運動や伸張運動，筋力増強運動は治療関節に痛みや腫れ，熱感が発生・増大するため，痛みのない範囲で行い，運動療法後の痛みや浮腫の増減に注意をはらう．

経過・予後
- 肘頭骨折の予後としては，内固定不良，拘縮，重度の筋力低下，偽関節，尺骨神経麻痺，感染等がない場合には比較的よい．
- 関節拘縮は，伸展制限が残ることはあるが，屈曲方向については日常生活に支障がでる制限は少ない．
- 伸展－30°であれば日常生活に支障はない．

（福島　隆伸）

肘関節～前腕の過用性障害

1 肘関節の過用性障害　テニス肘（上腕骨外側上顆炎）

病態・障害
- テニス肘や投球障害肘，ゴルフ肘などに代表される肘関節の過用性障害は，その名のとおり，スポーツ活動に起因することが多い．
- 肘関節自体の機能低下ではなく，肩関節，前腕，手関節，股関節など，他関節の機能低下や

動作フォームの未習熟によって誘発されることが多い．そのため，肘関節の機能だけではなく，全身の運動連鎖を考慮した評価・治療が求められる．

- テニス肘は外側型（上腕骨外側上顆炎）と内側型（上腕骨内側上顆炎）に分けられ，その80％以上が外側型である．
- 外側型テニス肘の主症状は，バックハンドストローク時に肘関節の外側部に現れる疼痛で，若年層よりもレクリエーションレベルの中高年齢層で発症することが多い．テニス以外でも，荷物を運ぶ作業を繰り返す場合に発症することがある．
- 病態は，過剰な運動負荷による短橈側手根伸筋腱起始部の微小損傷とその治癒不全による腱付着部症とされている．また，腕橈関節の病変の併発も指摘されている．
- 内側型は，フォアハンド時の肘関節内側の疼痛が主症状である．

評価
- テニス肘は外側型と内側型に分けられ，外側型の要因は短橈側手根伸筋腱付着部症（外側上顆）に加えて，腕橈関節内の病変が考えられる．したがって，損傷部位が肘関節の内側，外側のいずれであるか，外側の場合は，外側上顆部か，腕橈関節部かをとらえることが評価のポイントとなる．
- 疼痛についての詳細な評価が重要で，発症の時期（期間），疼痛が誘発される動作，部位，強度，圧痛部位の確認を行う．さらに，chair test や Thomsen test, middle finger extension test を行い，陽性であれば短橈側手根伸筋腱の損傷と考える．また，外反ストレステストを行って，陽性であれば，腕橈関節の病変についても検討する．
- ストローク時のフォームやラケットの握り方を確認する．フォームでは，下肢，体幹，上肢からラケットへとスムーズに力が伝達されているか，上肢のみの力で無理にスイングする，いわゆる「手打ち」の状態になっていないかをチェックする．

治療/介入（表Ⅰ-49，図Ⅰ-52）
❶ 外側型テニス肘（上腕骨外側上顆炎）の場合
(1) 安静
- テニスを禁止し，患部の安静を指示する．
- 安静期間は，日常生活においても疼痛を誘発

表Ⅰ-49 主な治療/介入のプログラム例

外側型テニス肘
安静
ストレッチング ・短橈側手根伸筋を中心に
筋力増強運動 ・手関節背屈を中心に
関節包内運動
物理療法 ・急性期：RICE ・慢性期：バイブラバス，超音波
装具療法 ・テニスエルボーバンド ・テーピング
フォームチェック ・バックハンドストローク

内側型テニス肘
安静
ストレッチング ・手関節掌屈筋を中心に
筋力増強運動 ・前腕回内，手関節掌屈を中心に
物理療法 ・急性期：RICE ・慢性期：超音波，TENS
フォームチェック ・フォアハンドストローク

するような動作はすべて禁止し，できるかぎり疼痛がおこらない動作方法を指導する．たとえば，荷物を持ち上げる際には，手のひらを上に向けるようにして（回外位），短橈側手根伸筋腱にかかるストレスを軽減させる．

(2) ストレッチング
- 短橈側手根伸筋を中心とした手関節背屈筋群に対して，肘関節伸展，前腕回内，手関節掌屈位で，1回20秒以上の持続伸張を，1日に何度も実施する．
- 強度は，疼痛を感じず，伸張感が得られる程度とする．

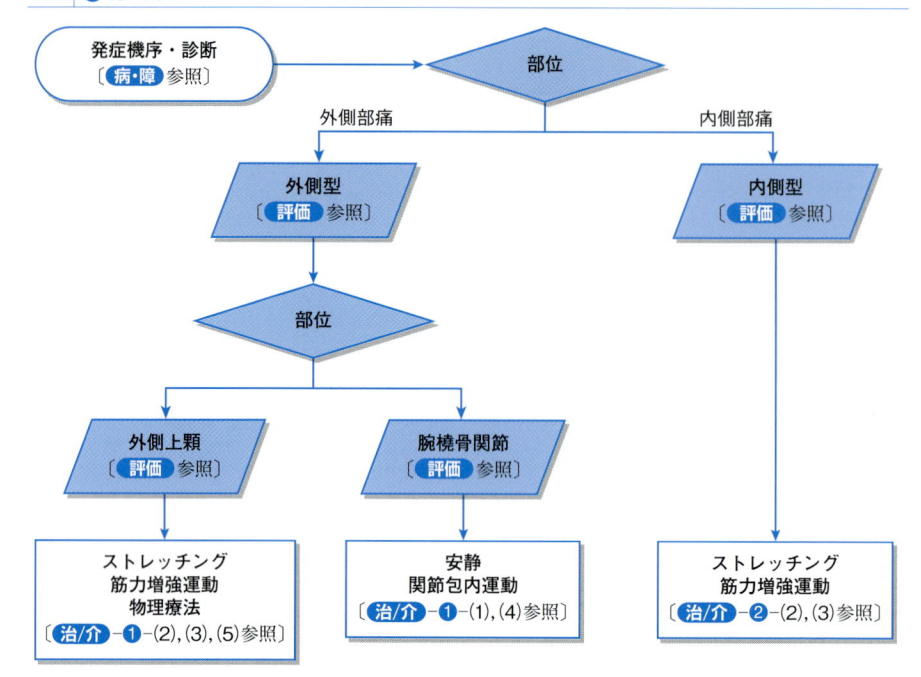

図 I-52 テニス肘（上腕骨外側上顆炎）の臨床判断

フローチャート：
- 発症機序・診断〔病・障 参照〕 → 部位
  - 外側部痛 → 外側型〔評価 参照〕 → 部位
    - 外側上顆〔評価 参照〕 → ストレッチング／筋力増強運動／物理療法〔治/介-❶-(2),(3),(5)参照〕
    - 腕橈骨関節〔評価 参照〕 → 安静／関節包内運動〔治/介-❶-(1),(4)参照〕
  - 内側部痛 → 内側型〔評価 参照〕 → ストレッチング／筋力増強運動〔治/介-❷-(2),(3)参照〕

(3) 筋力増強運動
- 手関節背屈筋を中心に行う．収縮様式としては，等尺性収縮から求心性収縮，遠心性収縮へと移行し，運動速度は安全に配慮し，遅い速度から速い速度へと移行する．抵抗の負荷は，15回行うことが可能な量を目安として，1日3セット実施する．
- 手関節掌屈筋，前腕回内筋，前腕回外筋，上腕二頭筋，上腕三頭筋，肩関節周囲筋などについても，必要であれば実施する．

(4) 関節包内運動
- 腕橈関節のモビライゼーションを実施する．

(5) 物理療法
- 急性期では，安静，アイシング，圧迫，挙上のいわゆる RICE を行う．
- アイシングは，20分間の冷却と40分間の休憩を1セットとして繰り返し実施する．また，外側上顆部に対するアイスマッサージも有効である．
- 慢性期には，腱付着部の血流改善や柔軟性の改善を目的に，バイブラバスやホットパックなどの温熱療法や，超音波（3 MHz）を行う．
- 特に，超音波は臨床的効果が大きいことが示されている．

(6) 装具療法
- テニスエルボーバンドは，除痛に有効なことが多く，入手しやすいことから強く推奨される．幅の広さや，圧迫力など，症状に合わせて選択する．
- テーピングは，短橈側手根伸筋の走行に合わせ，手関節の背屈をサポートするように貼付する．

(7) 競技復帰
- バックハンドストロークは，手関節の背屈ではなく，下肢，体幹の並進・回旋運動，肩関節の水平外転で行うようにフォームの指導を行う．
- 片手打ちバックハンドの場合，両手打ちバックハンドに変更することも検討すべき事項の1つとなる．
- ウォームアップを十分に行うことを指導する．具体的には，筋温（体温）を上昇させること

を目的としたジョギング，短橈側手根伸筋に対するストレッチング，素振り，軽い強度で大きなスイングのストロークなどを行う．
- クールダウンとして，外側上顆部に対してアイシングを実施する．

❷ 内側型テニス肘（上腕骨内側上顆炎）の場合
（1）安静
- テニスを禁止し，安静をはかる．
- 安静期間は，日常生活においても疼痛を誘発するような動作はすべて禁止する．

（2）ストレッチング
- 手関節掌屈筋群に対して，肘関節伸展，前腕回外，手関節背屈位で，1回20秒以上の持続伸張を実施する．
- 強度は，疼痛を感じず，伸張感が得られる程度とする．

（3）筋力増強運動
- 前腕の回内，手関節掌屈，上腕二頭筋の筋力増強を行う．
- 15～20回程度実施可能な負荷量（低負荷）で，3～5セット実施する．

（4）物理療法
- 急性期にはRICEを，亜急性期から慢性期にかけては温熱療法を実施する．
- ただし，亜急性期以降でも，筋力増強運動や実際にテニスを行ったあとは，アイシングを行う．
- 除痛を目的とした，超音波や経皮的電気神経刺激（transcutaneous electrical nerve stimulation；TENS）も効果的である．

（5）競技復帰
- フォアハンドストロークの動作分析を行い，運動連鎖に問題がないか確認する．
- ウォーミングアップとクールダウンを十分に行うことを指導する．

リスク管理
- 最も考慮すべきリスクは再発である．
- テニス肘になる前と同じ動作を繰り返していれば，同じ症状が再発するため，競技復帰の前に，原因分析とフォームの変更をしなければならない．

経過・予後
- 基本的に予後は良好で，保存療法開始から6か月以内に9割の症例で改善がみられる．
- 改善が認められない10％については，手術療法が選択される場合もある． 　（岩田　晃）

2 肘関節の過用性障害 投球障害肘

病態・障害
- 投球障害肘（野球肘）とは，繰り返される投球動作によって生じる肘関節の骨軟骨，靱帯，筋，末梢神経の障害の総称で，発症部位によって，内側型，外側型，後方型の3つに分類される．
- 内側型は，主に投球動作のコッキング期に肘関節に加わる外反ストレスによって，肘関節内側に牽引力が加わることで引き起こされ，内側側副靱帯損傷，内側上顆剝離骨折，骨端離開，尺骨神経障害などが生じる．
- 外側型は，内側型と同様に，外反ストレスによって肘関節の外側に圧迫力が加わることで引き起こされ，離断性骨軟骨炎や滑膜ヒダ障害が生じる．
- 後方型は，フォロースルー相の肘の過伸展ストレス，上腕三頭筋の牽引力，外反ストレスなどによって，肘頭の骨端離開，肘頭の疲労骨折がおこる．
- 発症年齢によって，成長期の発育期型野球肘と成人期の成人型野球肘に分類され，骨端線が閉鎖しているかが分岐点となる．
- 投球障害肘は，部位や疾患名にかかわらず，まずは保存療法が検討され，改善が見込めない場合や，一定期間投球禁止をしても改善しない場合は手術の適応となる．

評価
- 過用による損傷か，急性発症か，損傷時の状況を把握する．
- 投球フォーム，投球動作の相，部位，程度など，疼痛に関する詳細な評価を行う．軽い抵抗を加えながら投球動作を行うと，問題点を把握しやすい．
- 部位については，まず，内側，外側，後方の3つに分ける．その後，内側では内側上顆，内側側副靱帯（前斜走線維），前腕屈筋群起始部，外側では外側上顆，上腕骨小頭，後方では肘頭，肘頭窩のいずれかを，抵抗や圧迫（圧痛）を加えながら確認する．また，外反（milking test）や伸展のストレステストを実施し，疼痛の要因を分析することも重要である．
- ROMとして，肘関節伸展，肩関節内外旋，股関節内旋，内転，伸展など投球動作に関する

表I-50 主な治療/介入のプログラム例

内側型	外側型	後方型
安静（投球禁止）	安静（投球禁止）	安静（投球禁止）
ストレッチング ・尺側手根屈筋を中心に	ROM運動 ・肘関節伸展を中心に	ストレッチング ・上腕三頭筋，尺側手根屈筋
筋力増強運動 ・前腕回内，手関節掌屈，尺屈	物理療法 ・アイシング ・TENS，超音波	ROM運動 ・肘関節伸展
物理療法 ・アイシング ・TENS，超音波	患部外トレーニング	筋力増強運動
テーピング	投球動作練習	物理療法 ・アイシング ・TENS，超音波
患部外トレーニング		テーピング
投球動作練習		患部外トレーニング
		投球動作練習

部位のROMの測定を行う．また，前腕回内筋，前腕屈筋群の柔軟性や，肩甲骨や胸郭の可動性についても評価する．
・年齢や競技歴，競技レベル，ポジション，時期（大切な大会の前か，シーズンオフかなど）などについても考慮することがすすめられる．

治療/介入（表I-50，図I-53）
❶ 内側型の場合
(1)安静（投球禁止）
・投球動作だけでなく，日常生活においても疼痛が誘発される動作はすべて中止するように指導する．
(2)ストレッチング
・尺側手根屈筋，円回内筋，浅指屈筋など，内側上顆が起始となる筋群を中心に，20秒間の持続伸張を行う．
・上腕二頭筋，上腕三頭筋に対しても持続伸張を行う．
(3)筋力増強運動
・前腕の回内，手関節掌屈，尺屈の筋力増強を行う．これらの筋に対しては，15〜20回，3〜5セットを1日に何度も実施する．
(4)物理療法・テーピング
・炎症期のアイシングや，除痛を目的とした低周波〔経皮的電気神経刺激（transcutaneous electrical nerve stimulation；TENS）〕，超音波などの物理療法を行う．
・外反ストレスを軽減させるテーピングを行う．
(5)患部外トレーニング
・投球動作は全身の運動連鎖に基づいており，肩関節，肩甲胸郭関節，体幹，股関節の機能は投球フォームとの関連が強いことから，これらの機能を改善することは投球時の肘の外反ストレスの軽減につながる．
・肩関節・肩甲胸郭関節，腱板筋，体幹，股関節の可動性や筋力など，必要であれば患部外のトレーニングを実施する．
(6)投球動作練習・競技復帰
・投球の再開は，圧痛，疼痛誘発テストなどで疼痛が完全に消失してから行う．
・シャドーピッチングから再開し，投球の距離，強度，投球数の3要素を考慮して，徐々にレベルアップをしていく．
・投球前のウォームアップについて，気温や状態を考慮して，メニューを提示するなど，できるかぎり具体的な指導を行う．
・投球フォームについては多くのポイントがあるが，なかでも肩関節外転角度が低下したいわゆる肘下がりになると，外反ストレスが増加することが指摘されているため，最も重要なチェックポイントである．

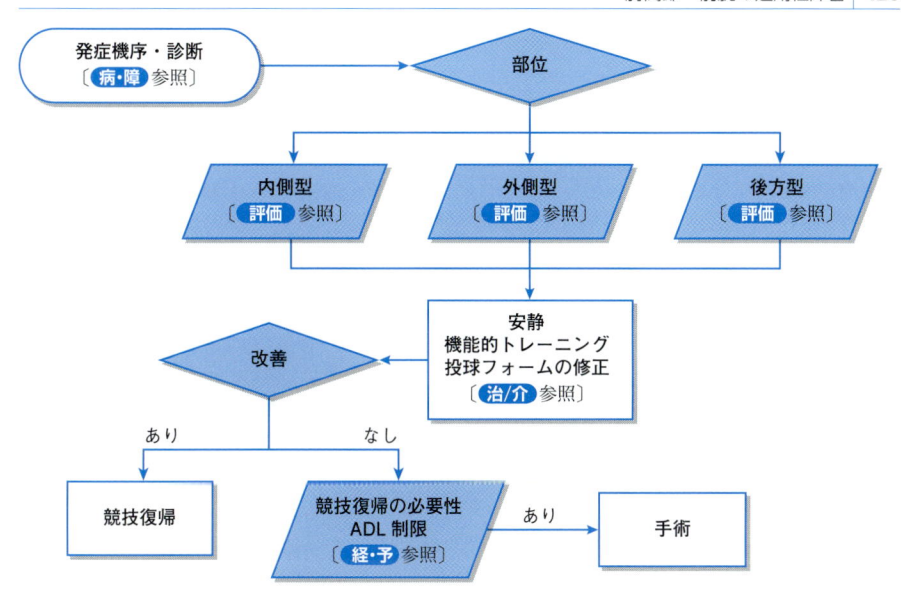

図Ⅰ-53 投球障害肘の臨床判断

❷ 外側型（離断性骨軟骨炎）の場合
(1) 安静（投球禁止）
- 成長期（小中学生）の選手が多く，投球禁止期間が長期（6〜12か月）に及ぶ症例が多い．
- 安静を持続させるために，疾患に対する十分な理解を促す必要がある．

(2) ROM 運動
- 肘関節伸展制限の残存症例が多いため，十分な ROM 運動を実施する．
- 損傷を助長しないように，把持する部位や動かす方向に注意をはらい，全可動域を動かす．

(3) 物理療法
- 理学療法実施後のアイシングや，低周波，超音波などを時期に合わせて実施する．

(4) 患部外トレーニング
- 肩関節・肩甲胸郭関節，腱板筋，体幹，股関節の可動性や筋力などを評価し，必要であれば患部外のトレーニングを実施する．

(5) 投球再開・競技復帰
- シャドーピッチングから開始し，徐々にレベルアップする．シャドーピッチングと実際の投球では，フォームが大きく異なることが多いため，柔らかいボールを投げるなど，環境の許す範囲で実際の投球場面を評価することがすすめられる．
- 投球距離を延長する場合は，投げ出す方向が上向きになり，外反ストレスを増加させる可能性があるため，留意する．

❸ 後方型の場合
(1) 安静（投球禁止）
- 投球動作を2か月程度禁止して，安静を促す．

(2) ストレッチング
- 発症要因に合わせて，上腕三頭筋，尺側手根屈筋，円回内筋，浅指屈筋などを中心に，20秒間の持続伸張を行う．

(3) ROM 運動
- 肘関節伸展，前腕回外を，疼痛のない範囲で行う．

(4) 筋力増強運動
- 肘伸展の拮抗筋として上腕二頭筋と外反ストレスに対して尺側手根屈筋の筋力増強を行う．

(5) 物理療法・テーピング
- 超音波や TENS など，除痛を目的とした物理療法を行う．
- 肘伸展を制動するテーピングを行う．

(6) 患部外トレーニング
- 肩関節・肩甲胸郭関節，腱板筋，体幹，股関

節の可動性や筋力などを評価し，必要であれば患部外のトレーニングを実施する．

(7) 投球フォームのチェック
・過伸展ストレスについては，フォロースルー相で肘が完全伸展していないかを評価する．
・完全伸展が疼痛の要因となっている場合には，リリース時に完全伸展せずに投球が可能であることを指導する．

リスク管理
・安静期間に患部をしっかり安静させることが重要である．鞄の持ち方や手の付き方など，日常生活で疼痛を感じることはすべて行わないように指導する．
・再発防止のために，投球を行う際には，十分なウォームアップとクールダウンを行うこと，投球フォームを変えることが求められる．

経過・予後
・投球禁止期間を設け，適切な理学療法を行ったにもかかわらず症状が改善せず，競技復帰を目指している症例や，ADL制限がある症例では，観血的療法が選択される．
・予後については，疾患や程度によって異なるが，一般に内側型は良好，外側型（離断性骨軟骨炎）は早期であれば良好であるが，末期は不良とされている．
（岩田　晃）

手関節～手・手指の骨折

1 橈骨遠位端骨折（コーレス骨折・スミス骨折）

病態・障害
・中高年の女性に多くみられる骨折で，転倒時に手をついた際に比較的簡単におこりやすく，若年者では高所からの転落や交通事故で生じる．
・コーレス(Colles)骨折は，橈骨が手関節より近位のところ（遠位端）で折れ，骨片が背側に転位した場合をいい，転倒時に手関節の背屈を強制された際に生じる．
・逆に自転車などのハンドルを持ったまま転倒し，手の甲をつき骨片が掌側に転位した場合をスミス(Smith)骨折と呼び，コーレス骨折と逆の変形を生じる．
・手関節が変形したまま治癒することも多く，ADL障害をきたすようになる．

評価
・高齢者の受傷が多いため，骨粗鬆症の有無を必ず確認する．
・ギプス固定中，または手術直後には，神経麻痺の有無，血流障害の有無を確認することが重要である．
・手関節は，橈骨手根関節，手根中央関節，手根中手関節から構成されており，必要に応じ8つの手根骨間関節の可動性を確認することも重要である．
・手指，手関節，前腕，肘，肩関節の拘縮，手根管症候群，変形治癒，握力の低下，複合性局所疼痛症候群(complex-regional-pain-syndrome)をきたしやすく，疼痛，皮膚の色，ギプス障害の有無や浮腫の状態を確認することが重要である．
・正中神経障害や尺骨神経や橈骨神経知覚枝の損傷がおこる可能性がある場合，セメス・ワインスタインモノフィラメント検査(Semmes-Weinstein monofilament test；SWME)などで評価する．
・受傷前と比べ，姿勢の変化がないか確認し，廃用予防にも努める．

治療/介入（図Ⅰ-54，表Ⅰ-51）
・ギプス固定中は固定関節以外のROM運動を早期から始める．
・浮腫・痛みなどに十分注意して運動を行うことが原則である．
・内固定，外固定にかかわらず骨折部に負担をかけないようにポジショニングする．
・自動運動から始め，肘肩関節については他動運動も行う．
・手指の拘縮改善，筋力維持・増強を行う場合は，関節包内運動を考慮し，愛護的に弱い力で行う．筋力増強を目的に行う場合も，軽い負荷から始め，短時間で行うようにする．
・骨折部の固定性・骨癒合の状態については，主治医に確認のうえ，必ずX線での確認を行う．

❶ ギプス固定中
(1) ROM運動
・ギプス固定中は，手指の腫れ，皮膚の色などを確認しながら，自動運動より開始する．
・痛みが軽減してくれば，手指の他動運動も行う．
・隣接関節に対し，積極的にROM維持目的で

手関節〜手・手指の骨折 **125**

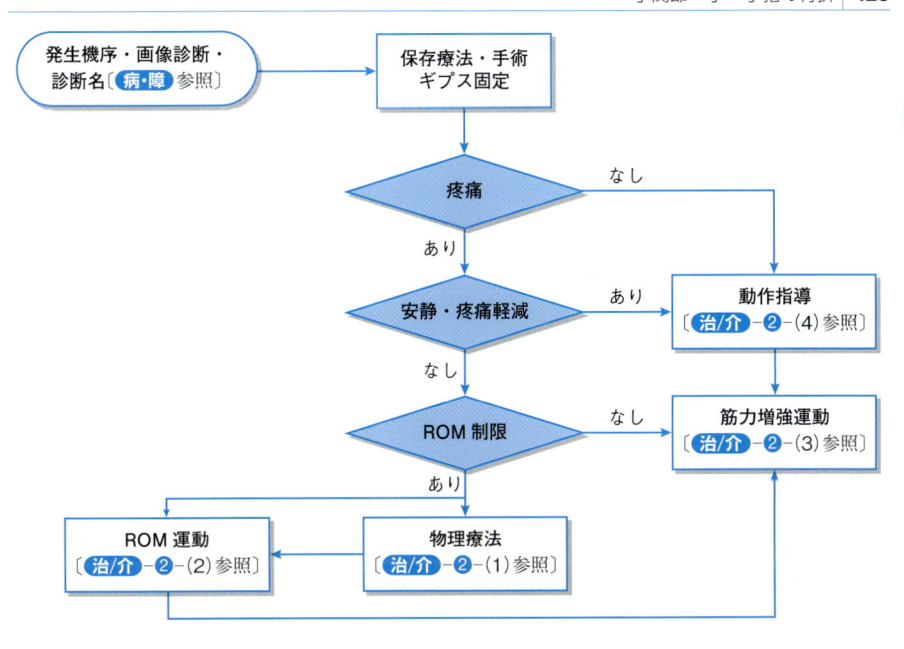

```
発生機序・画像診断・      →  保存療法・手術
診断名〔病・障 参照〕         ギプス固定
                              ↓
                          ◇ 疼痛 ◇ ── なし ──┐
                              │              │
                              あり            │
                              ↓              │
                          ◇ 安静・疼痛軽減 ◇ ── あり ── 動作指導
                              │                         〔治/介〕-❷-(4)参照
                              なし                        │
                              ↓                          │
                          ◇ ROM制限 ◇ ── なし ── 筋力増強運動
                              │                       〔治/介〕-❷-(3)参照
                              あり
                              ↓
          ┌── ROM運動 ←── 物理療法 ──┐
          │   〔治/介〕-❷-(2)参照     〔治/介〕-❷-(1)参照
          └────────────────────────────┘
```

図Ⅰ-54 橈骨遠位端骨折（コーレス骨折・スミス骨折）の臨床判断

ROM運動を行う．

(2) 筋力増強運動
- 筋萎縮を予防し循環の改善を目的に行う．
- 痛みが強い場合は，即時中止する．
- 浮腫がある場合は上肢挙上を指導し，手内筋の自動運動も指導する．
- 手術が行われ，固定が良好な場合は等尺性収縮を主体に筋力増強運動を行う．
- 下肢の筋力増強運動も積極的に行い，廃用予防に努める．

❷ ギプス除去後

(1) 物理療法
- 安定した整復位が得られており，術創の治癒が確認され，内固定が強固と確認ができている場合は，理学療法中のみ外固定（シーネ）をはずして温熱療法を行う．
- 患側前腕まで渦流浴を行うか，ホットパックを手関節に巻く表在温熱療法をともに10分以上を目安に行う．渦流浴内では，手関節・手指・肘関節の自動運動を指導する．
- 腫脹と疼痛が強い場合には交代浴を行ってもよい．

表Ⅰ-51 主な治療/介入のプログラム例

ギプス固定中	ギプス除去後
ROM運動 ・自動運動 ・手指のROM運動 筋力増強運動 ・手指の自動運動 ・ギプス外の筋力増強運動 ・下肢の筋力増強運動 動作指導 ・安静 ・姿勢指導	リラクセーション ・ポジショニング ・ストレッチング 物理療法 ・渦流浴 ・ホットパック ・アイシング ROM運動 ・モビライゼーション ・背屈・掌屈・回内・回外可動域運動 筋力増強運動 ・自動運動 ・抵抗運動

(2) ROM運動
- 骨癒合の状態に合わせて徐々にROM運動を開始していく．
- 安定した整復位が得られており，内固定が強

固と確認ができている場合は，骨癒合の程度により ROM 改善を優先させるため，理学療法中のみ外固定（シーネ）をはずして，固定関節を動かす．
- ROM 運動は，橈骨手根関節，手根中央関節，手根中手関節を分けて行うことが重要である．
- 必要に応じて，手根骨間のすべての関節を個別に動かすことも重要である．
- 各関節 10 回を目安とする．
- ROM 運動中に疼痛を訴えた場合は疼痛の部位と程度を確認し，骨折部の場合は速やかに運動を中止し，痛みが持続するようであれば主治医に連絡する．

(3) 筋力増強運動
- 運動方向とその主動作筋の収縮方向，骨折部位との位置関係を考慮しながら，急激な負荷を加えないようにする．
- 10 回を 1 セットとし，5 セットを目安として行う．
- 手指の運動に際しては，屈曲伸展のみを行うのではなく，内外転や対立運動を併せて行い，手の機能を低下させないことが非常に大切である．

(4) 動作指導など
- 手指の自動運動はできるだけ早期から積極的に行い，理学療法中の運動にとどまらず，ボールやスポンジ，作業療法で用いる粘土など，抵抗の弱いものを握らせることを，痛みの発生，浮腫の増大などがない範囲で行うことを指導する．
- 高齢者においては，ギプス固定中の姿位などを考慮し，歩行時に体幹のアライメント異常がないか観察し，姿勢への指導，必要に応じて下肢の運動などをプログラムに入れる必要もある．

リスク管理
- 疲労や過度な痛みを与えることは治療関節部位に痛み，腫れ，熱感が発生，増大する要因となる．
- 他の骨折でのリスク管理同様，複合性局所疼痛症候群には十分注意する必要がある．
- 変形した状態で，過度の ROM 運動を行うと，手根管症候群を引き起こす可能性もあるので，指先の痺れなどの確認も怠らないようにする．

経過・予後
- 骨折を放置すると，変形治癒をきたし，機能障害を残すことがある．
- 手指の先が痺れる手根管症候群の障害を併発したりすることもあるが，早期に適切な治療を行っていれば，予後は良好である．
- 手根管症候群などを引き起こせば，痛み，感覚障害が残存することがある． （福島　隆伸）

手指腱断裂（再建術後）

1 手指腱断裂（再建術後）

病態・障害（表 I-52）
- 切創や挫創による開放性損傷と，皮下断裂などの閉鎖性損傷がある．
- 受傷時の肢位により腱断裂部位と皮膚開放創の部位が一致しないことも多い．
- 屈筋腱の損傷部位は Verdan の zone system をもとにした国際分類が用いられ，指部と手部，母指部にそれぞれ分けられる．
- それぞれの zone により解剖学的特徴があるため，修復方法，術後療法が異なる場合がある．
- 腱の修復方法は，tensile strength（抗張力）の強い方法，縫合材料の開発などにより近年飛躍的に進化している．そのため，後療法もそれに準じて，3 週間固定法から早期自動運動法へと症例に応じて選択肢が広がった．
- 手指腱損傷後の理学療法では，修復腱の再断裂の防止ならびに手指の関節拘縮の予防，改善を目指す．

評価
- 受傷時の肢位（指の屈曲角度），原因となった外力やその進入角度を聴取・視診する．
- 腱へ負荷されるストレス量を考慮するため，損傷日と修復日の情報を得ておく．
- 損傷腱の断端の状況（鋭利損傷，挫滅，骨片の有無）は，修復腱の長さにも影響するため，考慮しておく．
- 損傷区分と損傷状況（腱以外の損傷組織も含める）を，本人もしくは術者より聴取する．可能であれば手術見学をし，手術方法を理解する．
- 腱縫合法や修復時の腱の緊張度，腱の状態な

手指腱断裂(再建術後) | **127**

表Ⅰ-52 屈筋腱損傷分類(国際分類)とその特徴

屈筋腱損傷区分

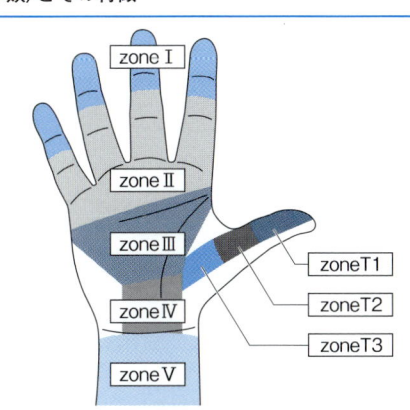

zone Ⅰ
zone Ⅱ
zone Ⅲ
zone Ⅳ
zone Ⅴ
zoneT1
zoneT2
zoneT3

	屈筋腱損傷区分	範囲	損傷の特徴
指部	zone Ⅰ	深指屈筋腱付着部であり単独となる.	深指屈筋腱の単独損傷. 腱付着部での断裂, 骨剝離を伴うこともある. 屈曲位で固定されると二次的な DIP の屈曲拘縮に注意.
	zone Ⅱ	滑液鞘の近位端(末梢の掌側皮膚線のレベル)から中節中央の浅指屈筋腱の停止部までである. 遠位部では深指屈筋腱が浅指屈筋腱の間から現れる.	腱鞘, 滑車, 深指屈筋, 浅指屈筋が損傷され, 癒着の好発部位. 浅指屈筋, 深指屈筋を分離した腱滑走の獲得に努める.
	zone Ⅲ	手根管遠位部から A1 滑車まで(深指屈筋腱から虫様筋が起始する部位)	この部位の損傷は, 比較的予後が良好であるが, 特に橈側指では虫様筋拘縮の発生に注意.
手部	zone Ⅳ	手根管内	長母指屈筋腱, すべての浅指屈筋腱・深指屈筋腱および正中神経が走行し複数腱損傷が多い. 神経や骨も損傷されやすく, 癒着の好発部位.
	zone Ⅴ	手根管より近位	腱断裂後, 断端は筋収縮により近位へ退縮する. 複数の腱・神経・血管が走行しており複数腱および組織損傷が生じやすい.
母指部	T1	IP 関節以遠	長母指屈筋の損傷. 腱断裂後, 断端は筋収縮により近位への退縮がおこる. 母指球筋との癒着がおこりやすい.
	T2	A1 滑車から IP 関節	
	T3	母指球部	

〔Verdan CE：Primary repair of flexor tendons. J Bone Joint Surg Am 42-A：647-657, 1960 より〕

どの修復方法とその他の周囲組織の修復方法を確認する.
・理学療法を実施していくなかで, 腱の癒着と関節拘縮の鑑別が重要である.
・ROM 測定は, 他動・自動運動の差異, 他関節筋であることを利用した該当関節より近位の関節での該当腱をゆるめた肢位と緊張させた肢位での差をみる.
・筋力測定は MMT, 握力, ピンチ力などを, 術後 10〜12 週経過後の再断裂がおこらない時期に実施する.

治療/介入(表Ⅰ-53, 図Ⅰ-55)
・屈筋腱修復後の治療法は, 腱縫合部の治癒過程を基本に組み立てられている.

表 I-53 腱癒合の状態と理学療法内容

術後日数	腱癒合の状態	3週間固定法	早期自動運動法
3日	腱周囲組織から細胞の増殖が始まり，腱端間の空隙が埋まる．周辺部からの毛細血管が縫合部に達する	ポジショニング ・患肢挙上位 ROM運動 ・肩・肘の拘縮予防	ポジショニング ・患肢挙上位 ROM運動 ・コントロールされた運動開始 ・他動屈曲運動 ・他動屈曲保持練習 ・減張位での単関節他動伸展運動
5日	抗張力(tensile strength)の低下が始まる		
7日	腱端間の幼若肉芽細胞が腱長軸に垂直に配列する		
8～10日	抗張力の低下が停止．腱表面には callus of fibroblasts が形成		
2週	callus of fibroblasts が完成．線維の走行は長軸に垂直のまま		
3週	腱端間の線維細胞の走行は，腱長軸方向に走行し，腱縫合部は癒合．腱中心部の線維配列は不規則で癒合は遅れている	ROM運動 ・自動屈曲運動開始 　＊早期自動運動法は，これまでに行った運動の継続 　＊3週間固定法では，早期自動運動法での運動を必要に応じて実施する 物理療法 ・渦流浴，ホットパック 動作指導 ・理学療法時，背側シーネの除去	
4～5週	腱周囲との癒着が粗となり，深部は癒合		
6週	膠原線維は未成熟だが，腱の癒合はほぼ完成	ROM運動 ・軽い他動伸展運動 ・ブロッキング運動 ・浅指屈筋分離運動 物理療法 ・超音波療法(癒着剥離) 装具療法 ・screw splint など 動作指導 ・夜間，外出時などスプリント装着	
8週 (2か月)	癒合が進み，抗張力は急激に増大	動作指導 ・ADLにて患手を使うことを許可 筋力増強	
3～4か月	腱縫合部の瘢痕組織がさらに成熟．周囲と癒着が少ない場合，限局したゆるい線維成分が周辺組織と腱縫合部を結んでいる	ADL，仕事での制限解除	

・代表的な治療法として3週間固定法，早期自動運動療法などがあり，術直後から術後3週までの管理および運動に差があり，術後3週以降は状況に応じて同様の理学療法内容になる．術者と最善の方法を選択する．患者の理解と協力が不可欠のためコミュニケーションに努める．

❶3週間固定法
・修復状態がよくない場合や術後早期からの管理された理学療法が行えない場合，小児などを適応とする．利点は，再断裂の可能性が低く，比較的にマネジメントが容易な点である．しかし，固定中に修復腱と周囲組織の癒着が高度におこる可能性があり，関節拘縮の発生頻度も高

手指腱断裂(再建術後) | 129

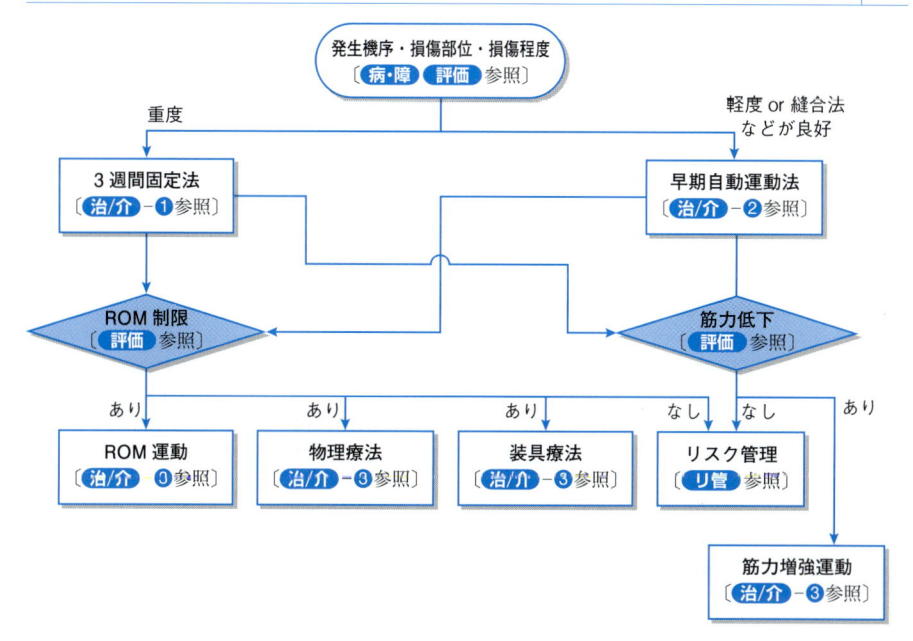

```
                発生機序・損傷部位・損傷程度
                    〔病・障〕〔評価〕参照

    重度                                軽度 or 縫合法
                                        などが良好

  3週間固定法                          早期自動運動法
  〔治/介〕-❶参照                      〔治/介〕-❷参照

        ROM制限                            筋力低下
        〔評価〕参照                      〔評価〕参照

   あり    あり      あり      なし   なし    あり

  ROM運動   物理療法   装具療法   リスク管理
  〔治/介〕  〔治/介〕-❸ 〔治/介〕-❸  〔リ管〕参照
  ❸参照     参照       参照

                                            筋力増強運動
                                            〔治/介〕-❸参照
```

図I-55 手指腱断裂(再建術後)の臨床判断

くなる.
・術直後から術後3週間は，縫合腱の緊張をゆるめた状態でギプス固定もしくはシーネ固定などを行い，患手の挙上位を保ち腱の保護と術後の腫脹を最小限にとどめる．
・肩，肘関節の拘縮を予防する．
・術後3～6週にかけて練習時は，背側シーネを除去して，愛護的自動屈曲運動を開始する．自動屈曲運動を行う前に，全関節を他動屈曲させ各関節の柔軟性をはかる他動屈曲運動を行う．
・伸展方向への自動運動を徐々に行うが，過剰な努力性収縮がおこらない範囲から開始する．

❷ 早期自動運動法
・重篤な合併症がなく，患者の協力が得やすい場合，強固な縫合法，修復腱の緊張が高くない場合などを適応とする．利点は，修復腱の滑走による癒着防止，関節拘縮の発生予防ができる点である．欠点は，再断裂の可能性が高く，管理が複雑な点である．
・術直後から術後3週まで背側シーネ固定(手関節掌屈位10～30°，MP関節屈曲60°くらい)を行う．

・全関節を他動屈曲させ各関節の柔軟性をはかる目的で他動屈曲運動を行う．
・自動運動の方法として，他動的に指の全関節を他動屈曲させ，その肢位を最小限の筋収縮で保持させる他動屈曲保持練習を行う．
・減張位で該当関節以外は屈曲位とした単関節ずつ他動伸展運動を行う．DIP関節の屈曲拘縮の予防に，MP関節とPIP関節を最大屈曲位にしてDIP関節の他動屈曲伸展運動を行う．PIP関節の屈曲拘縮の予防に，MP関節とDIP関節を最大屈曲位にしてPIP関節の他動屈曲伸展運動を行う．
・上記の運動を1日4セット程度・1セット5～10回行う．
・浅指屈筋腱縫合例では，MP・PIP関節を他動屈曲させ他動屈曲保持練習で浅指屈筋の最小限の力で自動収縮をはかる分離運動を追加する．
・3週間経過時点の自動屈曲可動域が良好な場合は，可動域を維持することに努める．
・術後3～6週までは，自動屈曲伸展運動を中心とし，単関節での他動伸展運動・浅指屈筋の分離運動は継続する．

❸ 術後3～6週以降の3週間固定法・早期運動療法の理学療法

- この期間は術後の練習方法の種類にかかわらず，共通した内容の運動を行う(損傷程度，癒合過程により開始時期が前後する場合がある).
- 術後3週から，穏やかな自動屈曲運動を開始する.
- 術後6週からは，損傷指以外を伸展位にして，損傷指の浅指屈筋腱の自動収縮を行わせる浅指屈筋分離運動を開始する．個々の腱の滑走をはかるブロッキング運動を開始する．深指屈筋腱を滑走させる場合は，PIP 関節を伸展位で保持した状態で DIP 関節を自動屈曲させる．浅指屈筋腱を滑走させる場合は，MP 関節を伸展位で保持した状態で，PIP 関節から以遠を自動屈曲させる．背側スプリントを除去し，愛護的な他動伸展運動を開始する．
- 屈曲拘縮が残存する場合，スプリント療法，物理療法などを開始する(例：PIP 屈曲拘縮では dynamic splint，超音波療法).
- 術後8週からは，徐々に ADL での使用を行い軽作業も許可される(重量物を持つ，手をつくなどは不可)．筋力増強(暫時負荷を上げていく)も開始する．PIP 屈曲拘縮が存在する場合では screw splint などの他動伸展装具の使用を考慮する.
- 術後12週以降は，ADL，仕事での制限が解除される.

リスク管理
- 徹底的な患者指導を行い，特に縫合腱に対する伸展運動や動作，抵抗運動や動作を禁忌とする．
- 日常生活や理学療法中に力を入れすぎないこと，伸展方向への運動時は注意を促し危険動作の確認などを術後の治癒の経過時期に合わせ管理を行っていく．
- 拘縮の予防および腱の癒着を最小限にとどめ，良好な可動域の獲得を目指しながら再断裂の防止をはかる．

経過・予後
- 修復腱の状態，腱縫合法，合併症の有無などにより運動方法(3週間固定法，クライナート，早期自動運動法など)は変化する．
- 成績不良因子は，自動屈曲不足・指屈曲拘縮(特に PIP 関節)であり，縫合された腱と周囲組織との癒着および再断裂を防止しながら関節拘縮の予防をはかれば，予後も良好である．

(杉野　美里)

NOTE TFCC 損傷

　三角線維軟骨複合体(triangular fibrocartilage complex；TFCC)とは，手関節尺側にある靱帯・線維軟骨複合体のことで，主な機能は尺骨手根骨間の緩衝作用，および手関節尺側の支持機構である．TFCC 損傷は，転倒の際に手をつくなど，1度の外傷で生じる場合と，野球のバッティングやテニスのストロークなど，頻回に繰り返される前腕の回内外動作によって生じる場合がある．

　TFCC 損傷の主症状は，手関節運動時の手関節尺側部痛，前腕回内外および手関節尺屈の可動域制限である．理学療法評価としては，疼痛の評価が最も重要で，どのような動作で生じるのか，また，回内外と尺屈を組み合わせたストレステストを実施し，どの方向の動きで疼痛が増強(もしくは減弱)するかについて把握する必要がある．

　治療法として保存療法と手術療法があり，まず保存療法が選択され，3か月以上疼痛が続く症例には手術療法が考慮される．保存療法では，局所の安静を目的として，シーネ固定やサポーターが処方される．サポーターは手関節のみの物から手指にかかる物まで，多くの種類や形状の物があるため，疼痛の程度や必要な動作に合わせて，適切な選択が求められる．ストレステストによる疼痛の評価によって，疼痛が生じる運動方向が把握できる症例では，目的に合わせて，尺屈，前腕回内外，手関節掌背屈などを制動するテーピングが有効な方法となることが多い．また，尺側手根伸筋や尺側手根屈筋に対するストレッチングや，手根骨のモビライゼーションは，疼痛や ROM 制限に対するアプローチ方法として有効である．

　短期間の安静で疼痛が改善せず，安静期間が数か月に及ぶ場合には，他関節，特に肩関節の可動域低下や筋力低下がおこるため，その予防が重要である．加えて，安静時の装具によっては手指筋力の低下もおこりうるため，握力の評価や筋力増強も不可欠である．

(岩田　晃)

頸椎症

1 変形性頸椎症（明確な神経症状を伴わない）

病態・障害
- 頸椎および椎間板の退行性変性により，椎間板腔の狭小化，椎体辺縁部の骨棘形成，椎間関節の変形，頸椎アライメントの異常などが生じ，頸部痛や肩こり，頸部運動制限などの症状を呈する．
- 明確な神経症状がみられない場合には，疼痛の程度に応じて消炎鎮痛薬や理学療法が処方される．疼痛が強い場合には頸椎装具で頸部の安静をはかり，リラクセーション目的で頸椎間欠牽引を施行してもよい．神経ブロックが併用されることもある．
- 骨棘増生の部位や程度により神経根症状を呈したものを頸椎症性神経根症（→133 頁），脊髄症状を呈したものを頸椎症性脊髄症（→135 頁）といい，両者を合併することもある（頸椎症性脊髄神経根症）．初期には保存療法が選択されるが，強度の疼痛や進行性運動麻痺などの神経症状が重篤な場合には除圧ならびに固定を目的とした手術の適応となる．

評価
- 頸部痛や肩こり，頸部や上肢の痺れ，不快感（重い，だるい）を主訴として来院するケースが多いため，これらの部位や程度，安静時および運動時の症状，圧痛を確認する．日常生活において特定の動作と症状との関連がないかも聴取する．
- 明確な神経症状がない場合でも，疼痛や不快感によって上肢の使用頻度が減少し，二次的な可動域制限や筋力低下を生じている場合があるので，上肢の ROM と筋力についてスクリーニングテストを行う．
- 頸部の可動域検査は，強い痛みを誘発するようであれば無理に行わない．横を向く，後ろを振り返るなどの動作において，頸部よりも体幹の回旋が優位にみられるなど，自然な動作のなかで頸部運動を詳細に観察することである程度は評価が可能である．
- 肩甲帯から上肢にかけての可動域検査においては疼痛の有無に十分留意しながら，end feel（最終域感）や疼痛発生の状態により，疼痛による制限か，拘縮によるものかを判断する．
- 頸部の筋力検査は原則としてブレークテストにより等尺性筋力を測定する．肩甲帯〜上肢については，スクリーニングにより筋力低下が疑われる筋群を中心に検査する．

治療／介入（表Ⅰ-54，図Ⅰ-56）
❶ 明確な神経症状がなく，二次障害がない場合
(1) 物理療法
- 頸椎後面〜肩甲帯〜上背部へのホットパックを 15〜20 分を目安に実施する．背臥位でホットパックを実施する際，頸部が過伸展位とならないよう枕の高さに注意する．座位でホットパックの重みが不快な場合，背臥位でリラクセーションが得られない場合は極超短波を選択する．
- 圧痛点が明確な肩こりの場合，低出力レーザー照射が奏効することがあるが，照射プロトコルが明らかではなく，使用機器の推奨条件を遵守する．
- 頸椎介達牽引は体重の 20% 以内を牽引力の目安とし，牽引 60 秒〜休止 20 秒で 5〜15 分実施する．

(2) 自動運動（肩甲帯〜上背部のリラクセーション）
- 座位で肩甲帯の分回しをゆっくりと行う（前に 5 回，後ろに 5 回を 2 セット）．
- 筋の収縮と弛緩をしっかりと意識させながら，肩甲帯の挙上と下制，前方突出と後方突出をゆっくりと行う（最終域で強く収縮 3 秒，中間位で弛緩 5〜10 秒，各運動方向に 3 セット）．挙上は斜角筋群を収縮させるために吸気と同期して行う．
- それぞれ，軽い抵抗を加えながら行うと運動方向が理解しやすく，正しい運動が可能となる．

(3) ストレッチング（各筋 15〜30 秒）
- 上記のリラクセーションによっても筋の固さやこり感が軽減しない部位に対して行う．
- 小さな筋に対しては伸張位に保持し，ゆっくりと圧迫を加える．

(4) 筋力増強運動
- 頸部伸筋群に対し，前屈位〜正中位までの軽い抵抗運動を 5 回程度行ったのち，疼痛が生じない範囲の最大抵抗で等尺性抵抗運動をゆっく

表I-54 主な治療/介入のプログラム例

❶ 明確な神経症状がなく，二次障害がない場合

物理療法
- ホットパックまたは極超短波
- 低出力レーザー
- 間欠的介達牽引

自動運動（リラクセーション）
- 肩甲帯〜上背部の筋群の収縮と弛緩

ストレッチング
- 肩甲帯〜上背部の筋群

筋力増強運動
- 頸部伸筋群

姿勢指導・動作練習
- 頸部前傾姿勢の指導
- 頸椎装具の考慮

明確な神経症状がなく，二次障害がある場合

物理療法
- ホットパックまたは極超短波
- 低出力レーザー
- 間欠的介達牽引

自動運動（リラクセーション）
- 肩甲帯〜上背部の筋群の収縮と弛緩
- 自己練習としても指導

ストレッチング
- 肩甲帯〜上背部の筋群
- 短縮筋

筋力増強運動
- 頸部伸筋群
- 肩甲帯，上肢の筋力低下筋群

姿勢指導・動作練習
- 頸部前傾姿勢の指導
- 頸椎装具の考慮

りと行う（収縮3秒，休息5秒を10回）．
(5)**姿勢指導・動作練習**
- 頭部を正中位に保持することで疼痛が増強する場合には，無理に「よい姿勢」をとらせるのではなく，頸部を軽度前屈位に保持できるよう，前述の頸部伸筋群の筋力増強を行う．
- 疼痛が強い場合や前屈位保持が困難な場合には，フィラデルフィアカラーなどの頸椎装具を装着する．

❷ 明確な神経症状がなく，二次障害がある場合

(1)**物理療法**
- 二次障害がない場合と同様のプログラムとする．
- 頸部後面〜肩甲帯〜上背部のホットパックまたは極超短波照射を行う．
- 頸椎介達牽引を体重の20%以内の牽引力で，牽引60秒〜休止20秒で5〜15分行う．

(2)**自動運動（肩甲帯〜上背部のリラクセーション）**
- 二次障害がない場合のプログラムと同様に，肩の分回し，肩甲帯の挙上と下制，前方突出と後方突出をそれぞれ前後に5回ずつ2セット行う．
- これらは自己練習としても指導する．

(3)**ストレッチング（❶-(3)参照）**
- 二次障害がない場合のプログラムと同様，肩甲骨内側筋群，短縮筋群に対して行う．

(4)**筋力増強運動**
- 二次障害がない場合のプログラムに加え，スクリーニングにより筋力低下を認めた筋に対して，疼痛が生じない範囲の最大抵抗で等張性運動を行う（10回を1〜2セット）．

(5)**姿勢指導・動作練習**
- 二次障害がない場合のプログラムと同様，頸部の軽度前屈位保持を目的とした頸部伸筋群の等尺性筋力増強運動を行う．
- フィラデルフィアカラーなどの頸椎装具装着を考慮する．

リスク管理
- 頸部の可動域運動は，疼痛が軽度の場合でも椎骨や椎間関節の変形があるため，変形の助長や神経症状の惹起につながりかねないので，他動的には行わない．自動的に行う場合も急激な運動や反動を用いた運動は行わないように指導する．
- 筋力増強運動においても急激な筋収縮を行わせたり，抵抗を突然除去することがないよう留意する．

経過・予後
- 初期の変形性頸椎症は，保存療法によく反応し，安静とリラクセーション，運動療法により数か月で軽快することがほとんどである．姿勢指導・動作練習とともに，軽快後もリラクセーションのための自己練習継続が重要であること

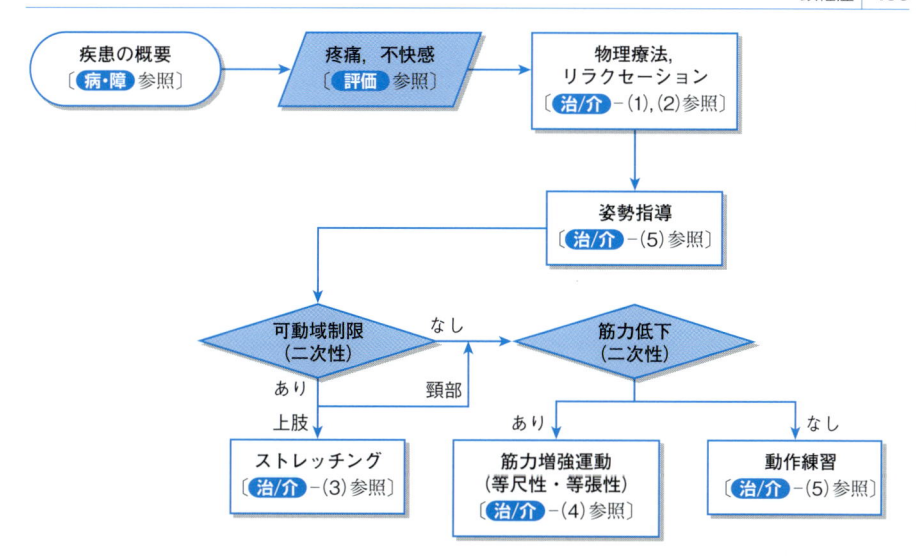

図I-56 変形性頸椎症(明確な神経症状を伴わない)の臨床判断

を指導する.
・数週間の保存療法にまったく反応せず,神経症状が発現・進行する例では手術が考慮されることになるので,症状の変化を詳細かつ経時的に観察・評価することが重要である.

(淵岡 聡)

1 変形性頸椎症
2 頸椎症性神経根症

評価
・前述の頸椎症症状に加え,頸部〜上肢の放散痛,神経支配域に一致した痺れ,感覚鈍麻,疼痛,筋力低下がみられ,これらの症状が頸部伸展によって増強する〔スパーリング(Spurling)徴候〕.
・不使用による二次障害をきたしている例では,肩のROM制限や障害神経根以外の支配筋の筋力低下がみられることがあるため,上肢のROMや筋力を詳細に評価する.
・本症の初期も保存療法によく反応し,理学療法により神経症状が軽快することが多い.

治療/介入(図I-57, 表I-55)
・変形性頸椎症(→131頁)のプログラムが参考となるので,前項も参照されたい.

(1) 物理療法
・ホットパックを頸部後面〜肩甲帯〜上背部に15〜20分行う.極超短波照射でもよい.
・頸椎介達牽引を体重の20%以内の牽引力で,牽引60秒〜休止20秒で5〜15分行う.

(2) 自動運動(肩甲帯〜上背部のリラクセーション)
・座位で肩の分回し(前に5回,後ろに5回を2セット),肩甲帯の挙上と下制,前方突出と後方突出をゆっくりと行う(最終域で強く収縮3秒,中間位で弛緩5〜10秒,各方向に3セット).
・これらは自己練習としても指導する.

(3) ストレッチング
・短縮筋に対し,15〜30秒間伸張する.小さな筋に対しては伸張位に保持し,ゆっくりと圧迫を加える.

(4) 筋力増強運動
・頸部伸筋群に対し,前屈位〜正中位までの軽い抵抗運動を5回程度行ったのち,等尺性抵抗運動を行う(収縮3秒,弛緩5秒を10回).
・弱化筋に対し,疼痛が生じない範囲の最大抵抗で等張性運動を行う(10回を1〜2セット).
・筋力低下が著しい筋に対しては神経筋再教育を行う.ごく弱い抵抗または自動介助運動を数

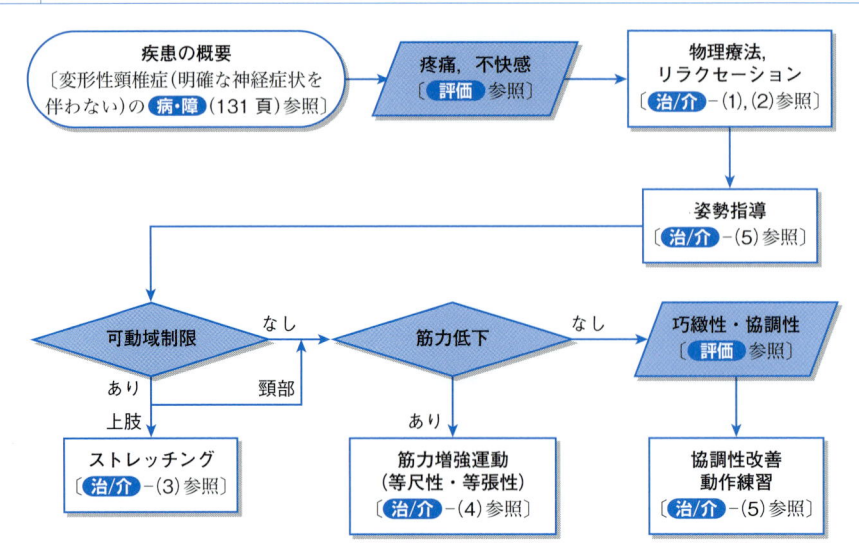

図I-57 頸椎症性神経根症の臨床判断

```
疾患の概要                    疼痛，不快感         物理療法，
〔変形性頸椎症(明確な神経症状を  〔評価参照〕        リラクセーション
伴わない)の病・障(131頁)参照〕                    〔治/介-(1),(2)参照〕
                                                      │
                                                   姿勢指導
                                                   〔治/介-(5)参照〕
                                                      │
     可動域制限 ──なし──→ 筋力低下 ──なし──→ 巧緻性・協調性
                                                   〔評価参照〕
    あり │ 頸部          あり │
    上肢 ↓                   ↓                       ↓
   ストレッチング          筋力増強運動           協調性改善
   〔治/介-(3)参照〕       (等尺性・等張性)        動作練習
                         〔治/介-(4)参照〕       〔治/介-(5)参照〕
```

回行う．蠕動様収縮や関節運動の拙劣化は筋疲労の徴候なので，十分な休息時間をとるか回数を減じて行う．

(5) 姿勢指導・動作練習
- 疼痛が強い場合はフィラデルフィアカラーなどで頸部の安静をはかる．
- 頸部回旋ではなく体幹回旋による代償動作や，就寝時に頸椎前弯とならないような枕の高さ(形状)を探索，指導する．

リスク管理
- 疼痛や痺れは頸部の自動運動によって評価できるので，スパーリングテストを理学療法場面で行う必然性はない．また，頸部の可動域制限が認められても，神経症状を悪化させるリスクが高いため，通常は他動的なROM運動は行わない．
- 初期には頸椎牽引により神経症状の軽快がみられることがあるが，椎間孔開大は一時的な効果であり，牽引療法の主な目的はリラクセーションである点に留意する．
- 神経症状の悪化に留意しつつ，二次障害の改善・予防に努める．

経過・予後
- 頸椎症同様の症状で発症し，進行に伴い疼痛増悪や障害神経根に一致した感覚脱失と運動麻

表I-55 主な治療/介入のプログラム例

物理療法
- ホットパックまたは極超短波
- 間欠的介達牽引

自動運動(リラクセーション)
- 肩甲帯～上背部の筋群の収縮と弛緩
- 自己練習としても指導

ストレッチング
- 短縮筋

筋力増強運動
- 頸部伸筋群
- 神経筋再教育

姿勢指導・動作練習
- 体幹による代償動作練習
- 頸椎装具の考慮

痺が重度化する．多くの場合一側性である．
- 初期には保存療法によく反応し，2か月程度で軽快することが多い．これは安静や運動制限によって神経根への機械的刺激が減少することが主な要因と考えられている．
- 保存療法に抵抗性で著しい疼痛増悪や運動麻痺の進行がみられた場合は手術の適応となる．

一般に術後は神経症状が軽快するが，痺れは残存することがある． 　　　　　　　　（淵岡　聡）

1 変形性頸椎症
3 頸椎症性脊髄症

評価
- 変形性頸椎症で述べた症状に加え，上肢の巧緻運動障害，下肢の腱反射亢進，歩行障害（痙性歩行）など，脊髄の横断症状がみられる．圧迫部位によっては障害側の運動麻痺と対側の温痛覚障害がみられることもあり〔ブラウン・セカール（Brown-Séquard）症候群〕，全身の感覚と筋力について脊髄高位を念頭にスクリーニングを行い，障害部位について詳細に評価する．
- 一方，歩行・動作障害は協調性低下に起因することが多いため，協調性検査と動作観察を詳細に行い，ADLにおける改善点を明らかにする．

治療/介入（表Ⅰ-56, 図Ⅰ-58）
- 変形性頸椎症（→130頁），頸椎症性神経根症（→132頁）に対するプログラムが参考になるので，前項も参照されたい．

(1) 物理療法
- ホットパックを頸部後面〜肩甲帯〜上背部に15〜20分．極超短波照射でもよい．
- 頸椎介達牽引を体重の20%以内の牽引力で，牽引60秒−休止20秒で5〜15分行う．

(2) 自動運動（肩甲帯〜上背部のリラクセーション）
- 座位で肩の分回し（前後各5回2セット），肩甲帯の挙上と下制，前方突出と後方突出（最終域で強収縮3秒，中間位で弛緩5〜10秒，各方向3セット）を行う．
- これらは自己練習としても指導する．

(3) ROM運動，ストレッチング
- 短縮筋に対し，15〜30秒間伸張する．小さな筋に対しては伸張位に保持し，ゆっくりと圧迫を加える．
- 長期罹患例では下肢筋群の動筋・拮抗筋ともに短縮していることが多く，各筋に対し実施する（各運動方向へ3回）．

(4) 筋力増強運動
- 頸部伸筋群に対し，前屈位〜正中位までの軽い抵抗運動を5回程度行ったのち，等尺性抵抗

表Ⅰ-56　主な治療/介入のプログラム例

物理療法
・ホットパックまたは極超短波
・間欠的介達牽引

自動運動（リラクセーション）
・肩甲帯〜上背部の筋群の収縮と弛緩
・自己練習としても指導

ROM運動，ストレッチング
・短縮筋（上下肢とも）

筋力増強運動
・頸部伸筋群
・神経筋再教育

協調性改善運動
・手指，上肢，下肢
・座位，立位での体重移動

姿勢指導・動作練習
・体幹による代償動作練習
・頸椎装具の考慮

運動を行う（収縮3秒，弛緩5秒を10回）．
- 弱化筋に対し，疼痛が生じない範囲の最大抵抗で等張性運動を行う（10回を1〜2セット）．
- 筋力低下が著しい筋に対しては神経筋再教育を行う．ごく弱い抵抗または自動介助運動を数回行う．筋疲労に注意し，十分な休息をとりながら行う．

(5) 協調性改善運動
- 手指の指折り，グリップ&リリースなど，まず正確に運動できることを目指し，その後動作スピードを増していく．前腕の回内外も同様に行う．
- 座位での足踏み動作，左右への重心移動練習を行う．座位での運動が安定すれば立位でも同様に行う．スピードよりも左右対称に一定のテンポで行えることを目指し，安定すれば段階的にスピードを増していく．

(6) 姿勢指導・動作練習
- 疼痛が強い場合はフィラデルフィアカラーなどで頸部の安静をはかる．
- 両脚および片脚でのスクワットを平行棒内で行う．一定のテンポでリズミカルに行うこと，求心性収縮と遠心性収縮の切り替えがスムーズにできることを目指す．

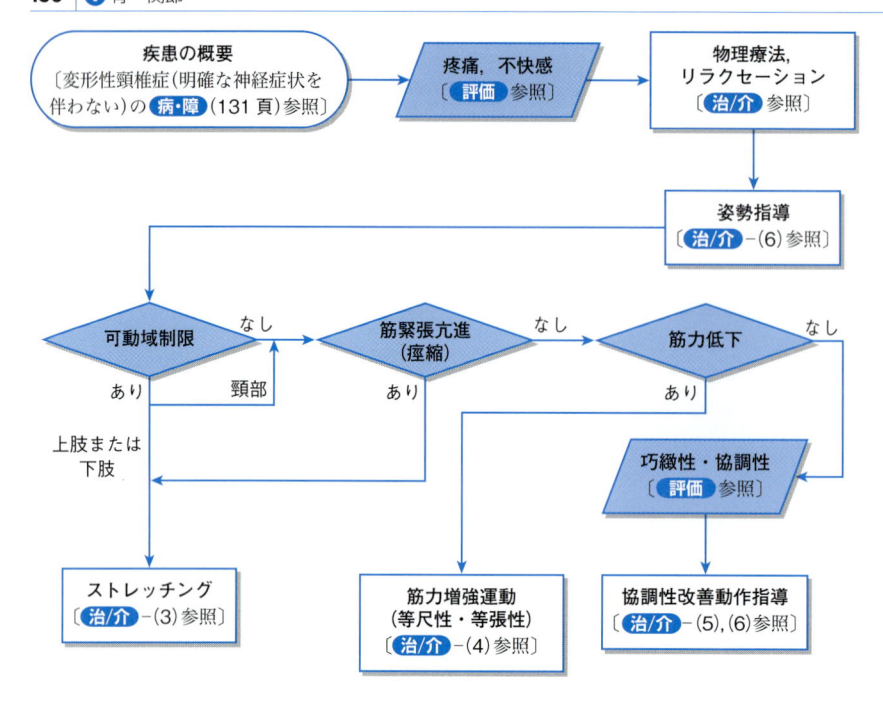

図I-58　頸椎症性脊髄症の臨床判断

- 頸部回旋ではなく体幹の回旋による代償動作を指導する．

リスク管理
- 転倒など頸部への衝撃により脊髄症状が急激に悪化する危険がある．頸部の可動域制限があると，足元の注視が困難となるため十分な注意が必要である．
- 多椎体間の固定術後は頸部の運動障害はほぼ必発であり，術後であっても感覚障害や協調性低下が残存している例が多く，床面の状況を確認してから歩き出すなど，つまずきや転倒には細心の注意が必要である．

経過・予後
- 運動障害がごく軽度で，ADL障害がみられない場合は頸椎症と同様の保存療法が適応となる．自然経過について一定の傾向は認められていないが，脊髄症状によるADL障害が明らかな場合は手術の適応となることが多い[1]．
- MRIのT1強調横断像で脊髄の前後/左右径比が40%以上であれば比較的予後良好[2]とされるが，脊髄症状は術後1～2年に渡って回復を示すこともある．除圧時に硬膜の膨隆や拍動がみられたかなど，術所見も回復予測に活用しながら治療プログラムを立て，詳細に症状経過をみながら理学療法を進めることが重要である．

● 引用文献
1) 日本整形外科学会診療ガイドライン委員会：頸椎症性脊髄症の診療ガイドライン，南江堂，2005
2) Bucciero A, et al: Cord diameters and their significance in prognostication and decisions about management of cervical spondylotic myelopathy. J Neurosurg Sci 37: 223-228, 1993

〔淵岡　聡〕

後縦靱帯骨化症（OPLL），黄色靱帯骨化症（OLFまたはOYL）

　後縦靱帯骨化症（ossification of posterior longitudinal ligament；OPLL）は頸椎に好発し，後縦靱帯が骨化・肥厚して前方から脊髄を圧迫することにより脊髄症状が現れる．骨化・肥厚の程度も関係するが，頸椎運動による機械的な脊髄への刺激が症状発現に大きくかかわっているとされ，軽微な衝撃により頸髄症が発生することに注意が必要である．

　頸部の運動制限，頸部痛や肩こりから発症し，重度になると手指の痺れや巧緻運動障害，歩行障害を呈するが，必ずしも進行するとは限らない．軽症の場合は頸椎装具による安静や頸椎牽引によって軽快することがあるが，病態から考えて，保存療法によって脊髄への圧迫や機械的刺激を長期的に取り除くことは困難であり，約1か月で効果がみられなければ手術療法が考慮される．本症には頸部の運動は禁忌である．

　OPLLは頸椎に次いで上位胸椎にも好発し，黄色靱帯骨化症（ossification of ligamentum flavum；OLF）を合併することがある．OLFは黄色靱帯が骨化・肥厚し，後方から脊髄を圧迫して症状出現に至る．胸椎OLFでは体幹や下肢の痺れ，下肢の痙性麻痺による歩行障害（痙性歩行），膀胱直腸障害などがみられる．下位胸椎に好発するため上肢症状はみられない．頸椎～胸椎のOPLL，OLFが合併すると高度な脊髄障害を呈する（図Ⅰ-59）．

　OPLL，OLFそのものに対する有効な保存療法はないが，疼痛や絞扼感に対しては頸椎症で述べたリラクセーション〔変形性頸椎症（明確な神経症状を伴わない）の**治療/介入**の**❶**-(2)と**❷**-(2)（→131頁）〕が応用できる．また，脊髄症によって生じた二次的な筋力低下は積極的な理学療法の対象となる．頸～胸椎の大きな運動や急激な運動を避けて安全に動作を行うために，下肢筋力の維持・増強が重要となる．

（淵岡 聡）

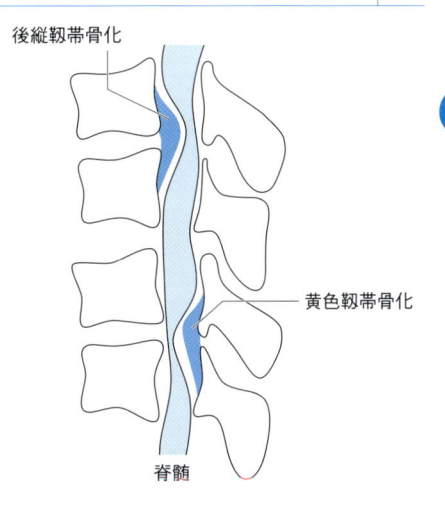

図Ⅰ-59　OPLLとOLF

椎体固定術，椎弓切除（形成）術（術式による留意点）

　頸椎の荷重方向の支持性は，椎体，椎間板，椎間関節の3つの要素によってほぼ規定され，これらが大きく侵襲を受けない限り，垂直方向の支持性は十分保たれており，術後1週以内の座位，立位，歩行が可能である．内固定具を用いた固定術では術後1～2日で可能となるが，骨移植などの副次的操作が加えられた場合や，頸部の筋力不均衡により変形をきたしやすい小児などでは安静期間が延長される．いずれにしても，手術記録を詳読し，荷重や運動量に関して直接執刀医に確認することが不可欠である．

　椎体（前方）固定術の場合，1椎間固定では椎体を温存したまま椎体間に移植骨やチタン合金製の固定具を挿入する方法が一般的で，強固な固定が得られるため，手術翌日から座位，2日後から歩行が許可される．ただし，頸部の運動や強い筋収縮は行わせず，体位変換も介助下またはゆっくりと行うよう指導する．多椎間固定術では，早期には移植骨の脱転リスクがあるため，臥床期間を延長したり頸椎装具を装着して安静をはかる．通常5～6週で骨癒合が得られるが，移植骨の吸収期にあたり圧潰の危険があるため，階段昇降時の衝撃や起居動作中の頸部運動に十分注意する．

椎弓切除(形成)術の場合も頸椎の支持性を大きく損なうことは少なく，術後1〜3日で歩行が許可され，装具を装着することも少ない．形成部位に骨移植が行われるため，頸部後方からの圧迫には注意する．また，椎弓〜肩甲骨間に付着する筋群による術部への影響を考慮し，90°以上の肩関節屈曲や外転を避けるなど，肩甲帯や肩関節の運動に制限が必要な場合もある．切除術では脊髄実質が皮下に露出しているため，圧迫や極超短波照射は禁忌である．

頸椎術後は早期に座位や歩行が許可されることが多いが，臥位からの起き上がりや四つ這い位など頸椎に剪断力が加わる動作には十分注意し，骨癒合や軟部組織の修復期間を念頭においたプログラム立案，実施が必要である．

(淵岡　聡)

NOTE 関節リウマチ(RA)の頸椎病変と固定術後

関節リウマチ(rheumatoid arthritis；RA)の頸椎病変では環軸関節の脱臼または亜脱臼が多くみられる．垂直性亜脱臼は軸椎歯突起が頭蓋内へ突出して延髄を，前方脱臼では頸髄を圧迫する危険がある．初発症状は後頭部や耳介後面の疼痛であり，座位で増悪し臥位で軽快する．進行により疼痛は激烈となり脊髄症状が現れる．手術適応は明確な延髄・脊髄症状を呈した場合であり，支持性の再獲得と神経除圧を目的に固定術が選択されることが多い．

RAの場合，脊髄障害による運動機能障害がRAによる関節障害や疾患活動性の悪化によるものと誤認され見逃されるケースがある．運動機能障害の原因が頸椎病変による可能性があることを念頭におき，関節障害が悪化していないのに運動機能低下がみられる場合など，神経症状を確認することが必要である．

手術はスクリューやワイヤーなどの内固定具と骨移植を用いて行われる固定術が多く選択される．RAによる骨破壊の程度によって後頭骨から下位頸椎までを固定する場合もある．術式や固定具の進歩により，強固固定が得られるようになったが，疾患に起因する骨の脆弱性があるため，頸部に過大な負担をかける動作を避けるよう指導する．具体的には，頸部の前屈(うなずき)，体幹前傾姿勢，背臥位から起き上がる際に両下肢の反動を利用して一気に起き上がる方法などを避け，枕の高さを低くする，洗顔を立位ではなく椅子に座って行うなど，できるだけ頸部を正中位に保持したまま行える動作方法を指導する．頸部正中位での屈曲，伸展，側屈方向への等尺性抵抗運動は，頸椎および固定部に負担をかけない動作を可能とするために有効な方法である．

(淵岡　聡)

NOTE 胸郭出口症候群

腕神経叢と鎖骨下動静脈が絞扼されて生じる症状群の総称であり，絞扼部位により斜角筋症候群(前斜角筋〜中斜角筋)，小胸筋症候群(小胸筋烏口突起付着部下)，肋鎖症候群(第1肋骨〜鎖骨)に大別される．

前腕尺側〜手掌小指側の痺れや，頸部〜肩甲帯，肩甲骨内側部，前胸部の疼痛，握力低下，手指巧緻運動障害が生じる．鎖骨下動脈絞扼では阻血により上肢が蒼白化して疼痛が生じ，鎖骨下静脈絞扼ではチアノーゼ様の青紫色となり重だるい痛みが生じる．20歳代のなで肩の女性に多いが，重量物を運搬する重労働者にもみられる．

絞扼症状が重度の場合には，絞扼部位によって前斜角筋腱切除，第1肋骨切除，小胸筋腱切離などの手術療法が適応となる．頸肋は本症の一因であり，症状により切除術が行われる．

理学療法は「なで肩姿勢」の是正がポイントとなる．なで肩を助長する肩甲帯挙上や肩甲骨上方回旋を阻害する筋群のストレッチング，肩甲帯の挙上位保持に必要な筋群(僧帽筋上部線維，肩甲挙筋)の筋力増強運動を中心に行う．肩甲帯は肩甲骨内転によって挙上する構造となっているので，肩甲骨内転筋群(大・小菱形筋，僧帽筋中部線維)の筋力増強も有効である．ただし，肩鎖関節が胸鎖関節より下方に位置する症例(強いなで肩)では，肩甲骨内転が下方回旋と肩甲帯下制を伴い，絞扼を助長することになるので，肩甲骨の位置を考慮・矯正し，肩甲骨周囲筋群をバランスよく増強する．

長期罹患例では手内筋群の萎縮・筋力低下をきたすため，筋力増強とともに協調性改善運動を行う．

日常生活では上肢挙上位で行う動作を避け，

症状を発現・悪化させないことが重要である．高所への物干や，重量物を持ち上げる作業・運動を避けるよう指導する．重いショルダーバックやリュックサックの使用も症状を悪化させる．座位では肘・前腕を肘掛けや机上に置き，肩甲帯を挙上位に保つ（肩をすくめた）肢位を推奨する． (淵岡 聡)

腰椎椎間板ヘルニア（術後）

1 腰椎椎間板ヘルニア（術後）

病態・障害
- 腰椎椎間板ヘルニアとは，椎間板の髄核が後方の線維輪を部分的あるいは完全に穿破し，椎間板組織が突出，脱出して馬尾神経や神経根を圧迫する疾患である．神経を圧迫する椎間板組織は髄核のみでなく，線維輪や軟骨終板を伴うこともある．
- 反復性の腰痛の後，急性発作として激しい腰痛と下肢痛が生じ，圧迫された神経根の支配領域に放散する感覚障害，筋力低下を呈する症例が多くみられる．
- 大きな正中ヘルニアでは，両下肢の疼痛，感覚障害，運動障害，さらに膀胱直腸障害が生じることがあり，このような馬尾障害や急激に進行する運動麻痺，耐えがたい疼痛の持続などは不可逆性の変化を生じる可能性があるため，早期の手術的治療が必要である．

評価
- 腰椎・骨盤領域を中心とした運動力学を十分に理解したうえで評価に臨むことが必要である．評価は術前にも実施することが望ましい．
- 術前評価では画像所見による罹患部位を念頭においたうえで，問診，疼痛検査，SLRテスト（または大腿神経テスト），下肢腱反射検査，感覚検査，筋力検査，姿勢評価，下肢・体幹の柔軟性評価を行う．
- 術後は症状が急激に緩和するが，長期の罹患による神経への影響はすぐに完治しないことが多い．そのため，術後にも術前と同様の評価を行い，手術により改善した点および残存した機能障害を整理する必要がある．

治療/介入（表I-57，図I-60）
- 腰椎椎間板ヘルニアを代表する手術法である椎間板切除術（Love法）後の理学療法について述べる．理学療法の目標は，下肢・体幹のストレッチング，筋力増強運動などにより姿勢アライメントを改善すること，および十分なADL上の動作指導により再発を予防することである．

表I-57 主な治療/介入のプログラム例

MMT3未満の筋力低下がある場合	疼痛が重度の場合	下肢・体幹の筋力低下，下肢のROM制限が重度の場合
物理療法 ・電気刺激療法	ROM運動 ・愛護的な下肢のROM運動 歩行練習 ・正中位を意識させ歩行器歩行練習	ROM運動 ・下肢筋群のROM運動 ・胸椎伸展可動域運動 筋力増強運動 ・ヒップアップ，股関節屈曲，スクワット ・体幹筋の等尺性屈曲筋力増強運動
下肢・体幹の筋力低下，下肢のROM制限が軽度の場合	体幹のROM制限が重度の場合	体幹のROM制限が軽度の場合
ADL上の動作練習 ・家事，床上動作練習 ホームエクササイズ練習 ・体幹筋力増強運動	ROM運動 ・体幹伸展，屈曲ストレッチング	筋力増強運動 ・四つ這い対角挙上運動 ・体幹屈曲筋力増強運動

140　Ⅰ 骨・関節

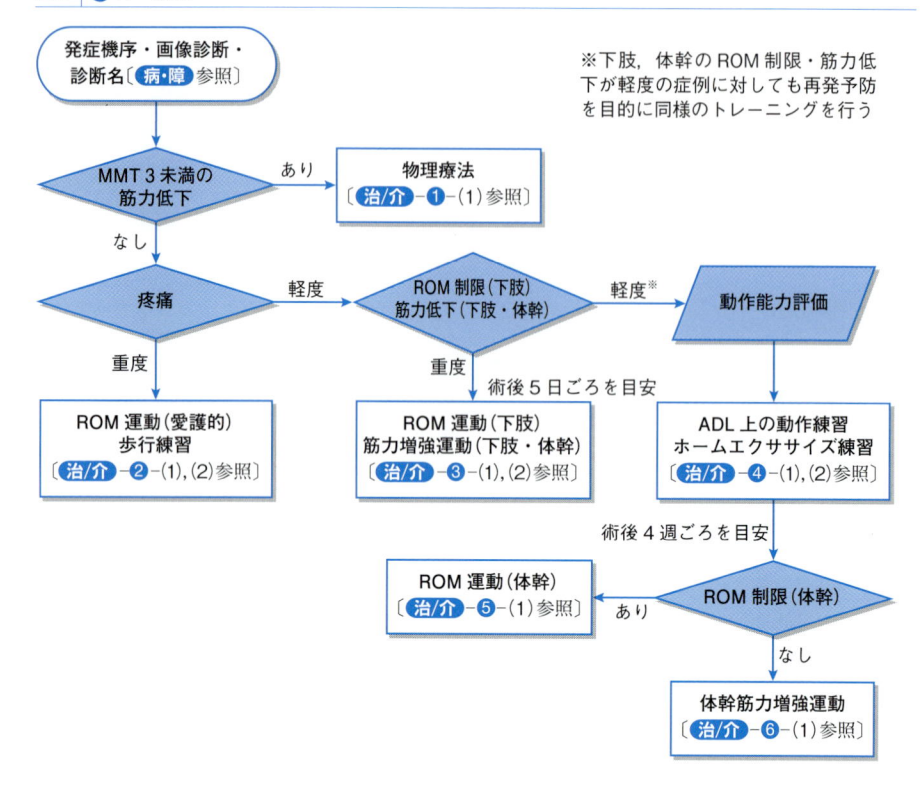

```
発症機序・画像診断・
診断名〔病・障 参照〕
          │
          ▼
    ＜MMT 3 未満の筋力低下＞ ──あり──→ 物理療法〔治/介〕-❶-(1)参照
          │なし                        ※下肢，体幹の ROM 制限・筋力低
          ▼                              下が軽度の症例に対しても再発予防
       ＜疼痛＞ ──軽度──→ ＜ROM 制限(下肢)   を目的に同様のトレーニングを行う
          │                筋力低下(下肢・体幹)＞ ──軽度※──→ 動作能力評価
          │重度              │重度                              │
          ▼                  ▼                   術後5日ごろを目安│
   ROM 運動(愛護的)     ROM 運動(下肢)                           ▼
      歩行練習          筋力増強運動(下肢・体幹)           ADL 上の動作練習
   〔治/介〕-❷-(1),(2)参照   〔治/介〕-❸-(1),(2)参照         ホームエクササイズ練習
                                                       〔治/介〕-❹-(1),(2)参照
                                                            │
                                        術後4週ごろを目安     │
                        ROM 運動(体幹)              ＜ROM 制限(体幹)＞
                     〔治/介〕-❺-(1)参照  ←あり──    │なし
                                                            ▼
                                                    体幹筋力増強運動
                                                    〔治/介〕-❻-(1)参照
```

図Ⅰ-60　腰椎椎間板ヘルニア（術後）の臨床判断

❶ MMT 3 未満の筋力低下がある場合
(1)物理療法
- MMT 3 未満の筋に対して，筋萎縮予防を目的に電気刺激を与える．
- パルス幅を 150〜300μ秒，周波数を 10 Hz から開始し，強縮が生じるまで少しずつ上げていく．duty cycle は 5 秒刺激，15 秒休止にて 1 回の治療時間は 15〜20 分を目標にする．
- はじめは筋疲労がみられやすく，それぞれのパラメータは症例に応じて調整する．
- 電気刺激と同時に自動運動を行うとより効果的である．
- MMT 3 以上に改善されれば電気刺激は終了とし，自動運動や抵抗運動による筋力増強運動に移行していく．

❷ 疼痛が重度である場合
(1)ROM 運動
- 愛護的な下肢の ROM 運動を行う．股関節の過度な屈曲は腰椎への過負荷となるため禁忌である．

(2)歩行練習
- 廃用予防および活動性向上のため，正中位の姿勢を意識させた歩行器歩行練習が中心となる．疼痛の強さに応じて上肢での支持量を徐々に減らしていき，独歩へ移行していく．

❸ 下肢・体幹の筋力低下，下肢の ROM 障害が重度の場合
(1)ROM 運動
- 股関節，体幹の柔軟性は腰椎の生理的前弯を維持・獲得するために必要である．下肢筋群を中心にストレッチングを実施する（10 秒間を目安）．

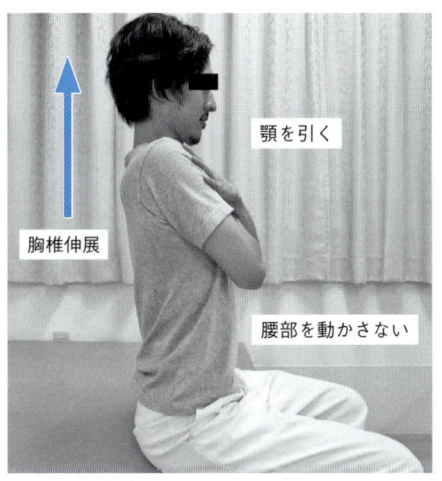

図I-61　胸椎伸展可動域運動
腰部を極力動かさないように上に伸び上がるように指示し胸椎の伸展を促す．

- 術後早期のSLRや腸腰筋のストレッチングは，障害された神経根へのストレスを避けるため実施しないようにする．患者の状態に応じて術後5日ごろを目安に開始する．
- 胸椎の可動性低下は，腰部へのメカニカルストレスを増大させる可能性がある．そのため，腰部に疼痛が生じない範囲で胸椎の伸展運動を行う（図I-61）．

(2) 筋力増強運動
- 術後数日は術部への負荷が少ない下肢筋力増強運動を選択する．術後5日ごろを目安に背臥位でヒップアップ運動，座位で股関節屈曲運動，立位でスクワット運動を行う（それぞれ10回×2セットを目安）．これらの運動は腰部の屈曲が生じないように注意する．
- 術後5日ごろを目安に，体幹屈曲筋力増強のため等尺性収縮による運動を開始する．背臥位にて両膝を屈曲した状態で，腰部の運動が生じない範囲で上部体幹を屈曲する（10回×2セットを目安）．

❹ 下肢・体幹の筋力低下，下肢のROM障害が軽度の場合
- 再発予防を目的に，「❺体幹のROM制限が重度な場合」と同様のアプローチも実施する．

(1) ADL上の動作練習
- 動作能力の評価を行い，動作が疼痛を誘発しない範囲で退院後の生活に応じたADL練習を行う．家事や床上動作などの一連の動作を細かく確認する必要がある．

(2) ホームエクササイズ練習
- 術後2〜3週間で退院となる患者が多い．そのため，運動プログラムと負荷量増加時期，注意点や禁忌などを細かく記載したホームエクササイズ資料を作成することが望ましい．特に，退院後に積極的に開始される体幹筋力増強運動に関して記載する．

❺ 体幹のROM制限が重度な場合
- 侵襲部位の治癒を妨げるおそれがあるため，術後4週ごろを目安に開始する．腰部の痛みや神経症状の増悪を認める場合は負荷量を調整するか，開始時期を遅らせる．

(1) ROM運動
- 体幹伸展ストレッチングは腹臥位から両上肢で床を押しながら徐々に体幹を伸展していく（伸張感が得られる姿位で10秒間を目安）．
- 屈曲ストレッチングは両膝抱え運動（10秒間を目安）を実施する．

❻ 体幹のROM制限が軽度な場合

(1) 体幹筋力増強運動
- 伸展筋力に関しては術後4週を目安に四つ這い位で対角挙上運動（5秒静止を交互に10回×2セットを目安）を実施する．
- このころから体幹屈曲筋増強運動に徐々に可動性を許可する．背臥位にて両膝を屈曲した状態で体幹屈曲運動（5秒静止を10回×2セットを目安）を実施する．このとき，肩甲骨が床から離れる程度で行う．

リスク管理
- 術後早期は術部が炎症をおこしやすく，椎間板性の腰痛が残存していることも多いため，椎間板に強い負荷が加わる運動は避ける．また，疼痛がないからといって，運動負荷量をむやみに上げるのではなく，組織の治癒過程に応じた治療プログラムを心がけ，再発を予防することが大事である．

経過・予後
- 術後早期からの積極的なリハビリテーションに関する有効性は認められていないが，術後1か月後からのリハビリテーションは機能改善や再就労までの期間を短縮するといわれている[1]．しかし，ヘルニア摘出術術後の再手術率は術後5年で4〜15%とされており，退院後の

習慣化した姿勢・動作の意識付けおよび運動の継続が必要である．

引用文献
1) 日本整形外科学会, 日本脊椎脊髄病学会(監)：腰椎椎間板ヘルニア診療ガイドライン改訂第2版, p89, 南江堂, 2011

（江木　翔平）

腰部脊柱管狭窄症（保存療法）

1 腰部脊柱管狭窄症（保存療法）

病態・障害
- 脊柱管狭窄症は椎間板と椎間関節の変性を基盤として神経の通路である脊柱管や椎間孔が狭小化することで，特有の症状を呈する症候群である．
- 馬尾型，神経根型，混合型に分類される．臨床症状は多様である(表Ⅰ-58)．
- 馬尾型，混合型は保存療法に対して反応しにくい場合がある．
- 歩行や起立姿勢の持続により症状が強くなり，しゃがみ位や前かがみをとることで症状が軽快する場合が多い．

評価
- 問診：主訴，愁訴，現病歴(いつから，発症機転の有無，現在までの痛みの経過(増減)，内服薬の使用(カルテ参照も可)，治療経験の有無(カルテ参照も可)，痛みの特徴(いつ痛いか，どこが痛いか，痛みを増強させる条件の有無，どうすると楽になるか)を確認する．
- 行動観察：理学療法室へ入室してから，理学療法士の前へ着座するまで，治療ベッドへ横になるまでの動作，行動を観察する．
- 姿勢評価：運動学的基本姿勢を基準とし，観察，記録する．
- 筋の柔軟性．
- ROM評価：四肢に関しては，日本整形外科学会の定めた方法(ゴニオメーターを用いた方法)を実施する．脊柱は多分節構造であるため，ゴニオメーター使用は正確性を欠く．テープメジャー法の仕様が好ましいと考えられる．
- 筋力評価：基本的には，MMTを用いる．
- 動作分析(基本動作，応用動作など)：寝返り，起き上がり，立ち上がり，その他の動作を必要に応じて分析する．疼痛発生との関連を分析する．特に姿勢や歩行評価においては，腰部の伸展あるいは回旋を生じていないかという観点から注意深く観察する．
- 歩行評価：歩容の確認，間欠性跛行(有無，歩行距離)，下肢痛・殿部痛あるいは腰痛発生と歩行周期との関係，およびそのときの歩行姿勢(動き)を評価する．歩行補助具，装具使用の要・不要を判断する．
- 感覚評価．
- ADL評価：動作の可否，動作分析，疼痛発生の有無を評価する．
- 疼痛評価：疼痛誘発テストを実施する．テスト名を冠しているものを実施するばかりでなく，疼痛が発生する姿勢・動きが再現されるかという視点をもち評価を実施する．評価結果が，問診で得られた発痛条件と合致するか確認

表Ⅰ-58　腰部脊柱管狭窄症症例に対するアプローチの1例

歩行時の痛みが主体である症例	馬尾症状のある症例	前傾姿勢が慢性化している症例
体幹前傾姿勢の修正 下肢筋群の柔軟性改善 内腹斜筋，胸椎伸筋群の収縮トレーニング 胸椎伸展運動 大殿筋，腰部伸筋の増強運動 立位バランス練習 歩行練習 公的サービスの導入	体幹下部筋群の活動性向上 ・腹横筋の活動促通 ・腹横筋，深部伸筋群の活動促通 座位姿勢の修正 足部底屈の抑制・踵での荷重学習 下肢筋力増強運動 歩行補助具の使用 下肢装具の使用 生活環境調整 公的サービスの導入	下肢筋力増強運動 体幹筋力増強運動 歩行補助具の使用 生活環境調整 公的サービスの導入

する．その他，前出した検査・評価を実施している間にも疼痛発生の有無を観察する．患者の言動に耳を傾ける．
・その他
① 住環境(家屋状況，生活圏)の評価(聴取する場合が多い)：腰部へストレスをかける要因の有無，環境が患者の身体機能に見合っているかを評価する．
② ADL状況，家族構成(同居家族の有無，キーパーソン)，すでに利用している社会福祉サービス(介護認定を受けているかなど)について調査しておくこと．

治療/介入
❶ 歩行時の痛みが主体である症例(図Ⅰ-62)
・脊柱伸展や回旋を回避することが，疼痛軽減を目的としたアプローチのポイントの1つである．
(1) 体幹前傾姿勢の修正
・脊柱管狭窄症症例の姿勢を見てみると，体幹前傾姿勢を呈している場合が少なくない．これは，腰椎伸展位を避けたいわゆる逃避性姿勢変化である．この姿勢はあくまで代償性の姿勢対応である．身体の質量配分を変化させた対応で，体幹筋の活動を必要としないため，長期的にみると能力障害を増強させる可能性がある．できるかぎり改善させたい．
・患者に座位をとらせ，坐骨上に体幹下部，体幹上部，頭部が配列するように，理学療法士が徒手にて誘導する．その姿勢を患者に一定時間(10秒間，20秒間，30秒間と漸増する)維持させる．

(2) 下肢筋群の柔軟性改善
・下肢の筋インバランスは，寛骨～大腿骨～下腿～足部間にマルアライメントを発生させ，骨盤高位左右差(見かけ上の脚長差)の要因となっている場合があるため，対応が必要である．仙腸関節まわり，股関節まわり，大腿下腿の内外側の筋のインバランスを見極め，アプローチすることで改善する．
・下肢を他動的に全屈曲・全伸展させた際に，膝が下肢機能軸(※)から逸脱する場合には，大殿筋・股関節外旋筋をストレッチングするか(10

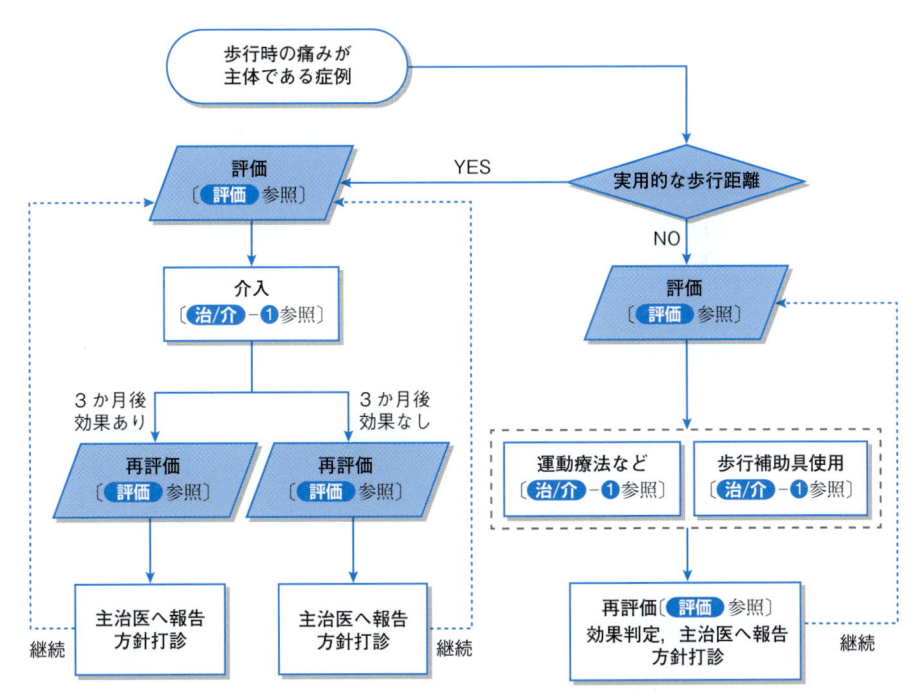

図Ⅰ-62　腰部脊柱管狭窄症 歩行時の痛みが主体である症例の臨床判断

回程度行う），筋腹を押圧（10秒間程度）して，筋インバランスを改善する．
- （※）下肢機能軸は患者の足関節中央から股関節を通る直線であり，背臥位・下肢中間位の状態で，前額面上から患者を観察する．
- 足関節が下肢機能軸から逸脱した場合には，下腿筋群，足部の筋をストレッチングするか（10回程度行う），筋腹を押圧（10秒間程度）して，筋インバランスを改善する．

(3) 内腹斜筋，胸椎伸筋群の収縮運動
- 逃避姿勢をさせず，できるかぎり体幹を直立位に保たせようとすると，骨盤前方並進位で，上半身後方移動位（上半身質量中心位置の後方化），つまりスウェイバック（swayback）姿勢が観察される．この姿勢は腰部伸展を強いられた状態であり，神経圧迫の原因となる．
- 腰椎～骨盤肢位を維持したまま，両側坐骨を通る軸を中心に体幹を前傾，後傾させる．両側坐骨をまたぐようにタオルロールを挿入するか，坐骨下にバランスディスクを挿入すると実施しやすい．10回正確に繰り返す．実施できたら3セット実施する．
- この運動は大きく動かすことが目的ではない．

(4) 胸椎伸展運動
- 上述の内腹斜筋，胸椎伸筋群の協調性収縮運動は胸椎伸展の可動性が乏しい状態で実施した場合，体幹上部を直立位に維持しようとして胸腰椎移行部以下を伸展させてしまう場合がある．事前に体幹上部，胸椎の伸展を改善させたい．
- 方法：四つ這い位から殿部を踵方向へ近づけるように動かす．正座位から上肢挙上位で上半身を胸がつくほどに前傾させたこのとき，脊柱弯曲をできるだけ維持するように注意する．

(5) 大殿筋，腰部伸筋の増強
- 自然立位から片脚起立する過程で，下後腸骨棘（posterior superior iliac spine；PSIS）の仙骨に対する高位の変化を触診すると，通常（筋力に問題がない場合），PSISは不変か上方（頭側）へ移動する．筋力低下があると，PSISが下方（尾側）へ移動する．歩行立脚時の寛骨の挙動の左右差，骨盤回旋の左右差が発生する要因となる．
- 方法：端座位，大腿内転位が運動開始肢位である．そこから大腿部を水平外転運動させる．

水平内転させ，運動開始肢位へ戻す．足底にタオルを敷いておくと実施しやすい．運動中，下腿長軸が鉛直を維持するよう注意する．大腿部が内旋したり（足部の移動が先行する），足部が外転（つま先が外を向く）したりすることがないよう注意する．
- この運動を通して，大殿筋，腰部伸筋の増強，腸脛靱帯，腰背筋膜の緊張を高めることを期待する．

(6) 歩行練習
- 体幹，骨盤を理学療法士がハンドリングなどして，適正な姿勢で歩行できるように導く．特に踵接地時に体幹に対して骨盤が前方へ並進する，あるいは骨盤に対して体幹が後方へ並進する（後方へ残る）などの動きが発生しないよう，歩行姿勢を学習させる．

(7) 公的サービスの導入
- 神経性間欠性跛行が出現するまでに，歩くことができる距離が，対象患者の生活スタイルに見合わなければ，外出補助などの公的サービスを利用することを検討する．

❷ 馬尾症状のある症例（図Ⅰ-63）
- 馬尾症状のある症例では，筋力低下は軽微であっても，会陰部，足底部の感覚障害（異常知覚）が重度である場合がある．
- 端座位において座圧位置，足圧中心位置の調整がうまくできず，立ち上がる際に体幹前傾と足底屈のタイミングがとれないために，初動作が爆発的になり，立ち上がりが不安定になる場合がある．つまり体幹前傾に応じて生じる足部底屈が過大で，体幹直立と骨盤前方並進（つまり体幹起立における上半身と下半身のトレードオフ）がうまく調整できない場合がある．

a) 体幹下部筋群の活動性向上
- 腰椎前弯を適正に保つには，体幹下部の活動が必要である．

(1) 腹横筋の活動促通
- 膝立て臥位，あるいは背臥位で膝窩部下方へクッションなどを挿入し，下肢を軽度屈曲位に保つ．それから患者の臍を床方向へ軽度（指示としては2～3mm程度）引くことを指示する．このとき，呼吸を止めないこと，背部と支持面の接触部位が変化しないよう（脊柱弯曲が変化しないこと）に注意させながら実施する．うまくいかない場合には，臍を引くことだけに注意を向けさせる．他は理学療法士が確認し，タイ

腰部脊柱管狭窄症(保存療法) | **145**

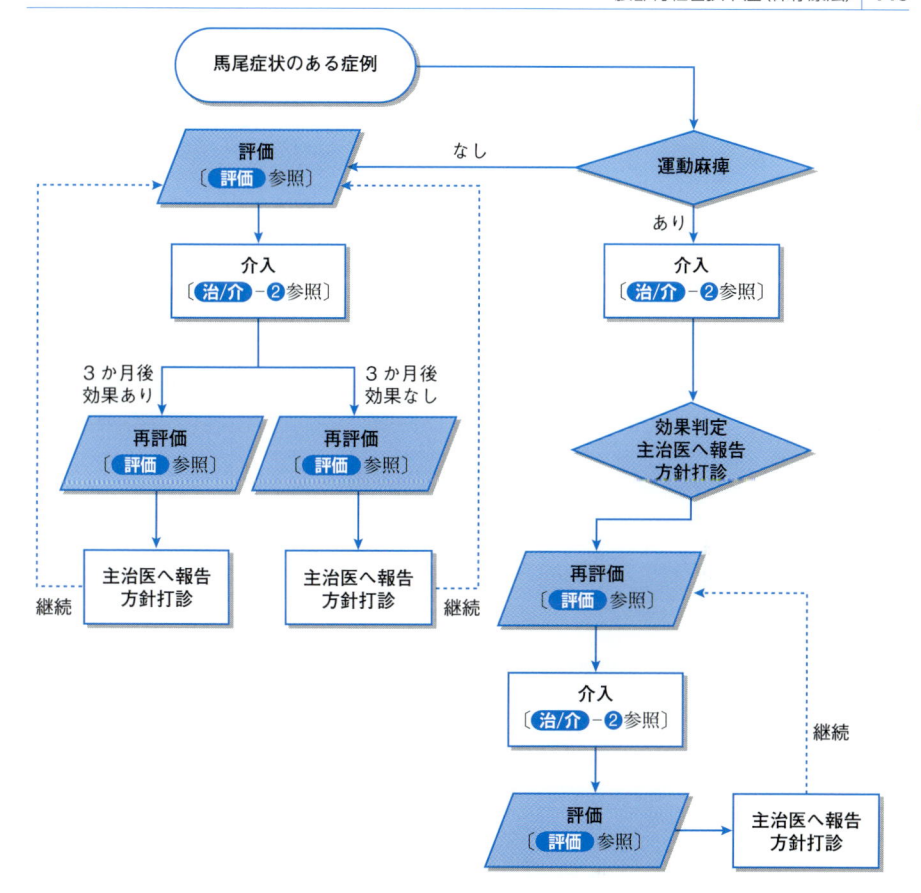

図 I-63 腰部脊柱管狭窄症 馬尾症状のある症例の臨床判断

ミングよく患者へフィードバックする．この状態を10秒間持続させる．
- この行程を10回3セット実施できるようにしたい．

(2) 腹横筋，深部伸筋群の活動促通
- (1) が実施できたら，膝立て臥位の状態から(1) を実施した状態で，大腿部を水平外転・内転させる．この際，骨盤が床方向へ回旋しないように注意させる．仙骨長軸に沿ってハンドタオルをロール状にしたものを挿入しておくと，骨盤位を確認しやすい．
- 10回反復を3セット実施できることが好ましい．

b) 座位姿勢の修正
- 患者に座位をとらせ，坐骨上に体幹下部，体幹上部，頭部が配列するように，理学療法士が徒手にて誘導する．その姿勢を患者に一定時間(10秒間，20秒間，30秒間と漸増する)維持させる．

c) 内腹斜筋，胸椎伸筋群の協調性収縮運動
- 「❶歩行時の痛みが主体である症例」の項目を参照．

d) 足部底屈の抑制・踵での荷重学習
- 前出「b) 座位姿勢の修正」にて説明した姿勢をとる．踵下にタオルをロール状に巻いたもの(タオルロール)などを入れる．頭部から坐骨までの配列(体幹アライメント)を維持したまま，

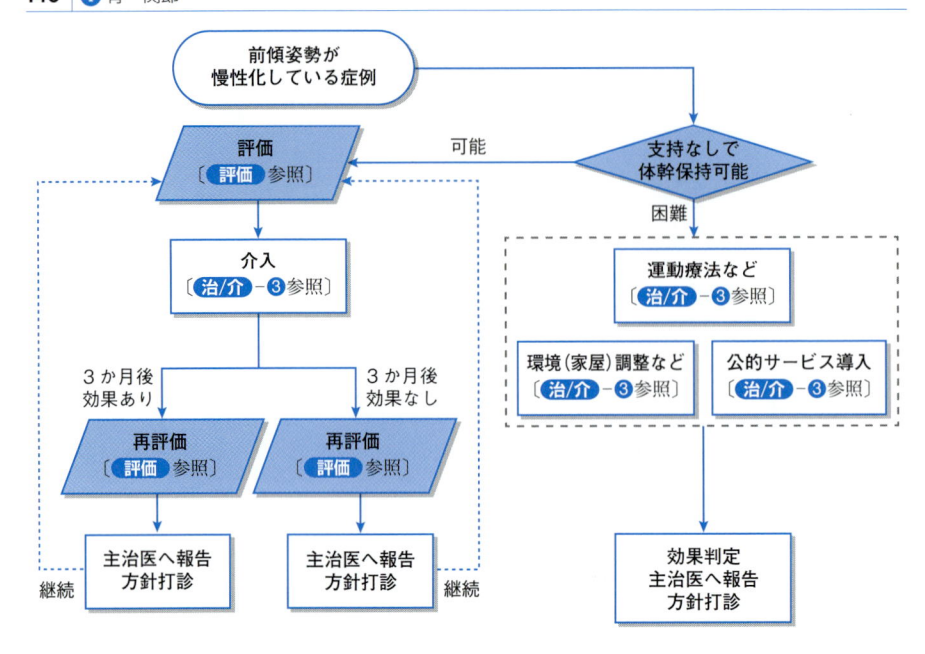

図Ⅰ-64　腰部脊柱管狭窄症　前傾姿勢が慢性化している症例の臨床判断

股関節軸周りで，身体を前傾させる．それと同時に，タオルロールを踵で push させる．当初は理学療法士が患者側方に座し，体幹上部，体幹下部に手を置き，体幹アライメントの変化を患者自身がモニタリングできるようにアシストする．
・10回程度から始める．10回×3セットを正確に実施できるようにすることを目標とする．

e) 下肢筋力増強運動
・評価結果に基づいて実施する．徒手，セラバンド®利用など，方法，回数などは状況により判断する．

f) 歩行補助具の使用
・体幹下肢が効果的に（正常に）機能している場合には，頭部位置が足部直上から大きく逸脱することはない．四肢の運動に伴う頭部の姿勢対応においても，ある程度の範囲に収まっており，足部から大きく逸脱することはない．
・頭部位置が足部から大きく逸脱している症例では，もはや抗重力伸展活動は破綻しており，シルバーカーなど歩行補助具の使用をすすめる．

・体幹筋力・下肢筋力の進行に注意する．

g) 下肢装具の使用
・下垂足がある場合には，足関節背屈を補助するために AFO（ankle foot orthosis），SHB（shoe hone brace）などを用いる．

❸ 前傾姿勢（逃避姿勢）が慢性化し，頭部位置が足部位置よりも明らかに前方化している症例（図Ⅰ-64）

・体幹下肢が効果的に（正常に）機能している場合には，頭部位置が足部直上から大きく逸脱することはない．四肢の運動に伴う頭部の姿勢対応においても，ある程度の範囲に収まっており，足部から大きく逸脱することはない．
・頭部位置が足部から大きく逸脱していると，抗重力伸展活動は破綻していることが考えられ，立位以上の動作では，身体を支えるための補助具が必要である．

(1) 身体機能に応じた運動療法の実施
・例：下肢筋力増強運動，体幹筋力増強，その他．

(2) 歩行補助具の使用
・シルバーカーなど，歩行補助具の使用をすす

める.
- シルバーカーを使用するようになってから，さらに体幹筋力・下肢筋力が低下しないように注意する.

リスク管理
- 馬尾型は難治性の場合がある．手術療法へ移行する症例もある．神経学的所見の増悪がないか注意する.
- 不必要なストレステスト，疼痛誘発テストの実施を避ける.
- 立位で観察される下肢痛の程度が強度かつ，臥位になってもやわらがない．このような場合には，病態が進行している可能性がある．主治医へ報告し，指示を仰ぐ(神経症状の発生や増強に留意する).
- 不必要な安静を避けること.

経過・予後[1]
- 軽度，中等度の脊柱管狭窄症の患者のうち，1/3 ないし 1/2 では自然経過であっても予後良好である.
- 重度の脊柱管狭窄症では，手術に移行する場合が多く，自然経過が不明である.

● 引用文献
1) 日本整形外科学会(監修)：日本整形外科学会診療ガイドライン 腰部脊柱管狭窄症診療ガイドライン 2011. 南江堂，2011

(鈴木　貞興)

腰痛症(神経障害のない)

1 腰痛症(神経障害のない)

病態・障害
- 「腰痛」は症状であって，疾患名ではない．腰部になんらかの原因が作用し，痛みを発した状態を言う．腰痛は，発痛刺激の責任部位の観点から，内臓由来，血管由来，神経性由来，心因性由来，脊椎性由来に分類される.
- 明確な原因疾患・病態を有しないものを非特異的腰痛と呼び，姿勢や身体の動きの変化に応じて，痛みの程度が変化するという特徴をもつ.
- 腰痛症は身体運動学的な発痛機序から考えた場合に，主に屈曲時痛，伸展時痛，回旋時痛な

表Ⅰ-59　red flag(危険信号)

- 発症年齢＜20 歳または＞55 歳
- 時間や活動性に関係のない腰痛
- 胸部痛
- 癌，ステロイド治療，HIV 感染の既往
- 栄養不良
- 体重減少
- 広範囲に及ぶ神経症状
- 構築性脊柱変形
- 発熱

〔日本整形外科学会，他(監修)：腰痛診療ガイドライン 2012．p27，南江堂，2012 より〕

どに分類される.
- 本項では，「腰痛診療ガイドライン 2012」[1]に示された red flags(危険信号，表Ⅰ-59)がない症例が対象である前提で説明する.

評価
- 問診：主訴，愁訴，現病歴(いつから，発症機転の有無，現在までの痛みの経過(増減)，内服薬の使用(カルテ参照も可)，治療経験の有無(カルテ参照も可)，痛みの特徴(いつ痛いか，どこが痛いか，痛みを増強させる条件の有無，どうすると楽になるか)を確認する.
- 行動観察：理学療法室へ入室してから，理学療法士の前へ着座するまで，治療ベッドへ横になるまでの動作，行動を観察する.
- 姿勢評価：運動学的基本姿勢を基準とし，観察，記録する.
- 筋の柔軟性.
- ROM 評価：四肢に関しては，日本整形外科学会の定めた方法(ゴニオメーターを用いた方法)を実施する．脊柱は多分節構造であるため，ゴニオメーター使用は正確性を欠く．テープメジャー法の仕様が好ましいと考えられる.
- 筋力評価：基本的には，MMT を用いる.
- 動作分析(基本動作，応用動作，特殊なもの：スポーツなど)：寝返り，起き上がり，立ち上がり，歩行，その他の動作を必要に応じて分析する．疼痛発生との関連を分析する.
- ADL 評価：動作の可否，動作分析，疼痛発生の有無を評価する.
- 疼痛評価：疼痛誘発テストを実施する．テスト名を冠しているものを実施するばかりでなく，疼痛が発生する姿勢・動きが再現されるかという視点をもち評価を実施する．評価結果が，問診で得られた発痛条件と合致するか確認

表 I-60　主な治療/介入のプログラム例

同一姿勢保持後に痛くなる症例	起床時に痛くなる症例	特定の動きで痛くなる症例		発痛の要因が明確でない症例
		屈曲時痛	伸展時痛	
リラクセーション 体幹安定化トレーニング 姿勢指導 姿勢保持練習 立位体重移動練習 基本動作練習 ADL練習 物理療法	ストレッチング 体幹運動練習 基本動作練習 ADL練習 物理療法	リラクセーション ストレッチング ROM拡大 脊柱〜骨盤協調運動練習 筋力増強運動 ADL練習 物理療法	リラクセーション ストレッチング ROM拡大 脊柱〜骨盤協調運動練習 筋力増強運動 ADL練習 物理療法	リラクセーション セルフストレッチング 基本動作練習 トレーニング 自転車エルゴメータなど ADL練習

する．
- その他，前出した検査・評価を実施している間にも疼痛発生の有無を観察する．
- 患者の言動に耳を傾ける．
- その他：住環境，就労時作業スペースの評価（聴取する場合が多い）：腰部へストレスをかける要因の有無，環境が患者の身体機能に見合っているかを評価する．

治療/介入（表 I-60，図 I-65）
- 以下に説明する内容は，あくまで1例であり，実際には患者の状態，評価結果により変化することを明記しておく．

❶同一姿勢保持後に痛くなる症例
- 腰椎前弯・骨盤位を維持することが困難であることや体幹（脊柱）の動きを患者自身が自覚することが困難な場合が少なくない．その2点の改善が運動療法のポイントである．

a) 体幹下部筋群の活動性向上
- 腰椎前弯を適正に保つには，体幹下部の活動が必要である．

(1) 腹横筋の活動促通
- 膝立て臥位，あるいは背臥位で膝窩部下方へクッションなどを挿入し，下肢を軽度屈曲位に保つ．それから患者の臍を床方向へ軽度（指示としては2〜3mm程度）引くことを指示する．このとき，呼吸を止めないこと，背部と支持面の接触部位が変化しないよう（脊柱弯曲が変化しないこと）に注意させながら実施する．うまくいかない場合には，臍を引くことだけに注意を向けさせる．他は理学療法士が確認し，タイミングよく患者へフィードバックする．
- この状態を10秒間持続させる．この行程を10回3セット実施できるようにしたい．

(2) 腹横筋，深部伸筋群の活動促通
- (1)が実施できたら，膝立て臥位の状態から(1)を実施した状態で，大腿部を水平外転/内転させる．この際，骨盤が床方向へ回旋しないように注意させる．仙骨長軸に沿ってハンドタオルをロール状にしたものを挿入しておくと，骨盤位を確認しやすい．
- 10回反復を3セット実施できることが好ましい．

(3) 体幹下部筋群の漸増的な増強
- さらに(1)を持続し，腰椎骨盤肢位キープした状態でさまざまな課題を実施する．

b) 体幹（脊柱）自動運動のモニタリング
- 人は自身の脊柱の動きを直視できないため，体幹の動きを実感することが難しい．壁にもたれた（背中が壁に触れた状態の）立位で体幹を運動させると，皮膚が壁の上で擦れる感覚を利用できるため，脊柱・体幹の動きがフィードバックされる．
- 1例：①骨盤に対する体幹上部の側屈運動，②体幹上部の側方並進運動

c) 体幹，股関節周囲筋のストレッチング
- 評価結果に基づき実施する．このような症例では，的確な伸張感が得られない（stiffness領域に隣接した比較的柔軟な組織が伸張される場合がある）．

d) 体幹，四肢の筋力増強
- 評価結果に応じて実施する．単関節運動で，最大筋力を身につけるような運動よりも，全身運動的で低負荷の運動を実施すると効果的である．

腰痛症(神経障害のない) **149**

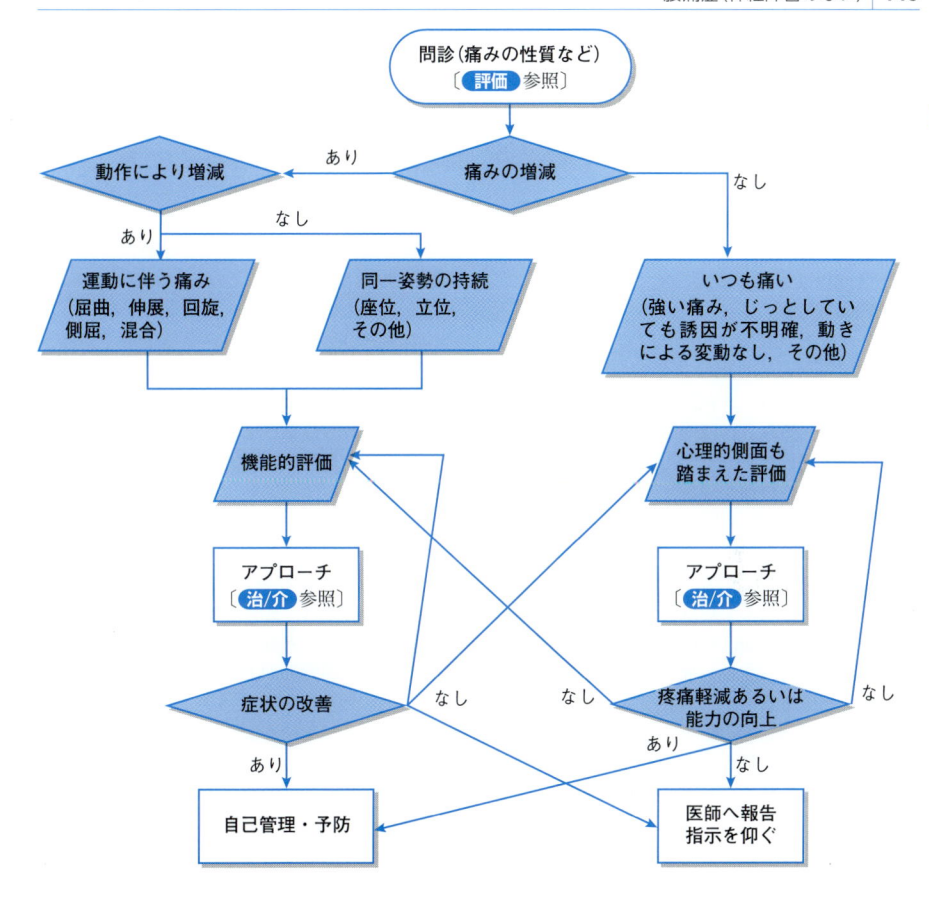

図Ⅰ-65 腰痛症(神経障害のない)の臨床判断

❷ 起床時に痛くなる症例
- 特徴は，起床時に非局在的な痛みを有し，起床時から時間が経過するにつれて(身体が動いてくるにつれて)痛みが軽快することである．
- アプローチのポイントは，快適に寝返りができる状態にしておくことである．
- 安楽に臥位姿勢が取れるよう，頭頸部，肩甲帯，骨盤帯の柔軟性が確保されていること，側臥位で頭部を枕へ安楽にのせられるよう，肩甲帯が十分に前方突出できること，頭頸部〜肩甲帯〜大腿骨〜骨盤(寛骨)の回旋運動連鎖が適切であることが必要である．
(1)頸部のストレッチング
- 頭部を一側へ回旋し，患者自身の手を使って同側へ頸部を側屈させる．
- 左右ともに10回程度実施する．
- 呼吸を止めないよう注意する．
(2)肩甲帯のストレッチング
- 肩甲骨を外転させる方向へ背部の筋群をストレッチングする．立位で上肢を90°屈曲位に保持し，胸椎を屈曲させながら(胸椎後弯を増大させるようにして)上肢を前方へリーチさせる．
- 10回程度行う．
(3)骨盤帯大腿回旋ストレッチング
- 背臥位にて一側下肢を膝立て位(股関節・膝関節屈曲位)とし，その下肢を水平内転，同じ方向へ骨盤を回旋させる．このとき，水平内転させる側の大腿部を大腿長軸遠位の方向へ牽引

するように実施するとよい．
- 左右交互に10回程度ずつ実施する．

(4)体幹回旋運動
- 就寝前に，膝立て臥位(crock lying)から，骨盤帯両下肢を左右へ倒す(下半身を左右へ回旋させる)．
- 体幹回旋運動をしておくと，寝返りの準備体操となる．
- 2～3回程度実施する．

❸ 屈曲時痛症例
- アプローチのポイント：立位での身体前屈運動にて腰痛がおこる場合を想定して説明する．身体の前屈運動は，頭頸部～体幹上部から始まる屈曲運動，それとほぼ同時あるいはやや遅れて，体幹下部の屈曲・骨盤前傾運動が加わり，運動後期には骨盤前傾運動が主体となる運動である．これらの運動要素のうち，どれかが欠け，腰椎屈曲運動がそれを補うようになると腰部へのストレスが集中する．
- つまり運動療法の要点は，頭頸部から始まる脊柱屈曲，骨盤前傾，体幹前傾～骨盤前傾の協調運動，骨盤後方並進～前方並進への復元を引き出すことである．

(1)脊柱屈曲運動の学習
- 体幹上部から下部へ向かって屈曲運動を引き出す．壁にもたれたスツール座位あるいは立位(少々，踵は壁から離しておく)にて実施する．
- 背中から腰部が壁に接触していることを自覚させる．頭側から尾側に向かって順番に，背面が壁から離れるように脊柱を屈曲させていく．
- 頭部が屈曲して即，腰部が壁から離れるようなことがないように注意する．

(2)股関節屈曲可動域の改善
- 骨盤前傾を引き出すには，股関節屈曲可動域が確保されている必要がある．
- 股関節軸よりも後面(背側)に位置する筋群をストレッチングする．
- 端座位で，一側の下肢を他側の大腿部の上に組む(開排位で組む)．骨盤から頭部までを軸上伸展に保ち，股関節軸まわりで体幹を前傾させる．左右10回ずつ実施する．
- 大腿四頭筋のストレッチングを左右とも10回ずつ実施する．

(3)体幹後傾～骨盤後傾の協調運動
- 骨盤後傾～脊柱屈曲，骨盤前傾～脊柱伸展運動を端座位で実施する．できるかぎり頭位が前後に移動しないように注意して行う．回数は10回ずつとする．
- 端座位にて骨盤中間位・脊柱軸上伸展位に保つ．その肢位をできるかぎり維持しながら，股関節軸まわりで体幹を前傾させる．踵が支持面から持ち上がらないように注意する．両側坐骨をまたぐようにタオルロールを挿入するか，座面と坐骨間にバランスディスクを挿入すると実施しやすい．10回行う．
- 端座位にて骨盤中間位・脊柱軸上伸展位に保つ(開始肢位)．最初に頸椎～上記胸椎を屈曲させ(後弯増大)，再度，伸展し開始肢位へ戻る．このとき，体幹下部・骨盤の肢位を変化させないことに患者へ注意させる．10回実施する．
- はじめは，理学療法士が徒手にて動きをアシストするとよい．

❹ 伸展時痛症例
- アプローチのポイント：立位での身体後屈運動にて腰痛がおこる場合を想定して説明する．身体の後屈運動は，頭頸部～体幹上部から始まる伸展運動，それとほぼ同時あるいはやや遅れて，骨盤後傾運動と前方並進が加わる運動である．これらの運動要素のうち，どれかが欠け，腰椎伸展がそれを補うようになると腰部へのストレス集中をまねく．
- つまり運動療法の要点は前方頭位の修正，体幹上部の伸展，体幹後傾～骨盤後傾の協調運動，骨盤前方並進を引き出すことである．

a)前方頭位の修正，体幹上部伸展運動の獲得
- 静止立位において，頭位が前方位である場合には，頭頸部・上位胸椎の運動がおこりにくいので，修正しておくことが必要である．

(1)頸部周囲筋の柔軟性改善
- 頭頸部，体幹上部の自動運動を利用する．運動中，呼吸を止めないよう注意する．心地よく伸張感が得られる肢位で5秒間ほど保持する．各10回程度実施する．
- 伸張感が得られにくい場合は，筋腹を徒手にて直接，押圧する．実施時間は10秒間程度を目安とする．

(2)胸郭前面のストレッチング
- 背もたれ端座位にて，患者の両手を自身の胸骨部に置き，吸気しながら徒手にて胸骨部を天井方向へ動かし，頭部はchin-inしながら後上方へ後退させる．この動きを4～5秒間ほどかけて3回程度行う．

続いて，患者の両手を自身の胸骨部に置き，吸気しながら徒手にて胸骨部を床方向へ動かし，頭部は chin-in しながら後上方へ後退させる．この動きを4～5秒間ほどかけて3回程度行う．

(3)腹筋群のストレッチング
- 腹筋群の柔軟性低下は骨盤に対する胸郭後傾の制限因子となる．
- 背臥位，下肢軽度屈曲位にポジショニングし，腹部表面へ患者の手を置き，その上に理学療法士の手を置いて，左右へ腹壁を揺さぶる．10回程度実施する．
- 意識的に腹部を膨らませたり，元に戻したりさせる．10回程度実施する．このとき，呼吸に合わせても，合わせなくてもよい．努力的にならないことが重要である．

b)股関節伸展可動域の改善
- 骨盤後傾を引き出すには，股関節伸展可動域が確保されている必要がある．
- 股関節軸よりも前面(腹側)に位置する筋群をストレッチングする．
- 片膝立ち位を開始肢位として，そこから骨盤を前方へ並進させる．股関節前面に伸張感が得られるところで，5秒間ほど姿勢を維持する．左右の下肢を入れ替えた肢位で，左右10回程度実施する．
- 大腿四頭筋のストレッチングを左右とも10回ずつ実施する．

c)体幹後傾～骨盤後傾の協調運動
- 骨盤後傾～脊柱屈曲，骨盤後傾～脊柱伸展運動を端座位で実施する．できるかぎり頭位が前後に移動しないように注意して行う．回数は10回ずつとする．
- 端座位にて骨盤中間位・脊柱軸上伸展位に保つ．その肢位をできるかぎり維持しながら，股関節軸まわりで体幹を後傾させる．踵が支持面から持ち上がらないように注意する．両側坐骨をまたぐようにタオルロールを挿入するか，坐骨下にバランスディスクを挿入すると実施しやすい．10回行う．
- 端座位にて骨盤中間位・脊柱軸上伸展位に保つ(開始肢位)．最初に頸椎-上記胸椎を屈曲させ(後弯増加)，再度，伸展し開始肢位へ戻る．このとき，体幹下部・骨盤の肢位を変化させないことに患者へ注意させる．10回実施する．
- はじめは，理学療法士が徒手にて動きをアシストするとよい．

d)骨盤前方並進の学習
- 立位で行う．理学療法士は患者の側方に位置し，上半身の後方並進，下半身の前方並進を誘導する．うまくいかない場合には，肩甲骨内転・肩関節伸展(肘屈曲位)・足関節底屈(つまりカーフレイズ)を同時に行うとよい(重心移動，足圧移動をスムーズに行えるようになる)．
- 回数よりも，正確な動きを繰り返すことが重要である．

リスク管理
- 基本的には予後良好であることを説明し，患者に安心感をもたせる．
- 不必要なストレステスト，疼痛誘発テストの実施を避ける．
- 神経症状発生や腰痛・殿部痛の末梢化など，悪化を示唆する所見の有無に注意する．
- 疼痛の強い時期には疼痛を誘発する運動は避ける．
- 疼痛発生の要因が不明確な場合，たとえばあらゆる刺激に対して痛み反応が過敏であったり，訴えと行動に不一致が観察されたりする場合は，心理的要因などイエローフラッグの関与も考慮する．再評価，アプローチ内容の変更を検討する．主治医への報告も忘れずに行う．

経過・予後
- 多くの症例が身体機能の変化や時間の経過に呼応し，症状の改善を認める．しかし，理学療法開始後4～6週程度が経過しても症状あるいは身体機能に反応・改善をみない場合には，評価・アプローチの見直しをする．必要に応じて，心理的要因などイエローフラッグの関与も考慮する必要がある．
- 同時に，それまでの経過を主治医へ報告し，その後の方針について判断を仰ぐ．

● 引用文献
1) 日本整形外科学会，他(監修)：腰痛診療ガイドライン2012．南江堂，2012

(鈴木　貞興)

関節リウマチ

関節リウマチ
1 初期〜高度進行期(stage Ⅰ〜Ⅲ)

病態・障害
- 関節リウマチ(rheumatoid arthritis；RA)とは,多発する関節炎と進行性の関節破壊が特徴の全身性炎症疾患である.病変は,関節滑膜にあり,滑膜の増殖・炎症(炎症性滑膜炎)から次第に周辺の軟骨・骨を侵食,関節の破壊・変形(器質性関節障害)に至る.
- 初期〜高度進行期の病態として,関節の疼痛,腫脹と疲労感を自覚することから始まり,運動痛や朝のこわばり,関節の変形や亜脱臼が出現する.また,筋萎縮や腱断裂,骨萎縮もおこる.以上の症状が固定的でなく進行し,同一患者でも部位により症状が変化するため,経時的,症例別にアプローチが異なるということを理解する必要がある.

評価
- RA患者に対する評価が早期に適正に行われることが,治療効果を大きく左右する因子である.時間や技術を要する面もあるが多角的にとらえることが重要である.
- 疼痛：関節炎に由来するものと関節のアライメントや関節面の異常,筋スパスムなどの動的・機械的因子に伴う疼痛を区別する.
- 腫脹,皮膚の状態：炎症症状の程度をチェックする.
- 姿勢のチェック：疼痛を回避した保護的肢位であり,患者自身の最も安定した姿勢をとるため全身的な観察を行う.
- 変形の有無：四肢の遠位関節に特徴的変形が生じるためチェックを行う.
- ROM測定：自動・他動の両方を測定する.
- 関節の動揺：関節包内運動の確認(関節の遊び,低可動性や異常可動性)を行う.
- 筋力検査：疼痛や変形により代償運動がみられる場合は記載を行い,粗大筋力として評価する.
- 筋萎縮の程度：周径を左右で比較する.
- 感覚テスト：頸椎病変による脊髄症,神経根症状,あるいは肘部管や手根管などで生じる末梢神経障害で症状が出現する.知覚テストや腱

表Ⅰ-61 主な治療/介入のプログラム例

Stage Ⅰ〜Ⅱ	Stage Ⅲ
腹式呼吸	ROM運動 ・積極的他動運動
筋のリラクセーション ・ストレッチング	自動運動 ・リウマチ体操
ROM運動 ・愛護的他動運動	筋力増強運動 ・徒手抵抗動 ・重錘負荷 ・自転車エルゴメータ ・水中運動
筋力増強運動 ・等尺運動より等張運動	
動作指導 ・呼吸法	装具療法 ・サポーター,足底板 ・スプリント ・自助具 ・歩行補助具
患者教育 ・病気への理解をサポート	

反射の評価を行う.
- 動作分析：多関節機能(上肢や下肢機能)として評価を行う.
- ADL評価：時間や場所,方法(自助具の使用)など,できるだけ同一条件で行い,薬物・天候の影響を考慮に入れる.

治療/介入(表Ⅰ-61,図Ⅰ-66)
❶初期(stage Ⅰ〜Ⅱ)
(1)腹式呼吸と呼吸法
- 疼痛がある場合には,努めて腹式呼吸の指導を行う.これは腹式呼吸により深く大きな呼吸で横隔膜を動かすとその刺激が脳へ送られ,視床下部に伝達される.その刺激により,自律神経が調整され心身ともにリラックスする効果が得られるためである.腹式呼吸を5分程度行うよう指導する.最初は背臥位で行い,慣れれば座位,立位でも行う.呼吸法に関しては,運動や動作の努力時に「ゆっくり息を吐きながら」動作を行うよう指導する.

(2)筋のリラクセーション
- 過緊張の筋に対してストレッチングや指腹で1〜2Hz程度の振動刺激を与える.時間的には30秒を目安に行う.

(3)ROM運動
- 他動での関節運動を行う.無理せず疼痛が出現しない程度で各方向3回程度行う.

関節リウマチ | 153

```
                    発生機序
                   〔病・障 参照〕
                       │
         stage Ⅲ       ▼      stage Ⅰ～Ⅱ
        ┌──────────  炎症  ──────────┐
        ▼                              ▼
  呼吸・リラクセーション              ROM 運動
  〔治/介〕-❶-(1),(2)参照〕         〔治/介〕-❷-(1)参照〕
        │                              │
   ┌────┴────┐                         ▼
   ▼         ▼                    筋力増強運動
 ROM 運動   疼痛軽減              〔治/介〕-❷-(2)参照〕
〔治/介〕-❶-(3)参照〕                  │
   │         │                         ▼
 動作指導    ▼                     装具の適合
〔治/介〕-❶-(6)参照〕 自動運動           │
   │      〔治/介〕-❶-(4)参照〕         ▼
   ▼         │                  ADL指導・歩行・動作練習
 患者教育    ▼                  〔治/介〕-❷-(3),(4)参照〕
〔治/介〕-❶-(7)参照〕 筋力増強運動
           〔治/介〕-❶-(5)参照〕
```

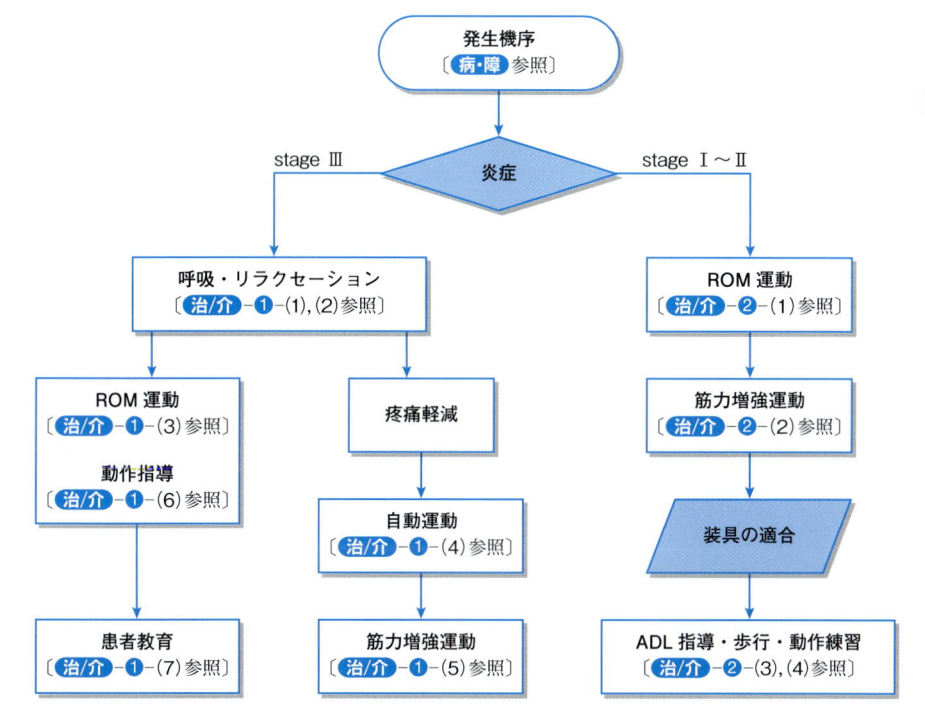

図Ⅰ-66 RA 初期～高度進行期（stage Ⅰ～Ⅲ）の臨床判断

(4) 自動運動
・ROM 運動と筋力の維持，関節の変形防止のため患者自身に無理のない体操の指導は重要である．患者自身に運動の必要性と継続を十分理解してもらい，家庭で自主的に実施してもらう．「ゆっくり，反動を利用せず，息を吐きながら行う」，「関節運動最終域で5秒程度保持する」ことを指導する．運動処方としては，回数は各運動5回より開始し，10回を上限に20分程度を1セットとし1日2回行う．

(5) 筋力増強運動
・痛みのない程度の自動運動が中心であるが，可能であれば等尺性，等張性運動を取り入れる．特に大腿四頭筋をはじめ下肢の抗重力筋に対しては起居・移動動作の維持のためできるだけ行う．代表的な運動に大腿四頭筋の等尺性運動（セッティング）がある．また膝伸展位でのSLRは，膝の関節運動なしに容易に筋力増強が行えるために有効である．運動処方としては，回数は各運動5回より開始し，10回を上限に1セットとし1日2回行う．

(6) 動作指導
・関節痛や筋肉痛，疲労などある場合動作は，息を吐きながらゆっくり行う．
・日内変動がある場合は，午前中は安静とし午後より活動を行う．
・痛みのある関節を温めてから動かすと痛みの軽減につながる．
・片手・片足での動作より時間はかかるが，両手・両足を使い動作を行う．

(7) 患者教育
・日々の経過のなかで，変化する病態を患者自身で理解し，身体機能を維持することは，社会生活を自立するうえでも重要である．そのためには，疾患や治療に関することを患者自身が学習して知識を高めるための助言や指導を行う．

❷ 高度進行期初期（stage Ⅲ）
(1) ROM 運動
・積極的に ROM 運動を行う．最終域で10秒保持を各方向5回行う．

・温熱療法(ホットパック，パラフィン)，寒冷療法，水治療法，光線療法などの物理療法を行うとより効果的である．

(2) 筋力増強運動

・抗重力筋を中心に抵抗運動を行う．上肢では，肩の屈曲，肘伸展運動，手指の把持運動を行う．肩の挙上に抵抗をかける場合は，肘を屈曲位で上腕二頭筋をゆるませて行うと痛みを誘発せず行うことができる．重錘バンドを利用する際の目安として，上肢は1 kg以下，下肢は2 kg以下が適当である．手指の把持には，セラプラスト(プラスチック粘土)を用いることが多いが，使用時は前腕よりテーブルに載せ，手関節とMP関節が尺側偏位を取らないように注意する．回数は各運動5回より開始し，10回を上限に1セットとし1日2回行う．

・持久力を向上させる運動は，自転車エルゴメータ，水中運動が代表的である．無理のない強度で運動中に「楽である」または「ややきつい」程度が最適である．1分間の脈拍が100～120回を目安に，20分程度行う．水中運動は温熱効果や浮力による荷重量の軽減，水圧による抵抗運動など多くの効果が期待できる．内容としては，歩行やスクワット，上・下肢の運動を行う．

(3) ADL指導

・上肢では，身体部位へ手が届かなくなるリーチの問題がみられる．これは，関節痛や強直などによるROMの制限，筋力低下などにより生じ，患者は罹病関節の機能を補うあまり他の関節で代償する動作がしばしばみられる．たとえば，食事の際，肘の屈曲を代償するあまり過度な頸部の前屈を行う．これは頸椎への負担を強いることとなり，神経症状を誘発する．機能的な代償としてスプーンの柄を長くするなど自助具を使用し機能の充足を行う．また，頸椎カラーを使用し，関節の保護をはかる必要がある．このように，届くかどうかを判断するだけでなく，他の関節への影響を考慮した指導が必要である．

・下肢では，床からの立ち上がりは台を使用し，椅子からの立ち上がりは補高マットを利用し能力の補助を行う．また，筋力や可動性を維持し，より強力な大関節を代償として利用することが望ましい．

(4) 歩行練習

・歩行では膝や足関節へ痛みの軽減，関節保護，体重支持の目的で装具や足底板，杖を処方し，疼痛・疲労がない程度の距離を3セット行う．

リスク管理

・微熱，食欲不振，易疲労感，体重減少など炎症活動性の高い時期は，運動を制限し疲労が残存しないよう指導を行う．

・関節外症状(貧血・心症状，肺症状，神経症状など)にも注意を行い，定期的な検査結果の把握に努める．

経過・予後

・RAの治療において，薬物療法・手術療法・理学療法・基礎療法は4本の柱とされている．現代の医学でも原因不明であり，完治はなかなか難しい．

・近年，生物学的製剤の登場で症状の進行を緩和・抑制ができるようになり，疼痛の軽減，関節破壊を遅らせるなどの治療法は確立されてきている．しかしながら，進行性をたどることの多いRAにおいて経過は一定ではなくさまざまである．RAの活動性は関節炎の強さを指標とするため運動療法においては，患者が炎症活動期か非活動期なのかを理解することは安静と運動のプランニングには欠かせない．活動性が高い時期に過度な運動療法を行うと，関節破壊を助長し，逆効果になりかねないため注意が必要である．

(今石　喜成)

関節リウマチ

2 末期(stage Ⅳ)

病態・障害

・RAの活動性は低下しているが，関節破壊や変形，関節拘縮が進行し，観血的治療に対するアプローチが多く行われる．

・手術療法には，関節形成術・滑膜切除術・人工関節置換術・関節固定術などがあり，関節の機能や生活機能を考慮して選択される．

・末期は，頸椎病変が頻発し，特に環軸椎前方亜脱臼また進行すれば軸椎垂直亜脱臼，下位頸椎亜脱臼がおこる．その場合，四肢の痺れや脱力，知覚障害や麻痺，膀胱直腸障害を引き起こし，生命予後を左右する場合もあるため特に注意が必要である．

関節リウマチ

- 疾患修飾性抗リウマチ薬(disease-modifying anti-rheumatic drugs；DMARDs)の早期投与，腫瘍壊死因子(tumor necrosis factor；TNF)阻害薬の登場により，末期の患者は減少する可能性がある．

評価
- 先に述べた初期〜高度進行期の評価がベースとなるが，特にQOLの評価が重要になる．一般にADLの改善はQOLの向上につながり，ADLの低下はQOLの低下をもたらすと考えられる．しかし，ADLが低くても障害の受容や物的・人的環境の整備，個人の価値観でQOLを向上させることがある．患者個々のQOLは同一でないことを認識し，問題点やゴール設定，プログラムの作成する必要がある．
- 患者が入院中であれば，内科的治療か外科的治療かということを理解する．内科的治療で，薬物の変化があれば，患者の状態は大きく変化することが考えられる．そのため，運動療法だけの効果と安易に期待してはいけないが，相対的な成果を客観的にするため，治療前後の評価はしっかり行っておく必要がある．

治療/介入(表Ⅰ-62, 図Ⅰ-67)
- 個人差はあるが機能障害が明確になる．重度の場合は関節破壊が進行して破壊された関節面への荷重負荷による疼痛が強くなり，観血的治療が選択される場合があるため，術後のトレーニングが必要となる．
- 原則として運動後に出現した痛みが2〜3時間後に和らぎ，翌日まで疲労が残らない程度を基本とする．
- 運動時や努力を必要とする場合は腹式呼吸を用いて，息を止めての運動は避ける．

❶ 筋のリラクセーションとROM運動
- 関節は筋のスパズム，関節包内の制限や関節運動の途中でのインピンジメントがみられて骨破壊が加わり，関節内変化の進行とともに拘縮，強直へと移行した状態であり，ROMの拡大より維持を主眼に10分を目安に行う．また，ROM運動を行う前に筋のストレッチングやリラクセーションに5分程度時間をかける．

❷ 筋力増強運動・ADL指導
- 疼痛のおこらない範囲で筋力増強運動を施行するが，機能の改善には結びつかないことが多い．このためADLと結びついた運動を取り入

表Ⅰ-62 主な治療/介入のプログラム例

骨破壊高度	骨破壊軽度
ROM運動 ・他動運動 ・持続ストレッチング	筋のリラクセーション ・ポジショニング ・ストレッチング
筋力増強運動 ・自動運動 ・徒手抵抗動	ROM運動 愛護的他動運動
装具療法 ・サポーター ・スプリント ・自助具 ・歩行補助具	筋力増強運動 ・リウマチ体操 患者教育 ・QOLの向上 介助法の指導 ・患者・家族への指導 ・社会資源の利用を指導

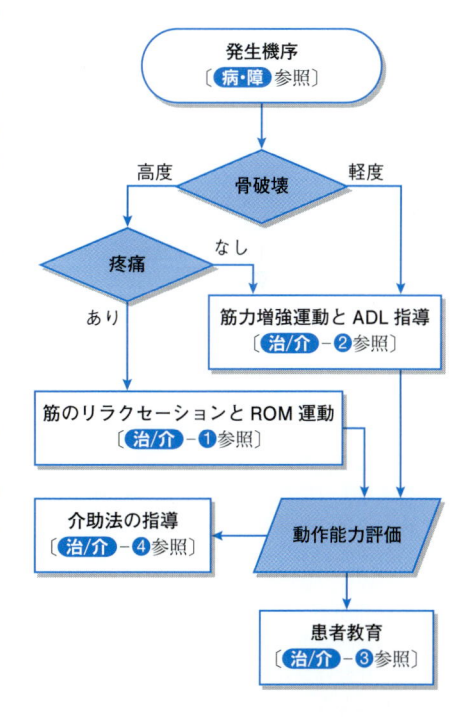

図Ⅰ-67 RA 末期(stageⅣ)の臨床判断

れ，代償機能の適切な利用や指導が重要である．起き上がりや立ち上がり，歩行といった動作の反復練習で動作の獲得と筋力の増強を行う．術後の場合は，禁忌肢位や保護を教育し安全に動作可能な方法を指導する．

❸患者教育
・罹病期間が長期化する患者にとって，RAの病態を知ることは，不安を軽減し，治療に対する意欲を向上させることが期待できるために患者教育は重要である．特に，疾患の症状や薬の副作用などの理解を高め，生活における活動と休息のバランスを患者自身でコントロールできるように個々に応じて配慮しながら，QOLの向上を目標に指導を行う．

❹介助法の指導
・患者・家族へ介助法の指導や生活福祉機器・制度の利用で主体的な生活を行っていく援助の必要性がある．このため，医師・理学療法士・作業療法士・看護師・保健師などのチームでの情報の共有と治療目標を統一し理学療法を行うことが重要である．

リスク管理
・末期は高齢患者が多く，加齢に伴う合併症や内臓機能の低下，精神機能の低下に注意する．
・長期にわたる薬剤の服用で感染症や骨粗鬆症などのリスクが高まるため健康管理や生活指導を十分に行う．

経過・予後
・身体機能にこだわらず，自助具を使用して能力の充足をはかり，価値転換を促すことが重要である．
・心理的影響に関して，痛み，筋力低下，易疲労，運動能力の低下など，さまざまな要因でおこる．われわれは患者の訴えを傾聴し，苦痛に正面から向かいあう姿勢を示す必要がある．そして，運動・動作において成功体験を経験させることが重要である．前回までできなかったことが行えるようになると，患者には画期的な体験となり，自己評価も高まることとなる．
・外科的手術によりADLの向上が約束されるわけではなく，他の関節に負担がかかり自立していた動作ができなくなる場合も少なくない．このため運動療法だけでなく精神的サポートや介助法，社会資源の利用など多面的なアプローチが必要になる． 　　　　　（今石　喜成）

下肢の切断

1 大腿切断

病態・障害
・外傷などにより大腿部で欠損が生じた場合には大腿切断となる．大腿部での損傷が重度であり，組織の修復が望めないような場合や，大腿部での血管や神経の損傷により，外傷部以遠での運動機能の維持が望めないような場合にも大腿切断が行われる．
・感染や皮膚欠損などの問題を抱える例や多発外傷では，切断肢以外にも損傷をもつ例などがある．
・切断術後の筋のアンバランスから股関節屈曲，外転，外旋の関節拘縮を生じやすい．
・膝関節，足関節の機能が失われるため，移動動作を中心に基本動作・ADLが障害される．基本動作・ADL獲得のために大腿義足が使用される．
・脚の喪失感といった心理的な問題を抱える．
・残存肢の長さにより短断端，中断端，長断端に分けられ，断端が長いほうが義足歩行などの動作に有利となる．
・義足での活動レベルは，車椅子併用の低活動，重労働やスポーツなどが可能な高活動，その中間で日常的に義足を使用している中活動の3つに分けることが多い．

評価
・断端の視診・触診（腫脹，発赤，水疱，乾燥状態，筋萎縮など）を評価する．断端の感覚を評価する．断端痛，幻肢・幻肢痛の有無と程度を確認する．切断術後の心理状態についても把握する．
・断端の成熟度やソケットとの適合性を評価するために断端周径を計測する．断端の長さ，前後径・内外径（坐骨結節レベル），下肢実用長なども計測する．
・体重の増減は，ソケットの適合性の指標となるため重要である．
・患側肢のROMを計測し，必要に応じて健側肢など他部位のROMを計測する．患側肢の筋力，健側肢ならびに体幹の筋力を評価する．必要に応じて上肢の筋力も評価する．

- 大腿義足作製・装着時には，ベンチアライメント，スタティックアライメント，ダイナミックアライメントのチェックアウトを実施する．
- 座位・立位バランス，移動・歩行能力，ADL，QOL を評価する．下肢切断者の QOL 評価には PEQ(prosthesis evaluation questionnaire)がある．

治療/介入(図Ⅰ-68, 69, 表Ⅰ-63)

❶ 義足装着前理学療法(切断術～創治癒)

a)断端管理
(1)ソフトドレッシング
- 血腫や浮腫の除去・予防のために弾性包帯を使用する．弾性包帯は断端の末梢部を強く，中枢部をゆるく8の字に巻く．

(2)リジッドドレッシング
- ギプス包帯を切断術後に巻いて血腫や浮腫を予防する．感染のリスクがある場合にはソフトドレッシングを選択する．

b)幻肢に対する喪失肢のイメージ運動
- 接踵期や立脚期の膝関節は伸展位であるため，幻肢のイメージが膝関節屈曲位であると義足歩行において混乱をきたす．幻肢を伸展位のイメージにするために，失った切断肢の運動をイメージする．喪失肢の股関節屈曲・膝関節屈曲，股関節伸展・膝関節伸展の運動イメージを10回行う．

c)ROM運動
- 患側股関節伸展・内転・内旋の他動的 ROM 運動を10回行う．
- 拘縮がある場合は，最終肢位で20秒間の持続伸張を5回行う．
- 患側股関節屈曲，外転，外旋の拘縮を助長する長時間の座位などは避けて，腹臥位など拘縮を起こしにくい姿勢を多くとる．

d)筋力増強運動
- 患側股関節伸展・内転・外転の筋力増強運動を10回行う．断端成熟促進のために等張性収縮とともに等尺性収縮も併用する．
- 健側下肢・体幹の筋力増強運動を行う．

e)バランス練習
- 平行棒内義足なしでの前後左右のバランス練習を行う．

f)歩行練習
- 平行棒内歩行練習(片脚・義足なし)．
- 松葉杖歩行練習(片脚・義足なし)．

g)ADL練習
- 義足を使用しない立ち座りなどの練習を行う．

❷ 義足装着理学療法(創治癒～治療終了)
- 義足装着理学療法は義足装着前理学療法を含んでいる．治療用仮義足(仮義足)は創治癒から断端成熟の間で作製される．

a)断端管理
- 断端が成熟するまで断端管理は主にソフトドレッシングで継続する．

b)ROM運動・筋力増強運動
- 患側股関節伸展の ROM 運動は，大腿義足装着下にて健側下肢を1歩前方に踏み出し，骨盤正中位にて健側下肢に荷重する．
- 体幹や下肢の筋力増強運動は継続して行う．

c)義足装着練習
- 義足(吸着式四辺形ソケットなど)の装着練習を繰り返し行う．吸着式ソケットの装着は創部に問題がなければ断端の成熟を促進する．

d)義足歩行練習
(1)基本歩行練習
- ①膝継手コントロール練習，②体重移動練習(前後左右，義足1歩前，健側1歩前)，③片脚立位練習，④ステップ練習，⑤バランス回復練習，⑥ピボット練習，⑦平行棒内歩行練習，⑧松葉杖歩行練習，⑨杖なし歩行練習を行う．

(2)応用歩行練習
- ①階段昇降練習，②スロープ昇降練習，③障害物またぎ練習，④悪路歩行練習，⑤歩行速度変化練習，⑥急停止練習を行う

e)ADL練習
- 和式生活，特に床上での立ち座りや和式トイレでの立ちしゃがみ動作などの義足装着下での動作習熟が必要となる．

❸ 更正用義足(本義足)の作製
- 治療が終了した時点で更正用義足(本義足)を作製する．

❹ 大腿義足のパーツ選択
- 図Ⅰ-69 にパーツ選択の目安の概略を示す．

リスク管理
- 切断術直後は，全身や断端創部の状態の変化に注意を要する．
- 大腿義足装着後は，腰椎前弯に伴う腰痛や義足の膝折れなどによる転倒などがある．
- 近年は義足パーツ(膝継手)によって練習方法が異なり[バウンシング(bouncing)やイール

大腿切断

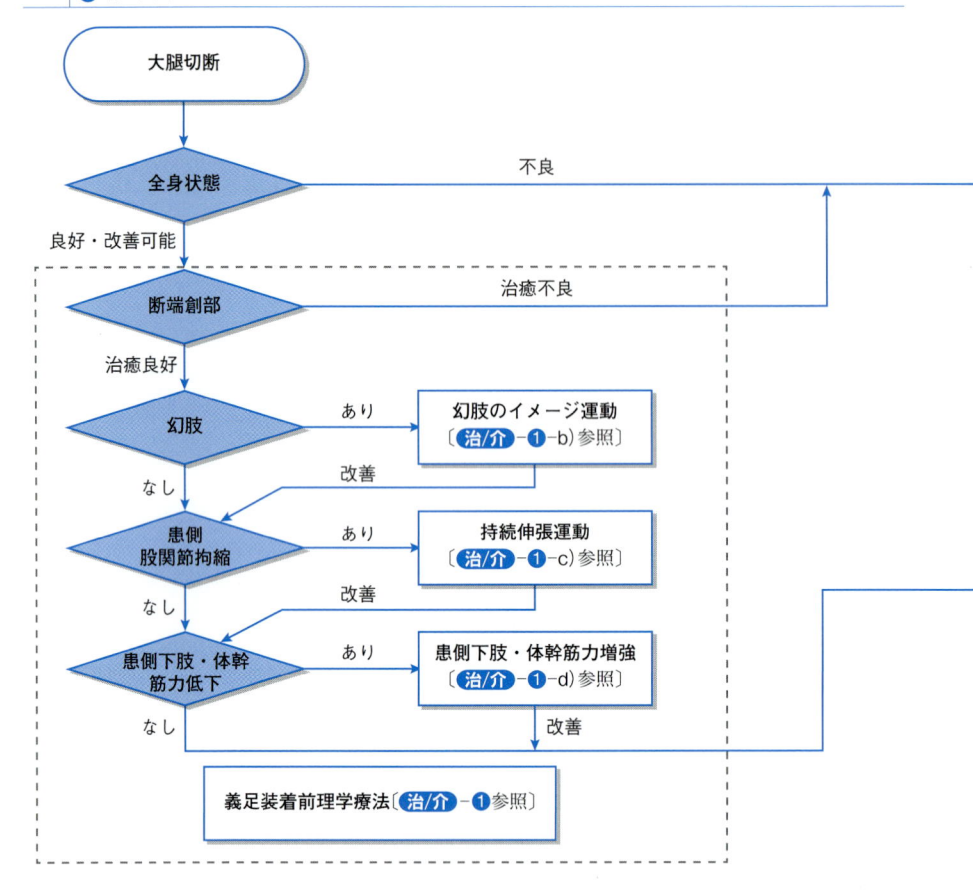

```
大腿切断
  ↓
全身状態 ──不良──→
  ↓ 良好・改善可能
┌─────────────────────────────────────────┐
│ 断端創部 ──治癒不良──→                  │
│   ↓ 治癒良好                             │
│ 幻肢 ──あり──→ 幻肢のイメージ運動        │
│   ↓ なし        〔治/介-❶-b)参照〕      │
│           ←──改善──                      │
│ 患側股関節拘縮 ──あり──→ 持続伸張運動    │
│   ↓ なし              〔治/介-❶-c)参照〕 │
│           ←──改善──                      │
│ 患側下肢・体幹筋力低下 ──あり──→        │
│   ↓ なし    患側下肢・体幹筋力増強       │
│             〔治/介-❶-d)参照〕          │
│           ←──改善──                      │
│ 義足装着前理学療法〔治/介-❶参照〕        │
└─────────────────────────────────────────┘
```

図Ⅰ-68 大腿切断の臨床判断

ディング(yielding)〕，義足パーツにあった練習方法の選択も重要となる．
・ソケット内の清潔が保てないと断端に感染を生じることもあるため，ソケット内の衛生管理指導を行う．

経過・予後
・創部に問題がなければ，切断術後1〜2か月程度で大腿義足歩行が可能となる．
・大腿義足装着によりほとんどのADLは自立可能となる．若年者で筋力が十分にあればスポーツ活動にも参加が可能となる．
・多発外傷や重篤な既往症(糖尿病，片麻痺など)，高齢，筋力低下などの条件が加わってくると義足での自立度は下がり，最悪の場合は，大腿義足の適応がなくなり，車椅子レベルとなる場合もある．

(山路　雄彦)

下肢の切断 159

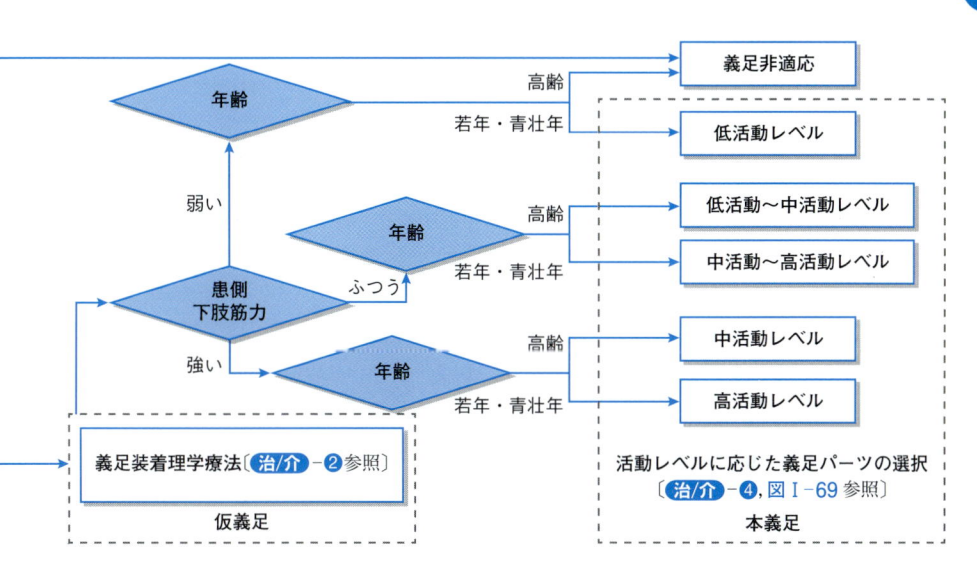

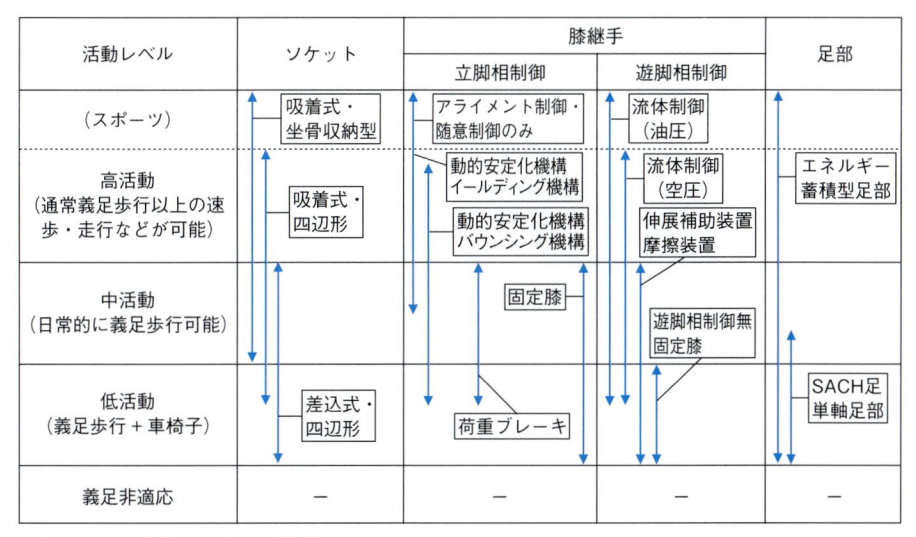

```
                                              高齢      → 義足非適応
                        ┌─ 年齢 ─┤
                        │         若年・青壮年 → 低活動レベル
                        │
                弱い    │                        高齢      → 低活動〜中活動レベル
                        │         ┌─ 年齢 ─┤
                        │  ふつう │         若年・青壮年 → 中活動〜高活動レベル
    患側下肢筋力 ───────┤
                        │         │                        高齢      → 中活動レベル
                強い    │         └─ 年齢 ─┤
                        │                    若年・青壮年 → 高活動レベル
```

義足装着理学療法〔治/介〕-❷参照
仮義足

活動レベルに応じた義足パーツの選択
〔治/介〕-❹, 図I-69参照
本義足

活動レベル	ソケット	膝継手 立脚相制御	膝継手 遊脚相制御	足部
（スポーツ）	吸着式・坐骨収納型	アライメント制御・随意制御のみ	流体制御（油圧）	
高活動（通常義足歩行以上の速歩・走行などが可能）	吸着式・四辺形	動的安定化機構 イールディング機構	流体制御（空圧）	エネルギー蓄積型足部
		動的安定化機構 バウンシング機構	伸展補助装置 摩擦装置	
中活動（日常的に義足歩行可能）		固定膝	遊脚相制御無 固定膝	
低活動（義足歩行＋車椅子）	差込式・四辺形	荷重ブレーキ		SACH足 単軸足部
義足非適応	—	—	—	—

図I-69　大腿義足のパーツ選択

表Ⅰ-63 主な治療/介入のプログラム例

切断	創治癒	断端成熟	治療終了
義肢装着前理学療法	義肢装着理学療法(含義肢装着前理学療法)		
	←―――――――― 仮義足 ――――――――→		本義足

義肢装着前理学療法	義肢装着理学療法
断端管理 ・ソフトドレッシング ・リジッドドレッシング **喪失肢のイメージ運動** (幻肢に対して) **バランス練習** **歩行練習** ・平行棒内歩行練習(片脚・義足無し) ・松葉杖歩行練習(片脚・義足無し) **ADL 練習** ・義足使用しない状態での ADL 練習	
ROM 運動 ・患側股関節伸展,内転,内旋 ・関節拘縮への持続伸張 ・拘縮を生じにくい姿勢(腹臥位)	**筋力増強運動** ・患側股関節伸展,内転,外転 ・健側下肢 ・体幹
	義足装着練習 ・義足(ソケット)の装着練習 **ROM 運動** ・義肢装着下での股関節伸展運動 **義足歩行練習** ・基本歩行練習 　膝継手コントロール練習,体重移動練習(前後左右,義足1歩前,健側1歩前) 　片脚立位練習,ステップ練習,バランス回復練習,平行棒内歩行練習 　松葉杖歩行練習,杖なし歩行練習 ・応用歩行練習 　階段昇降練習,スロープ昇降練習,障害物またぎ練習,悪路歩行練習 　歩行速度変化練習,急停止練習 **ADL 練習(義足装着下)** ・床上立ち座り練習 ・和式トイレ立ちしゃがみ動作練習

2 血管原性大腿切断

病態・障害
- 閉塞性動脈硬化症(arteriosclerosis obliterans；ASO)，糖尿病，閉塞性血栓性血管炎(thromboangiitis obliterans；TAO，バージャー病)などがあり，下肢切断原因の第1位である．
- 全身の動脈の閉塞を生じるため，下肢の他部位の血管閉塞や心筋梗塞，脳梗塞なども引き起こす可能性がある．
- 血行動態が悪いために切断端創部の治癒が進まず，治療に時間がかかる場合が少なくない．
- 血管原性大腿切断，特にASOは，高齢者での発症が多いために筋力や体力が弱く，義足歩行が獲得できない場合もある．

評価
- 基本的に大腿切断に準じる．年齢，断端状態，筋力などは重要となる．
- 全身の血行動態に注意することはもとより，断端，反対側下肢の血行動態を常に監視する必要がある．血行動態を評価するものとしては，皮膚温，皮膚の色，安静時痛，脈拍などがある．
- 血行動態の不良を想定しながら，断端術創部が出血することなく閉じていることを注意深く観察する．断端術創部治癒が不良であれば，義肢装着は困難となる．

治療/介入(表Ⅰ-64, 図Ⅰ-70)
- 基本的に断端術創部の治癒が良好であれば，

表Ⅰ-64 主な治療/介入のプログラム例

切断	創治癒	断端成熟	治療終了
義足装着前理学療法	義足装着理学療法(含義足装着前理学療法)		
	←──────── 仮義足 ────────→		本義足
断端管理 ・ソフトドレッシング ROM運動 ・患側股関節伸展, 内転, 内旋 ・関節拘縮への持続伸張 ・拘縮を生じにくい姿勢（腹臥位） 筋力増強運動	義足装着練習 ・義足(ソケット)の装着練習 立位バランス練習 ・左右バランス練習, 前後バランス練習 義足歩行練習 ・基本歩行練習 　ステップ練習, バランス練習 　平行棒内歩行練習, 歩行器歩行練習 　杖なし歩行練習 ・応用歩行練習 　障害物またぎ練習, 屋外歩行練習 ADL練習 ・床上立ち座り練習		

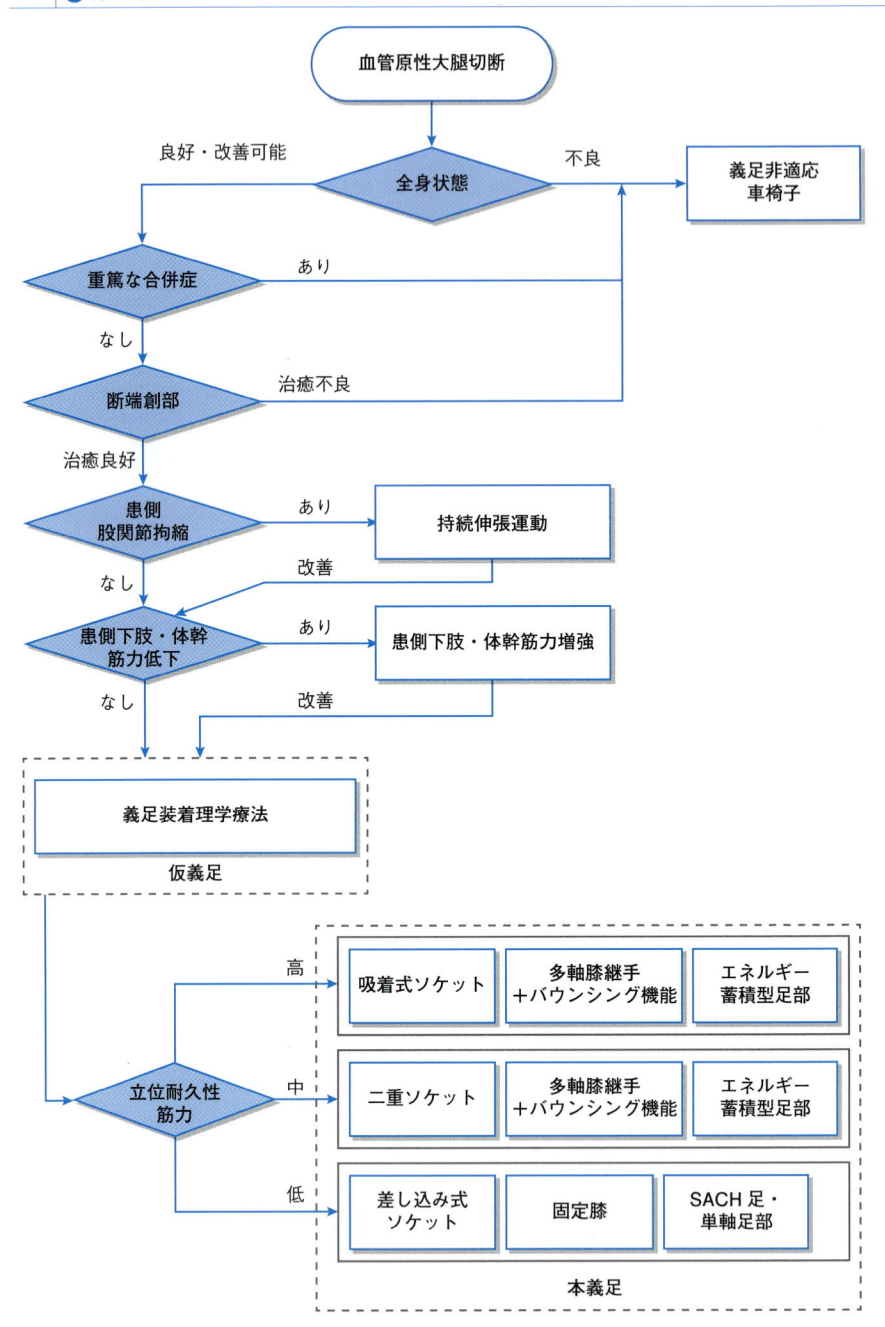

図I-70　血管原性大腿切断の臨床診断

大腿切断(→156頁)に準じる.

❶ 義足装着前理学療法
- 創部の確認するためソフトドレッシングを選択する.
- 幼肢に対する喪失肢のイメージ運動を行う.
- 拘縮がある場合は,最終肢位で20秒間の持続伸張を5回行う.
- 股関節屈曲拘縮予防のため腹臥位などを多くとる.
- 患側股関節伸展・内転・外転の筋力増強運動を10回行う.
- 断端成熟のために等張性収縮とともに等尺性収縮も併用する.
- 健側下肢・体幹の筋力増強運動を行う.

❷ 義足装着理学療法
- 高齢で筋力が弱い症例も多く,歩行器を使用した歩行練習をする場合が多い.
- 血管原性の大腿切断では,義足を使用しない生活時間も多いため,義足を使用しないADLも十分練習しておく.
- 吸着式ソケットの装着は困難な場合が多く,差し込み式や二重ソケットを使用する場合が多い.膝継手は,固定膝が最も安全である.筋力,体力があればバウンシング(bouncing)機構なども使用可能である.足部は,筋力,体力が弱い場合はSACH(solid ankle cushion heel)足,単軸足部,踵の柔らかいエネルギー蓄積型足部を使用する.

リスク管理
- 心疾患,脳血管疾患,腎疾患などの既往症の情報収集をしておく必要がある.
- 下肢の他部位の動脈閉塞による切断を予防するために,常に他部位の血流動態を監視する.
- 義足歩行練習やADL練習時の運動負荷強度に注意する.運動負荷強度が強すぎると,心筋梗塞や脳梗塞などのリスクが高くなる可能性がある.
- 義足歩行の可否にかかわらず転倒に注意する.特に糖尿病による切断の場合には視力低下の有無を確認しておくことは重要である.

経過・予後
- 血管原性切断では,1回だけの切断で終わらない場合も多い.1回目:右足部切断,2回目:右下腿切断,3回目:左下腿切断(サイム),4回目:右大腿切断などの例がある.
- 血管原性大腿切断の義足成功率は,84.4〜100%などの報告がある[1].

◉ 引用文献
1) 澤村誠志:切断と義肢, p10, 医歯薬出版, 2007

(山路　雄彦)

3 下腿切断

病態・障害
- 主な原因は末梢循環障害(血管原性),外傷,悪性腫瘍であり,末梢循環障害によるものが最も多い.末梢循環障害の原因疾患は,糖尿病,閉塞性動脈硬化症(arteriosclerosis obliterans;ASO),閉塞性血栓性血管炎(thromboangiitis obliterans;TAO,バージャー病)などである.
- 下腿の一部から末梢の身体欠損であるが,下腿の組織,特に血管や神経の損傷,血管の閉塞などにより末梢の機能維持が困難な場合にも下腿切断が選択される.
- 脚の喪失感といった心理的な問題を抱えることが多い.
- 筋のバランスの問題により,膝関節屈曲拘縮を生じやすい.
- 義足での活動レベルは,車椅子併用の低活動,重労働やスポーツなどが可能な高活動,その中間で日常的に義足を使用している中活動の3つに分けることが多い.
- 下腿義足では膝関節機能が残存するため,大腿切断に比べると起居移動動作などの基本動作やADLを獲得しやすく,応用動作も可能となりやすい.さらにスポーツなどの高活動レベルに到達するケースも少なくない.

評価
- 全身状態ならびに切断術後の心理状態についても把握する.
- 視診・触診(腫脹,発赤,水疱,乾燥状態,筋萎縮など)を評価する.特に創部治癒の状態は重要となる.断端の感覚を評価する.断端痛,幻肢・幻肢痛の有無と程度を確認する.
- 断端の成熟度や下腿義足の適合性を判断するために断端長,断端周径,健側膝蓋腱から足底までの距離などを計測する.
- 患側下肢のROMを計測し,必要に応じて健側下肢など他部位のROMを計測する.患側下肢の筋力,健側下肢ならびに体幹の筋力を評価する.必要に応じて上肢の筋力を評価する.

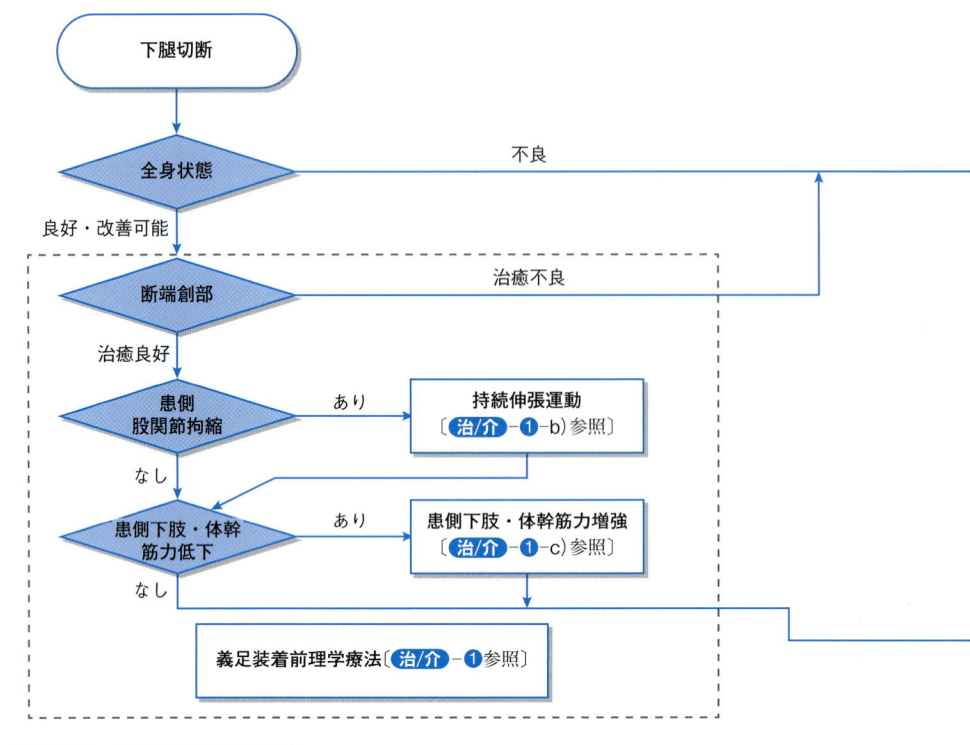

図Ⅰ-71 下腿切断の臨床判断

```
下腿切断
  ↓
全身状態 ──不良──→
  ↓良好・改善可能
断端創部 ──治癒不良──→
  ↓治癒良好
患側股関節拘縮 ──あり──→ 持続伸張運動〔治/介〕-❶-b)参照〕
  ↓なし
患側下肢・体幹筋力低下 ──あり──→ 患側下肢・体幹筋力増強〔治/介〕-❶-c)参照〕
  ↓なし
義足装着前理学療法〔治/介〕-❶参照〕
```

- 下腿義足作製・装着時には，ベンチアライメント，スタティックアライメント，ダイナミックアライメントのチェックアウトを実施する．
- 座位・立位バランス，移動・歩行能力，ADL，QOL を評価する．下肢切断者の QOL 評価には PEQ(prosthesis evaluation questionnaire)がある．

治療/介入(図Ⅰ-71，表Ⅰ-65)
❶ 義足装着前理学療法(切断術～創治癒)
a)断端管理
(1)ソフトドレッシング
- 血腫や浮腫の除去・予防のために弾性包帯を使用する．弾性包帯は断端の末梢部を強く，中枢部をゆるく8の字に巻く．

(2)リジッドドレッシング
- ギプス包帯を切断術後に巻いて血腫や浮腫を予防する．感染のリスクがある場合にはソフトドレッシングを選択する．

b)ROM 運動
- 患側膝関節屈曲・伸展の他動的 ROM 運動を全可動範囲にわたっておのおの 10 回行う．その他の関節も必要に応じて ROM 運動を実施する．
- 患側膝関節に屈曲拘縮が認められる場合には，最終肢位を 20 秒間程度保持して，軟部組織の持続伸張を 5 回行う．
- 患側膝関節屈曲拘縮を助長する姿勢は避け，膝関節伸展位を多くとる．

c)筋力増強運動
- 患側膝関節屈曲・伸展を中心に患側肢の筋力増強運動をそれぞれ 10 回行う．抵抗は徒手抵抗，重錘バンド，セラバンド® などを使用する．等尺性収縮も用いる．抜糸前や末梢循環障害では創部の治癒状態に応じて抵抗量を調節する．
- 健側下肢・体幹の筋力増強運動を行う．全身状態に問題がなければ積極的に行う．

d)バランス練習
- 平行棒内義足なしでの前後左右のバランス練習を行う．

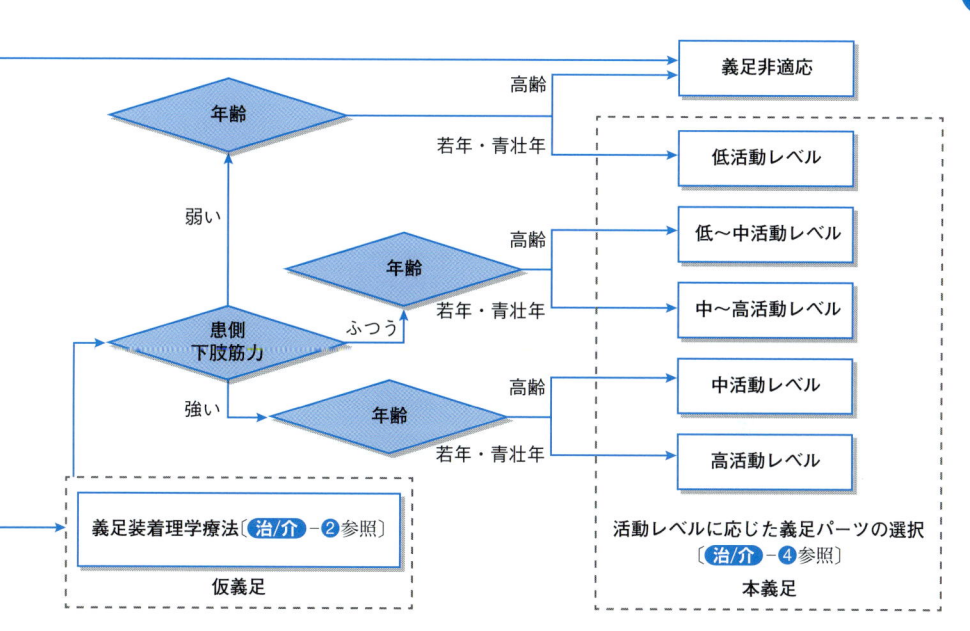

e) 歩行練習
- 平行棒内歩行練習(片脚・義足なし)
- 松葉杖歩行練習(片脚・義足なし)

f) ADL 練習
- 義足を使用しない立ち座りなどの練習を行う.

❷ 義足装着理学療法(創治癒～治療終了)
- 義足装着理学療法は義足装着前理学療法を含んでいる. 治療用仮義足(仮義足)は創治癒から断端成熟の間で作製される. 断端創部の治癒が得られない場合や全身状態に問題がある場合(特に末梢循環障害)は, 義足非適応となり, 車椅子中心の ADL 獲得を進める.

a) ROM 運動・筋力増強運動
- ROM 運動は, 義足装着前練習から継続して行い, 対象者本人で行うように進めていく. 義足装着下では, 立位にて義足側下肢を 1 歩前方に踏み出し, 同側股関節を伸展させる(膝関節伸展運動).
- 患側膝関節を中心として, 健側・患側下肢, 体幹などにも筋力増強運動は継続して行う. 歩行量を増やすことなどで全身持久性を高める.

b) 義足装着練習
- 仮義足の装着練習を繰り返し行う. 特にシリコンライナーなどでは習熟が必要である.

c) 義足歩行練習
(1) 基本歩行練習(最初は平行棒内から開始)
- ①体重移動練習(前後左右, 義足 1 歩前, 健側 1 歩前), ②片脚立位練習, ③ステップ練習(義足振り出し・健側振り出し), ④バランス練習, ⑤杖歩行練習, ⑥杖なし歩行練習を行う

(2) 応用歩行
- ①階段昇降練習, ②スロープ昇降練習, ③障害物またぎ練習, ④屋外悪路歩行練習, ⑤歩行速度変化練習, ⑥急停止練習, ⑦床での立ち座り練習, ⑧和式生活適応練習(和式トイレなど)を行う

d) 基本動作・ADL 練習
- 義足装着下での基本動作練習, ADL 練習を行

表Ⅰ-65 主な治療/介入のプログラム例

切断	創治癒	断端成熟	治療終了
義肢装着前理学療法	**義肢装着理学療法(含義肢装着前理学療法)**		
	←――――――――仮義足――――――――→		本義足
バランス練習 歩行練習 ・平行棒内歩行練習 　(片脚・義足なし) ・松葉杖歩行練習 　(片脚・義足なし) ADL練習 ・義足使用しない状態での ADL 練習			
断端管理 ・リジッドドレッシング,ソフトドレッシング			
義足装着練習 ROM 運動 ・義肢装着下での膝関節伸展運動 義足歩行練習 ・基本歩行練習 　体重移動練習(前後左右,義足1歩前,健側1歩前),片脚立位練習,ステップ練習 　バランス練習,杖歩行練習,杖なし歩行練習 ・応用歩行練習 　階段昇降練習,スロープ昇降練習,障害物またぎ練習,悪路歩行練習 　歩行速度変化練習,急停止練習 ADL練習 ・床上立ち座り練習 ・和式トイレ立ちしゃがみ動作練習			
	義足装着練習 ROM 運動 ・義肢装着下での膝関節伸展運動 義足歩行練習 ・基本歩行練習 　体重移動練習(前後左右,義足1歩前,健側1歩前),片脚立位練習,ステップ練習 　バランス練習,杖歩行練習,杖なし歩行練習 ・応用歩行練習 　階段昇降練習,スロープ昇降練習,障害物またぎ練習,悪路歩行練習 　歩行速度変化練習,急停止練習 ADL練習 ・床上立ち座り練習 ・和式トイレ立ちしゃがみ動作練習		

下肢の切断

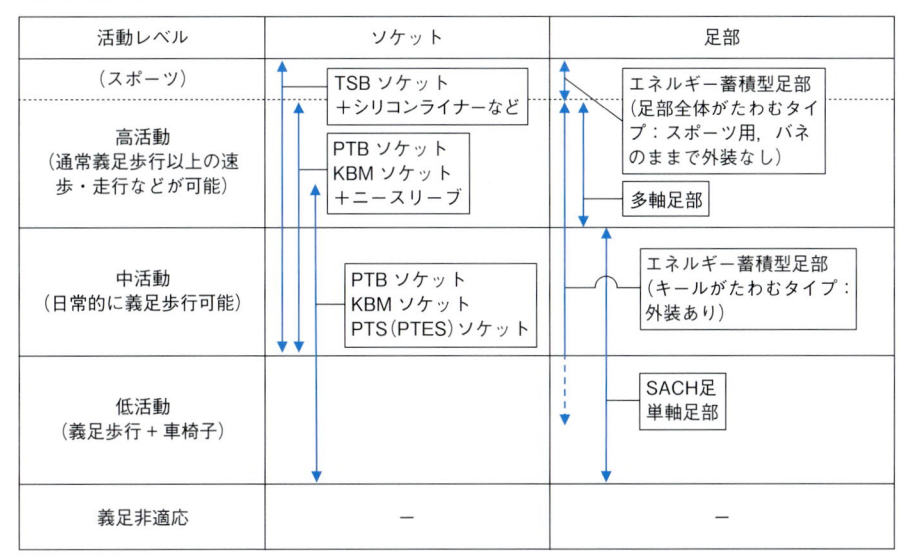

活動レベル	ソケット	足部
（スポーツ）	TSBソケット ＋シリコンライナーなど	エネルギー蓄積型足部（足部全体がたわむタイプ：スポーツ用，バネのままで外装なし）
高活動 （通常義足歩行以上の速歩・走行などが可能）	PTBソケット KBMソケット ＋ニースリーブ	多軸足部
中活動 （日常的に義足歩行可能）	PTBソケット KBMソケット PTS（PTES）ソケット	エネルギー蓄積型足部（キールがたわむタイプ：外装あり）
低活動 （義足歩行＋車椅子）		SACH足 単軸足部
義足非適応	ー	ー

図I-72 下腿義足のパーツ選択

うが，非装着下での練習も行う．義足装着下では，床での立ち座り練習や和式生活適応練習を中心に練習を行う．非装着下での練習は義足非適応者や義足と車椅子併用者には重要である．

❸ 更正用義足（本義足）の作製

・治療が終了した時点で更正用義足（本義足）を作製する．

❹ 下腿義足のパーツ選択

・図I-72にパーツ選択の目安の根拠を示す．

リスク管理

・全身状態に注意する必要がある．特に血管原性切断の原因の糖尿病，ASO，TAOは他部位の血管を閉塞させることがあるため，断端創面の治癒状態だけでなく心疾患や脳血管疾患などの合併症にも注意を要する．

・練習中や日常生活における転倒に注意をはらう必要がある．ROMや筋力などの身体的要素，義足のパーツ選択やアライメントなどの義足の要素，この他に環境要素などから転倒を予防することが重要である．

経過・予後

・切断術2週間後から仮義足装着を開始する（早期義肢装着法）．創部に問題がなければ，仮義足装着後1か月程度で歩行可能となる．仮義足使用中に身体障害者（児）手帳を取得して本義足作製となる．

・外傷や悪性腫瘍では多くのケースで義足歩行獲得可能であるが，末梢血管障害では全身状態や断端の状態で義足歩行獲得が困難なケースも少なくない．下腿切断の創治癒成功率は71～93％と報告されている[1]．

引用文献

1) 澤村誠志：切断と義肢，p10，医歯薬出版，2007

（山路　雄彦）

4 足部切断

病態・障害

・足部部分切断ともいわれ，足根部，中足骨，足趾の離断・切断である．ピロゴフ（Pirogoff）切断，ボイド（Boyd）切断，ショパール（Chopart）関節離断，リスフラン（Lisfranc）関節離断，中足骨切断，足趾切断がある．サイム（Syme）切断もこの項に入れた．ピロゴフ切断とボイド切断は，最近ではあまり行われていない．ショパール関節離断とリスフラン関節離断は底背屈筋のアンバランスによる尖足，内反変形を生じやすい．

・切断原因は末梢循環障害，外傷，悪性腫瘍などであるが，特に糖尿病性壊疽が多く，多趾切断となる場合もある．糖尿病性壊疽に対する

表Ⅰ-66 主な治療/介入のプログラム例

	サイム切断	ショパール関節離断 リスフラン関節離断	中足骨切断・足趾切断
ROM運動	拘縮は生じにくい 膝関節屈曲他動的ROM運動 拘縮部には持続伸張運動	尖足, 内反で拘縮を生じやすい 足関節底屈・背屈の他動的ROM運動 拘縮部には持続伸張運動	尖足で拘縮を生じやすい 足関節底屈・背屈の他動的ROM運動 拘縮部には持続伸張運動
使用する義足	サイム義足	足袋式, 装飾用義足, スリッパ式義足, 靴べら型義足（シューホーンタイプ）	
断端管理	ソフトドレッシング		
筋力増強運動	健側下肢, 患側下肢, 体幹の筋力増強・維持運動		
末端(断端末)荷重練習	実施する	実施する（立位時の足関節底屈位に注意を要する）	
義足装着練習	サイム義足の装着, 下腿義足に準拠する	義足を使用しない場合もある	
基本歩行練習	体重移動練習, 片脚立位練習, ステップ練習, バランス練習, 歩行練習		
応用歩行練習	階段昇降練習, スロープ昇降練習, 障害物またぎ練習, 屋外悪路歩行練習, 歩行速度変化練習, 急停止練習		
基本動作・ADL練習	義足装着時と非装着時の練習をしておく		

フットケアの指導が重要となる.
- 末端荷重ができるため, 屋内では義足を使用しない場合も多い. 義足装着の目的は, 足部の欠損を隠す装飾的要素と靴など脱げ落ち防止にある. さらに, 前足部の欠損による立位保持時および立脚中期の不安定性や立脚中期以降の踏み返し困難を補う目的をもつ.

評価
- 断端の視診・触診（腫脹, 発赤, 水疱, 乾燥状態, 筋萎縮など）を評価する. 断端の感覚を評価する. 断端痛, 幻肢・幻肢痛の有無と程度を確認する. 切断術後の心理状態についても把握する.
- 断端の状態を評価するために, 切断部位に応じて, 下腿周径, 足部周径（ヒールガース, 足囲）などを計測する. また, 足長や下肢実用長なども計測する.
- 患側下肢のROMを計測し, 必要に応じて健側下肢など他部位のROMを計測する. 特に変形（内反, 尖足など）や拘縮に注意をはらう. 患側の筋力, 健側肢ならびに体幹の筋力を評価する.
- 義足作製・装着時には, ベンチアライメント, スタティックアライメント, ダイナミックアライメントのチェックアウトを実施する.
- 座位・立位バランス, 移動・歩行能力, ADL, QOLを評価する. 下肢切断者のQOL評価にはPEQ(prosthesis evaluation questionnaire)がある.

治療/介入（表Ⅰ-66, 図Ⅰ-73）
❶ 断端管理
(1) ソフトドレッシング
- 血腫や浮腫の除去・予防のため弾性包帯を使用する. 弾性包帯は断端の末梢部を強く, 中枢部をゆるく8の字に巻く.

❷ ROM運動
(1) サイム切断
- 断端が長いため, 変形は生じにくい. 切断側膝関節の屈曲, 伸展を主とした他動的ROM運動を10回程度行う.

(2) ショパール関節離断・リスフラン関節離断
- 筋のアンバランス（前脛骨筋, 腓骨筋の切断）により, 内反, 尖足を生じやすい. 足関節背屈, 外反のROM運動を重点的に10回程度実施する. 可動域制限があれば, 20秒の背屈外反の持続伸張も10回程度加える.
- 自主練習としての足関節の他動的ROM運動も指導する.

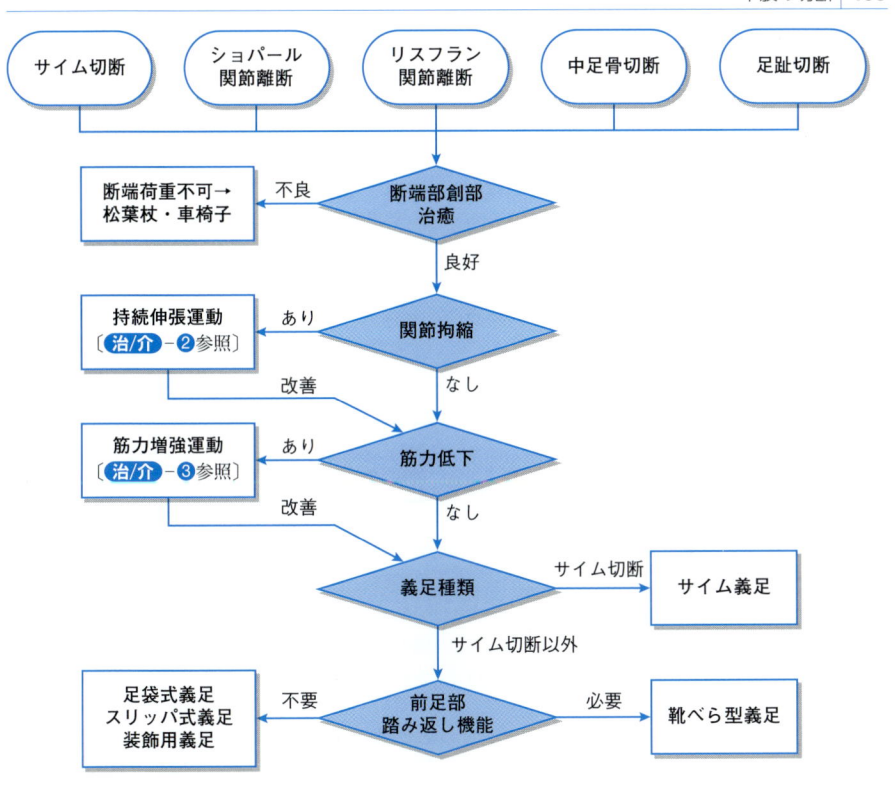

図Ⅰ-73 足部切断の臨床判断

(3) 中足骨切断・足趾切断
・中足骨切断では，前脛骨筋が切断され尖足を生じやすいため，足関節底屈・背屈を主とした他動的ROM運動を10回程度で行う．可動域制限があれば，20秒の背屈の持続伸張も10回程度加える．
・自主練習としての足関節の他動的ROM運動も指導する．

❸ 筋力増強運動
・患側下肢の筋力増強運動を行う．抵抗は徒手抵抗，重錘バンド，セラバンド®などを使用する．抜糸前や末梢循環障害では創部の治癒状態に応じて抵抗量を調節する．
・健側下肢・体幹の筋力増強運動を行う．全身状態に問題がなければ積極的に行う．
・徐々に歩行量を増やすことなどで全身持久性を高める．

❹ 末端(断端末)荷重練習
・抜糸がすみ，創部が治癒した時点で，末端荷重の練習を開始する．ショパール関節離断，リスフラン関節離断，中足骨切断では，縦アーチがないために立位時に足関節底屈位になることを注意しておく．

❺ 義足装着練習
・屋内では義足を使用しないケースも多い．断端創部の治癒が得られない場合や全身状態に問題がある場合(特に末梢循環障害)は，車椅子や松葉杖中心のADL獲得を進める．
・サイム切断について，下腿切断のアプローチに準拠する．

❻ 義足歩行練習
(1) 基本歩行練習
・①体重移動練習，②片脚立位練習，③ステップ練習，④バランス練習，⑤歩行練習など．

(2)応用歩行
- ①階段昇降練習，②スロープ昇降練習，③障害物跨ぎ練習，④屋外悪路歩行練習，⑤歩行速度変化練習，⑥急停止練習など．

❼ 基本動作・ADL練習
- サイム義足では義足装着下での基本動作練習，ADL練習を行うが，非装着下での練習も行う．
- サイム切断以外の足部切断者は，屋内では義足を使用しないことが多く，義足装着の練習は，外出時のしゃがみ動作やトイレ動作などが重要となる．

❽ 足部切断の義足
(1) サイム義足
- サイム切断で使用する義足．義足構造や理学療法は下腿義足とほぼ同等．ソケット末端に膨隆部があることから女性への処方には配慮が必要．有窓式のソケットを使用する．

(2) 足袋式義足
- 装飾性と靴の脱げ落ち防止．

(3) 装飾用義足
- 塩化ビニールやシリコンなどで足趾をリアルに再現するもの．

(4) スリッパ式義足
- スリッパのように着用する．主に装飾性．

(5) 靴べら型義足（シューホーンタイプ）
- 足関節安定型義足の一種．前足部の踏み返しや立脚中期～立脚後期での足関節安定性が必要な症例に処方．

リスク管理
- 糖尿病壊疽では，小さな創でも管理によっては切断に至ることがある．フットケアが非常に重要となる．
- 全身状態に注意する必要がある．特に末梢循環障害による切断の原因である糖尿病，閉塞性動脈硬化症（arteriosclerosis obliterans；ASO），閉塞性血栓性血管炎（thromboangiitis obliterans；TAO）は他部位の血管を閉塞させる．このことから断端創部の治癒状態だけでなく心疾患や脳血管疾患などの合併症にも注意を要する．
- 筋のアンバランスのよる変形・拘縮に注意を要する．

経過・予後
- 末端荷重が可能であるため，全身状態と創部の治癒に問題がなければ，歩行を主としたADLは獲得可能である．
- 1肢1部だけでなく，多肢，他部位での切断も多く，これにより歩行獲得ができなくなる場合もある．
- 末梢血管障害におけるサイム切断の創治癒成功率は，28～83％，中足骨切断の創治癒成功率は64～78％と報告されている[1]．

● 引用文献
1) 澤村誠志：切断と義肢．p10，医歯薬出版，2007

（山路　雄彦）

骨軟部腫瘍

1 広範切除術後　大腿近位部

- 悪性腫瘍は罹患部位や腫瘍の種類により，治療や手術方法が異なる．そのため，本項は悪性骨腫瘍における患肢温存手術後理学療法について解説する．

病態・障害
- 骨腫瘍は一般的に，原発性骨腫瘍，続発性（転移性）骨腫瘍，腫瘍類似病変に大別され，原発性悪性骨腫瘍では骨肉腫が最も多い．悪性骨腫瘍では，手術療法，化学療法，放射線療法などの集学的治療が標準的である．
- 手術療法は，罹患部位にかかわらず患肢温存手術が中心であり，腫瘍広範切除後に人工骨・関節，骨移植（自家処理骨・血管柄付き腓骨など）などを用いた機能再建術が行われる．
- 集学的治療の進歩により，骨肉腫における5年生存率は80％を超え，さらに近年では，動注化学療法やカフェイン併用化学療法など新たな治療方法も良好な成績をあげている．
- 大腿近位部悪性骨腫瘍に対する患肢温存手術では，腫瘍と一塊に大転子を含む大腿骨が切除されるため，大腿近位に付着する股関節周囲筋群はすべて切離される．それに対する機能再建術では，腫瘍用人工骨頭を用いることが多い．
- 特に股関節外転筋である中殿筋の再建が重要であり，いったん切離した大転子を人工骨にスクリュー固定する方法や，人工骨へ繊維性のメッシュを介して縫着する方法などが行われる．そのため，術後早期は股関節周囲筋力低下に伴う易脱臼性を認めることが多い．

骨軟部腫瘍

表 I-67 主な治療/介入のプログラム例

化学療法による副作用を認める場合	易脱臼性を認める場合	筋力低下が強い場合
患部外トレーニング ・カーフパンピング ・大腿四頭筋セッティング 筋力増強運動 ・等尺性運動 全身調整運動 ・ギャッチベッドによるリクライニング座位 ・車椅子座位	装具療法 物理療法 ・アイシング 筋力増強運動 ・等尺性運動 ・自動介助運動 ・自動運動 ・抵抗運動 ・CKCトレーニング 歩行練習 ・平行棒→松葉杖→杖→独歩 ADL練習 ・床上動作 ・更衣動作 ・床からの立ち上がり ・階段昇降 ・入浴動作	物理療法 ・アイシング 筋力増強運動 ・等尺性運動 ・自動介助運動 ・自動運動 ・抵抗運動 ・CKCトレーニング ROM運動 ・ストレッチング 歩行練習 ・平行棒→松葉杖→杖→独歩 ADL練習 ・床上動作 ・更衣動作 ・床からの立ち上がり ・階段昇降 ・入浴動作

評価

・診療録から手術所見, 血液検査所見などの医学的情報を収集する. 手術所見では大腿骨切除範囲や切除・切離筋と, それらに対する機能再建方法を確認する. また, 術中角度・安定性を確認することで股関節脱臼のリスクを把握する. さらに, 血液検査所見(白血球, 血小板, アルブミンなど)から全身状態を把握し, 運動に対する全身的なリスク管理を行う.

・理学療法評価では, ROM, 筋力, 疼痛, 下肢周径, 下肢長などを評価する. 股関節ROM測定では, 進入方法にかかわらず関節を補強する軟部組織が広範囲に切除されるため前方・後方脱臼に注意が必要となる.

・筋力評価に関しては, 術後早期は手術侵襲により股関節周囲筋力が顕著に低下しており, 筋収縮レベル(MMT1レベル)の繊細な評価が必要となる. 筋力が発揮できるようになれば, ハンドヘルドダイナモメーターを用いた客観的な筋力評価が有用である.

・荷重開始後は, 荷重量や立位姿勢観察および歩容, 速度, 距離(持久性), 安全性など歩行実用性の評価を行う. 大腿近位部悪性骨腫瘍では, 股関節外転筋力低下が主な歩行障害の原因であり, デュシャンヌ歩行を呈することが多い.

治療/介入(表 I-67, 図 I-74)

❶ 化学療法による副作用を認める場合

・化学療法の副作用には, 悪心, 嘔吐, 食欲不振などの即時型副作用(投与後24時間以内), 白血球・血小板減少(骨髄抑制)などの早期型副作用(投与後数日から2週間以内)などがある. これらの副作用を認める場合においても, 全身状態に応じて理学療法を継続し, 休止期間を可能なかぎり短縮することが廃用症候群の予防につながる.

(1) **患部外トレーニング**

・循環動態の改善を目的に5〜10分程度のカーフパンピングを行う.

・筋収縮の賦活を目的に大腿四頭筋セッティングを3分程度行う.

(2) **筋力増強運動**

・股関節屈曲, 外転, 内転, 伸展方向への等尺性運動を3秒間, 各20回行う.

(3) **全身調整運動**

・自覚症状に応じて, 朝・昼・夕食の時間帯に20〜30分程度のギャッチベッドによるリクライニング座位または, 車椅子座位を実施する.

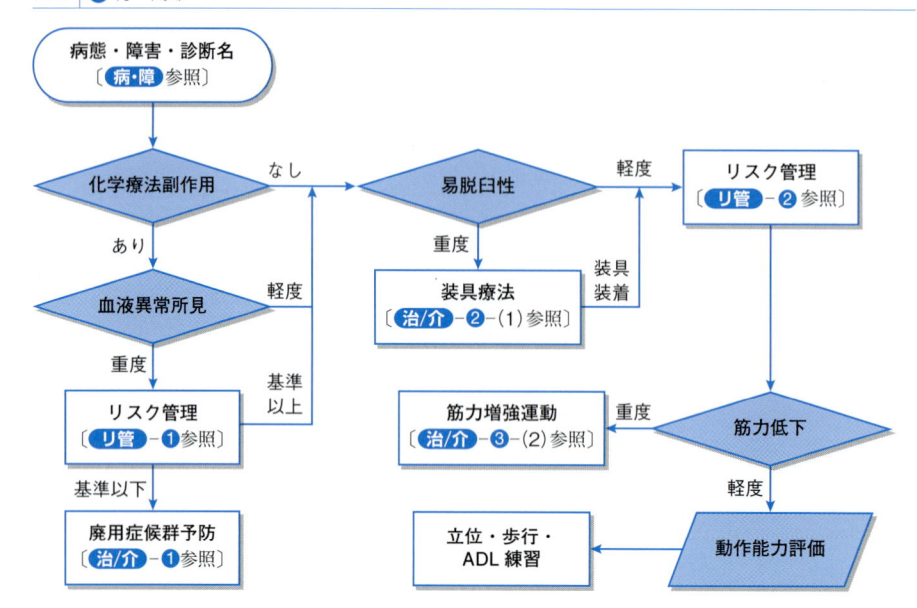

図I-74 骨軟部腫瘍 広範切除術後（大腿近位部）の臨床判断

❷ 易脱臼性を認める場合

(1) 装具療法
・脱臼予防のために股関節装具を装着するが，易脱臼性の程度に応じて，金属支柱付きの軟性装具や骨盤帯付長下肢装具などが選択される．しかし，脱臼を完全に予防することは困難であり，理学療法ではリスクを考慮しながら進めていかなければならない．

(2) 物理療法
・炎症や循環障害による顕著な疼痛を認める場合は，理学療法前・後にアイシングを10〜15分程度施行する．

(3) 筋力増強運動
・股関節を固定した状態で，股関節屈曲，外転，内転，伸展方向への等尺性運動を3秒間，各20回行う．
・筋収縮が十分に発揮できるようになれば，脱臼危険肢位に注意しながら関節運動を伴った自動運動（自動介助運動）を開始する．疼痛や代償が出現しない負荷量を設定し，各5〜10回×2〜3セット行う．筋力の変化に応じて負荷量を漸増させ，抗重力運動，抵抗運動へ進める．
・荷重開始後より，スクワット運動や立位下股関節外転運動などの閉鎖性運動連鎖（closed kinetic chain；CKC）トレーニングを行う．

(4) 歩行練習
・平行棒内，松葉杖，1本杖歩行へと荷重スケジュールおよび下肢支持機能に合わせて段階的に進める．おおよその目安は，荷重量が体重の約90％を超えた段階で1本杖歩行練習を開始する．
・易脱臼性が残存する場合は，歩行補助具の継続的な使用が必要となる．

(5) ADL練習
・術後早期は床上動作や下衣更衣動作などにおいて，脱臼危険肢位を回避するための動作方法を指導する．
・退院時期には，階段昇降や床からの立ち上がり，入浴動作などを自宅生活環境に合わせて指導する．
・易脱臼性が残存する場合は，股関節装具非装着下での動作に対して十分な指導が必要であり，人的介助も考慮しなければならない．

❸ 筋力低下が強い場合

(1) 物理療法
・炎症や循環障害による顕著な疼痛を認める場合は，理学療法前・後にアイシングを10〜15分程度施行する．

(2) 筋力増強運動

- 股関節各方向への等尺性運動，自動介助運動を開始する．疼痛や代償が出現しない負荷量で各5～10回×2～3セット行い，筋力の改善に応じて自動運動，抵抗運動へと進める．他股関節周囲筋と比較して，股関節外転筋力の改善が遅延することが多い．
- 荷重開始後より，スクワット運動や立位下股関節外転運動などのCKCトレーニングを行う．

(3) ROM 運動

- 脱臼肢位に留意しながら，各方向への他動的ストレッチングを10分程度実施する．ただし，ROM制限が顕著に残存することは少なく，過度なROM運動は股関節不安定性の原因となるため不要である．

(4) 歩行練習

- 段階的に平行棒内，松葉杖，1本杖での歩行練習を，荷重スケジュールおよび下肢支持機能に合わせて進める．おおよその目安としては，荷重量が体重の約90%を超えた段階で1本杖歩行練習を開始する．
- 股関節周囲筋力低下が顕著な場合や易脱臼性が残存する場合は，歩行補助具の継続的な使用が必要となる．

(5) ADL 練習

- 術後早期は床上動作や下衣更衣動作などに対して，脱臼危険肢位を回避する動作方法を指導する．
- 退院時期には階段昇降や床からの立ち上がり，入浴動作練習などを自宅生活環境に合わせて指導する．

リスク管理

❶ 中止基準（血液検査所見）

- 一般的ながんリハビリテーションにおける中止基準は，ヘモグロビン7.5 g/dL以下，血小板50,000/μL以下，白血球3,000/μL以下とされている．

❷ 運動・荷重制限

- 手術方法により異なるため，当院での腫瘍用広範切除術，腫瘍用人工骨頭置換術における標準的プログラムを提示する．

(1) 筋力増強運動

- 股関節外転：等尺性運動は制限なし，自動運動・抵抗運動は術後4週～．
- 股関節周囲筋：等尺性運動は制限なし，自動運動・抵抗運動は術後2週～．

(2) ROM 運動

- 制限なし．

(3) 荷重練習

- 1/3部分荷重は術後4週～，2/3部分荷重は術後5週～，全荷重は術後6週～．

経過・予後

- 大腿近位部悪性骨腫瘍術後患者は健常者と比較して，歩行速度低下，ケイデンスおよび歩幅の減少を認め，至適速度での平均エネルギー消費量も健常者の約140%とされている[1]．さらに，歩行エネルギー消費量および単脚支持時間の非対称性は股関節外転筋力と負の相関がある．
- これらのことから，術後股関節外転筋力低下が顕著なほど歩行障害は増悪し，改善が遅延すれば歩行補助具が必要となる．

● 引用文献

1) Kawai A, et al: Gait characteristics of patients after proximal femoral replacement for malignant bone tumor. J Bone Joint Surg Br 82: 666-669, 2000

● 参考文献

1) 日本リハビリテーション医学会，他（編）：がんのリハビリテーションガイドライン，金原出版，2013
2) 越智隆弘（編）：最新整形外科学大系20 骨・軟部腫瘍および関連疾患，中山書店，2007

〔高木　啓至〕

2 広範切除術後　大腿遠位部

病態・障害

- 大腿遠位部は悪性骨腫瘍の好発部位であり，腫瘍広範切除術および人工関節による機能再建術が行われる．腫瘍広範切除術では，大腿骨および下層にある広筋群が腫瘍と一塊に切除される．機能再建では荷重支持機能，安定性・可動性などの面から，腫瘍用人工膝関節置換術が標準的な方法となる．
- 術後機能障害としては，膝関節伸展筋力低下，エクステンションラグを中心とした膝関節伸展機能障害を認める．合併症は，早期合併症として皮膚壊死，感染，神経・血管障害などがあり，遅発性合併症としてゆるみや骨折，感染，人工関節の破損・折損などがある．

評価

- 診療録から手術所見，血液検査所見などの医学的情報を収集する．手術所見では大腿骨切除

表Ⅰ-68 主な治療/介入のプログラム例

化学療法による副作用を認める場合	ROM 制限が強い場合	筋力低下が強い場合
患部外トレーニング ・カーフパンピング ・股関節周囲筋等尺性運動 筋力増強運動 ・大腿四頭筋セッティング 全身調整運動 ・ギャッチベッドによるリクライニング座位 ・車椅子座位	物理療法 ・アイシング ROM 運動 ・物理療法 ・モビライゼーション ・持続伸張ストレッチング ・他動的ストレッチング 筋力増強運動 ・大腿四頭筋セッティング ・自動膝伸展運動 ・抵抗運動 ・CKC トレーニング 歩行練習 ・平行棒→松葉杖→杖→独歩 ADL 練習 ・床からの立ち上がり ・階段昇降 ・入浴動作 ・自転車エルゴメータ	物理療法 ・アイシング 筋力増強運動 ・大腿四頭筋セッティング ・自動膝伸展運動 ・抵抗運動 ・CKC トレーニング ROM 運動 ・モビライゼーション ・持続伸張ストレッチング ・他動的ストレッチング 歩行練習 ・平行棒→松葉杖→杖→独歩 ADL 練習 ・床からの立ち上がり ・階段昇降 ・入浴動作 ・自転車エルゴメータ

範囲や切除・切離筋と，それらに対する機能再建方法，術中角度・安定性などを確認する．また，血液検査所見(白血球，血小板，アルブミンなど)から全身状態を把握し，運動に対する全身的なリスク管理を行う．

- 理学療法評価では，ROM，筋力，疼痛，下肢周径，下肢長などを評価する．ROM では主に膝関節の可動性を評価するが，炎症症状による疼痛や腫脹による膝関節 ROM 制限を顕著に認めることが多い．
- 筋力も膝関節周囲筋を中心に評価するが，特に伸展筋力ではエクステンションラグの有無を確認する．筋力が発揮できるようになれば，ハンドヘルドダイナモメーターを用いた客観的な筋力評価が有用である．
- 荷重開始後は，荷重量や立位姿勢観察および歩容，速度，距離(持久性)，安全性など歩行実用性の評価を行う．

治療/介入(表Ⅰ-68，図Ⅰ-75)
❶ 化学療法による副作用を認める場合
- 化学療法の副作用には，悪心，嘔吐，食欲不振などの即時型副作用(投与後24時間以内)，白血球・血小板減少(骨髄抑制)などの早期型副作用(投与後数日から2週間以内)がある．これらの副作用を認める場合においても，全身状態に応じて理学療法を継続し，休止期間を可能なかぎり短縮することが廃用症候群の予防につながる．

(1) 患部外トレーニング
- 循環動態の改善を目的として，両下肢挙上位にて5～10分程度のカーフパンピングを行う．
- 股関節屈曲，外転，内転，伸展方向への等尺性運動を3秒間，各20回行う．

(2) 筋力増強運動
- 大腿四頭筋の筋収縮賦活を目的として，大腿四頭筋セッティングを3分程度行う．

(3) 全身調整運動
- 自覚症状に応じて，朝・昼・夕食の時間帯に20～30分程度のギャッチベッドによるリクライニング座位または，車椅子座位を実施する．

骨軟部腫瘍 | **175**

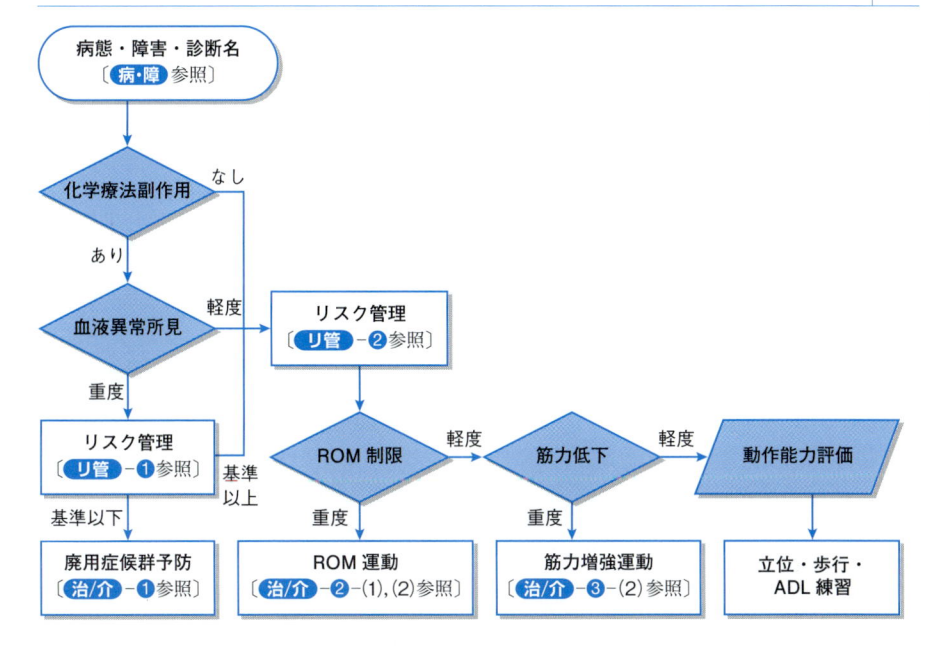

```
┌─────────────────┐
│ 病態・障害・診断名 │
│  〔病・障〕参照   │
└────────┬────────┘
         ↓
    ╱化学療法副作用╲──なし──┐
    ╲           ╱          │
      ↓あり                │
    ╱血液異常所見╲─軽度─┐  │
    ╲         ╱        ↓  │
      ↓重度          ┌─────────┐
  ┌─────────┐        │ リスク管理 │
  │ リスク管理│        │〔リ管〕-❷ │
  │〔リ管〕-❶│        │   参照   │
  │   参照  │        └────┬────┘
  └────┬───┘  基準         ↓
       │    以下    ╱ROM制限╲─軽度─→╱筋力低下╲─軽度─→┌─────────┐
       │   基準      ╲      ╱         ╲      ╱       │ 動作能力評価│
       │   以下       ↓重度            ↓重度          └────┬────┘
       ↓              ↓                 ↓                  ↓
  ┌─────────┐  ┌──────────────┐  ┌──────────────┐  ┌─────────┐
  │廃用症候群予防│  │  ROM 運動    │  │  筋力増強運動 │  │立位・歩行・│
  │〔治/介〕-❶ │  │〔治/介〕-❷-│  │〔治/介〕-❸-│  │ ADL 練習  │
  │   参照     │  │(1),(2)参照   │  │  (2)参照     │  │          │
  └───────────┘  └──────────────┘  └──────────────┘  └─────────┘
```

図Ⅰ-75 骨軟部腫瘍 広範切除術後(大腿遠位部)の臨床判断

❷ ROM制限が強い場合

(1) 物理療法
- 炎症や循環障害による顕著な疼痛を認める場合は，理学療法前・後にアイシングを10～15分程度施行する．

(2) ROM運動
- 術創部が広範囲であり，腫脹・疼痛に加えて，組織癒着や瘢痕化による膝関節屈曲可動域制限が問題となる．炎症期では(1)を併用しながら，創部周囲皮膚や膝蓋骨モビライゼーションを5～10分程度実施する(炎症期以降は温熱療法や超音波療法を実施する)．
- モビライゼーション，物理療法施行後に自己他動運動，下垂による自重を利用した持続伸張ストレッチングを10～15分程度実施する．
- リラクセーションがはかられ防御収縮が軽減すれば，疼痛に応じて他動運動による膝関節屈曲方向へのストレッチングを背臥位(もしくは座位)，腹臥位にて各5分程度実施する．

(3) 筋力増強運動(大腿四頭筋)
- 3～5秒間持続収縮させ，大腿四頭筋セッティングを5分程度行う．
- 筋収縮が十分に発揮可能となれば，下垂位からの自動膝伸展運動を10回×2セット行う．
- 筋力の改善に合わせて抵抗運動を開始するが，5～10回×2～3セット反復できる程度の負荷量で実施する．
- 荷重開始以降は，スクワットやランジ動作など，閉鎖性運動連鎖(closed kinetic chain; CKC)トレーニングを5～10回×2～3セット実施し，荷重位での体重支持機能の向上をはかる．

(4) 歩行練習
- 段階的に平行棒内，松葉杖，1本杖での歩行練習を，荷重スケジュールおよび下肢支持機能に合わせて進める．おおよその目安は，荷重量が体重の約90％を超えた段階で1本杖歩行練習を開始する．

(5) ADL練習
- 退院時期に応じて，階段昇降や床からの立ち上がり，入浴動作を指導する．
- 階段昇降では降段動作に難渋することが多

く，手すりを使用しながらの反復練習が必要となる．
- 若年罹患者が多いため，必要に応じて医師の許可のもと自転車エルゴメータ駆動練習を実施する．

❸ 筋力低下が強い場合
(1) 物理療法
- 炎症や循環障害による顕著な疼痛を認める場合は，内服薬によるコントロールに加えて理学療法前・後にアイシングを 10～15 分程度施行する．

(2) 筋力増強運動(大腿四頭筋)
- 3～5 秒間持続収縮させ，大腿四頭筋セッティングを 5 分程度行う．
- 筋収縮が十分に発揮可能となれば，下垂位からの自動膝伸展運動を 10 回×2 セット行う．
- 筋力の改善に合わせて抵抗運動を開始するが，5～10 回×2～3 セット反復できる程度の負荷量で実施する．
- 荷重開始以降は，スクワットやランジ動作など，CKC トレーニングを 5～10 回×2～3 セット実施し，荷重位での体重支持機能の向上をはかる．

(3) ROM 運動
- 創部周囲皮膚や膝蓋骨モビライゼーションを 5～10 分程度実施する．
- モビライゼーション後に自己他動運動や下垂による自重を利用した持続伸張ストレッチングを 10～15 分程度実施する．その後，疼痛に応じて他動運動へ進める．
- リラクセーションがはかられ防御収縮が軽減すれば，疼痛に応じて他動運動による膝関節屈曲方向へのストレッチングを背臥位(もしくは座位)，腹臥位にて各 5 分程度実施する．

(4) 歩行練習
- 段階的に平行棒内，松葉杖，1 本杖での歩行練習を，下肢支持機能に合わせて進める．おおよその目安としては，荷重量が体重の約 90%を超えた段階で 1 本杖歩行練習を開始する．

(5) ADL 練習
- 退院時期に応じて，階段昇降や床からの立ち上がり，入浴動作を指導する．
- 階段昇降では降段動作に難渋することが多く，手すりを使用しながらの反復練習が必要となる．
- 若年罹患者が多いため，必要に応じて医師の許可のもと自転車エルゴメータ駆動練習を実施する．

リスク管理
❶ 中止基準(血液検査所見)
- 一般的ながんリハビリテーションにおける中止基準は，ヘモグロビン 7.5 g/dL 以下，血小板 50,000/μL 以下，白血球 3,000/μL 以下とされている．

❷ 運動・荷重制限
- 手術方法により異なるため，当院での腫瘍広範切除術，腫瘍用人工膝関節全置換術における標準的プログラムを提示するが，原則的に荷重・運動制限はなく，全身状態や創部状態を確認しながら進めていく．

(1) 筋力増強運動
- 制限なし．

(2) ROM 運動
- 制限なし．

(3) 荷重練習
- 可及的全荷重．

経過・予後
- 残存大腿骨が短いほど歩行速度は遅く，エネルギー効率も低下する．さらに大腿四頭筋切除量が少ないほど，歩行時に正常に近い膝関節運動パターンを示すことが報告されており，術後歩行能力は残存大腿骨長および筋量に影響される．
- 腫瘍用人工膝関節におけるインプラント生存率は，5 年 77%，10 年 51%[1]と報告されている．現状では，10 年で約半数の症例において再置換術が施行され，一般的な人工膝関節と比較して人工関節の生存率は低く合併症の頻度も高い．そのため，機能改善，歩行レベルの向上をはかりながらも，人工関節の保護に対する視点が必要となる．

● 引用文献
1) Futani H, et al: Long-term follow-up after limb salvage in skeletally immature children with a primary malignant tumor of the distal end of the femur. J Bone Joint Surg Am 88: 595-603, 2006

● 参考文献
1) 日本リハビリテーション医学会，他(編)：がんのリハビリテーションガイドライン．金原出版，2013
2) 越智隆弘(編)：最新整形外科学大系 20 骨・軟部腫瘍および関連疾患．中山書店，2007

〔高木 啓至〕

3 広範切除術後　下腿近位部

病態・障害
- 下腿近位部悪性骨腫瘍に対する腫瘍広範切除術では，大腿遠位部とは異なり，大腿四頭筋は温存されるが，付着部である下腿近位部が腫瘍と一塊に切除される．そのため，大腿四頭筋腱(膝蓋腱)は切離され，人工腱，腸脛靱帯，腓腹筋などを用いた機能再建が必要となる．術後は膝関節伸展筋力低下，エクステンションを中心とした膝関節伸展機能障害を顕著に認める．
- 骨欠損部の再建には腫瘍用人工膝関節が用いられることが多いが，膝蓋腱を解剖学的位置に再建するために，同種骨，自家処理骨(放射線照射，オートクレーブ処理，パスツール加温処理など)を用いた再建も行われている．

評価
- 診療録から手術所見，血液検査所見などの医学的情報を収集する．手術所見では脛骨切除範囲や切除・切離筋およびそれらに対する機能再建方法，術中角度・安定性などを確認する．また血液検査所見(白血球，血小板，アルブミンなど)から全身状態を把握し，治療副作用の有無および運動に対するリスク管理を行う．
- 理学療法評価では，ROM，筋力，疼痛，下肢周径，下肢長などを評価する．ROMでは膝・足関節の可動性を評価する．手術侵襲が大きく，疼痛，腫脹により術後早期は膝関節屈曲制限を認めることが多い．さらに，再建方法によっては腓腹筋により人工関節を被覆する場合があり，足関節背屈制限の原因となる．
- 筋力に関しても膝・足関節周囲筋を中心に評価するが，エクステンションを顕著に認め，改善に難渋することが多い．筋力が発揮できるようになれば，ハンドヘルドダイナモメーターを用いた客観的な筋力評価が有用である．
- 荷重開始後は，荷重量や立位姿勢観察および歩容，速度，距離(持久性)，安全性など歩行実用性の評価を行う．下腿近位部悪性骨腫瘍においても，膝関節伸展筋力低下に伴う膝関節伸展位(ロッキング)歩行が特徴となる．

治療/介入(表Ⅰ-69, 図Ⅰ-76)
❶ 化学療法による副作用を認める場合
- 化学療法の副作用には，悪心，嘔吐，食欲不振などの即時型副作用(投与後24時間以内)，白血球・血小板減少(骨髄抑制)などの早期型副作用(投与後数日から2週間以内)がある．これらの副作用を認める場合においても全身状態に応じて理学療法を継続し，休止期間を可能な限り短縮することが廃用症候群の予防につながる．

(1) 患部外トレーニング
- 循環動態の改善を目的として，両下肢挙上位にて5～10分程度のカーフパンピングを行う．
- 股関節屈曲，外転，内転，伸展方向への等尺性運動を3秒間，各20回行う．

(2) 筋力増強運動
- 大腿四頭筋の筋収縮賦活を目的として，大腿四頭筋セッティングを3分程度行う．

(3) 全身調整運動
- 自覚症状に応じて，朝・昼・夕食の時間帯に20～30分程度のギャッチベッドによるリクライニング座位または，車椅子座位を実施する．

❷ ROM制限が強い場合
(1) 物理療法
- 炎症や循環障害による顕著な疼痛を認める場合は，理学療法前・後にアイシングを10～15分程度施行する．

(2) ROM運動
- 術創部が広範囲であり，腫脹・疼痛に加えて，組織癒着や瘢痕化による膝関節屈曲可動域制限が問題となる．炎症期では(1)を併用しながら，創部周囲皮膚や膝蓋骨モビライゼーションを5～10分程度実施する．
- 炎症期以降は温熱療法や超音波療法を実施する．
- モビライゼーション，物理療法施行後に自己他動運動，下垂による自重を利用した持続伸張ストレッチングを10～15分程度実施する．
- リラクセーションがはかられ防御収縮が軽減すれば，疼痛に応じて他動運動による膝関節屈曲へのストレッチングを背臥位(もしくは座位)，腹臥位にて各5分程度実施する．

(3) 筋力増強運動(大腿四頭筋)
- 3～5秒間持続収縮させ，大腿四頭筋セッティングを5分程度行う．
- 筋収縮が十分発揮可能となれば，下垂位からの自動膝伸展運動を10回×2セット行う．
- 筋力の改善に合わせて抵抗運動を開始するが，5～10回×2～3セット反復できる程度の

表Ⅰ-69 主な治療/介入のプログラム例

化学療法による副作用を認める場合	ROM 制限が強い場合	筋力低下が強い場合	エクステンションラグが強い場合
患部外トレーニング ・カーフパンピング ・股関節周囲筋等尺性運動 筋力増強運動 ・大腿四頭筋セッティング 全身調整運動 ・ギャッチベッドによるリクライニング座位 ・車椅子座位	物理療法 ・アイシング ROM 運動 ・物理療法 ・モビライゼーション ・持続伸張ストレッチング ・他動的ストレッチング 筋力増強運動 ・大腿四頭筋セッティング ・自動膝伸展運動 ・抵抗運動 ・CKC トレーニング 歩行練習 ・平行棒→松葉杖→杖→独歩 ADL 練習 ・床からの立ち上がり ・階段昇降 ・入浴動作 ・自転車エルゴメータ	物理療法 ・アイシング 筋力増強運動 ・大腿四頭筋セッティング ・自動膝伸展運動 ・抵抗運動 ・CKC トレーニング ROM 運動 ・モビライゼーション ・持続伸張ストレッチング ・他動的ストレッチング 歩行練習 ・平行棒→松葉杖→杖→独歩 ADL 練習 ・床からの立ち上がり ・階段昇降 ・入浴動作 ・自転車エルゴメータ	物理療法 ・アイシング 筋力増強運動 ・電気刺激療法 ・大腿四頭筋セッティング ・自動膝伸展運動 ・抵抗運動 ・代償筋トレーニング ・CKC トレーニング ROM 運動 ・モビライゼーション ・持続伸張ストレッチング ・他動的ストレッチング 歩行練習 ・平行棒→松葉杖→杖→独歩 ・ロッキング歩行指導 ADL 練習 ・床からの立ち上がり ・階段昇降 ・入浴動作 ・自転車エルゴメータ

負荷量で実施する.

(4) 歩行練習
・段階的に平行棒内,松葉杖,1本杖での歩行練習を,荷重スケジュールおよび下肢支持機能に合わせて進める.おおよその目安は,荷重量が体重の約90％を超えた段階で1本杖歩行練習を開始する.

(5) ADL 練習
・退院時期に応じて,階段昇降や床からの立ち上がり,入浴動作を指導する.
・階段昇降では降段動作に難渋することが多く,手すりを使用しながらの反復練習が必要となる.
・若年罹患者が多いため,必要に応じて医師の許可のもと自転車エルゴメータ駆動練習を実施する.

❸ 筋力低下が強い場合
(1) 物理療法
・炎症や循環障害による顕著な疼痛を認める場合は,理学療法前・後にアイシングを10〜15分程度施行する.

(2) 筋力増強運動(大腿四頭筋)
・3〜5秒間持続収縮させ,大腿四頭筋セッティングを5分程度行う.
・筋収縮が十分発揮可能となれば,下垂位からの自動膝伸展運動を10回×2セット行う.
・筋力の改善に合わせて抵抗運動を開始するが,5〜10回×2〜3セット反復できる程度の負荷量で実施する.
・荷重開始以降は,スクワットやランジ動作など,閉鎖性運動連鎖(closed kinetic chain；CKC)トレーニングを5〜10回×2〜3セット実施し,荷重位での体重支持機能の向上をはかる.

骨軟部腫瘍 | 179

骨・関節

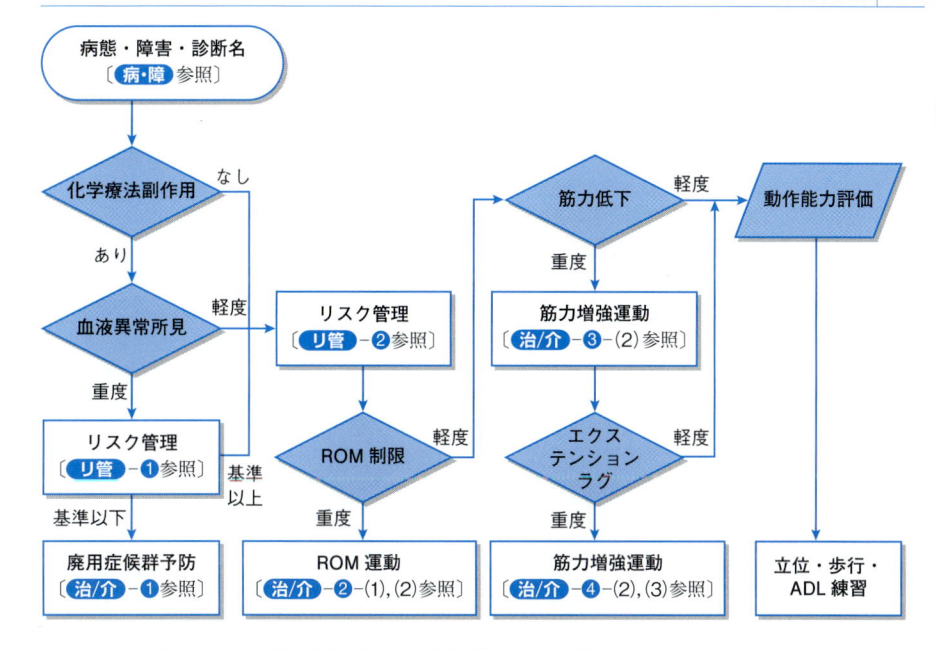

図Ⅰ-76 骨軟部腫瘍 広範切除術後(下腿近位部)の臨床判断

(3) ROM運動
- 創部周囲皮膚や膝蓋骨モビライゼーションを5～10分程度実施する．
- モビライゼーション後に自己他動運動や下垂による自重を利用した持続伸張ストレッチングを程度実施する．その後，疼痛に応じて他動運動へ進める．
- リラクセーションがはかられ防御収縮が軽減すれば，疼痛に応じて他動運動による膝関節屈曲方向へのストレッチングを背臥位(もしくは座位)，腹臥位にて各5分程度実施する．

(4) 歩行練習
- 段階的に平行棒内，松葉杖，1本杖での歩行練習を，荷重スケジュールおよび下肢支持機能に合わせて進める．おおよその目安としては，荷重量が体重の約90％を超えた段階で1本杖歩行練習を開始する．

(5) ADL練習
- 退院時期に応じて，階段昇降や床からの立ち上がり，入浴動作を指導する．
- 階段昇降では降段動作に難渋することが多く，手すりを使用した反復練習が必要となる．
- 若年罹患者が多いため，必要に応じて医師の許可のもと自転車エルゴメータ駆動練習を実施する．

❹ エクステンションラグが強い場合
(1) 物理療法
- 炎症や循環障害による顕著な疼痛を認める場合は，内服薬によるコントロールに加えて理学療法前・後にアイシングを10～15分程度施行する．

(2) 筋力増強運動(大腿四頭筋)
- 低周波による電気刺激療法を併用しながら3～5秒間持続収縮させ，大腿四頭筋セッティングを5分程度行う．
- 筋収縮が十分発揮可能となれば，低周波による電気刺激療法を併用し，下垂位からの自動膝伸展運動を10回×2セット行う．
- 筋力の改善に合わせて抵抗運動を開始するが，5～10回×2～3セット反復できる程度の負荷量で実施する．
- 荷重開始以降は，スクワットやランジ動作な

ど，CKCトレーニングを5〜10回×2〜3セット実施し，荷重位での体重支持機能の向上をはかる．

(3) 筋力増強運動(代償筋：大殿筋，ハムストリングス，腓腹筋)
- 荷重位での膝関節伸展作用のある大殿筋，ハムストリングス，腓腹筋に対して，膝関節伸展代償機能(機能的膝伸展)の強化を目的としたトレーニングを実施する．まずは，ゴムチューブや重錘を用いて5〜10回×2〜3セット反復できる程度の負荷量を設定し，徐々に負荷量を漸増させていく．

(4) ROM運動
- 創部周囲皮膚や膝蓋骨モビライゼーションを5〜10分程度実施する．
- モビライゼーション後に自己他動運動や下垂による自重を利用した持続伸張ストレッチングを程度実施する．その後，疼痛に応じて他動運動へ進める．
- リラクセーションがはかられ防御収縮が軽減すれば，疼痛に応じて他動運動による膝関節屈曲方向へのストレッチングを背臥位(もしくは座位)，腹臥位にて各5分程度実施する．

(5) 歩行練習
- 段階的に平行棒内，松葉杖，1本杖での歩行練習を，荷重スケジュールおよび下肢支持機能に合わせて進める．おおよその目安としては，荷重量が体重の約90％を超えた段階で1本杖歩行練習を開始する．
- エクステンションラグが強く残存している場合は，歩行時の膝折れを防止するためにロッキング歩行を指導する．

(6) ADL練習
- 退院時期に応じて，階段昇降や床からの立ち上がり，入浴動作を指導する．
- 階段昇降では降段動作に難渋することが多く，手すりを使用しながらの反復練習が必要となる．
- 若年罹患者が多いため，必要に応じて医師の許可のもと自転車エルゴメータ駆動練習を実施する．

リスク管理
❶ 中止基準(血液検査所見)
- 一般的ながんリハビリテーションにおける中止基準は，ヘモグロビン7.5 g/dL以下，血小板50,000/μL以下，白血球3,000/μL以下とされている．

❷ 運動・荷重制限
- 手術後方法により異なるため，当院での腫瘍広範切除術，腫瘍用人工膝関節全置換術における標準的プログラムを提示する．

(1) 筋力増強運動
- 大腿四頭筋：等尺性運動(大腿四頭筋セッティング)は制限なし，自動・抵抗運動は術後6週〜．

(2) ROM運動
- 膝関節屈曲：術後6週〜，それまでは膝伸展固定装具装着．
- 膝関節伸展：制限なし．

(3) 荷重練習
- 1/3部分荷重は術後4週〜，2/3部分荷重は術後5週〜，全荷重は術後6週〜．

経過・予後
- 下腿近位部悪性骨腫瘍に対する腫瘍用人工膝関節置換術では，再置換率が15.1％[1](術後約4年)と高く，さらにベアリングブッシュなどの内部部品や固定スクリューの破損はそれよりも短期間でおこる．そのため，人工関節保護を目的とした膝関節装具や歩行補助具の使用について考慮する必要がある．

● 引用文献
1) 藤田郁夫，他：腫瘍用人工関節による患肢温存手術〜10年以上の長期成績を中心に〜．関節外科 21：1046-1053, 2002

● 参考文献
1) 日本リハビリテーション医学会，他(編)：がんのリハビリテーションガイドライン．金原出版, 2013
2) 越智隆弘(編)：最新整形外科学大系20 骨・軟部腫瘍および関連疾患．中山書店, 2007

〔高木　啓至〕

スポーツ外傷・障害

スポーツ外傷・障害
1 バスケットボール

・バスケットボールは，ルール上において非接触的なプレーを基本とし，パスやドリブルで相手コートに攻め込み，ジャンプや急激な方向転換，ストップ動作などスピーディーな攻守交替のなか，勝敗を競う．本競技はスポーツのなかでも外傷や障害の発生頻度が高いスポーツの1つである(図Ⅰ-77)．

・パス動作では，味方からのパスを受けるときや相手のパスをカットしたときに，誤って手指の捻挫や脱臼，骨折がみられる．

・ドリブル動作では，動作時に発生する代表的な疾患として足関節内反捻挫や前十字靱帯損傷があげられる．足関節内反捻挫は，ステップ動作における切り返し時にバランスを崩し発生することが多い．治療については受傷後より患部の安静を保ち，痛みが消失することにより競技復帰できることもしばしばみられる．しかし，適切な治療を受けず受傷を繰り返し，慢性的な痛みや足関節のゆるさを訴える場合もある．発生後はRICE処置を基本とし，装具装着や腓骨筋の筋力増強，バランス練習などによる再発予防トレーニングが重要である．前十字靱帯損傷は切り返し動作や急激なストップ動作，ジャンプ着地動作におけるknee-in，toe-outで発生するいわゆる非接触型が多い．前十字靱帯の完全断裂では靱帯再建の手術を必要とし，筋力増強運動や動作練習などの復帰プログラムを実施する必要がある．

・ジャンプ動作では，ジャンプ着地時に相手の足に乗ることによる足関節内反捻挫や着地動作時に前十字靱帯損傷の発症がみられる．またクラブ活動における練習時間が比較的長い傾向がみられるため，ジャンパー膝や成長期に発生するオスグッド・シュラッター(Osgood-Schlatter)病，下腿部ではシンスプリントや疲労骨折がオーバーユースを起因とし発生する．

・その他，コンタクトプレーによる打撲や骨折，脱臼，相手の膝が大腿部を強打する筋挫傷は，非接触的なルールながら激しいボールの奪い合いのなか発生する．

(和田　哲宏)

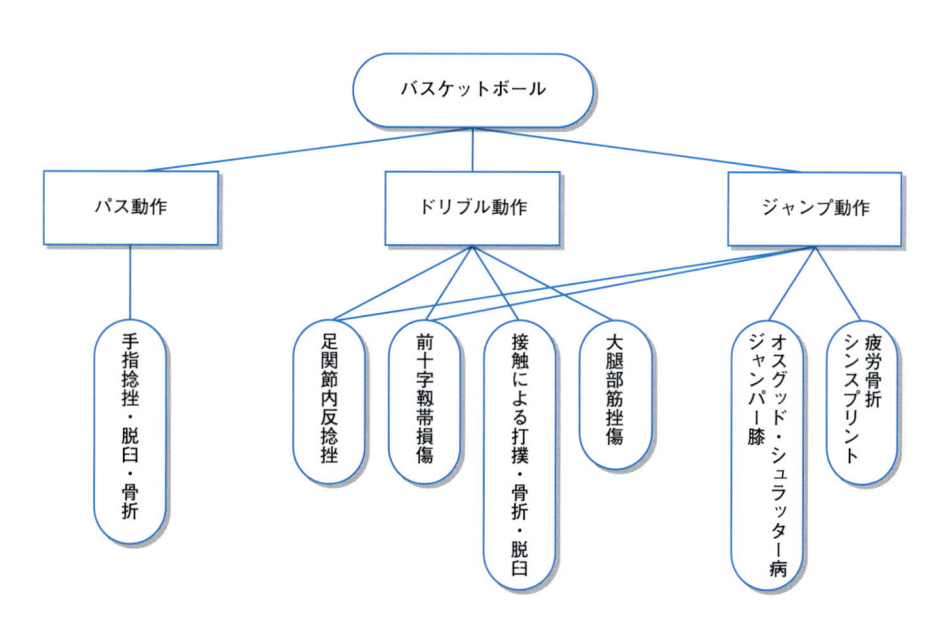

図Ⅰ-77　バスケットボールの外傷・障害

スポーツ外傷・障害
2 バレーボール

- バレーボールは，ネットを挟み，攻撃ではサーブやスパイク，守備においてはブロックやレシーブにより，相手コートにいかにボールを落とすかを競う競技である．競技人数は6人制や9人制，ネットの高さは年代や性別により異なる（図Ⅰ-78）．
- スパイク動作では，オーバーユースやセッターからのボールトスが安定しない場合，無理な体勢でのスパイクとなることで肩関節に過剰なストレスが加わり，インピンジメント症候群や関節唇損傷がみられる．また，腰部には過度な回旋，伸展のストレスにより筋筋膜性腰椎症や腰椎分離症がみられる．
- ジャンプ着地動作やレシーブ動作では，足関節内反捻挫が競技特性上よくみられる．受傷機転はスパイクやブロックの着地時にバランスを崩すことや味方選手の足を踏むこと，ネット際でセンターラインを越えて相手選手の足を踏み受傷するケースがみられる．レシーブ時には，捕球姿勢の重心が高い状態で相手からのスパイクに反応し受傷するケースがみられる．捻挫の重症度や受傷後の不適切な対応方法によっては，靱帯の慢性的な痛みやゆるみとなりプレーに支障をきたすおそれがある．そのため，受傷早期からのRICE処置や装具装着，腓骨筋の筋力増強やバランス練習などの治療が重要である．また，練習時間は比較的長いことが多く，オーバーユースを起因とした膝伸展機構障害であるジャンパー膝やオスグッド・シュラッター（Osgood-Schlatter）病がみられる．予防には大腿四頭筋のストレッチングや練習後のRICE処置，練習時間の管理も重要である．また不適切な構えやジャンプ着地動作でknee-in, toe-outとなり，半月板損傷や前十字靱帯損傷がみられる．またレシーブ時には「後ろからアキレス腱部を誰かに蹴られた」との感覚を訴えるアキレス腱損傷がみられる．
- パスやブロック動作では，オーバーハンドパス時やブロック時に手指の捻挫や脱臼，骨折がしばしばみられる．

（和田　哲宏）

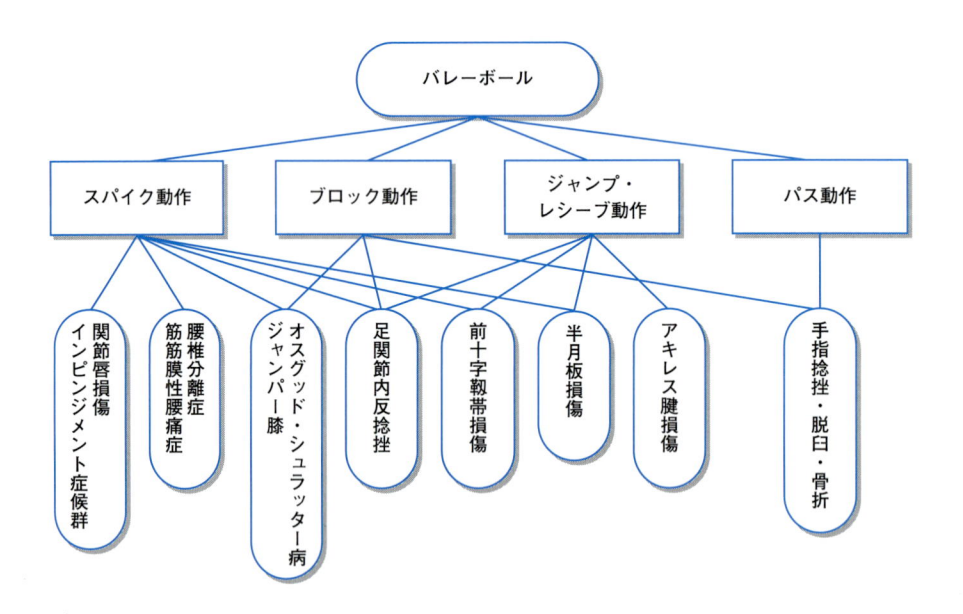

図Ⅰ-78　バレーボールの外傷・障害

スポーツ外傷・障害
3 ラグビー

- ラグビーは，格闘技要素が強く，コリジョン（衝突）スポーツといわれている．15人の選手が各ポジションに分かれ，攻撃はパスやランニング，キックやラック，モールなどの密集戦を通じて相手陣へ攻め込み，守備はタックルで攻撃を止めボールを奪い返す．相手をかわす瞬発的な動きとともに持久力も必要とする．試合時間や選手数，ルールは年代や種目により異なる．競技特性上，コンタクト動作による受傷が多いスポーツの1つである（図I-79）．
- タックル動作では，アクシデントや技術の未熟さ（円背姿勢や頭部が殿部より下がる，相手の正面に頭部がくるいわゆる逆ヘッド）により，コンタクト時に頭部を強打し脳震盪や時に頚髄損傷がみられる．またタックルの際には肩を相手の体に当てにいくため，強打によるバーナー症候群や鎖骨骨折，肩関節の外転，外旋が強制されることで肩関節脱臼がみられる．予防や復帰に際して頚部筋や正しいタックル姿勢を保つ筋力増強，動作習得が重要である．
- スクラム動作では，スクラム姿勢を保持する動作の特性上，筋筋膜性腰痛症や腰部椎間板ヘルニアがみられる．また相手と組み，コンタクト（セット）時に崩れることで時に頚髄損傷がみられる．
- ラックやモールなどのコンタクトプレーや密集時では，打撲や相手の体重が膝関節部にのることで外反強制が加わり，膝内側側副靱帯損傷がみられる．
- ランニング動作では，トップスピードでの走りや緩急をつけた切り返し動作を必要とする．そのために過負荷やオーバーユースにより大腿四頭筋や大腿二頭筋の肉離れが生じる．また側方からのタックルや切り返し動作時に，不適切な下肢のポジションであるknee-in, toe-out動作が生じることで，半月板損傷や前十字靱帯損傷，ステップ動作時に側方にバランスを崩すことで足関節内反捻挫がみられる．
- パス動作では，ボールを取り損ねることで手指捻挫が初心者においてみられる．

（和田　哲宏）

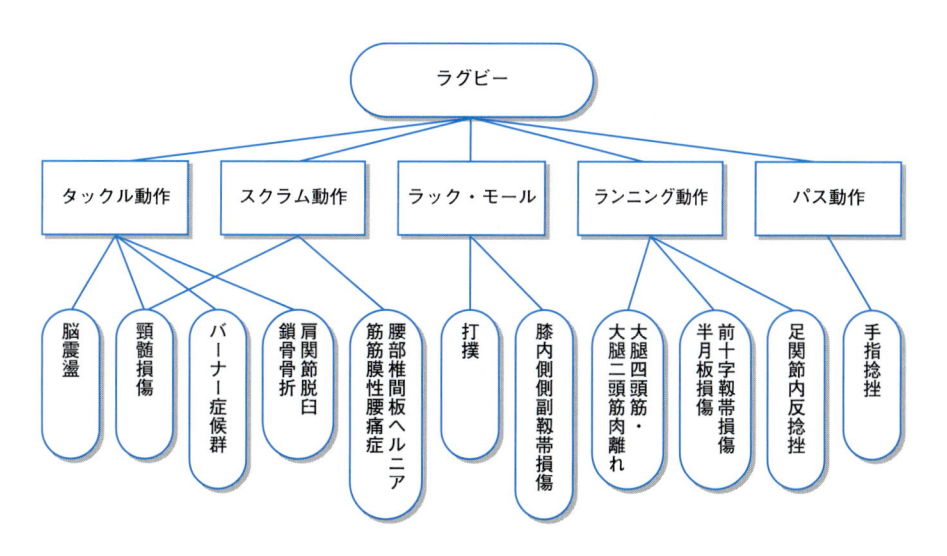

図I-79　ラグビーの外傷・障害

スポーツ外傷・障害
4 野球

- 野球は，投球動作，打撃動作，守備動作，ランニング動作といった基本的動作のなか，攻守に分かれ勝敗を競う．学年や所属の野球団体により，攻守の回数や球の種類（軟式・準公式・硬式），重さなどルールが異なる．また，練習内容や日数，時間においても各チームや団体においてさまざまであるが，練習時間は各チームとも長い傾向にある（図Ⅰ-80）．
- 投球動作では，いわゆる野球肩（インピンジメント症候群や関節唇損傷，胸郭出口症候群など）（→104頁）や野球肘（上腕骨小頭障害や内側側副靱帯損傷など）（→121頁）が代表的な疾患であり，骨や靱帯，軟骨，神経など障害部位はさまざまである．発症には年齢（骨端線の閉鎖前後）やポジションが関係し，柔軟性の低下や投球フォーム，オーバーユースなどの問題が考えられる．治療にはストレッチングや投球フォーム指導，投球復帰に向けた球数や投球距離の調整など，段階的な治療プログラムが重要である．
- 打撃動作では，バットスイング時に腰の伸展・回旋ストレスによる筋筋膜性腰痛症や腰椎分離症，膝の回旋ストレスでは半月板損傷がみられ，オーバーユースに起因する問題やバッティングフォームの問題が考えられる．デッドボール時では骨折や打撲が生じ，特に頭部へのデッドボールは脳震盪とともに硬膜下血腫の発症を疑い，受傷後の症状に注意する必要がある．
- 守備動作では，打球が胸に強打することで起こる心臓震盪には十分な注意が必要である．またアクシデントにより選手間同士の交錯や誤った捕球体勢において打撲や骨折，出血を伴った外傷などが発生し，時に頸髄損傷の危険性も考えられ注意が必要である．
- ランニング動作では，ベースランニング時にベースの踏み間違いによる足関節内反捻挫や，長時間のランニング練習により膝蓋靱帯炎やオスグッド・シュラッター（Osgood-Schlatter）病，打撃後の疾走や捕球時のランニング動作において大腿二頭筋の肉離れがみられる．

（和田　哲宏）

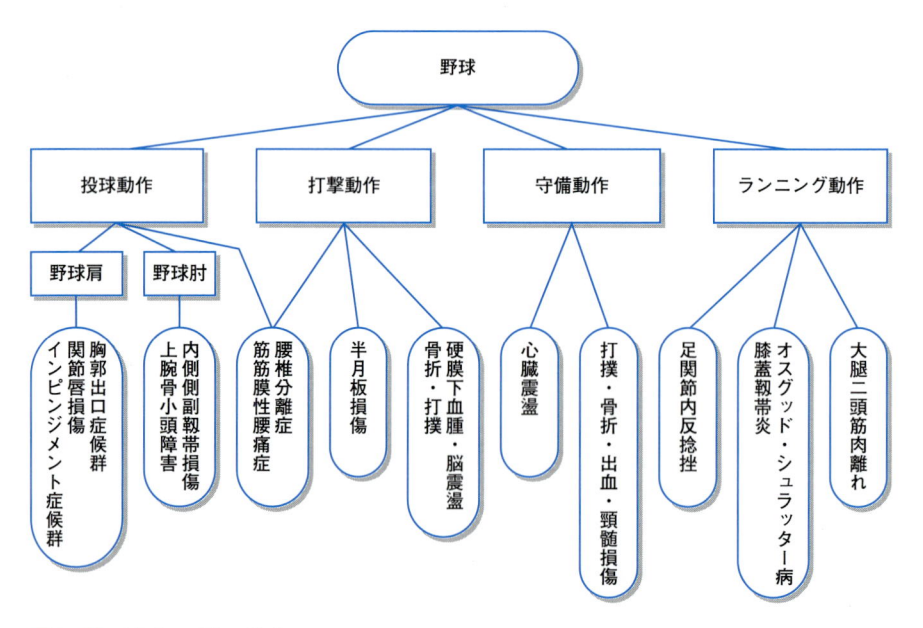

図Ⅰ-80　野球の外傷・障害

スポーツ外傷・障害

5 サッカー

- サッカーは，性別を問わず，世界中で最もポピュラーなスポーツの1つといわれている．サッカーによる外傷・障害の多くは足関節で生じており，その多くは内がえしによる捻挫である．次いで，膝関節・下腿部・足部と続き，下肢の傷害が全体の74％を占めると報告されている．膝関節は靱帯損傷・半月板損傷が多いが，日本女子代表の活躍から女子の競技人口も増加し，傷害の増加と重症度も増すと予測される．すでに足関節と膝関節は男子選手より受傷割合と重症度が高いという報告がなされている(図Ⅰ-81)．

- 足関節は内反捻挫が大半を占めるが，地面を誤って蹴った場合の外がえし強要による外反捻挫やキック後の最大底屈時にコンタクトした場合の底屈強制による前方関節包損傷も散見される．それぞれ，メカニカルストレスの大きさにより靱帯の損傷度合いが変わり，最悪の場合は骨折に至る．

- 膝関節は，半月板損傷や滑膜ヒダ障害，そして前十字靱帯損傷が多い．サッカーにおける靱帯損傷の場合，前十字靱帯単独損傷は約20〜30％といわれており，約半数に半月板損傷を合併するという報告もあることから，早期にMRIなどで確定診断を受ける必要がある．

- 下腿部は成長期であればオスグッド・シュラッター(Osgood-Schlatter)病やシンスプリント，脛骨と腓骨の疲労骨折が多い．対症療法に委ねられることも多いが，下腿全体のアライメントを考えた足底挿板療法や，対象筋のストレッチングなど，総合的に考えた予防も重要となってくる．治療はそれぞれの傷害に対する治療のみではなく，チームプレー復帰後を考え，フィジカルコンタクトに耐えうる，また再損傷予防の視野に入れた全身トレーニングも必要になってくる．国際サッカー連盟(FIFA)の医学評価研究センター(F-MARC)は傷害予防プログラムとしてFIFA11＋を考案した．これは3パート，15エクササイズからなるウォーミングアッププログラムで，20分程度で実施可能である．

(福本 貴彦)

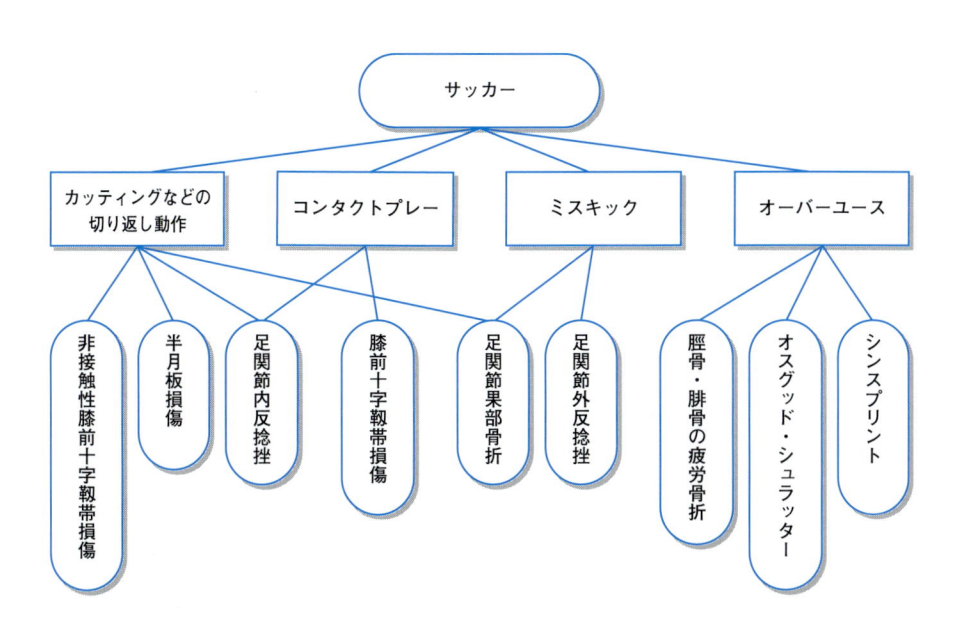

図Ⅰ-81 サッカーの外傷・障害

スポーツ外傷・障害
6 テニス

- テニスによる急性外傷の最も多い部位は，足関節で次に肘関節，手関節，ふくらはぎ，肩関節，腰部，膝関節となっており，けがの種類では多い順に，捻挫，肉離れ，打撲，腱損傷，骨折，靱帯損傷などである．ボールを追いかけて急激なダッシュやストップを行う際に，下肢や腰に大きな負担がかかることが下肢の受傷原因である．また，上肢の受傷原因は，転倒で地面に手をつくことである（図Ⅰ-82）．
- レクリエーションレベルで特徴的な慢性障害の部位としては，多い順に肘関節，手関節，膝関節，腰部，肩関節であり，障害の種類は，腱鞘炎，関節炎，腱周囲炎である．最も多いのが上肢の筋力に依存したスイングを多用することにより発症するテニス肘である．テニス肘（→118頁）は，下肢からの運動連鎖を伴わない上肢の筋力に依存したスイングが原因となって発症する外側上顆炎や内側上顆炎の総称である．
- 上級者の慢性障害は，プレー時間の延長により下肢への負荷が増加することで殿部，腰部，下肢の筋膜炎や疲労骨折の発症が増加することが特徴である．サーブは，投球動作と類似した動作であるが，慢性障害の視点からは，まったく異なった運動である．上級者になればなるほど，肩・肘関節の慢性障害の発生頻度の割合は減少する傾向である．
- 高校生を対象とした調査では，サーブの練習による腰部の過用障害が多く認められるのが特徴である．サーブでは，体幹伸展位位でジャンプと同時に体幹の屈曲・回旋運動を行ってボールを打つ動作を繰り返し行うことが，腰部障害を発症する要因である．
- 40歳以上のレクリエーションレベルでは，テニス肘，テニスレッグ，腰椎椎間板ヘルニア，足関節捻挫，肩腱板炎に加えて，膝関節周囲の変形性膝関節症や膝蓋大腿関節症などの関節症が多く認められることが特徴であるが，テニスそのものが原因というより，潜在的にあった症状がテニスによって悪化したと考えるのが妥当である．

(吉本　陽二)

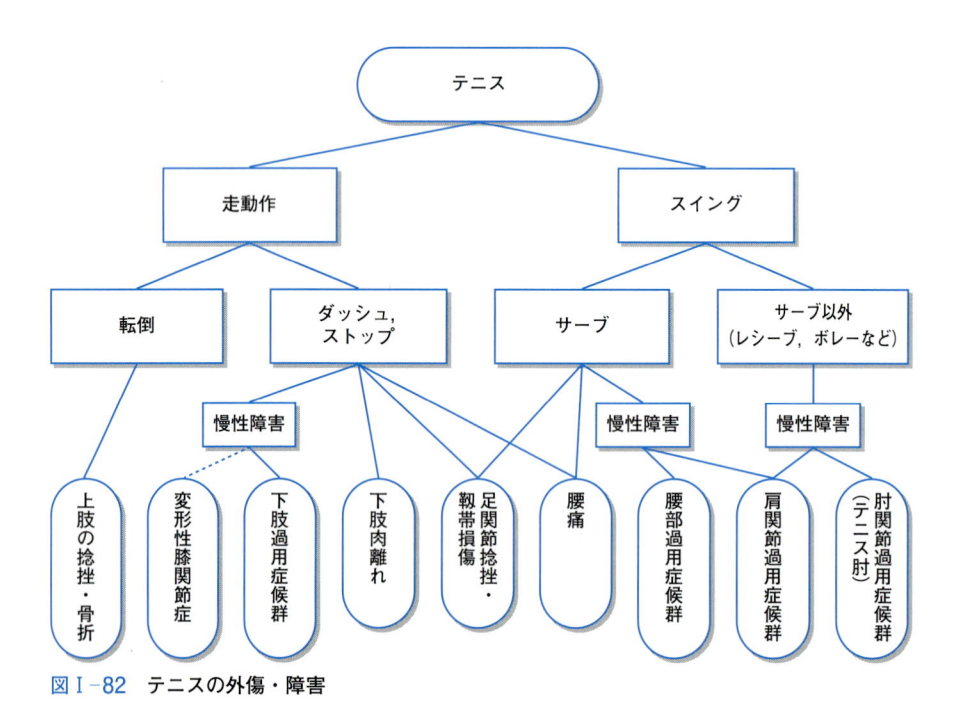

図Ⅰ-82　テニスの外傷・障害

スポーツ外傷・障害

7 スキー

- スキーでよくみられる外傷は，内側側副靱帯損傷や前十字靱帯損傷などの膝関節靱帯損傷が多く，続いて頭部・顔面切挫傷，下腿骨骨折である．上肢では，肩関節脱臼，上腕骨骨折が頻発外傷であり，体幹では，腰背部の打撲や捻挫が多い．受傷機転は単独転倒によるものがほとんどだが，スキーヤー同士の衝突も約２割を占める．慢性障害では疲労性腰痛が多い．前十字靱帯損傷はスキーによる全傷害の約３割を占め，発生率は男性に比べて女性が約２倍である（図Ⅰ-83）．
- スキー傷害のもう１つの特徴は，用具の改善によって様相が大きく変化してきたことである．セーフティーバインディングの開発により足関節の骨折・捻挫の発生率は1/10以下に減少した．また，プラスチック製のハイバックブーツは足関節傷害を減少させたが，逆に脛骨骨折や前十字靱帯損傷を増加させる要因ともなった．また，カービングスキーは滑走姿勢に大きな変化をもたらした用具である．従来のスキーに比べ，レクリエーションレベルでも容易に高速ターンが可能となったが，ターン中の遠心力に抗して姿勢を保つ必要から大腿四頭筋を強く収縮させた滑走方法となることが多い．このとき，バランスを崩して後方重心になると脛骨の前方引き出しが強制され，さらに下腿がブーツによって前方に押し出されることにより，前十字靱帯損傷や脛骨高原骨折が発生しやすいとされている．スキーの傷害予防は，スキーそのものの動作特性とともに，用具の形態や機能にも留意することが重要である．
- ski boots compression syndrome や skier's thumb は，スキーによって発生した傷害であることを示す呼称である．ski boots compression syndrome は，スキー靴のバックルを長時間にわたり強く締め付けることによって生じる足根管症候群であり，足指の痺れや知覚鈍麻などの深腓骨神経麻痺や後脛骨神経麻痺の症状を呈する．skier's thumb は，ストックを握ったまま転倒した際，母指外転が強制されることによって生じるCM関節の尺側側副靱帯損傷である．

(吉本　陽二)

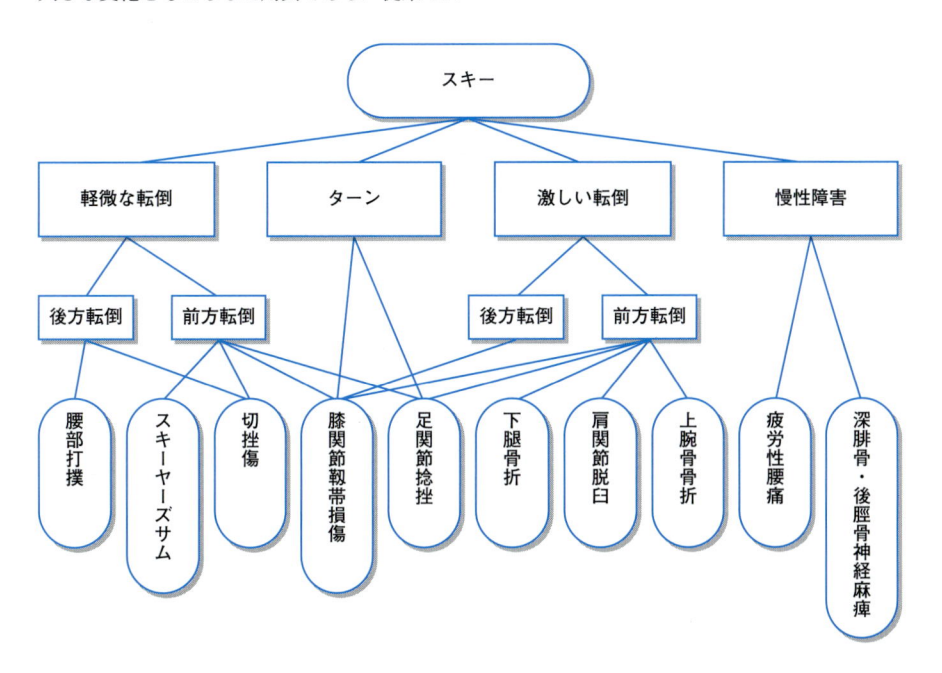

図Ⅰ-83　スキーの外傷・障害

スポーツ外傷・障害
8 スノーボード

- スノーボードにおける外傷部位は，半数以上が上肢であり，スキーに比べて脊髄損傷，頭部外傷が多いのが特徴である．上肢外傷が多い要因は，転倒時に解放されるセーフティーバインディングがなく同一平面上に両足を固定されているうえに，ストックによる支持ができないため，転倒時に上肢で衝撃を受けるケースが多いことによる．上肢の外傷では骨折が最も多く，次いで肩・肘関節の脱臼が多い．下肢の外傷では前方転倒時の足関節捻挫が多く，距骨外側突起骨折に至る場合もあり，snowboarder's ankle と呼ばれる．左右の発生頻度を比較すると，左下肢を前方に滑走するレギュラースタンスが多いため左側の受傷が多く，スキーにはない特徴といえる（図Ⅰ-84）．

- スノーボードは，特に近年，ファッション性の高いウエアの普及やオリンピックでのメダル獲得などにより，若者が選択するウィンタースポーツの代表格となっている．スノーボードには，単に滑走することに加えてジャンプの要素があり，一般的なゲレンデにも小さなジャンプ台（キッカー）が設置されており，1年間に数回レジャーで楽しむ程度の滑走者であっても，ある程度上達すると指導を受けずにジャンプに挑戦する場合が多い．頭部や脊柱の外傷は，硬膜外血腫や脊髄損傷が多く，上肢で衝撃吸収ができないほど大きな外力が加わる激しい転倒が受傷原因となっている．上級者においても，滑走よりもジャンプを楽しむ傾向があることが，重傷化の原因と考えられる．そのために受傷者の男女比では，約2倍男性に多く，そのほとんどがジャンプが受傷機転となっている．

- スノーボードを始めて1シーズン目の受傷が多いのも特徴である．初心者特有の受傷機転は"逆エッジ転倒"である．これはゆるやかな斜面でエッジを寝かせて滑走しているときに不意におこるため，気がゆるんだ状態で突然転倒し，十分な転倒防御姿勢がとれないまま受傷に至る．

- スノーボードは，スキーと同様に身体を強固に防御することなく高速で斜面を滑り降りるスポーツであり，突発的な状況の変化に対応できる基礎的な体力と危険性に対する認識をもって競技に臨むことが重要である．　　（吉本　陽二）

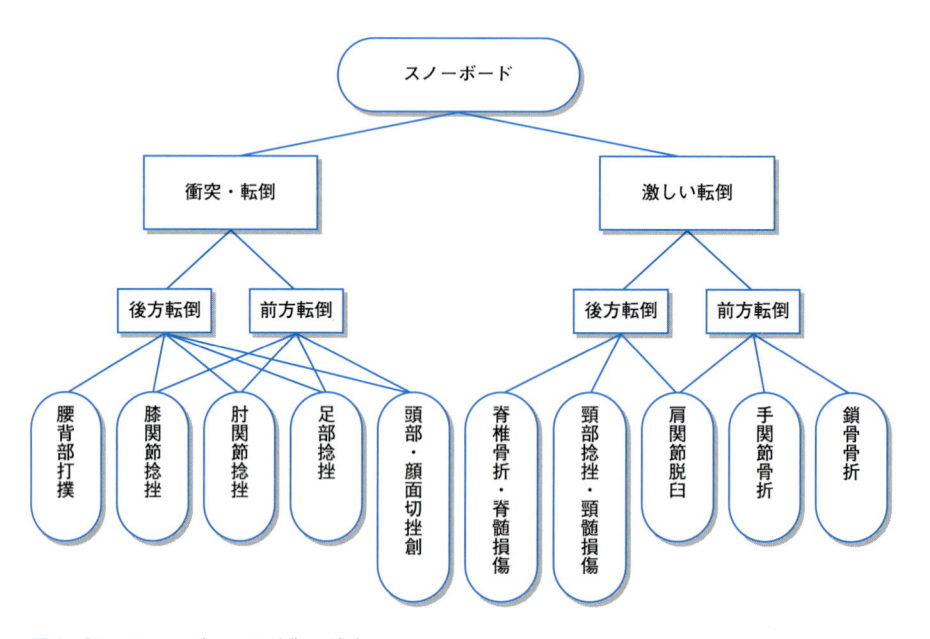

図Ⅰ-84　スノーボードの外傷・障害

スポーツ外傷・障害
9 剣道

- 剣道は相対する競技者が，剣道着と防具を着用し，竹刀を持って互いに相手の有効打突を競い合うもので，板床上を裸足で行う競技である．剣道の基本的姿勢は，利き手・利き足にかかわらず，右手右足が前，左手左足が後ろで，つま先立ちの構えから左足で蹴り出し，右足で踏み込みを行う（図Ⅰ-85）．

❶ 外傷について

- 剣道に特徴的な外傷として，打突動作の蹴り出し初期に生じる左足のアキレス腱断裂や下腿三頭筋肉離れがある．これは，剣道特有のつま先立ち姿勢が，下腿三頭筋やアキレス腱をtightにし，その状態のまま急激な蹴り出しを行うことで，その部位に大きな伸張ストレスが加わるからである．その他，剣道場の床面の不具合が原因でおこる爪の剥離，足底部裂傷や打突動作の際に生じる竹刀の折損による眼球損傷，さらに不慣れでかつ不当な突き技による鎖骨骨折や転倒した際におこる足関節捻挫，後頭部打撲，脳震盪，頸椎損傷がある．

❷ 障害について

- 障害については下肢に多く，シンスプリント，足底筋膜炎，踵骨脂肪体炎，足部の疲労骨折，第一中足骨種子骨障害などがある．これは板床上を裸足で行う競技のため，右足は強い踏み込みの衝撃による圧縮ストレスで生じる．左足は，足部 toe-out で蹴り出しを行う選手にアーチ低下を引き起こしていることが多いため，フォームと強い蹴り出しによる下腿・足部への伸張ストレスで生じる．
- 下肢に引き続いて障害が多い部位は腰部（腰椎椎間板ヘルニア，筋・筋膜性腰痛症）である．これは，打突後の体当たりによる腰椎伸展強制や剣道特有の構えと打突などの応変な動き（右手右足前）のために生じる．その他，繰り返される竹刀の上下左右への素振り，打突動作のオーバーユースによる前腕の屈筋腱・伸筋腱の腱鞘炎や肘頭骨端炎，尺骨疲労骨折がある．

- これらの傷害予防には柔軟性改善のためのストレッチングや正しいフォーム指導が重要である．

（貴志　真也）

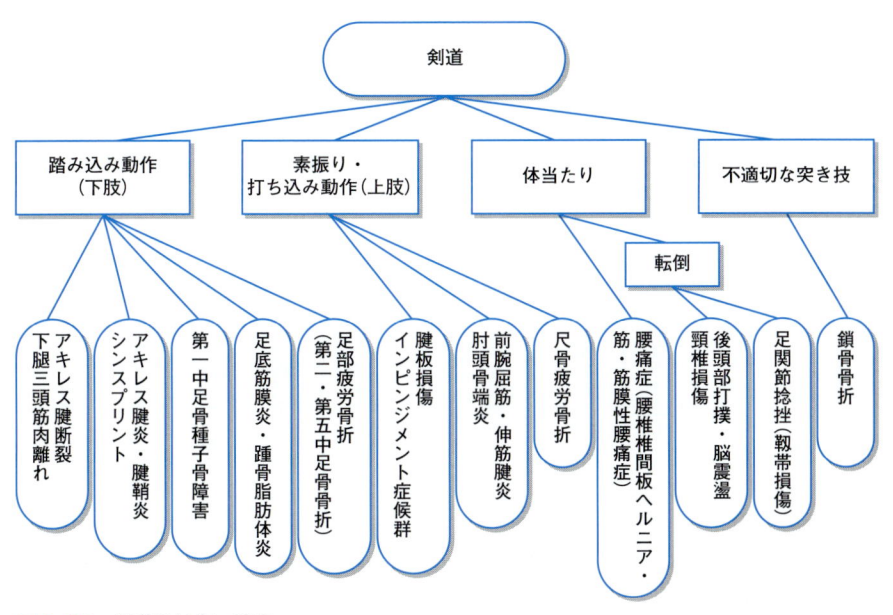

図Ⅰ-85　剣道の外傷・障害

スポーツ外傷・障害
10 柔道

- 柔道は男女それぞれ体重により6つの階級に分かれ，相対する競技者が柔道着を着用し，投げ技，寝技，絞め技，関節技を用いて勝敗を決める格闘技であり，外傷が多い競技である（図Ⅰ-86）．

❶外傷について

- 重症度（死亡例もある）の高い外傷には，頭部外傷や頸部外傷があり，受傷機転としては大外刈りなどで後方に投げられる場合（後頭部を打つ，頸部の伸展強制），投げた側の本人が頭から突っ込むか，前に投げられた場合（前頭部を打つ，頸部の前屈強制），横に投げられて頸部が側屈する場合がある．
- 最も多く発生する外傷は，膝内側側副靱帯損傷であるが，前十字靱帯損傷や半月板損傷も少なくない．膝の外傷は，knee-inによる外反と下腿の回旋が加わることによって生じることから，受傷機転としては大外刈りをかけられて膝外反が強制される場合，自分が投げたときに膝の外側から乗られて外反が強制される場合がある．
- 上肢外傷は，相手に投げられ受け身がとれず，肩から落下して生じる肩鎖関節脱臼，鎖骨骨折，腱板損傷がある．さらに受け身を取り損ねての肩関節脱臼，肘関節靱帯損傷（内側側副靱帯が中心），関節脱臼，腱損傷（屈筋腱・伸筋腱とも）がある．肘関節においては，唯一関節を極めて挫くことができるため，肘関節外傷を引き起こしやすい．また，背負い投げは，肩関節外転外旋強制と肘関節外反強制を受けやすく，上肢外傷後の早期復帰における背負い投げの練習では，再発のリスクを十分に注意して行う必要がある．

❷障害について

- 腰部障害は，投げ技による体幹の回旋動作の反復や相手の体重分の負荷などが腰椎部に加わるため，腰椎椎間板ヘルニアや腰椎分離症が多く発生する．

- 接触などによる急性外傷の回避は柔道の競技特性上非常に難しい．しかし，できるだけ傷害発生を防止するためには，選手個々の傷害発生原因を把握する必要がある．また身体機能（筋力，柔軟性，バランスなど）と技術の向上が重要である．

（貴志　真也）

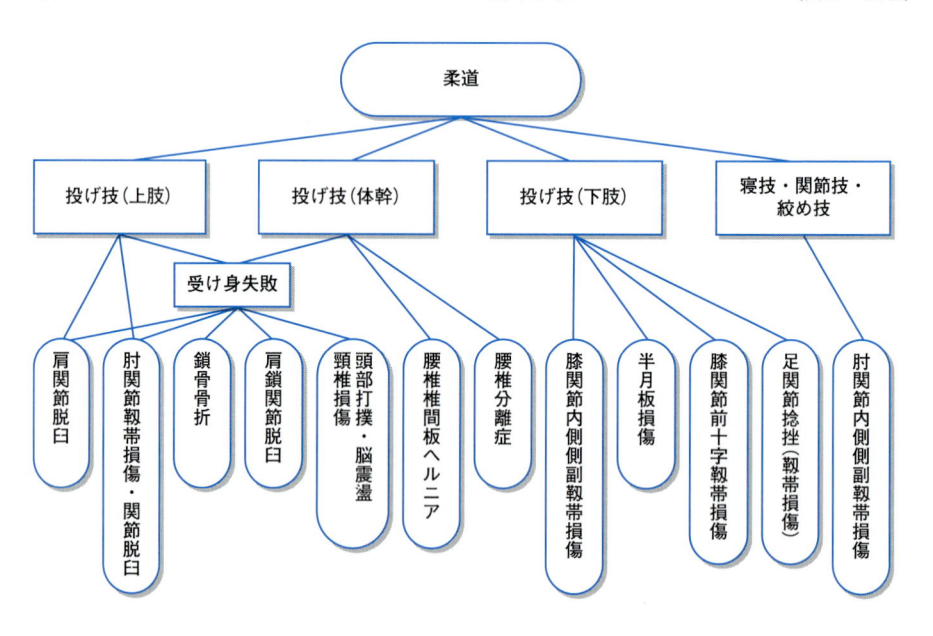

図Ⅰ-86　柔道の外傷・障害

スポーツ外傷・障害
11 陸上（長距離，短距離）

- ランニングはさまざまなスポーツに含まれる要素のため，スポーツ障害のなかでも特に傷害と治療は熟知しておく必要がある．ランニングの傷害では，コンタクトによるメカニカルストレスより，どの種目においても反復動作による頻回なメカニカルストレスによるオーバーユースが多い（図Ⅰ-87）．
- 短距離陸上競技選手の傷害部位順は，腰部・大腿・足部の順である．中高年の疼痛部位順でいうと腰部・膝・下腿三頭筋（アキレス腱を含む）の順となる．両者に共通するのは腰部が傷害部位として1番多いということである．走行動作はそのスピードにより路面からの反力が変わり，速度が増すほど，路面からの反力は増すことになる．静止片脚立位では立脚側の中殿筋の筋活動により生じなかったトレンデレンブルグ（Trendelenburg）現象が，路面からの反力の増加により，立脚側の中殿筋だけでは制御できなくなり，遊脚側の骨盤が下制してくることになる．下制してきた骨盤は前傾を伴い，腰椎の前弯を強要してくる．この骨盤の前傾と腰椎の前弯は同側の腹筋群により制御されることになるが，筋力が不十分であった場合は，局所のみならず全身のアライメント異常によってその負担は増えることになる．以上の理由から走行中の腰部痛が多いといわれている．
- 疲労性炎症はシンスプリント，アキレス腱炎，腸脛靱帯炎，鷲足炎をふくめたランナー膝が多いと報告されている．これらもすべて，オーバーユースである．
- 損傷のタイミングでは，スタート時にハムストリングスや大腿直筋といった二関節筋に肉離れが発症する．
- 長距離陸上競技では足部・下腿部・膝の順で傷害が多い．1番多いのは，靴ずれや爪障害などの靴との相性による足部障害であるが，足底腱膜炎などの疲労性炎症，また外反母趾や有痛性外脛骨の報告もある．また，中足骨や舟状骨の疲労骨折もみられる．次に多いのが下腿部の障害である．下腿部は脛骨と腓骨の疲労骨折が多い．長距離の疲労骨折では近位部と遠位1/3に必発するのに対し，短距離では脛骨の骨幹部に発生することが多い．またアキレス腱炎とシ

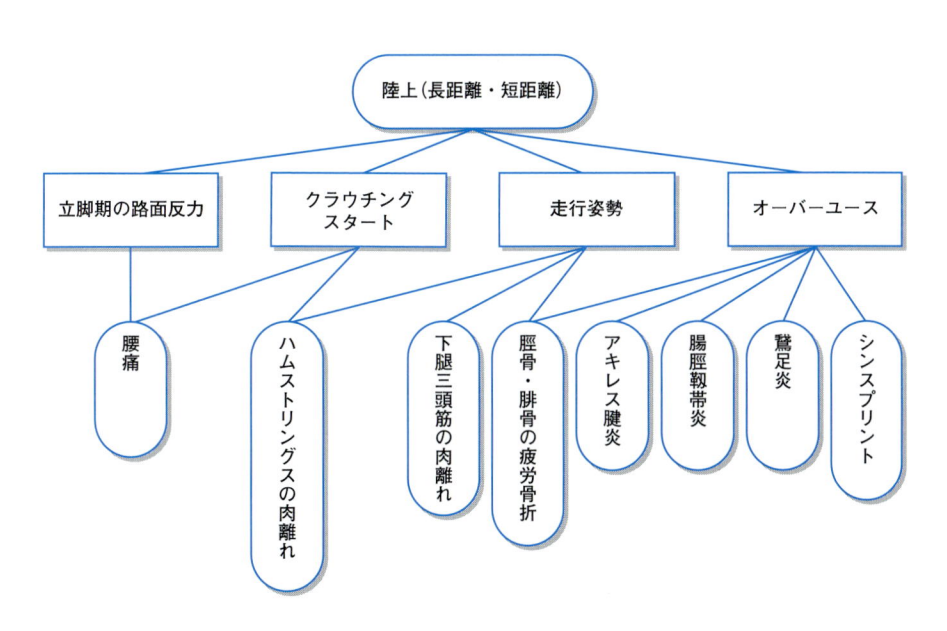

図Ⅰ-87 陸上（長距離，短距離）の外傷・障害

ンスプリントも多く発症すると報告されている．
- 短距離と長距離の両者に共通して発症するのが肉離れである．発症はハムストリングス，下腿三頭筋，大腿四頭筋の順で多い．この肉離れは疼痛や違和感に長期間悩まされるケースが多く，肉離れそのものの再発症率も高い．

治療/介入
- 治療は外傷・障害のみに注目したものであってはならない．受傷部以外の運動能力の維持・増強，また受傷部位と全身の動きの連動のイメージングが望まれる．具体的には，骨盤（股関節）の動きをイメージした体幹と大腿部のトレーニングである．
- 種目に限らず多くみられる腰痛とハムストリングスの肉離れは，ともに体幹筋と股関節周囲筋のトレーニングによって予防と治療をするべきである．たとえば，スクワットトレーニングは基底面を考慮した足位にし，骨盤傾斜を含む全身の姿勢に注意が必要である．トレーニングの時点で骨盤前傾位になっていないか，ハムストリングスの収縮を意識できているかなどを確認しなければならない．
- 特定の肢位でのトレーニングも重要である．短距離の場合，スタート時に肉離れが発症することから，スタート時の各関節肢位での等尺性収縮トレーニング．長距離の場合は，特定の関節角度での遠心性・求心性トレーニングも重要である．

〔福本　貴彦〕

各論

II 中枢神経系障害

　本章では脳血管障害，外傷性脳損傷，脳腫瘍，脊髄損傷，について記述する．

　脳血管障害の患者総数は137万人に上り寝たきりの原因疾患では第1位を占めている．脳血管障害の病型と発症頻度は日本脳卒中データバンクによれば，アテローム血栓性梗塞24.1%，ラクナ梗塞22.7%，心原性塞栓症19.2%，高血圧性脳出血13.7%，くも膜下出血6.4%，一過性虚血性発作5.8%，その他，と報告されており近年高齢化を背景に心原性塞栓症の増加が著しいとされている．

　画像情報の理解と活用は重要であり，従来のCT，MRI，SPECT，MRAなどに加えて拡散テンソル撮像(diffusion tensor imaging)の応用である fiber tractography も用いられ，皮質脊髄路線維の描出によって的確なゴール設定が可能になっている．医学的治療における近年のトピックスは，急性期脳梗塞に対する血栓溶解療法として，2005年に遺伝子組換え組織プラスミノゲンアクチベータ(rt-PA：アルテプラーゼ)の適用が開始されその有効性がわが国でも確認されたことである．2012年には適応時間範囲が発症後3時間から4.5時間に拡大されている一方で症候性脳出血のリスクも高いことから厳密な基準が設定されている．このことを背景として特に脳梗塞症例においては急性期からの離床，立位，歩行プログラムが適用できることから，とりわけ循環器疾患合併例，嚥下障害合併例においては十分なリスク管理の知識と技術が理学療法士に要請されている．

　脳血管障害の回復過程として，発症から約3週間の critical time window の概念が導入されより早期からの理学療法介入により脳組織の再組織化へ与える重要性が強調されている．急性期からの適切な目標とプログラムの連続性において，担当している症例がどの病期にあるのかを念頭に置いて理学療法を進めることが重要である．

　早期からの積極的な歩行練習などの有効性は従来から報告されており，その改善効果は練習量を増やすことによって高まるとされる．理学療法士協会の提示する「理学療法ガイドライン2011」では，脳卒中後，早期の集中した歩行練習は十分に実施可能であり，急性期患者に対する機能的電気刺激を同時に行ったトレッドミルでの歩行練習により，長期的な歩行能力，機能的活動性，バランス，運動制御の改善が認められたと報告されている．下肢装具の装着による歩行練習も効果的である．また片麻痺上肢に対する電気刺激療法は，筋萎縮を予防し機能回復をもたらすとされ，またトップダウンアプローチとしての経頭蓋磁気刺激の有効性も報告されている．促通反復療法，constraint-induced movement therapy(CI療法)も上肢運動機能の向上，改善をもたらす．

　また外傷性脳損傷では重症の場合は意識障害や合併症が問題でありICPモニターなどによるリスク管理が重要であり，軽症の場合は運動麻痺よりも高次脳機能障害の残存が問題となりやすい．脳腫瘍では腫瘍の発生部位に応じた脳局所症状のほか，てんかん発作や頭蓋内圧亢進症状，意識障害などを併発する場合があり，病状の進行に応じたプログラムの立案および抗がん剤などによる副作用にも留意した施行が重要となる．

　脊髄損傷では，運動麻痺や感覚障害，排尿・排便障害，自律神経障害などの随伴症状に加え，褥瘡や呼吸器，泌尿器などの合併症を発症することが多く，その臨床像は多岐にわたる．不全対麻痺例に対しては，吊り下げ式トレッドミルやHALなどを利用したロボティクスアプローチも有効性が示されている．損傷高位および不全麻痺か否かを考慮し適切なゴール設定を行い，必要に応じて福祉用具，住宅改修を視野に入れ理学療法を進めることが求められる．

(網本　和)

脳血管障害

脳血管障害

1 急性期

病態・障害
- 脳血管障害は出血性と虚血性に大きく分けられる。出血性脳血管障害には、脳実質内に出血をきたす脳出血と、脳とくも膜との間に出血をきたすくも膜下出血がある。虚血性脳血管障害には、発症から24時間以内に症状が完全に消失する一過性脳虚血発作(transient ischemic attack；TIA)と脳梗塞があり、脳梗塞はアテローム血栓性脳梗塞、心原性脳塞栓症、ラクナ梗塞にさらに分類される。
- 出血性・虚血性のいずれにおいても病巣の部位と大きさにより、障害の種類と程度が左右される。急性期の脳血流量低下は意識障害の程度とよく相関する。錐体路が損傷を受けると運動麻痺を呈し、小脳が損傷を受けると運動失調を呈する。意識障害が回復するにつれて高次脳機能障害が顕著化してくることがあり、病巣の部位と照らし合わせて評価する必要がある(図Ⅱ-1)。
- 18〜28%に虚血性心疾患を合併しており、離床開始のタイミングや運動強度の設定に留意を必要とする。
- 70%に摂食・嚥下障害が合併する[1]ため、誤嚥性肺炎の予防が重要である。

評価
- 脳血管障害の病態、機能障害、ADL障害、社会的不利などを評価する必要があり、汎用され信頼性・妥当性が検証されている以下の評価尺度を用いることがすすめられている[1]。

❶ 総合評価
(1) フーゲル・マイヤー・アセスメント(Fugl-Meyer assessment)
- 上肢運動機能66点、下肢運動機能34点、バランス14点、感覚24点、ROM・疼痛88点からなる脳卒中の総合評価。

(2) stroke impairment assessment set；SIAS
- 麻痺側運動機能、筋緊張、感覚、ROM、疼痛、体幹機能、高次脳機能、非麻痺側機能から

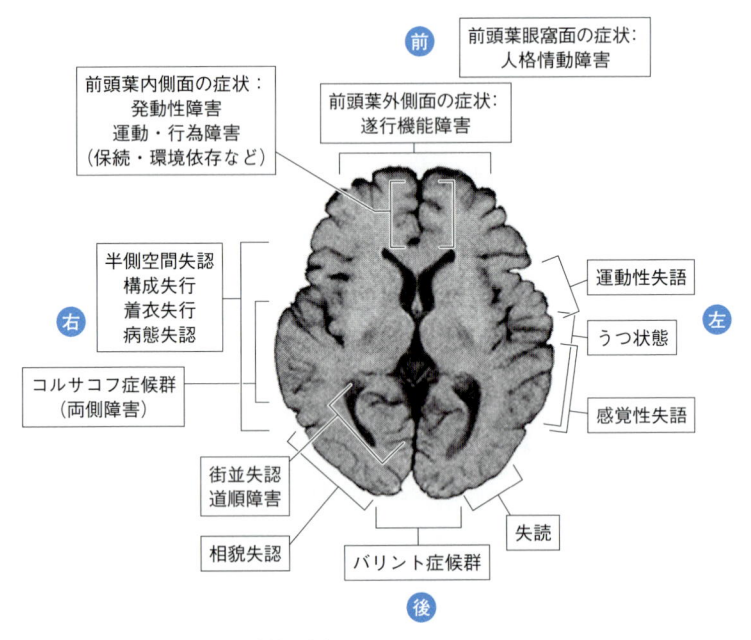

図Ⅱ-1 病巣部位と高次脳機能障害

なる機能障害の総合評価．
(3) National Institute of Health stroke scale (NIHSS, 国立衛生研究所脳卒中尺度)
・意識，瞳孔反射，注視，視野，顔面神経，上肢運動，下肢運動，足底反射，失調，感覚，無視，構音，失語症を0点から2〜4点で評価する．

❷ 機能障害
(1) ブルンストロームステージ (Brunnstrom recovery stage；BRS)
・中枢神経麻痺の運動パターンによる評価法．上肢，手指，下肢おのおのを stage I (完全麻痺) から stage VI (分離運動可能) までの6段階に評価する．
(2) modified Ashworth scale (MAS)
・筋緊張の亢進を他動運動での抵抗感で分類．0 (亢進していない) から 4 (屈曲伸展不可能) まで，および1+の計6段階に評価する．

❸ ADL
(1) 機能的自立度評価法 (FIM)
・世界的に普及している ADL 評価法．18項目おのおのを1点 (全介助) から7点 (自立) に採点し合計点を算出する．13個の運動項目と5個の認知項目を分けて扱う場合もある．
(2) バーセル・インデックス (BI)
・ADL の10項目を2〜4段階で採点し100点が完全自立となる．各項目の自立の点数が異なることで項目の経験的な重み付けになっている．

治療/介入 (表II-1, 図II-2)
❶ 運動機能障害が軽度 (BRS IV 以上) の場合
(1) 早期離床
・病型別早期離床開始基準 (表II-2) に従い可及的速やかに離床を開始する．
(2) 筋力維持・増強運動
・立ち上がりや階段昇降などで麻痺側の抗重力運動を頻回に行う．
(3) 歩行練習
・病棟内から始め，院内階段，屋外歩行へと早期退院を見越して段階的に活動範囲を拡大する．
(4) ADL・生活関連動作 (IADL) 練習
・食事・排泄・入浴動作から始め，退院後を見越して家事や復職で必要とされる動作の練習を行う．

❷ 運動機能障害が中等度〜重度 (BRS III 以下) の場合
(1) 早期離床
・病型別早期離床開始基準に則り，可及的速やかに離床を開始する．離床を開始できない場合も誤嚥性肺炎予防の姿勢制御や ROM 運動，筋力維持練習を継続する．
(2) ROM 運動
・発症後数時間の不動化により筋組織の変性が始まる．発症直後から ROM 運動として1日1回は最終域まで筋を伸張するのとともに，麻痺肢を短縮位に固定しない24時間のケアが重要である．
(3) 筋力維持・増強運動
・発症初期2〜3週以内の期間が運動麻痺回復の予後を決定づける時期 (critical time window) として考えられている[2]．早期より麻痺肢の神経筋活動を促し，随意運動が困難であ

表II-1 主な治療/介入のプログラム例

運動機能障害軽度の場合	運動機能障害中等度〜重度の場合
早期離床	早期離床
筋力維持・増強運動 ・立ち上がり練習 ・階段昇降練	ROM 運動
	筋力維持・増強運動
歩行練習 ・屋内歩行練習 ・屋外歩行練習 ・応用歩行練習	座位・立位バランス練習 ・高座位バランス練習 ・立位バランス練習 ・端座位バランス練習
ADL・IADL 練習 ・家事動作練習 ・職業動作練習	起居動作練習 ・寝返り練習 ・起き上がり練習
	歩行練習
	ADL 練習 ・食事動作練習 ・排泄動作練習 ・入浴動作練習
	装具療法 ・長下肢装具 ・短下肢装具
	物理療法 ・治療用電気刺激 (TES)

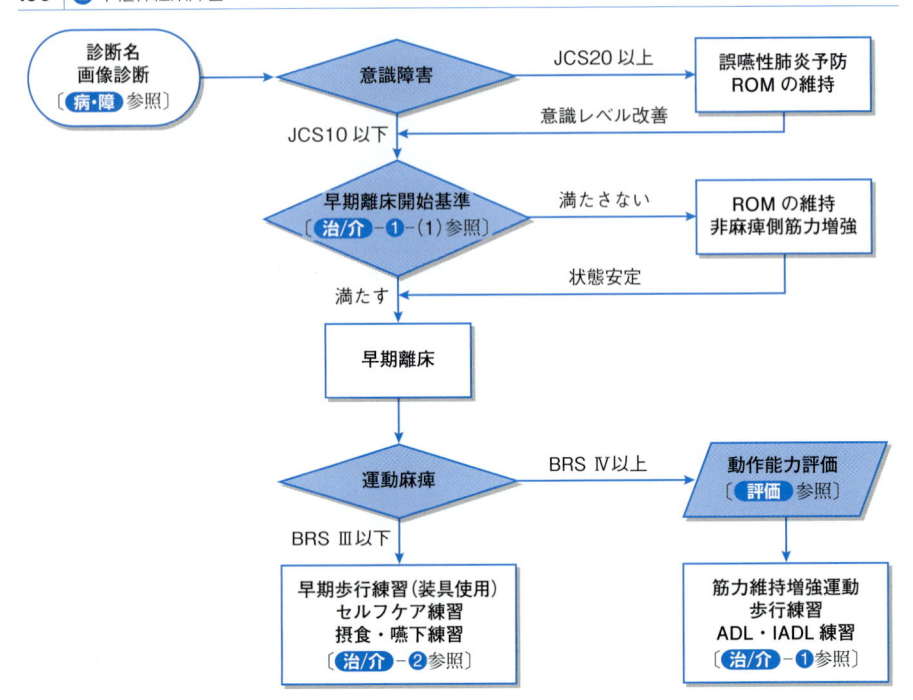

図Ⅱ-2 脳血管障害 急性期の臨床判断

[フローチャート]
- 診断名 画像診断〔病・障 参照〕 → 意識障害
- 意識障害 → JCS20以上 → 誤嚥性肺炎予防 ROMの維持
- 誤嚥性肺炎予防 ROMの維持 → 意識レベル改善 → 意識障害
- 意識障害 → JCS10以下 → 早期離床開始基準〔治/介-❶-(1)参照〕
- 早期離床開始基準 → 満たさない → ROMの維持 非麻痺側筋力増強
- ROMの維持 非麻痺側筋力増強 → 状態安定 → 早期離床開始基準
- 早期離床開始基準 → 満たす → 早期離床 → 運動麻痺
- 運動麻痺 → BRS Ⅳ以上 → 動作能力評価〔評価 参照〕 → 筋力維持増強運動 歩行練習 ADL・IADL練習〔治/介-❶参照〕
- 運動麻痺 → BRS Ⅲ以下 → 早期歩行練習(装具使用) セルフケア練習 摂食・嚥下練習〔治/介-❷参照〕

表Ⅱ-2 病型別早期離床開始基準

ラクナ梗塞	即日離床開始
アテローム血栓性梗塞	主幹動脈の閉塞/狭窄がある場合、3〜5日間神経症状の増悪がないことを確認
脳塞栓	左房内血栓と心不全の兆候がないことを確認
脳出血	24時間以内の血腫増大および水頭症の発現がないことを確認
くも膜下出血	離床時期を個別に検討

れば電気刺激を用いることで脳の運動野の可塑的再組織化を最大限に引き出すことにつながる。
(4) 座位・立位バランス練習
- 端座位保持が困難な場合、股関節がコントロールしやすい立位や高座位での練習を選択する。

(5) 起居動作練習
- 非麻痺側のみならず麻痺側への寝返りや起き上がりを積極的に練習する。

(6) 歩行練習
- 長下肢装具を用い早期から積極的に立位・歩行練習を行う。

(7) ADL練習
- 食事や手洗いなどADL上の動作は体幹と上下肢を連動してコントロールする場面として重要である。病棟に行って実際に観察・介入することを心がけたい。

(8) 装具療法
- 意識障害や座位保持が不安定な場合には、治療用長下肢装具を用い早期から立位練習を行う。膝継手のロックを外した状態で下肢の支持が得られ、短下肢装具による歩行で踵接地が可能となれば短下肢装具にカットダウンする。

(9) 物理療法
- 麻痺側上下肢に対し治療的電気刺激(therapeutic electrical stimulation；TES)を最大筋力の60%以上で15〜30分行う。

リスク管理

- 脳梗塞の血圧管理は脳循環を維持するため高めにコントロールすることが推奨されている．収縮期血圧上限を脳梗塞では 220 mmHg，脳出血では 180 mmHg と設定し，離床開始後の血圧変動に応じて個別に上限を設定する[1]．
- 反対に重度の意識障害や脱力症状を呈したり臥床期間が長期化した患者では，起立性低血圧によって脳梗塞が増悪する可能性があり，運動療法中の血圧を注意深くモニタリングする必要がある．

経過・予後

- 機能障害の回復度は病巣の部位によって異なり，一般的に連絡線維よりも大脳皮質や中継核が損傷された場合のほうが予後不良である．連絡線維が密になっている内包後脚や中脳大脳脚が損傷された場合は比較的予後が不良で，疎になっている放線冠や橋の損傷は予後が良好である．
- 脳血管障害理学療法の効果を高めるためには，より早期から多くの練習量や頻度を確保することが推奨されている．Bernhardt らは，早期離床による練習量を多くすることで死亡率は変わらず，12 か月後の機能予後がよい傾向にあったとしている．Kwakkel らは，高密度・高強度のリハビリテーションは発症 6 か月以内に ADL，IADL，歩行速度に対する効果があると結論付けている[3]．

● 引用文献

1) 篠原幸人，他（編）：脳卒中治療ガイドライン 2009．協和企画，2009
2) 原寛美：脳卒中運動麻痺回復可塑性理論とステージ理論に依拠したリハビリテーション．脳神外ジャーナル 21：516–526，2012
3) Kwakkel G, et al: Effects of Augmented Exercise Therapy Time After Stroke. A Meta-Analysis. Stroke 35: 2529–2536, 2004

（手塚　純一）

脳血管障害
1 急性期

2 循環系障害合併例

評価

❶ 胸部単純X線

- 心胸郭比（cardiothoracic ratio；CTR）50％以上で心不全が疑われる．肺うっ血の所見をチェックする．

❷ 心臓超音波検査

- 左室駆出率（left ventricular ejection fraction；LVEF）50％以下でポンプ機能中等度低下，30％以下で重度低下．心内血栓の有無をチェックする．

❸ 血液検査

- クレアチンキナーゼ（creatine kinase；CK）は筋逸脱酵素であり心筋梗塞の重症度判定に用いられる．脳性ナトリウム利尿ペプチド（brain natriuretic peptide；BNP）80 pg/mL 以上で心不全が疑われる．非弁膜症性心房細動（nonvalvular atrial fibrillation；NVAF）患者では，PT-INR（prothrombin time–international normalized ratio，プロトロンビン時間国際標準比）を 2.0～3.0，70 歳以上は 1.6～2.6 でワルファリンの投与量をコントロールする[1]．

治療/介入（図Ⅱ-3）
❶ 循環動態変動がある場合
（1）離床

- 急性心筋梗塞合併例では CK がピークを過ぎたら離床を開始する．
- 循環動態が不安定な場合は，血圧・脈拍に加え心電図モニターとパルスオキシメータを装着し記録する．

（2）低負荷高頻度姿勢保持練習

- 低心機能のため起立性低血圧をおこす場合は短時間高頻度の抗重力姿勢保持負荷（座位・立位）が望ましいが，下肢下垂位で同一姿勢を保持することで静脈還流量が減少し血圧低下をまねくことがあるので注意する．

❷ 循環動態変動がない場合
（1）歩行・ADL 練習

- 脳血管障害患者は意識障害や麻痺，言語障害や注意障害などによって胸痛や動悸，息切れなどの心疾患に特有の症状を正確に訴えられないことが多いため，随伴症状（冷汗，嘔気，呼吸促迫，心拍数上昇，チアノーゼなど）を見落とさないようにする．
- 脳血管障害患者の歩行は効率が低下しエネルギー消費が 77～224％増しとなるため，同じ運動でも高負荷になることに注意する．装具や杖はエネルギー消費を少なくするため，早期から使用しながら運動療法を行うことが望ましい．

リスク管理

- 心原性脳塞栓の場合は左房内血栓に留意し，

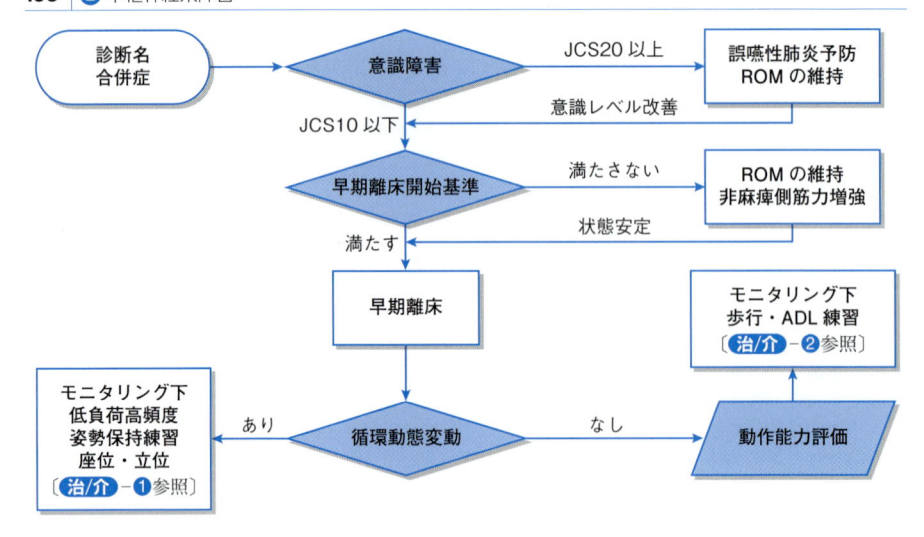

図Ⅱ-3　脳血管障害　循環系障害合併例の臨床判断

急激な血圧・心拍数の変動を避ける．
・運動療法中にラウン（Lown）の分類4b（心室性期外収縮3連発）以上の不整脈が出現した場合には，ただちに安静臥床とし医師に連絡し判断を仰ぐ．
・広範な脳梗塞や心原性脳塞栓症の場合に多く行われる抗脳浮腫療法では，高浸透圧溶液の使用が心不全を悪化させることがあるので注意が必要である[2]．
・CTR，肺うっ血所見，LVEFなどの変化から心不全の増悪に注意しながら，運動療法の強度を調節する．

経過・予後
・退院時の麻痺の重症度は心原性脳塞栓症が最も重度で，次いでアテローム血栓性脳梗塞となっており，ラクナ梗塞がそれらに比べて軽症である．
・脳血管障害による身体機能低下は，歩行などの日常生活における心負荷の増大をまねき生命予後を低下させる．脳血管障害患者はADLの維持や再発防止のみならず，他の動脈硬化性疾患の合併増悪を防止する意味でも日常活動をいかに活発化させるかが重要である．

● 引用文献
1) 篠原幸人, 他（編）：脳卒中治療ガイドライン2009．協和企画，2009
2) Kimura K, et al: Hospital-based prospective registration of acute ischemic stroke and transient ischemic attack in Japan. J Stroke Cerebrovasc Dis 13: 1–11, 2004

（手塚　純一）

脳血管障害
1 急性期

3　摂食嚥下障害（偽性球麻痺）合併例

評価
❶ 反復唾液飲みテスト(repetitive saliva swallowing test；RSST)
・30秒間にできるだけ多くの唾液嚥下を行い，2回以下の場合誤嚥を疑う．

❷ 改訂水飲みテスト(modified water swallow test；MWST)
・冷水3mLの嚥下を1（嚥下不可）から5（追加嚥下2回可能）までの6段階で評価する．

❸ 嚥下造影(videofluoroscopic examination of swallowing；VF)
・X線透視下に造影剤入りの食物を嚥下し，咽頭・喉頭の動きや食物の流れを評価する．嚥下障害の評価として精度が高く，特に不顕性誤嚥の検出に有用である．

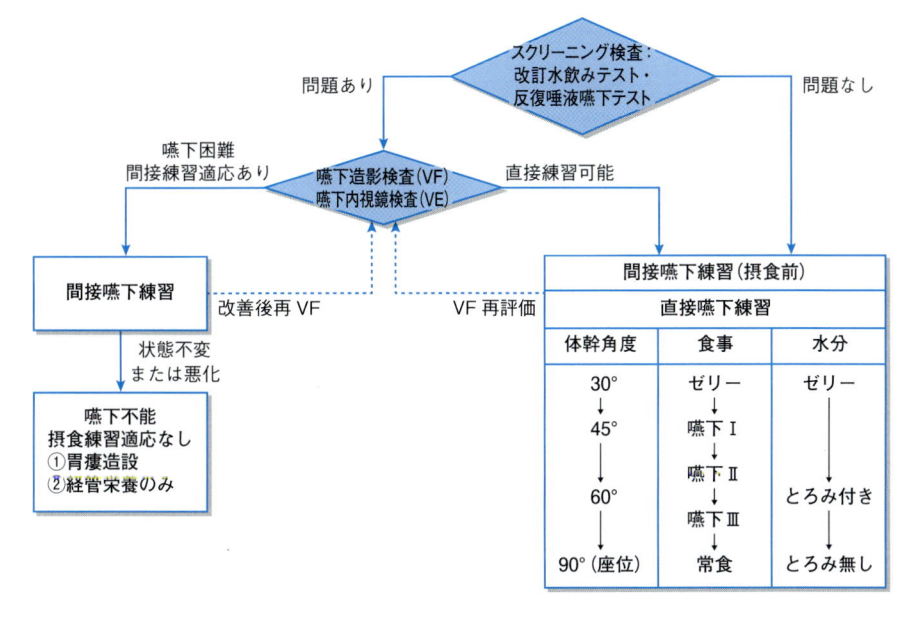

図Ⅱ-4 脳血管障害 摂食嚥下障害（偽性球麻痺）合併例の臨床判断

④嚥下内視鏡(videoendoscopic examination of swallowing；VE)
・鼻腔から内視鏡を挿入し，喉頭の閉鎖状態や梨状窩への唾液貯留，誤嚥を評価する．嚥下の瞬間の喉頭像は観察できないが，食事や治療の段階アップの際にベッドサイドで頻回に活用できるのが利点である．

治療/介入（図Ⅱ-4）
❶嚥下機能そのものの低下が重篤な場合
(1) 感覚入力増強
・嚥下反射の誘発が遅延している場合には冷圧刺激，冷感・酸味・舌触りや歯ごたえのある食物などを利用する．
(2) 嚥下手技
・息こらえ嚥下，強い息こらえ嚥下，努力嚥下，メンデルソン(Mendelsohn)手技，口腔運動練習，シャキア(Shaker)練習などを行う．
(3) 食物形態の改変
・水分の場合はとろみの程度（弱，中，強），食物の場合は形態（ゼリー状，ムース状，ペースト状，軟菜）を機能障害の程度に応じて調整する．

❷嚥下機能低下は軽度であるが関連機能（呼吸機能，頭頸部可動域，全身耐久性など）の障害のために摂食・嚥下障害が生じている場合
(1) 姿勢制御技法
・頭部後傾，頸部前屈，頸部回旋，頭部傾斜，側臥位などがあり，Rasleyらは口腔・咽頭系の摂食・嚥下障害患者の77％で，姿勢を変化させることが治療の役に立ったことを報告している．

リスク管理
・喉頭閉鎖不全や頻呼吸のため嚥下時無呼吸が保てなくなる，可動域制限のため頸部屈曲位を保てない，運動麻痺により腹筋の収縮力が低下する等は誤嚥に直結する危険因子である．
・咳嗽時の最大呼気流量(peak cough flow)が240 L/分を下回ると自己喀痰が困難となり，100 L/分を下回ると気管吸引が必要となる．
・呼吸や頸部・体幹機能への働きかけや食事時の姿勢管理が防御機能を賦活するうえで重要である．

経過・予後
・脳血管障害患者の42～75％に摂食・嚥下障害が生じる．

- 罹患当初は摂食・嚥下困難に見舞われるが，その後は時が経つにつれて徐々に改善し，6か月後には大部分の患者では重大な機能不全は経験しなくなる．
- 多発性脳血管障害，広範囲にわたる脳血管障害，脳幹部脳血管障害は摂食・嚥下機能に大きなダメージを与えることが以前から知られている．
- 損傷を受けていない側の半球が，時が経つにつれて損傷を受けた側にとって代わって咽頭機能表出を支配するようになる．
- 脳幹部損傷患者における摂食・嚥下障害の高発生率にもかかわらず，積極的・精力的な治療を受けた患者の80％以上の長期的予後は良好であった．

(手塚　純一)

脳血管障害
2 回復期の病態・障害の特性

病態・障害
- 急性期医療で治療が終了し状態が安定してから，集中的に理学療法を実施する時期で，機能面・能力面の改善により活動性向上し，その後の在宅や維持期理学療法につなげていく．
- 特に運動麻痺の改善，姿勢制御，ADL能力の向上を目的に理学療法を実践していく．脳の可塑性に基づき神経回路の再構築が活性化する．
- 運動麻痺の重症度・基本動作の到達度・座位保持能力によって軽度・重度と分類でき，高次脳機能障害の有無によっても予後が異なる．

評価
❶ 運動麻痺などの機能検査
- 中枢神経麻痺の総合評価は表Ⅱ-3の項目を利用して行う．また，その総合評価で不十分な評価に関しては表Ⅱ-4を用いて詳細に評価を行う．

❷ 認知機能検査
- 改訂長谷川式簡易知能評価スケール(Hasegawa dementia scale-revised；HDS-R)，mini mental state examination(MMSE)，高次脳機能障害(失語・失行・失認など)の評価を実施する．

❸ 活動評価・歩行評価
- ADL評価はFIM，BIを用いる．移動能力は10ｍ歩行速度(快適・最大)，6分間歩行試験(6MWT)を使用する．

治療/介入(表Ⅱ-5，図Ⅱ-5)
- 予後予測による目標の設定(短期ゴール，長期ゴール)，プログラムの立案，包括的な理学療法の提供が重要である．

❶ 運動麻痺の改善に対するアプローチ
- 麻痺側上肢，下肢の分離運動の促通．
- 姿勢保持練習：抗重力活動の促通，重力負荷と感覚刺激を入力して実施する．
- ROM運動・筋力増強運動：他動運動→自動介助運動→自動運動→抵抗運動．
- バランス練習：端座位・立位でのリーチ動作，空間に四肢保持練習．

表Ⅱ-3　脳卒中総合評価一覧

検査項目	評価に含まれる評価内容
ブルンストロームステージ(Brunnstrom recovery stage；BRS)テスト	麻痺側上下肢，手指の評価法．stageⅠが弛緩状態～stageⅥが分離運動可能な状態を示す．SIASとの相関も報告されている．
stroke impairment assessment set(SIAS)	麻痺側運動機能，筋緊張，感覚機能，ROM，疼痛，体幹機能，視空間認知，言語機能，非麻痺側機能の22項目，76点満点
フューゲル・マイヤー・アセスメント(Fugl-Meyer assessment)	運動機能(上肢・下肢)，バランス，感覚，他動的ROM/関節痛の113項目，226点満点
脳卒中重症度スケール(JSS-M)	顔面麻痺，嚥下障害，腕・手・下肢近位筋・足関節の運動，複合運動，歩行の8項目，14.6点満点
modified NIH stroke scale(mNIHSS)	意識レベル，眼球運動，運動および感覚障害，言語障害，無視失調などの11項目，42点満点(最重症は42点)

❷ 高次脳機能障害に対するアプローチ
- 失語症：ジェスチャーなどを利用して，理解できるように動作を伝える．
- 半側空間無視：視覚探索練習，無視空間への手がかりの提示，視覚と体性感覚との統合．
- 失行：目標動作の練習，代償手段の練習．

❸ 基本動作に対するアプローチ
- 寝返り練習（特に重度の場合は肩甲帯・骨盤帯から誘導し，体幹の活動を高める）．
- 起き上がり練習（麻痺側on elbowからon handへの移行）．
- 立ち上がり練習（骨盤前傾・麻痺側下肢への荷重補助）．
- 歩行練習〔knee ankle foot orthosis（KAFO）・ankle foot orthosis（AFO）などの装具の有無，平行棒〜杖，屋内歩行〜屋外歩行〕．

リスク管理
- 血管病変が主体のため，状態が安定していて

表Ⅱ-4　詳細な評価項目

評価したい項目	検査項目
筋緊張の異常	modified Ashworth Scale（MAS），腱反射・病的反射
筋・骨格機能の異常（筋萎縮，関節拘縮など）	ROM，筋力評価（麻痺側・非麻痺側），疼痛評価
バランス評価，姿勢反射評価	functional reach test（FRT），functional balance scale（FBS），time up & go test（TUG），performance oriented mobility assessment（POMA），姿勢反射評価

表Ⅱ-5　主な治療/介入のプログラム例

	運動麻痺の改善に対するアプローチ	高次脳機能障害に対するアプローチ	基本動作に対するアプローチ
軽度例	・軽度（BRS Ⅲ以上）：歩行・立位に対するアプローチ 筋力増強運動 ・段差昇降練習，立ち上がり練習 ・下肢筋力増強運動 物理療法 ・バイオフィードバック ・高頻度 TENS	高次脳機能障害が軽度 各症状に対する運動療法 ・失語症に対する理学療法 ・半側空間無視に対する理学療法 ・失行症に対する理学療法	・端座位保持の可能 バランス練習 ・立位，端座位でのリーチ動作 基本動作練習 ・装具を利用して立位・歩行練習 ・トレッドミル，自転車エルゴメータ ・立ち上がり練習
重症例	・重度（BRS Ⅱ以下），改善の予後が悪い 両側性の活動を高める ・両手動作練習 非麻痺側下肢・体幹の筋力増強 座位バランス練習 ・姿勢保持練習 ・リーチ練習 装具を利用した立位・歩行練習	高次脳機能障害が重度残存するとADL自立への予後が悪い． 各症状に対する理学療法以外に代償的動作の取得	端座位保持の不可能（体幹機能を高める） 姿勢保持練習 ・ブリッジ動作 基本動作練習 ・寝返り練習 ・起き上がり練習 ・起立動作練習

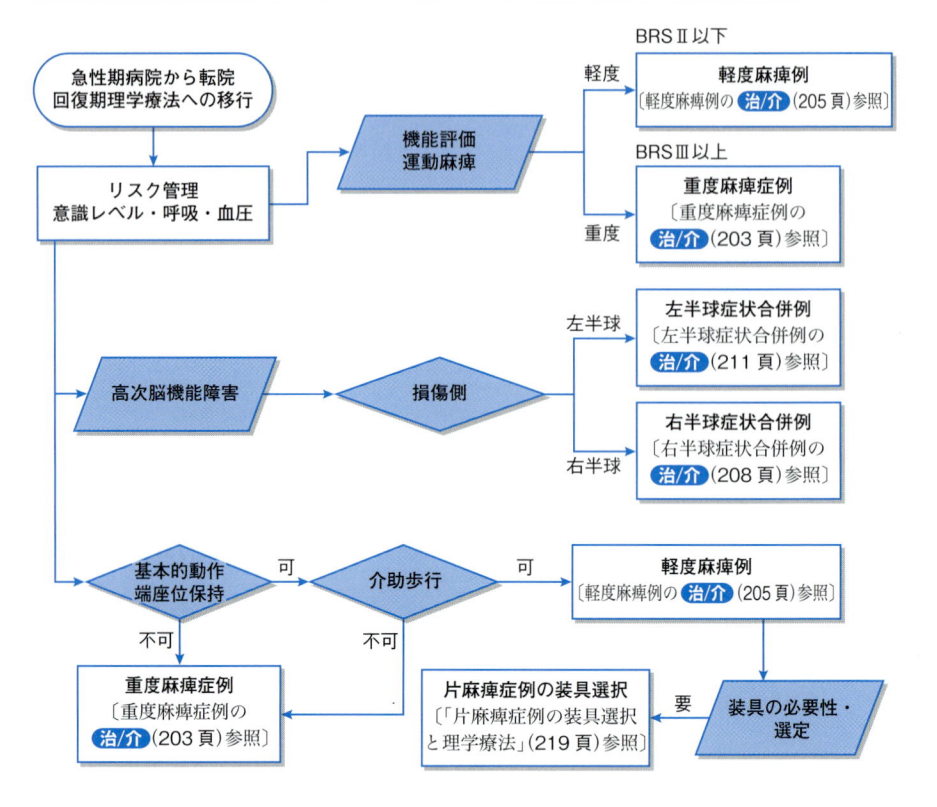

図Ⅱ-5 脳血管障害 回復期の病態・障害の特性

もリスクとなる情報の確認，身体状態の把握が重要である．特に姿勢変換時や運動負荷時は必要に応じて血圧測定などのバイタルチェックを行う．
・活動度が低い症例は廃用症候群に注意する．定期的な姿勢変換，適切なポジショニングを実施する．
・活動度が徐々に高まる時期であるので，転倒・転落事故が多い．特に高次脳機能障害，認知症を合併する症例は，治療中は常に離れないように注意する．また，車椅子の着座時や，前方に手を伸ばしたときに転倒・転落が多いので，原因となりうる動作の評価を早め実施しておく．

経過・予後
・画像所見・麻痺の改善程度・高次脳機能障害は予後予測に影響を及ぼす．NIH stroke scaleとMRI所見の組み合せなど，画像所見，運動機能，ADLが予後予測では重要であり，半側身体失認，認知障害などが帰結レベルの阻害因子となる．
・退院時の歩行の可否は入院時の年齢，麻痺の程度，基本動作能力，ADLが因子となり，退院時の歩行能力は在宅などの転帰においても重要な要素となる．mFIM（運動項目）が50の獲得の可否が重要であり，さらに歩行自立であれば自宅退院率約96～100％の報告がある．
・非麻痺側下肢筋力，体幹機能，感覚障害，座位保持能力なども歩行獲得の阻害因子となる．
・左右半球損傷の部位特異的な高次脳機能障害があり，特に遷延するほど予後が悪く，運動麻痺以外にも高次脳機能障害の改善の程度も含め予測を立てる．

● 参考文献
1) 篠原幸人, 他(編): 脳卒中治療ガイドライン 2009. pp271-352, 協和企画, 2009

(松田　雅弘)

脳血管障害
2 回復期の病態・障害の特性

2 脳血管障害後片麻痺　重度麻痺例

評価
- 基本動作の獲得が困難な症例に対する評価は原疾患由来の片側上下肢麻痺(運動・感覚・失調・筋緊張異常)の評価〔回復期の病態・障害の特性(→200頁)参照〕のほかに体幹機能・姿勢保持能力(バランス)・基本動作能力の評価を実施する.
- 体幹筋・非麻痺側機能などを含めた総合的な評価のため, stroke impairment assessment set (SIAS), 体幹機能・姿勢保持評価のため, trunk control test (TCT) を実施する.
- 姿勢・動作分析に際し, 麻痺側肢の機能的参加・管理(代償含む)・痙性などのコントロール低下, 非麻痺側肢代償要素, 体幹筋の活動(低下・低緊張⇔亢進・高緊張・代償性), 使用する補装具・福祉用具などの要素についての分析を行う.

治療・介入(表Ⅱ-6, 図Ⅱ-6)
- 理学療法を実施するうえでの主目標は離床を行うための座位保持能力, 基本動作能力の獲得となる.
- 座位保持困難および車椅子座位不安定な患者に対しては姿勢保持筋群の促通強化, 座位でのバランス機能の改善をはかっていく. また, 離床をはかるための車椅子の調整を行う.
- 座位が安定してきたら, 基本動作練習を中心に実施する. 低下している要素や異常・代償運動の評価を行い, 補助・強化促しや抑制を行い, 動作の学習を促す.
- 重度の下肢麻痺により立位での支持が困難な場合には, 長下肢装具を利用した立位練習を実施する.

❶ 座位保持困難〜車椅子座位不安定患者に対する治療プログラム
(1) 体幹・麻痺肢のROM運動
- 臥位〜側臥位にて胸・腰椎の回旋・側屈, 屈曲・伸展運動, 麻痺側下肢のROM運動(特に

表Ⅱ-6　主な治療/介入のプログラム例

座位保持困難〜車椅子座位不安定な場合	起居・移乗動作に介助を要する場合
体幹・麻痺肢のROM運動 ・他動運動〜最終域での伸張 ・アシスト運動	体幹・麻痺肢のROM運動 ・他動運動〜最終域での伸張 ・アシスト〜自重負荷・抵抗運動
体幹・非麻痺側肢筋力増強運動 ・自重負荷〜抵抗運動	ベッド周辺動作練習 ・寝返り・起き上がり練習 ・起立練習 ・移乗練習
座位保持・バランス練習 ・端座位体幹運動 ・リーチ運動	立位・歩行練習 ※補助具の選定 ※長下肢装具使用〜装具の選定 ・立位バランス練習 ・歩行練習
立位保持〜バランス〜歩行練習 ※平行棒内〜補助具使用〜フリーハンド ※長下肢装具使用 ・重心移動練習・リーチ練習 ・歩行練習	

股関節屈曲・伸展・回旋, 膝関節伸展, 足関節背屈)を1運動10回程度, 最終域での保持を10秒程度実施する. 可能であれば, 患者自身に運動を行ってもらい, それをアシストする形をとる.

(2) 体幹・非麻痺側肢の筋力増強
- 非麻痺側肢(特に股関節伸展・外転, 膝伸展, 足底背屈)および体幹屈伸・回旋・側屈の抵抗運動を1運動10回程度(後半に疲労がみられる程度の抵抗量)実施する.

(3) 座位保持練習〜体幹運動
- 介助のもと, 端座位保持を行う. 前方に顔を向ける・胸を張る⇔顎を引く・腰を丸くする(屈伸運動)や, 胸を左右に向ける(回旋)などの教示を行い, 運動を行わせる.

(4) 座位バランス練習
- 介助のもと, テーブル拭き, 缶積み, 輪入れなどの練習を行う.

(5) 立位・歩行練習
- 長下肢装具を利用し, 介助下での立位保持〜リーチ動作練習, 歩行練習を実施する. 平行棒(台)・サイドケインもしくはフリーハンドなど,

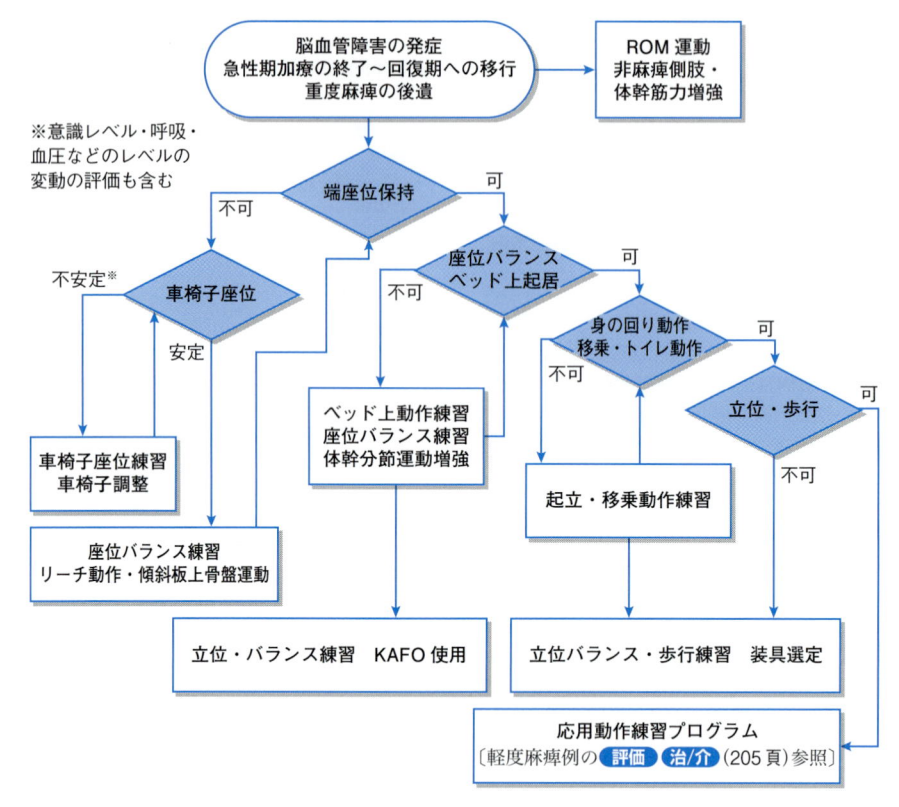

図Ⅱ-6 脳血管障害後片麻痺 重度麻痺例の臨床判断

患者の状態に合わせて，補助具使用および種類の選択を行う．
(6) 車椅子座位調整(シーティング)
・座面の除圧のため，クッションの選定・調整を行う(座圧を測りながら実施するのが望ましい)．体幹の側方への崩れが著しい場合にはバックサポートの使用を行う．

❷ 起居・移乗動作，身の回り動作に介助を要する症例に対する治療プログラム
(1) 寝返り・起き上がり練習
・麻痺側肩甲帯の前方突出の補助や，頸・体幹の伸展代償に対し，屈曲の誘導を行いながら実施する．
(2) 起立練習
・骨盤前傾，麻痺側下肢への荷重の補助や，体幹・骨盤の非麻痺側回旋(偏位)，非麻痺側上肢による引き付けなどの代償に対し，麻痺側～体幹の前方への重心移動を誘導しながら実施する．
(3) 移乗動作練習
・体幹・非麻痺側股関節回旋による回転動作，麻痺側下肢への荷重～非麻痺側でのステップなどの補助を行いながら，実施する．
(4) 立位・歩行練習
・麻痺側下肢の筋緊張・随意性の改善に合わせて，長下肢装具の膝固定の調整や金属支柱付き短下肢装具への変更を検討しながら実施する．

リスク管理
・血圧の上昇や低下による再発，てんかん発作などによる意識障害などがリスクとしてあげられる．意識レベルや血圧コントロールが不十分な症例については，姿勢変換時や負荷運動前後での血圧測定と記録，変動に合わせた負荷量の調整が必要である．

脳血管障害

- 座位保持困難症例は車椅子座位や経過で姿勢保持が可能となっても，端座位での動作中の車椅子・ベッドからの転落がおこりやすい．治療中はそばを離れないようにすることや，いつでもバランスの虚脱に対応できるようにする必要がある．

経過・予後

- 回復期移行時，重度麻痺後遺例〔ブルンストロームステージ（Brunnstrom recovery stage；BRS）Ⅰ・Ⅱ，静的座位保持困難〕については回復期理学療法終了時に歩行や立位動作（移乗・下衣更衣など）の困難が能力障害として，残存する症例が多い．このため，経過評価を行いながら，必要な補装具・福祉用具，介護力（介助方法や代償手段の検討を含む）の設定を行っていく必要がある．"何を使い，どのように（声かけ・介助）すれば"動作が"安楽に""軽負担で"行えるかの検討がその後の活動量や活動性，強いては生活の質の向上につながる．

- 重症例（BRSⅠ・Ⅱ，座位保持困難事例）でも急性期～回復期移行直後に体幹機能の改善がみられる症例は補装具・福祉用具の使用により，起立・移乗動作や歩行動作などの改善が見込まれる症例も多い．経過の評価に合わせて，代償手段を含めたできる能力回復の可能性について検討し，目標の上方修正を円滑に行えるようにする必要がある．　　　　　　　　（万治　淳史）

脳血管障害

2 回復期の病態・障害の特性

3 脳血管障害後片麻痺　軽度麻痺例

評価

- 比較的軽症の症例については原疾患由来の片側上下肢麻痺（運動・感覚・失調・筋緊張異常）の評価〔回復期の病態・障害の特性（→200頁）参照〕の他に歩行時介助必要性の有無，バランス能力評価を行い，転倒のリスクについて，評価を行う．
- functional reach test（FRT）や performance oriented mobility assessment（POMA）を実施する．
- 屋内歩行が獲得された症例については階段昇降・床上動作など応用動作の評価や退院後の外出機会や利用する移動手段の評価や検討を行い，プログラムの立案を行っていく．

表Ⅱ-7　主な治療/介入のプログラム例

歩行要介助/転倒リスク残存の場合	歩行効率・実用性が問題となる場合
体幹・麻痺肢の ROM 運動 ・他動運動～最終域での伸張 ・自動運動・抵抗運動	筋力増強・持久力増強運動 ・抵抗運動 ・自己練習指導 ・機器を用いた運動
立位バランス練習 ・両脚支持～重心移動，しゃがみこみ運動 ・リーチ練習	バランス練習 ・片脚支持練習 ・バランス歩行（タンデム・回転・バックステップなど）
歩行練習 ・直線平地歩行～方向転換 ・日常生活場面での歩行連取	応用歩行練習 ・不整地歩行・障害物路歩行 ・二重課題負荷歩行，TWE など
装具療法（短下肢装具：AFO） ・金属支柱⇔プラスチック，継手の有無などの選択	応用動作練習 ・階段昇降・床上起居動作練習
機能的電気刺激療法（FES） ・歩行中の筋活動強化や学習の促通	屋外移動練習 ・屋外歩行・外出・公共交通機関利用練習
	物理療法・装具療法 ・機能的電気刺激療法（FES） ・装具（ゲイトソリューションなど）の選定

治療・介入（表Ⅱ-7，図Ⅱ-7）

- ベッド周辺動作や座位・立位での ADL がおおむね獲得された症例については，歩行能力の向上と移動範囲の拡大が理学療法の主目標となる．
- 歩行に介助が必要な期間はバランスの評価を実施し，バランス能力向上，転倒リスクの軽減をはかる．
- 屋内での歩行が見守り以上で可能となり次第，階段昇降や床上動作などの応用動作練習，退院後の外出やその手段に合わせて屋外歩行や公共交通機関の利用練習を行う．
- 歩容などの問題点に合わせて下肢装具の選定，機能的電気刺激療法の実施を検討する．

II 中枢神経系障害

```
                    ┌─────────────────────┐
                    │ 脳血管障害の発症      │
  ┌─バランス評価・POMA─┤ 急性期加療の終了～回復期への移行 │
  │                 │ 軽度麻痺の後遺       │
  │                 └─────────────────────┘
  │
◇ 転倒リスク ◇
リスク・介助量大 ← → リスク・介助量小
                           │
                    ◇ 院内歩行獲得 歩行評価 ◇
                    見守り～修正自立   修正自立～自立
```

リスク・介助量大の流れ:
- 立位バランス練習 両脚支持(正対～ステップ位) リーチ重心移動練習
- 歩行練習・相分け ～欠落・逸脱運動の治療
- ◇FESの適応◇ なし／あり
- FES(治療筋・使用機器選択)
- ◇装具の適応◇ なし／あり
- 装具の検討 AFO(金属支柱・継手なしSHB)
- 介助下歩行・段差昇降練習

見守り～修正自立の流れ:
- 立位バランス練習 片脚・タンデム・振り向きなど
- 歩行練習 補助具選定・変更
- 歩行バランス練習・二重課題
- ◇FESの適応◇ なし／あり
- FES(治療筋・使用機器選択)
- ◇装具の適応◇ なし／あり
- 装具の検討 継手付きSHB・ゲイトソリューションなど
- 階段昇降練習

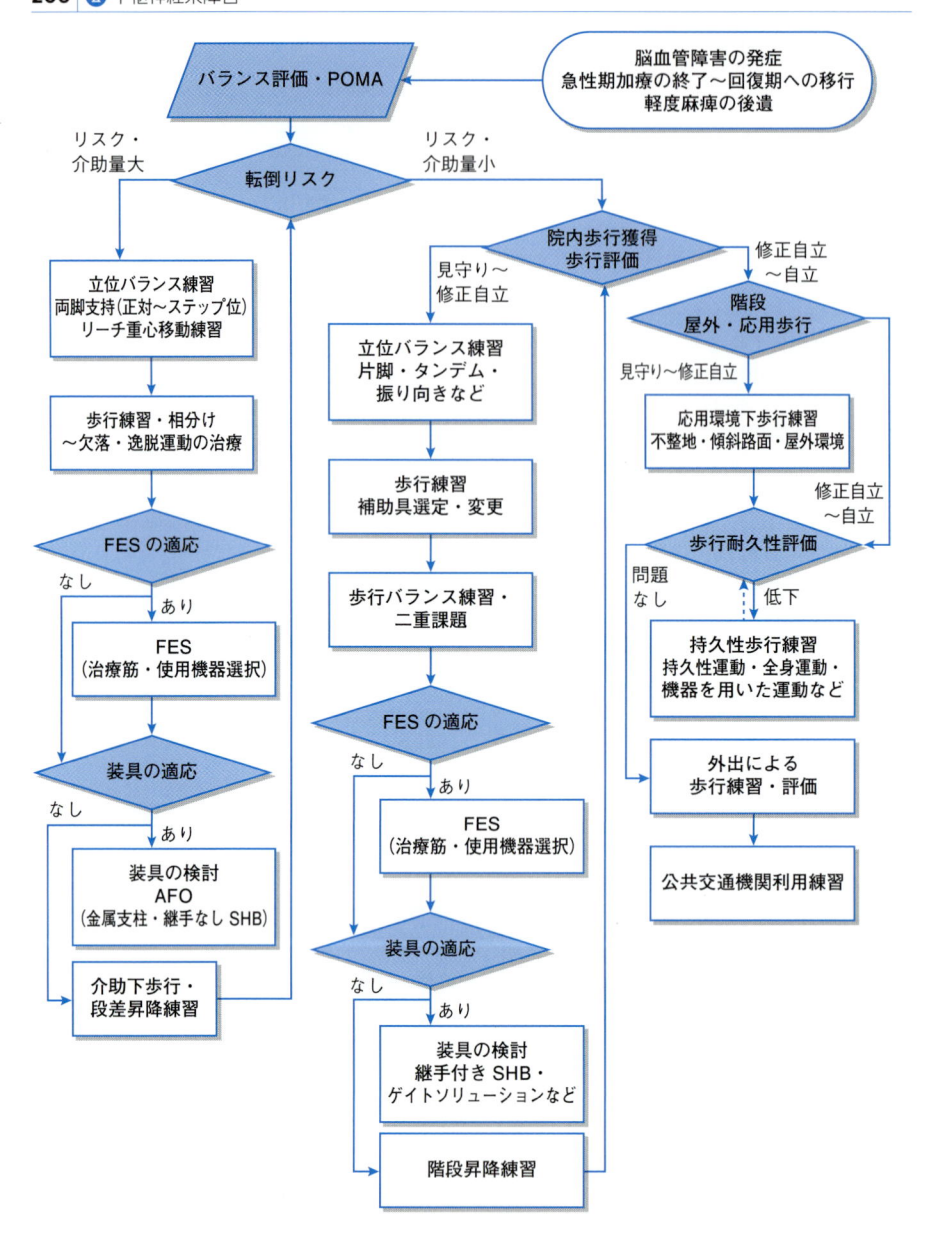

修正自立～自立の流れ:
- 階段 屋外・応用歩行
- 見守り～修正自立
- 応用環境下歩行練習 不整地・傾斜路面・屋外環境
- 修正自立～自立
- ◇歩行耐久性評価◇ 問題なし／低下
- 持久性歩行練習 持久性運動・全身運動・機器を用いた運動など
- 外出による歩行練習・評価
- 公共交通機関利用練習

図 II-7　脳血管障害後片麻痺　軽度麻痺例の臨床判断

❶ 歩行中，常時介助が必要～転倒リスクがみられる患者に対する治療プログラム
(1) ROM 運動・筋力増強運動
- 麻痺側股関節伸展・膝関節伸展・足関節背屈の他動運動～最終域での保持(10回，最終域で10秒保持)，同運動に股関節の外転運動などを加え，自動・抵抗運動(10回×2セット)をセット後半に疲労が生じる程度の負荷で行う．

(2) 立位バランス練習
- 正対位～ステップ位での前後・左右への重心移動，しゃがみこみなどの重心上下移動，リーチ練習などを行う．

(3) 歩行練習
- 平地・直線歩行から開始し，徐々に方向転換など負荷を上げていく．
- 日常生活場面(例：トイレへの移動やトイレ内動作も含め)での歩行を実施する．

(4) 下肢装具選定
- 歩行練習に際して，問題点に合わせて装具の選定を行う(金属支柱付き短下肢装具～プラスチック，継手付き装具など)．

(5) 機能的電気刺激療法
- 残存する問題点や低下要素に対して，使用機器や刺激場所などの検討を行いながら実施する．

❷ 歩行の効率や実用性が問題となる症例に対する治療プログラム

(1) 筋力増強運動・自主練習指導・機器を用いた運動
- 体幹・股・膝・足関節のなどの抵抗運動を，20回×3セットを各セット後半で疲労がみられる程度の負荷で実施する．
- 歩行能力の獲得に合わせ，自主練習指導や持久性改善のために機器を用いた運動を実施する．

(2) 機能的電気刺激療法(functional electrical stimulation；FES)
- 歩容など残存する問題点に合わせ，機器・刺激部位の選択を行いながら，FES実施の検討を行う．

(3) バランス練習
- 麻痺側下肢での片脚立位，タンデム肢位からの歩行，振り向き動作～回転動作などを実施する．

(4) 応用歩行練習
- 不整地歩行，障害物路(スラローム・狭路・またぎ)歩行など応用的な場面での歩行練習を実施する．
- 転倒リスク軽減のために歩行中の二重課題付加〔計算や目的物探索～移動練習(trail walking exercise；TWE)歩行練習〕などを実施する．

(5) 応用動作練習
- 階段昇降・床上動作練習を，支持物利用の有無，段差の高さなど，負荷量を調節しながら実施する．

(6) 屋外歩行・公共交通機関利用練習
- 退院後生活および環境評価に基づき，生活範囲拡大に必要な能力の再獲得のため，実際場面での移動練習を行う．

(7) 歩行補助具の選定
- 下肢装具についてはゲイトソリューション継手付き短下肢装具や足関節装具などの装具も視野に入れ，処方の検討を行う．

リスク管理
- 回復期軽度麻痺症例については機能回復に伴い，日常生活における移動範囲や活動度，理学療法場面におけるバランス負荷も高くなり，同時に病棟・理学療法場面での転倒も増加してくる．
- 適切なバランス評価のもと，転倒のリスクを評価し，適切な介助を行うこと，病棟での安全管理を徹底する．

経過・予後
- 回復期入院時(発症1～2か月経過)に年齢が70歳未満で，ブルンストロームステージ(Brunnstrom recovery stage；BRS)Ⅲ以上であり，高次脳機能障害など阻害因子を有していない症例であれば，なんらかの形で歩行獲得が可能な症例が多い．
- 早期に歩行目標(移動範囲や必要な補装具などを含め)を立て，退院先での移動の条件について検討していく必要がある．50 m/分程度での歩行が可能であれば，外出活動における移動手段として歩行の適用について検討していく．
- 外出・復職など社会活動復帰に関しては，ケースによって復帰先の条件が異なるため，退院後復帰が予想される社会環境の情報収集・評価を行い，移動範囲(～屋外・社会活動復帰・復職など)や手段(公共交通機関利用の有無など)の検討を行うことが重要である．

(万治　淳史)

脳血管障害
❷ 回復期の病態・障害の特性

4 右半球症状合併例

病態・障害
- 右半球損傷では左半側空間無視，プッシャー(pusher)現象，病態失認，motor impersistence，pacingの障害など複数の高次脳機能障害が出現

する．なかでも，半側空間無視（unilateral spatial neglect；USN）とプッシャー現象は理学療法場面で難渋することの多い右半球症状である．
- USN は病巣と反対側の視空間や身体への刺激に対し，運動障害や感覚障害のみでは説明のできない反応性の低下を示す現象である．
- プッシャー現象は姿勢保持や動作において病巣と反対側へ押す現象のことを指す．
- USN もプッシャー現象も環境の変化で症状が増減する特徴があり ADL を大きく阻害する．左半球損傷においても出現することはあるが，右半球損傷と比較してその症状は軽度であり早期に消失する場合が多い．

評価
- USN の評価は机上課題と生活場面の観察に分けられる．机上課題には線分二等分課題，抹消課題，2点発見課題，視覚消去現象の有無，模写課題，描画課題，書字・読字課題があり，総合的な判断指標として行動性無視検査（behavioral inattention test；BIT）がある．生活場面における評価法には Catherine Bergego scale があり，USN が重度の場合は right neck rotation（頸部の右回旋）が観察される．
- プッシャー現象の評価法にはプッシャー現象の重症度分類，scale for contraversive pushing（SCP），Burke Lateropulsion scale（BLS）がある．

治療/介入（表Ⅱ-8，図Ⅱ-8）
- 標的動作の改善を高次脳機能の改善により目指すのか，動作学習や環境設定を含めた代償方法の獲得により目指すのかを検討するが，いずれも実生活への適応（般化）を目的とすべきである[1]．
- 右半球症状を呈した場合，姿勢や動作の崩れをエラーとして認知できないことが多いため，介入にあたってはフィードバック方法の工夫が重要である．

❶ USN の機能改善を目的としたプログラム
- USN の機能改善に対する手法としては無視空間への注意を喚起する視覚探索課題やプリズム適応課題が実施されている[2]．プリズム適応課題は右へ10°偏倚するプリズム眼鏡を用い，標的へ50回程度のリーチ運動を行う．
- 前庭への温度刺激や視運動性刺激による眼振の誘発，また左後頸部への振動刺激，無視側へ

表Ⅱ-8 主な治療/介入のプログラム例と運動療法実施上の工夫

USN の場合	プッシャー現象を呈した場合
覚醒水準の向上 ・立位や歩行などの動的課題	姿勢の崩れを理解するために ・鏡によるフィードバックを活用 ・垂直を視覚的に確認
機能改善のための机上課題 ・視覚探索課題 ・プリズム適応課題	座位バランス練習 ・座面角度の調整 ・前腕での支持 ・非麻痺側方向への輪入れ課題
治療環境，生活環境の整備 ・右側を壁にして動作を行う ・外的環境の活用（動作誘導，声かけ） ・長下肢装具の活用	立位バランス練習 ・長下肢装具の活用 ・前腕支持，または上肢支持なし ・非麻痺側方向への輪入れ課題
残存半球機能の活用 ・キーワードの記憶	歩行練習 ・長下肢装具の活用 ・上肢支持をなくしてみる
ADL 場面での練習 ・室内環境の設定 ・声かけや介助方法の統一	ADL 場面での練習 ・移乗動作練習 ・ベッドや便座での座位保持

の体幹回旋もすすめられているが，治療の永続的効果や ADL への般化についての十分な科学的根拠はまだない[1]．
- 機能改善を目的として個々の症例に介入する際は，その効果について治療者が厳密に判定していくことが重要である．

❷ USN に応じたプログラムのポイント
- 意識障害が重度であれば，無視側の注意喚起を行うよりも適切なリスク管理のもとに覚醒水準の向上を目的とした立位・歩行などの動的課題を優先する．意識障害よりも USN による姿勢・動作への影響が強くなったと判断した時点で USN に応じた治療環境を整える．具体的には，動作練習場面や生活場面において部屋の壁を右側にして座るなど，右側からの刺激を減少させて左側からの刺激を増加させるような環境を整備する．無視症状が軽減しやすい環境に

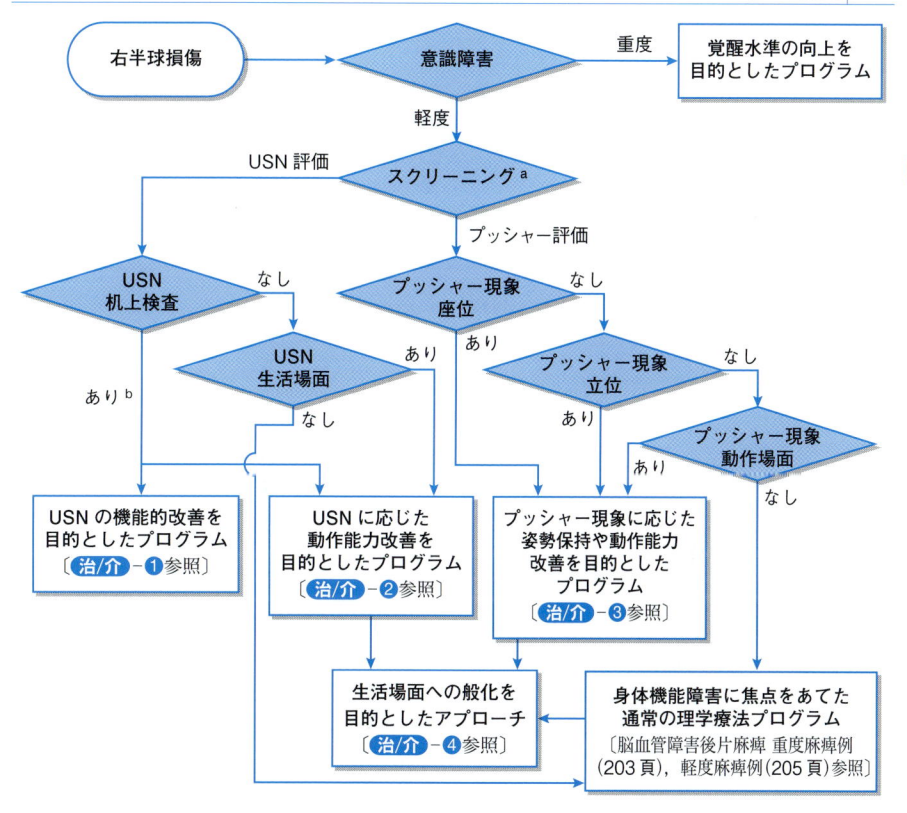

図Ⅱ-8　右半球損傷症例に対する介入方法決定までの流れ

a：方向性・全般性注意障害，プッシャー現象，病態失認，motor impersistence，pacing の障害について大まかにその有無を判断する．USN の検査の前に半盲の有無（視野の範囲）を確認しておく．
b：分岐の選択に際しては病期や予後予測を含めて検討する．

調整したうえで座位や立位練習を行い，USN と身体機能障害の両者へ同時に介入する視点をもってプログラムを立案する．

- 姿勢保持や動作指導場面において「左側を向いてください」という言語指示は，治療者と対象者の認知している空間そのものが異なるため重症例の場合はうまく理解できない．視覚的に認知しやすい対象を設定し「赤い点（無視側の目標物）を見てください，そこまで手を伸ばしてください」など，外的環境を利用した課題設定のほうが難易度は低い．
- 左半球機能である言語機能が残存していれば，動作のポイントをキーワードとして記憶することで左側への注意喚起が可能となることも多い．

❸ **プッシャー現象に応じたプログラムのポイント**

- ①姿勢が崩れていることを理解してもらう，②視覚的に姿勢が直立かどうかを確かめてもらう，③直立となるための運動方法を学習する，④さまざまな動作中も直立姿勢を維持できるようになる．以上の4つの治療手順を参考に，環境設定を工夫しながらプログラムを立案する[3]．
- 視覚的に姿勢の崩れを確かめてもらうには，鏡による同時フィードバックや，点滴棒や窓枠など垂直な外部環境と自分の姿勢を比較できるようにする．

- 姿勢や動作を誘導する際にも外部環境を利用した課題設定を心がける．たとえば輪入れを利用したリーチ課題など，治療者が意図した位置に姿勢を修正できたことが外部環境との接触を通して理解できるようプログラムを設定する．

(1) 座位バランス練習
- 座面角度の調整を行い，麻痺側傾斜した骨盤の角度を左右の腸骨稜の高さが同程度となるように修正する．
- 非麻痺側上肢の接地位置は，前方もしくは殿部から側方へ離れた位置に接地したほうが非麻痺側への重心移動を誘導しやすい．手掌支持にてプッシャー現象が強く出現してしまう場合は前腕支持を試してみる．
- プッシャー現象が強く静的な姿勢保持が困難な時期でも，非麻痺側に配置した標的へのリーチ課題（輪入れなどの動的課題）では重心移動を促しやすい．10回1セットを目安に，徐々に標的との距離を広げながら5セット程度行う．リーチした位置での姿勢保持も試みる．

(2) 立位バランス練習
- 意識障害や体幹機能障害が重度である場合は，座位よりも立位での課題を優先する．
- 麻痺側下肢の支持性が低くプッシャー現象に加えて身体機能障害が麻痺側傾斜を助長している場合は，長下肢装具を使用して支持を補償する．
- 四肢（特に非麻痺側）の接地位置に配慮する．平行棒を利用する場合，前額面上では非麻痺側足底と平行棒の距離をある程度保っておいたほうが荷重を非麻痺側へ促しやすい．上肢によるプッシャー現象が強く出現する場合は，前腕支持への変更や，上肢を支持として使用しないことで立位保持の介助量が軽減することもある．
- 非麻痺側へのリーチ課題を行う（回数は「(1) 座位バランス練習」と同様）．

(3) 歩行介助の工夫
- 平行棒や杖を使用することでプッシャー現象が出現するのであれば，上肢の支持は使用せずに歩行するほうが非麻痺側への荷重を促しやすい．
- 姿勢保持が可能となった段階でも動作場面ではプッシャー現象が残存していることが多いため，種々の動作練習中も（必要に応じて動作を静止しながら）視覚的フィードバックを利用して正しい姿勢を維持する．

- 立位が監視で保持可能なレベルまで改善したら，症例の非麻痺側に立って動作を誘導すると，重心移動の際に治療者の身体を外的環境（非麻痺側立脚期における骨盤や肩甲帯の到達目標）としても活用できる．

❹ ADL上の動作への介入
- USNやプッシャー現象は姿勢や環境の変化でその症状が大きく変化するため，理学療法室という一定の環境下での練習だけでは日常生活に般化されにくい．よって，生活場面の各動作においてどのように介助すると症状が軽減するのかを把握する必要がある．
- 具体的には室内環境の設定，手すりの種類や把持位置，足底の接地位置，介助者の立ち位置と運動の誘導方法（声かけ内容も含む）について，詳細に検討する．症状が出現しにくい環境設定や介助方法を把握できたら他のスタッフや家族へ情報提供し，1日を通して誰が介助しても統一した手順で介入できるように心がける．

リスク管理
- USNを呈した場合，車椅子駆動時に左側が人や物と衝突してしまう危険がある．また移乗時にも左ブレーキのかけ忘れやフットレストから下肢を降ろし忘れることが多いため転倒に十分な注意が必要である．

経過・予後
- 急性期ではペナンブラや脳浮腫により通過症状として高次脳機能障害を呈していることも多い．
- USNは発症後半年を経過した後も回復を示すが，徐々にその回復速度は遅くなり，完全な機能回復は困難となるため，代償的に生活動作の介助量を軽減する視点が重要となる[1]．

◉ 引用文献
1) 篠原幸人，他（編）：脳卒中治療ガイドライン2009．pp.327-330, 2009. http://www.jsts.gr.jp/guideline/327_330.pdf（2015年4月閲覧）
2) Yang NY, et al: Rehabilitation interventions for unilateral neglect after stroke: a systematic review from 1997 through 2012. Front Hum Neurosci 7: 187. doi:10.3389/fnhum.2013.00187, 2013
3) Karnath HO, et al: Understanding and treating "Pusher Syndrome". Phys Ther 83: 1119-1125, 2003

（宮本　真明）

脳血管障害
2 回復期の病態・障害の特性

5 左半球症状合併例

病態・障害

- 右利きの人の場合，そのほとんどにおいて左半球の中大脳動脈領域に言語中枢が存在するため，左半球損傷により失語症が出現しやすい．失語症とは1度獲得された言語能力が脳損傷によって障害された状態であり，「聴く」「話す」「読む」「書く」のすべての要素が障害される．その症状は損傷部位により異なる特徴を呈し，ブローカ(Broca)野の損傷では発話が非流暢となるが理解は比較的保たれていることが多く，ウェルニッケ(Wernicke)野の損傷では発話は流暢なものの理解に障害をきたすことが多い．表出も理解もどちらも重度に障害されている場合を全失語という．
- ADLを阻害する左半球症状として失行症がある．失行症とは運動や感覚の機能的な問題がなく，かつ行うべき運動内容は理解できているが，目的とした行為が円滑に行えない状態である．

評価

- 失語症では言語の各要素における残存能力の把握，またその回復を判断するうえで客観的評価が重要となる．会話に問題がある場合もすべてが失語症とは限らず，構音障害や認知症との鑑別が重要となる．構音障害では舌や口唇の運動麻痺による発語の障害を呈するもののその他の要素は障害されず，筆談では問題が生じない．全般的な脳機能の低下である認知症では知能も障害されるが，失語症では障害されない．失語症の定量的な評価としては標準失語症検査(standard language test of aphasia；SLTA)やWAB(western aphasia battery)失語症検査(日本版)がある．また，生活場面でのコミュニケーションの実用性を評価する指標としてcommunication ADL(CADL)がある．
- 失行症では道具の操作が困難となる観念失行と，習慣的行為を言語命令や模倣命令に従って遂行することが障害される観念運動失行がある．観念運動失行のみを呈している場合では，運動を指示された際に症状が出現するため，生活上の自然な動作においては問題とならないことが多い．観念失行では，単一の道具使用場面

表Ⅱ-9 主な治療/介入のプログラム例と運動療法実施上の工夫

失語症を呈した場合	失行症を呈した場合
運動療法時のコミュニケーションの工夫 ・デモンストレーションの実施 ・body languageの活用 ・指差し，タッピング ・短い文章での質問 ・yes/noで返答可能な問いかけ ・書字や絵による伝達を試みる 心理的ストレスへの配慮 ・本人と家族への情報提供 ・失語症友の会や会話パートナーの紹介 在宅生活におけるリスク管理 ・携帯電話の練習 ・必要に応じてSOSカードの携帯 ・緊急連絡手段の確保	標的動作を直接練習する ・動作手順の言語化 ・困難な動作項目を明確化 ・失敗しないように誘導しながら反復練習 環境整備 ・余計な道具の排除 ・道具を使用しない動作方法への変更 ADL ・家族や介護者への情報提供 ・特に火や熱湯の扱いには注意

(爪切りやハサミの使用など)と複数の道具を扱う系列動作場面(お茶を淹れる，ろうそくに火を灯すなど)を評価する．道具使用における把持位置や使用方法の誤り，系列動作における工程の省略や順序の誤りがないかを評価する．また，失行の評価法として標準高次動作性検査(standard performance test for apraxia；SPTA)がある．観念失行では日常的に使用している道具(歯ブラシや石けんなど)の操作に障害を認めるため，生活場面での観察評価も重要となる．

治療/介入(表Ⅱ-9，図Ⅱ-9)
❶失語症に対して

- 失語症の治療には言語機能への介入だけでなく，コミュニケーション障害への働きかけ，家族支援，環境設定，心理的援助が含まれる．
- 言語機能改善を目的とした介入においては，各要素における障害の重症度に応じて難易度を設定した言語課題の反復練習が基本となる．
- 一方で理学療法場面では，言語障害を呈した対象者であっても，その方の動作能力向上を目

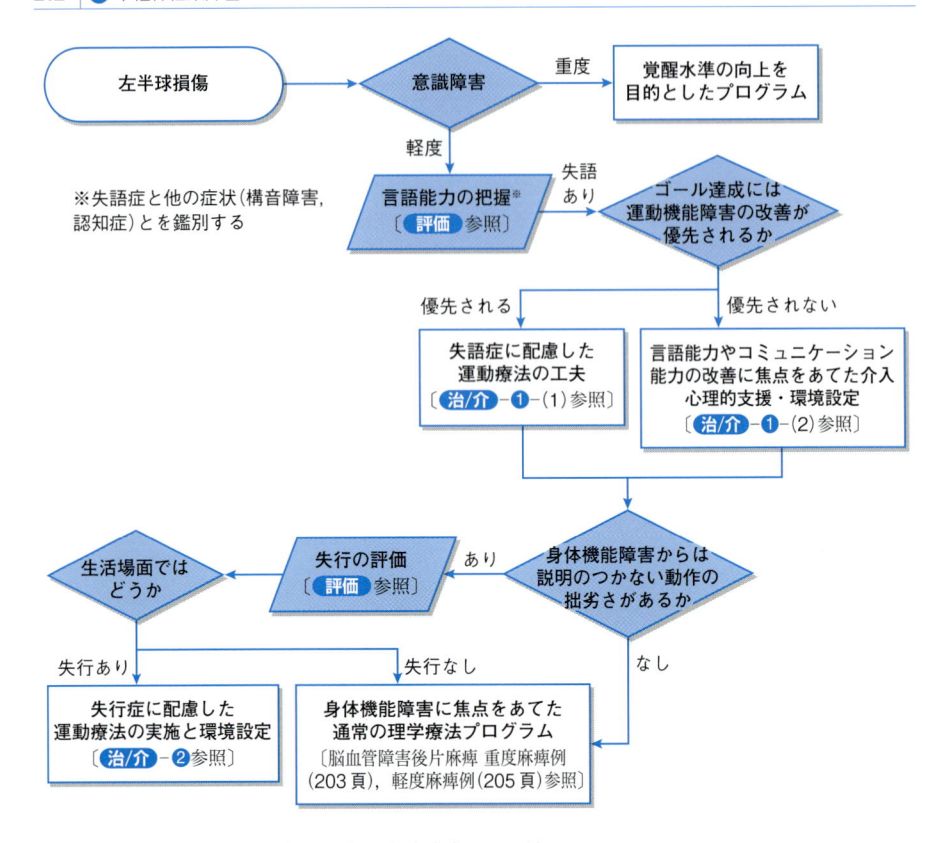

図Ⅱ-9 左半球損傷症例に対する介入方法決定までの流れ

※失語症と他の症状（構音障害，認知症）とを鑑別する

フローチャート：
- 左半球損傷 → 意識障害
  - 重度 → 覚醒水準の向上を目的としたプログラム
  - 軽度 → 言語能力の把握※〔評価参照〕
    - 失語あり → ゴール達成には運動機能障害の改善が優先されるか
      - 優先される → 失語症に配慮した運動療法の工夫〔治/介-①-(1)参照〕
      - 優先されない → 言語能力やコミュニケーション能力の改善に焦点をあてた介入 心理的支援・環境設定〔治/介-①-(2)参照〕
- → 身体機能障害からは説明のつかない動作の拙劣さがあるか
  - あり → 失行の評価〔評価参照〕 → 生活場面ではどうか
    - 失行あり → 失行症に配慮した運動療法の実施と環境設定〔治/介-②参照〕
    - 失行なし → 身体機能障害に焦点をあてた通常の理学療法プログラム〔脳血管障害後片麻痺 重度麻痺例（203頁），軽度麻痺例（205頁）参照〕
  - なし → 身体機能障害に焦点をあてた通常の理学療法プログラム

的とした運動課題の遂行を優先すべきであることが多い．運動療法を実施する際，対象者は運動課題と言語的認知課題の二重課題（dual task）を課せられている状況となる．対象者の言語的認知にかかわる負担を少なくし，運動課題施行中の指導内容を円滑に理解できるよう，課題提示や結果のフィードバックの際のコミュニケーション方法を工夫する必要がある．

(1) コミュニケーションのとり方の工夫
- 運動療法施行中のコミュニケーションにあたり，言語刺激と同時に表情の変化やアイコンタクト，頷きや首振り，指差しなどの身振りやbody languageを用い，視覚や触覚刺激などの非言語的刺激を併用する．
- 運動課題の提示に際してはデモンストレーションを通しての情報伝達も積極的に試みる．
- 言語的に情報を伝える際は対象者にとって身近で具体的な言葉を用い，短い文章でゆっくり話しかけると理解されやすい．話しかけても1回で理解されないときは，ゆっくりと繰り返すか別の表現に変えてみる．また，yes/noで返答可能な問いかけや，選択肢から答えを選んでもらえるように質問を工夫するのもよい．
- 「聴く」ことや「話す」ことの障害が強い場合は，「読む」や「書く」能力で代償する（文字や絵を活用する）ことでコミュニケーションがはかりやすくなる場合もある．
- 会話のやり取りにおいては，1つの内容が理解できたことを確認してから次の話題に進むようにし，唐突に内容を変化させないように注意する．
- 具体例として，2足1段での階段昇降練習場

面をあげる．①治療者がデモンストレーションを行う，②実際に階段昇降を行ってもらい，手足の順序に誤りがあれば指差しを伴った声かけや当該部位のタッピングにより正しい手順を誘導する，③麻痺側立脚での膝の伸展を促したいなど，修正したい運動要素があれば動作場面のデモンストレーション，タッピングや徒手的な誘導を組み合わせ，治療者の意図がうまく伝わるようフィードバック方法を工夫する，④運動がうまくできた場合も，声かけとともに表情の変化やアイコンタクトを活用して結果をフィードバックする．

(2) 心理的ストレス
- 失語症を自覚している方はコミュニケーションに対して苦手意識が生じることで，心理的に孤独や不安を感じやすい．そのような心理的ストレスを軽減するうえでも，意思疎通のための手段を早急に確保してコミュニケーション障害を軽減することが重要である．
- 失語症に関する本人や家族の理解を促すため，言語障害があってもその他の知能に問題はないことを伝え，コミュニケーション上の工夫について具体的に指導を行う．
- 言語障害の発症後もコミュニケーションにおける成功体験を積み重ねることで，再度コミュニケーションに対する意欲を引き出せるよう介入する必要がある．
- 言語障害が残存する場合には，失語症友の会や都道府県単位で行われているボランティア（失語症会話パートナー）などの社会資源を適宜活用することで，退院後も心理的に孤立しないような環境を整える．

❷ 失行症に対して
- 失行症では目的とした行為が拙劣になるため，道具を用いた技能の獲得に悪影響を及ぼす可能性がある．歩行の手順や杖の使用に際して，他の機能障害では説明のつかないような拙劣さを認める場合は，失行症の影響も視野に入れて推論する必要がある．
- 介入としては具体的課題の直接的な練習や代償方法の習得，難易度を調整するための環境設定が行われる．行為の手順をいくつかの下位項目へ分け，困難な具体的動作を言語化したうえで，失敗が生じないように誘導しながら反復練習する[1, 2]．
- 余計な道具の排除や，可能なかぎり道具を使用しない環境設定（おにぎりやパン食への変更など）を検討する．
- 家族や介護者へ失敗しやすい行為に関して情報提供し，生活場面において失敗体験が繰り返されないように配慮する．

リスク管理
- 失語症では生活上での連絡の困難さ，特に緊急時の連絡が取りにくいことが問題となる．携帯電話が活用できるかの確認や，住所や緊急連絡先を記載したSOSカードの携帯，ワンプッシュ方式の緊急連絡手段の確保などを必要に応じて検討する．
- 失行症では，火や熱湯を扱う調理器具を用いる際は特に注意が必要となる．

経過・予後
- 失語症・失行症は脳損傷後急性期から回復期に顕著な改善を認める．
- 軽度失語症では発症後2週間，中等度では6週間，重度では10週間が最も回復する時期とされ，その時期には機能回復を目的とした集中的な言語療法が実施される．言語機能障害が残存した場合，コミュニケーション能力への介入が中心となる[1]．

● 引用文献
1) 篠原幸人, 他(編)：脳卒中治療ガイドライン2009. pp324-330, 2009. http://www.jsts.gr.jp/jss08.html(2015年4月閲覧)
2) 杉本諭：失行症を有する患者への理学療法士の関わり. 理学療法 31：476-480, 2014

(宮本　真明)

脳血管障害

3 訪問理学療法

病態・障害
- 平成25年度国民生活調査[1]によると，介護が必要になった主な原因の第1位は脳血管障害で21.7%であり，要介護度4・5では30〜35%を占める．
- 対象疾患は脳血管障害が最も多く[2]，「維持期」の症例が中心であるが，近年は「亜急性期」から「回復期」の症例も増加している．
- 脳血管障害を主疾患とする対象者は，高齢化に加え，疾患が重複化し，内部障害の合併が多いとされる．筆者らによる内部障害の合併に関する調査では，心不全や不整脈の合併が多い結

果を示していた．

・要介護4・5の脳血管障害症例は，重度な運動麻痺や高次脳機能障害などを呈した寝たきりの症例も多く，運動機能障害以外に嚥下障害や排泄機能障害，言語機能障害など多様な病態を呈している．

評価

・在宅では一般的な運動機能（麻痺の程度，ROM，筋力，バランス機能など）評価のみならず，精神機能（うつ，認知機能など），生命や身体活動（バイタルサイン，呼吸状態，疲労感，痛みなど），生活機能（食事，排泄，睡眠など），その他（生活環境，介護力，経済力など）の多角的な側面から総合的評価を行う．

・在宅では医学的情報が不足しており，健康状態や病状に関する最新情報は理学療法士自らが訪問現場で収集し，病状変化の有無などについて適切な判断を行う．

・対象者の健康状態や病態を把握するための情報収集方法としてフィジカルアセスメント（physical assessment；PA）が有用である．

・PAでは健康状態や病状に関する情報を聴取（問診）し，視診，触診，打診，聴診などの身体検査を用いて身体にアプローチして情報を得るとともに，その情報を統合して対象者の健康問題などについてアセスメントする．

・PAを行う際は，常に「いつもと違ってどうなのか？」を意識し，それを識別するための経験や知識を蓄積するとともに，常日ごろから対象者の血圧や脈拍，呼吸状態などの"いつもの病状"を熟知しておく．

・運動機能評価は，次項〔維持期（→216頁）参照〕に記載する評価のなかでも，在宅で実施可能な客観的評価を用いる．

・生活環境評価は，現状機能におけるADL自立の可否および適切な機能予後の予測を行ったうえで，動作遂行時の安全性や機能性などを検証し，福祉用具の選択や住宅改修の必要性を判断する．

治療/介入（図Ⅱ-10）

・「活動と参加」「QOLの向上」を目標に，ADLの自立度から治療内容を選択し，個々の生活環境に適した手段を用いて実施する．在宅では介入頻度や時間が限られるため，特に❹～❻は訪問がない日でも実施できるように自宅で可能な自主練習プログラムなどを設定し，利用者自身または介護者でも実施できるように指導・支援を行う．介入効果を高めるため，行動記録票などを活用して自己管理を促し，フィードバックを行うことも効果的である．

❶ 生活環境調整と外出支援

・頻度の高い住宅改修の場所はトイレ，浴室，玄関であり，手すりの設置，段差解消が主であり，機能予後を考慮して実施する．

・福祉用具の選択の際は，試使用により使い勝手や安全性などを確認する．

・外出，集会やイベントへの参加などの実現のために社会資源を活用するとともに，必要な動作や安全性の向上などを目的としたバス，電車，エスカレーターの乗り降りなどの応用動作練習を併用する．

❷ 歩行指導

・トイレ移動や外出，通院などの目的を明確にしたうえで，運動強度や距離を設定し，その際の血圧や脈拍，疲労感などを参考にしながら実施する．

・装具や歩行補助具を活用して実用的な歩行の獲得を目指す．屋外歩行の際は交通量や道路の状態，温度変化（熱中症，ヒートショック）などに注意し，緊急時の対応のため内服薬（硝酸薬，ブドウ糖など）や血圧，パルスオキシメータなども携帯する．

❸ バランス指導，ADL（IADL）指導

・在宅生活の自立や介助量の軽減，活動と参加を見据えたプログラムを実施する．

(1) バランス指導（静的，動的）

・座位，立位，四つ這いなど．

(2) 基本動作指導

・寝返り，起き上がり，座位・立位保持，立ち上がりなど．

(3) 応用動作指導

・トイレ動作，入浴動作，階段昇降など．

❹ ROM運動（またはストレッチング）

・特に麻痺側の足関節（尖足），肩関節（脱臼）に注意が必要である．

・痙縮が強い場合は30秒程度の持続伸張を実施し，足関節の場合はストレッチングボードなどの活用も有効である（10分/日）．

❺ 筋力増強運動

・ベッド上でも実施可能なブリッジ運動や自動介助運動，徒手抵抗による脚伸展運動などを10回/1セットとして2～3セット実施する．

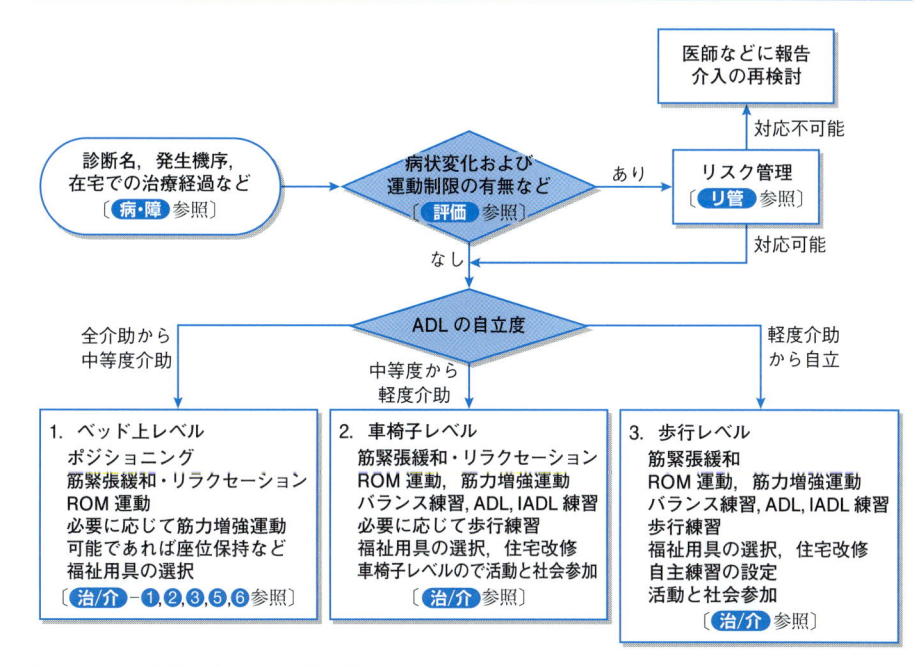

図Ⅱ-10 脳血管障害 訪問理学療法

```
診断名，発生機序，     病状変化および                  医師などに報告
在宅での治療過程など → 運動制限の有無など → あり → 介入の再検討
  〔病・障 参照〕       〔評価 参照〕                  
                                                     対応不可能
                                                     ↑
                                             リスク管理
                                             〔リ管 参照〕
                                                     対応可能
                           ↓ なし                    ↓
                       ADL の自立度
```

- 全介助から中等度介助 → 1. ベッド上レベル
  - ポジショニング
  - 筋緊張緩和・リラクセーション
  - ROM 運動
  - 必要に応じて筋力増強運動
  - 可能であれば座位保持など
  - 福祉用具の選択
  〔治/介 -❶,❷,❸,❺,❻参照〕

- 中等度から軽度介助 → 2. 車椅子レベル
  - 筋緊張緩和・リラクセーション
  - ROM 運動，筋力増強運動
  - バランス練習，ADL，IADL 練習
  - 必要に応じて歩行練習
  - 福祉用具の選択，住宅改修
  - 車椅子レベルので活動と社会参加
  〔治/介 参照〕

- 軽度介助から自立 → 3. 歩行レベル
  - 筋緊張緩和
  - ROM 運動，筋力増強運動
  - バランス練習，ADL，IADL 練習
  - 歩行練習
  - 福祉用具の選択，住宅改修
  - 自主練習の設定
  - 活動と社会参加
  〔治/介 参照〕

- 座位が可能であれば，重錘を用いた抵抗運動なども実施する．ベッドや椅子からの立ち上がり，段差の上り下りなどの特別な機器を必要としない慣れた動作による方法を選択すると，導入や運動継続がしやすい．

❻ 筋緊張緩和，リラクセーション

- クッションなどを用いたポジショニングやシーティングなどを実施する．
- 筋緊張緩和にあたっては神経筋促通手技，徒手療法，マッサージなどを必要に応じて活用する．

リスク管理

- 自宅へは1人で訪問すること多いため，利用者の病状変化や急変がおこった際の判断や対応は訪問理学療法士自身が行う．
- 急変時の判断や対応ができるように，訪問時には情報収集に必要な機器や用品を持参し，緊急時マニュアルの内容把握とシミュレーションが必要である．
- 医学的なリスク管理のみならず，対人関係，スケジュール管理，交通事故などの非医学的なリスク管理も行う．

経過・予後

- 「脳卒中治療ガイドライン 2009」[3]では，訪問リハビリテーションにより，歩行能力の向上，活動性の増加，転倒リスクの減少が認められるとの記載がある．
- 在宅療養高齢者の3年間の追跡調査では，在宅療養を継続できていた高齢者は65%との報告[4]があり，在宅生活を長期に継続させるための支援・指導が重要である．
- 制度改定に伴い，訪問理学療法の対象者が変化していることから，対象症例の病態や障害の程度のフェーズを見極め，トレーナビリティーやリスクなどを十分に検討したうえで介入方法を選択する．
- 社会資源にはフォーマル（公式）なものと，インフォーマル（非公式）なものがあり，生活範囲の拡大や社会参加を支援し，その結果としてQOL の向上につなげる（表Ⅱ-10）．

● 引用文献

1) 厚生労働省：平成25年国民生活基礎調査の概況，http://www.mhlw.go.jp/toukei/saikin/hw/k-tyosa/k-tyosa13/（2015年3月閲覧）

2) 日本訪問リハビリテーション協会：2011年度訪問リハビリテーション実態調査報告.
3) 脳卒中合同ガイドライン委員会：脳卒中治療ガイドライン 2009. http://www.jsts.gr.jp/main08a.html（2015年3月閲覧）
4) 大島浩子, 他：在宅療養継続高齢者の追跡調査. 癌と化療 40(Suppl.II)：211-212, 2013

（平野　康之）

脳血管障害

4 維持期

病態・障害

- 維持期理学療法は，介護老人保健施設などの施設や在宅を主体とした訪問理学療法，通所理学療法，医療機関の外来などで実施され，回復期終了後の慢性期症例に対して，身体機能や生活機能などの維持・向上をはかる．また，血圧管理や生活習慣の改善などの二次予防にも取り組む．
- 運動麻痺などの機能障害の回復は，一般的に発症後6か月で95%程度が終了するとされるが，近年は脳機能の評価法や治療法が進歩し，維持期でも機能障害が回復する場合が多数ある．
- 機能障害の回復が困難でも残存機能の向上をはかり，装具療法や環境整備などを行うことで生活機能を向上させ，QOLを高めることができる．
- 「維持期」とは医療モデルにおける区分であり，在宅のような医療と介護が混在し，かつ生活に重きを置いたフェーズでは「生活期」と示される．

評価

- 機能障害のみならず，生活行為にかかわる時間（介護負担，効率），空間（生活環境，設備），人（家族，介護力）などを分析し，「活動と参加」の可能性について客観的な評価と判断を行う．
- 運動機能については一般的な評価に加え，客観的評価を活用する．特にハンドヘルドダイナモメーターによる下肢筋力や timed up and go

表Ⅱ-10　代表的な社会資源

フォーマルサービス（公的） メリット：サポートの継続性，責任の所在が明確 デメリット：画一的なサービス，柔軟性に乏しい	インフォーマルサービス（非公的） メリット：サポート内容が多様，柔軟性がある デメリット：サポートの継続性・責任の所在が不明確
1) 介護保険 　介護を必要とする高齢者の介護などにかかる負担を社会全体で支援するための保険制度．介護が必要となった主原因の中で脳血管障害は最も多く，第2号被保険者が脳血管障害を発症して介護が必要になった場合には，特定疾病に含まれることから「要介護認定」を受ければ，介護（介護予防）サービスの利用が可能． 〈サービス内容〉 訪問介護，訪問看護，訪問リハビリテーション，通所介護，通所リハビリテーション，短期入所など	1) 患者会・家族会 　患者自身やその家族が障害と向き合い，さまざまな悩みを共有し，社会参加と自立の支援を進めるとともに，病気の理解やさまざまな課題解決に向けた行政への働きかけ，地域社会への発信などの活動を行う組織．定期集会の開催，医学的知識の向上や予防の啓発のための事業，機関誌の発刊，ツアー旅行などを実施． 〈活動団体例〉 全国脳卒中者友の会連合会，高次脳機能障害者と家族の会，全国失語症友の会連合会など
2) 身体障害者手帳 　脳血管障害などの傷病により，身体に一定の後遺症が残った場合，身体障害者手帳の交付を受けることが可能．申請には指定医の診断書が必要であり，診断書に記載された障害の程度によって1～6級の等級が決定． 〈サービス内容〉 手当など，減免・割引など，自立支援給付，地域生活支援事業など	2) ボランティアグループ 　フォーマルサービスでは対応できない生活に密着した支援を，地域を中心としたボランティアの方々が実施．地域によって活動するグループの数や実施内容は異なる． 〈ボランティア内容〉 配食サービス，買い物，ゴミ出し，見守りなど
3) その他 　行政，医療機関，地域包括支援センターなど	3) その他 　民生委員，老人クラブ，町内会，自治会など

test(TUG), functional balance scale(FBS)などの客観的指標は地域・在宅でも評価可能であり，ADLの自立度を判断する基準値が比較的多い(表Ⅱ-11).

- 維持期では医療従事者のかかわる時間が少なく，必要な医療情報も乏しいため，フィジカルアセスメント(physical assessment；PA)などを駆使し，対象者の健康状態や病状を評価することも重要である.

治療/介入(図Ⅱ-11)

❶ ADLが中等度介助から自立の場合(通所理学療法)

(1) 集団体操
- 機能向上または準備運動，レクリエーションなどの目的を明確にし，対象者の運動機能や場所，安全性などを考慮して実施する.
- ストレッチングや巧緻動作，全身運動などを組み合わせ，10〜20分程度実施する.

(2) ROM運動またはストレッチング
- 理学療法士による個別のROM運動，自主的なストレッチングを実施する.

(3) 筋力増強運動
- 集団で行う場合は，マット上または椅子座位

表Ⅱ-11 ADL自立判断の基準値

歩行自立(病院または施設内，補装具使用有)
　非麻痺側膝伸展筋力≧ 0.55 kgf/kg[※1]
　TUG 快適速度≧ 21.6秒[※3]
　TUG 最大速度≧ 15.6秒[※3]
　麻痺側 WBR ≧ 0.70 kg/kg[※3]
　FBS ≧ 45.5点[※3]

トイレ歩行自立(病院または施設内，補装具使用有)
　FBS(全得点)≧ 42点[※2]
　FBS(一部の得点)≧ 22点[※2]
　　起立，立位保持，座位保持，着座，移乗，前方リーチ，360°回転

立ち上がり(台の高さ40 cm，上肢支持なし)
　非麻痺側膝伸展筋力≧ 0.60 kgf/kg[※1]

床からの立ち上がり(台などの使用なし)
　非麻痺側膝伸展筋力≧ 0.60 kgf/kg(対象症例の90％以上が可能)[※1]

ADLの自立が困難
　非麻痺側膝伸展筋力＜ 0.30 kgf/kg[※1]

※1 川渕正敬，他：高知学院紀 12：29-33, 2011
※2 佐藤惇史，他：東北理療 25：104-109, 2013
※3 北地雄，他：理学療法学 38：481-488, 2011

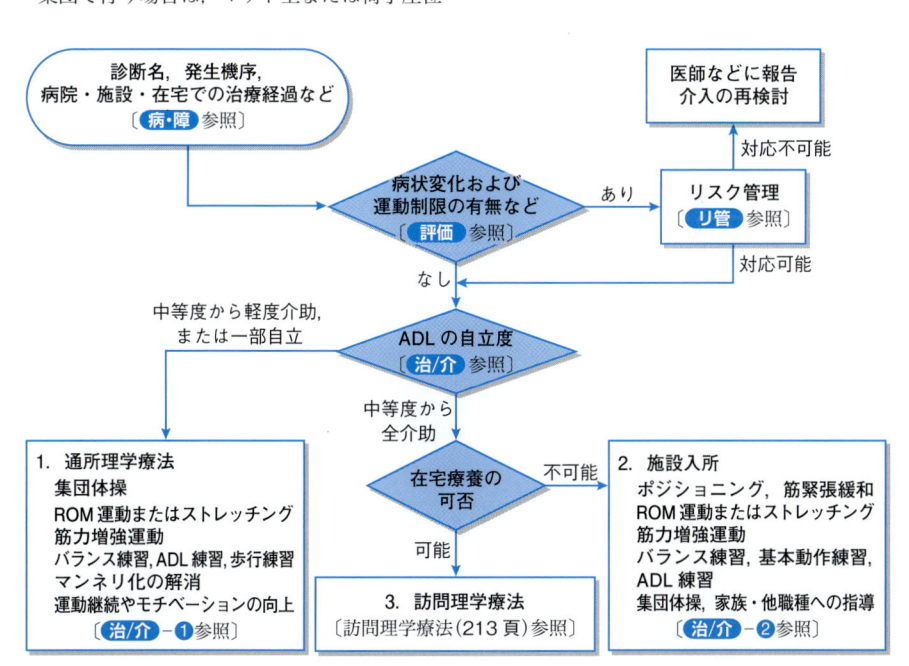

図Ⅱ-11 脳血管障害 維持期の臨床判断

など実施可能なプログラムを設定し安全に配慮するとともに，運動強度，頻度，時間などを設定する．筋力増強運動は10回/1セットとし，痛みや疲労に併せてセット数を調整する．
・機器などを活用する場合は，マニュアルなどを参考に実施する．

(4) バランス練習，ADL練習，歩行練習
・介助量の軽減を目的に座位，立位など基本動作練習やバランス練習を実施する．
・基本的なADLに加え，階段昇降や応用動作練習など自宅では実施できない練習内容を重視する．

(5) その他
・治療アプローチのマンネリ化が多いため，実施場所や運動プログラムの定期的な追加・変更を行う．ゲーム機を用いたバランス練習や自転車エルゴメータなどの活用も有効とされる．
・運動継続やモチベーションの向上には応用行動分析などを活用し，定期的な評価と結果説明（客観的な評価やグラフなどの提示），具体的な目標の設定（ADL可否に必要な数値基準の提示），効果判定と賞賛などを実行するとよい．

❷ ADLが中等度から全介助の場合（施設入所または在宅）

(1) ポジショニング
・クッションや除圧用具の活用，車椅子の選択などによりベッド上または車椅子での良肢位を保つ（関節拘縮および褥瘡の予防，誤嚥の防止など）．

(2) 筋緊張緩和
・神経筋促通手技，徒手療法，マッサージなどを必要に応じて活用する．

(3) ROM運動またはストレッチング
・おむつ交換（特に股関節）や更衣（特に肩関節，肘関節），車椅子座位（特に足関節，膝関節）などの介護負担の軽減や離床をはかるための可動域を維持改善する．
・各関節に対して1回につき30秒程度実施する．

(4) 筋力増強運動
・寝返りや起き上がり（上肢・体幹筋），おむつ交換や体位変換時のおしり上げ，立ち上がりや立位保持（下肢筋）の筋力増強を実施する．
・指示通りに行えない症例も多いため，立ち上がりなどの簡単な動作による筋力増強を10回程度から開始する．

(5) バランス練習，基本動作練習，ADL練習
・介助量の軽減を目的に座位，立位など基本動作練習やバランス練習を実施する．
・トイレ動作や入浴動作などに必要な動作練習を実施する．

(6) その他
・集団体操を行う場合は積極的な運動が困難であることが多いため，上肢の運動やレクリエーションを実施する．
・ROM運動の方法や適切な介助方法（車椅子移乗や更衣動作など）を他職種，家族に指導する．

リスク管理
・脳血管疾患患者の再発率は高く，久山町研究では脳血管障害初発症例の累積再発率が，1年で12.8%，3年で35.3%，10年で51.3%であったと報告されている[1]．
・回復期病棟退院後の転倒予測要因に関する研究では，退院6か月後の転倒率は39.1%であり，転倒が予測されたのは最大歩行速度が時速2.5 km以下の患者と，下肢装具を使用している患者であったとの報告がある[2]．
・転倒については，段差の解消や手すりの設置などの住環境整備が最も重要な対策となる．転倒の原因が循環器系の影響（不整脈や血圧低下など）によることもあり，携帯型心電計などを用いて心電図モニタリングを実施することも必要である．

経過・予後
・脳卒中地域連携クリティカルパスは，回復期から維持期への連携を効果的に進める手段であり，その目的の1つに「脳卒中の治療の継続とリハビリテーションの継続による地域全体の脳卒中再発予防とQOLの向上」がある[3]．
・脳卒中者の社会参加状況調査によると，ADL自立脳卒中者の約3割が参加頻度の減少および非参加があり，参加の頻度や質には機会や体験を広げるための車の運転や情緒的サポートなどが関連している[4]．
・脳卒中後の復職に関して，日本では復職率が33%であり，復職を成功させる要因は，復職的な方向性をもった理学療法の提供，雇用主の柔軟性，社会保障，家族や介護者からのサポートなどであったとの報告がある[5]．

● 引用文献
1) 秦淳，他：久山町研究から見える脳梗塞再発の新

しい疫学．Mebio 26：18-26，2009
2）川上健司，他：脳卒中患者の回復期リハビリテーション病棟退院後の転倒予測要因に関する研究 自宅内自立歩行可能な在宅脳卒中患者を対象として．理学療法学 39：73-81，2012
3）橋本洋一郎，他：地域連携システムの実際 熊本では．脳卒中 36：99-104，2014
4）鈴木ひろみ，他：ADL が自立している在宅脳卒中後遺症者の参加の状況．みやぎ作療 2：41-49，2007
5）佐伯覚，他：脳卒中後の復職 近年の研究の国際動向について．総合リハ 39：385-390，2011

（平野　康之）

脳血管障害
4 維持期
2 片麻痺症例の装具選択と理学療法

評価
❶歩容
・歩行時に使用する装具を選択する重要な因子は，裸足での歩容である．歩容は，麻痺側について，遊脚相・立脚相に分けて評価する（表Ⅱ-12）．

(1) 遊脚相
・尖足の影響によるつま先離れの良し悪しを評価する．また，体幹を過度に非麻痺側に傾けるなど，足関節の背屈を他の部位で代償する動作が著しく大きい場合も，つま先離れ不良と評価する．
・歩行中の下腿三頭筋の筋緊張の亢進が重度であるか，軽度であるかを大まかに把握しておく．

(2) 立脚相
・立脚相を通じて，姿勢を保持しきれない膝折れがあるかを評価する．
・初期接地時に踵から接地しているかどうか，接地時の膝関節の屈曲角度の程度を評価する．
・荷重応答期のフットスラップの有無を評価する．
・立脚中期の足底の接地状況を評価する．なお図Ⅱ-12に示すため，本項では内反尖足の状況を以下のように表す．
　※立脚中期の内反尖足
　重度：足底全面接地ができない．
　中等度：足底全面接地をするために，接地を意識することが必要．

表Ⅱ-12　歩容の評価

遊脚相	立脚相
・つま先離れの良し悪し（体幹の代償含む） ・下腿三頭筋の筋緊張の程度	立脚相全体 ・膝折れの有無 初期接地 ・踵接地の有無 ・膝関節の屈曲角度 荷重応答期 ・フットスラップの有無 立脚中期 ・足底の接地状況 ・反張膝の有無 ・過度の膝関節屈曲の有無 ・体幹のアライメント

　軽度：意識せずに足底全面接地可能．
・立脚中期の反張膝・膝関節過伸展があるか，また膝関節の過度の屈曲があるかを評価する．
・立脚中期に著しい体幹前傾があるかを評価する．

❷その他の因子
・その他，装具を選択するにあたり，決定する因子として，使用場面・重度の感覚障害の有無，予想される活動量，自己管理能力，高次脳機能障害，患者自身の装具の受け入れなどがあげられる．

治療/介入
❶装具の機能（表Ⅱ-13）
(1) 足継手の機能
・主に足関節底背屈の動きを制御する．
・制限はある角度から動かないことを示す（底屈制限 0°は底屈 0°から底屈方向に動かない）．
・制動はある方向にブレーキを受けながら動くことを示す（底屈制動はブレーキを受けながら底屈方向に動く）．
・遊動はある方向に抵抗なしに動くことを示す．
・継手のない下肢装具も多数存在するが，そのような場合は装具のたわみを上記の機能に当てはめて考える．

(2) 膝継手の機能
・長下肢装具で，主に膝関節の屈曲伸展の動きを制御する．継手の種類に関しては多数ある

220　II 中枢神経系障害

```
                    ┌──────────────┐
                    │   裸足歩行    │
                    └──────┬───────┘
                           ↓
        ・重度の膝折れ              内反尖足  ──なし──→ 装具なし
        ・著しい体幹のアラ  ──なし──→
         イメント不良
        ・重度の反張膝
              │                      │
             あり                    あり
              ↓                      ↓
      長下肢装具(底屈         短下肢装具
        制動)                  (ⓑ,ⓒ,ⓓ参照)
       (ⓐ参照)              [治/介]-❷-(2)参照
     [治/介]-❷-(1)参照
              │                      │
              ↓                      ↓
      ・膝関節過伸展      なし→  底屈制動
      ・装具を装着しても           [治/介]-❸-b)-(1)参照
       初期接地が踵接地
       とならない           あり→  底屈制限          立脚中期の
                                  [治/介]-❸-b)-(2)参照  内反尖足の程度

           重度            中等度           軽度
            ↓               ↓              ↓
       側方安定性 強    側方安定性 中    側方安定性 弱
       [治/介]-❶-(3)参照 [治/介]-❶-(3)参照 [治/介]-❶-(3)参照
```

ⓐ長下肢装具　ⓑ金属支柱付き短下肢装具（側方安定性強）　ⓒ継手付きプラスチック短下肢装具（側方安定性中）　ⓓ簡易型プラスチック短下肢装具（側方安定性弱）

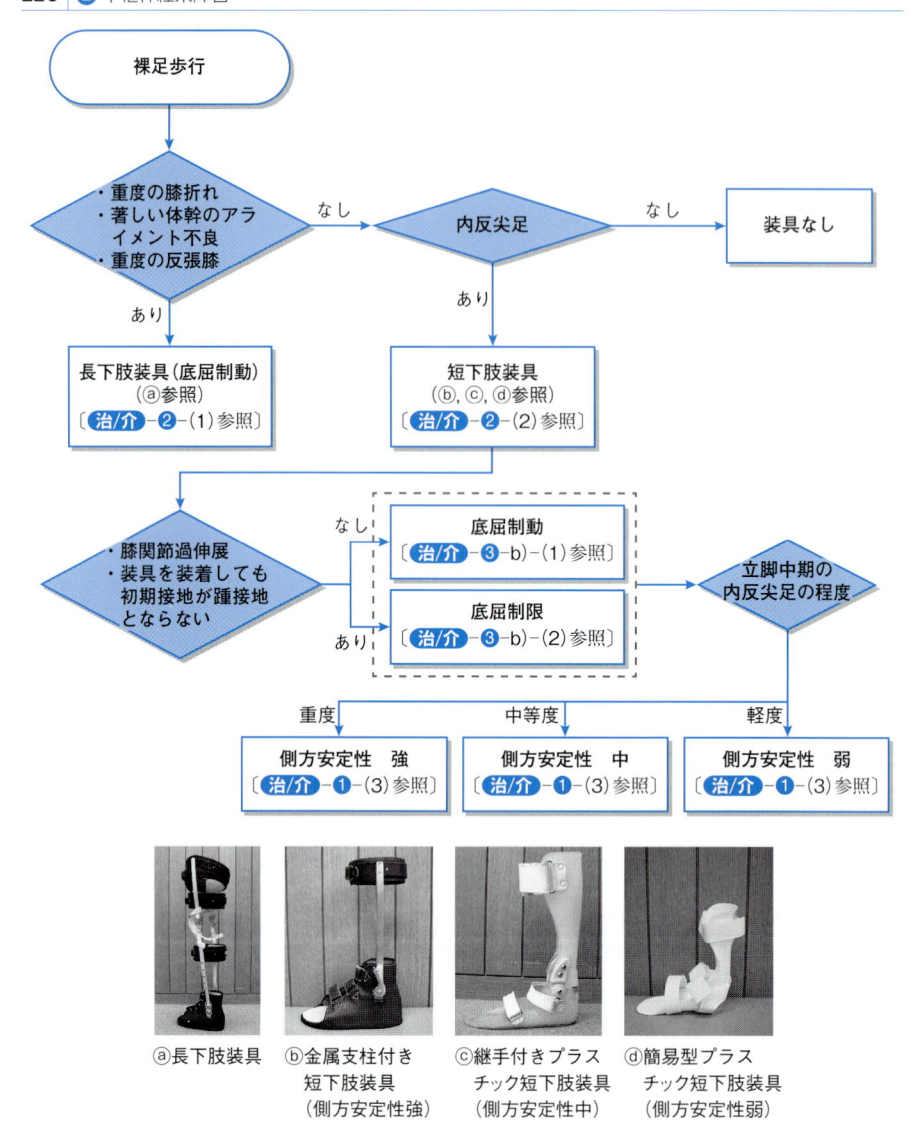

図II-12　片麻痺症例の装具選択

が，本項では，麻痺側荷重時に，膝関節を伸展位に保つ機能として考える．

(3) 足部の側方安定性
- 臨床では明確な分類はないものの，装具を選択するにあたり重要な要素である．
- 本項では図II-12に示すため，次のように分類する．

※側方安定性
強：金属支柱短下肢装具など，装具自体の剛性が高いもの．
中：継手付プラスチック短下肢装具・shoe horn brace (SHB) など，ある程度の剛性は

表Ⅱ-13 装具の機能

足継手	側方安定性
制限 ・底屈制限：ある角度から底屈方向に動かない ・背屈制限：ある角度から背屈方向に動かない **制動** ・底屈制動：ブレーキをかけながら底屈方向に動く ・背屈制動：ブレーキをかけながら背屈方向に動く **遊動** ・ある方向に抵抗なしに動く	**強** ・装具自体の剛性が高い ・金属支柱短下肢装具など **中** ・ある程度の剛性はあるがたわむ ・継手付きプラスチック短下肢装具，SHBなど **弱** ・剛性に乏しいもの ・足部との接触面が少ないもの

あるが，装具がたわむもの．
弱：軟性装具など剛性に乏しいもの，あるいは足部との接触面の少ないもの．

❷装具の選択
(1) 長下肢装具
・主に，麻痺側立脚相の膝折れにより，立位姿勢が保持できない場合に用いる．また過度の体幹前傾を伴う反張膝を呈する場合などにも使用する．
・装具は下肢を伸展位に保つことを補助し，理学療法士は体幹のアライメントを直立にコントロールしながら麻痺側下肢に荷重し，麻痺側の抗重力活動(筋収縮)を促す．

(2) 短下肢装具
・短下肢装具を使用する目的はさまざまであるが，基本的には内反尖足に起因する歩きにくさや不安定さの改善，二次的障害の予防を含めた歩容の改善を目的に使用する．
・遊脚相で足関節背屈位を保持することにより，内反尖足によるつま先離れ不良を改善する．
・立脚中期に内反尖足を矯正し，足底全面で接地することにより，麻痺側立脚の安定性を補償する．
・初期接地を踵からつけるように調整し，円滑な前方への重心移動を促す．
・立脚相で足関節を背屈方向に誘導することにより，反張膝を改善する．
・当然ではあるが，歩きにくさや歩容の悪さの原因が足関節の機能に起因するものでない場合は，装具だけで歩行を改善することは難しい．そのような場合は膝関節より近位で問題となっている事象を評価し，治療することが必要である．

❸装具の調整
a) 長下肢装具
・膝継手は伸展位〜軽度屈曲位で固定，足継手は可能であれば底屈制動が望ましい．
・足関節背屈方向への動きは，下腿三頭筋の活動を促すために遊動とすることが望ましい．
・麻痺側立脚中期以降で下腿三頭筋の活動が著しく乏しい場合，下肢が前方に傾いていく動きをコントロールできず，全体のアライメントを直立に保つことが困難となる．そのような場合は背屈制限を施す場合もある．
・以上のような足関節の調整を考えると，足継手は底背屈のコントロールが可能な継手(ダブルクレンザックなど)が望ましい．

b) 短下肢装具の足継手
(1) 底屈制動
・底屈方向の動きの調整は理論的には，初期接地〜荷重応答期に足関節がゆるやかに底屈するという，歩行のなかで円滑に重心を前方に移動するための機構をもった，「底屈制動」が考え方の基準となる．
・底屈制動の機構が有効となるのは，①装具を履いて歩行した際に初期接地が踵からの接地であること，②その後の荷重応答期〜立脚中期にかけて足関節が背屈方向に動く，ことである．
・底屈制動の強さは，①荷重応答期に足関節が底屈する，②立脚中期に全体のアライメントのなかで膝関節が後方に位置しない，ということを基準に調整する．
・底屈制動は経過に応じた調整をより細かに行う必要があるため，患者自身の歩容の自己管理や医療機関によるメンテナンスがあることが望ましい．

(2) 底屈制限
・装具を履いても初期接地が踵からの接地にならないと予想される場合，あるいは，立脚相で著しい膝関節過伸展がある場合は底屈制動が有効に働かないため，底屈制限を選択する．

・膝関節過伸展に関しては，ゆっくりと重心を麻痺側に移動すれば修正可能な程度であれば，底屈制動の選択も可能である．
・装具を履いても初期接地が踵からの接地とならない歩容は，①遊脚相に下腿三頭筋の緊張亢進が著しい(底屈制動の装具を履いても，遊脚相で足関節が底屈してしまうと予想される場合)，②遊脚相〜初期接地に膝関節が過度な屈曲位である，③初期接地で麻痺側の踵が股関節より前方に位置していない，などがあげられる．
・底屈制限の角度調整は，底背屈0°を基準とし，患者の歩きやすさ，歩容を評価し，適宜調整する．
・つま先離れの改善のために，過度に背屈位で制限すると，立脚相で下腿が前方へ押し出され，膝・股関節が屈曲位を強制されることにより，身体全体のアライメント不良をきたすことがあるため注意が必要である．

(3) 背屈遊動・背屈制限
・荷重応答期以降，足関節背屈の動きを軸にして，重心の前方移動がなされることが理想的なため，背屈遊動を基準に考える．
・荷重応答期以降，足関節底屈筋の活動の不足により，膝折れを生じる場合は，膝折れ防止のため，背屈制限を考慮に入れる場合もある．膝折れが足関節の機能に起因するものでない場合は，背屈制限を施しても有効とはならない．

c) 足部の側方安定性の選択
・立脚相の内反尖足の程度が選択の基準となる．
・内反尖足が重度の場合には側方安定性強，中等度の場合には側方安定性中，軽度の場合には側方安定性弱を選択する．
・使用状況に応じて，より安定性の高いものを選択してもよい．

d) その他の選択基準
・重度の感覚障害がある場合，プラスチック短下肢装具や接触面の少ない装具は創傷の可能性が高いため，禁忌である．接触面が広いものを選択する(金属支柱付き短下肢装具を選択する場合が多い)．
・内反尖足が中等度でも歩行量が多い場合，プラスチック短下肢装具では歩行量が多くなるにつれ，継手に負荷がかかり，破損の可能性が高くなるため，両側支柱付き短下肢装具を選択する場合が多い．

● 参考文献
1) 山本澄子：義肢装具のEBM 下肢装具のEBM. 日義肢装具会誌 21：239-247, 2005
2) Tyson SF, et al: The effect of a hinged ankle foot orthosis on hemiplegic gait: Objective measures and users' opinions. Clin Rihabil 15: 53-58, 2001
3) Ohata K, et al: Effect of an ankle-foot orthosis with oil damper on muscles activity in adults after stroke. Gait & Postures 33: 102-107, 2011.
4) 原寛美：脳卒中リハビリテーションの展開 脳卒中リハビリテーションにおける下肢装具の展開 臨床的知見から．Jpn J Rehabil Med 47：350-355, 2010

(溝部　朋文)

外傷性脳損傷

1 外傷性脳損傷 痙縮が顕著な四肢麻痺例

病態・障害

・外傷性脳損傷(traumatic brain injury；TBI)は，交通事故や転倒・転落などで頭部に強い衝撃が加わったときにおこる脳損傷であり，外傷のなかでも頻度が高く死亡割合も高い．救命されても重症の場合は意識障害や合併症が，軽症の場合は運動麻痺よりも高次脳機能障害の残存が問題となりやすい．
・TBIには局所性脳損傷とびまん性脳損傷がある．局所性脳損傷には急性硬膜外血腫，急性硬膜下血腫，慢性硬膜下血腫，外傷性くも膜下出血がある．脳実質の損傷は，衝撃直下の局所におこる直撃損傷と，振動や陰圧による脳対側部におこる対側損傷がある．発現する障害は脳の損傷部位と関連するため，画像により損傷部位の確認を行う．しかし実際には，浮腫，血腫による頭蓋内圧(intracranial pressure；ICP)の亢進による脳灌流圧の低下や低血圧症，低酸素症によって虚血性脳機能障害が広範囲にわたることが多い．
・びまん性軸索損傷(diffuse axonal injury；DAI)は，脳全体への回転加速衝撃による剪断力が，脳梁，大脳白質境界部を中心に広範囲の軸索に加わり伸展や断裂を生じる病態である．頭部画像で明らかな頭蓋内血腫などの局所性損

外傷性脳損傷

傷が認められないにもかかわらず，受傷直後から遷延性意識障害と重篤な神経症状を呈することが特徴である．

評価

- 急性期では意識障害や合併症をモニタリングする．
- 意識障害にはグラスゴー・コーマ・スケール（Glasgow coma scale；GCS，3〜8点：重症，9〜13点：中等症，14〜15点：軽症）が用いられる．合計が8点以下の場合や経過中に合計が2点以上低下する場合は脳ヘルニア徴候（瞳孔不同やクッシング現象）として発見し，ICPの亢進を伴う頭蓋内占拠病変を強く疑う．上肢屈曲位の除皮質姿勢（除皮質硬直）または上肢側方伸展位の除脳姿勢（除脳硬直）を示す．
- 呼吸・循環障害，他の外傷による低酸素や出血性ショック，肺損傷や骨折，頸椎損傷などを合併症していることが多く，急変に備え注意深い観察が必要である．
- 上位運動ニューロンの損傷により痙縮がおこり，大脳基底核の損傷によりジストニアがおこることがある．急性期では運動麻痺を神経反射や三叉神経領域への痛み刺激の反応でみる．
- 意識の回復途上で外傷性健忘症が現れることがある．意識状態が回復してからは，高次脳機能障害（特に注意障害，記憶障害）が顕在化する．活動性が向上すると，運動麻痺，感覚障害，バランス障害（特に脳梁損傷による両側協調性の障害）が顕在化する．
- 軽症の場合に外傷直後の意識消失が短くても，その後意識障害を生じる可能性があるので注意を要する．

治療/介入（表Ⅱ-14，図Ⅱ-13）

❶ 急性期

- 急性期においての目標は意識状態や全身状態の安定・改善である．集中治療室での全身管理や，二次的合併症の予防が重要となる．安定すれば（体の動きに伴って頭蓋内圧が上昇することがなくなれば）ただちに理学療法を開始するが，この段階では昏睡や半昏睡状態であることが多い．

(1) ポジショニング

- 四肢，頸部・体幹が中間位もしくは痙縮を誘発しないリラクセーションをとれる肢位に枕やクッションで保つ．褥瘡予防も考慮し，体圧分散マットの導入を行う．

表Ⅱ-14 主な治療/介入のプログラム例

急性期	回復期
ポジショニング ・リラクセーション肢位 ・褥瘡予防 ・体位変換	ROM運動 ・他動的筋ストレッチング ・関節モビライゼーション
装具の使用 ・手指伸展保持 ・足関節背屈保持	起居動作練習 ・寝返り練習 ・起き上がり練習
ROM運動 ・他動的筋ストレッチング ・関節モビライゼーション	バランス練習 ・座位バランス練習 ・立位バランス練習 ・移乗練習
感覚刺激入力 ・触（皮膚）刺激 ・音刺激	歩行練習 ・直進歩行練習 ・応用歩行練習
呼吸理学療法 ・排痰促進体位 ・胸郭モビライゼーション ・呼吸パターン練習	装具療法 ・装具の作製 ・補助具の選択と使用
嚥下機能練習 ・頸部，体幹のモビライゼーション ・ヘッドアップ姿勢保持練習	ADL練習 ・階段昇降練習 ・車椅子操作練習 ・トイレ動作練習 ・生活習慣づけ ・試験外泊
離床練習 ・座位耐性運動 ・立位保持練習	

- ICPや循環動態が保てれば可能な範囲で体位変換を行う．可能なら前傾側臥位も行う．

(2) 装具の使用

- ポジショニングや拘縮予防のために手指や足関節に装具などを用いる．

(3) ROM運動

- ROMの維持や感覚入力を目的に，筋へのストレッチングや関節モビライゼーションを他動・愛護的に行う．
- ストレッチングは，上腕の屈筋と伸筋，手指屈筋，股関節内転筋，大腿の屈筋と伸筋，足関越底屈筋を中心に，30秒を目安に持続的に行う．
- 関節モビライゼーションは肩甲帯，手部，手

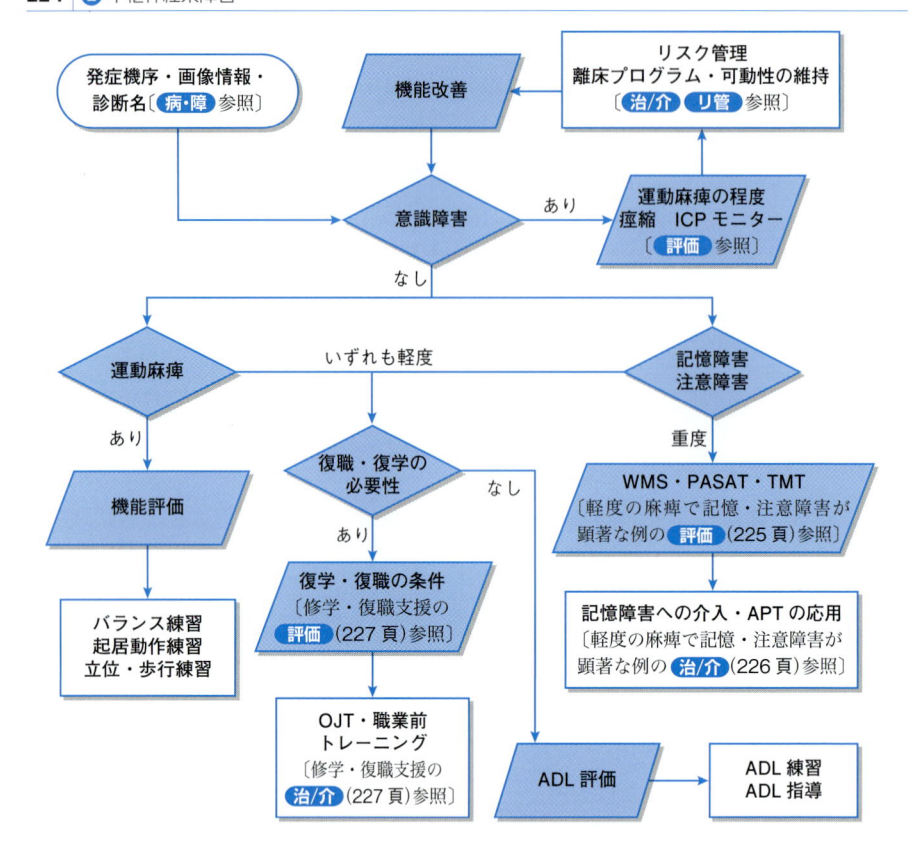

図Ⅱ-13 外傷性脳損傷(痙縮が顕著な四肢麻痺例)の臨床判断

指,股関節,足部,足趾を中心に1部位30秒程度行う.
(4)感覚刺激入力
・意識状態の回復と中枢性廃用予防を目的に,日中,定期的な皮膚への触刺激や声かけ,音楽を流すなどの感覚刺激入力を行う.
(5)呼吸理学療法
・下側肺障害,人工呼吸器関連肺炎の予防や排痰促進のための体位変換や胸郭モビライゼーション,人工呼吸器離脱に伴う呼吸パターン練習を行う.
(6)嚥下機能練習
・嚥下障害を防ぐために,頸部屈曲や体幹屈曲や回旋のROM運動やヘッドアップ姿勢保持練習を行う.
・頸椎損傷の有無を確認する.
(7)離床
・座位耐性を向上させるため,血圧をモニタリングしながら座位時間を延長していく.
・全身状態が安定すれば立位練習を行い,下肢への荷重刺激や尖足予防に努める.

❷ 回復期
(1)ROM運動
・拘縮予防や感覚入力を目的に,上肢屈筋や下肢伸筋を中心とした筋へのストレッチングや四肢の近位と末梢を中心とした関節モビライゼーションを行う.異常姿勢を誘発させない姿勢で行う.
(2)起居動作練習
・安定性を確保した環境での寝返りや起き上が

りの単純動作の反復から始める．異常運動を誘発しない程度に動作の変容が確認できるまで行う．
- 腹側筋群の活動，回旋運動の利用を意識化させる．運動方向へ視線誘導を行う．

(3) バランス練習
- 座位や立位の姿勢保持からはじめ，体幹の側屈や回旋，リーチ，ステップ運動を含めた動的バランス課題へ発展させる．
- 体幹や近位筋の活性化，体性感覚フィードバックを利用する．
- 運動麻痺，筋緊張異常，姿勢反射障害，失調，注意障害などのバランス障害の起因を考慮する．

(4) 歩行練習
- 室内などの単純な歩行練習から始める．装具や補助具を使用し，介助量を調整して行う．
- 室内移動程度の直進歩行が安定したら，多方向への移動，段差や障害物，さまざまな環境での応用歩行へ発展させる．
- 運動麻痺，姿勢反射障害，病識欠如，注意障害などにより転倒しやすいため，十分な注意が必要である．疲労にも配慮する．

(5) 装具の作製
- 強い尖足が生じる場合は，両側支柱付き短下肢装具を作製する．

(6) ADL 練習
- 障害の重症度にあわせて，車椅子操作や実際の生活場面を考慮した練習を行う．
- 規則正しい生活リズムの設定や，外泊を考慮する．

リスク管理
- 急性期では，意識障害，呼吸・循環状態，疼痛，ICP の変化による急変の可能性がありさまざまなリスク管理が必要である．
- ICP はモニタリングによりコントロールを行っていく．ICP を 20 mmHg 未満の維持を目標とする．ベッドの頭側を 30°起こし，患者の頭を正中位に維持させ脳静脈のドレナージを促す．ネックカラーを装着している場合は，きつすぎて静脈血をうっ滞させないように注意する．
- 頭部外傷による出血や感染，肺損傷・頸椎損傷・四肢の骨折の有無を確認する．
- 人工呼吸器，ドレーン，点滴ラインなどによるルートトラブルに注意する．
- 鎮静剤の使用による呼吸抑制や血圧低下，転落予防に注意する．

経過・予後
- 最終的にどの程度まで回復するかは，脳損傷の程度，年齢，意識障害の長さ，記憶障害の長さなどによって変わる．長期的な理学療法が必要な場合も少なくない．
- 昏睡発生の有無，および昏睡の持続時間，除皮質姿勢・除脳姿勢の有無，外傷後健忘症の期間は予後予測のうえで有用である．
- 昏睡が 24 時間を超える患者のうち，50％は遷延する大きな神経学的後遺症を有し，2〜6％は 6 か月の時点で依然として植物状態にあるが，このうち約 50％は 1 年以内に植物状態から離脱するとの報告がある．
- 中等度以上では救命できても記憶障害や運動障害が残り，DAI を含む重度例では遷延性意識障害を呈する症例が多い．

● 参考文献
1) 渡邉修：脳外傷リハビリテーションの新しい流れ，治療ガイドラインの動向．里宇明元，他（編）：リハビリテーション医学の新しい流れ，pp186-191，先端医療技術研究所，2005

〔渡辺　学〕

1 外傷性脳損傷

2 軽度の麻痺で記憶・注意障害が顕著な例

病態・障害
- 外傷性脳損傷（traumatic brain injury；TBI）はその受傷起点から前頭葉や側頭葉または深部軸索を損傷することが多く，意識障害から改善した後遺症として，運動機能障害よりも，記憶障害，注意障害，遂行機能障害，人格変化，病識欠如，見当識障害・不穏行動，などが顕著に表れやすい．
- これらの障害は複合的に，易疲労性や適応障害につながることも多い．精神障害への服薬コントロールにより，覚醒度の低下をもたらすこともある．

評価
- 評価は行動観察が最も重要で，行動や会話の内容を記録して障害を分析する．また受傷前の性格を家族から情報収集する．
- 全般性認知機能検査には，スクリーニングと

してMMSE（mini mental state examination），知能変化としてウェクスラー成人知能検査・第3版（Wechsler adult intelligence scale third edition；WAIS-III），失語症がある場合としてレーブン色彩マトリックス検査（Raven's colored progressive matrices；RCPM）がある．
- 記憶障害には，記憶の各側面を算出するウェクスラー記憶検査改訂版（Wechsler memory scale-revised；WMS-R），日常生活状況を反映したリバーミード行動記憶検査（the Rivermead behavioral memory test；RBMT）などが用いられる．
- 注意障害には，視覚的な配分能力としてTMT（trail making test），聴覚的な容量・選択・配分能力としてPASAT（paced auditory serial addition task）などが用いられる．

治療/介入（表Ⅱ-15）
❶注意障害への理学療法アプローチ
- 理学療法では全般的運動刺激による注意・覚醒の向上をねらい，全身運動や非日常的で注意を要する運動を用いる．
- 転導性の亢進の場合，環境刺激の少ない個室での介入を配慮する．
- 注意障害へのアプローチにAPT（attention process training）がある．以下に理学療法応用例をあげる．

(1) 持続性注意
- 近くで他者が運動する傍らで自らの運動課題に集中したり，一定時間単純動作を反復する．

(2) 選択的注意
- 部屋の中に色カードを張り，特定の色を通過するように歩くなど，外乱刺激のなかから目標とする刺激を選択して行動する．

(3) 転導性注意
- 複数の運動課題を次々に変えて行うランダム学習を行う．

(4) 分配性注意
- 会話をしながら運動課題をこなすなど二重課題を行う．

❷記憶障害への理学療法アプローチ
- 記憶障害は注意障害を基盤にしていることも多いため，注意障害へのアプローチを先だって行うようにする．
- errorless learningに心がけ，記憶内容に対して最初から直接的な質問をしないようにする．

(1) 環境調整
- 車椅子操作の手順や運動課題の記憶補助のために，操作部位にラベリングや色分けをしたり，道具の位置を矢印で示したり所定の場所に置くように設定する．

(2) 記憶の外的補助具
- 運動プログラムの手順をノートに記録して確認する．

(3) 情報の外言語化
- 記録したノートやカレンダーや時計などの見当識入力を，声を出して読み上げる．

(4) 内的ストラテジー
- 姿勢矯正や運動手続きの言語的な記憶を視覚イメージに置き換える．反対に視覚的記憶を言語的に置き換える．

経過・予後
- 記憶障害や注意障害への直接的介入の効果は，障害への気づき（メタ認知）が困難なため得られにくいことが多いが，長期的なアプローチにより脳内の代償的な認知処理能力の向上に期待する．

◉参考文献
1) 藤井正子（訳）：外傷性脳損傷後のリハビリテーション 毎日の適応生活のために．西村書店，2000

（渡辺　学）

表Ⅱ-15　主な治療/介入のプログラム例

注意障害がある場合	記憶障害がある場合
全般性注意の向上 ・全身運動 ・非日常的で注意を要する運動 APT ・持続性注意へのアプローチ ・選択性注意へのアプローチ ・転導性注意へのアプローチ ・分配性注意へのアプローチ	環境調整 ・手がかりの提示 ・所定の場所に置く 外的補助 ・手順のメモやノートの活用 情報の外言語化 ・読み上げ 内的ストラテジー ・言語記憶を視覚イメージに変換 ・視覚記憶を言語記述に変換

1 外傷性脳損傷

3 復学・復職支援

病態・障害
- 復学・復職の条件：外傷性脳損傷は交通事故などで生じ，若年者が多く，復学・復職が重要なゴールとなる場合が多い．専門的な施設で支援を受けた人は受けていない人よりも3倍程度就学・就労につく人数に差が生じる．
- ゴール設定の左右因子は，高次脳機能障害・運動障害・感覚障害・合併症の種類や程度，行動や情緒の異常である．特に，社会的行動障害が伴う場合は，復学・復職が困難な例が多く，多くのスタッフのかかわりが重要である．また，患者の身体・認知状況だけではなく社会復帰には，周囲の人達の理解も求められる．

評価
- 就労移行支援のためのチェックリスト（表Ⅱ-16）があり，就労可能かどうかの一助とする．必要であれば高次脳機能障害の評価を実施する．必須項目は，①日常生活，②働く場での対人関係，③働く場での行動・態度について段階チェックする．
- 達成の目安は，①90〜100％，②70〜80％程度，③50〜60％程度，④30〜40％程度，⑤20％以下として，記述的にも記録しておく．
- チェックリストを使用して，個別支援計画を立案，必要に応じた支援を考案する．

治療/介入（図Ⅱ-14）
- 機能的な障害は少なく，何でもできそうだが，仕事を任せるとミスが多いギャップによる問題が多い．そのため，表Ⅱ-17のような工夫を行う．
- 職業前トレーニング・OJT（on the job training）：代償的訓練，行動変容療法，環境調整を行う．環境は患者を囲む家族・スタッフの対応，物理的調整として生活の構造化（わかりやすさ），バリアフリー，社会的調整として社会資源を活用する．
- 生活の構造化は，混乱しない工夫・時間の確保（メモ・スケジュール・手順書など）である．障害を補うための環境調整や補助用具を活用する．
- OJTとは，職場の先輩が後輩に対し，具体的に仕事を通じて知識・技術・技能・態度などを意図的・計画的・継続的に指導・習得させることで，全体的な業務処理能力を育成する活動である．就学・就労に対して，学内・社内で指

表Ⅱ-16 必須チェック項目と参考項目一覧

必須チェック項目			※参考項目
日常生活（11項目）	働く場での対人関係（8項目）	働く場での行動・態度（15項目）	
・起床 ・生活リズム ・食事 ・服薬管理 ・外来通院 ・体調不良時の対処 ・身だしなみ ・金銭管理 ・自分の障害や症状の理解 ・援助の要請 ・社会性	・あいさつ ・会話 ・言葉遣い ・非言語的コミュニケーション ・協調性 ・感情のコントロール ・意思表示 ・共同作業	・一般就労への意欲 ・作業意欲 ・就労能力の自覚 ・働く場のルールの理解 ・仕事の報告 ・欠勤などの連絡 ・出勤状況 ・作業に取り組む態度 ・持続力 ・作業速度 ・作業能率の向上 ・指示内容の理解 ・作業の正確性 ・危険への対処 ・作業環境の変化への対応	・仕事の自発性 ・仕事の準備と後片付け ・巧緻性 ・労働福祉的知識 ・家族の理解 ・交通機関の利用 ・指示系統の理解 ・数量，計算 ・文字

〔高齢・障害・求職者雇用支援機構　障害者職業総合センター：「就労移行支援のためのチェックリスト」の概要．http://www.nivr.jeed.or.jp/download/kyouzai/kyouzai19-01.pdf（2015年2月閲覧）より〕

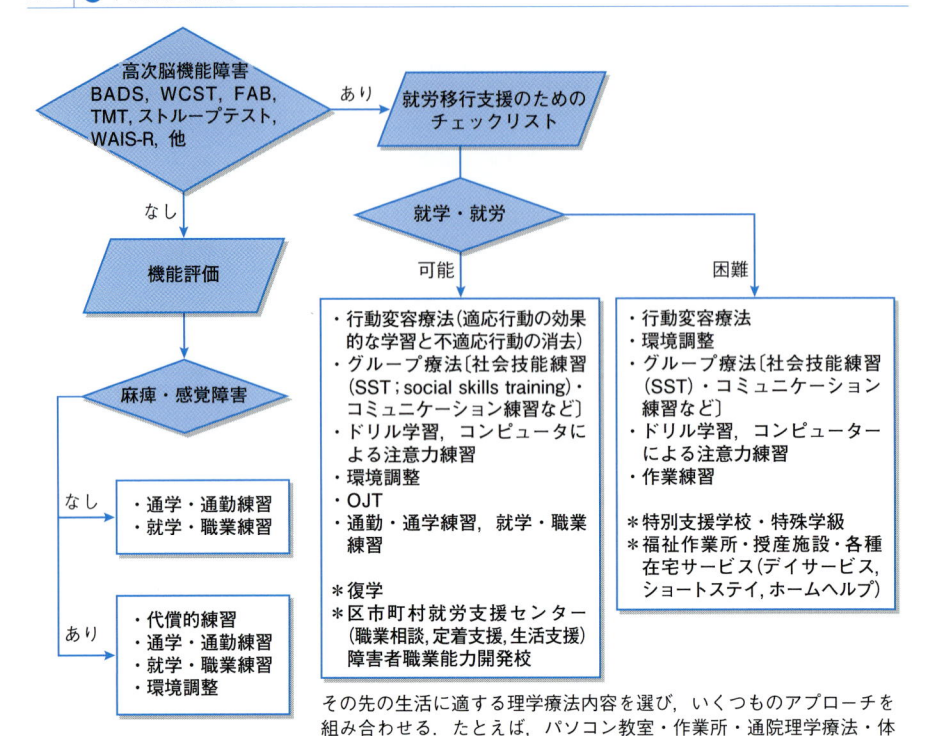

図Ⅱ-14 復学・復職支援

遂行機能障害の方への配慮として以下に注意する．
①段階的でわかりやすい，具体的な指示，②動作，作業を単純化，③作業を分割，④同時に２つのことはしない，⑤作業過程（ADL）の掲示

導することで実際の生活を円滑に進められる．
- 必要とする環境下で練習すると，獲得された技術は般化されやすい．そのため，労働初期には就労支援のスタッフが一緒になり，援助つき雇用はその効果が証明された職業理学療法の方法である．
- ジョブコーチ支援制度：障害者，事業主および当該障害者の家族に対して障害者の職場適応に関するきめ細かな支援を実施し，障害者の職場適応を円滑にさせることで雇用促進を図る．ジョブコーチの援助で障害者がその仕事を遂行し，その職場に対応するため，具体的な目標を定め，支援計画に基づいて実施される．

● 参考文献
1) 厚生労働省社会・援護局障害保健福祉部　国立障害者リハビリテーションセンター：高次脳機能障害者支援の手引き（改訂第２版）．国立障害者リハビリテーションセンター，2008
2) 渡邉修：頭部外傷と高次脳機能障害．Jpn J Rehabil Med 44：598-605，2007

（松田　雅弘）

脳腫瘍

1 脳腫瘍

病態・障害

- 脳腫瘍とは頭蓋内組織に発生する新生物（腫瘍）の総称であり，脳実質だけでなく硬膜や脳

表Ⅱ-17 職場で発生する事例と具体的な対処方法の一部

職場で発生する事例	対処方法
照合課題でミスが多い	定規を当てて確認．「レ」チェックを入れる
速度と正確さを求める	その2点が必要なことを意識化，繰り返し作業で確認
優先順位や段取りがつけられない	手順の決まっていない業務は苦手なことを認識する．手順の確認がしやすい方法を検討する
メモを書くだけで活用できない	ノートの分割化，インデックスを貼るなど記載箇所を明確にして実用度を高める
途中で作業手順や内容が変わる	その都度のフィードバックして認識を高め，手順が確立するまで繰り返す．指示書の利用や工程の細分化

就労支援のポイント
・就労にとって環境適応が重要なことを意識させる．
・周囲が行動分析することで課題を把握する．
・問題点を現実的に把握するため，直接指摘を行う．
・課題に対して，どのように改善するのか整理してアプローチする．
〔国立障害者リハビリセンター：高次脳機能障害者支援の手引き（改訂第2版），2008 より〕

神経などにも発生する．
・原発性脳腫瘍と転移性脳腫瘍に大別され，腫瘍の発生部位に応じた脳局所症状のほか，てんかん発作や頭蓋内圧亢進症状，意識障害などを呈する．
・原発性脳腫瘍の分類と悪性度，好発部位を表Ⅱ-18に示す．発生頻度は①髄膜腫（原発性脳腫瘍の約26％），②神経膠腫（同23％），③下垂体腺腫，（同20％）④神経鞘腫（同10％）の順に多い．
・転移性脳腫瘍の原発巣は，肺癌（60％），消化器系癌（16％），乳癌（11％）の順に多く，転移巣は80％が大脳半球，15％が小脳である．

評価
・理学療法の評価は，脳血管障害に用いているものが応用可能である．脳腫瘍の部位や脳浮腫によって症候は異なるため，画像所見から臨床症状を予測し，運動麻痺，高次脳機能障害（記憶障害や注意障害）などを評価する．脳腫瘍の増大のほか，手術や各種治療の前後で症状が変化することがあるため，定期的なチェックが必要である．
・脳腫瘍の初期では腫瘍と腫瘍周囲に浮腫による脳局所症状が出現し，腫瘍の増大とともに脳室の圧排や正中構造偏位を生じる．末期には脳ヘルニアや脳虚血をきたし，致命的となる．画像所見は局所症状や意識障害（頭蓋内圧亢進症

状）などの症候と照合し，病態の進行を把握していくことが重要である．

治療／介入（図Ⅱ-15）
・ここでは原発性脳腫瘍で最も発生頻度が多い髄膜腫を例に解説する．髄膜腫の治療の第1選択は外科的手術であり，残存腫瘍や小病変に対しては放射線治療が適応となる．以下に術後のプログラムを示す（表Ⅱ-19）．

❶ 術後の離床プログラム
(1) ROM運動
・当該筋に対して20秒を目安に持続的に伸張し，10回程度行う．術後は深部静脈血栓症のリスクが高まるため特に麻痺側下肢で入念に実施する．

(2) 離床（座位練習）
・離床が可能であればバイタルサインや全身状態に注意し，積極的に座位へ移行する．疲労しやすい場合は，1日に数回，端座位練習や車椅子乗車練習を行い，座位耐久性を高めていく．
・起立性低血圧症状がある場合，1日に合計210分以上の座位（下肢下垂位）をとることで血圧反応が改善するとされる．

(3) 起立・立位練習
・(2)でバイタルサインが安定していれば，可及的早期に起立・立位練習を開始する．術後，神経障害が残存する場合には後述する❷-(4)に準じて行う．術後に神経症状が改善していれ

表Ⅱ-18 原発性脳腫瘍の分類と悪性度，好発部位

	腫瘍	発生母地	悪性度	好発部位	好発年齢
脳実質内	神経膠腫（グリオーマ） 　びまん性星細胞腫 　退形成性星細胞腫 　膠芽腫（グリオブラストーマ） 　乏突起膠腫 　上衣腫	脳実質	比較的良性〜やや悪性 悪性 きわめて悪性 比較的良性〜やや悪性 比較的良性〜やや悪性	大脳半球（約66%） （特に前頭葉） 大脳半球皮質下 脳室内	30〜40歳代 45〜60歳代 45〜70歳代 20〜50歳代 10歳未満
	髄芽腫	小脳虫部	きわめて悪性	小脳虫部	14歳以下
	胚細胞腫 　ジャーミノーマ 　奇形腫 　その他（胎児性癌など）	松果体	悪性 良性/悪性 悪性	鞍上部，松果体部 松果体部 松果体部	10歳代
	悪性リンパ腫	—	—	大脳半球，脳室周囲，小脳など	50歳以上
	血管芽腫	血管	良性	小脳半球	20〜70歳代
脳実質外	髄膜腫（メニンジオーマ）	髄膜	良性	円蓋部，傍矢状洞部，大脳鎌部など	40〜70歳代
	神経鞘腫	脳神経	良性	内耳神経	40〜60歳代
	下垂体腺腫	下垂体	良性	下垂体	成人に多い
	頭蓋咽頭腫	先天性	良性	鞍上部	小児〜成人

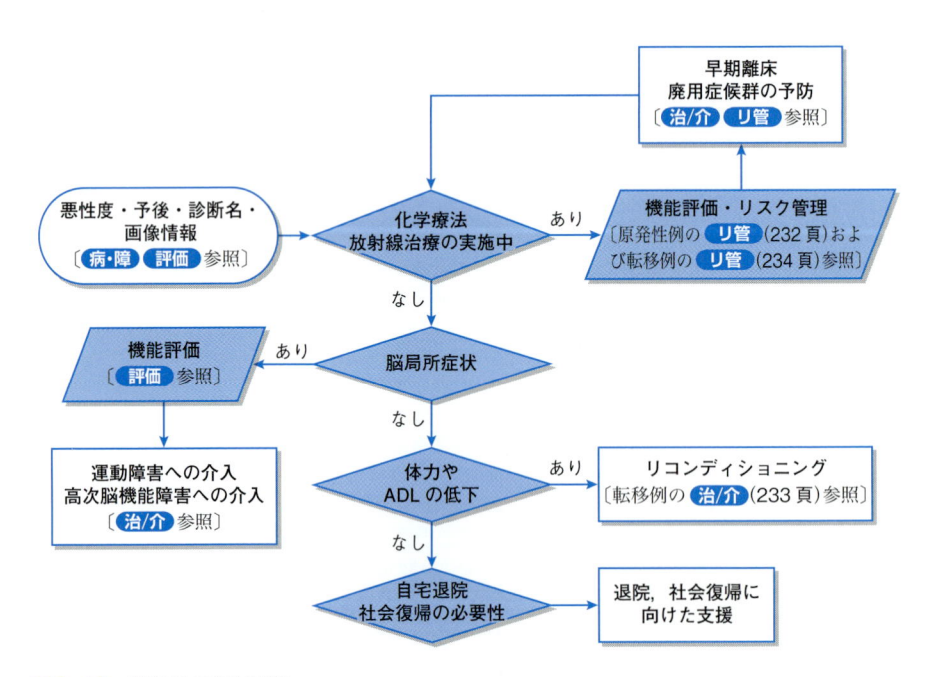

図Ⅱ-15 脳腫瘍の臨床判断

表Ⅱ-19 主な治療/介入のプログラム例

神経症状がある場合

ROM運動
・各関節の自動あるいは他動運動
・持続的ストレッチング

筋力増強運動
・自動運動
・抵抗運動, 重錘バンド

起居・移乗動作練習
・寝返り, 起き上がり, 座位練習
・移乗動作練習

起立・立位練習, 歩行練習
・治療用装具の使用
・手すりや杖の使用

高次脳機能障害への対応
・内的ストラテジーや外的補助具の活用
・attention process training
・環境調整

ADL練習
・動作指導
・活動範囲拡大

神経症状がない場合

筋力・維持増強運動
・抵抗運動, 重錘バンド

持久力増強運動
・歩行練習
・自転車エルゴメータ

ば, 下肢筋力や全身持久性の改善を目的に実施する. 連続30回, 10セットを目標に進める.

(4) 歩行練習
・術後, 神経障害が残存する場合には❷-(5)に準じて歩行練習を進める. 術後, 神経症状が改善すれば早期にADLを拡大し, ❸-(2)へと移行する.

❷ 神経症状がある場合の治療プログラム

(1) ROM運動
・麻痺肢, 特に痙縮筋に対して20秒を目安に持続的に伸張し, 10回程度行う.

(2) 筋力増強運動
・非麻痺側上下肢に対して, ベッド上でのSLRや大腿四頭筋の等尺性運動や座位での運動(もも上げや膝伸ばし)を実施する. 徒手による抵抗運動や重錘バンドを用い, 各運動を20~30回, 3~5セットを目安とする.

(3) 起居・移乗動作練習
・寝返りや起き上がり方法の定着をはかり, 早期に離床(座位)を獲得させることが重要である. 多職種で動作の方法を統一する必要がある.

(4) 起立・立位練習
・治療用装具を用い, 体幹筋や麻痺側下肢伸展筋群の収縮を促通する. 立位で麻痺側の膝伸展保持が困難な例や重度の片麻痺例では長下肢装具を使用し, 麻痺の程度や麻痺側下肢の支持性に応じて短下肢装具を選択する.
・このプログラムは非麻痺側の筋力や全身持久性の維持・向上, 移乗や歩行に向けた動的バランスの改善においても重要である.
・手すりや杖を利用して, 連続30回, 10セットを目標に進める.

(5) 歩行練習
・早期の移動手段獲得とADL拡大をはかる.
(4)に準じて装具を選択し, 平行棒内や杖を用いた歩行練習を実施する.

(6) 高次脳機能障害への対応
・記憶障害にはPQRST法(preview, question, read, self-recitation, test)などによる内的ストラテジーや, ノートの使用などによる外的補助具を活用する. 注意障害に対してはAPT (attention process training)のほか, 環境調整も重要となる.

(7) ADL練習, 退院・社会復帰への支援
・早期からADL拡大をはかり, 患者の自立心を高めるとともに, 家族に対する教育や心理的ケアも行い, 活動範囲拡大やQOL向上を促していく.

❸ 神経症状がない場合の治療プログラム

(1) 筋力維持・増強運動
・重錘バンドを用いて, 座位でのもも上げ(腸腰筋)や膝伸ばし(大腿四頭筋)などを自主トレーニングとして導入する. いずれも各運動を20~30回, 3~5セットを目安とする.

(2) 歩行練習
・日中の活動量低下の予防と, 全身持久性の維持・向上を目的とする. 連続歩行距離は疲労感や放射線治療などによる副作用などに準じて調整し, 1日数回に分けてもよい.

(3) 自転車エルゴメータ
・有酸素運動として連続30分を目標に低強度で実施する. 全身状態や疲労感に応じて時間や強度を調整する.

リスク管理

・放射線治療による放射線障害に注意が必要で

ある.急性の副作用には嘔気,食欲不振,倦怠感などの全身症状,皮膚や粘膜の炎症・浮腫などの局所症状がある.晩発性の副作用には中枢・末梢神経障害,咽頭・喉頭浮腫,リンパ浮腫などがある.
- その他にも術後の痙攣や深部静脈血栓症,呼吸器合併症などにも注意し,これらを管理していく必要がある.

経過・予後
- 髄膜腫は良性腫瘍であり,5年生存率は96%と予後良好である[1].また,原則として全摘出が可能であり,術後に症状が改善することが多い.そのため,理学療法は術後の早期離床,廃用症候群の予防,さらに神経障害に対する積極的な介入,自宅あるいは社会復帰に向けた支援が重要となる.

● 引用文献
1) 日本脳腫瘍全国統計委員会:REPORT OF BRAIN TUMOR REGISTRY OF JAPAN (1984-2000) 12th edition. Neurol med-chir 49 (suppl): PS1-PS96, 2009

〔藤野 雄次〕

1 脳腫瘍
2 原発例(抗癌剤併用例)

治療/介入(図Ⅱ-16)
- ここでは悪性腫瘍で最も頻度が高い神経膠腫のうち,びまん性星細胞腫を例に述べる.びまん性星細胞腫に対する治療は,摘出術と術後の化学療法,放射線療法が基本となる.原則的には,「脳腫瘍」に示した治療/介入(→229頁)に準拠する.

❶ 抗癌剤治療による副作用が生じた場合の対応
(1) ヘモグロビン減少(貧血)
- ヘモグロビン値が7~10 g/dLでは,動悸や息切れ,めまいなどが生じるため負荷量を調節しなければならない.ヘモグロビン値が7~8 g/dL以下のときは赤血球輸血の適応にもなるため,医師と協議のうえ理学療法の中断を考慮する必要がある.

(2) 血小板減少(出血傾向)
- 血小板数が30,000/μL以上であれば運動制限は必要ないが,10,000~20,000/μLでは抵抗運動など関節への過度なストレスを避け,有酸素運動を主体とする.10,000/μL以下では医師と協議のうえ理学療法の中断を考慮する.

(3) 白血球減少
- 白血球が2,000/μL以下,好中球が1,000/μL以下になると感染の頻度が増加し,特に好中球が500/μL以下の場合はさらに注意が必要である.感染経路の遮断のため,手指衛生やマスクの着用をはじめとする感染対策が重要である.

(4) 倦怠感
- 倦怠感は抗癌剤治療による副作用のほか,下痢や嘔気,貧血や発熱などによって生じる.これらの症状は身体活動の制限となるだけでなく,精神的な減弱を引き起こすため,介入時間の調整や気分転換などに配慮する必要がある.

❷ 病期を考慮した理学療法の展開
(1) 病状がコントロールされている時期
- 脳腫瘍の治療や病状がコントロールされている時期は,積極的に理学療法を展開し,ADLの拡大とともにQOLの向上に寄与する.

(2) 病状が悪化している時期
- 脳腫瘍の進行や悪性化に伴い,神経障害は増悪しADLも低下する.予後や全身状態を考慮したうえで,適切な時期に適切な介護・介助を導入し,可能なかぎり患者のQOL低下を予防する理学療法へと変化させていく.

リスク管理
- 抗癌剤使用例において最も注意すべき点は骨髄抑制である.そのため,血液検査所見に応じたプログラムの調整,細菌感染を避けるための予防的な対策が重要となる.また,感染徴候を理解し,早期の対応による重篤な感染症への移行を防ぐことも大切である.

経過・予後
- 星状膠細胞系腫瘍は再発を繰り返しながら悪化していく性質をもち,表Ⅱ-18(→230頁)に示したようにびまん性星細胞腫,退形成性星細胞腫,膠芽腫へと悪性化していく.5年生存率はびまん性星細胞腫68%,退形成性星細胞腫34%,膠芽腫7%であり[1],膠芽腫の平均生存期間は12~14か月である[2,3].再発や悪性化に伴い,運動機能やADLは低下していくため,理学療法は病期や余命を考慮し,QOL向上への働きかけなど柔軟なプログラムの対応が必要となる.

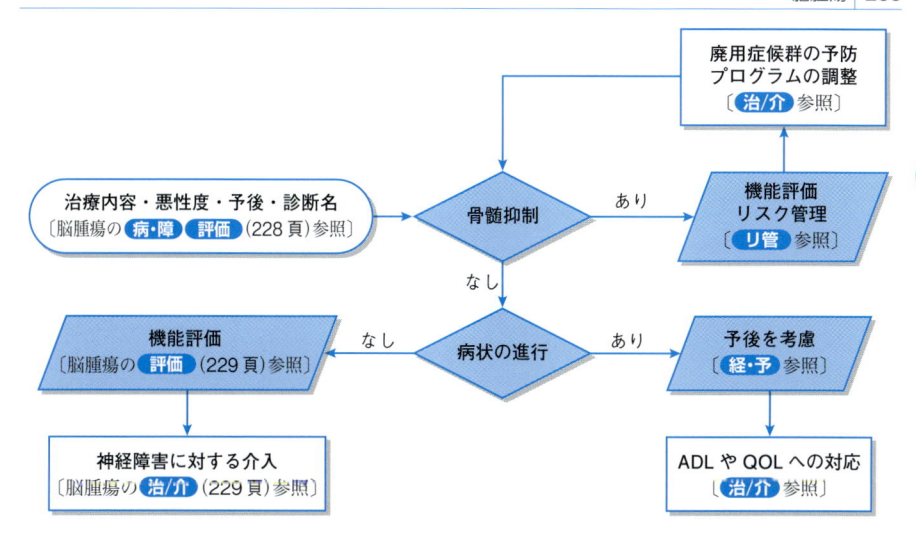

図Ⅱ-16 脳腫瘍 原発例（抗癌剤併用例）の臨床判断

● 引用文献
1) 日本脳腫瘍全国統計委員会：REPORT OF BRAIN TUMOR REGISTRY OF JAPAN (1984-2000) 12th Edition. Neurol med-chir 49(suppl): PS1-PS96, 2009
2) 生塩之敬：神経膠腫治療. 日本臨床 63(増刊 9)：283-287, 2005
3) 河本圭司, 他：膠芽腫, 星細胞腫. 日本臨床, 63(増刊 9)：105-119, 2005

（藤野　雄次）

1 脳腫瘍
3 転移例（原発部位の症状合併例）

治療/介入（図Ⅱ-17）
- 転移性脳腫瘍の特徴的な臨床症状はなく，原発性脳腫瘍と同様に脳局所症状や頭蓋内圧亢進症状を呈する．原則的には，「脳腫瘍」に示した治療/介入（→229頁）に準拠する．

❶ 原発部位の症状を合併する場合の対応
(1) 肺癌
- 肺癌では，咳や痰などの呼吸器刺激症状の出現のほか，癌の進展によって血痰や胸痛，呼吸困難などがみられる．理学療法では排痰法（ハフィング）や呼吸法の指導，リラクセーション，離床や体位ドレナージによる下側肺障害の予防などが必要となる．
- 運動療法は酸素化の悪化や呼吸困難感が増加しない範囲で行う．

(2) 消化器系癌
- 経口摂取不良による栄養状態の悪化，癌の悪液質による蛋白異化，身体活動量低下により，下肢の著明な筋萎縮をきたしやすい．また，病状の進行によって下肢に浮腫を生じることも多い．
- 理学療法は全身状態や耐久性に応じた離床や運動療法，症状緩和のための浮腫への対応が重要となる．

(3) 乳癌
- 乳癌術後の放射線治療の影響として，肩関節のROMや上肢筋力の低下，遅発性に軸索中心の神経障害や浮腫を生じることがある．理学療法はこれらの障害を念頭に評価を進め，必要に応じてROM運動や筋力増強運動を行う．

❷ 予後を考慮した理学療法の展開
(1) 退院支援，家族指導
- 転移性脳腫瘍の予後はきわめて不良である．そのため，転移性脳腫瘍の治療目的は残された生存期間をできるだけ有意義に過ごすことであり，患者や家族の意向に応じて社会資源の活用を含め自宅復帰に向けた援助も重要となる．

(2) 緩和的対応
- 理学療法は疼痛や苦痛の緩和，浮腫対策など

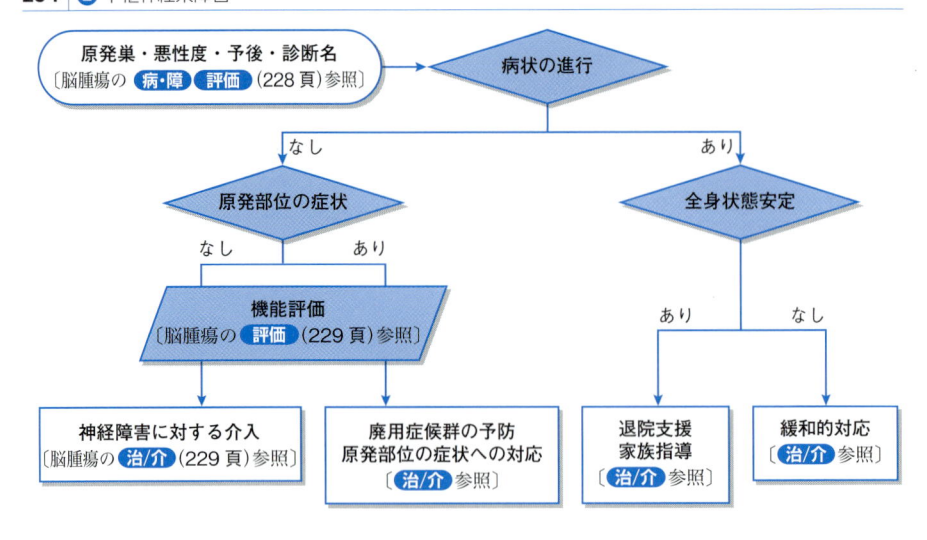

図Ⅱ-17 脳腫瘍 転移例（原発部位の症状合併例）の臨床判断

が中心となる．安楽な肢位へのポジショニング，不動性の痛みに対するストレッチング，マッサージや安静挙上による浮腫へのアプローチなどがある．また，痛みや身体機能の低下を補う方法を指導し，可能な範囲でADLの維持・拡大に努める必要がある．
・そのため，理学療法士以外のスタッフや家族がよりよい看護，介護をするための指導も大きな役割となる．

リスク管理
・転移性脳腫瘍の原発巣が肺に存在するか，肺にも転移巣がある場合は呼吸器合併症に注意する必要がある．同様に，原発巣に応じたさまざまな症状に対する対応も求められる．また，肺癌や乳癌などは骨転移をきたしやすく，疼痛を訴えた場合には骨転移の可能性を念頭におかなければならない．これら悪性腫瘍に伴う血液凝固の亢進は，脳塞栓・血栓症をまねくこともある〔トルーソー(Trousseau)症候群〕．

経過・予後
・転移性脳腫瘍の場合，脳腫瘍よりも頭蓋外病変の進行による死亡が多い．転移性脳腫瘍の平均生存期間は1年未満であるが[1]，脳腫瘍のコントロールは良好である場合も多く，神経障害に対する積極的，効率的な理学療法とQOLへのアプローチが望まれる．

● 引用文献
1) 藤巻高光：癌脳転移（転移性脳腫瘍）：概論．日本臨床，63(増刊9)：615-622，2005

（藤野　雄次）

脊髄損傷

1 脊髄損傷

病態・障害
・脊髄損傷(spinal cord injury；SCI)の発生要因は，交通事故や転倒・転落などの外力による外傷性損傷と脊髄炎や脊髄腫瘍，脊髄血管障害などの病変による非外傷性損傷に分けられる．
・運動麻痺や感覚障害，排尿・排便障害，自律神経障害などの随伴症状に加え，褥瘡や呼吸器，泌尿器などの合併症を発症することが多く，その臨床像は多岐にわたる．
・運動・感覚障害は，損傷以下の感覚あるいは運動機能の有無で完全麻痺と不全麻痺に分類され，損傷高位により四肢麻痺(頸髄損傷)や対麻痺(胸髄以下の損傷)に分類される．完全麻痺に比較し不全麻痺の割合が6割強と多く，50歳以上の中高年者の発症が増えている．

- 下肢に比べ上肢に麻痺が重い中心性頸髄損傷は，高齢者に多く，椎間板後部の膨隆や後縦靱帯骨化症(ossification of posterior longitudinal ligament；OPLL)など潜在的に脊柱管の狭小化を有していた者が転倒などを機に発症することが多い[1]．

評価[2-4]

- 米国脊髄損傷協会(ASIA)や国際脊髄学会(ISCoS)によるSCIの神経学的分類のための国際基準(ISNCSCI)を用い，各脊髄レベルにおけるkey muscleやkey sensory pointで筋力と感覚をチェックする．高位判定は機能が残存している最高位の髄節で示される(障害されている高位を表すものではない)．
- 完全四肢麻痺において，わが国ではザンコリー(Zancolli)分類がよく用いられている．
- 脊髄最下位である仙髄領域(S4/5)の機能有無により，完全あるいは不全麻痺が判定される．AIS(AISA impairment scale)やフランケル(Frankel)分類，改良フランケル(Frankel)分類により麻痺の程度を表す．
- SCIには特異的な能力評価があり，国際ストークマンデビル車椅子競技連盟(ISMWSF)の基準(鷹野改)(座位保持能力評価)，WISCI Ⅱ (walking index for spinal cord injury Ⅱ，歩行能力評価)，SCIM(spinal cord independence measure，ADL評価)が用いられている．

治療/介入(表Ⅱ-20，図Ⅱ-18)

- 障害タイプ別の特徴的な介入を提示する．
- 回数について，ストレッチングなどは各運動方向に1分程度，筋力増強は10回を1〜3セット，動作練習は数回〜10回程度を目安に実施する．以下，同様．

❶ 完全四肢麻痺(C_4以上高位)

- 呼吸機能の低下や起立性低血圧などの自律神経障害を有するケースが多く，リクライニング車椅子がゴールレベルである．

(1)呼吸機能への介入
- 胸郭の柔軟性改善や呼吸補助筋の過活動を抑制するため，頸部・肩甲帯・体幹のストレッチングや胸郭の呼吸運動方向に合わせたモビライゼーションを行う．
- 人工呼吸器依存のケースもあり，呼吸機能維持向上を目的に呼吸筋の促通を行う．呼吸介助やエアーシフト，深呼吸，呼吸運動用具などを利用しての呼気流速増強運動などを行う．

(2)座位保持(持久性向上)練習やリクライニング車椅子乗車
- 起立性低血圧に注意し，ギャッチベッド上ヘッドアップによる長座位保持(15分以上，1時間程度を目標)から始め，リクライニング車椅子への乗車に進める．
- はじめは車椅子の前方をベッドにつけ，下肢をベッドに乗せた長座位姿勢から始めると起立性低血圧の予防になる．
- 耐久性が向上したら，車椅子上での体前傾や体幹・四肢のROM介入を行う．

(3)電動リクライニング車椅子操作練習
- 耐久性向上に伴い電動リクライニング車椅子への乗車へ進め，チンコントローラや操作切り替え部(パフやブレス式など)の検討調整を行う．
- リクライニング・ティルト操作練習から始め，直進走行や回旋，周回走行練習へと進める．
- より細かな操作練習として，ポールを1.5〜2 m間隔に設置した間を8の字に走行したり，後進練習を行う．上達したら施設内および屋外などの実際の走行練習に進める．

(4)起居移乗動作の介助法指導(看護師や家族へ)
- ケースや介助者の体格および技量に合わせた介助法を選択し指導する．
- ケースが軽い場合は，ケース脇に頭を入れたクワドピボットなど1人介助法や2人介助法を選択する．必要があればトランスファーボードなどの移乗補助用具を利用する．
- ケースが重い場合は，3人平衡トランスファーやリフターなど移乗介助機器をすすめる．

❷ 完全四肢麻痺(C_5以下下位)

- 基本的には車椅子生活がゴールレベルであり，移乗・移動動作の獲得に向けた介入を提示する．

(1)車椅子調整や車椅子関連動作(駆動や姿勢変換)練習
- 身体に適合した車椅子やクッションを選択し，背シートの張り調整により座位姿勢を整える．
- 上肢のみならず，頭頸部による上部体幹の屈伸運動も利用した車椅子駆動を指導する．
- 褥瘡予防や崩れた姿勢を調整するために，車椅子上での姿勢変換練習を行う．グリップやタ

表Ⅱ-20 主な治療/介入のプログラム例

完全四肢麻痺(C₄以上高位)	完全四肢麻痺(C₅以下下位)	完全対麻痺	不全麻痺
呼吸機能への介入 ・ストレッチング ・モビライゼーション ・呼吸介助 ・呼気流速増強運動 座位保持・リクライニング車椅子乗車練習 ・長座位保持 ・車椅子乗車 ・車椅子上四肢体幹ROM介入 電動リクライニング車椅子操作練習 ・操作器具の検討・調整 ・操作練習 ・実際の走行練習 看護師や家族への介助法指導 ・介助法の選択・指導 ・移乗介助機器の選定・指導	車椅子調整や車椅子関連動作練習 ・椅子・クッション選択 ・座位姿勢調整 ・車椅子駆動 ・姿勢変換練習 肘ロック・上肢支持・長座位練習 ・肘ロック運動 ・肩甲帯周囲筋筋力増強運動 ・体位変換練習 寝返り・起き上がり練習 ・側臥位骨盤回旋運動 ・枕・重錘を利用 ・正面・側臥位経由の起き上がり練習 ・実際のベッド上練習 プッシュアップ・床上移動練習 ・長座位プッシュアップ練習 ・床上移動練習 ・端座位側方移動練習 移乗練習 ・下肢挙上練習 ・直角移乗練習 ・側方移乗練習 麻痺域身体知覚再構築運動の促し ・側臥位骨盤回旋運動 ・プッシュアップによる殿部振り運動 ・車椅子上で体幹を揺するなど	起居動作練習 ・ストレッチング ・長座位バランス練習 ・四つ這い練習 プッシュアップ・移乗練習 ・台利用したプッシュアップ練習 ・高台への移乗練習 ・端座位プッシュアップ練習 ・側方移動練習 ・実際の側方移乗練習 ・トイレや床，浴槽，自動車への移乗 歩行練習 ・下肢装具利用 ・平行棒→歩行器→両松葉杖→杖 車椅子応用操作練習 ・キャスター上げ・坂道・段差昇降練習	ROM運動 ・痙縮に対する四肢体幹のストレッチング 車椅子関連動作練習(初期) ・中心性損傷の下肢駆動から上肢駆動へ ・側方移乗練習 筋力増強運動(動作を通じて増強) ・腹筋→寝返り・起き上がり動作 ・下肢体幹筋→ブリッジ・立ち上がり・起立台立位 ・上肢筋→Puppyや四つ這い 起居動作練習 ・ベッド上 寝返り・起き上がり練習 ・床上 寝返り・起き上がり・正座・膝立ち・片膝立ち・立ち上がり・四つ這い練習 歩行練習 ・介助立位→平行棒内→歩行器→杖→フリーハンド

イヤ，背もたれを利用して，体幹を前後左右に傾け殿部の位置を移動させる．これはストレッチングの自主練習としても有用である．
(2) 肘ロックおよび上肢支持練習と長座位バランス練習
・上腕三頭筋が機能しないC₆以上高位損傷では，長座位において上肢を支持するために前鋸筋や三角筋前部線維の代償による肘ロック運動を行う．指先を後方に向け接地(肩外旋位)すると肘折れが減少する．
・側方に片肘をついた片肘立ち座位で，対側上肢を前後に回すことなどで支持側肩甲帯周囲筋の筋力増強運動を行う．
・体前傾位から両肘立ち位までの体位変換練習

脊髄損傷

```
発症機序・画像情報・
診断名〔病・障 参照〕
        ↓
麻痺の程度　機能評価(ASIA・AIS・フランケル分類・改良フランケル分類など)〔評価 参照〕
   ↓ AIS A                                              ↓ AIS B～D
   完全麻痺 ←── AIS B(感覚のみ残存　運動は完全麻痺) ── 不全麻痺
   損傷高位別に分類                                       損傷高位別に分類
 ┌────┬────┬────┐                            ┌────┬────┐
C₄以上高位  C₅以下下位  胸髄以下下位                    頸損     胸損
   ↓        ↓         ↓                            ↓        ↓
 高位の    中下位の    完全対麻痺                  不全四肢麻痺  不全対麻痺
完全四肢麻痺 完全四肢麻痺
```

予後予測・リクライニング車椅子・介護ゴールレベル〔経・予 参照, 頸髄損傷(車椅子ゴールレベル)の 経・予(243頁)参照〕

予後予測・車椅子ゴールレベル〔経・予 参照, 頸髄損傷(車椅子ゴールレベル)の 経・予(243頁)参照〕

予後予測・歩行ゴールレベル〔経・予 参照, 頸髄損傷(歩行ゴールレベル)の 経・予(245頁)参照, 高齢者不全頸髄損傷の 経・予(247頁)参照〕

L₃以下

四肢麻痺　対麻痺

改善停滞

呼吸機能への介入
座位保持(耐久性向上)練習
リクライニング車椅子乗車
電動車椅子操作練習
起居・移乗動作の介助法指導
〔治/介 -①参照〕

車椅子調整・関連動作練習
肘ロック・
上肢支持練習
長座位バランス練習
寝返り・起き上がり練習
プッシュアップ・
床上移動練習
直角移乗練習
麻痺域身体の知覚再構築
〔治/介 -②参照〕

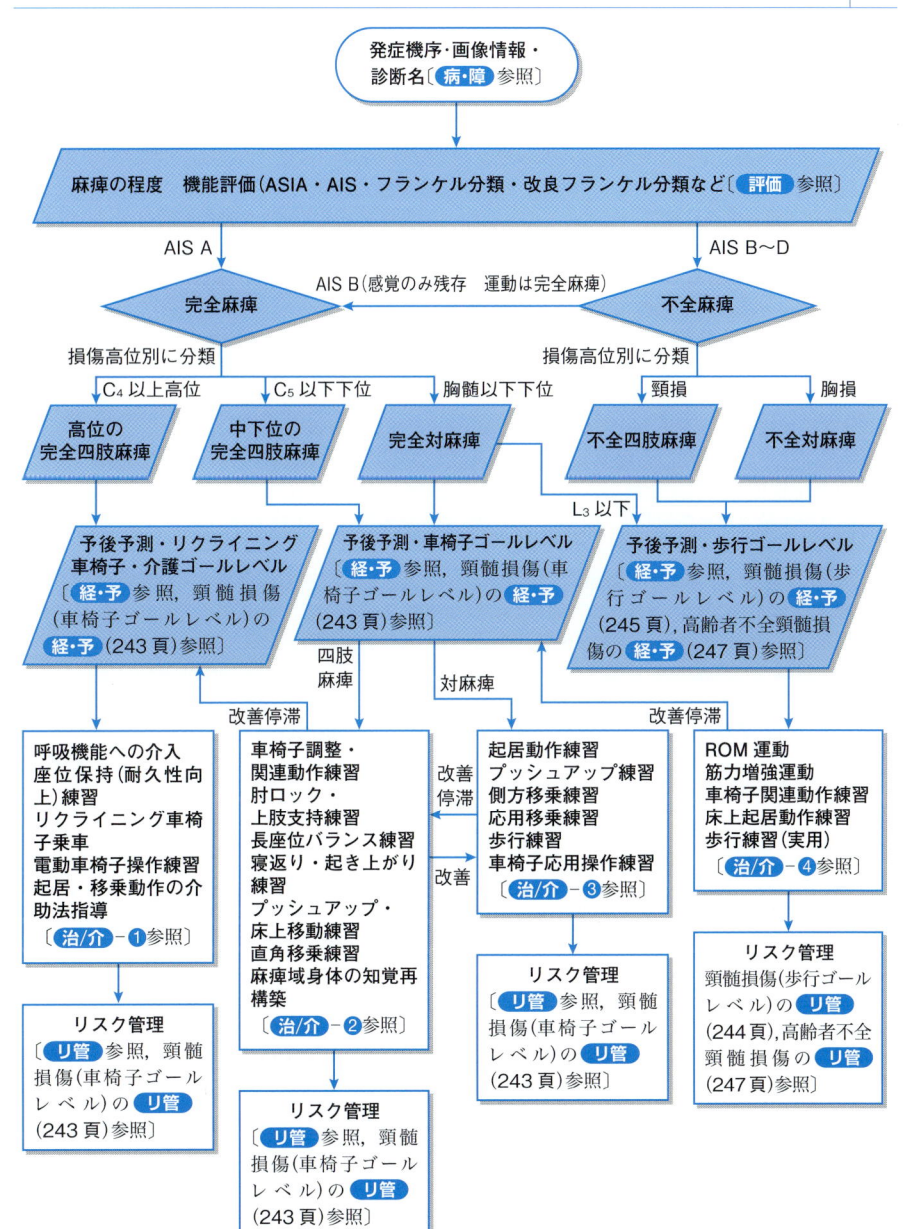

改善停滞　改善

起居動作練習
プッシュアップ練習
側方移乗練習
応用移乗練習
歩行練習
車椅子応用操作練習
〔治/介 -③参照〕

ROM運動
筋力増強運動
車椅子関連動作練習
床上起居動作練習
歩行練習(実用)
〔治/介 -④参照〕

リスク管理
〔リ管 参照, 頸髄損傷(車椅子ゴールレベル)の リ管(243頁)参照〕

リスク管理
〔リ管 参照, 頸髄損傷(車椅子ゴールレベル)の リ管(243頁)参照〕

リスク管理
〔リ管 参照, 頸髄損傷(車椅子ゴールレベル)の リ管(243頁)参照〕

リスク管理
頸髄損傷(歩行ゴールレベル)の リ管(244頁), 高齢者不全頸髄損傷の リ管(247頁)参照〕

図Ⅱ-18　脊髄損傷の臨床判断

に介入する．はじめは体幹の前後傾から始め徐々に両肘立ち位へ進める．両肘立ち位から両 on hand 位に移行するには肩関節を中心とした肩甲帯周囲や胸郭・脊柱の十分な柔軟性が必要であり，運動を通じてゆるやかにストレッチングを行う．

(3) 寝返り・起き上がり練習

- C_6 以上高位損傷の寝返り練習は側臥位での骨盤回旋運動から始め，枕を背にした半側臥位，背臥位へと進める．両腕に1～2 kgの重錘を巻くなどの工夫も必要である．
- 起き上がり練習は，ズボンに手を入れて上腕二頭筋による代償動作を利用した起き上がりを指導する．実際のベッド上では手すりや電動によるヘッドアップを利用した動作も指導する．
- C_7 以下下位損傷では，上肢の反動を利用した寝返りや上肢支持を利用しての正面および側臥位経由からの起き上がりを指導する．

(4) プッシュアップ・床上移動練習

- C_6 以上高位損傷では，長座位にて肘ロックした前方上肢支持により体前傾と肩甲帯前方突出・肩屈曲運動をつり合わせて殿部挙上を行う．
- 両上肢のプッシュアップやプッシングにより前後左右への殿部および下肢の床上移動練習を行う．
- C_7 以下下位損傷では，端座位にてプッシュアップや側方移動練習を早期に取り入れる．

(5) 移乗練習（直角移乗中心）

- 車椅子からの転落リスクの少ない（ベッドに車椅子を正面につけた）直角移乗練習から始める．下肢屈筋痙縮の亢進したケースでは，側方移乗練習から始めることもある．
- 車椅子上での下肢挙上練習から始め，両下肢をベッドに乗せたら車椅子・ベッド間の隙間をなくし，両手をタイヤや床などに押しあて，左右への体前傾運動やプッシングにより前方移動を行う．
- 車椅子へ戻るときもプッシングなどにより体幹を揺すり，殿部を後方移動させる．
- C_7 以下下位損傷では直角移乗を早期に獲得することが多く，側方移乗練習へ進める（詳細は❸-(2)を参照）．

(6) 麻痺域身体の知覚再構築運動の促し

- 麻痺域身体は感覚が失われているが再知覚は可能である．残存部位の力源で麻痺域身体を揺するなどの運動により，加速度などの力の伝播を残存部位で感じ取り，知覚が促されると考えられる．
- 側臥位での骨盤回旋運動やプッシュアップによる下半身の前後左右運動，あるいは車椅子上で体幹を揺するなどの運動を指導する．

❸ 完全対麻痺

- よりダイナミックな動作の獲得が目指せる．
- 上肢機能が残存し，体幹も機能化するレベルであり，車椅子 ADL が自立するレベルである．
- L_3 以下下位損傷では短下肢装具（ankle foot orthosis；AFO）と杖の併用により実用レベルの歩行がゴールレベルである．

(1) 起居動作練習

- 寝返り・起き上がりは自立しており，より効率的な動作を目指す．
- 長座位にて体幹やハムストリングスをストレッチングする．
- 長座位にて左右に野球ボールを転がしキャッチする運動など，よりダイナミックな座位バランス練習を行う．
- 四つ這い位で骨盤の前後傾運動や左右への振り運動により，残存筋の筋力増強や側方移乗につながる麻痺部位の運動イメージをつける．

(2) プッシュアップや側方移乗，応用移乗（トイレ・浴槽・自動車・床）練習

- 長座位でプッシュアップ台を利用し，体幹の振り子運動で殿部挙上の練習をする．
- 20 cm 程度のクッション性のよい台への移乗練習へ進め，最終的には 40 cm 以上の台への移乗を目標に練習する．台と身体の角度は 30°にし，一側上肢を台へ，もう一方はプッシュアップ台を握り行うと移乗しやすい．徐々にプッシュアップ台を低くし，最終的に台は外して行う．
- 前方への転倒防止策を講じ，端座位でのプッシュアップ練習や側方移動，下肢移動練習を行う．側方に砂嚢やクッションを置き，その上に移乗する練習へ進める．
- 実際に足上げ動作を含む車椅子・ベッド間の側方移乗練習を行い，安定したらトイレや浴槽，自動車，床への移乗を目指して練習する．
- 床・車椅子間の移乗が困難な場合，中間に 20 cm 程度の椅子を設置し，2 段階での移乗方法を指導する．
- 腹筋や下部背筋の機能が低い中高位の対麻痺

では，一側あるいは両側の下肢を折り曲げた状態でのプッシュアップにより，床から車椅子への移乗が獲得する場合がある．
(3) 歩行練習
- L_3 以下であれば杖や AFO を使用しての実用的な歩行練習を行う．
- それ以外では歩行練習レベルで，長下肢装具(knee ankle foot orthosis：KAFO)を装着して平行棒内あるいは歩行器，両松葉など使用した歩行練習を行う．
(4) 車椅子応用操作練習
- 屋外駆動を目指して，キャスター上げ練習や坂道・段差昇降練習などの応用操作練習を行う．

❹ 不全麻痺
- AIS B のケースは感覚のみ残存し，運動機能は完全麻痺であるため，介入は完全麻痺に準じる．ここでは AIS C/D を対象とする．
(1) ROM 運動
- 特に痙縮がある場合，入念な四肢体幹のストレッチングを行う．一肢 5 分程度を目安に行う．
(2) 車椅子関連動作練習(歩行が困難な初期時)
- 中心性頸損では下肢による駆動練習から始め，上肢による駆動へと進める．
- アームレスト跳ね上げ式などの車椅子で側方移乗動作練習を行う．
(3) 筋力増強運動
- 動作を通じて体幹筋や大腿四頭筋や殿筋群など抗重力筋を中心に介入する．
- 腹筋→寝返りや起き上がり動作を行う．
- 下肢・体幹筋→立ち上がりや起立台での下肢屈伸運動，膝立て背臥位での殿部挙上(ブリッジ動作)，ブリッジ保持での足踏み運動などを行う．
- 上肢筋→ Puppy での肩甲帯前方突出運動や四つ這い動作を行う．
(4) 起居動作練習
- ベッド上で寝返り，起き上がり動作練習．
- 床上で正座や四つ這い，膝立ち，片膝立ち，立ち上がり練習へ進める．
(5) 歩行練習
- 介助立位から始め，平行棒内，歩行器歩行(4 点歩行器，サークル歩行器など)，ロフストランド杖や T 杖，フリーハンド歩行，屋外歩行，階段昇降へと進める．

- 歩行距離は施設内移動では 200 m 以上(病棟と理学療法室までの往復距離など)，屋外歩行では 1 km 以上を目標にする．
- 吊り下げ式トレッドミルやロボットスーツ(HAL など)などを利用したロボティクスアプローチも有効性が示されている．

リスク管理
- SCI は他の疾患に比べ合併症の罹患リスクが高い．主なものとして，肺炎や無気肺などの呼吸器合併症，尿路感染や膀胱結石，水腎症，腎盂腎炎などの泌尿器合併症，褥瘡や異所性骨化，骨折などの整形外科系の合併症がある．感覚障害により発見の遅延が危惧される．突然の熱発や痙縮の亢進，自律神経過反射の亢進があった場合は，合併症の影響も考えられ注意を要する．
- 頻度の多い合併症として褥瘡があげられる．除圧方法や車椅子クッション，ベッドマットレスの選択などの指導が必要である．
- 歩行を獲得した不全麻痺では再転倒リスクが伴う．長期的には OPLL など病態進行や加齢による衰えが原因となり，手すりの設置や車椅子の併用など環境面への配慮が必要である．

経過・予後[1-4]
- 麻痺の程度や損傷高位により最高獲得機能や獲得期間は異なる．随伴症状や合併症の有無，年齢などによる身体機能に影響する因子(阻害因子)により目標や期間は変動する．
- 完全四肢麻痺は一部で車椅子 ADL が自立する者もいるが，多くは介助や環境調整を必要とする．車椅子 ADL が自立できる上限は，ザンコリー分類で C_6 B II と考えられている．獲得期間は 1 年から数年を要する．
- 完全対麻痺は車椅子 ADL の自立に加え，自動車運転の獲得で積極的な社会参加が可能になる．大半は半年程度で獲得する．膝伸筋が機能する L_3 以下下位損傷では実用歩行の獲得が目標である．
- 不全麻痺は歩行を獲得する可能性があり，初期時に痛覚の残存あるいはフランケル分類 C であれば，その可能性は高い．

◉ 引用文献
1) 全国脊髄損傷データベース研究会(編)：脊髄損傷の治療から社会復帰まで．保健文化社，2010
2) 岩崎洋(編)：脊髄損傷理学療法マニュアル第 2 版，文光堂，2014

3) 福田文雄, 他：改良 Frankel 分類による頚髄損傷の予後予測. リハ医 38：29-33, 2001
4) 芝啓一郎(編)：脊椎脊髄損傷アドバンス. 南江堂, 2008

(藤縄　光留)

1 脊髄損傷

2 頚髄損傷(車椅子ゴールレベル)

治療/介入(表Ⅱ-21, 図Ⅱ-19)

- C_7 の key muscle である上腕三頭筋による肘伸展機能の有無により, 上肢支持能力が大きく影響され, 諸動作の遂行に影響を及ぼす.
- 予後予測によく用いられるザンコリー(Zancolli)分類で上腕三頭筋機能の有無にタイプを分け, 介入ポイントを提示する.
- ストレッチングなどは各運動方向に1分程度, 筋力増強は10回を3セット, 動作練習は数回〜10回程度を目安に実施する. 以下, 同様.

❶ 中位頚髄損傷(C_5A〜C_6BⅡ)

(1) 車椅子調整や車椅子関連動作の練習
- 詳細は「脊髄損傷」の治療/介入-❷-(1) (→235頁)参照.
- 車椅子やクッションの選択・調整を行い, 駆動(200 m以上目標)や車椅子上での姿勢変換練習を行う.
- 車椅子駆動が困難なケースや活動的な屋外活動を希望する場合, 電動車椅子の操作練習を行う.

(2) ROM運動
- 動作を通じて行うことが望ましいが, 可動域制限が顕著な場合は徒手にて介入する.
- 特にSLRや体幹の屈伸・側屈・回旋, 肩甲帯前方突出・下制, 肩関節の伸展・水平伸展のストレッチングが重要である.

(3) 肘ロック練習
- 詳細は「脊髄損傷」の治療/介入-❷-(2) (→236頁)参照.
- ベッド上にて上腕の振りを利用した代償的な肘伸展運動(上腕二頭筋のリラクセーション)から始める.
- ベッド側方に車椅子を横付けし, 車椅子上で後側方に手をつくよう腕振り練習を行う.
- ベッド上長座位にて後方に両手をつき, 上前鋸筋や三角筋前部線維の代償による肘ロック運動の練習を行う.

(4) 筋力増強運動
- 動作を通じて行うことが望ましい. key muscleごとの運動を以下に提示する.
- 上腕二頭筋・上腕筋(C_5)→肘立ち臥位までの起き上がり動作で前腕遠位を保持し上体を起こす運動や車椅子上での上肢による下肢挙上運動を行う.
- 長橈側手根伸筋(C_6)→テノデーシスアクションや車椅子上での上肢による下肢挙上運動時の手関節背屈運動などを行う.
- 機能しない上腕三頭筋(C_7)を代償する肘ロックには前鋸筋(C_5〜C_7)や三角筋前部線維(C_5・C_6)の強化が必要→プッシュアップや車椅子駆動, 腹臥位での両肘這い運動, 長座位での側方片肘這い運動を行う.

(5) 起居動作・長座位バランス練習
- 詳細は「脊髄損傷」の治療/介入-❷-(2), (3) (→236頁)参照.
- 側臥位での骨盤回旋運動や長座位での体位変換(バランス練習)など重力を利用し楽に行える動作練習から開始し, 寝返りや起き上がりの抗重力運動へ進める.

(6) プッシュアップ・床上移動練習
- 詳細は「脊髄損傷」の治療/介入-❷-(4) (→238頁)参照.
- 長座位にて肘をロックした上肢支持した状態で, 肩甲帯下制や前方突出, 肩関節屈曲運動によりプッシュアップやプッシングを行い, 前後・左右・回旋方向に移動練習を行う.

(7) 直角移乗練習
- 詳細は「脊髄損傷」の治療/介入-❷-(5) (→238頁)参照.
- 車椅子上にて前方のベッドに下肢を上げる練習と前方移動の練習を行う. はじめは介助により動作を学習し, 徐々に介助量を減らす.
- C_6BⅡで直角移乗動作を獲得できれば側方移乗動作の練習へ進める. 肩甲帯周囲筋の機能改善の差異や年齢により能力に差がでる.

(8) 在宅調整
- 必要に応じて家屋改修案のアドバイスや家族・介護者への起居・移乗介助法の指導を行う. 必要であれば福祉介助機器を導入する.
- 身体寸法や家屋の状況, 社会参加の予定を考慮して車椅子やクッションを検討し発注する.

表Ⅱ-21 主な治療/介入のプログラム例

中位頸髄損傷(ザンコリー分類 C_5A〜C_6B Ⅱ)	下位頸髄損傷(ザンコリー分類 C_6B Ⅲ〜C_8B)
車椅子調整や車椅子関連動作練習 ・椅子・クッション選択 ・座位姿勢調整 ・車椅子駆動 ・姿勢変換練習 ROM運動 ・SLR・体幹・肩甲帯・肩関節のストレッチング 肘ロック練習 ・ベッド上上腕二頭筋リリース ・車椅子上腕振り運動 ・長座位(両on hand)にて肘ロック練習 筋力増強運動(動作を通じて行う) ・上腕二頭筋・上腕筋(C_5)→代償による起き上がり,上肢による下肢挙上動作 ・長橈側手根伸筋(C_6)→テノデーシスアクション,上肢による下肢挙上動作 ・機能しない上腕三頭筋(C_7)の代償筋である前鋸筋・三角筋(C_5〜)→プッシュアップ,車椅子駆動,肘這い動作 起居動作・長座位バランス練習 ・側臥位での骨盤回旋運動 ・長座位での体位変換(バランス)練習 ・寝返り練習 ・起き上がり練習 プッシュアップ・床上移動練習 ・長座位にて肘ロックしプッシュアップ/プッシング ・床上を前後・左右・回旋方向に移動練習 直角移乗練習 ・下肢上げ練習 ・直角移乗練習 ・獲得後は側方移乗練習へ 在宅調整 ・家屋改修・福祉機器のアドバイス ・車椅子・クッションの検討・発注	・直角移乗までは中位頸髄損傷に準じ介入 筋力増強運動(動作を通じて行う) ・上腕三頭筋(C_7)→プッシュアップ・車椅子駆動 ・中指の深指屈筋(C_8)→把持運動や車椅子駆動 ・広背筋(C_5〜C_8)・肩甲帯周囲筋(C_5〜T_1)→四つ這いやプッシュアップによる殿部振り運動 車椅子応用操作練習 ・キャスター上げ・坂道・低い段差昇降 端座位バランス・プッシュアップ・側方移動練習 ・端座位プッシュアップ練習 ・端座位側方移動練習 ・下肢操作練習 ・側方への段差移乗練習 側方移乗・応用移乗練習 ・側方移乗練習 ・応用移乗練習(トイレ・浴槽・自動車) ・床と車椅子間の移乗練習

❷ 下位頸髄損傷(C_6BⅢ以下)

・直角移乗までの介入は中位頸髄損傷に準じ,さらに側方移乗や自動車・トイレなどの応用移乗動作の獲得を目指し介入する.

(1) 筋力増強運動

・動作を通じて行うことが望ましく,key muscleと関連する運動を提示する.

・上腕三頭筋(C_7)→プッシュアップや車椅子駆動を行う.

・中指の深指屈筋(C_8)→把持運動や車椅子駆動を行う.

・広背筋(C_5〜C_8)や肩甲帯周囲筋(C_5〜T_1)が機能し,より強化が必要になる→四つ這いやプッシュアップによる殿部を前後左右に振る運動を

II 中枢神経系障害

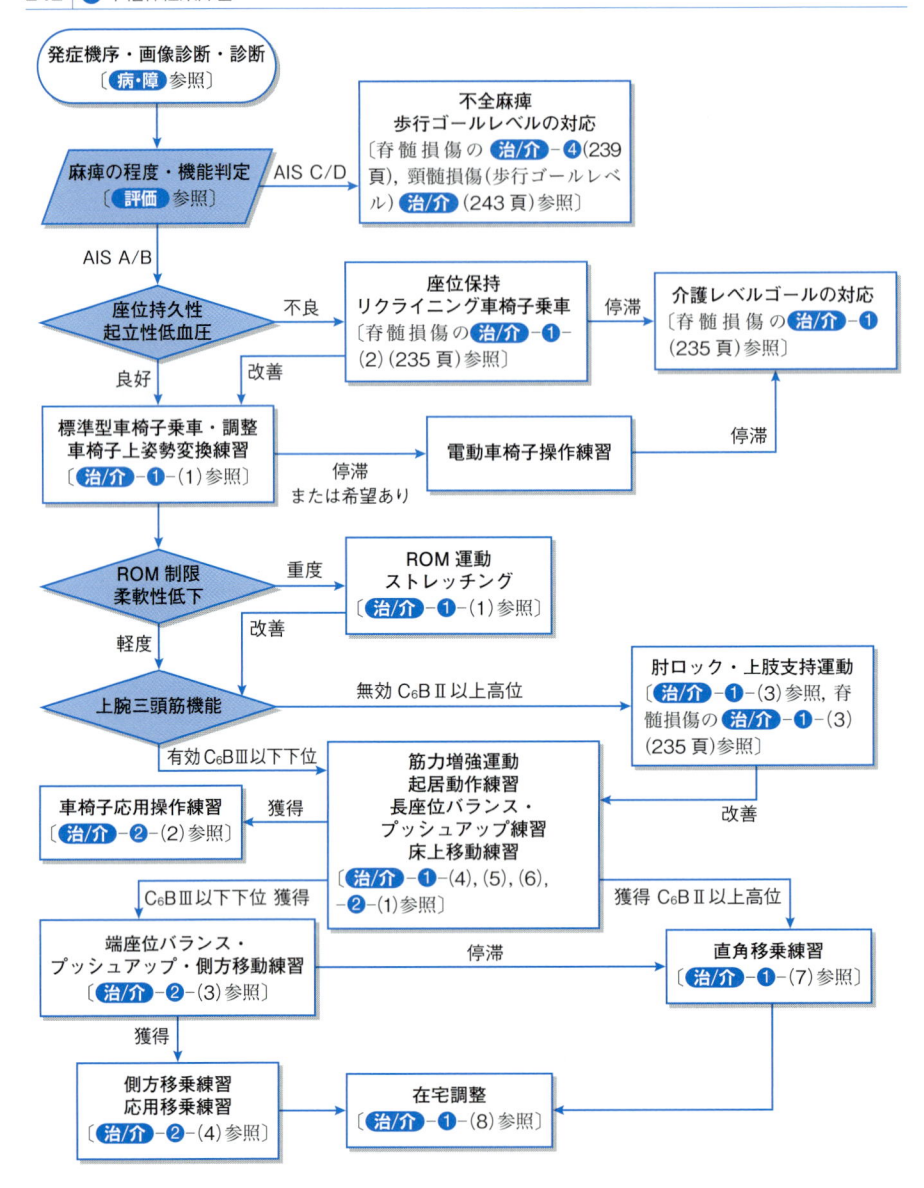

```
発症機序・画像診断・診断
〔病・障 参照〕
    ↓
麻痺の程度・機能判定    ──AIS C/D──→   不全麻痺 歩行ゴールレベルの対応
〔評価 参照〕                           〔脊髄損傷の 治/介 -④(239頁),頸髄損傷(歩行ゴールレベル) 治/介 (243頁)参照〕
    ↓ AIS A/B
座位持久性     ──不良──→  座位保持 リクライニング車椅子乗車    ──停滞──→   介護レベルゴールの対応
起立性低血圧              〔脊髄損傷の 治/介 -①-(2)(235頁)参照〕              〔脊髄損傷の 治/介 -① (235頁)参照〕
    ↓良好         改善↗
標準型車椅子乗車・調整
車椅子上姿勢変換練習   ──停滞または希望あり──→  電動車椅子操作練習  ──停滞──→
〔治/介 -①-(1)参照〕
    ↓
ROM制限      ──重度──→  ROM運動 ストレッチング
柔軟性低下              〔治/介 -①-(1)参照〕
    ↓軽度     改善↗
上腕三頭筋機能  ──無効 C₆BⅡ以上高位──→  肘ロック・上肢支持運動
                                    〔治/介 -①-(3)参照,脊髄損傷の 治/介 -①-(3)(235頁)参照〕
    ↓有効 C₆BⅢ以下下位
                       筋力増強運動
車椅子応用操作練習 ←─── 起居動作練習    ←──改善──
〔治/介 -②-(2)参照〕    長座位バランス・
                       プッシュアップ練習
                       床上移動練習
                       〔治/介 -①-(4),(5),(6),-②-(1)参照〕
    ↓C₆BⅢ以下下位 獲得                          獲得 C₆BⅡ以上高位↘
端座位バランス・         ──停滞──→             直角移乗練習
プッシュアップ・側方移動練習                     〔治/介 -①-(7)参照〕
〔治/介 -②-(3)参照〕
    ↓獲得
側方移乗練習
応用移乗練習  ──→  在宅調整
〔治/介 -②-(4)参照〕  〔治/介 -①-(8)参照〕
```

図Ⅱ-19 頸髄損傷(車椅子ゴールレベル)の臨床判断

行う.
(2)車椅子応用操作練習
・屋外での車椅子駆動を想定し,キャスター上げや坂道,低い段差昇降練習を行う.
・グリップ力が低下しているため滑り止めグローブを装着し,手掌の摩擦も利用する.
(3)端座位バランス・プッシュアップ・側方移動練習
・前方への転倒防止策を講じ,端座位でのプッシュアップ練習や側方移動,下肢操作練習を

行う．
- 端座位バランスが安定したら側方に砂嚢やクッションを置き，その上に移乗する練習へ進める．

(4) 側方移乗・応用移乗練習
- ベッドを車椅子に対し30°に横付けし，実際に足上げ動作を含む車椅子・ベッド間の側方移乗練習を行う．
- 安定したらトイレ，浴槽，自動車への移乗を目指して練習する．
- 能力の高いケースでは床・車椅子間の移乗練習へ進める．
- はじめは20 cm程度の椅子を床と座面の中間に設置して2段階での移乗を指導する．
- 車椅子に対し斜め30°に殿部を向け，床と車椅子座面フレームに手をつき，一側もしくは両側下肢を屈曲した体育座りの体位からプッシュアップを行うと殿部挙上が行いやすい場合がある．

リスク管理[1-3]
- 頸髄損傷の合併症リスクのなかで，命にかかわる呼吸器合併症について説明する．
- 合併症への配慮が重要で，特に呼吸器合併症は脊髄障害の死因第1位であり，高齢頸髄損傷では罹患リスクが高い．
- 内外肋間筋や腹筋群の麻痺により肺活量や予備呼気量が低下し，強い呼気ができなくなるため，痰の喀出が困難になる．このことから無気肺や肺炎の罹患リスクが高まっている．
- 急性期においては交感神経の遮断により副交感神経(迷走神経)が優位になり，気道内分泌物が増加するためリスクはさらに高い．
- 介助あるいは車椅子上自己排痰法による気道のクリーニングが必要になる．

経過・予後[2-3]
- 損傷高位別の最終獲得動作を提示する．
- C_3：人工呼吸器に依存し，環境制御が必要である．
- C_4：自発呼吸が可能となり，頭頸部の運動を用いた環境であれば電動リクライニング車椅子の操作が可能である．
- C_5A：平地のみ車椅子駆動が可能になり，自助具の利用で机上動作が可能となる．
- $C_5B \sim C_6BⅠ$：能力や環境次第で起居動作や直角移乗を獲得できる．
- $C_6BⅡ$：側方移乗の自立や自動車運転の獲得

も可能性がある．車椅子ADL自立の上限レベルである．
- $C_6BⅢ$以下：上腕三頭筋や手指が機能し，車椅子ADLの自立度は格段に上がる．

◉ 引用文献
1) 全国脊髄損傷データベース研究会(編)：脊髄損傷の治療から社会復帰まで．保健文化社，2010
2) 岩崎洋(編)：脊髄損傷理学療法マニュアル第2版．文光堂，2014
3) 神奈川リハビリテーション病院脊髄損傷マニュアル編集委員会(編)：脊髄損傷マニュアル(第2版)．医学書院，1996

(藤縄 光留)

---

1 脊髄損傷

3 頸髄損傷(歩行ゴールレベル)

治療/介入(表Ⅱ-22，図Ⅱ-20)
- 不全脊髄損傷者では損傷部以下の感覚障害と運動麻痺による筋力低下，痙縮によって体幹と下肢の協調性が低下している．
- 一般的に動作を行う際には，痙縮を利用しながら残存筋(特に軽度麻痺筋)を過剰に働かせる傾向がある．
- 重心位置の高い歩行時には，転倒に対する恐怖心なども加わることにより筋活動の不均衡が増強し，殿部が後方に突出し，膝を過伸展させるなどの非効率なパターンがみられる場合が多い．
- 体幹と連動しながら下肢で自重を支持し，効率的に動く動作パターンを再獲得することを目的に基本動作練習も歩行練習と並行して段階的に行い，特に開始当初には積極的な筋力強化は行わない．

❶ 基本動作練習
(1) ブリッジ
- はじめは足底全面での荷重を意識しながら両脚で支持し，ゆっくりと殿部の上げ下げを行う．
- 安定して殿部が高く上がるようになったら，片脚やブリッジしたままの足踏み動作も行う．

(2) 膝立ち～膝歩き
- はじめは前方や側方に台を置き，上肢支持を利用して行う．
- 殿部が後方に突出することが多いため，姿勢鏡などによるフィードバックを用いて，殿筋群を収縮させることにより，股関節中間位で保つ

表Ⅱ-22 主な治療/介入のプログラム例

下肢の痙縮が重度の場合	下肢の深部感覚が重度鈍麻している場合	下肢筋力が著明に低下している場合（ASIA impairment scale C レベル）
コンディショニング ・持続的なストレッチング 痙縮抑制 ・電気療法 ・振動刺激 基本動作練習 ・寝返り（完全損傷のパターン） ・ブリッジ ・四つ這い ・膝立ち ・立ち上がり ・立位 自転車エルゴメータ 歩行練習 ・BWSTT ・歩行補助具は歩行器から開始し，段階的に変更	コンディショニング ・持続的なストレッチング 基本動作練習 ・ブリッジ ・四つ這い ・膝立ち ・立ち上がり ・立位 車椅子下肢駆動 自転車エルゴメータ 歩行練習 ・BWSTT ・サドル付き歩行器から開始し，段階的に歩行補助具を変更 ・場合によっては情報量を減らすため，短下肢装具も使用する	コンディショニング ・持続的なストレッチング 麻痺筋再教育 ・電気療法 基本動作 ・ブリッジ ・四つ這い ・膝立ち ・立ち上がり ・立位 自転車エルゴメータ 歩行練習 ・BWSTT ・サドル付き歩行器から開始し，段階的に歩行補助具を変更

ことを促す．
・静的な膝立ちが安定したら，左右への重心移動や片膝立ちを行い，片側での荷重感覚を再学習していく．さらに，左右の対称性を意識しながら膝歩きを行い，下肢の振り出し幅を変化させたり（大股・小股），側方や後方へも行う．
(3)端座，立ち上がり，着座，立位
・台の高さは足底接地が可能となるできるだけ高めに設定する．
・体幹をゆっくりと前後屈しながら，前屈の際に下肢で自重を支える感覚（足底接地）を学習してから動作を開始する．
・体幹を前屈する際には，踵が挙上することがよくみられるため，足底全面接地を促す．
・すぐに立位を目指すのではなく，体幹前屈して殿部を挙上する感覚を反復練習する．
・殿部が安定して挙上できるようになったら，徐々に膝を伸展して立位を目指す．
・着座はできるだけゆっくり行う．

❷自転車エルゴメータ
・可能であれば安定して座位を取ることができ，下肢の動きに意識が向けられるリカベントタイプを使用する．
・負荷量は比較的軽めに設定し，左右のリズムを一定に保つように意識しながら，10分程度を目安に行う．
・足の固定バンドを使用して，下肢の屈曲方向（引き足）も意識して行う．

❸歩行練習
・歩行時に殿部が後方に突出して，下肢で十分な荷重支持ができないレベルでは，無理に杖歩行を行わず，前腕支持の高さに設定した歩行器を使用する．
・ロッカーを使用し，下肢で自重を支持しながら推進することを意識しつつ歩行練習を行う．
・荷重応答が改善したら，段階的に杖歩行，独歩と進める．
・転倒の危険性がない体重免荷トレッドミル歩行練習（body weight supported treadmill training；BWSTT）は，速い歩行速度を経験させたり，左右の非対称性や変動の改善，歩行時間を担保するためにも有効である．

リスク管理
・離床開始当初，臥床期間が長期化していた症例では，起立性低血圧がみられることが多い．このため，受傷後早期から脊椎の安定性を確認

脊髄損傷

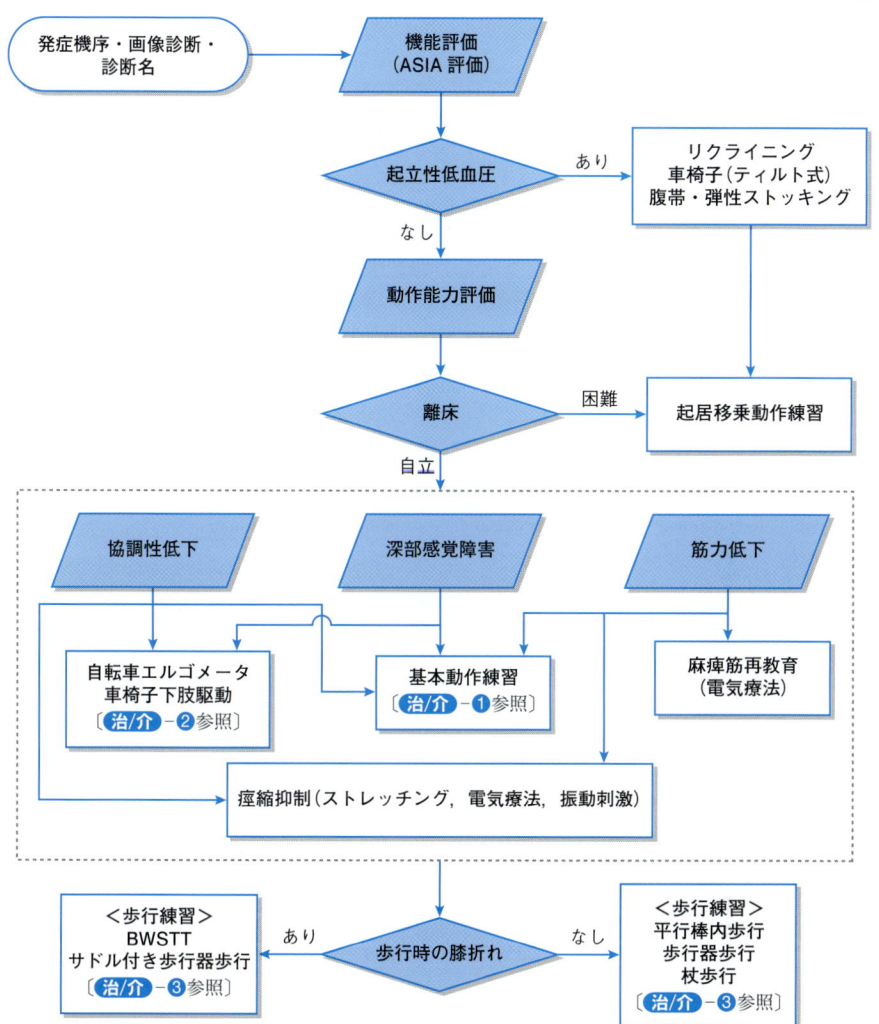

図Ⅱ-20　頸髄損傷（歩行ゴールレベル）の臨床判断

したあとに，全介助であっても積極的に離床を進めることが起立性低血圧を予防するためには重要となる．起立性低血圧がみられる症例に対しては，投薬管理のほかに，腹帯や弾性ストッキングを使用し，リクライニング車椅子（ティルト式を推奨）で離床練習を行う．

- 不良パターンでの運動を過度に反復すると，痙縮筋のさらなる筋緊張の増悪がみられることがある．このため，練習開始当初は，積極的な筋力増強を行うことは避け，リラクセーションや筋再教育を意識し，負荷量も段階的に調整して行う．

経過・予後

- 発症早期に ASIA impairment scale（AIS）C であった者のうち，60～80％が発症1年後に AIS D へ改善する[1]．発症1年後の屋内歩行自立に関連する予後予測因子として発症早期の年齢，L_3 と S_1 の運動スコア，L_3 と S_1 の感覚ス

コアが報告されており，回帰式から推定も可能である[2]．
・屋外歩行が自立するためには，歩行補助具の使用が大きく関与する．このため，下肢筋力もさることながら上肢筋力も重要となる．ロフストランド杖歩行の獲得には肘伸展筋力(C_6)，T字杖歩行は手指の筋力(C_7〜C_8)が関与する．地域生活で必要とされる歩行能力獲得のカットオフ値は，ASIA評価の下肢筋力スコア(the lower extremity motor score；LEMS)が41.5，上肢筋力スコア(the upper extremity motor score；UEMS)が36.5であった[3]．

● 引用文献
1) Fawcett JW, et al: Guidelines for the conduct of clinical trials for spinal cord injury as developed by the ICCP panel：spontaneous recovery after spinal cord injury and statistical power needed for therapeutic clinical trials. Spinal Cord 45：190-205, 2007
2) van Middendorp JJ, et al: A clinical prediction rule for ambulation outcomes after traumatic spinal cord injury：a longitudinal cohort study. Lancet 377：1004-1010, 2011
3) Hasegawa T, et al: Physical impairment and walking function required for community ambulation in patients with cervical incomplete spinal cord injury. Spinal Cord 52：396-399, 2014

〔長谷川　隆史〕

1 脊髄損傷

4 高齢者不全頸髄損傷

治療/介入(表Ⅱ-23, 図Ⅱ-21)
・日本人は欧米人に比べて脊柱管径が小さく，また加齢変化による頸椎症や頸椎後縦靱帯骨化症の頻度も高いため，頸髄が損傷されやすい状況下にある者が多い．
・中高年齢者では，歩行時の転倒などの比較的軽微な外力によって頸椎が過伸展されると，骨傷はないが脊髄の中心部が損傷され，下肢よりも上肢に重度の麻痺がみられる中心性頸髄損傷となる．
・元来の予備能力低下しているため，呼吸器合併症のリスクが高く，上肢の疼痛や痺れを訴える者も多い．
・上肢機能障害が重度の症例では種々の動作パターンが通常とは異なり，歩行は歩行補助具の使用が困難であるため，独歩や介助による獲得を目指す．
・上肢機能障害が重度の場合には車椅子を下肢駆動で行う．
・治療/介入の第1目標は離床の確立である．
・治療/介入の基本的な内容は「頸髄損傷(歩行ゴールレベル)」(→243頁)に準じて行うが，中心性頸髄損傷に特化した内容を下記に記載する．

❶ 起居動作練習
(1) 起き上がり
・上肢の麻痺が重度の場合には，下肢の反動を利用して行う．
・練習開始当初は下肢と体幹の協調性が低下しているため，端座位で軽度体幹を後方に倒したところから下肢を挙上し，下方に振り下ろす練習から始め，段階的に進めていく．
・臥位で下肢の挙上が困難な場合には，ギャッチベッド上，リモコン操作により電動でヘッドアップを行う．リモコンの設置場所などの環境面への介入も重要．

(2) 端座
・上肢の利用が困難な場合，転倒恐怖のために筋緊張が亢進しやすくなる．
・理学療法士は対象者に寄り添って横に座り，対象者を軽く支えながら，対象者の動きに合わせて一緒に動く．
・静的な座位保持練習をするのではなく，能動的に動く(前後左右に)ことにより，起立性低血圧の予防ができ，対象者の新たなボディイメージの再構築が促進され，その結果，座位の安定性が向上する．

(3) 移乗
・立位による移乗方法は再転倒のリスクが高いため，端座位から殿部を少し挙上して方向転換することを繰り返しながらの移乗方法の確立を目指す．
・立ち上がり練習の際には，殿部を高く挙上することよりも，ゆっくりと殿部が上げ下ろしできるように介入を行う．

❷ 車椅子下肢駆動
・下肢の筋力低下が軽度の者に対して，下肢の機能改善と屋内の移動手段となるため，積極的に行う．
・歩行の前段階にも位置づけることができるため，下肢への荷重(踵接地からつま先離地までの流れも)を意識しながら行う．

表Ⅱ-23 主な治療/介入のプログラム例

痙縮が重度の場合	上肢機能障害が重度の場合	下肢筋力が著明に低下している場合（ASIA impairment scale Cレベル）
コンディショニング ・持続的なストレッチング 痙縮抑制 ・電気療法 ・振動刺激 基本動作練習 ・ブリッジ ・四つ這い ・膝立ち ・立ち上がり ・立位 起居移乗動作練習 ・寝返り ・起き上がり ・端座 ・移乗 自転車エルゴメータ 歩行練習 ・BWSTT ・歩行補助具は歩行器から開始し，段階的に変更	コンディショニング ・持続的なストレッチング 基本動作練習 ・ブリッジ ・四つ這い ・膝立ち ・立ち上がり ・立位 起居移乗動作練習 ・寝返り ・起き上がり ・端座 ・移乗 車椅子下肢駆動 自転車エルゴメータ 歩行練習 ・BWSTT ・サドル付き歩行器から開始し，段階的に歩行補助具を変更	コンディショニング ・持続的なストレッチング 麻痺筋再教育 ・電気療法 基本動作 ・ブリッジ ・四つ這い ・膝立ち ・立ち上がり ・立位 起居移乗動作練習 ・寝返り ・起き上がり ・端座 ・移乗 歩行練習 ・BWSTT ・サドル付き歩行器から開始し，段階的に歩行補助具を変更 電動車椅子操作

・下肢への荷重が行いやすいように，低床型の車椅子を選択する．
・殿部の位置をやや前方に出し，背中が背もたれから離れた状態で行う．
・車椅子座位が不安定な場合には，背中と背もたれの間にクッションなどを使用する．

❸ 歩行練習
・膝折れがみられる症例や上肢機能障害が重度の症例では，体重を部分免荷でき，転倒の危険性がない体重免荷トレッドミル歩行練習（body weight supported treadmill training；BWSTT）やサドル付き歩行器などを使用する．
・膝折れがなく，前腕の高さで上肢支持ができる症例においては，前腕支持の高さに設定した歩行器を使用して歩行練習を行う．

❹ 電動車椅子操作練習
・使用する車椅子は介護保険でレンタル可能なものを想定して選定する．
・上肢機能によってはコントロールレバーの改良が必要となることがある．

リスク管理
・高齢者では，元来の予備能力の低下があるため，臥床による呼吸器合併症や廃用症候群，嚥下障害のリスクが高い．
・早期からの座位時間の確保を積極的に行う（リクライニング車椅子を使用）．起立性低血圧に対する対応は前述の頸髄損傷（歩行ゴールレベル）と同様である．
・急性期からの積極的な上肢の筋力増強は痙縮筋のさらなる筋緊張の増悪や痛みが生じる危険性があるため，感覚入力が行いやすいポジショニングでのリラクセーションから開始し，その後，段階的に負荷を調整して筋再教育をフィードバックしながら行う．

経過・予後
・65歳以上の中高年齢者は若年者に比べて，動作能力の改善に寄与する機能改善が有意に低かったと報告されている[1]．

248 ⅠⅠ 中枢神経系障害

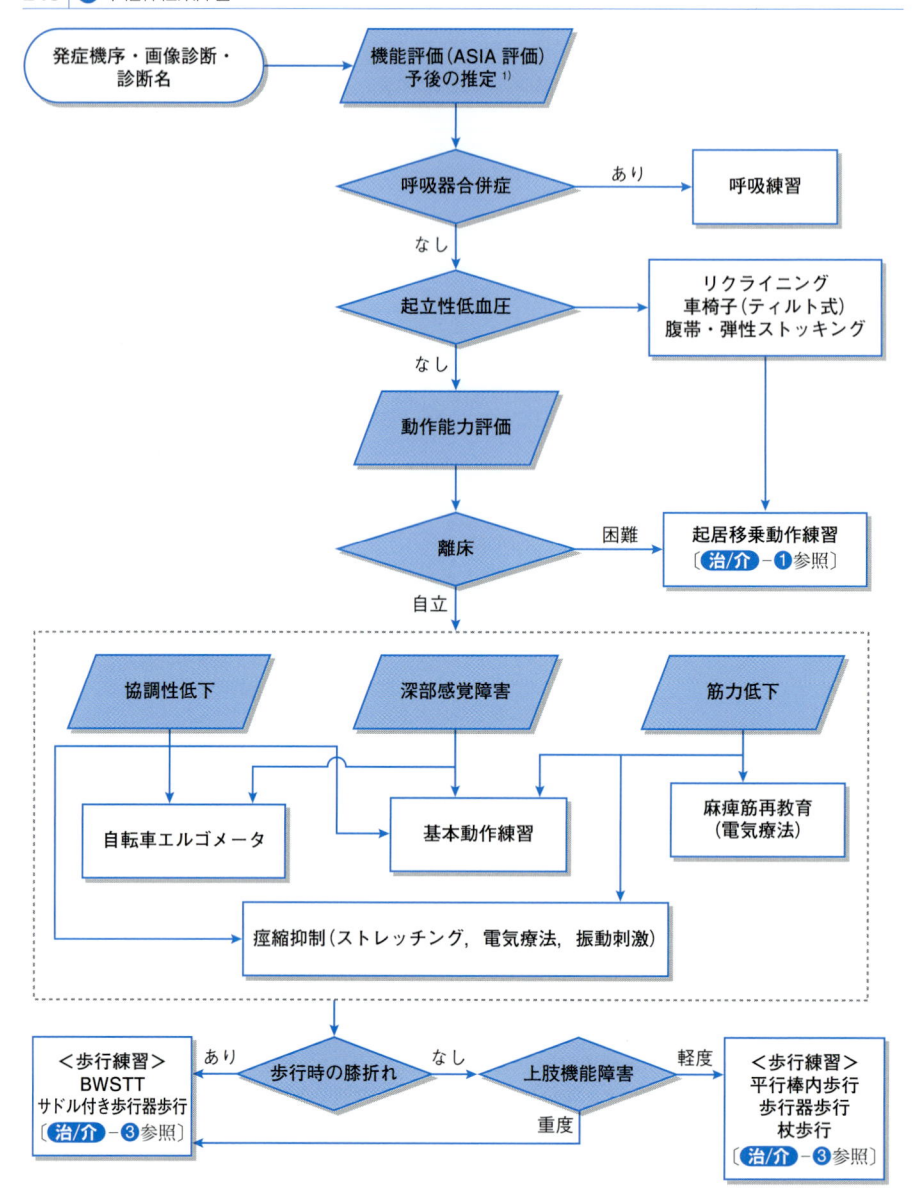

```
発症機序・画像診断・診断名
          ↓
機能評価（ASIA 評価）予後の推定[1]
          ↓
呼吸器合併症 ──あり──→ 呼吸練習
    │なし
    ↓
起立性低血圧 ──→ リクライニング車椅子（ティルト式）腹帯・弾性ストッキング
    │なし
    ↓
動作能力評価
    ↓
離床 ──困難──→ 起居移乗動作練習〔治/介〕-❶参照
    │自立
    ↓
┌─────────────────────────────────┐
│ 協調性低下    深部感覚障害    筋力低下             │
│   │            │            │               │
│   ↓            ↓            ↓               │
│ 自転車エルゴメータ  基本動作練習   麻痺筋再教育（電気療法）│
│           ↓                              │
│    痙縮抑制（ストレッチング，電気療法，振動刺激）        │
└─────────────────────────────────┘
          ↓
歩行時の膝折れ ──あり──→ ＜歩行練習＞BWSTT サドル付き歩行器歩行〔治/介〕-❸参照
    │なし
    ↓
上肢機能障害 ──軽度──→ ＜歩行練習＞平行棒内歩行 歩行器歩行 杖歩行〔治/介〕-❸参照
    │重度
    ↓（→ BWSTT へ）
```

図Ⅱ-21　高齢者不全頸髄損傷の臨床判断

- 上肢機能障害が重度である中心性頸髄損傷者の自立歩行には，おおむね独歩が条件となる．
- 歩行能力は年齢とも関連するため，高齢者での自立歩行の習得が困難となる場合が多い[2]．

このため，屋外は介助型車椅子または電動車椅子での移動を主体として，介助による短距離の歩行の獲得を目指すことも重要となる．

● 引用文献

1) Furlan JC, et al: The Impact of Age on Mortality, Impairment, and Disability among Adults with Acute Traumatic Spinal Cord Injury. J Neurotrauma 26: 1707-1717, 2009
2) Burns SP, et al: Recovery of ambulation in motor-incomplete tetraplegia. Arch Phys Med Rehabil 78: 1169-1172, 1997

（長谷川　隆史）

そのほか

アルツハイマー型認知症

アルツハイマー（Alzheimer）型認知症は大脳全体の萎縮性疾患であり，記銘力・記憶力低下などの知的機能低下が初発症状で，徐々に進行して記銘力の低下が著しい．近年は早期発見され，症状の進行を抑制するために運動・学習・豊かな環境を充実させる必要がある．「認知症疾患治療ガイドライン2010」では，リアリティオリエンテーション（RO）や回想法，認知刺激療法，運動療法などはグレードC_1であり，有効な可能性は指摘されているが十分なエビデンスはない．しかし，中等度から重度のアルツハイマー型認知症患者に包括的な運動療法を実施した結果，他の群よりも改善が大きかった報告や，運動プログラムと介助者に行動障害への対処法の指導を行った群で身体面の健康が維持された報告もみられる．しかし，まだ十分な運動療法のエビデンスは構築されていない．

運動量の多い人は，少ない人に比べアルツハイマー型認知症に罹患しにくい．運動には，脳の働きを活性化する効果があり，動物実験からも明らかになっている．ウォーキング程度の運動でも効果的とされる．有酸素運動を実施した群では，海馬容量増加率と脳由来神経栄養因子の活性化や記憶機能の向上とは相関することから，脳実質の機能の保持，向上に有益である．十分に効果的な理学療法は確立されていないが，音楽を利用した運動療法，散歩などの下肢を動かす運動療法，50〜80％酸素摂取水準（最大心拍数の60〜90％）の有酸素運動などが推奨されている．

その他，脳を活性化させる理学療法（認知理学療法・計算課題など）には，認知症の進行を抑制・予防する効果がある．顔貌と名前のencording，recognitionなどの認知課題を課すと，両側の前頭葉・右側前障・右側下頭頂小葉の活動の活性化と認知的活動指標が改善する．前頭葉の三本柱とされる「意欲」，「注意の集中力」，「注意の分配力」をより活性化できる生活に変えていくために，理学療法による運動を通じて，趣味や遊びや人づきあいなどを楽しむことで，自分なりに目標や喜びや生き甲斐が生じ，意欲がわいてくる．このような環境を提供することが早期から可能であれば，進行抑制の効果があり，神経再生の促進により，病気の進行を抑制することが可能となり，その一役を担うのは理学療法であると期待されている．

（松田　雅弘）

ピック病

原因不明の脳全体が萎縮するアルツハイマー型認知症と異なり，前頭葉・側頭葉に限局して萎縮がみられる．ピック（Pick）病では特に人格変化，情緒障害などが初発症状であり，人格・行動・感情面での障害が主体で，記憶・見当識・計算力は末期まで比較的よく保たれる．人格・行動は自制力低下（粗暴，短絡，一方的に話す），感情鈍麻，異常行動（浪費，過食・異食，収集，窃盗，徘徊，他人の家に勝手にあがる），人格変化（無欲・無関心），対人的態度が特異（人を無視した態度，診察に対して非協力，不真面目な態度など），病識はない，などの症状がみられる．その他，会話中に同じ内容の言葉を繰り返す滞続言語も特徴である．このように人格・情動をつかさどる前頭葉を主体とする症状が出現する．現在も有効的な治療法は発見されておらず，心療内科の通院・精神安定剤の服用で情動を安定させる，環境調整が知られている．

エピソード記憶が保持されているので，理学療法のなかでも同じ人が接したり環境を極度に変えずにアプローチすることで，不安感を与えない．同様に，毎日の行動表を作成することや決まった時間に何をするか決めておくことも重要である．また，知覚・運動機能，視空間認知機能，手続き記憶も保たれているので，過去の

生活歴(趣味や仕事,嗜好)を把握し,活動メニューを作成することで楽しみながら理学療法を実施する.作業記憶も保たれるため,段階付けて一連の行動を習得していく(ルーティン化療法).理学療法で運動感覚・視覚認知機能などは保たれているので,運動療法は最初に自由度が低く,失敗が少なく,労力のかからない設定とする.徐々に難易度上げることで意欲を維持したまま,一連の行動が定着する.意欲の改善や,生活環境を調整することで,前頭葉に適度な刺激を与え進行を予防するとされているが,まだ科学的に十分解明されていない.残存している機能と前頭葉の機能のネットワークを活用することが重要である. 　　（松田　雅弘）

各論

III 神経・筋

　本章では，パーキンソン病（Parkinson's disease；PD），脊髄小脳変性症などの変性疾患，筋ジストロフィー，多発筋炎などの筋疾患，ギラン・バレー（Guillain-Barré）症候群（GBS）などのニューロパチーが含まれており，その病態・臨床症状は多種多様である．さらに，発症から治癒という単相性の経過を示す疾患は少なく，寛解と増悪を繰り返したり慢性的に進行する疾患が多い．そのため，その疾患の経過に沿って，行うべき理学療法は大きく変化していく．運動機能の改善に焦点を絞ってプログラムを展開する時期から，福祉機器の導入や呼吸・循環などの機能に着目し，機能維持，合併症予防を中心にプログラムを構成する時期もある．また，多くの疾患で疲労性が問題となり運動療法中の負荷量設定に配慮が必要であることも特徴の1つである．理学療法では，変化する病態，臨床症状を的確に予測・把握しつつ，プログラムに反映する必要がある．

　筋萎縮性側索硬化症，PDなどの重症の神経難病患者では，呼吸管理が必要となる．近年，非侵襲的陽圧換気療法，機械的咳介助機器の発展，保険適応により，その呼吸管理が著しく進歩した．長期的な呼吸器管理が必要となる筋萎縮性側索硬化症などの疾患では，人工呼吸管理による在宅療養継続が可能となってきている．さらに，これら疾患に適応する車椅子，自助具などのさまざまな福祉機器が多く開発されている．そのため，これら疾患に対応するためには，多くの機器の適応，効果，使用方法に関する知識が求められる．

　理学療法のエビデンスに関しては，疾患により大きく異なる．PDのようにいくつかのプログラムに高いエビデンスが報告されている疾患もあるが，GBS，慢性炎症性脱髄性多発根ニューロパチー，筋萎縮性側索硬化症などのように明確なエビデンスが未確立な疾患も多い．そのため，プログラム内容の選択に苦慮することも多い．本章では，各疾患の各病期に対応した理学療法指針をまとめている．

〈間瀬教史〉

パーキンソン病

1 パーキンソン病

病態・障害

- パーキンソン病(Parkinson's disease；PD)は、振戦、筋強剛、無動、姿勢反射障害を4徴候とする進行性の錐体外路系疾患である。人口10万人あたり約150人の有病率である。
- 運動症状の発現には、黒質ドパミンニューロンの変性脱落が関与し、線条体からの直接路への興奮性入力と間接路への抑制性入力を減少させる。その結果、前頭葉皮質に投射する視床の抑制が増大し、無動や寡動を引き起こす。
- 姿勢異常や歩行障害には、黒質網様部から脚橋被蓋核(pedunculopontine nucleus；PPN)を介する網様体脊髄路投射の低下が関与する。
- 近年、Braak仮説が提唱され、PDの病理変化は嗅球から始まり、その進行は脳幹や延髄へと上行し、中脳黒質や視床下部、前脳へと広がり、新皮質に至るとされている。慢性便秘、REM睡眠行動異常、嗅覚障害といった前駆症状や認知機能障害、情動障害、自律神経障害などの非運動症状も注目されている。

評価[1)]

- PDの理学療法評価は、重症度、運動症状、転倒リスク、ADL、非運動症状、QOLと多岐にわたる。オン時とオフ時の運動症状やADLの変化、日内変動と薬剤不安定性、不随意運動の出現状況を把握する。
- 進行に伴い、歩行障害、転倒リスクの評価や、摂食嚥下、呼吸機能に影響を及ぼす頸部、体幹、胸郭の姿勢異常の評価も重要となる。
- 活動性の低下や転倒リスクの増大に影響を及ぼす認知、前頭葉機能障害、自律神経障害、気分障害といった非運動症状の評価の実施や、呼吸障害、摂食嚥下障害による肺炎や低栄養、脱水の有無についても把握する必要がある。
- PDの評価項目と評価法を表Ⅲ-1に示す。

治療/介入

- PDは病期により症状が大きく変化するため、理学療法の目的、方法も変化する。図Ⅲ-1に理学療法の目標、介入を、図Ⅲ-2に重症度による評価、介入のフローチャートを示す。

- 自律神経障害や睡眠障害の程度、日内変動と薬剤不安定の有無を評価し、適切なリスク管理や理学療法の実施時間の調整を行う。
- PDへの理学療法は、①トランスファー(寝返りや立ち上がりなど)、②姿勢(頸部と体幹を含む)、③リーチと把握、④バランスと転倒(転倒への恐怖感を含む)、⑤歩行、⑥体力と活動性、の6つの中核となる領域がある。理学療法士は、ICFに基づき、種々の問題を系統的に評価し、理学療法の治療対象となる領域の決定と治療効果の予測を行う。
- 軽症例では、患者、介護者への情報提供と教育、進行を想定してのバランス・歩行練習、体力の維持・改善を行う。
- Hoehn-Yahr(H-Y)重症度2~4では、感覚キュー(cue)刺激による代償的な運動戦略や注意、認知運動戦略を用いたトレーニングや指導を行う。さらに、筋力や持久性の低下、呼吸機能の低下といった二次的な障害の予防、改善も行う。
- H-Y重症度5では、車椅子移動や寝たきりとなり全面的な介助が必要となる。生命予後に影響を及ぼす肺炎予防が重要となる。ROM運動や姿勢調整、呼吸練習を中心に実施する。

❶ H-Y重症度1~2

- 疾患に関する理解が十分ではないことも多いため、患者本人と家族に対して、疾患に関する正しい理解を促し、予測される経過や治療選択についての情報提供と理学療法の必要性について説明する。
- 理学療法は、移動、転倒に対する不安感の軽減、全身持久性、筋力、ROMの維持あるいは改善をはかることである。
- 将来生じる姿勢反射障害などのバランス障害や歩行障害に対し、外乱負荷やトレッドミル歩行、ノルディックウォーキングの実施も有効である。

(1) 全身持久性運動
- 最大心拍数の60~80%の強度でエルゴメータによる有酸素運動を60分程度行う。

(2) 筋力増強運動
- 4RMの60%の強度で2週間、その後80%の強度で下肢筋の筋力増強運動を15分程度行う。

(3) バランス運動
- 爪先と踵への随意的な重心移動、外乱負荷、

表Ⅲ-1　PDの評価項目と評価法

重症度	Hoehn-Yahr（H-Y）の重症度分類
統一スケール	unified Parkinson's disease rating scale（UPDRS）
ADL	シュワブ・イングランド日常生活活動スケール
軸症状	UPDRSの会話，嚥下，歩行とバランス，すくみ，歩行，歩行時のすくみ，姿勢不安定性項目の合計点
姿勢	ROM検査，姿勢異常（腰曲がり，Pisa徴候，首下がり）
歩行	歩行速度（最適，最速），歩幅，ケイデンス，腕振りの程度 6分間歩行 すくみ足：freezing of gait questionnaire（FOG-Q），二重課題
バランス，転倒リスク	Berg balance scale（BBS），functional reach test（FRT） timed up and go test（TUG） balance evaluation systems test（BESTest）
認知機能	mini-mental state examination（MMSE） 改訂長谷川式簡易知能評価スケール（HDS-R）
前頭葉機能	frontal assessment battery（FAB），tail making test（TMT） modified stroop test（MST），語流暢性検査 標準注意検査法（clinical assessment for attention；CAT）
精神機能	ベック抑うつ評価尺度（beck depression inventory；BDI） 転倒恐怖感：falls efficacy scale
自律神経	チルト負荷試験，Schellong試験

障害物歩行からなるバランス運動を50分程度行う．
(4) 転倒恐怖感
・トレッドミル歩行を30分（5分ごとに0.6 km/時の歩行速度増加）行う．
(5) ホームプログラム
・体幹の可動域，バランスや歩行機能，起居動作に関するホームプログラム（解説書付き）を1日に3回，1時間程度行うよう指導する．

❷ H-Y重症度2～4（→255頁）
・活動性の維持，向上に加え，転倒予防とトランスファー，姿勢，リーチと把握動作，バランス，歩行の制限を減少させることが目標となる．
・長期にわたるL-ドパの内服や内服量の増加により，オンオフ現象，wearing-off，no-on，delayed-on現象といった日内変動や薬剤効果の不安定化．L-ドパ誘発性ジスキネジアが出現する病期でもあり，オン時，オフ時の運動症状とADL能力を把握することが重要となる．

・起居動作，移乗動作練習はオン時とオフ時の両方ともに実施することを支持する意見があるが，運動学習に重要な強化学習の観点からはオン時に実施するほうがより有効と考えられる．また，筋力や持久力といった身体機能の向上の面においてもオン時に実施することが支持されている．
・トランスファーや歩行，バランス機能の改善には，視覚，聴覚，触覚的キュー刺激や二重課題などの認知運動戦略，複合的動作の要素化と順序の意識化による二重課題の回避などが有効である．
・胸郭コンプライアンスの低下や嚥下機能の低下もみられるため，呼吸理学療法も検討する．

❸ H-Y重症度5（→257頁）
・車椅子座位や寝たきりの時間が多くなるため，生命機能の維持，褥瘡や拘縮の予防が目標となる．
・理学療法は，自動介助運動，ベッドや車椅子での姿勢調整，褥瘡や拘縮予防の指導を行う．

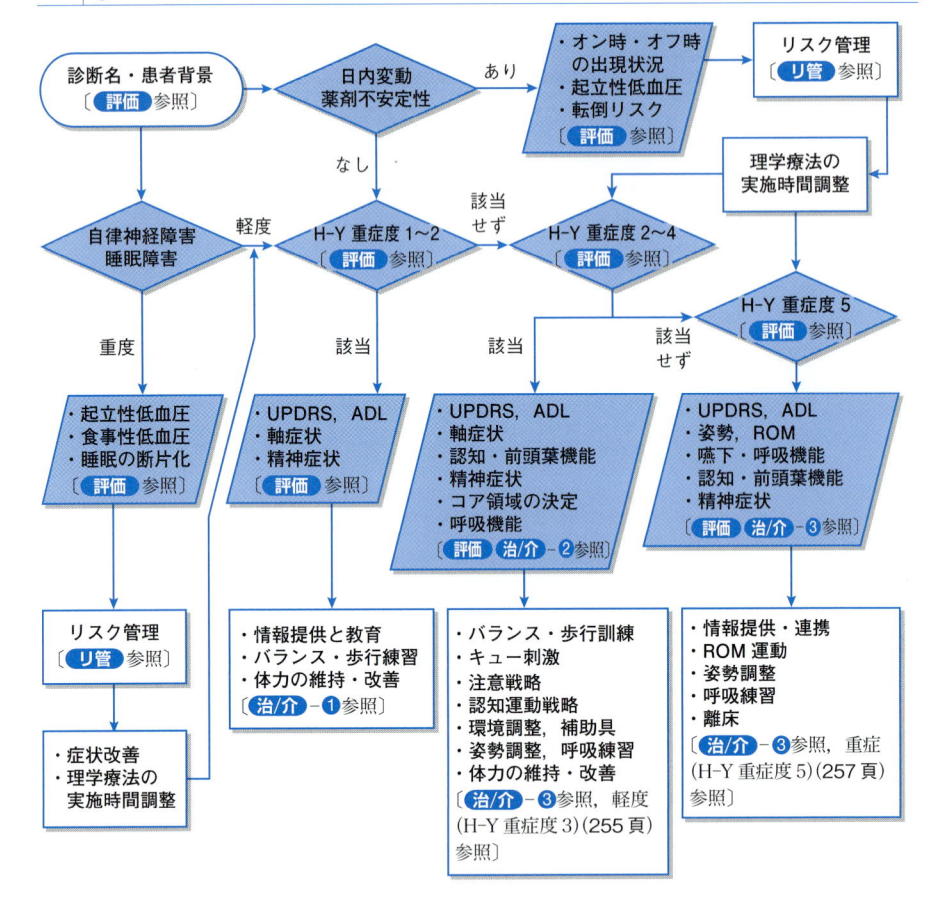

図Ⅲ-1 パーキンソン病の臨床判断

また，頸部の後屈や体幹の前屈，側屈変形や嚥下機能障害を有する場合には，呼吸理学療法の実施も必要である．

リスク管理
- 睡眠の断片化の原因となる夜間頻尿やうつ，punding（物の整理や落書きを繰り返すなど目的のない反復的活動），ジストニアなどの不随意運動，また，睡眠発作や日中過眠，疲労は，運動療法の実施を困難にし，運動学習に必要な運動量の確保の妨げともなる．
- 効率的，効果的な運動療法の実施のためには，薬剤調整と併せて，運動療法の実施時間の調整，睡眠前の水分やカフェイン摂取を控えるなどの指導を行う．
- 疲労の出現には，身体的，精神的要因の双方が影響していると考えられるが，現在，適切な運動強度は明らかにされておらず，中等度の負荷強度で適度に休息をとることが望ましい．
- 日内変動や薬剤不安定性によるオフ，起立性低血圧の出現，認知機能障害は，転倒リスクの増大に関与する．オン時，オフ時の転倒リスクの把握や，起立性低血圧に対する血圧測定，頭部挙上位での就寝，弾性包帯の装着，十分な塩分と水分摂取の指導，急な体位変換を避けるなど転倒防止に努める．

経過・予後
- PDの経過は発症から20年程度の間に，内科的治療による安定期，運動合併症の出現，外

パーキンソン病

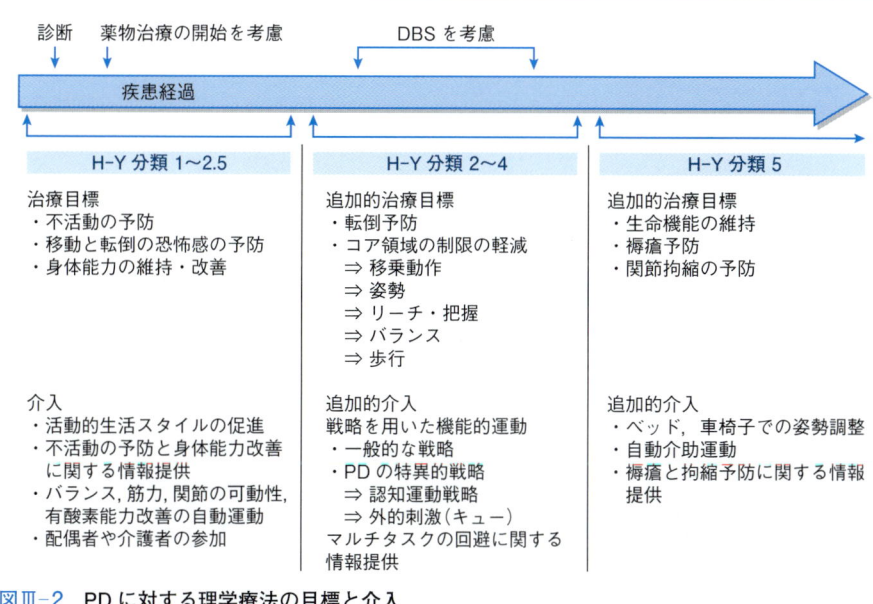

```
診断   薬物治療の開始を考慮      DBS を考慮
 ↓        ↓                ↓        ↓
              疾患経過  →
 ↑        ↑                ↑        ↑
```

H-Y 分類 1～2.5	H-Y 分類 2～4	H-Y 分類 5
治療目標 ・不活動の予防 ・移動と転倒の恐怖感の予防 ・身体能力の維持・改善	追加的治療目標 ・転倒予防 ・コア領域の制限の軽減 　⇒ 移乗動作 　⇒ 姿勢 　⇒ リーチ・把握 　⇒ バランス 　⇒ 歩行	追加的治療目標 ・生命機能の維持 ・褥瘡予防 ・関節拘縮の予防
介入 ・活動的生活スタイルの促進 ・不活動の予防と身体能力改善に関する情報提供 ・バランス，筋力，関節の可動性，有酸素能力改善の自動運動 ・配偶者や介護者の参加	追加的介入 戦略を用いた機能的運動 ・一般的な戦略 ・PDの特異的戦略 　⇒ 認知運動戦略 　⇒ 外的刺激（キュー） マルチタスクの回避に関する情報提供	追加的介入 ・ベッド，車椅子での姿勢調整 ・自動介助運動 ・褥瘡と拘縮予防に関する情報提供

図Ⅲ-2　PD に対する理学療法の目標と介入
〔Practice Recommendations Development Group：Mov Disord 22：451-460，2007 より〕

科的治療による安定期，認知機能の低下といった経過をたどり臥床期へと至る．
・本邦では，内科的，外科的治療により，罹病期間 9～12 年でもオン時の H-Y の重症度 4 以上が 15％程度と，臨床経過は緩徐となっている．
・L-ドパは，内服開始から 3～5 年間の治療効果が高い．
・高用量，長期間の L-ドパ内服は，日内変動やジスキネジアなどの運動合併症を誘発する．さらに，数年経過すると，運動症状の増悪によって内服量はさらに増加し，その一方で運動合併症に対する薬剤調整も必要となる．これらの内科的治療が限界に達すると，深部脳刺激術（deep brain stimulation；DBS）の適応が検討される．この時期には，多くの症例で姿勢反射障害，すくみ足，嚥下障害などの軸症状を合併し，転倒や誤嚥性肺炎の原因ともなる．
・診断後 15 年で 48％，20 年後には 83％に認知症を合併する．

● 引用文献
1) Keus SH, et al: Practice Recommendations Development Group. Evidence-based analysis of physical therapy in Parkinson's disease with recommendations for practice and research. Mov Disord 22: 451-460, 2007

（堀場　充哉）

1　パーキンソン病

2　軽度〔Hoehn-Yahr（H-Y）重症度 3〕

治療/介入（図Ⅲ-3）
・H-Y 重症度 3 では，日内変動や薬剤効果の不安定性や姿勢異常，姿勢反射障害，歩行障害といった軸症状が出現する．
・理学療法プログラムは，活動性の維持，筋力増強運動，ROM 運動，歩行，バランス運動を行う．なお，転倒に関連するバランス障害やすくみ足へのアプローチの詳細は次項の Hoehn-Yahr（H-Y）重症度 5（→257 頁）で述べる．

❶ ROM 運動，ストレッチング
・四肢，体幹，頸部の ROM 運動，ストレッチング運動を行う．ROM 運動は各 20 回を目安に行う．ストレッチングは伸張位を 10 秒程度保持し，10 回程度繰り返す．

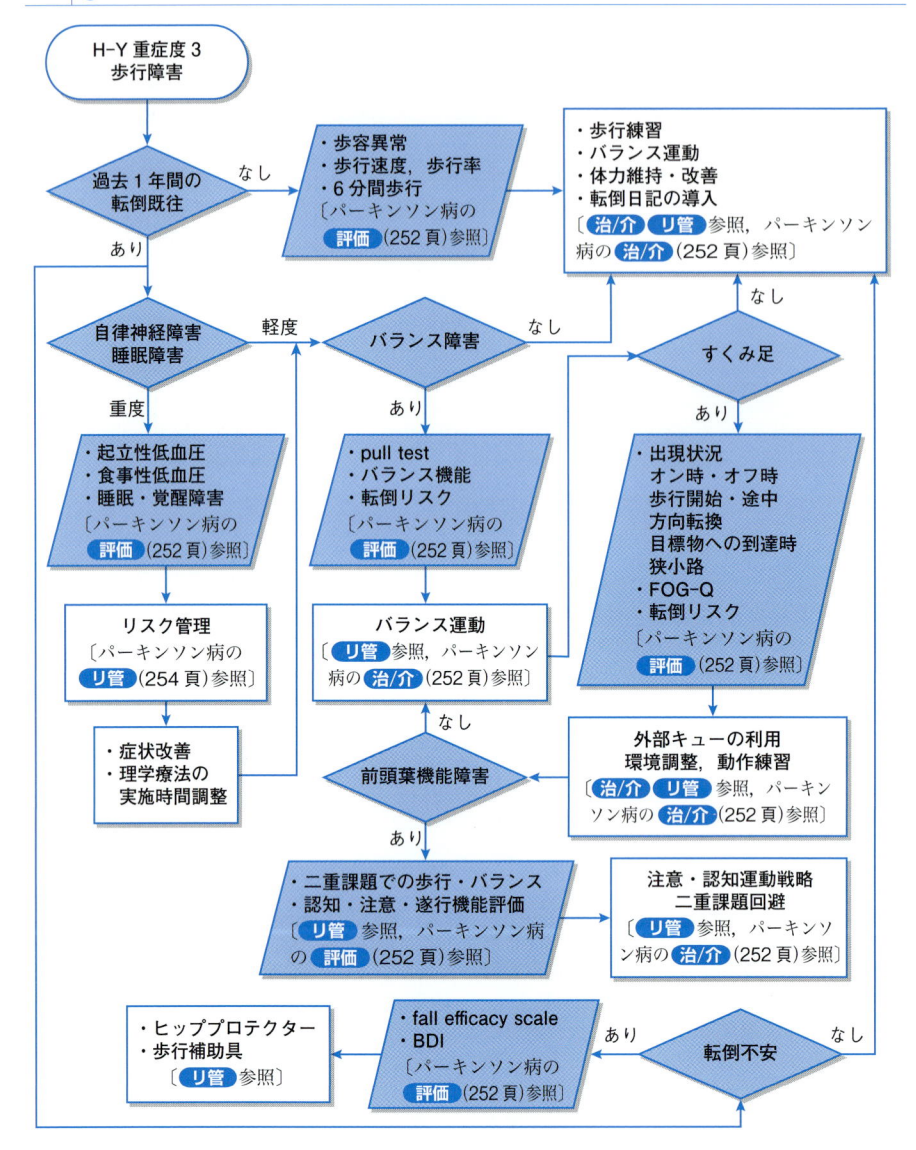

図Ⅲ-3 パーキンソン病 軽度(H-Y重症度3)の臨床判断

❷ 筋力増強運動
- 下肢筋のみでなく腹背筋群の筋力増強運動も行う．疲労に注意し，腹臥位，背臥位での筋力増強運動，座位・立位での体幹の伸展・屈曲・回旋を行う．

❸ 歩行練習
- 視覚刺激を用いて歩幅の拡大をはかる．掛け声やメトロノーム，「1，2」とカウントするなど聴覚的刺激を用いて，歩行リズムを保つ．
- 歩行に意識を集中させ，修正課題を1つに絞る．30分程度行う．

- 歩幅，歩行速度の改善に，視覚・聴覚刺激とトレッドミル歩行の併用（20分）や下り勾配（3％より開始，20分），後進歩行（5分）でのトレッドミル歩行を行う．

❹ 起居動作練習
- 一連の動作を単純な単一動作に分割する．単一動作およびその順序を意識し，計画的に実施することで再学習を行う．

リスク管理
- 進行期になると姿勢不安定性，すくみ足といった臨床症状が出現し，転倒頻度が増加する．また，日中の眠気や起立性低血圧も転倒に関与する．
- 前年の転倒既往，二重課題でのすくみ足の出現，オン時に姿勢不安定性やすくみ足が残存する患者は，特に転倒に注意が必要である．
- 転倒の予防には，転倒日記を導入，バランス運動，すくみ足に対する運動や指導，転倒不安の軽減にヒッププロテクターの装着をすすめる（図Ⅲ-3）．

❶ バランス運動
- 外乱負荷：理学療法士による後方への外乱負荷を20分（200回程度）程度行う．
- 爪先から踵への体重移動，不安定板上での立位保持，外乱負荷，障害物歩行の組み合わせた運動を50分行う．
- 太極拳を50分程度行う．

❷ すくみ足への対応
- 動作指導：方向転換や目標物付近でのすくみ足には，大きく円弧を描くような移動や横歩きを指導する．
- 聴覚や視覚的キュー（cue）の利用：床に線（40〜50cmの間隔）や足型を書くなどの視覚的キュー，音楽（90〜120拍/分），メトロノームによる聴覚的リズム刺激（歩数の10％減程度），殿部や足を叩くなどの体性感覚キューを利用した歩行を30分程度行う．また，20分程度の視覚・聴覚的キューを加えたトレッドミル歩行も有効である．
- 認知運動戦略：動作を単純な要素に分割し，決まった順序で実施することで複合課題を回避し，歩行以外の皮質活動を軽減（姿勢優先の戦略）させる．二重課題ですくみ足が出現，増悪する場合や，注意や遂行機能に問題を有する患者に実施する．　　　　　　　（堀場　充哉）

1 パーキンソン病

3 重度〔Hoehn-Yahr（H-Y）重症度5〕

治療/介入[1)]
- H-Yの重症度5に至ると，車椅子移動や寝たきりとなり全面的な介助が必要となる．
- この病期でも，全身状態や精神症状の安定を確認し，離床を進める．
- 運動機能やADL能力，認知機能，精神機能の評価から参加可能なセルフケアを推察する．セルフケアを促すため，介護者やケアマネジャーへの情報提供や連携をはかる（図Ⅲ-4）．
- 褥瘡，拘縮変形予防，また，生命にかかわる問題への対策として，呼吸理学療法や誤嚥性肺炎の予防を行う．
- 苦痛症状には，筋緊張亢進，疼痛，呼吸困難感，便秘，不安や抑うつなど多岐にわたる．内科的治療と併せ，体位変換や関節運動，姿勢調整，呼吸理学療法により身体的苦痛を緩和する．
- 公的支援制度に関する情報提供，介護保険制度を利用した在宅ケア体制の充実，ケアマネジャーへの情報提供と連携など，終末期に向けての医療・介護体制の調整も必要となる．
- 介護者は，日々の生活場面で適切に介助するだけでなく，患者が適切な医療，介護を受けられるよう調整する役割もある．介護者に対して，公的サービスや種々の介護サービスに関する情報を提供し，利用を強くすすめることも介護負担の軽減や，介護破綻を避けるためにも必要である．

❶ ROM運動，ストレッチング
- 四肢は，肩関節屈曲や股関節伸展・外転，膝関節屈曲，足関節背屈を中心にROM運動を行う．
- 誤嚥防止のために頸部の屈曲，回旋のROM運動，頸部筋のストレッチングを行う．
- 胸郭のROM運動や呼吸筋，呼吸補助筋のストレッチングを実施する．前屈姿勢（胸椎後弯，肩甲帯の前方突出）による，吸気時の胸郭拡張の制限，側屈と同側の胸郭拡張の制限による拘束性呼吸障害を予防する．

❷ 摂食姿勢の調整
- 摂食時には，体幹傾斜を30〜60°とする．
- 誤嚥リスクを高める体幹前屈に伴う頸部の過

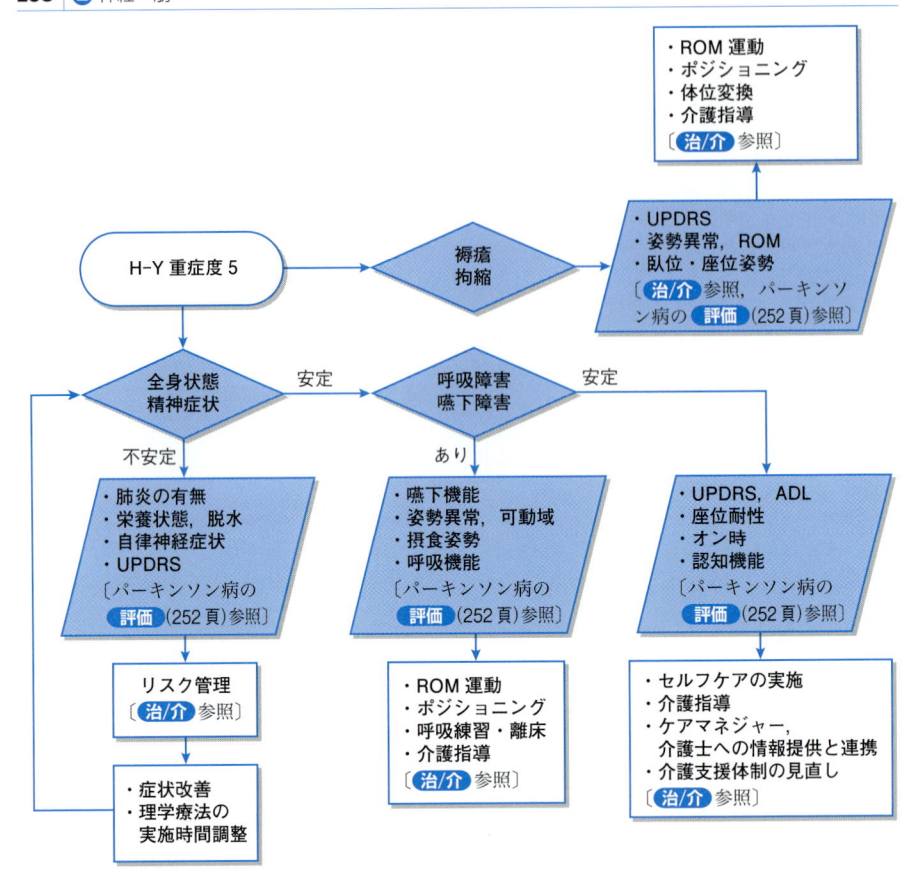

図Ⅲ-4 パーキンソン病 重度（H-Y重症度5）の臨床判断

```
H-Y重症度5
   │
   ├──→ 褥瘡拘縮 ──→ ・UPDRS
   │                   ・姿勢異常，ROM
   │                   ・臥位・座位姿勢
   │                   〔治/介 参照，パーキンソン病の 評価（252頁）参照〕
   │                        │
   │                        ↓
   │                   ・ROM運動
   │                   ・ポジショニング
   │                   ・体位変換
   │                   ・介護指導
   │                   〔治/介 参照〕
   │
   ├─ 全身状態 ─安定─┐
   │  精神症状       │
   │    │不安定      │
   │    ↓           │
   │  ・肺炎の有無    │
   │  ・栄養状態，脱水 │
   │  ・自律神経症状   │
   │  ・UPDRS        │
   │  〔パーキンソン病の 評価（252頁）参照〕
   │    │
   │    ↓
   │  リスク管理
   │  〔治/介 参照〕
   │    │
   │    ↓
   │  ・症状改善
   │  ・理学療法の実施時間調整
   │
   ├─ 呼吸障害 ─あり─ ・嚥下機能
   │  嚥下障害          ・姿勢異常，可動域
   │                    ・摂食姿勢
   │                    ・呼吸機能
   │                    〔パーキンソン病の 評価（252頁）参照〕
   │                       │
   │                       ↓
   │                    ・ROM運動
   │                    ・ポジショニング
   │                    ・呼吸練習・離床
   │                    ・介護指導
   │                    〔治/介 参照〕
   │
   └─ 安定 ──→ ・UPDRS，ADL
                ・座位耐性
                ・オン時
                ・認知機能
                〔パーキンソン病の 評価（252頁）参照〕
                   │
                   ↓
                ・セルフケアの実施
                ・介護指導
                ・ケアマネジャー，介護士への情報提供と連携
                ・介護支援体制の見直し
                〔治/介 参照〕
```

伸展（下顎を突き出すような姿勢）には，枕やクッションを用いて頸部を前屈させる．
・首下がり現象には，頸部が正中位となるよう体幹傾斜を少なくし，枕やクッションを利用し頭頸部の安定化をはかる．
❸ 車椅子の調整（シーティング）
・車椅子はモジュラータイプを選択し，クッションによる座角の調整，体幹の前屈，側屈の修正を行い，側弯や前屈といった姿勢異常の悪化を防止する．
❹ 呼吸理学療法
・胸郭のROM運動や呼吸筋のストレッチングに加え，inspiratory muscle trainer（POWERbreathe®）などを用いた呼吸筋トレーニングを30分程度行う．

・無気肺の予防や痰の喀出のためのポジショニング，誤嚥防止のための随意的な咳嗽能の強化も重要である．

● 引用文献

1) Keus SH, et al: Practice Recommendations Development Group. Evidence-based analysis of physical therapy in Parkinson's disease with recommendations for practice and research. Mov Disord 22: 451-460, 2007

（堀場 充哉）

脊髄小脳変性症

1 脊髄小脳変性症

病態・障害
- 脊髄小脳変性症(spinocerebellar degeneration；SCD)は小脳および脊髄に主病変があり，運動失調を主体とする進行性疾患の総称である．近年では，脊髄小脳失調症(spinocerebellar ataxia；SCA)とも呼ばれる．
- 脊髄小脳変性症には遺伝性と非遺伝性のものがある．日本では非遺伝性のSCDが半数以上を占める．遺伝性のSCDには遺伝子異常に基づく30以上の病型があり，日本ではマシャド・ジョセフ(Machado-Joseph)病(SCA-3)，SCA-6が多い．非遺伝性のSCDには多系統萎縮症(multiple system atrophy；MSA)と皮質性小脳萎縮症があり，多系統萎縮症の頻度が高い．
- SCDの主要な障害は小脳性の運動失調であるが，病型によりパーキンソニズム(強剛，無動)，自律神経障害(起立性低血圧，排便・排尿障害)，錐体路障害(腱反射亢進，痙縮)，不随意運動(振戦，舞踏病，ミオクローヌス)，深部感覚障害，認知機能障害などが合併する．
- 活動性の低下による廃用性の筋力低下，障害が進行性することによる心理的な問題も生じやすい．進行すると呼吸障害，嚥下障害なども生じ，誤嚥性肺炎や窒息死につながる危険性がある．

評価
- SCDの重症度分類としては，厚生労働省運動失調研究班によるもの，望月らによるものなどがある．厚生労働省運動失調調査研究班による重症度分類は微度〜最重度の5段階評価で，下肢機能障害・上肢機能障害・会話障害に分かれている．望月らによる重症度分類は，歩行自立期→伝い歩き期→四つ這い・車椅子期→移動不能期に至るSCD患者の移動形態の変化に基づいて作成されている[1]．
- 動作障害の要因としては，小脳性の運動失調とそれによるバランス能力の低下が重要であるが，起立性低血圧，パーキンソニズム，筋力低下，感覚障害なども動作障害に影響するので，スクリーニング的に運動機能全般を評価する[2]．
- 運動失調の評価には鼻指鼻テストや踵膝テストなどの神経学的検査を用いる．包括的な運動失調の評価指標として scale for the assessment and rating of ataxia(SARA)がある．
- バランス能力の評価指標としては，Berg balance scale, functional reach test, timed up and go test などがある．介入指向的なバランス能力の包括的評価指標として，balance evaluation systems test[3]がある．

治療/介入(図Ⅲ-5，表Ⅲ-2)
❶ 歩行自立期(不安定性があっても自立歩行が可能な時期)
(1)運動療法
- 歩行の安定性の維持・改善を目的に，バランス運動や歩行練習を中心に行う．
- バランス運動として，継ぎ足位や片脚位などの狭い支持基底面での姿勢保持，立位での重心移動，ステップ運動などを行う．姿勢保持は，まず10〜30秒程度の保持を目標にする．重心移動距離やステップ幅は，対象者が安定してできる範囲よりやや長い距離を目安にする．
- 適応性を高めるために，バランスボード上での立位姿勢保持や重心移動練習，速度や動作範囲を変化させた重心移動やステップ練習，閉眼での立位保持，計算や上肢動作を伴う二重課題下でのバランス練習なども行う．
- 歩行練習として，速度を変化させた歩行，歩行中の方向転換，横歩き・後ろ歩き，階段昇降，障害物を跨ぐ練習などを行う．
- 全身的な体力の維持・向上を目的に，体幹筋(コア・マッスル)や下肢筋を中心とする筋力増強運動や持久性運動を行う．筋力増強運動は健常者のプログラムに準じるが，安定に実施できるものを選ぶ．持久性運動はボルグ(Borg)スケールで13(ややきつい)程度までの強度で，運動時間は20〜30分程度が実用的である．
- 脊髄小脳変性症に対する運動療法の効果を期待するには，集中した運動療法が必要とされる[4,5]．

(2)補助的な対応
- 足首(300〜1,000g程度)や手首(200〜400g程度)に重錘バンドを巻いたり，靴に足首と同程度の重りをつけたりすると歩行が安定することがある(重り負荷法)．

III 神経・筋

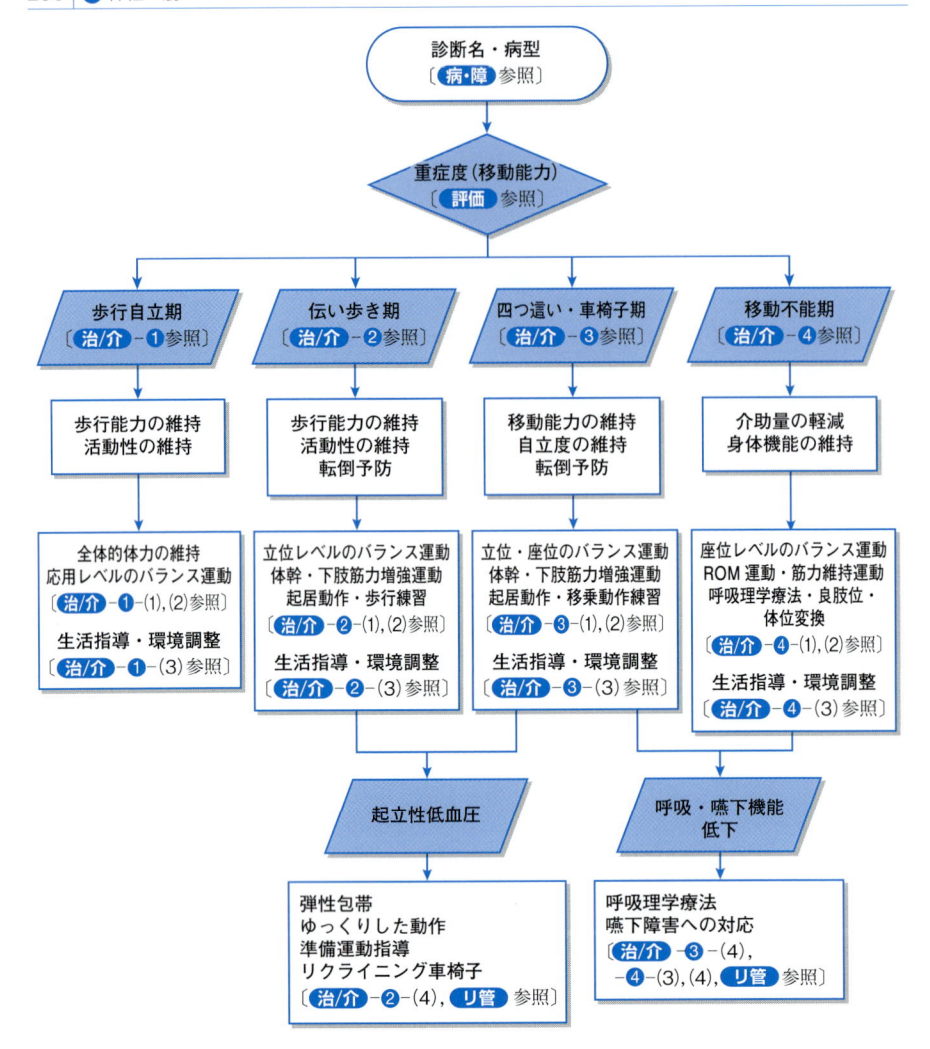

```
                    診断名・病型
                    〔病・障 参照〕
                         ↓
                   重症度(移動能力)
                     〔評価 参照〕
                         ↓
  ┌──────────┬──────────┼──────────┬──────────┐
歩行自立期    伝い歩き期    四つ這い・車椅子期   移動不能期
〔治/介-❶参照〕 〔治/介-❷参照〕 〔治/介-❸参照〕   〔治/介-❹参照〕
  ↓           ↓             ↓             ↓
歩行能力の維持  歩行能力の維持   移動能力の維持    介助量の軽減
活動性の維持   活動性の維持    自立度の維持     身体機能の維持
             転倒予防       転倒予防
  ↓           ↓             ↓             ↓
全体的体力の維持 立位レベルのバランス運動 立位・座位のバランス運動 座位レベルのバランス運動
応用レベルのバランス運動 体幹・下肢筋力増強運動 体幹・下肢筋力増強運動 ROM運動・筋力維持運動
〔治/介-❶-(1),(2)参照〕 起居動作・歩行練習    起居動作・移乗動作練習  呼吸理学療法・良肢位・
生活指導・環境調整 〔治/介-❷-(1),(2)参照〕 〔治/介-❸-(1),(2)参照〕  体位変換
〔治/介-❶-(3)参照〕 生活指導・環境調整    生活指導・環境調整     〔治/介-❹-(1),(2)参照〕
              〔治/介-❷-(3)参照〕  〔治/介-❸-(3)参照〕     生活指導・環境調整
                                                〔治/介-❹-(3)参照〕

                    起立性低血圧            呼吸・嚥下機能
                                           低下
                    ↓                      ↓
                 弾性包帯                呼吸理学療法
                 ゆっくりした動作         嚥下障害への対応
                 準備運動指導            〔治/介-❸-(4),
                 リクライニング車椅子        -❹-(3),(4),リ管 参照〕
                 〔治/介-❷-(4),リ管 参照〕
```

図III-5 脊髄小脳変性症に対する理学療法

・腰部や大腿部,膝関節に弾性包帯を巻いたり,サポーターや圧迫性のある機能性下着を装着したりすると,歩行が安定することがある(弾性緊迫帯法).
・上肢の運動失調症状が軽度な場合は,屋外歩行時にT字杖やロフストランド杖などを用いる.

(3)生活指導・環境調整
・高度なバランス能力を要求される仕事や危険物を取り扱う仕事などを除き,これまでの生活を継続するように指導する.
・家屋や職場に転倒しやすい場所あれば,改善をはかる.

❷ 伝い歩き期(自立歩行は困難で,歩行に際してつかまるものや歩行器が必要な時期)
(1)運動療法
・起居動作の自立,歩行機能の維持を目的に,バランス運動,基本動作練習,歩行練習,筋力増強運動,持久性運動などを中心に行う.
・バランス練習として,対象者が保持できる範

表Ⅲ-2 主な治療/介入のプログラム例

歩行自立期	伝い歩き期	四つ這い・車椅子期	移動不能期
・応用動作レベルのバランス練習 ・歩行練習(応用歩行,屋内・屋外) ・階段昇降練習 ・筋力増強運動(体幹,下肢筋中心) ・持久性運動(歩行,トレッドミルなど)	・立位バランス練習 ・歩行練習(屋内,伝い歩き,歩行器歩行) ・起居動作練習 ・筋力増強運動(体幹,下肢筋中心) ・持久性運動(手すりやハーネス付きのトレッドミル,エルゴメータなど)	・立位(つかまりも含む),座位,四つ這いでのバランス練習 ・伝い歩き,四つ這い練習 ・起居動作練習(車椅子移乗も含む) ・筋力増強運動(上肢,下肢,体幹) ・持久性運動(エルゴメータなど) ・呼吸練習(腹式呼吸,呼気練習)	・座位バランス練習 ・介助立位(下肢の支持性) ・上肢,体幹の筋力維持練習 ・ROM運動 ・呼吸理学療法 ・良肢位保持,体位変換

囲で支持基底面を狭くした姿勢での立位保持練習,膝立ち位での重心移動,四つ這い位での上肢・下肢の挙上や重心移動,理学療法士が介助した状態や手すりにつかまった状態でのステップ練習などを行う.

・起居動作や歩行練習では,対象者が安定して行える動作方法や条件からやや不安定な動作条件で,立ち上がりと着座,前後左右方向の歩行などを反復して行う.理学療法士は,動作時の支持基底面と重心との関係,アライメント,タイミング,過度な筋緊張などに注意して介助や誘導を行う.

・姿勢や動作の安定化を目的に,固有受容性神経筋促通手技(proprioceptive neuromuscular facilitation；PNF)のリズム的安定化(rhythmic stabilization)などを適用する.

・協調性運動として,フレンケル(Frenkel)体操(表Ⅲ-3)を指導することもある.フレンケル体操は脊髄後索性の運動失調に対して,視覚のフィードバックを用いて協調性の改善をはかる目的で作成されたが,小脳性の運動失調にも適用される.

・持久性運動は転倒を防ぎ,対象者に安心感をもたせるために,手すりやハーネス付きのトレッドミルや安定性のあるエルゴメータなどを用いる.

(2)補助的な対応

・重り負荷法,弾性緊迫帯法を試みて,有効であれば使用する.

・歩行の安定性を補うために,歩行器や歩行車などを用いる.歩行器に重りを取り付けると,歩行器歩行がより安定化する.

・転倒による骨折を予防するために,ヒッププロテクターを用いる.

(3)生活指導・環境整備

・転倒予防のために,風呂場,トイレ,階段,廊下などに手すりを取り付ける.

・入浴やトイレ動作などは,対象者が実際に動

表Ⅲ-3 フレンケル体操の例

背臥位での運動

1. 踵をマットにつけ,踵をマットの上を滑らすように一側下肢を屈伸する
2. 膝伸展位で,マットの上を滑らすように一側下肢の股関節を内外転する
3. 踵がマット上を滑るように,両下肢を屈伸する
4. 一側下肢を屈曲しながら,対側の下肢を伸展する
5. 一側下肢を屈伸しながら,対側下肢を内外転する

座位での運動

1. 数分間,座位を保つ
2. 足部を理学療法士の手に乗せる(手の位置を1回ごとに変える)
3. 床に描いた円にそって,足部を動かす
4. 両膝をつけて,椅子から立ち上がり,着席する

立位での運動

1. 体重を左右の足に移動する
2. 直線上で,前後に足を踏み出す
3. 2本の平行線の間から足が出ないように歩く
4. 床に描いた足型に合わせて,足を踏み出しながら歩く

作を行う場面を見て，手すりの取り付け位置を決め，安定してできる動作方法を指導する．
(4) 運動失調以外の随伴する障害への対応
- 多系統萎縮症などで起立性低血圧を伴う場合は，下半身に弾性包帯や弾性ストッキングを着用する，起き上がりや立ち上がりをゆっくり行う，動作前に血圧を上げるような準備運動(手を何回か強く握る，足関節の底背屈運動を行う)をする，などの対応を試みる．
- パーキンソニズムを伴う場合は，パーキンソン病に準じた運動療法を行う．
- 睡眠時無呼吸を伴う場合は，夜間の非侵襲的陽圧換気が適用される．

❸ 四つ這い・車椅子期(実用的な伝い歩きができず，四つ這いや車椅子で移動が可能な時期)
(1) 運動療法
- 屋内でのADL自立のために，座位や四つ這いの安定性，ものにつかまって立ち上がり立位を保てる能力の維持が重要である．
- バランス運動として，座位や四つ這い位の保持や重心移動，理学療法士の介助や手すりなどにつかまった立位姿勢の保持や重心移動・ステップ練習・下肢の屈伸運動などを行う．
- 起居動作や移動練習では，起き上がりや四つ這い，理学療法士の介助や手すりなどにつかまった状態での立ち上がりや歩行練習などを行う．
- 持久性運動は，安定性のあるエルゴメータなどを用いて行う．
- 運動失調による構音障害や呼吸効率の低下がある場合は，腹式呼吸練習やゆっくりとした呼気の練習(ストロー吹きなど)を行う．

(2) 補助的な対応
- 移動手段として車椅子を用いることが多い．和式の住居では四つ這いのほうが実用的なこともある．起立性血圧の強い場合は，リクライニング式の車椅子を用いる．
- 重り負荷法，弾性緊迫帯法が有効であれば適用する．
- 転倒による傷害や骨折を予防するために，頭部保護帽やヒッププロテクターを用いる．
- 構音障害が重度な場合はトーキングエイドなどを用いるが，上肢の運動失調が強い場合は，対象者がトーキングエイドのボタンを指で確実に押せるように工夫する．
- 下部胸郭から骨盤帯にかけて弾性帯を巻く

と，呼気が安定し，言葉が聞き取りやすくなることがある．
(3) 生活指導・環境整備
- 車椅子を用いる場合は，車椅子を使用しやすい環境に整える．
- 車椅子や四つ這いから立ち上がる場所には，手すりを取り付ける．
- 家族や介護者に安全で適切な介助方法を指導する．

❹ 移動不能期
(1) 運動療法
- 介助量の軽減のために，座位姿勢の保持，体重を支える下肢筋力の維持が重要になる．
- バランス運動として，座位姿勢の保持練習，介助立位の保持練習などを行う．
- 起居動作や移動練習では介助量が多くなるが，対象者自身の動きを引き出すようにする．
- より進行した段階では，身体機能維持のためにROM運動，受動的な座位保持，良肢位の保持，体位変換などを行う．

(2) 補助的な対応
- 車椅子またはベッド上で安定した姿勢が保てるように工夫する(車椅子のアームレストを高めにする，座位姿勢が崩れないように腹部にベルトを巻く，ベッドでの姿勢保持用クッションの配置など)．

(3) 生活指導・環境整備
- 家族や介護者への介助方法の指導，呼吸困難時や食物が喉に詰まったときへの対応なども看護師などと協力して指導する．

(4) 運動失調以外の随伴する障害への対応
- 呼吸機能の低下や嚥下障害を伴う場合は，呼吸理学療法や嚥下障害に対する理学療法を行う．

リスク管理
- 脊髄小脳変性症患者のリスク管理では，転倒の予防が重要である．
- 転倒予防として，安全に行える起居移動動作方法の指導や練習，手すりの取り付けや段差の解消などの環境への働きかけ，転倒時の骨折予防のためのヒッププロテクターの使用などがある．
- 多系統萎縮症では起立性低血圧や睡眠時無呼吸を合併しやすく，意識消失や突然死をまねくおそれもある．睡眠時無呼吸については夜間の非侵襲的陽圧換気も必要になる．

- 起立性低血圧については，弾性帯の着用，急な起き上がりや立ち上がりの回避などを指導する．
- 嚥下障害や呼吸機能障害も併発するので，食物が喉に詰まることによる窒息や誤嚥性肺炎にも注意する必要がある．

経過・予後
- 進行の程度は病型，発症年齢などによって異なる．自律神経症状を伴う多系統萎縮症は進行が早く，発症後数年で歩行不能になることが多い[2]．反対に小脳症状が主症状であるSCA-6，皮質性小脳萎縮症では進行が遅く，10～20年近く歩行が可能なこともある．
- 症例ごとに障害の内容や進行が異なるので，障害評価を定期的に実施し，経過を客観的に判断する必要がある．
- 歩行ができなくなると下肢筋力が低下し，そのことが活動制限をさらに助長するので，経過のなかで歩行能力を維持するように努める．また，四つ這いや車椅子移動であっても移動能力が保たれていると，ADL能力が保たれる傾向があるので，移動能力の維持も重要である[2]．

● 引用文献
1) 望月久：脊髄小脳変性症．奈良勲，他（編）：姿勢調節障害の理学療法（第2版）．pp302-314，医歯薬出版，2012
2) 望月久，他：脊髄小脳変性症患者障害像の臨床経過．理学療法学 21：315-319，1994
3) Horak FB, et al: The Balance Evaluation Systems Test (BESTest) to Differentiate Balance Deficits. Phys Ther 89: 484-498, 2009
4) Ilg W, et al: Intensive coordinative training improves motor performance in degenerative cerebellar disease. Neurology 73: 1823-1830, 2009
5) Miyai I, et al: Cerebellar ataxia rehabilitation trial in degenerative cerebellar diseases. Neurorehabil Neural Repair 26: 515-22, 2012

（望月　久）

筋萎縮性側索硬化症

1 筋萎縮性側索硬化症

病態・障害
- 筋萎縮性側索硬化症（amyotrophic lateral sclerosis；ALS）は皮質脊髄路を構成する運動ニューロン（motor neuron；MN）の選択的な変性に特徴づけられる．
- 病理学的には運動野の錐体細胞，脊髄前索，脊髄側索の上位MN（upper MN；UMN）の脱落と萎縮，脳神経運動核および脊髄前角の下位MN（lower MN；LMN）の萎縮を呈する．
- 病型にはUMN徴候が優勢な原発性側索硬化症型，LMN徴候が優勢な進行性筋萎縮型，両者を備えた古典型がある．
- MN障害を受けた随意筋により多様な運動障害を呈する．主に四肢・体幹・顔面の運動麻痺，呼吸障害，嚥下障害，咳嗽障害，構音障害が生じる．その他，急速な症状進行に伴う抑うつなどの精神的問題に加え，代謝異常も問題となる．
- 初発症状の麻痺の分布より，下肢型，上肢型，球麻痺型，呼吸筋先行型に分類される．
- 一般に自律神経系，感覚系，認知機能の障害を認めない（陰性徴候）が，一部のALSでは出現する．

評価
- 病歴聴取により，初発症状および診断確定までの期間と体重変化から，おおよその病態進行速度，麻痺の進展パターン，患者の日常活動量，病状理解度，精神心理的状態を把握する．
- 筋力，反射などの神経学的所見を確認し，変性部位およびUMN徴候，LMN徴候の程度を確認する（表Ⅲ-4）[1]．
- 呼吸機能の評価は％肺活量（％vital capacity；％VC），最大強制吸気量（maximum insufflation capacity；MIC），咳最大流速（cough peak flow；CPF），末梢動脈血酸素飽和度（SpO_2），経皮的二酸化炭素分圧（$TcCO_2$）を用いる．進行により口唇閉鎖が難しくなるため，マスクを付けて行う．％VC，CPFは体位の影響があるため背臥位と座位で計測する．頻度は3か月に1回以上行うことが望ましい[2]．
- ALSFRS-R（ALS functional rating scale-revised）はADLを含めたALSの全体像を包括した指標である．定期的に測定することで，病状進行の把握，理学療法介入の効果判定に有用である．
- 進行に伴い認知機能障害を呈する場合が少なくない[3]．コミュニケーション方法や患者指導に影響するため，他職種と共同して評価を行う．

表Ⅲ-4　上位・下位運動ニューロン障害の徴候

領域	脳幹	頸髄	胸髄	腰仙髄
下位運動ニューロン徴候 ・筋力低下 ・筋萎縮 ・線維束性攣縮	・下顎 ・顔面 ・軟口蓋 ・舌 ・咽頭	・頸部 ・上腕 ・前腕 ・手 ・横隔膜	・背筋 ・腹筋 ・胸郭	・背筋 ・腹筋 ・下肢
上位運動ニューロン徴候 ・反射の病的拡大 ・筋緊張亢進	・下顎間台 ・咽頭反射 ・口尖らし反射亢進 ・偽性球麻痺 ・強制あくび，泣き，笑い ・病的反射亢進 ・痙縮	・腱反射亢進 ・ホフマン(Hoffmann)反射 ・痙縮 ・萎縮筋腱反射保持	・腹皮反射消失 ・腹筋反射亢進 ・痙縮	・腱反射亢進 ・バビンスキー(Babinski)徴候 ・痙縮 ・萎縮筋腱反射保持

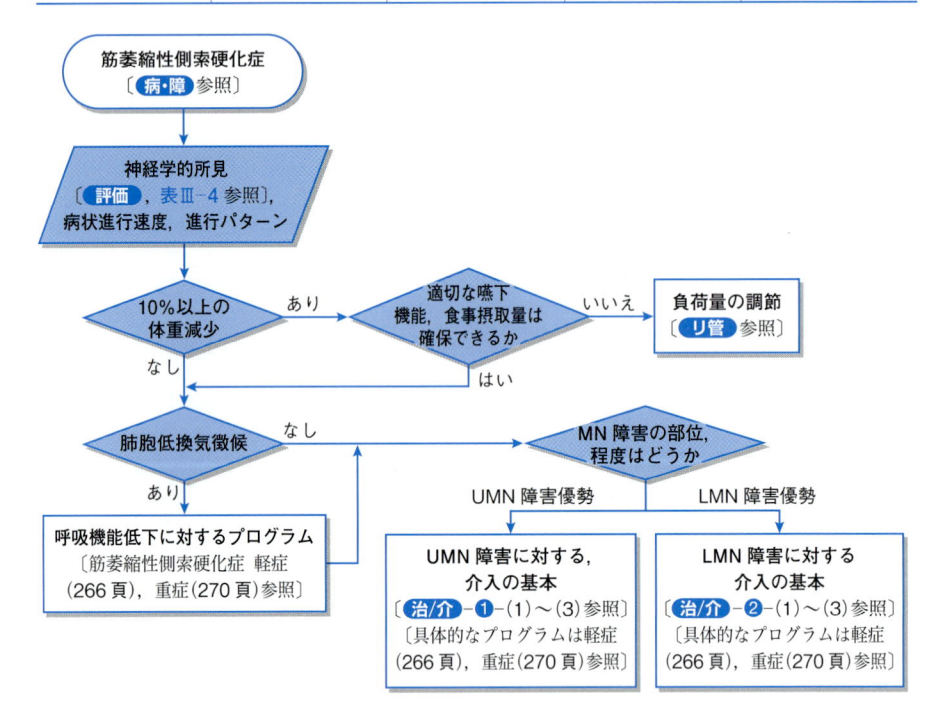

図Ⅲ-6　筋萎縮性側索硬化症の臨床判断

治療/介入（図Ⅲ-6）

- 介入の目的は残存したMN機能の維持をはかりつつ，補装具など支援機器を適宜選定して，行いうる最大限のADL維持・改善をはかっていくことである．プログラムの中心は，筋出力の最適化と，動作練習，装具療法，テクノエイドを含めたADL指導である．進行速度が急速な例では，装具療法やADL指導が中心となる．
- 筋出力の最適化においては，LMN障害が優

勢な場合は過用に注意しつつも残存機能の最大化をはかり，障害の軽減，障害の増悪の最小化を試みる．UMN 障害が優勢な場合は，運動開始時や動作の切り替え時に全身性の緊張の亢進の軽減をはかっていく．

- 病態進行に伴い LMN 徴候と UMN 徴候が混在していくので，両者の特徴を考慮したプログラムを検討する．

❶ UMN 障害の治療プログラム

(1) リラクセーション
- タオル，枕をスペーサーとして使用し，安楽な姿勢を確保して行う．
- 表層組織の緊張をゆるめる軽擦法から始め，筋線維の直交方向に動かすフリクションマッサージを加えていく．30 秒から 2〜3 分を目安に行う．
- 緊張の軽減した筋に対しストレッチングを行う（緊張の軽減していない筋へのダイレクトストレッチングは緊張の亢進を伴いやすいため）．除皮質硬直様の筋緊張分布となるため，上肢屈筋群と下肢伸筋群に対しストレッチングを行う．1 筋あたり 30 秒から 1 分程度を目安とする．

(2) ROM 運動
- リラクセーションにより過緊張が軽減した関節に対し行う．
- 痙縮筋の運動方向の逆方向，主に上肢は伸展方向の可動域運動，下肢は屈曲方向への可動域運動を中心に行う．1 方向につき 30〜60 秒程度を目安に動かす．

(3) 動作練習・指導
- 共同運動パターン，全身性の緊張亢進を誘発しない運動負荷となる設定を検索する．
- 立ち上がり・着座動作では，座面補高や歩行器などにより上肢支持を補助し，下肢筋群への運動負荷を調整して行い，最小限の緊張変化での動作を繰り返す．
- 歩き始めでは，予備動作となるステップ時の対側への重心移動を繰り返す．最小限の緊張変化での動作を繰り返す．下肢への運動負荷の調整として，歩行器や免荷装置の利用も検討する．

❷ LMN 障害の治療プログラム

(1) リラクセーション
- 残存髄節の筋が過緊張となり，拮抗筋とのアンバランスから短縮になりやすい．残存髄節の筋に対し行う．
- タオル，枕をスペーサーとして使用し，安楽な姿勢を確保して行う．
- 軽擦法から始め，筋線維の直交方向に動かすフリクションマッサージを加えていく．30 秒から 2 分程度を目安に行う．
- 麻痺筋は筋の粘弾性が低下しているため，伸張運動を行う場合は疼痛を誘発しないように注意する．

(2) ROM 運動
- 残存筋の運動方向と逆方向の運動を中心に行う．麻痺筋が伸張される方向への運動は，麻痺筋の伸張痛に注意して行う．
- 1 関節あたり 30 秒程度を目安に行う．

(3) 筋力増強運動
- 筋力テストを目安に運動負荷を検討する．MMT 3 以上の筋には抵抗運動を行い，3 未満の筋は自動介助運動で行う．
- 抵抗運動の負荷は最大筋出力の 50％ までを目安とし，1 筋あたり回数は 10 回程度とする．
- 抵抗運動，自動介助運動ともに実施後に線維束性攣縮，筋痛（遅発性筋痛も含む），脱力を確認し，わずかでもみられる場合は負荷量を下げる．

リスク管理[4]

- 筋機能低下により，反張膝や関節のゆるみによる肩関節亜脱臼・脱臼が生じやすい．特に肩関節亜脱臼は上肢の脈管系の圧迫による末梢の循環不全の原因となることがある．
- LMN 徴候が出現している筋では，運動負荷が過負荷となる危険性がある．負荷後の動作パターン，線維束性攣縮，自覚的疲労度を参考に調整する．
- 嚥下障害の進行による栄養摂取量の確保困難と代謝亢進により急激な体重減少がみられる場合は，運動療法により疲労を惹起する危険性がある．神経内科医，管理栄養士と相談し負荷を調整する．
- 呼吸機能低下による肺胞低換気は覚醒水準，筋力低下を引き起こす場合がある．SpO_2，$TcCO_2$ のモニタリングにより徴候の早期発見が望ましい．

経過・予後[5]

- 進行性の経過をたどり，3〜5 年で呼吸筋麻痺により人工呼吸器の選択を余儀なくされる．
- 初発症状は UMN 徴候ないし LMN 徴候のみ

であっても，進行により両者の徴候がそろっていく．
・麻痺はZ字状(たとえば，右上肢，左上肢，右下肢，左下肢の順)に進行に進行していくことが多い．進行速度は個人差があり，ALSFRS-Rの変化量，初発症状から診断までの期間，麻痺の進展パターン，初診時のBMI(body mass index)の減少率が指標となる．

● 引用文献

1) Brooks BR, et al: World Federation of Neurology Research Group on Motor Neuron Diseases El Escorial revisited: revised criteria for the diagnosis of amyotrophic lateral sclerosis. Amyotroph Lateral Scler Other Motor Neuron Disord 1: 293-299, 2000
2) Miller RG, et al: Practice Parameter update: The care of the patient with amyotrophic lateral sclerosis: Drug, nutritional, and respiratory therapies (an evidence-based review) Report of the Quality Standards Subcommittee of the American Academy of Neurology. Neurology 73: 1218-1226, 2009
3) Miller RG, et al: Practice Parameter update: The care of the patient with amyotrophic lateral sclerosis: Multidisciplinary care, symptom management, and cognitive/behavioral impairment (an evidence-based review) Report of the Quality Standards Subcommittee of the American Academy of Neurology. Neurology 73: 1227-1233, 2009
4) 日本リハビリテーション医学会(編)：神経筋疾患・脊髄損傷の呼吸リハビリテーションガイドライン，金原出版，2014
5) 日本神経学会(監)：筋萎縮性側索硬化症診療ガイドライン2013．南江堂，2013

(菊地　豊)

1 筋萎縮性側索硬化症

2 軽症(ADL自立もしくは一部介助期)

治療/介入(表Ⅲ-5，図Ⅲ-7)

・病初期段階は，進行速度がゆるやかであれば，残存運動ニューロン(motor neuron；MN)の可逆性，筋出力の維持・改善が期待できることも少なくない．下位MN(lower MN；LMN)徴候，上位MN(upper MN：UMN)徴候に配慮し，筋力増強運動，動作練習，歩行練習を行う．
・一方で，運動量が過負荷になる場合もあり，装具，歩行補助具，テクノエイドを用い環境調整を行って運動負荷の調整を行うとともに，ADLの維持拡大に努める．
・麻痺の分布から病型分類されるが，進行に伴い他の髄節に変性が及ぶと，他病型の特徴が混在した障害像となる．他病型の障害像を考慮したプログラムを検討する．

❶ 上肢機能低下に対する治療プログラム
(1) 上肢のROM運動
・肩甲骨の内転，下制，肩関節の屈曲，外転方向，肘関節の屈曲の運動方向を中心に他動的ROM運動を行う．
・各運動方向に対し1回20～30秒程度，10～20回程度を目安に行う．
(2) 筋力増強・維持運動
・肩関節の屈曲，外転，肘関節の屈曲運動を抵抗運動ないし，自動介助運動で行う．
・回数はそれぞれ10回～20回程度を目安に行う．
(3) 起居動作練習
・ベッドからの起き上がり動作練習を実施する．
(4) リカンベントエルゴメータ運動
・10～20分程度を目安に行う．ペダル負荷量は，実施後に筋疲労，脱力が生じない程度とする．
(5) 歩行補助具の検討
・歩行補助具として杖と歩行器を処方する．上肢の残存機能に応じてT字杖・四点杖・ロフストランド杖，前腕支持型歩行器を処方する．
・上肢近位筋の重度麻痺による上肢の下垂(hanging arm)により肩甲骨が外転方向に牽引され下垂首(drop head)を増悪させる場合がある．上肢の重量を免荷する前腕支持型歩行器を検討する．
(6) 補装具検討
・首下がりに対する頸椎装具(フィラデルフィアカラー，ワイヤーフレームカラー)を検討する．
・上肢の筋力低下に対して，BFO(balanced forearm orthosis)，アームサスペンション(スプリングバランサー)を検討する．
・手の筋力低下，変形予防に手装具を検討する．手指，手関節の屈曲拘縮予防，手指の伸展補助・把握補助として手背屈装具(コックアップスプリント)，鷲手変形予防としてMP関節屈曲保持装具，母指筋力低下に対し短対立装具

筋萎縮性側索硬化症

表Ⅲ-5 主な治療/介入のプログラム例

上肢機能低下の場合	下肢機能低下の場合	球・呼吸機能低下の場合
上肢のROM運動 ・肩甲帯, 肩関節, 肘関節	下肢のROM運動	深呼吸練習・指導 ・口すぼめ呼吸, 腹式呼吸, シルベスター法
筋力増強・維持運動 ・肩関節屈曲, 外転, 肘関節の屈曲	リカンベントエルゴメータ運動	肺コンプライアンス維持練習 ・エアースタッキング
起居動作練習 ・起き上がり動作	移動ADL練習・指導 ・階段昇降動作	リラクセーション, 胸郭のROM運動 ・肋骨の捻転, 肩甲帯分離運動, ポストリフト
リカンベントエルゴメータ運動	下肢装具 ・各種AFO	呼吸筋トレーニング ・Threshold IMT®
歩行補助具の検討 ・杖, クラッチ, 歩行器	歩行補助具の検討 ・杖, クラッチ, 歩行器	咳補助・気道クリアランス ・用手的咳介助 ・機械的咳介助(MI-E) ・HFCWO
補装具検討 ・頸椎装具, 上肢装具, 手装具	歩行練習・指導	代替拡大コミュニケーション支援 ・携帯筆談器, 文字盤, 携帯用会話補助装置, コミュニケーションボード
自助具・環境調整の検討 ・各種自助具 ・起き上がり補助	(電動)車椅子の検討 ・ジョイスティック操作 ・シートクッション選定	全身調整運動 ・リカンベントエルゴメータ運動
	移乗支援機器の検討 ・昇降式電動座椅子, リフター, スライディングボード, 電動昇降式椅子	頸椎装具

を検討する.
(7) 自助具・環境調整の検討
・上肢筋力低下に応じて, ADL制限を軽減する自助具を導入する.
・食事:リーチャー, 軽量コップ, 長ストロー, ストローホルダー, すべり止めマット, スクープ皿, プレートガード, 太柄スプーン・フォーク, 介護用箸.
・更衣:ボタンフック, ジッパープル, ベルクロ®ファスナー, ソックスエイド, ドレッシングスティック.
・整容:軽量電気シェイバー, フロスホルダー, 長柄コーム.
・書字・読書:ペンホルダー, ゴム製指サック, 自動ページめくり機.
・ベッドからの起き上がり動作の支援として, 電動ベッドのリクライニング機能を下肢で操作できるように入力環境調整を行う.

❷ 下肢機能低下に対する治療プログラム
(1) 下肢のROM運動
・股関節の屈曲, 内転, 外転, 膝関節伸展, 足関節背屈の運動方向を中心に他動的ROM運動を行う.
・各運動方向に対し1回20～30秒程度, 10～20回程度を目安に行う.
(2) リカンベントエルゴメータ運動
・10～20分を目安に行う. 実施後に脱力や足クローヌス, 線維束性攣縮がみられない程度のペダル負荷量に設定する.
(3) 移動ADL練習・指導
・階段昇降動作を行う. 膝折れがみられる場合は膝ロッキングで後ろ向きに降りる方法を指導する.
(4) 下肢装具
・下垂足, 尖足に対し, 軽量なプラスチック短下肢装具(ankle foot orthosis;AFO)の処方を

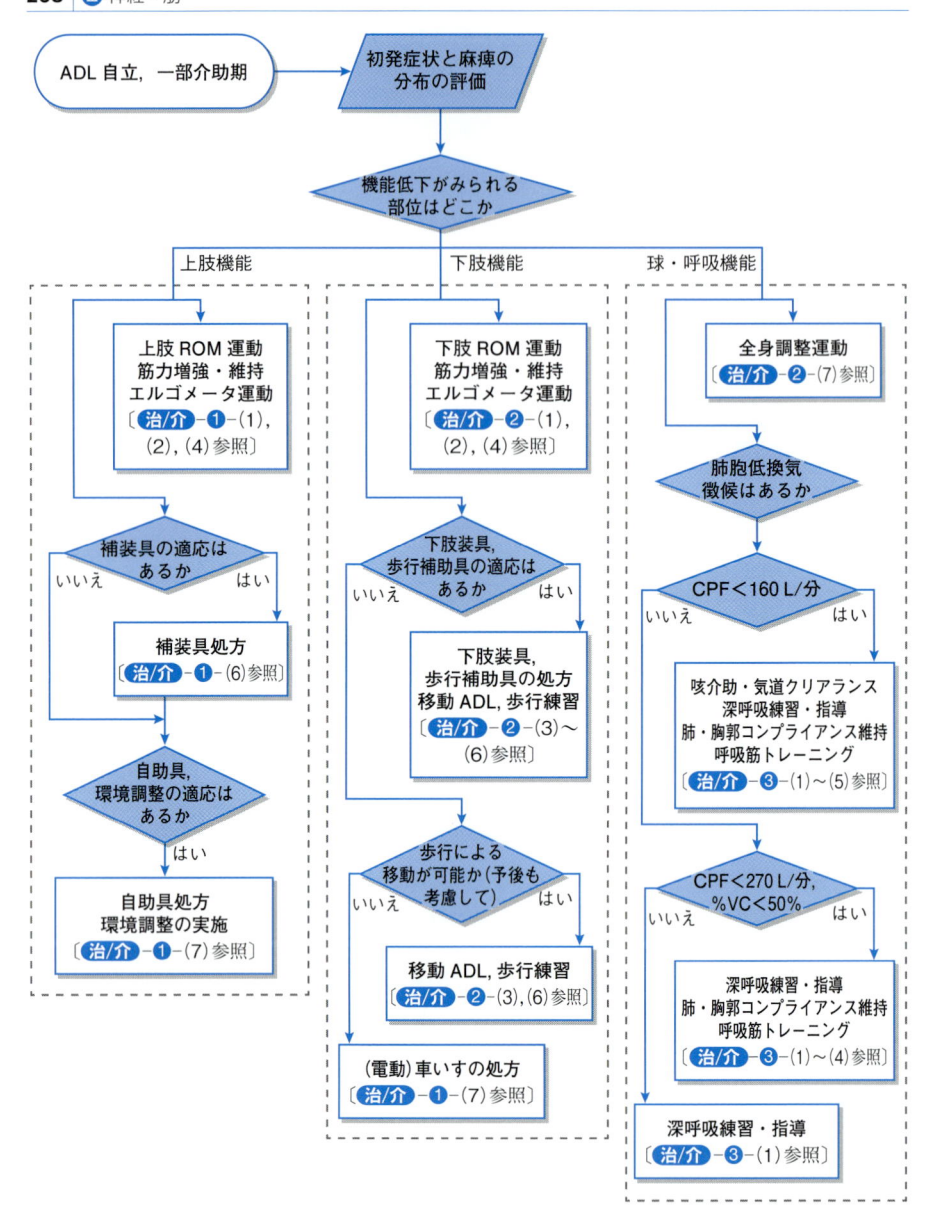

図Ⅲ-7 筋萎縮性側索硬化症 軽症（ADL自立もしくは一部介助期）の臨床判断

検討する．
・下肢の運動機能に応じて，posterior leaf spring型，carbon-fiber brace型，floor reaction orthosis型，靴べら式AFOを検討する．

膝の筋力低下が強い場合は膝のロッキングによる代償的な支持が可能なように，初期背屈角を浅目（0°程度）に設定する．

(5)歩行補助具
- 下肢の支持機能に応じて杖（T字杖，クラッチなど），および歩行器（前腕支持付きなど，ローレイター）の処方を検討する．

(6)歩行練習・指導
- 歩行補助具，装具を使用して歩行練習を行う．筋疲労や痙縮の増悪のない範囲で，距離を延長させていく．

(7)（電動）車椅子の検討
- 上肢の残存機能に応じて車椅子を選定する．ジョイスティックの操作が可能であれば，電動椅子の処方を検討する．
- 長時間の座位保持で殿部，腰背部に疼痛が出現しないように，シートクッションを選定する．座面補高により車椅子からの起立が可能な場合は，アップリフトシートアシスト®を検討する．

(8)移乗支援機器の検討
- 下肢の残存移動能力に応じて，昇降式電動座椅子，リフター，スライディングボード，電動昇降式椅子を選定する．

❸ 球・呼吸機能低下に対する治療プログラム[1]

(1)深呼吸練習・指導
- 口すぼめ呼吸および腹式呼吸，シルベスター法による深呼吸を指導する．

(2)肺コンプライアンス維持練習
- 息こらえが可能な場合はエアースタッキングの指導を行う．
- 深呼吸が最大強制吸気量（maximum insufflation capacity；MIC）まで到達しない場合は，アンビューバッグの加圧によるLIC（lung insufflation capacity）を行い，息こらえをさせる．
- エアースタッキングは1日3回以上を目安に行う．

(3)リラクセーション，胸郭のROM運動
- 肋間筋，および頸部筋のストレッチングを行う．1筋あたり30秒程度持続伸張を行う．
- 呼吸介助，肋骨の捻転，肩甲帯分離運動，ポストリフトをそれぞれ10～30回を目安に行う．

(4)呼吸筋トレーニング
- Threshold IMT®を用いて行う．負荷設定は鼻腔吸気圧（sniff nasal inspiratory pressure；SNIP）の1/5～1/3を目安とし，10分程度行う．吸気筋への負荷はThreshold IMT®のマウスピースを反対側に装着して行う．

(5)咳介助・気道クリアランス
- 胸郭下部に両手をおき，患者の咳に合わせて圧迫を加える咳介助を行う．咳最大流速（cough peak flow；CPF）の低下例では，エアースタッキングと組み合わせて行う．
- コンフォートカフプラス®，カフアシストE70®，ミニペガソ®，パルサー®など機器を用いた機械的咳介助（mechanical insufflation-exsufflation；MI-E）を行う．吸気，呼気の換気圧は10 cmH$_2$O程度から開始し，慣れるに従い40 cmH$_2$Oまでを目安に行う．1セット5回程度を目安に，1日2セット程度を目安に行う．
- 高頻度胸壁振動（high frequency chest wall oscillation；HFCWO）装置（スマートベスト®）を用いる．1回15～30分程度，1日2回程度を目安に行う．

(6)代替拡大コミュニケーション支援
- 構音障害，球麻痺，書字障害，高次脳機能障害の程度に応じてコミュニケーション方法を検討する．手指機能が残存している場合は携帯筆談器を検討する．手指機能が残存していない場合は文字盤，携帯用会話補助装置，高次脳機能障害がある場合はコミュニケーションボードを検討する．

(7)全身調整運動
- リカンベントエルゴメータ運動を10～20分を目安に行う．実施後に脱力や足クローヌス，線維束性攣縮がみられない程度のペダル負荷量に設定する．
- 換気不全による呼吸困難感がみられる場合で，非侵襲的陽圧換気療法（non-invasive positive pressure ventilation；NPPV）をすでに行っている場合は，換気補助下で行う．

(8)頸椎装具の検討
- 首下がりに対する頸椎装具（フィラデルフィアカラー，ワイヤーフレームカラー）を検討する．

● 引用文献
1) 日本リハビリテーション医学会（編）：神経筋疾患・脊髄損傷の呼吸リハビリテーションガイドライン，金原出版，2014

● 参考文献
1) 日本神経学会（監）：筋萎縮性側索硬化症診療ガイドライン 2013，南江堂，2013

（菊地　豊）

1 筋萎縮性側索硬化症

3 重度（ADL 全介助期）

治療/介入（表Ⅲ-6，図Ⅲ-8）

- ADL 自立もしくは一部介助期の病早期段階では残存運動ニューロン（motor neuron；MN）の可逆性が期待できたのに対し，ADL 全介助期では残存 MN はごくわずかであり残存機能，特に呼吸機能の維持[1]がプログラムの中心となる．
- 進行に伴い気管切開陽圧換気療法（tracheostomy positive pressure ventilation；TPPV）の選択に迫られ，患者の価値観が治療方針に影響を与える．TPPV の有無にかかわらず，患者の価値観を尊重した個別的な QOL への支援が重要であり，多職種チームの一員として理学療法の機能発揮がより一層求められる．
- TPPV 導入直後は呼吸困難感の軽減により離床時間の延長が期待できることが少なくない．環境整備[2]により生活範囲の拡大を積極的に促していく．
- TPPV を希望されない患者では緩和・終末期ケア対応が中心となり，理学療法の実施にあたっては呼吸状態の変化に最大限留意する．

❶ 基本治療プログラム

(1) 咳介助

- 徒手による咳介助，機械による咳介助を行う〔軽症（ADL 自立もしくは一部介助期）の治療/介入-❸（→269 頁）参照〕．

(2) 肺・胸郭コンプライアンス維持

- エアースタッキング，アンビューバッグの加圧による肺拡張（lung insufflation capacity；LIC）を行う〔軽症（ADL 自立もしくは一部介助期）の治療/介入-❸（→269 頁）参照〕．
- 肋間筋，および頸部筋のストレッチングを行う．1 筋あたり 30 秒程度持続伸張を行う．
- 呼吸介助，肋骨の捻転，肩甲帯分離運動，ポストリフトをそれぞれ 10～30 回を目安に行う．

(3) ROM 運動・マッサージ

- 四肢関節，頸部，顎関節を各運動方向に 1 回につき 10～20 秒程度，5～10 回を目安に行う．

(4) 筋力維持・増強運動

- 残存筋に対し自動運動，自動介助運動を行う．10～20 回程度を目安に行う．

表Ⅲ-6　主な治療/介入のプログラム例

基本治療プログラム	残存機能活用プログラム	球・呼吸機能障害へのプログラム
介助咳 ・MI-E 肺・胸郭コンプライアンス維持 ・肋間筋，頸部筋のストレッチング ・肋骨の捻転，肩甲帯分離運動，ポストリフト ROM 運動・マッサージ ・四肢関節，頸部，顎関節 個人の価値観に基づいた QOL 評価と支援 ・SEIQoL-DW の評価と多職種チームアプローチ	歩行器・換気補助下での歩行練習 移乗支援 ・スライディングシート，体位変換保持パッド，リフター 寝具環境整備 ・体圧分散寝具，ポジショニング 座位保持装置の選定 ・モジュラー型，モールド型 ・リクライニング・ティルト機能，人工呼吸器搭載 離床 コミュニケーション支援 ・コミュニケーションボード，文字盤 IT 活用支援 ・各種入力センサー ・環境制御装置，入力支援型リモコン ・意思伝達装置	表情筋マッサージ ポジショニング ・頸部聴診法

筋萎縮性側索硬化症 | 271

(5) 個人の価値観に基づいた QOL 支援
・SEIQoL-DW (schedule for the evaluation of individual quality of life-direct weighting) など個人の価値観を反映した QOL 評価を行い, 評価に基づいた支援を多職種チームの一員として行う.

❷ 残存機能活用プログラム

(1) 歩行補助具・換気補助下での歩行練習
・上肢～腋窩支持型, サドル付き, 体重支持型の歩行器を用い, 非侵襲的陽圧換気療法 (non-invasive positive pressure ventilation; NPPV), TPPV の換気補助下でバイタルサインの変化を最小限にとどめた範囲で歩行練習を行う.

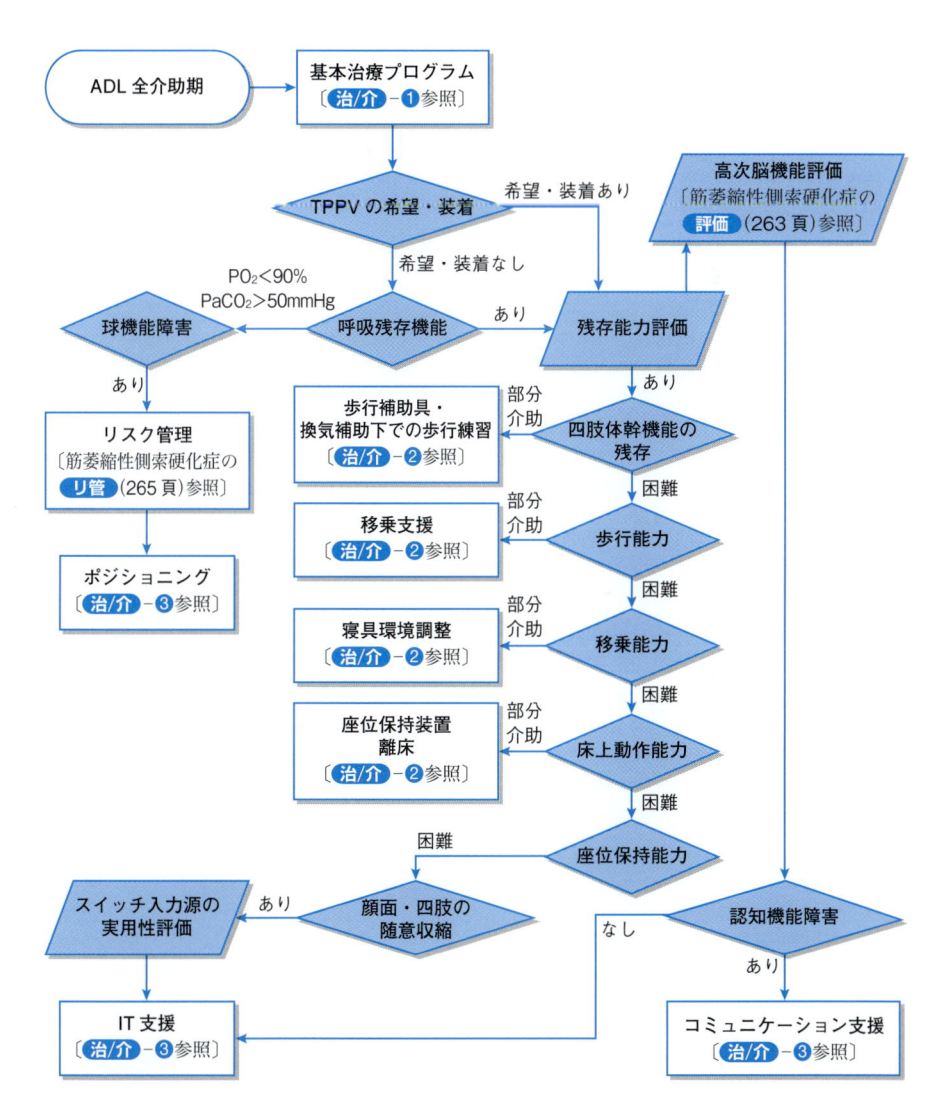

図Ⅲ-8 筋萎縮性側索硬化症 重度 (ADL 全介助期) の臨床判断

(2)移乗支援
・体位変換能力,移乗能力に応じて支援用具を検討する.体位変換,移乗が困難な場合は,マルチグローブ,スライディングシート,体位変換保持パッド,筒型クッション,リフターを検討する.

(3)寝具環境整備
・体位変換能力に応じて体圧分散寝具を検討する.体位変換が部分的に可能であればウレタンマット,ジェルマットを検討する.体位変換が困難な場合はエアーマットレス,自動体位変換マットレスを検討する.
・ベッドとの隙間にタオルなどをスペーサーに用い,疼痛のない安楽な体位を確保する.

(4)座位保持装置の選定
・座位保持困難の程度に応じて普通型,モジュラー型,モールド型の検討を行う.
・進行が早い場合はモジュラー型車椅子フレームに背もたれ・座面パッドを装着して対応する.
・リクライニング・ティルト機能と人工呼吸器を搭載できるフレームを選択する.

(5)離床
・バイタルサインの変化を最小限に保ち,ギャッチベッド上でヘッドアップ座位,車いす乗車,ティルトテーブル起立と段階的に離床を進めていく.

(6)コミュニケーション支援
・文字盤(透明,不透明)の導入を行う.
・認知機能低下がある場合はコミュニケーションボードやフリック入力式の文字盤を検討する.

(7)IT(information technology)活用支援
・残存運動機能に応じたセンサー(押しボタン型スイッチ,ポイントタッチ,ピエゾ,視線入力)を導入する.
・センサーを環境制御装置,入力支援型リモコンなどに接続し,家電製品の操作を行う.
・意思伝達装置(伝の心®,ハーティラダー®,オペレートナビ®,話想® など)の導入を行う.

❸球・呼吸機能障害への治療プログラム
(1)表情筋マッサージ
・表情筋を筋線維方向に沿ってマッサージを加える.おおよそ10分程度を目安に行う.

(2)ポジショニング
・頸部聴診法にて喉頭音を確認し,気道狭窄音のない体幹の回旋角度と頸部の回旋および屈伸角度の組み合わせを検索し,スペーサーで肢位保持を行う.

● 引用文献
1) 日本神経治療学会治療指針作成委員会(編):標準的神経治療:重症神経難病の呼吸ケア・呼吸管理とリハビリテーション.神経治療 30:193-212,2013
2) 日本リハビリテーション工学協会(編):「重度障害者用意思伝達装置」導入ガイドライン.2013.http://www.resja.or.jp/com-gl/about.html(2015年3月閲覧)

〔菊地　豊〕

多発性硬化症

1 多発性硬化症

病態・障害
・多発性硬化症(multiple sclerosis;MS)は,脳,脊髄,視神経などの中枢神経系に,自己免疫機序による炎症性の脱髄が時間的・空間的に多発する疾患であるが,軸索や神経細胞の障害も初期から生じる.若年成人,女性に多い.
・病変部位に応じた多彩な症状を呈するが(表Ⅲ-7),不顕性病変も存在する.またUhthoff(ウートフ)徴候,易疲労性,メンタルストレスなどによる変動症状がある.
・病型は再発寛解型と進行型(一次進行型,二次進行型)に大別される.大部分は再発寛解型であるが,途中で進行型へ移行する二次進行型も少なくない.
・急性期はステロイドパルス療法が第1選択で,無効の場合は血漿浄化療法を行う.以後はステロイドを中止し,再発や進行を予防する疾患修飾薬(本邦では現在,インターフェロンβ,フィンゴリモド,ナタリズマブが承認薬)を導入する.難治例には免疫抑制薬が使用される.
・視神経脊髄炎(neuromyelitis optica;NMO)は,特定疾患など行政上はMSに区分されるが,疾患概念が異なる.MSに比して長大な横断性脊髄病変,重度の視覚障害を呈することが多く,脳病変を認める場合もある.急性期の治療はMSと同様であるが,その後はMSの疾患修飾薬は用いず,ステロイドを後療法として維持量まで漸減する.免疫抑制薬を併用するこ

表Ⅲ-7 症候のまとめ

陰性症状(脱落症状)

運動障害
- 錐体路症状(痙縮，脊髄病変による対麻痺や単麻痺，大脳や脳幹病変による片麻痺など)
- 顔面神経麻痺
- 小脳症状(企図振戦，眼振など)
- 球症状(構音障害，嚥下障害など)
- めまい

感覚障害
- 表在，深部感覚障害など

眼症状
- 眼痛
- 視覚障害(視力低下，視野障害など)
- 眼球運動障害〔複視，内側縦束(MLF)症候群など〕

膀胱直腸障害，性機能障害
- 排尿，排便障害
  (切迫尿，頻尿，尿閉，失禁，便秘など)
- 勃起不全，性感の減少など

認知機能障害
- 記憶障害，理解力の低下，注意障害，集中力の低下など

情動障害
- 抑うつや不安
- 多幸

陽性症状(刺激症状)

レルミット(Lhermitte)徴候，三叉神経痛，有痛性強直性筋痙攣，発作性瘙痒など

とも多い．
- 病態生理学的に未解明な部分があり，鑑別困難，類似所見をもつ疾患も存在する．

評価
- 固定症状(後遺症)と変動症状を，病歴とともに情報収集する．
- 画像所見は，不顕性病変を含めて把握する．
- Uhthoff徴候とは体温上昇による一過性の症状の増悪や新出であるが，再発ではない．高気温，発熱，入浴などが影響するが，程度はさまざまである．
- 易疲労性には，連続した運動負荷で生じて休息にて回復する疲労と，回復しにくい疲労がある．前者は，運動前後の筋出力，動作方法や姿容変化などに着目する．後者は過用とともに，薬剤の副作用や情動面の影響も考慮する．
- 認知機能障害は，脳卒中などでみられるほど明らかではないが，治療や疾患管理の理解と徹底，社会生活に影響する．

治療/介入(図Ⅲ-9)
- 治療方針の基本は，急性期の短縮，再発や進行の予防，対症療法，リハビリテーションである．
- 急性期の加療中であっても，急速な病状の進行などがある場合を除けば，安静を終日要することは少ない．主治医と相談のうえ，無理のない運動で廃用を防ぐとともに機能回復が短期間でみられる場合もあり，即時的な評価も行う．
- 脳卒中や脊髄損傷などへのアプローチを参考に，Uhthoff徴候や易疲労性に配慮しつつ，各障害像や背景因子に合わせて介入する．症状に個人差が大きく，プログラムの定型化は難しい．
- 社会保障制度の面では，MSは介護保険の特定疾病に該当しないため，65歳未満へのサービス導入に困難さがある．身体障害者認定は症状の固定が原則にて，認定に反映されにくい場合がある．
- 以下，再発寛解型を基準に介入例を記載する(表Ⅲ-8)．

❶ 痙性麻痺と感覚障害，記憶障害がある症例

a) 急性期
(1) 全身調整運動
- 自動介助運動でのROM運動と下腿三頭筋のストレッチング，ステロイドパルス点滴中を避けて病室内1周程度の介助歩行を行う．

b) 回復期
(1) ROM運動
(2) 運動麻痺に対するファシリテーション
(3) 協調運動練習
- 視覚代償でのフレンケル(Frenkel)体操を行う．

(4) 歩行練習
- 自宅内での裸足歩行，自宅外での補装具を用いた歩行を想定して練習する．

(5) 代償手段の導入
- T字杖(T-cane)と短下肢装具を導入する．

c) 維持期
(1) 生活指導と運動継続
- 屋外の付き添い歩行練習，ぬるめの湯温での入浴を家族指導する．

Ⅲ 神経・筋

```
急性増悪・再発
病歴,画像所見と症状の推移,背景因子,増悪前の生活状況を把握
    ↓
┌ ─ ─ ─ ─ ─ ─ ─ ─ ─ ─ ─ ─ ─ ─ ─ ─ ─ ─ ─ ┐
│  ステロイドパルス療法 ──効果乏しい──→ 血漿浄化療法  │
└ ─ ─ ─ ─ ─ ─ ─ ─ ─ ─ ─ ─ ─ ─ ─ ─ ─ ─ ─ ┘
    │効果あり
    ↓
全身調整運動
〔治/介〕-❶-a)-(1), -❷-a)-(1), -❸-a)-(1)参照〕
    ↓
残存症状 ──なし──→
    │あり                           Uhthoff 徴候,
    ↓                               易疲労性評価
                                   〔評価 参照〕
```

| ROM制限 | 筋力低下 | 中枢性運動麻痺 | 協調運動障害 | 呼吸機能低下 | 動作障害 | 眼症状 |

- ROM運動 〔治/介-❶-b)-(1), -❸-b)-(1)参照〕
- 筋力増強運動,ファシリテーション 〔治/介-❶-b)-(2) -❷-b)-(1), -❸-b)-(3)参照〕
- 協調運動練習 〔治/介-❶-b) -(3)参照〕
- 呼吸理学療法 〔治/介-❸-b) -(2)参照〕
- 有酸素運動 〔治/介-❷-b) -(3)参照〕

- 歩行,動作練習 〔治/介-❶-b)-(4), -❷-b)-(2), -❸-b)-(4)参照〕
- 代償手段の検討 〔治/介-❶-b)-(5), -❷-b)-(4), -❸-b)-(5)参照〕
- 生活指導 〔治/介-❸-b) -(6)参照〕

```
    ↓
維持期である ──はい──→
    │                            再発
    ↓
生活指導と運動継続による機能維持
〔治/介-❶-c)-(1), -❷-c)-(1), -❸-c)-(1)参照〕
```

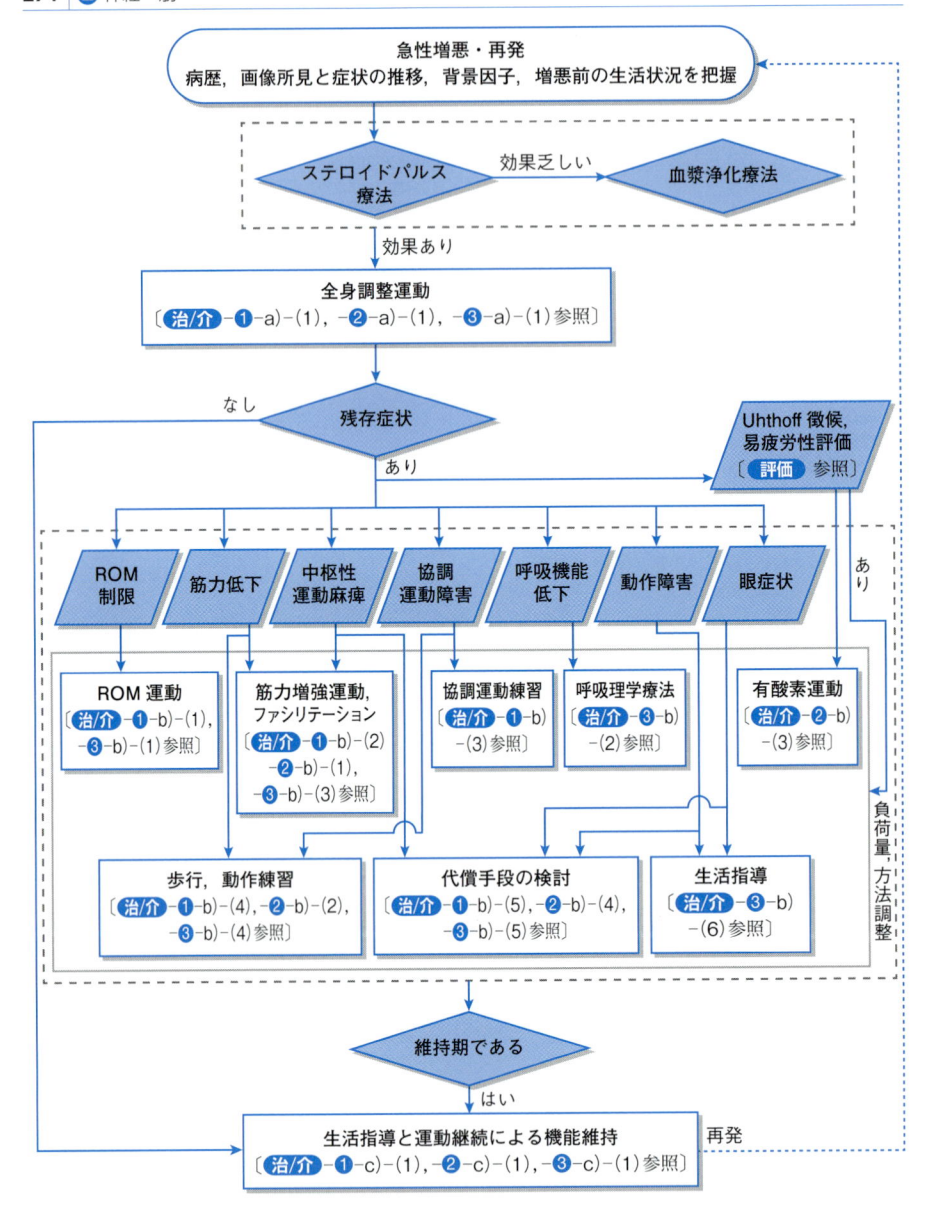

図Ⅲ-9 多発性硬化症の臨床判断

- 抗痙縮薬の処方あり,副作用(脱力)のADLへの影響を主治医と情報共有する.

❷ めまいと易疲労,複視がみられる症例
a) 急性期
(1) 全身調整運動
- めまいがある日は床上で自重レベルの四肢筋

表Ⅲ-8 主な治療/介入のプログラム例

痙性麻痺と感覚障害，記憶障害がある症例	めまいと易疲労，複視がみられる症例	弛緩性対麻痺と重度の視覚障害がある症例(NMO)
〈急性期〉 全身調整運動 ・ROM 運動 ・歩行練習 〈回復期〉 ROM 運動 ファシリテーション 協調運動練習 ・フレンケル体操 歩行練習 代償手段の導入 ・歩行補助具 〈維持期〉 生活指導と運動継続 ・外出(屋外歩行)と入浴 ・薬剤の副作用対策	〈急性期〉 全身調整運動 ・筋力増強運動 ・起居動作練習 ・歩行 〈回復期〉 筋力増強運動 歩行練習 有酸素運動 ・自転車エルゴメータ ・クーリング 代償手段の導入 ・眼帯 〈維持期〉 生活指導と運動継続 ・復職 ・運動(水泳)	〈急性期〉 全身調整運動 ・ROM 運動 ・体位変換 ・呼吸(咳嗽)練習 〈回復期〉 ROM 運動 筋力増強運動 呼吸練習 ・良姿勢と離床の励行 動作練習 ・起居動作練習 ・移乗練習 代償手段の導入 ・適した車椅子の選定 生活指導 ・ベッド周囲環境整理 ・介助法指導 〈維持期〉 生活指導と運動継続 ・訪問理学療法介入

力増強運動を各10回程度とし，ない日は端座位練習から病棟廊下付き添い歩行まで行う．

b) 回復期
(1) 筋力増強運動
- 負荷は自重レベルから重錘にて漸増する．筋出力が減弱したら，休憩にて回復してから再開する．1セット10回とし，ADLに支障をきたさない範囲でセット数を増やす．

(2) 歩行練習
- 翌日に疲労が残らない範囲で連続歩行距離を増やし，病院内の活動範囲に反映させる．
- 疲労すると反張膝となることを休止基準とする．

(3) 有酸素運動
- 自転車エルゴメータを20W，5分から開始，20分を目標とする．適宜，扇風機でクーリングする．

(4) 代償手段の導入
- 夕刻に複視を認める際は，眼帯での片目閉眼にて対応する．

c) 維持期
(1) 生活指導と運動継続
- 復職は，時間短縮勤務から開始する．
- 趣味としての水泳は，感染と疲労への注意喚起をしてすすめる．

❸ 弛緩性対麻痺と重度の視力障害がある症例 (NMO)

a) 急性期
(1) 全身調整運動
- ステロイドパルス中も病状の進行あり．他動的ROM運動，体位変換，咳嗽練習を行う．

b) 回復期
(1) ROM 運動
- 筋や靱帯の過伸張に注意する．

(2) 呼吸理学療法
- 良姿勢(ヘッドアップ～離床)を励行する．

(3) 筋力増強運動
- 上肢と体幹を中心に，自動介助レベルから開始する．筋出力が減弱したら，休憩にて回復してから再開する．病状が安定してからは重錘負荷を加える．

(4) 動作練習
- 寝返り〜起座練習を左右均等に行う.
- 端座位練習として, リズミックスタビライゼーションを行う.
- プッシュアップと座位移乗練習, 介助での立位移乗練習を行う.

(5) 代償手段の導入
- アームレスト跳ね上げ式の車椅子を導入する.

(6) 生活指導
- リモコンなどベッド周囲の整理を行い, 定位置を確認する.
- 看護師と家族へ, 介助法を指導する.

c) 維持期
(1) 生活指導と運動継続
- 訪問理学療法につなげ, 在宅環境調整および機能維持をはかる.

リスク管理
- 感染は増悪の契機となりうる.
- 治療薬の副作用に注意する.
- 変動症状の出現パターンを把握する.

経過・予後
- 再発と寛解を繰り返しながら障害が蓄積するとともに, 少しずつ進行する.
- 再発寛解型 MS の標準的な自然経過では, 平均寿命は一般人と同程度か, 10 年ほど短縮する[1]との報告があるが, 経過や臨床症状には個人差, 人種差, 地域差がある.
- 予後不良因子として, 男性, 高齢発症, 一次進行型, 初発時の運動障害や膀胱直腸障害の存在, 再発間隔の短さ, 初発からの障害の残存などがある[1]. 早期診断・早期からの疾患修飾薬の開始により予後の改善が期待される.

● 引用文献
1) 吉良潤一：自然経過からみた病変分類と予後. アクチュアル脳・神経疾患の臨床. 辻省次 (総編集)：最新アプローチ 多発性硬化症と視神経脊髄炎. 中山書店. pp18-28, 2012

(安井 健)

筋ジストロフィー

1 筋強直性ジストロフィー

病態・障害
- 筋強直性ジストロフィー (myotonic dystrophy ; MD) は, 筋萎縮と筋力低下, 筋の持続収縮, 弛緩障害を示す筋強直 (myotonia) などの骨格筋症状を生じる常染色体優性遺伝の筋疾患である.
- 頻度は, 10 万人に約 5 人と成人の筋ジストロフィーとしては最も多い. 1 型 (myotonic dystrophy type 1 ; DM1) と 2 型 (DM2) が確認されているが, ほとんどの患者が 1 型である. 多くの場合, 20〜50 歳ごろに発病する. 子の世代のほうが症状は重くなるという表現促進現象を認める. 現時点で, 根本的治療は確立されていない.
- 成人発症では, 遠位筋の筋力が優位に低下する. また, 顔貌, 白内障, 知能低下, 性格変化, 病識欠如, 難聴, 構音障害, インスリン抵抗性の糖尿病をはじめとした内分泌症状, 心筋障害, 心伝導路系障害に伴う心不全, 不整脈を伴うケースが少なくない.
- 先天性筋緊張性ジストロフィー (congenital myotonic dystrophy ; CMD) は, 生下時より筋緊張の低下と重篤な全身の脱力 (floppy infant) がみられる. 典型的に, 上口唇が特徴的な逆 V 字型を呈し哺乳障害を示す. 内反足など肢位異常を認めることもある. 重度の呼吸障害, 知能低下, 発達障害を認め, しばしば呼吸不全をきたして早期に死亡する.

評価
- 筋力：胸鎖乳突筋, 腹直筋, 傍脊柱筋, 前腕・下腿の筋群などは, 典型的に筋力低下, 萎縮を生じやすい. その他の筋は個体差が大きく, それらの特徴も含めた筋の罹患分布を把握.
- ROM：成人発症においては, 比較的拘縮は生じにくいとされるが, 動作への影響をふまえ, 定期的に実施.
- 呼吸機能：肺活量, 努力性肺活量, 1 秒率, 最大強制吸気量, 咳の最大流量などの測定, 経皮動脈血酸素飽和度測定などの定期的検査, 血液ガス検査の確認などを実施.
- ADL 評価：各動作の実施状況, 実用性の有無を評価する. myotonia による特異性 (手すりを離しがたいなど) も把握しておく. 早期から胸鎖乳突筋の筋力低下も著明で, 頸部挙上困難による起き上がりや姿勢保持への影響, 下垂足による歩行への影響や装具適応, リスクを考慮した移動手段の検討などを実施.

筋ジストロフィー | **277**

表Ⅲ-9 主な治療/介入のプログラム例

歩行可能期	車椅子使用期	呼吸管理期
ROM運動 ・自動運動における制限領域 筋力増強運動 ・等尺性収縮 ・抵抗運動，自動運動，自動介助運動などによる可動域全体での筋の収縮活動 ・重錘やゴムバンド，エクササイズボールなどの器具の利用 起立歩行練習 ・独歩→押し車歩行→歩行器歩行 必要に応じて AFO などの装具を検討 ADL練習	ROM運動 ・自動運動の制限領域 筋力増強運動(廃用予防) ・等尺性収縮 ・抵抗運動，自動運動，自動介助運動などによる可動域全体での筋の収縮活動 ・重錘やゴムバンド，エクササイズボールなどの器具の利用 ADL練習 ・床上動作練習 ・起き上がり ・ずり這い(移動) ・移乗動作 起立台(全身調整，尖足予防)練習 起立歩行練習 呼吸練習 ・深呼吸，胸郭ストレッチング，咳嗽練習，排痰練習，呼吸介助(徒手，アンビューバックなどを活用)	ROM運動 ・上下肢，胸郭など体幹 筋力増強運動(廃用予防) ・自動運動，自動介助運動 起立台(全身調整運動)練習 呼吸練習 ・深呼吸，胸郭ストレッチング，咳嗽練習，排痰練習，呼吸介助，体位ドレナージ(病状に応じて，徒手，アンビューバック，排痰補助装置等を用いる) ・非侵襲的陽圧換気療法(NPPV)の導入

・CMDでは，floppy infantに伴う姿勢異常，荷重困難の状態，脊椎や下肢の変形への影響，発達状態などを把握する．

・その他，認知機能，嚥下状態，循環器や内分泌症状などの情報収集による全身状態の把握，運動機能への影響も評価する．

治療/介入(表Ⅲ-9, 図Ⅲ-10)

❶ CMD
(1) ROM運動
・出生時の低緊張から運動機能の発達を見せる過程において，下肢，体幹を中心に変形予防に努める．
(2) 筋力増強運動
・(3), (4)に委ねる．低緊張に伴う支持力低下に対応した実施．
(3) 基本的動作練習
・姿勢保持，床上動作練習などを行う．
(4) 小児発達に準じた発達の促通
(5) 呼吸機能練習
・排痰，体位ドレナージなどを行う．

・乳児期を経過し，一定の発達経過をたどれば，以下の該当時期に準じた対応を考慮する．

❷ 歩行可能期
(1) ROM運動
・自動運動における制限領域を認める場合に行う．実施の場合は，疼痛による防御的収縮やmyotoniaの状態を十分に考慮しその影響を抑制するために，緩徐な実施とする．
(2) 筋力増強運動
・軽症例では適度な運動により筋力が改善する患者もいるとされる．運動負荷は，易疲労性，myotoniaの症状を考慮し緩徐で過負荷にならないように回数を設定し，一定レベルの出力が維持できる範囲で実施する．
・日中の運動における活用の不足部位を検討し，等尺性収縮を中心に行うが，抵抗運動，自動運動，自動介助運動などによる可動域全体での筋の収縮活動も必要と思われる．
・重錘やゴムバンド，エクササイズボールなどの器具を利用したトレーニングや回数の設定

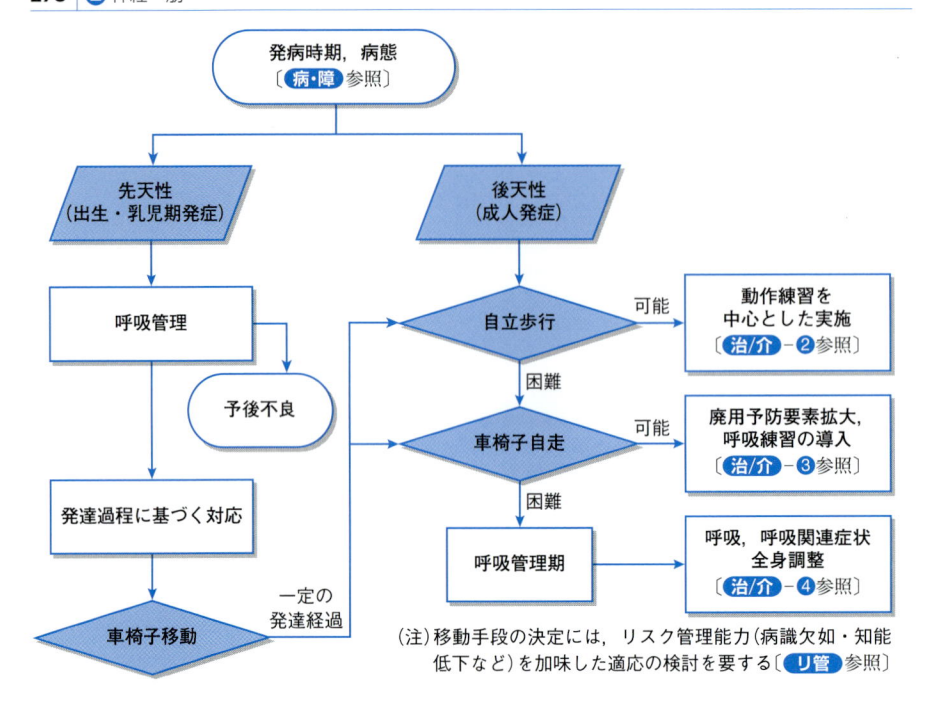

図Ⅲ-10 筋強直性ジストロフィーの臨床判断

[フローチャート]
- 発病時期，病態〔病・障参照〕
  - 先天性（出生・乳児期発症）
    - 呼吸管理
    - 予後不良
    - 発達過程に基づく対応
    - 車椅子移動
  - 後天性（成人発症）
    - 自立歩行
      - 可能 → 動作練習を中心とした実施〔治/介-❷参照〕
      - 困難 → 車椅子自走
        - 可能 → 廃用予防要素拡大，呼吸練習の導入〔治/介-❸参照〕
        - 困難 → 呼吸管理期 → 呼吸，呼吸関連症状全身調整〔治/介-❹参照〕

（注）移動手段の決定には，リスク管理能力（病識欠如・知能低下など）を加味した適応の検討を要する〔リ管参照〕

は，実施意欲につながると思われる．

(3) 起立歩行練習
- 日中の運動量を把握し動作量を調整すること．
- 努力性に伴う過用，運動機能や認知機能などの低下による転倒リスクを考慮し，歩行器歩行に移行する．
- 鶏歩やすり足歩行が認められる場合は，必要に応じて短下肢装具（ankle foot orthosis；AFO）などの装具を検討．

(4) その他
- ADL練習，動作能力の維持に努める．

❸ 車椅子使用期

(1) ROM運動
- 自動運動の制限領域に対して他動的に実施する．疼痛による防御的収縮やmyotoniaの状態を十分に考慮しその影響を抑制するために，緩徐な実施とする．

(2) 筋力増強運動（廃用予防）
- 歩行可能期に比べ活動量が低下しており，廃用性筋萎縮の予防に必要である．
- 器具を利用したトレーニング運動の導入も有効と考えられる．
- 運動負荷は，易疲労性，myotoniaの症状を考慮し緩徐で過負荷にならないように回数を設定し，一定レベルの出力が維持できる範囲で実施する．
- 日中の運動における活用の不足部位を検討し，等尺性収縮を中心に行う．
- 抵抗運動，自動運動，自動介助運動などによる可動域全体での筋の収縮活動も必要と思われる．

(3) 床上動作練習
- 残存機能による効率のよい動作の習得（起き上がり，ずり這い（移動），移乗動作）．

(4) 起立（台）練習
- 全身調整，足関節尖足予防：軽い負荷の範囲に抑え，筋自体への負担を強くしない範囲で，10～20分程度実施する．

(5) 起立歩行練習
- 可能であれば，機能維持を目的に実施．

(6) 呼吸練習
- 深呼吸，胸郭ストレッチング，咳嗽練習，排痰練習，呼吸介助（徒手，アンビューバックなどを活用）．

❹ 呼吸管理期
(1) ROM運動
- 上下肢の全可動域，胸郭など体幹運動の維持，疼痛による防御的収縮や myotonia の状態を十分に考慮しその影響を抑制するために緩徐な実施とする．

(2) 筋力増強運動（廃用予防）
- 疲労を認めないレベルで，各10回程度．自動運動，自動介助運動が中心となる．

(3) 起立台
- 抗重力位の全身調整運動としての実施．10分程度を継続できる角度により実施．

(4) 呼吸練習
- 深呼吸，胸郭ストレッチング，咳嗽練習，排痰練習，呼吸介助，体位ドレナージ（病状に応じて，徒手，アンビューバック，排痰補助装置などを用いる）．
- 非侵襲的陽圧換気療法（non-invasive positive pressure ventilation；NPPV）などによる呼吸管理も行われる．

リスク管理
- 病識欠如，知能低下，性格障害など，身体機能や運動能力の適切な理解が得られにくいケースが認められ，それに伴いリスクが総じて高くなる．特に転倒・転落への注意が必要であり，動作範囲の設定，周辺環境の整備に注意をはらう．
- 廃用・過用：筋原性の筋力低下をきたすが，同時に動作障害に伴う努力性増大による過用．また，動作能力の低下により運動量が低下し，筋力を発揮する機会の減少で，廃用も生じやすいため，定期的な動作評価および筋力測定に基づく運動量の調節を行う．また，過用に伴う疼痛，腫脹の発生にも注意が必要である．
- 呼吸不全：呼吸筋の筋力低下による低換気だけでなく，中枢性換気障害も考えられており，低酸素血症や高炭酸ガス血症に対する換気応答の低下，誤嚥性肺炎や無気肺の発症への注意も必要である．

経過・予後
- 一般に，機能的予後は比較的保たれる．通常，四肢遠位部の筋力低下により徐々に歩行能力の低下を認める．近位の筋力低下が進行すると，歩行障害が顕著となり，発病後，15～20年で歩行困難になると言われており，病識欠如などに伴うリスク管理の問題もふまえ車椅子に移行する．呼吸機能の悪化は，突然死をまねくケースもある．
- 軽症例は，運動機能の低下はほとんどなく生活を送り生命予後もほぼ正常である．
- 平均寿命は55歳程度と，ここ20年間以上改善がみられていない．
- 先天性病変においては，新生児期より呼吸管理下にて新生児集中治療室（neonatal intensive care unit；NICU）管理となるケースが多く，死に至るケースもある．
- 新生児期を過ぎると運動機能の発達を認め，通常歩行可能となり，運動機能は，成人発症同様の経過をたどる．

◉ 参考文献
1) 石川秀俊，他：筋強直性ジストロフィー患者の援助技術．IRYO 61：819-827, 2007
2) 伊藤伸：筋強直性ジストロフィーの理学療法の考え方．難病と在宅ケア 10：54-57, 2004
3) 大矢寧：筋強直性ジストロフィーの診療．医学のあゆみ 226：441-446, 2008

（中本　久一）

その他の筋ジストロフィー（ベッカー型，肢帯型，顔面肩甲上腕型）

　ベッカー型筋ジストロフィー（Becker muscular dystrophy；BMD）は，近位部の進行性の筋力低下，下腿仮性肥大などを呈し，デュシェンヌ型筋ジストロフィー（Duchenne muscular dystrophy；DMD）同様，X連鎖劣性遺伝性疾患であるが，発症が遅く，症状も軽度といえる．DMDでは欠損が示されているジストロフィン骨格筋細胞表面に不連続に存在しており，その含有量の多いものほど進行が緩徐である．多くは，7歳以降に発症し15歳以降でも歩行可能であるが，進行に応じて，DMDに即した治療方針による対策が必要となる．

　肢帯型筋ジストロフィーにはいくつかの亜型があり，常染色体劣性のものもあれば，常染色体優性のものもある．ゆえに，発症時期も小児期早期から成人期までと幅広く，予後も一定し

症状には肢帯部と四肢近位部に分布する筋力低下が含まれ，脊椎前弯，尖足，動揺性歩行もみられる．呼吸筋障害，心筋障害も認められるが，一般的には高度にはならない．

上記症状は，タイプにより差異がみられる．ゆえに動作能力，ROM，筋力などの病状およびその進行状況の把握が重要となる．

顔面肩甲上腕型筋ジストロフィーは，顔面筋と肩甲帯の筋力低下を特徴とする常染色体優性疾患である．小児期から成人発症までと幅広く，症状も軽症から歩行不能となるような重症例まで存在する．一般に緩徐な進行を示し，長年停止しているようにみえるものもある．呼吸障害，心筋障害はおこしにくい．後年腰部筋の障害により腰椎前弯を生じやすいが，歩行不能となることは少ない．

これら疾患において，絶対的な対応策は認められない．ゆえに，現状の把握，進行状況の予測を適切に行い，動作能力の維持に努める必要があり，その弊害となる種々の機能障害を評価し機能低下の予防に努めること，患者の期待にできうるかぎり応えていくことが重要となる．

(中本　久一)

多発性筋炎・皮膚筋炎

1 多発性筋炎・皮膚筋炎

病態・障害

・多発性筋炎(polymyositis；PM)および皮膚筋炎(dermatomyositis；DM)は，特発性炎症性筋疾患に分類される自己免疫性疾患である．
・主症状としては，頸筋・体幹筋・四肢近位筋の筋力低下，筋肉痛，関節痛，発熱・全身倦怠感などの全身症状がある．また，DMではヘリオトロープ疹やゴットロン(Gottron)徴候などの典型的な皮膚症状を示す．さらに，心筋障害による不整脈や心不全，間質性肺炎などの心肺病変を合併しやすい．その他，悪性腫瘍を合併することもあり，特にDMにおいて悪性腫瘍の合併が多いとされている．
・血液検査所見では，筋組織の崩壊を反映してクレアチンキナーゼ(CK)，アルドラーゼ，

表Ⅲ-10　PM/DMの主要評価項目

全身症状	発熱，全身倦怠感，疲労感，体重減少
筋症状	筋力低下(咽頭筋，頸部，体幹，上肢，下肢)，筋痛の有無
皮膚症状	ヘリオトロープ疹，Gottron徴候，レイノー現象
関節症状	関節痛，関節炎
合併症	間質性肺炎，不整脈，心不全，嚥下障害
心肺機能	肺活量，左室駆出率
嚥下機能	反復唾液嚥下テスト，水飲みテスト，嚥下造影検査
身体機能	筋力(MMT，hand held dynamometer)，6分間歩行テスト
検査値	筋原性酵素値(CK，アルドラーゼ，LDH，AST，ALT)，炎症反応(CRP，赤沈)，KL-6
MRI	筋の炎症部位
投薬内容	副腎皮質ステロイドや免疫抑制薬の種類と投与量

LDH，AST，ALTなどの筋原性酵素の上昇が認められる．
・治療としては，副腎皮質ステロイドによる治療が行われる．ステロイド治療の効果が不十分な場合や減量により再燃する場合，重篤な副作用が出現する場合には免疫抑制薬による治療が行われる．

評価

・PM/DMの主要評価項目を表Ⅲ-10に示す．

治療/介入(表Ⅲ-11，図Ⅲ-11)

❶急性期

(1) ROM運動，伸張運動

・四肢の各筋群に対し，最終域で静止し10～30秒間の持続的伸張を加える．

(2) 筋力維持・増強運動

・頸部・体幹屈曲，SLR，殿部挙上(ブリッジ運動)，膝伸展，足底背屈などの運動を行う．頸部・体幹の運動は，筋力が弱く臥位で困難である場合は，リクライニングベッドを利用してベッドの角度を変化させて行う方法や，座位姿勢から体幹を後傾させ，そこから元の姿勢に戻

表Ⅲ-11 主な治療/介入のプログラム例

急性期	回復期〜維持期
ROM運動，伸張運動	ROM運動，伸張運動
筋力維持・増強運動 ・低負荷 ・筋痛，疲労感，CK値，筋力などの推移を確認しながら負荷量を増減	筋力維持・増強運動 ・低強度〜中等度負荷 ・筋痛，疲労感，CK値，筋力などの推移を確認しながら負荷量を増減
基本動作練習 ・最低限の離床に留め，過度の反復は避ける ・座位・立位保持練習 ・起き上がり動作練習 ・立ち上がり動作練習 ・歩行練習	基本動作練習 ・起き上がり動作練習 ・立ち上がり動作練習 ・歩行練習
	持久力運動 ・自転車エルゴメータ ・歩行
呼吸理学療法 ・胸郭のROM運動 ・呼吸練習 ・排痰練習	呼吸理学療法 ・ADL練習・指導

す方法などを用いる．
・運動強度は低負荷とし，筋力に応じて抵抗運動や自動運動，自動介助運動を10回程度行う．急性期のPM/DMに対する筋力運動の開始時期や負荷量についての明確な基準は明らかにされていないのが現状である．したがって，翌日の筋疲労感や筋痛の有無，CK値や筋力の推移を確認しながら負荷量を増減していく．筋痛がある部位やMRIで炎症が認められる筋への負荷は避ける．

(3) 基本動作練習
・急性期は安静臥床を強いられることが多いが，必要以上の安静はADLの低下をまねき，慢性化して機能障害や活動制限を残す結果になる．したがって，可能な範囲で離床を進める．
・座位保持や立位保持，起き上がり動作や立ち上がり動作，歩行練習を安静度や動作能力に応じて実施する．ただし，過度の反復練習は避け，最低限の動作レベルが維持できるようにする．筋力維持・増強運動と同様に，翌日の筋疲労感や筋痛の有無，CK値や筋力の推移を確認しながら徐々に進めていく．

(4) 呼吸理学療法
・間質性肺炎合併例や呼吸筋力低下により呼吸機能が低下した症例では，胸郭のROM運動や呼吸練習を実施する．また，喀痰量が多く排痰が困難な症例では排痰練習も行う．
・胸郭のROM運動は，呼吸介助法や胸郭の捻転・側屈などを行う．
・呼吸練習は，深呼吸（横隔膜呼吸）を指導する．
・排痰練習は，口すぼめ呼吸を併用しながら深呼吸を数回繰り返し，喀痰が気道中枢部まで上がってきたら咳嗽を行う．咳嗽は深吸気から声門を閉鎖し，腹筋群の収縮を意識して練習を行う．呼吸筋が著明に低下して咳嗽が不十分な場合には，胸郭や上腹部を固定する．

❷ 回復期〜維持期

(1) ROM運動，伸張運動
・四肢の各筋群に対し，最終域で静止し10〜30秒間の持続的伸張を加える．

(2) 筋力維持・増強運動
・頸部・体幹屈曲，SLR，ブリッジ運動，膝伸展運動，スクワット，カーフレイズ，膝立ち位や四つ這い，片脚立位保持などの運動を行う．筋力低下の部位，安静度や動作能力に応じて運動種目を選択する．
・運動強度は低強度〜中等度強度とし，最大筋力の50〜80%の負荷量で10〜30回程度行う．負荷設定が困難な場合は，自覚的運動強度を利用し，筋疲労感が修正ボルグ（Borg）スケール2（楽である）〜4（ややきつい）程度の負荷量で行ってもよい．はじめは低負荷のトレーニングから開始し，筋痛の有無や翌日の筋疲労感，CK値や筋力の推移を確認しながら負荷量を増減していく．また，筋痛がある部位やMRIで炎症が認められる筋への過度な負荷は避ける．

(3) 基本動作練習
・起き上がり動作や立ち上がり動作，歩行練習を動作レベルに応じて積極的に実施していく．

(4) 持久力運動
・自転車エルゴメータもしくは歩行による持久力運動を行う．
・運動強度は，最大酸素摂取量（peakVO$_2$）の40〜60%，もしくは呼吸困難感が修正ボルグスケール2（楽である）〜4（ややきつい）程度となる負荷量で，10〜20分間実施する．不整脈を合併した症例や筋痛症状が続く症例では，低負

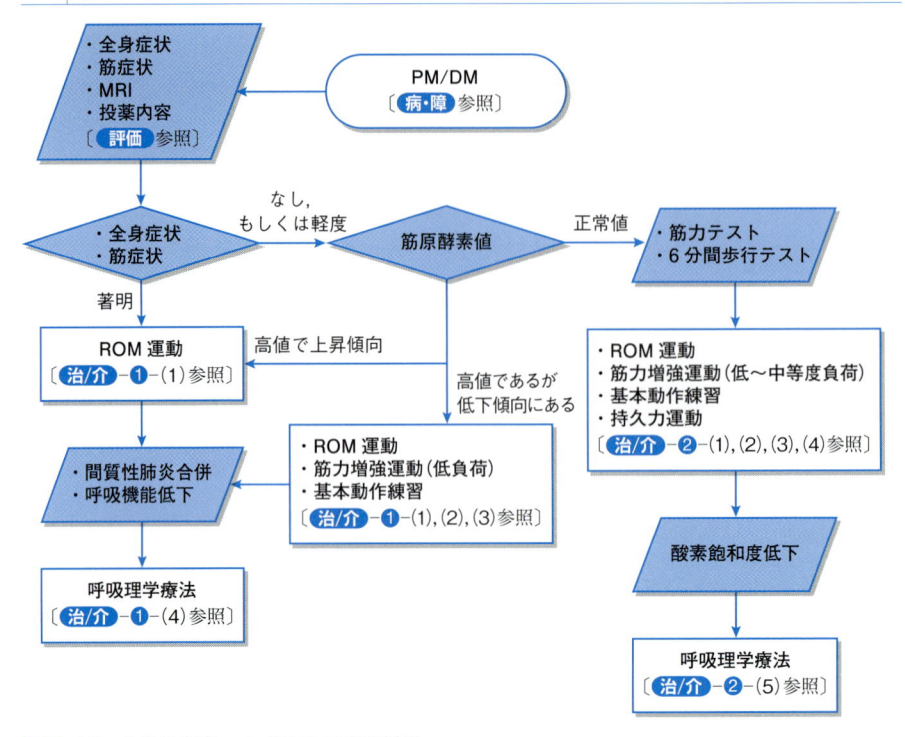

図Ⅲ-11　多発性筋炎・皮膚筋炎の臨床判断

荷で行う．

(5) 呼吸理学療法
- 間質性肺炎合併例で動作時の酸素飽和度の低下が認められる症例では，ADL指導を行う．
- 起き上がりや立ち上がり動作では，息こらえを防止し，口すぼめ呼吸に合わせて動作を行う．歩行動作や階段動作，その他の ADL 上の動作では，連続した速い動作を避け，ゆっくりと動作を行う．また，動作を細切れにし，動作と動作の間に休みをいれるなどしてエネルギー消費（酸素消費）量のなるべく少ない動作指導を行う．

リスク管理
- 運動療法実施にあたっては，over work に留意する．また，筋炎が全身性疾患であることをふまえて，発熱や倦怠感などの全身症状，間質性肺炎や不整脈などに伴う心肺症状に注意する．頸部筋や咽頭筋の筋力低下が著明な症例では誤嚥性肺炎を併発する場合もあることから，嚥下障害への注意も必要である．また，ステロイドの大量投与が行われる急性期は，易感染性が問題となりやすく，感染徴候の出現に注意する．さらに，ステロイド長期投与症例では，骨粗鬆症や大腿骨頭壊死，ステロイドミオパチーなどの副作用の発生に注意する．

経過・予後
- 患者の一部は寛解に至るが，大部分の患者では寛解と再燃を繰り返し慢性に経過する．治療開始が遅延した症例や慢性で進行性の筋病変を示す症例では，完全な筋力の回復は困難であることが多いとされる．
- 生命予後は，ステロイド療法の一般化により改善されており，5 年生存率は 80％を超えている．高齢，感染，間質性肺炎，心筋障害，嚥下障害の合併は生命予後が悪いとされている．特に DM では悪性腫瘍，重篤な間質性肺炎の合併が多いとされている．　　　　　（山内　真哉）

重症筋無力症

1 重症筋無力症

病態・障害
- 重症筋無力症(myasthenia gravis；MG)は，神経筋接合部のシナプス後膜に分布しているアセチルコリン受容体(AChR)を標的とした，自己免疫疾患である．運動の反復によって筋力低下が生じる易疲労性や，夕方になると疲労してくる日内変動，日々の病態が日差変動するなどの特徴がある．
- 臨床症状としては，眼瞼下垂や複視などの眼症状，近位筋優位の筋力低下，嚥下障害，構音障害，呼吸障害が生じる．
- MGの重症度は，障害された筋の部位で示される．眼症状，眼以外の筋力低下(四肢，頸部体幹，口腔，咽頭，呼吸)の分布，球麻痺症状や呼吸症状が急激に悪化する状態(クリーゼ)の有無などの重症度分類に，MGFA(myasthenia gravis foundation of America)分類が用いられている．
- MGの治療は，①コリンエステラーゼ阻害薬による対症療法，②全身型MGに対する胸腺摘出術，③ステロイド治療，④ステロイド抵抗性症例の免疫抑制剤治療，⑤急性増悪MGに対する血漿交換療法と免疫グロブリン静注療法，がガイドラインで示されている．

評価
- 臨床症状を定量評価するために，QMG score (Quantitative MG score)が用いられる．眼症状や，嚥下，発声機能，頭部挙上時間，呼吸機能，四肢筋力などの評価項目が含まれている．
- 病態を定量評価するためにAChR抗体値が用いられ，病態が悪化している時は高値を示す．
- 呼吸機能評価では，最大吸気圧(PI_{max}<－30 cmH_2O)と咳嗽の最大流速(peak cough flow < 160 L/分)が人工呼吸器挿管の目安となる．
- クリーゼからのウィーニングの目安は，最大呼気圧(PE_{max} > 40 cmH_2O)が人工呼吸器抜管の成功の因子として報告されている[1]．
- 神経筋接合部の機能評価には，神経反復刺激試験が用いられる．漸減反応の有無によって筋力回復の経過が異なることが報告されている．
- 筋疲労評価には，エルゴメータを用いて一定の運動負荷を行い，前後の仕事量の減衰を評価することで，易疲労性の程度が客観的に評価できる．
- ADLの評価にはMG-ADLスコアが用いられ，QMG scoreとの相関が示されている．

治療/介入(表Ⅲ-12，図Ⅲ-12)
❶ クリーゼの治療プログラム
(1) 呼吸介助法
- クリーゼは呼吸筋麻痺に起因する拘束性障害であり，肺胞低換気の病態となる．
- 呼気に合わせて胸郭を生理的な運動方向に圧迫し，吸気時には圧迫を解放する．
- 呼吸困難感が軽減するまで実施する．

(2) 体位ドレナージ
- クリーゼでは嚥下障害も生じているため，唾液嚥下が困難である．
- 前側臥位での体位管理が推奨される．2時間おきに体位変換を実施する．

(3) 非侵襲的陽圧換気療法(non-invasive positive pressure ventilation；NPPV)
- 進行の早いクリーゼにおける急性呼吸不全に対して適応がある[1]．
- NPPVである程度人工呼吸器挿管が回避できたことが報告されているが，高二酸化炭素血症で失敗する場合もある．

(4) 咳嗽介助
- クリーゼは頸部体幹筋力が著明に低下している時期であり，咳嗽機能が著しく低下する．
- 咳嗽における深吸気後の呼気筋の収縮時に，上腹部または下部胸郭を固定して喀痰させる．

(5) リクライニング車椅子
- クリーゼは頸部体幹筋力が著明に低下しているため，早期離床が困難となる．
- 過負荷を避けるためには，頸部，体幹のアライメントを適切にポジショニングした，リクライニング車椅子座位を実施する．
- 座位時間は全身状態に合わせて漸増させていく．

(6) リラクセーション
- クリーゼは精神的な不安やストレスも増悪因子となっている．
- 呼吸補助筋群の筋緊張を抑制して，不要な酸素消費を減少させる．

表Ⅲ-12 主な治療/介入のプログラム例

クリーゼ	球麻痺型	全身型
リラクセーション ・ポジショニング ・ストレッチング 呼吸理学療法 ・呼吸介助法 ・体位ドレナージ ・非侵襲的陽圧換気療法 ・咳嗽介助 動作指導 ・離床 ・リクライニング車椅子	リラクセーション ・頸部ポジショニング 頸部機能トレーニング ・頭部挙上練習 呼吸理学療法 ・咳嗽練習 端座位練習 ・頸部機能に応じて離床を促す	筋力増強運動 ・過用症候群に注意して，漸増負荷 呼吸筋トレーニング ・横隔膜呼吸 ・口すぼめ呼吸 ・吸気抵抗負荷 バランス練習 ・継ぎ足歩行 ・立ち座り練習 ・キャッチボール 持久力増強運動 ・自転車エルゴメータ

❷ 球麻痺型の治療プログラム

(1) 頭部挙上練習
・嚥下機能の改善を目的として頭部挙上練習が報告されている．
・頸部筋力は特に低下しやすいため，ギャッチベッドによるヘッドアップなどを使用して過負荷に注意して実施する．

(2) 端座位練習
・頭頸部筋力に応じて，安静臥床による下側肺障害を予防するために離床を促す．

(3) 咳嗽練習
・MG は吸気が障害されていることが多いため，十分な吸気を意識させて咳嗽させる．
・呼出が不十分な場合は腹圧帯を使用する．

❸ 全身型の治療プログラム

(1) 筋力増強運動
・過用症候群に注意して，漸増負荷での 10 週間の筋力増強運動が報告されている．運動回数は 10 回 2 セット実施する．
・運動負荷量は最大筋力の 25〜45% までの負荷量を 2 週間で約 5% ずつ漸増させて実施する[2]．

(2) 呼吸筋トレーニング
・呼吸筋トレーニングは横隔膜呼吸と口すぼめ呼吸と吸気抵抗負荷法で構成されている．
・吸気抵抗負荷量は最大吸気圧の 20〜60% まで 8 週間で漸増させる．
・呼吸筋トレーニングを 8 週間，週 3 日の頻度で 10 分間実施すると，最大吸気圧と上部胸郭の可動域が改善すると報告されている[3]．

(3) バランス練習
・バランス練習は継ぎ足歩行や，立ち座り，キャッチボールなどで構成されている．歩行やストレッチングなどのウォーミングアップを含めて，40 分間のトレーニングとなる．
・患者の身体機能に応じて，支持基底面や上肢使用の課題数を変更して，課題設定を行う．反復回数や速度で課題調整を行う．
・バランス練習を週 1〜2 日の頻度で 16 回実施すると，QMG score と閉眼時の動的バランス機能が改善すると報告されている[4]．

(4) 持久力増強運動
・持久力増強運動の運動負荷は，最大仕事量 (Watt) をもとに設定される．
・自転車エルゴメータを用いて，算出された Watt の 20% 負荷の運動を，ペダル回転数 50〜60 回/分で 10〜15 分間実施する．

リスク管理

❶ 過用症候群（眼瞼下垂の悪化）
・MG は過用や筋温度が上昇すると眼瞼下垂が悪化することが報告されており，運動療法を進めて行くうえで重要な臨床所見となる．

❷ ステロイドミオパチー
・MG はステロイド治療が主体であるため，ステロイドミオパチーの影響を無視できない．ステロイドミオパチーは速筋線維が選択的に損傷

重症筋無力症 | **285**

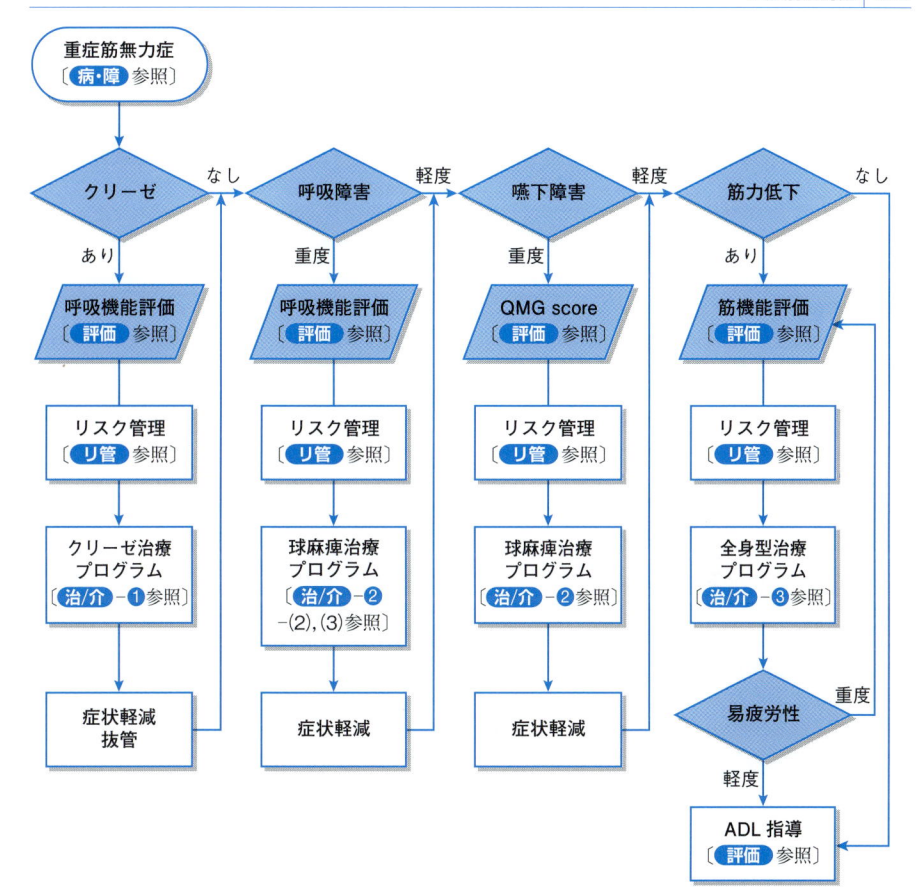

図Ⅲ-12 重症筋無力症の臨床判断

される特徴がある．

❸ クリーゼ
- クリーゼは，感染や過用症候群，ステロイドの急激な減量などで発症するため，理学療法を実施していくうえで注意が必要である．

経過・予後
- 全体の50％のMGが眼筋型であり，その眼筋型の約60％が，2年以内に全身型重症筋無力症へ悪化する[5]．
- クリーゼは，球麻痺症状や呼吸症状が急激に悪化して人工呼吸器依存となる．クリーゼの発症率は26.8％と報告されている．
- 神経反復刺激試験の漸減反応の感度は74％であり，漸減反応を認める症例は重症度が高く，筋力低下が著しいと報告されている．

● 引用文献
1) 日本リハビリテーション医学会・神経筋疾患・脊髄損傷の呼吸リハビリテーションガイドライン策定委員会：神経筋疾患・脊髄損傷の呼吸リハビリテーションガイドライン．pp111-112, 金原出版, 2014
2) Lohi EL, et al: Physical training effects in myasthenia gravis. Arch Phys Med Rehabil 74: 1178-1180, 1993
3) Fregonezi GA, et al: Effects of 8-week, interval-based inspiratory muscle training and Breathing retraining in patients with generalized myasthenia gravis. Chest 128: 1524-1530, 2005
4) Wong SH, et al: Effect of Balance Strategy Training in Myasthenia gravis: A Case Study Series. Muscle Nerve 49: 654-660, 2014
5) Benatar M, et al: Medical and surgical treatment for

ocular myasthenia. Cochrane Database Syst Rev: CD005081, 2012

(若杉　樹史)

末梢神経障害

1 ギラン・バレー症候群(GBS)

病態・障害
- ギラン・バレー(Guillain-Barré)症候群(GBS)は，急性発症の多発根神経炎である．
- 発症前に感染症状を示し，末梢神経が自己の抗体により炎症をきたす自己免疫性の疾患である．
- 重症度分類としては Hughes の機能的重症度分類がある．
- GBS は，脱髄型(acute inflammatory demyelinating polyneuropathy；AIDP，急性炎症性脱髄性多発性ニューロパチー)と軸索型(acute motor axonal neuropathy；AMAN，急性運動軸索型ニューロパチー)に分類される．
- 臨床症状としては，AIDP は AMAN に比べ感覚障害，脳神経障害，自律神経障害，腱反射の消失が多くみられ，AMAN では感覚障害を伴うことは稀である．
- 代表的な臨床症状には以下のようなものがある．
  - 筋力低下：弛緩性麻痺．四肢末梢から始まり上行性，対称性に体幹へと進行．
  - 感覚障害：軽度の手袋・靴下型の感覚障害．痺れ感，痛みを伴う．
  - 脳神経障害：表情筋麻痺，眼球運動障害，構音障害，嚥下障害．
  - 自律神経障害：起立性低血圧，血圧・脈拍異常，不整脈．

評価
❶ 情報収集時の要点
- ①リスクの確認(呼吸循環，自律神経障害の状態)，③検査所見(神経生理学的，髄液，血液検査所見)，④現在の治療内容(単純血漿交換療法，免疫グロブリン静注療法など)について把握する．

❷ 理学療法評価
- MMT，ROM，感覚検査，脳神経検査，筋緊張検査，腱反射，痛みの評価，呼吸機能評価，自律神経障害の評価，動作分析，ADL 評価を行う．

治療/介入(表Ⅲ-13，図Ⅲ-13)
❶ 急性期の理学療法(発症から症状極期)
- 良肢位保持と関節拘縮予防，換気機能の維持改善が目的である．
- AMAN で広範囲な軸索変性を伴う場合，この期間が長くなることが多く，積極的な予防に努める．

(1)ROM 運動
- 弛緩性麻痺のため過伸張に注意する．強い筋の伸張は行わない．
- 痛みを伴う場合は，対象者が軽い痛みを感じる程度に可動範囲をとどめる．

(2)良肢位保持
- 手指(特に MP 関節の亜脱臼予防)，肩関節，股関節(屈曲外旋位拘縮)，膝関節(屈曲拘縮)，足関節(底屈位拘縮)の肢位に注意する．

(3)呼吸理学療法
- 呼吸筋力が著しく低下している時期では，換気維持，感染予防を目的に，体位変換，排痰を中心としたプログラムを行う．
- 人工呼吸管理が行われる例では人工呼吸器関連肺炎(ventilator associated pneumonia；VAP)の予防のため，上体を 30° 以上挙上した体位での人工呼吸管理を行う．
- ABCDE バンドルを意識して，毎日の鎮静の中断，自発呼吸トライアル，せん妄の評価を可能なかぎり行う．

(4)筋力増強運動
- 発症から症状極期までは積極的な筋力増強運動は行わない．

❷ 回復期の理学療法(症状極期から回復初期)
- 筋力増強，起居・移動能力の改善が目的である．

(1)ROM 運動
- 徐々に他動運動時の筋の伸張強度を強め，ROM の改善をはかる．

(2)呼吸理学療法
- 長期間の人工呼吸管理や気管切開が行われている場合も多い．
- 急性期の内容に加え，自発呼吸，呼吸筋力改善を目的に，深呼吸の反復などの呼吸練習を加え，さらに，人工呼吸器管理下でも早期離床をはかり呼吸機能の早期改善に努める．

表Ⅲ-13　主な治療/介入のプログラム例

発症から症状極期	症状極期から回復期初期	回復期後期
離床 ・ギャッチベッドによるヘッドアップ ROM運動 ・過伸張に注意し愛護的に行う 良肢位保持 ・手指，肩関節，下肢中心に 呼吸理学療法 ・体位変換，排痰 筋力増強運動 ・積極的に行わない	離床 ・ギャッチベッドによるヘッドアップ座位，端座位，立位と順次 ROM運動 ・徐々に筋の伸張強度を強める 呼吸理学療法 ・呼吸練習，早期離床を追加 ・ABCDEバンドルの施行 筋力増強運動 ・低負荷・低頻度から開始 ・徐々に増加 歩行練習，基本動作練習 ・平行棒内，歩行器，独歩と順次	ROM運動 筋力増強運動 ・最大筋力60〜80% ・閉鎖運動連鎖（スクワット，ランジ，カーフレイズ）を追加 歩行練習，基本動作練習 ・歩行距離・速度の増加 ・応用歩行練習を加える 全身持久力運動 ・自転車エルゴメータ，歩行にて短時間，低負荷より開始

(3) 筋力増強運動
- 筋力が著しく低下している時期であり，負荷強度の設定は非常に難しい．最大下の低負荷で，かつ10回程度の反復を1〜3セットの低頻度から徐々に頻度，負荷強度を増加する．
- 過用性筋力低下（overwork weakness）に注意し，適切な負荷量を設定する．
- 筋収縮が長期間みられない場合，電気刺激療法，筋電図バイオフィードバック療法も考慮する．

(4) 早期離床
- 循環動態が安定すれば，ギャッチベッドによるヘッドアップ座位，端座位，立位と離床を進める．
- 起立性低血圧が著しい場合には，離床時に弾性ストッキングや弾力包帯で下肢を圧迫し，低血圧の軽減に努める．
- 下肢筋力が著しく低下している例も多いため，立位時には傾斜台，長下肢装具の適応を考慮する．

❸ 回復期の理学療法（回復期後期）
- 筋力増強，移動能力，全身持久力の改善が目的である．

(1) 筋力増強運動
- 筋力が回復してくれば（MMTで4前後）最大筋力60〜80%での練習を加える．
- 屈伸運動（スクワット），ランジ，つま先立ち運動（カーフレイズ）などの閉鎖性運動連鎖での練習を加える．
- 過用性筋力低下（overwork weakness）に注意し，適切な負荷量を設定する．
- 筋収縮が長期間みられない場合，電気刺激療法，筋電図バイオフィードバック療法も考慮する．

(2) 歩行練習，応用歩行練習
- 歩行器，ロフストランド杖など適切な歩行補助具を適応する．
- 下垂足を呈する場合には短下肢装具〔両側支柱付き，shoe horn brace（SHB）など〕，下肢全体の筋力低下が著しい場合には長下肢装具の適応を考慮する．

(3) 全身持久力練習
- 運動方法は，自転車エルゴメータ，歩行などを用いる．
- 運動時間は数分から10分程度より開始し，負荷強度も対象者が疲労を訴えない程度から開始する．頻度は週2〜3回程度より開始する．
- 対象者の状態に合わせ負荷を漸増し，持続時間は20〜30分，負荷強度は無酸素性閾値（anaerobic threshold；AT）レベルを目標とする．

リスク管理
❶ 自律神経障害
- 起立性低血圧は高い頻度でみられ，心停止や重篤な不整脈の原因ともなる．

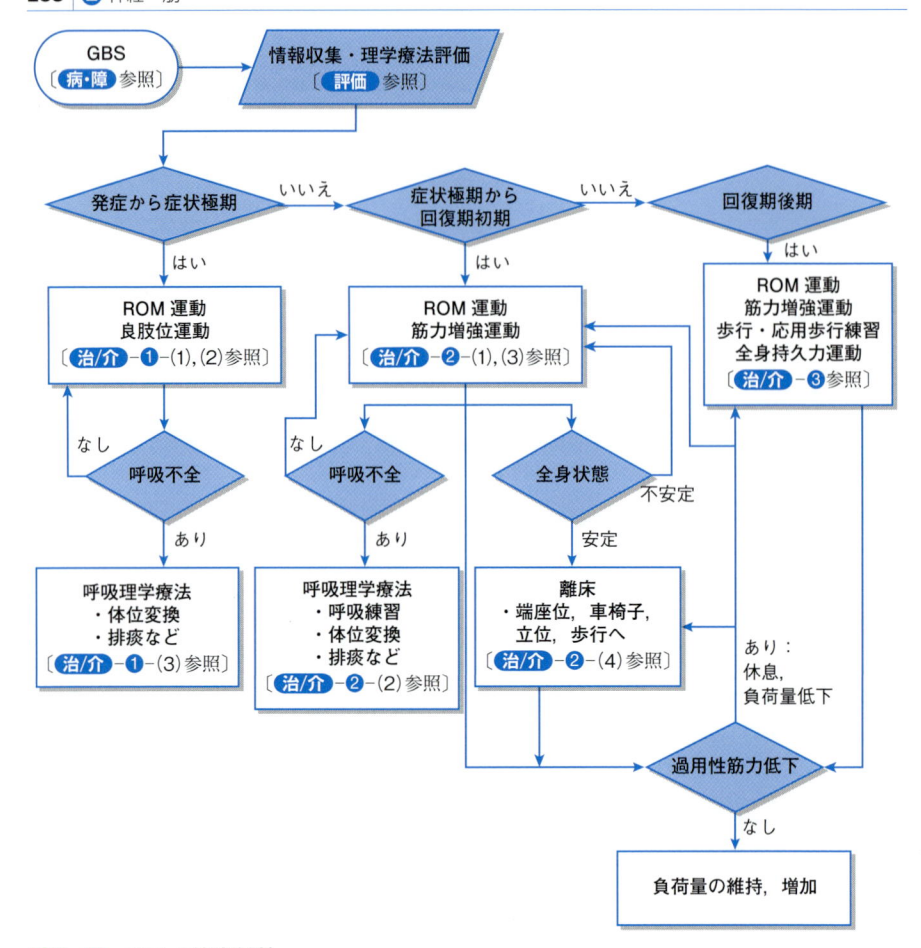

```
┌─────────────┐      ┌──────────────────┐
│    GBS      │─────▶│ 情報収集・理学療法評価 │
│ 〔病・障〕参照 │      │   〔評価〕参照     │
└─────────────┘      └──────────────────┘
                              │
                              ▼
            ◇発症から症状極期◇ ──いいえ──▶ ◇症状極期から回復期初期◇ ──いいえ──▶ ◇回復期後期◇
                    │はい                          │はい                              │はい
                    ▼                              ▼                                  ▼
            ┌─────────────┐                ┌─────────────┐                ┌──────────────────┐
            │  ROM 運動   │                │   ROM 運動   │                │    ROM 運動      │
            │  良肢位運動  │                │  筋力増強運動 │                │   筋力増強運動    │
            │〔治/介〕-❶-(1),(2)参照│       │〔治/介〕-❷-(1),(3)参照│        │ 歩行・応用歩行練習 │
            └─────────────┘                └─────────────┘                │  全身持久力運動   │
                    │                              │                      │〔治/介〕-❸参照│
              なし  │   あり                  なし │   あり                └──────────────────┘
                ◇呼吸不全◇                    ◇呼吸不全◇      ◇全身状態◇
                    │                              │          不安定 │ 安定
                    ▼                              ▼                ▼
            ┌─────────────┐                ┌─────────────┐   ┌──────────────┐
            │ 呼吸理学療法 │                 │ 呼吸理学療法 │    │    離床      │
            │ ・体位変換  │                 │ ・呼吸練習  │    │ ・端座位，車椅子，│
            │ ・排痰など  │                 │ ・体位変換  │    │  立位，歩行へ │
            │〔治/介〕-❶-(3)参照│           │ ・排痰など  │    │〔治/介〕-❷-(4)参照│
            └─────────────┘                │〔治/介〕-❷-(2)参照│   └──────────────┘
                                           └─────────────┘
                                                                   ◇過用性筋力低下◇  あり：休息，負荷量低下
                                                                         │なし
                                                                         ▼
                                                                 ┌──────────────┐
                                                                 │ 負荷量の維持，増加 │
                                                                 └──────────────┘
```

図Ⅲ-13　GBSの臨床判断

- 血圧異常の高血圧，低血圧，脈拍異常の頻脈，徐脈がどちらともみられ，大きく変動する場合もある．

❷ **過用性筋力低下(overwork weakness)**
- GBSでは高い疲労性を示し，過用性筋力低下が生じる危険性がある．
- 過用性筋力低下とは，一定期間の筋の使用によって生じた筋力と持久力の低下が持続する状態である．
- 特に急性期で筋力が著しく低下している期間，筋力回復初期にみられやすく，この時期では練習後・翌日の筋力低下，筋痛の出現，疲労感が出現すれば負荷量を低下する．

経過・予後
- GBSは，多くが発症から数週間進行し症状の極期を迎え，それ以後は数か月から半年程度で比較的良好に回復していく単相性の経過をとるが，数％再発する例もある．
- 発症後1年での独歩不能例が15％程度みられ，機能障害が残存する例もある．
- 予後不良に関連する因子は，高年齢，急速な症状の進行，極期での症状が重症，先行感染症状が下痢，などがある．
- AMANは，数日間で急速に回復する予後良好例と予後不良例が存在し，前者は軸索が障害されていても軸索膜上の機能的可逆的伝導障害

による要素が多い．後者は，広範囲に軸索変性が生じた場合で，回復に数年かかり，重篤な機能障害が残存する場合がある．
- AIDPは，再髄鞘化により神経伝導が回復するため，AMANで予後良好例のように数日間で急速に回復する例は少なく，回復に2～6か月を要する．

(間瀬 教史)

2 慢性炎症性脱髄性多発根ニューロパチー（CIDP）

病態・障害
- 慢性炎症性脱髄性多発根ニューロパチー（chronic inflammatory demyelinating polyradiculoneuropathy；CIDP）は，2か月以上をかけて緩徐に進行する四肢筋力低下と感覚障害を主徴とする病因不明の後天性脱髄性末梢神経障害である[1]．
- CIDPは自己免疫性の疾患であり，末梢神経の慢性脱髄による神経症状がみられ，二次性に軸索変性を合併することがある．
- 男性に多く，年齢が高くなるほど増加する．
- 機能障害の評価方法には，INCAT disability scaleがあり，感覚障害のスケールとしてはINCAT sensory sum score（ISS）がある．
- CIDPは，臨床病型として典型的CIDPと非典型的CIDPに分けられる．
- 非典型的CIDPは遠位優位型（distal acquired demyelinating symmetric；DADS），多巣性脱髄性感覚運動型（multifocal acquired demyelinating sensory and motor；MADSAM），限局型（focal），純粋運動型（pure motor），純粋感覚型（pure sensory）に分類される[1]．
- 典型的CIDPの臨床的特徴としては，①対称性・びまん性の筋力低下，感覚障害，②遠位筋，近位筋が同様に障害される，③下肢優位の障害，④四肢腱反射の消失があげられる．
- DADSは，緩徐進行性で四肢遠位部に対称性の感覚障害がみられ，筋力低下はあっても軽度な場合が多い．
- MADSAMは，緩徐進行性で非対称的で上肢優位な筋力低下，感覚障害がみられる．
- 限局型は，1つの神経叢や1肢のみの症状がみられる．
- 純粋運動型は対称性に筋力低下がみられ，純粋感覚型は対称性に感覚障害がみられる．

評価
❶ 情報収集時の要点
- ①疾患の経過（単相性，再発寛解性，階段状もしくは緩徐な慢性進行性），②再発時は再発前の機能・ADLレベル，③検査所見〔神経生理学的所見（筋電図所見），髄液所見，血液検査所見〕，④現在の治療内容（副腎皮質ステロイド，血液浄化療法，免疫グロブリン静注療法など）と治療に対する反応性，などについて把握する．

❷ 理学療法評価
- MMT，ROM，感覚検査，筋緊張検査，腱反射，痛みの評価，バランス機能評価，動作分析，ADL評価を行う．バランス機能は，深部感覚障害，筋力低下により障害される．

治療/介入（表Ⅲ-14，図Ⅲ-14）
❶ 増悪期
(1) 離床
- 単相性，再発寛解例を問わず症状が増悪している時期では，内科的治療のため臥床時間が長くなることが多いが，1日中臥床が続けられることは少ない．この時期では，全身状態，内科治療のスケジュールを考慮しながら，わずかな時間でも端座位，車椅子座位，立位，室内歩行など離床を行う．

(2) ROM運動
- 弛緩性麻痺の場合，筋や関節の過伸張に注意する．
- 特に，深部腱反射が低下・消失している例では注意する．

❷ 症状回復期
- 単相性の場合，正常までの回復が目標となるが，再発寛解性の場合，再発前の機能レベルへの回復が目標となる．

(1) 離床
- 内科的治療で安静臥床が強いられた場合は，血圧，脈拍などの変化に注意しながら，座位，立位，歩行へと離床を進める．
- 基本動作が障害されている例では，寝返り，起き上がり，立ち上がりなどの基本動作練習を加える．

(2) ROM運動
- 弛緩性麻痺の場合，筋や関節の過伸張に注意する．
- 筋力が比較的回復している筋に関しては，筋の伸張度を上げ，可動域の改善を目指す．

表Ⅲ-14 主な治療/介入のプログラム例

増悪期	回復期	慢性期もしくは慢性進行期
離床 ・可能な範囲でギャッチベッドによるヘッドアップ座位，端座位，立位 ROM運動 ・過伸張に注意し愛護的に行う	離床 ・ギャッチベッドによるヘッドアップ座位，端座位，立位，歩行へ ・基本動作練習 ROM運動 ・徐々に筋の伸張強度を強める 筋力増強運動 ・低負荷・低頻度から徐々にアップ ・閉鎖運動連鎖(スクワット，ランジ，カーフレイズ) バランス練習 ・立位保持・重心移動， ・姿勢変化(立ち上がりなど) ・バランスボード，鏡の使用 歩行練習 ・平行棒内，歩行器，杖歩行， ・独歩と順次 ・歩行補助具，装具の検討 全身持久力運動 ・自転車エルゴメータ，歩行にて短時間，低負荷より開始	ROM運動 ・自主練習方法を指導 筋力増強運動 ・スクワット，ランジ，カーフレイズなど自宅で行いやすい方法を指導 バランス練習 ・立位保持・重心移動， ・姿勢変化(立ち上がりなど) ・バランスボード，鏡の使用 歩行練習 ・自宅で可能な方法を選択 ・必要な環境整備を行う 全身持久力運動 ・歩行など自宅で可能な方法を選択 環境整備 ・能力レベルにあわせた環境整備を行う

(3) 筋力増強運動
- 対象者があまり力まずに動かせる程度の低負荷で，かつ10回程度の反復を1～3セットから開始し，その後，負荷量および頻度を漸増させていく．
- 収縮方法は，遠心性収縮を避け，求心性収縮や等尺性収縮を用いる．
- スクワットやランジなどの方法は，弱化した抗重力筋には過度な負荷となる可能性があり，注意して行う．
- 特に筋力低下が著しい場合は過用性筋力低下が生じやすく，かつ，筋力増強運動による効果も現れにくいため，過負荷に十分に注意する．
- MMT 4前後の筋力では，筋力増強運動による効果も現れやすく積極的にトレーニングが行える．

(4) バランス練習
- 下肢の感覚障害や筋力低下により，バランス障害が生じていることが多い．
- バランスボードや鏡を利用し，視覚的な代償を用いたトレーニングを行う．

(5) 歩行練習・応用歩行練習
- 歩行器，ロフストランド杖など適切な歩行補助具を適応する．
- 下腿三頭筋の筋力低下が著しい場合は，支柱付き短下肢装具を適応し，足関節の前方制動を利用して歩行の安定をはかる．
- 下肢中枢関節の安定性が得られない場合は長下肢装具を適応する．

(6) 全身持久力運動
- 自転車エルゴメータ，トレッドミル，歩行などを用いて行う．
- 運動時間は数分～10分程度より開始し，負荷強度も対象者が疲労を訴えない程度から開始する．頻度は週2～3回程度より開始する．
- 対象者の状態に合わせ負荷を漸増し，持続時間は20～30分，負荷強度は無酸素性閾値(AT)レベルを目標とする．

❸ 慢性期もしくは慢性進行期
- 機能維持が最大の目標となる．また，進行し

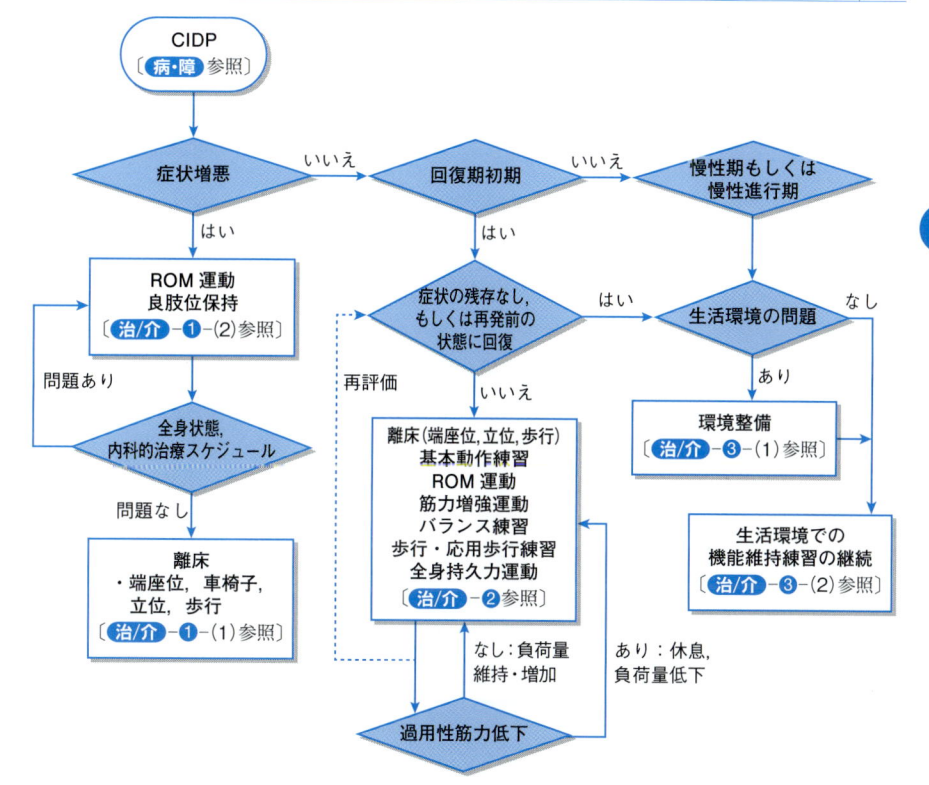

図Ⅲ-14 CIDP の臨床判断

ていく場合，能力障害の進行に合わせた環境整備が必要となる．
(1) 環境整備
・環境整備により動作自立や介助量の軽減をはかる．
・歩行・移動補助具，手すりの設置，入浴時の福祉用具，食事・整容時の自助具などの適応を検討する．
(2) 機能維持のための練習
・生活環境での可能な ROM 運動，筋力増強運動，歩行練習，全身持久力運動を指導し，自主練習，もしくは，通院，通所での練習を継続する．

リスク管理
❶ 過用性筋力低下（overwork weakness）
・CIDP では高い疲労性を示し，過用性筋力低下が生じる危険性がある．
・過用性筋力低下とは，一定期間の筋の使用によって生じた筋力と持久力の低下が持続する状態である．
・特に筋力が著しく低下している期間では，練習後・翌日の筋力低下，筋痛の出現，疲労感が出現すれば負荷量を低下し，それら症状がなければ，負荷量を維持・増強する．

経過・予後
・臨床経過は，単相性，再発寛解性，階段状もしくは緩徐な慢性進行性に分類される[1]．
・典型的 CIDP では，治療に対する反応性が良好で単相性に寛解し良好な経過を示すものと，再発，寛解を繰り返すものがある．DADS と MADSAM は，慢性進行性を呈することが多い．
・CIDP では，治療開始後 5 年の成績で，完全寛解例は 26％，独歩可能な部分寛解例が 61％，

歩行不可能な高度障害例が13%と報告[2]されている.
- 予後良好例の特徴としては，亜急性発症，対称性の障害，初回副腎皮質ステロイドホルモン治療への反応が良好，遠位部神経の伝導障害が顕著，などがあげられている[3].
- 予後不良例の特徴としては，緩徐進行例，非対称性の障害，神経中間部での脱髄所見，軸索障害の合併などがあげられている[3].

● 引用文献
1) 日本神経学会(監)：慢性炎症性脱髄性多発根ニューロパチー，多巣性運動ニューロパチー診療ガイドライン 2013, pp32-37, 南江堂, 2013
2) Kuwabara S, et al: Long term prognosis of chronic inflammatory demyelinating polyneuropathy: a five year follow up of 38 cases. J Neurol Neurosurg Psychiatry 77: 66-70, 2006
3) 飯島正博，他：疫学，経過，予後と症候. Clin Neurosci 32：313-318, 2014

(間瀬 教史)

3 糖尿病神経障害

病態・障害
- 糖尿病神経障害(diabetic neuropathy；DN)は糖尿病患者における最も合併頻度の高い合併症である[1].
- DNは遠位性対称性の糖尿病多発神経障害(diabetic polyneuropathy；DP)と単神経障害に大別され，DPはさらに感覚・運動神経障害と糖尿病自律神経障害(diabetic autonomic neuropathy；DAN)に分けられる.
- 感覚・運動神経障害では，発症早期に下肢末端に，自発痛・痺れ感・錯感覚・感覚鈍麻などの感覚異常が出現し，症状が上行するとともに，上肢末端にも症状が現れる.
- 通常，運動障害は臨床的に目立たないとされるが[1]，近年の評価機器や評価技術の進歩によって軽度から中等度の末梢優位の筋力低下，バランス障害や歩行障害などの運動障害を認めることが明らかにされている[2].
- DANでは，起立性低血圧，心臓神経の障害(突然死，無痛性心筋梗塞)，発汗異常，消化管の運動障害(便秘，下痢)，膀胱の機能障害，勃起障害など多彩な病態を呈することが特徴であり，運動療法の適応時にリスク管理が必要となる[2].

評価
- 自覚症状，両側内踝の振動覚，両側アキレス腱反射をもって評価するDPの簡易診断基準[1]は，簡便かつ理学療法士が単独で実施でき，臨床上有用である[2].
- DPが進行していなければ，筋力低下の程度は軽度から中等度なので，再現性のある機器を用いて評価するとともに，参考基準値があればそれと比較する.
- モノフィラメントを用いた圧触覚などの感覚検査，足の乾燥，亀裂，胼胝や潰瘍などの所見はDNの存在を示唆している[3].

治療/介入(表III-15，図III-15)
- DNの治療は，厳格な血糖コントロールを行うとともに，禁酒，禁煙などの生活習慣の改善を指導することが重要である[1].
- 糖尿病の基本的治療(血糖コントロール)は，食事療法・運動療法・必要に応じた薬物療法であり，運動療法によってDNの発症が抑制されることも報告されている[1].
- DANを有する場合，弾性下着による下肢・下腹部の圧迫は起立性低血圧予防に有効であり，起立性低血圧に対しては急激な体位変換を避けるように指導する[1].

❶ 軽度のDPを合併する症例
(1) 有酸素運動とレジスタンストレーニング
- 運動療法の基本は，ウォーキングに代表される有酸素運動とレジスタンストレーニングを組み合わせたメニューを基本[4]とし，糖尿病治療としての運動療法の原則を前提とするが，運動療法の継続性も十分に考慮する.
- レジスタンストレーニングでは，肘関節の屈曲・伸展，体幹の屈曲・伸展，股関節の屈曲・伸展，膝関節の屈曲・伸展，足関節の底屈・背屈運動などを指導することとし，1回に10分程度，1日に2回を目標とする.
- DN以外の糖尿病合併症(網膜症，腎症)を有している場合，特に網膜症を合併している場合は，息をこらえて力む運動が禁忌[2]となるため，呼吸をさせながら，血圧が大きく上昇しないメニューとする.

❷ 中等度～重度のDPを合併する症例
(1) 足の観察とフットケア
- 理学療法を実施する前に足を入念にチェックする．患者にも運動前後に必ず足をみるように

表Ⅲ-15 主な治療/介入のプログラム例

DP が軽度の場合	DP が中等度〜重度の場合
共通の治療/介入プログラム ・足の観察　・爪の切り方指導　・フットウエア(運動靴)のチェック	
糖尿病治療としての運動療法[4] 有酸素運動 ・ウォーキング ・自転車 ・水中運動 レジスタンストレーニング ・大筋群を使用する 　(例：膝関節屈曲伸展，体幹前後屈など)	ROM 運動 ・足趾・足部の自動運動・他動運動 筋力維持・増強運動 ・末梢優位の筋力低下に配慮 　(例：タオルギャザリング，足関節底背屈など) 有酸素運動 ・バランスの低下に配慮 　(例：ポールウォーキングなど) バランス練習 ・片脚立位練習 歩行練習 ・歩き方の指導 装具療法 ・インソール　・靴型装具　・シリコン製足趾装具 物理療法 ・重炭酸泉温浴

指導する[3]．
・足を毎日洗い，乾燥させ清潔に保ち，皮膚が乾燥していたら，保湿クリームを塗布させることが傷の発生予防に有効である[3]．
・爪はまっすぐに切り，角を深く切り込みすぎたり，深爪しないようにさせ，裸足ではなく靴下を履くように指導する．
・足に合った靴を履くようにさせ，靴ひもを毎回結び直すように指導する．
・胼胝(タコ)や鶏眼(ウオノメ)など，自己流で治療させないように指導する．

(2) 足趾・足部の ROM 運動
・足趾(足趾の屈曲・伸展・外転)・足部(足関節の底屈・背屈・内反・外反)の他動的ROM運動を行うこととし，1回に5分程度を目安とする[2]．
・通常の ROM 運動の方法論に準じるが，有痛性神経障害を有する場合，疼痛緩和のための薬物療法が奏効している時間帯，疼痛の程度に応じて実施する[2]．

(3) 筋力維持・増強運動
・末梢優位に筋力が低下する点(大腿よりも下腿，下腿よりも足部)に考慮してメニューを作成する．
・足趾筋力向上を目的としたタオルギャザリングについては1回に5分程度，1日2回の実施を目安とする．足趾の可動性の低下・感覚の低下が著しい患者では，厚いタオルを使用する，足趾でつかみやすい素材にする，厚みをもたせるなどタオルの性状を考慮する．
・器具・機械を用いる方法，用いない筋力維持・増強運動を指導し，自宅でも継続可能な方法を患者とともに考えて，メニューを作成する．1回に15分，1日2回の実施を目安とする．

(4) 有酸素運動
・基本的に禁忌のプログラムはないが，ポールウォークなど，バランスの低下に配慮したメニューとする．
・有酸素運動の頻度や強度は糖尿病基本治療としての運動療法[4]に準じる．

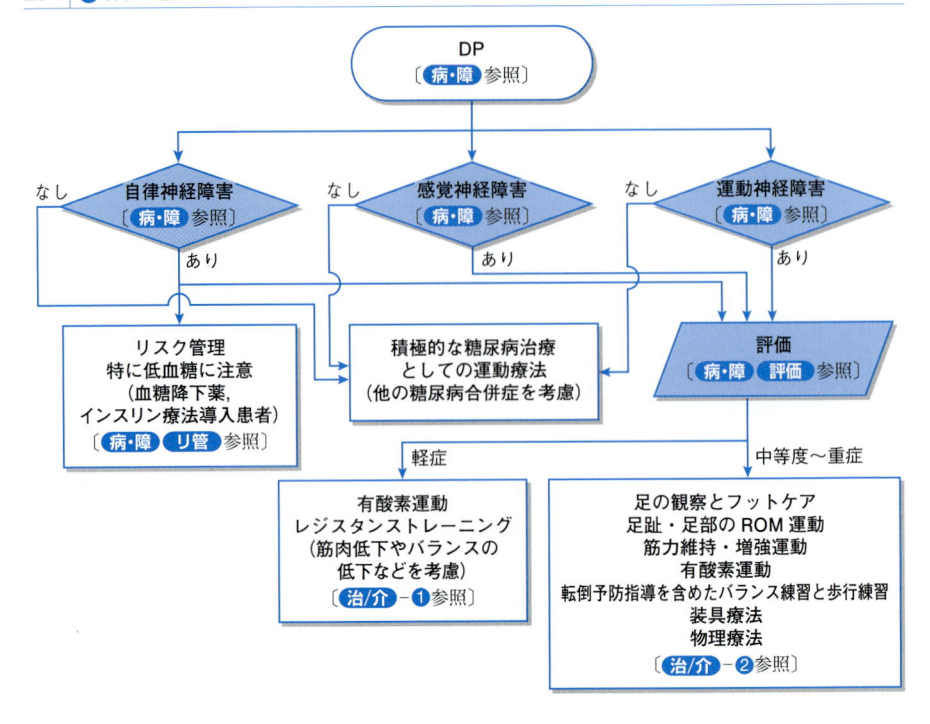

図Ⅲ-15 DPの臨床判断

(5) 転倒予防指導を含めたバランス練習と歩行練習
- DP合併によって転倒リスクが高まることを教育し、転倒予防の指導を行い、バランス練習を行う[2]。
- 歩行練習は、DP合併患者に特有の高足圧、足底圧分布の異常改善のために行うが、この有効性についてはエビデンスが十分に確立されていない[2]。

(6) 装具療法
- 足病変の予防および治療として、装具療法が有効である[2]。
- 足病変の状態に応じて、足部に適合した柔らかいインソール、靴型装具やシリコン製足趾装具を適応する[2]。

(7) その他：物理療法
- 重炭酸泉温浴、37～38℃の湯温、水深20～30 cm、10～15分の温浴を行う。前述した足の観察によって、開放創がある場合は禁忌となる。実施頻度は1日2回を目安とする[2]。

リスク管理
- 血糖降下薬やインスリンを使用している患者では低血糖のリスクがあり、特にDANを合併する患者では、低血糖の前兆がないまま昏睡に至ることがあり、運動療法前中後の血糖測定が必要となる[2]。
- DANを合併する患者では、運動負荷に伴った循環応答が得られない場合があり、事前の運動負荷試験結果の情報収集、運動療法実施中においては自覚症状の確認に加えて、血圧・心拍、心血管モニタリングが必須となる[2]。

経過・予後
- DNの発症・進展に関与するリスク因子には、①血糖コントロールの不良、②糖尿病罹患期間、③高血圧、④脂質異常、⑤喫煙、⑥飲酒などがあるが、最も重要な因子が血糖コントロールの不良であり、血糖コントロールの不良な症例では高頻度にDNが出現する[1]。
- 厳格な血糖コントロールを行えば、DNの発症・進展を抑制することができるが、このエビ

デンスは1型糖尿病では明らかであるが、2型糖尿病では必ずしも確立していない[1]。

● 引用文献

1) 日本糖尿病学会(編)：科学的根拠に基づく糖尿病診療ガイドライン2013．文光堂，2013
2) 日本理学療法士協会：糖尿病理学療法診療ガイドライン第1版．日本理学療法士協会，2012
3) 糖尿病足病変に関する国際ワーキンググループ：インターナショナル・コンセンサス糖尿病足病変．医歯薬出版，2000
4) 日本糖尿病学会(編)：糖尿病治療ガイド2013-2014．文光堂，2013

(野村 卓生)

4 シャルコー・マリー・トゥース病(CMTD)

病態・障害

・シャルコー・マリー・トゥース病(Charcot-Marie-Tooth disease；CMTD)は四肢の末梢から徐々に筋力低下が進む遺伝性の末梢神経疾患で、筋電図検査と神経生検により脱髄型、軸索型、中間型に大別される。症状の進行により関節拘縮、感覚障害が生じて日常生活の制限や社会生活の制約をきたすようになる。

・下肢の遠位より筋萎縮と筋力低下が始まり、足部、前脛骨筋、下腿三頭筋、大腿四頭筋の下1/3に左右対称性に症状が現れ、シャンペンボトルを逆さまにした「逆シャンペンボトル」様の外見、そして足部は凹足変形を呈するようになる。

・歩行障害は、前脛骨筋筋力低下による下垂足のため「鶏歩」が特徴であり、また下腿三頭筋筋力低下による立脚後期の蹴り出し減弱のために踵離れの遅延や、さらに殿筋や大腿四頭筋に筋力低下が及べば歩幅の狭小化や膝折れが出現してくる。

・下肢の症状より遅れて上肢の遠位にも症状が出現し、手内筋の筋萎縮と筋力低下により鷲手と猿手の変形を呈するようになり、母指対立運動などの手指巧緻動作が困難となる。

評価

・足部や手指のROM制限と変形は、日常生活における歩行や手指巧緻動作の障害と関係するので必ずチェックする。

・四肢の筋萎縮の分布と程度を観察し、当該筋の筋力(特に下腿三頭筋、前脛骨筋、足指屈筋・伸筋、大腿四頭筋)をチェックする。筋力測定はMMTを用いることが多いが、より客観的に筋力を評価するにはハンドヘルドダイナモメーターを使用する。

・病状の進行に伴い感覚障害も出現することから、特に四肢遠位の感覚は詳細にチェックする。

・書字や箸の使用などの日常生活やパソコン作業などの就労、社会生活などの背景も考慮して、手指の巧緻動作についてチェックする。

・歩行中の膝折れは、転倒に直結するので、まず膝関節軽度屈曲位での片脚立ちなど立位荷重下での下肢支持性を確認してから歩行のチェックを行う。①歩行の安定性として自由歩行中の歩行周期、立脚時間率、ストライド長、ステップ長や歩隔を連続して測定し、その測定値のばらつきを調べる。不安定なほどばらつきが大きくなる。②歩行の対称性として立脚時間の左右差やステップ長の左右差を調べる。③介入の効果判定として、介入前後や装具装着の有無により歩行の安定性や対称性がどのように変わったのかを時間因子や距離因子で分析する。

治療/介入(表Ⅲ-16，図Ⅲ-16)

❶ ROM運動

・入院中の患者には以下のROM運動を実施し、退院後も自宅で継続するように患者・家族へ指導することが重要である。

(1) 下腿三頭筋の伸張

・起立矯正台などを利用するが、自宅でできる伸張法を指導する。転倒を予防できる環境下で背中を壁に寄りかかりながら立ち、床に置いた適当な厚さの雑誌につま先から中足骨骨頭の部分までを乗せて踵を床に着けるようにすると、下腿三頭筋の伸張や凹足の矯正になる。

(2) 大腿四頭筋の伸張

・腹臥位にて股関節と膝関節を伸展した姿勢から膝関節を他動的に屈曲する。この際、大腿直筋の短縮があると尻上がり現象がおこるので、殿部が浮かないように固定しながらゆっくりと膝関節を曲げて伸張する。

(3) 足趾屈筋の伸張

・足趾の伸展方向への他動運動のほか、つま先を床に着いて踵を浮かせた蹲踞の姿勢をとる。

(4) 鷲手変形、猿手変形

・MP関節を屈曲方向、母指を対立方向へ他動運動を行う。

表Ⅲ-16 CMTD 中等度障害以上の主な治療/介入のプログラム例

ROM 運動	筋力増強運動	全身調整運動	装具，歩行補助具
オーバーストレッチングに注意して以下の筋の伸張と変形矯正 ・下腿三頭筋 ・大腿四頭筋 ・足趾屈筋 ・鷲手，猿手	過負荷に注意して特に以下の筋を強化 ・抗重力筋（CKC） ・前脛骨筋 ・足趾伸筋 ・手指屈筋，母指対立筋	翌日まで疲労が残らない程度の強度や時間で実施 ・リカンベントエルゴメータ使用	装具，歩行補助具の適否および上下肢機能と使用場所に応じた選択 ・プラスチック製短下肢装具の材質，デザインとトリミング ・杖 　T字杖＜ロフストランド杖＜松葉杖

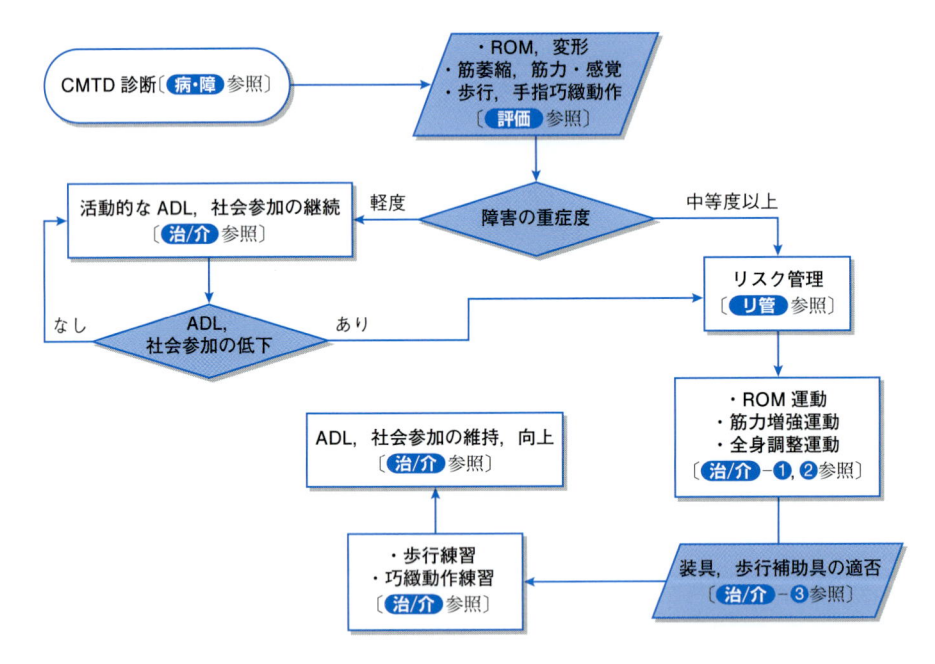

図Ⅲ-16 CMTD の臨床判断

❷ 筋力増強運動

・障害が軽度であり現役で仕事，通学，家事をしている活動的な患者は通常，特別な筋力増強運動は必要なく，日常生活での活動により廃用性筋萎縮や筋力低下を予防することができる．しかし症状が進行し日常生活での活動性が低下してくると廃用性筋萎縮や筋力低下が生じてくるので，できるだけ活動的な日常生活を維持するように患者に推奨するが，それに加えて筋力増強運動が必要となる．
・負荷量は過用性筋力低下を起こさないように軽度～中等度とし過負荷に注意する．
・下肢筋力増強のため階段昇降や立ち上がりなど閉鎖性運動連鎖による運動が抗重力筋増強には有効であるが，前脛骨筋や足部の筋力増強には開放性運動連鎖により個別に強化する必要がある．
・また手指の運動は，ボール握りや粘土細工などによる筋力増強を行う．

❸ 装具，歩行補助具

・歩行時に最も注意しなければならないことは下垂足によるつまずきや膝折れによる転倒であ

る．足部の麻痺が軽度であれば，足サポーター程度で下垂足を軽減できるが，麻痺が中等度以上になるとプラスチック製短下肢装具が適応となる．
・プラスチックの材質やデザイン，足関節部のトリミングによる可撓性の調整である程度膝折れも軽減することができる．
・転倒予防を高めるために，下肢装具と並行して杖など歩行補助具の使用も検討する必要がある．CMTDは手内筋の萎縮があるので，手部のみで支持するT字杖よりも松葉杖やロフストランド杖などが推奨される．
・これら歩行補助具や下肢装具は上肢と下肢の機能および使用場所に応じた選択が必要である．

❹ 全身調整運動
・一般に筋持久力低下や心肺機能低下の改善には，自転車エルゴメータやトレッドミルを用いて最大酸素摂取量の50%程度の運動負荷強度での有酸素運動が，全身調整運動として推奨されている．
・しかしCMTDは運動により下肢筋の疲労を生じやすいため，翌日に疲労が残らない程度の負荷強度や時間調整を，個人の能力に合わせて設定する必要がある．
・また転倒・転落のリスクを配慮してリカンベントエルゴメータを使用する．

リスク管理
・CMTDは末梢神経障害であるため，過用性筋力低下に注意する．筋の過負荷により筋線維が破壊されCK値が高値となることから，運動強度は運動後の強い疲労感や脱力感および筋肉痛がおこらない程度の負荷量で実施する．
・感覚障害がある場合，ROM運動実施時にはオーバーストレッチングに注意する．
・病状進行による大腿四頭筋の筋力低下は，歩行時の急激な膝折れによる転倒の危険があるため，早期に歩行補助具や下肢装具を検討する．

経過・予後
・CMTDは若年で発症し，軽い症状にとどまる例が多いが，就業や結婚など社会生活上の制約に直面することが多く，心理・社会的側面の対応も必要となる．
・現時点ではCMTDに対して，薬物治療を含めて特異的に効果があるとされる科学的に証明された治療法はなく，理学療法における研究においても無作為化比較試験レベルでの効果は不十分である．
・理学療法は病状の進行に対して関節拘縮や変形の予防と改善，過負荷に注意しての廃用性筋萎縮や筋力低下の予防と改善，そして適切な装具と歩行補助具の選択により活動能力の維持，向上が期待できる． 〔舌間　秀雄〕

5 顔面神経麻痺

病態・障害
・末梢性顔面神経麻痺は特発性，ウイルス性，外傷性，腫瘍性などさまざまな原因によって生じる．なかでもベル(Bell)麻痺およびラムゼイ・ハント(Ramsay Hunt)症候群が全体の7割を占めており，治療機会の多い疾患である．
・顔面神経は側頭骨内の狭い顔面神経管部で障害されることが多く，いったん障害されると運動神経，中間神経障害を生じる．
・表情筋の運動麻痺が主症状となるがその他にも涙の分泌障害，舌前2/3の味覚障害，唾液分泌障害，難聴，耳痛，めまいなど多彩な症状を呈する場合がある．
・初期の障害程度によっては回復とともに病的共同運動(シンキネーシス，synkinesis)を生じる場合があり，これが理学療法の主な介入症状である．

評価
・運動麻痺の程度は，40点法(柳原法[1])，Sunnybrook法[2] (表Ⅲ-17)，House-Brackmann法で評価する．40点法(柳原法)では回復曲線から脱髄型，部分脱神経を示す中間型，完全脱神経型の3群に分けることができる．このなかで中間型と完全脱神経型が理学療法介入対象となる．
・Sunnybrook法，House-Brackmann法には麻痺の程度だけでなく，末梢性顔面神経麻痺の後遺症である顔面非対称性や病的共同運動の程度も含まれる．
・神経変性の程度はElectroneurography (ENoG)を用い定量的に測定することができる．発症7日以降のENoG値は予後予測にも有用である．
・病的共同運動の他覚的評価には，表情の動画撮影や表面筋電図測定などを用いる．
・審美性の問題で社会への参加制約や心理的問

表Ⅲ-17 Sunnybrook 評価

	安静時対称性 (健側と比較)			随意運動時の対称性 (健側と比較)						病的共同運動(各運動時の 不随意筋収縮の程度)			
			標準表情	運動 なし	わずか に動く	少し 動く	ほぼ完全 に動く	完全に 動く	なし	軽度	中等度	重度
眼	正常	0	額のしわ寄せ	1	2	3	4	5	0	1	2	3
	狭小	1										
	拡大	1	弱閉眼	1	2	3	4	5	0	1	2	3
	眼瞼手術	1	開口微笑	1	2	3	4	5	0	1	2	3
頬 (鼻唇溝)	正常	0	前歯を見せる	1	2	3	4	5	0	1	2	3
	欠落	2	口すぼめ	1	2	3	4	5	0	1	2	3
	浅い	1	非対称性	著明	重度	中等度	軽度	正常	病的共同運動スコア合計		
	深い	1		随意運動スコア合計								
口	正常	0										
	口角低下	1										
	口角上昇/ 外転	1	随意運動スコア□ × 4 − 安静時対称性スコア□ × 5 − 病的共同運動スコア□ = 複合スコア□										
安静時対称性 スコア合計												

表Ⅲ-18 主な治療/介入のプログラム例

不全麻痺
- 眼球(角膜)保護指導

中等症例
- 眼球(角膜)保護指導
- 表情筋ストレッチング指導
- 開瞼運動指導
- 病的共同運動抑制のためのバイオフィードバック指導

完全麻痺
- 眼球(角膜)保護指導
- 表情筋ストレッチング指導
- 開瞼運動指導
- 個別運動指導
- 病的共同運動抑制のためのバイオフィードバック指導

題を生じるため,顔面神経麻痺に特化したQOL評価が大切である.QOL評価としては顔面神経麻痺用に作成された facial clinimetric evaluation scale(FaCE scale)日本語改訂版[3]を用いる.

治療/介入(表Ⅲ-18,図Ⅲ-17)

❶ **不全麻痺の場合**
(40点法20点以上,ENoG 40%以上)
(1)眼球(角膜)保護指導
- 麻痺の改善が乏しい症例以外は特別な理学療法介入は必要ない.

❷ **中等症例の場合**
(40点法10〜20点,ENoG 10〜40%以上)
(1)眼球(角膜)保護指導
- ❶-(1)参照.
(2)表情筋ストレッチング指導
- 前頭筋・眼輪筋・頬骨筋・口輪筋・広頸筋などの表情筋に対してマッサージやストレッチングを行う.表情筋をほぐす感じでしっかり行い,顔全体は力を入れずリラックスして行うことが重要である.各筋あわせて1日1時間程度の実施を目標とする.
(3)開瞼運動指導
- 発症後2か月程度から眼瞼挙筋による開瞼運動を習得させる.前頭筋収縮を伴うと病的共同運動を助長する場合があるため「眉を動かさな

末梢神経障害

```
発症機序・診断名 → 運動麻痺 → 眼球(角膜)保護指導
〔病・障 参照〕
```

- 40点法(柳原法) 8点以下
- ENoG 10％以下
〔評価 参照〕

- 40点法(柳原法) 10～20点
- ENoG 10～40％
〔評価 参照〕

- 40点法(柳原法) 20点以上
- ENoG 40％以上
〔評価 参照〕

- ストレッチング指導
- 開瞼運動指導
- 個別運動指導
〔治/介 -❸, リ管 参照〕

- ストレッチング指導
- 開瞼運動指導
〔治/介 -❷, リ管 参照〕

病的共同運動

治癒基準
- 40点法(柳原法)で36点以上
- 中等度以上の病的共同運動が残存しない〔経・予 参照〕

あり → 病的共同運動抑制のためバイオフィードバック療法

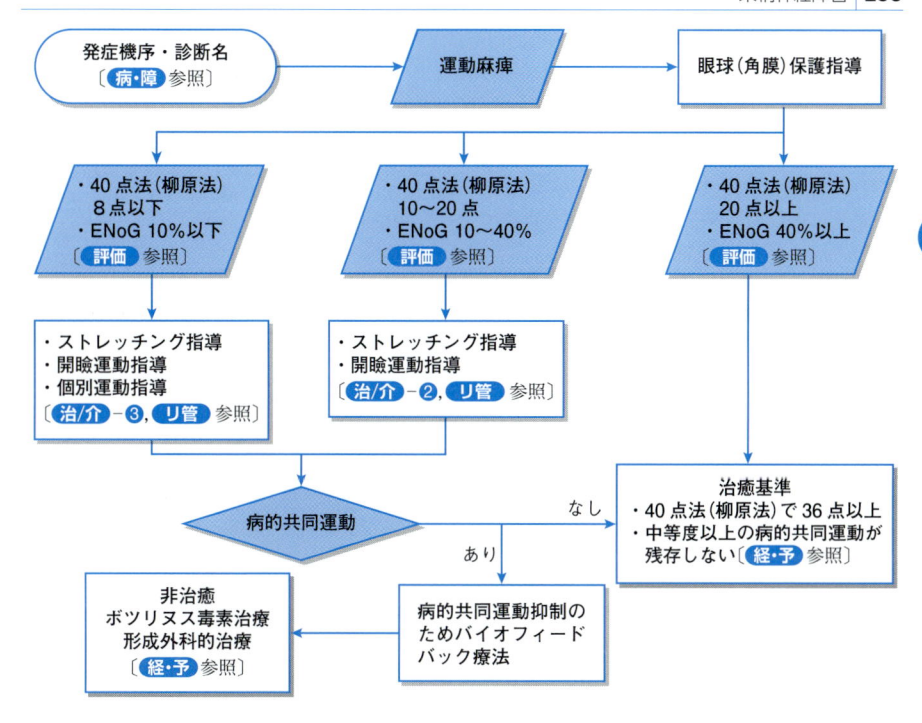

非治癒
ボツリヌス毒素治療
形成外科的治療
〔経・予 参照〕

図Ⅲ-17 顔面神経麻痺の臨床判断

いよう」指導することが必要である．
(4) 病的共同運動抑制のためのバイオフィードバック指導
・中等症例では全例に病的共同運動が出現するわけではないが，発症後4か月程度から詳細に病的共同運動の有無を確認し，出現したら以下のプログラムを開始する．
・鏡を利用し「口唇運動(イー・ウー・プーなど)に伴う閉瞼の抑制」，「前頭筋収縮に伴う閉瞼の抑制」を指導する．
・指などを使った「触覚的フィードバック」により「閉瞼に伴う口角挙上などの抑制」を指導する．
・筋電図バイオフィードバック装置を使用し「口唇運動(イー・ウー・プーなど)に伴う閉瞼の抑制」，「前頭筋収縮に伴う閉瞼の抑制」，「閉瞼に伴う口角挙上などの抑制」を指導する．
❸ 完全麻痺の場合
(40点法8点以下，ENoG 10％以下)
・完全麻痺症例ではほぼ全例に病的共同運動が出現するため，発症後4か月程度から詳細に病的共同運動の有無を確認し，出現したら以下のプログラムを開始する．
(1) 眼球(角膜)保護指導
・❶-(1)参照．
(2) 表情筋ストレッチング指導
・前頭筋・眼輪筋・頬骨筋・口輪筋・広頸筋などの表情筋に対してマッサージやストレッチングを行う．表情筋をほぐす感じでしっかり行い，顔全体は力を入れずリラックスして行うことが重要である．
(3) 開瞼運動指導
・発症後2か月程度から眼瞼挙筋による開瞼運動を習得させる．前頭筋収縮を伴うと病的共同運動を助長する場合があるため「眉を動かさないよう」指導することが必要である．
(4) 個別運動指導
・病的共同運動を誘発しないようにゆっくりとした個別筋収縮を行う．

(5) 病的共同運動抑制のためのバイオフィードバック指導
- 鏡を利用し「口唇運動（イー・ウー・プーなど）に伴う閉瞼の抑制」「前頭筋収縮に伴う閉瞼の抑制」を指導する．
- 指などを使った「触覚的フィードバック」により「閉瞼に伴う口角挙上などの抑制」を指導する．
- 筋電図バイオフィードバック装置を使用し「口唇運動（イー・ウー・プーなど）に伴う閉瞼の抑制」，「前頭筋収縮に伴う閉瞼の抑制」，「閉瞼に伴う口角挙上などの抑制」を指導する．

リスク管理
- 顔面神経麻痺発症初期には閉瞼障害，瞬目不全が生じるため角膜障害を誘発しやすい．小児期にはとりわけ管理不足が起こらないよう眼球（角膜）保護指導が必要である．
- 表情筋の自己ストレッチング指導時には，患者が早く改善したいという気持ちもあり強く実施しすぎる場合があり，「爪を立ててストレッチングしない」など皮膚損傷予防の指導が必要である．
- 顔面神経に対する低周波治療や強く大きい表情を作る粗大筋力増強は顔面神経断裂線維の迷入再生を促進し，病的共同運動を悪化させるという報告があり実施しない[4]．

経過・予後
- 末梢性顔面神経麻痺の主な原疾患であるベル麻痺は自然回復が良好であり8割以上が満足な改善を認める．
- ラムゼイ・ハント症候群は完全治癒が4割程度との報告もあり，全体に予後は不良である．
- 理学療法の主な治療対象は中等度～完全麻痺症例であるため，40点法（柳原法）で36点以上に回復し，中等度以上の病的共同運動が残存しない程度まで介入することが必要である．
- 完全麻痺症例では1年程度の経過が必要である．長期間経過しても完全回復が得られない場合や，強い病的共同運動が持続する場合は，形成外科的手術やボツリヌス毒素療法に移行する．

● 引用文献
1) 柳原尚明，他：顔面神経麻痺程度の判定基準に関する研究．日耳鼻 80：799-805，1977
2) Ross BG, et al: Development of a sensitive clinical facial grading system. Otolaryngol Head Neck Surg 114: 380-386, 1996
3) 飴矢美里，他：患者アンケートを用いた顔面神経麻痺後遺症に対するリハビリテーションの効果検討．Facial N Res Jpn 29：124-126, 2009
4) 栢森良二：慢性期の理学的リハビリテーションは有効か？その方法は？．日本顔面神経研究会（編）：顔面神経麻痺診療の手引き 2011年度版，pp94-95，金原出版，2011．

（森嶋　直人）

6 悪性腫瘍に伴う末梢神経障害

病態・障害
- 悪性腫瘍に伴う末梢神経障害には，がんの浸潤や圧排，手術，放射線療法に伴う特定の神経・神経叢に限局した障害と，腫瘍随伴症候群や白血病などの血液腫瘍，化学療法などにより生じる全身性の神経障害に大きく分けられる．
- がん患者に対する臨床場面でしばしば経験する化学療法による末梢神経障害は，抗がん剤の神経毒性による①神経軸索の微小管障害（軸索輸送障害），②神経軸索の変性・脱髄，③神経細胞への直接障害，④イオンチャンネル異常，が原因として考えられている．
- 抗がん剤の種類，投与量により発症頻度や発症時期，症状は異なるが，患者の自覚症状としては，手袋靴下型の痺れ・疼痛や便秘の訴えが多い．

評価
- 原疾患，現病歴，既往歴，治療内容，予後（生命予後，機能的予後），血液・生化学データ，画像検査などの情報を得るとともに以下の検査，評価を実施する．
- 臨床上では，common terminology criteria for adverse events（CTCAE；有害事象共通用語規準）version4.0 をスクリーニングに用いることが多い．

❶ 感覚検査
- 触覚，圧覚，痛覚，温度覚，振動覚，関節位置覚，2点識別覚などを健側を基準として検査し，神経損傷の範囲，程度を把握する．
- ティネル（Tinel）徴候検査：損傷末梢神経の走行部位を末梢から中枢に向かって叩打する．起点を決め，放散痛の生じた部位からの距離を計測しておくと神経の回復状態を経時的に評価できる．

表Ⅲ-19 主な治療/介入のプログラム例

麻痺期	回復期	
関節拘縮の予防 ・他動的ROM運動 ・装具療法 麻痺筋の過伸張の防止 ・装具療法 麻痺筋の萎縮予防 ・物理療法：TENS など ADL練習 ・補装具を用いながらの動作指導・練習	神経筋単位活動の促通(神経筋再教育) ・EMGバイオフィードバック 筋収縮力の増大 ・筋力増強運動 　MMT 0〜1：介助下での随意収縮運動 　MMT 1〜2：自動介助運動 　MMT 3　　：自動運動 　MMT 3〜　：自動等張性運動, 　　　　　　　等尺性運動 巧緻運動 ・ペグボード　など	知覚再教育 協調性運動 ・固有受容器神経筋促通法 ・動的関節制動運動 ADL練習 ・必要に応じて補装具使用

❷ 身体機能検査
- 筋力検査：MMT，握力検査
- ROM測定
- バランス検査：片脚立位時間，重心動揺計, functional reach test, timed up & go test
- 運動耐容能：6分間歩行テスト
- パフォーマンス：short physical performance battery(SPPB)
- ADL検査：BI, FIM, performance status(PS)

❸ 電気生理学的検査
- 強さ〜時間曲線検査，神経伝導性検査，針筋電図検査などを用いて，病態と残存する軸索数，神経再生の程度を評価し，末梢神経麻痺の機能予後予測や回復状態を客観的に評価する．

治療・介入(表Ⅲ-19, 図Ⅲ-18).
- 末梢神経麻痺の理学療法に対する目的は以下の3つに大別される．
  ① 神経再生の促通およびその機能的構築の学習
  ② 神経が回復するまでに生じる脱神経筋の萎縮，脂肪変性や関節拘縮の予防
  ③ 機能が十分に回復せず，身体機能やADLに何らかの障害が残存する場合には，低下した機能を補うための補装具などを用いた代償動作の獲得
- 理学療法では神経の回復状況により介入方法を変更する必要があり，神経麻痺期と再生神経が末梢効果器に到達する回復期に分けて実施する．

❶ 麻痺期
- 補装具などを用いて残存する末梢神経機能を活かしながら，運動負荷量を調整し，関節拘縮や脱神経筋の過度な伸張を予防することで，神経再生のための安定した生体環境を調整する．

(1) 関節拘縮の予防(ROMの維持)
- 他動的ROM運動：不動または拮抗筋の作用による関節拘縮の予防，腱・神経の滑走保持，拮抗筋の筋短縮の予防を目的に実施する．疼痛が生じないように持続的に20秒間実施する(10〜20回).
- 装具療法：麻痺による拮抗筋とのアンバランスを矯正し，良肢位を保持することで関節拘縮を予防する．また，失われた機能を装具によって補うことで，神経再支配までの長期的な不使用の学習(learned nonuse)を予防する．

(2) 麻痺筋の過伸張の防止
- 麻痺筋の過度の伸張を予防するために，個々の神経麻痺に対応した装具・副子を装着する．

(3) 麻痺筋の萎縮予防
- 脱神経筋に対する低周波治療などの電気刺激は筋肉の廃用性萎縮を防ぐことはできないが，筋収縮により拘縮を防ぎ，筋線維への血流を保つ効果があるとされている．また，異常感覚などがあり，疼痛の軽減と積極的な患肢の使用を促すため，経皮的電気神経刺激(transcutaneous electrical nerve stimulation；TENS)を用いる．

❷ 回復期
(1) 神経筋単位活動の促通
- 筋電図(electromyogram；EMG)バイオフィー

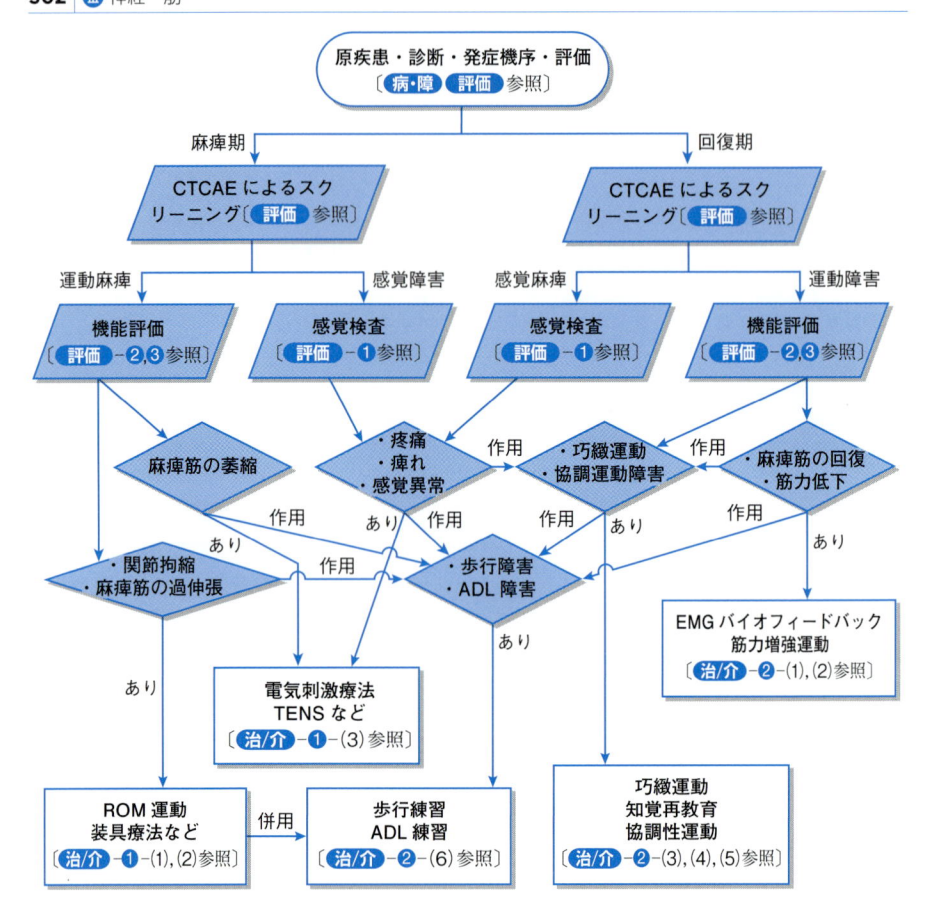

図Ⅲ-18 悪性腫瘍に伴う末梢神経障害の臨床判断

ドバック:筋電計で筋収縮の程度を音量やメーターを介し,聴覚や視覚でコントロールすることで,自動収縮の感覚を覚えさせ,より効果的な筋収縮を行わせることで神経の促通をはかる.これにより神経運動単位の再生・成熟化を促進させる(神経筋再教育).筋疲労を起こしやすいため 2~3 回から始め,頻回に休息をとりながら徐々に回数を増やしていく.

(2) 筋収縮力の増大
・筋力増強運動:筋力が MMT 0~1 の場合には,介助下にて随意収縮運動を実施する.MMT 1~2 の場合には自動介助運動,MMT 3 の場合には重力を除いた自動運動を実施する.筋力増大に伴い,抗重力の自動等張性運動,等尺性運動へと進めていく.神経再生後は,徒手抵抗運動から機器を用いた抵抗運動へと移行する.神経の回復状態に応じて 10 回程度から開始し,徐々に回数を増やしていく.

(3) 巧緻運動
・固有感覚の回復が重要であり,手指ではペグボードなどを用いて細かい運動を正確にスムーズに繰り返して実施し,触覚,圧覚,位置覚などからのフィードバックの再教育と筋収縮力を含めた運動機能感覚を高める.

(4) 知覚再教育
・知覚受容器の閾値や密度分布の回復をセメス・ワインスタインモノフィラメント検査(Semmes-Weinstein monofilament test;

SWME）や2点識別覚テストで評価し，知覚の回復する段階に沿って動的な触刺激から開始し，弁別が可能になれば振動刺激や静的な触刺激による弁別練習を行う．粗な材質から滑らかな材質を用いた練習に進める．

(5) 協調性運動

- 神経再生で回復した筋のアンバランスを是正し，関節運動などの動作をスムーズに行わせる．
- 固有受容器神経筋促通法：回復筋と拮抗筋を同時収縮させて，等尺性収縮により筋力増強と不均衡是正の再教育を行う．通常，関節中間位で行う．
- 動的関節制動運動：動的な関節制動運動により，関節の知覚，安定を担う固有感覚受容器の機能を高めさせる．下肢の荷重関節の安定性の練習として重要であり，不安定板などを用いた種々の不安定状態にて練習を行う．

(6) ADL 練習

- 麻痺期，回復期ともに神経の回復状態に応じて，補装具などを用いながら，日常生活に必要な動作の反復練習を行う．

リスク管理

- がん患者においては，疼痛，全身倦怠感，呼吸困難，骨転移などの身体症状が出現することがあり，また，理学療法と並行して化学療法や放射線療法などの治療を行っている場合もあるため，末梢神経障害だけではなく，骨髄抑制（感染，貧血，出血），嘔気・嘔吐，放射線宿酔などの有害事象も考慮したリスク管理が必要である．
- 末梢神経障害により知覚が低下している場合には，熱傷や外傷などの皮膚障害に注意が必要である．また，足底感覚に障害がある場合には，バランス低下を認めるため転倒に注意が必要である．

経過・予後

- 末梢神経では神経再生速度は1mm/日程度であるため，筋などの効果器を再支配するまでに数年の期間を要することもある．
- 抗がん剤投与に伴う痺れ，疼痛，麻痺の回復には長時間必要であり，障害が重篤な場合は数か月～1年以上，また，不可逆的になる場合もある．
- がん患者では機能的予後だけではなく，生命予後も考慮したゴール設定が重要である．

（井上　順一朗）

7 末梢前庭障害

病態・障害

- 末梢前庭機能障害は，一側あるいは両側の前庭機能が障害され，頭部運動時に平衡障害や姿勢安定性の低下，動揺視を引き起こしめまい症状が誘発される．
- めまいの種類には，大きく分けて目が回るような「回転性めまい（vertigo）」と身体がふわふわとふらつくように感じる「浮動性めまい（dizziness）」がある．
- 症状は，軽度から重度までさまざまで突発的に発症するものや慢性的なものがあり，不安の増加や活動の制限などの心理社会的問題を引き起こすことにより症状が増悪していくという，めまいの悪循環に陥る．
- 末梢性めまいは，半規管の障害による良性発作性頭位めまい症（benign paroxysmal positional vertigo；BPPV）や前庭神経炎，メニエール（Ménière）病，突発性難聴，加齢などによる前庭機能障害がある．
- 末梢性めまいの発生機序は，半規管に耳石が入り込み左右のリンパからの情報に不一致をおこすことで回転性のめまいを発症する良性発作性頭位めまい症と，前庭神経の伝導障害や内耳のリンパ流動障害，退行性変化，頸部障害等による末梢器官の機能低下が原因による浮遊性めまいである．

評価

- 問診では姿勢の変化時や環境条件などによるめまいの発生状況を確認する．
- 椎骨脳底動脈圧迫テスト（vertebral artery testing）によって，椎骨脳底動脈の狭窄がおこり，めまいを発症する者を除外する．
- 眼振の観察は理学療法を行ううえで重要な評価であり，フレンツェル（Frenzel）眼鏡下にて自発眼振，注視眼振，頭位変換眼振を観察する．
- 頭位変換眼振検査には，①ディックス・ホールパイクテスト（Dix-Hallpike test），②ロールテスト（roll test）がある．
- 前庭動眼反射の評価には，head impulse testや頭部を動かしながら視力検査を行うdynamic visual acuity testがある．
- 姿勢安定性の評価には，ロンベルグ（Rom-

表Ⅲ-20 主な治療/介入のプログラム例

回転性めまいの場合	回転性めまいが軽減した場合	浮遊性めまいの場合
浮遊性耳石変換法	adaptation exercise ・gaze stability exercise habituation exercise ・背臥位からの起き上がり ・座位・立位での前後屈　側屈 ・物を拾う動作 ・頭部を動かしながらの歩行 ・8の字歩行 substitution exercise ・バランスパッド上での重心移動 ・障害物を利用した歩行 その他 頸部のストレッチング	adaptation exercise ・gaze stability exercise habituation exercise ・背臥位からの起き上がり ・座位・立位での前後屈　側屈 ・物を拾う動作 ・頭部を動かしながらの歩行 ・8の字歩行 substitution exercise ・バランスパッド上での重心移動 ・障害物を利用した歩行 その他 頸部のストレッチング

berg)検査や被険者閉眼にて両上肢を前方に挙上し100歩足踏みをする足踏み検査，重心動揺検査がある．
・質問紙法には，日常生活の障害度や心理面などを簡易的に評価するdizziness handicap inventory(DHI)がよく使用されるが，その他にmotion sensitivity quotient(MSQ)やdynamic gait indexがある．

治療/介入(表Ⅲ-20，図Ⅲ-19[1])

・前庭機能障害患者に対する運動療法は，1944年にCawthorneが，1946年にCookseyが報告して以来多くの臨床研究が行われている．
・効果としては，めまい感の改善や姿勢の安定性，固視機能の改善がHillierらにより報告され，半規管に障害がある良性発作性頭位めまい症に対する理学療法と，前庭機能低下に対する理学療法に分けられる．
・半規管の障害(BPPV)に対する理学療法は，頭部を効率的に動かし半規管内に混入した耳石を排出することを目的とする．
・耳石は，耳石器(卵形嚢・球形嚢)から半規管内に入り込み，頭位変換により浮遊する．発症の多くは，後半規管で次いで外側半規管であるが前半規管は稀である．
・半規管内に混入した耳石を排石する頭位変換法がある．
・後半規管に対する代表的なものにはエプリー(Epley)法があり，外側半規管に対してはレンパート(Lempert)法がある．
・エプリー法(図Ⅲ-20)は，患者は長座位になり障害側に頸部を45°回旋させ，そのまま頸部が治療テーブルの端を越えて20〜30°伸展させるように患者を後方へ倒す．次に頭部を伸展したまま反対側へ回旋させ患者を側臥位にさせる．さらに頭部を45°回旋させその状態を維持する．最後に患者をゆっくりと座らせ，頸部を軽度屈曲させる．一連の操作では，それぞれの肢位にてめまいが消失するまで，もしくは1〜2分間維持する．
・レンパート法は，患者は患側耳が下になるように頸部を回旋した状態で背臥位になる．患者の頭部は360°動くように障害側から90°ずつゆっくりと転がしていく．すべての肢位において，めまいが消失するまで頭部を保持する．
・前庭機能障害には，前庭動眼反射ゲインの回復(adaptation)や特異的な頭部運動による慣れ(habituation)，前庭機能の低下を他の機能での代償(substitution)などに対してアプローチするメカニズムが考えられている．
・adaptation exerciseは，頭部や眼球を動かし網膜上の像のずれを引き起こすことにより中枢神経系で適応を起こさせ(前庭代償)，前庭系の働きを変化させることを目的とする[1]．
・方法は文字が書かれたカード(名刺など)を用意し，カードに書かれた文字を固視しながら眼球，頭部，手を上下・左右に各運動を20秒程

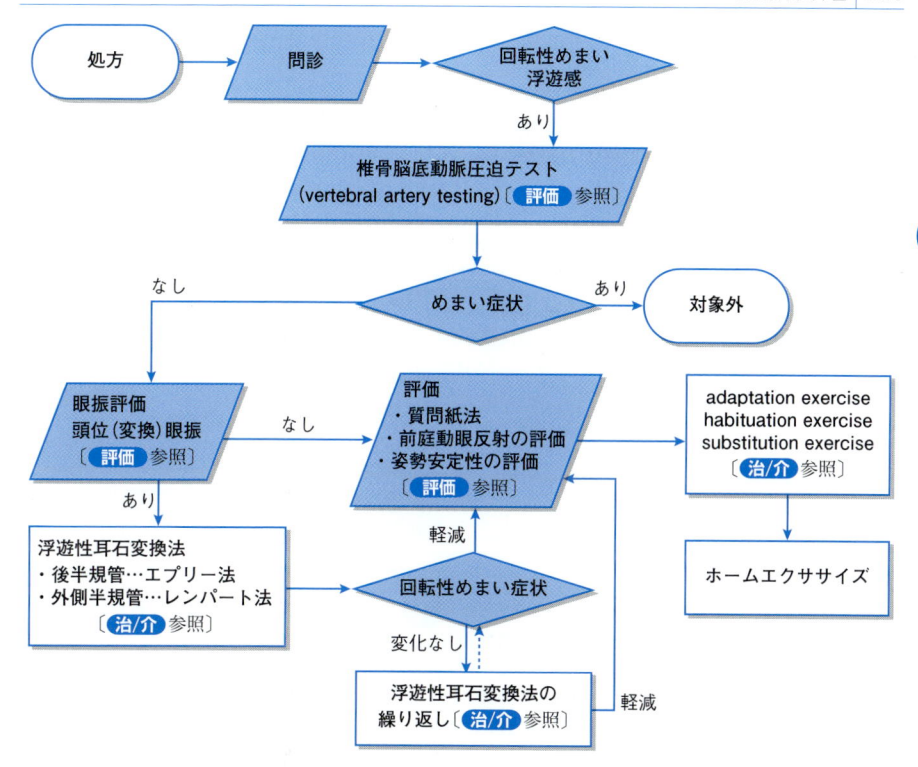

図Ⅲ-19 末梢前庭障害の臨床判断

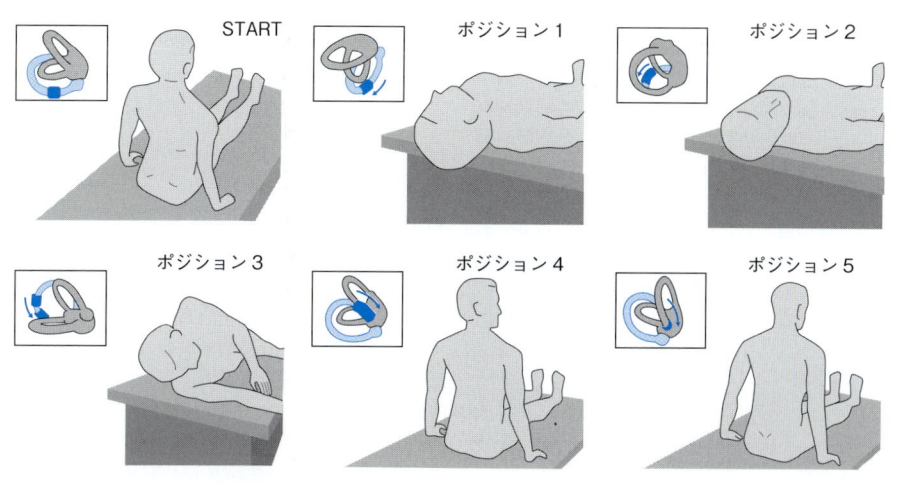

図Ⅲ-20 エプリー(Epley)法

度動かす．最初は眼球および頭部のみの運動から始め，最終的に頭部と手を逆方向に動かして文字を固視する（gaze stability exercise）[2-4]．
- habituation exercise は，めまいがおこる動作を確認し，その動作を繰り返すことにより慣れをおこす．
- 1980 年代に Norre が提唱した，motion sensitivity quotient などによりめまいの起こる動作を決定し，繰り返し行わせる．
- substitution exercise は，前庭機能障害後に起こるめまいや姿勢不安定性を他の感覚で代償する[4,5]．
- 眼球運動は，視覚機能（サッケード・追視）や予測機能などを使用し，頭部よりも先に眼球を動かすことを学習させる．
- 姿勢安定性は閉眼や柔らかいパッドなどを使用して視覚や体性感覚などの感覚入力を変化させ，使用可能な感覚が優位に働くように促す[5]．

リスク管理
- 頭位変換を伴う理学療法を施行することで，激しいめまいを発症するため十分な説明が必要である．
- めまいが長期化するほど複数の原因から発症しているものが多く，医学的情報を基に問診をする必要がある．
- 前庭自律神経反射による血圧や心拍の変動を伴うことがある．
- めまいの原因が椎骨動脈の狭窄に起因することがあり，椎骨脳底動脈圧迫テストを用いて判定する．

経過・予後
- 末梢前庭機能の障害には中枢系の関与が大きく，障害側の前庭小脳を介して対側の前庭神経核ニューロンの活動が抑制され左右の機能が調整される（前庭代償）と考えられ，予後は良好である．
- 半規管に混入した耳石が浮遊しているカナル結石症は，混入した耳石の状況により 2〜3 回で軽快する場合もあり，予後は良好である．
- クプラに耳石が癒着したクプラ結石症では，耳石が剥がれにくく改善までに時間を要する．

● 引用文献
1) 日本めまい平衡医学会診断基準化委員会（編）：良性発作性頭位めまい症診療ガイドライン（医師用）．Equilibrium Res 68: 218-225, 2009
2) Whitney SL, et al: The dynamic gait index relates to self-reported fall history in individuals with vestibular dysfunction. J Vestib Res 10: 99-105, 2000
3) 浅井友詞，他：前庭障害によるめまいと平衡異常に対する理学療法．理学療法 28: 571-578, 2011
4) Whitney SL, et al: The sensitivity and specificity of the Timed "Up & Go" and the Dynamic Gait Index for self-reported falls in persons with vestibular disorders. J Vestib Res 14: 397-409, 2004
5) Morimoto H, et al: Effect of Gaze Stability Exercises on Postural Stability and Dynamic Visual Acuity in Healthy Young Adults. Gait Posture 33: 600-603, 2011

〈浅井　友詞〉

そのほか

1 ポストポリオ症候群（PPS）

病態・障害
- ポストポリオ症候群（post-polio syndrome；PPS）は，ポリオウイルス感染後に生じた運動麻痺が一部または完全に回復して，社会生活を送っていたポリオ経験者が，罹患後 10〜50 年を経て，新たな筋力低下や関節痛，筋萎縮，疲労感増大などの二次性の機能障害を呈する病態である．
- 日本では，1950〜60 年代初頭にかけてポリオ感染症の大流行時期に罹患したポリオ経験者が，現在，この PPS 好発時期に入っている．
- PPS の発症原因は確定していないが，誘因として残存した運動単位に対する長時間の過用が重要である点については，諸家の意見がほぼ一致している[1]．
- PPS 発症・進行のリスクについて，定期的に評価を行い，患者の身体機能の現況および変化を把握していくことが早期発見，医学的対応につながっていく．医学的対応では，医師，理学・作業療法士，義肢装具士との連携した対応が最良の効果を期待できる．

評価
- まず，ポリオ症状（感染時の麻痺分布）および Halstead の PPS 診断基準（表Ⅲ-21）に基づいた PPS 関連症状に対する問診を行うが，他の

郵便はがき

113-8739

料金受取人払郵便

本郷局承認

2287

差出有効期限
平成31年12月
31日まで
(切手はいりません)

(受取人)
東京都文京区
本郷郵便局私書箱第五号

医学書院
「今日の理学療法指針」
編集室
(3F)
行

◆ご記入いただきました個人情報は,アンケート賞品の発送に使用させていただきます。なお,詳しくは弊社ホームページ(http://www.igaku-shoin.co.jp)収載の個人情報保護方針をご参照ください。

[ご住所] 〒 [　　　]-[　　　]　　1. 自宅　2. 勤務先(必ず選択)

[ご氏名]　　　　　　　　　　　　　　　　　　　　　年齢(　　歳)

今日の理学療法指針〈アンケート〉

1 本書の存在をどのようにして知りましたか？
1. 書店で見て　　2. 友人・知人のすすめで
3. 広告（掲載誌名：　　　　　　　　　　　　　　　　　）を見て
4. 書評（掲載誌名：　　　　　　　　　　　　　　　　　）を見て
5. 学校の教材で　6. インターネット（　　　　　　　　　）を見て
7. その他（　　　　　　　　　　　　　　　　　　　　　　）

2 ご職業は？
1. 理学療法士（a. 医療施設　b. 社会福祉施設　c. 教育施設
　　　　　　　　d. 学生　e. その他（　　　　　　　　　））
2. 作業療法士（a. 医療施設　b. 社会福祉施設　c. 教育施設
　　　　　　　　d. 学生　e. その他（　　　　　　　　　））
3. 言語聴覚士（a. 医療施設　b. 社会福祉施設　c. 教育施設
　　　　　　　　d. 学生　e. その他（　　　　　　　　　））
4. 義肢装具士（a. 医療施設　b. 社会福祉施設　c. 教育施設
　　　　　　　　d. 学生　e. その他（　　　　　　　　　））
5. 医師〔a. 勤務医　b. 開業医　c. 教育施設
　　　　　d. その他（　　　　　　　　　　　　　　　　）〕
6. その他（　　　　　　　　　　　　　　　　　　　　　　）

3 何が決め手となって本書を購入しましたか？

4 よく使う項目, 気に入っている点などをお聞かせ下さい

5 追加してほしい内容, 改善してほしい点などご要望をお寄せ下さい

ご協力ありがとうございました。アンケート回答者のなかから抽選で図書カードを進呈いたします。抽選の結果は, 商品の発送をもってかえさせていただきます

- 理学療法評価では，形態計測（周径，下肢長），BMI（body mass index），筋力，ROM，呼吸・嚥下機能，歩行，補助具・装具のチェックが必須である．
- 鑑別疾患の把握のため，感覚，反射（深部腱反射・病的反射）も実施する．
- その他所見として，関節変形に対する単純X線撮影や，必要に応じてMRI，運動単位の状態把握のための電気生理学的検査（神経伝導速度検査と針筋電図検査），筋破壊の程度把握のための採血（血清CK値，血清Mb値），延髄型のポリオ感染により嚥下障害が疑われる症例には嚥下内視鏡・造影検査などが治療を進めるうえでの重要な参考材料となる．
- NRH（national rehabilitation hospital，米国国立リハビリテーション病院）によるポストポリオ肢分類（表Ⅲ-22）によって肢別のクラス診

表Ⅲ-21 PPSの診断基準

1. 麻痺性ポリオの確実な既往
2. 部分的なまたは完全な神経学的・機能的回復
3. 少なくとも15年以上の神経学的・機能的安定期間
4. 安定期間を経過した後に，以下の健康問題が2つ以上発生
   - 普通でない疲労
   - 筋肉痛
   - 関節痛
   - 麻痺側または非麻痺側のあらたな筋力低下
   - 機能低下
   - 寒冷に対する耐性の低下
   - 新たな筋萎縮
5. 以上の健康問題を説明する他の医学的診断がない

〔Halstead L, et al：NRH proposal for limb classification and exercise prescription. Disabil Rehabit 18：311-316, 1996 より〕

表Ⅲ-22 NRHポストポリオ肢分類（1996）

分類	過去の状態	新たな症状現在の状態	筋電図所見 刺入電位	安静弛緩時の電位	軽度随意収縮時の運動電位	最大収縮時の干渉波形	感覚	反射
クラスⅠ ポリオの症状なし	筋力低下なし	新たな筋力低下なし MMT 5 筋萎縮なし	正常	線維自発電位なし 陽性鋭波なし	振幅正常 持続時間正常 多相性正常	正常	正常	正常
クラスⅡ 無症状のポリオ	筋力低下なしまたは麻痺が完全回復	新たな筋力低下なし MMT 4～5	正常	線維自発電位なし 陽性鋭波なし	振幅増大 多相性は増加	減少	正常	正常
クラスⅢ 安定したポリオ	筋力低下あり 完全な回復なし	新たな筋力低下なし 筋萎縮なし MMT 3～4 慢性的な筋萎縮の可能性あり	正常	線維自発電位しばしばあり 陽性鋭波しばしばあり	クラスⅡ筋より振幅増大 クラスⅡ筋より多相性増加	減少	正常	正常または低下
クラスⅣ 不安定なポリオ	筋力低下あり 回復の程度は様々	新たな筋力低下あり 新たな筋萎縮あり 筋力はクラスⅢより弱い	―	線維自発電位あり 陽性鋭波あり	高振幅（giant spike）クラスⅢ筋より多相性増加持続時間長い	クラスⅢ筋より減少	正常	低下
クラスⅤ 高度萎縮のあるポリオ	筋力低下あり 筋力改善ほとんどなし	新たな筋力低下・痛み・疲労あり 筋力は非常に弱い 筋萎縮は非常に強い 機能的には動かない	減少	線維自発電位ほとんどなし 陽性鋭波ほとんどなし	全くないが，あってもほとんどない		正常	欠如または低下

〔Halstead LS：Post-polio syndrome. Sci Am 278: 42-47, 1998 より〕

表Ⅲ-23 主な治療/介入のプログラム例

PPS リスクあり		PPS リスクなし
MMT 3 以下	MMT 4〜5	MMT 5
生活指導 ・過用防止のための動作方法の見直しおよび習慣化 ・歩数計を用いた活動量の確認：生活強度の調整 全身調整運動 ・全身リラクセーション ・ROM 運動（ストレッチング） 筋力維持運動 装具療法 ・従前の歩容を尊重 ・軽量なもの（短下肢装具→長下肢装具） ・複数回の仮合わせによる細微な調整 歩行練習 ・歩容変化が生じた場合，短期集中で実施	生活指導 ・過用防止のための動作方法の見直しおよび習慣化 ・歩数計を用いた活動量の確認：生活強度の調整 全身調整運動 ・全身リラクセーション ・ROM 運動（ストレッチング） 筋力増強運動 ・MMT 4〜4+ では中等度の運動 装具療法 ・アーチサポート，インソール，補正靴などの検討	生活指導 ・過用防止のための動作方法の見直しおよび習慣化 ・歩数計を用いた活動量の確認：生活強度の調整 全身調整運動 ・全身リラクセーション ・ROM 運動（ストレッチング） 筋力増強運動 装具療法 ・アーチサポート，インソール，補正靴などの検討

各筋における電気生理学的検査および筋力検査結果に基づき分類している．

断が可能であり，PPS リスクの程度を判断することができる．

治療/介入（表Ⅲ-23, 図Ⅲ-21）
・過剰負荷をおこさない治療/介入が前提となる．

❶生活指導
・活動的な社会活動を送ってきたポリオ経験者に対し，PPS の疾患概念を説明し過用による PPS 発症・進行のリスクの理解を得ることが大切である．

・個々の生活スタイルを確認し，過用のリスクがある場合には本人とともに負担のかからない新たな動作方法を検討し，習慣化してもらう．また，歩数計を用いて活動量を確認し，生活強度の調整もはかるとよい．

・最良の生活スタイルとして，低負荷で定期的な休憩を挟むものを推奨する．持続的な姿勢の保持は疲労を増強し過用となるため，生活スタイルを変更していく．

❷全身調整運動
(1) 全身リラクセーション
・日常の過剰努力を抑制する目的に，中枢部（体幹・骨盤）のモビリティーを高めるものを個人の身体機能に応じて指導する．

(2) ROM 運動（ストレッチング）
・長期間の歩行時の不良姿勢により生じた可動域制限の改善および維持を目的とする．

・必須部位として，歩行能力に大きく関係する腸腰筋，大腿四頭筋，ハムストリングス，腓腹筋の4筋をあげる．その他部位は，動作を阻害する可能性がある関節拘縮に対して実施する．

・弛緩性麻痺であるため，当該関節に対し過度な伸張にならないよう適度な持続伸張（20秒間×5回，1日2セット）とする．

❸筋力維持・増強運動
・常に過用のリスクを考慮しながら実施する．
・最良の運動負荷量の決定は電気生理学的検査結果（表Ⅲ-22）に基づき，異常を認めなかった筋に対して筋力増強運動を，障害筋については

そのほか | 309

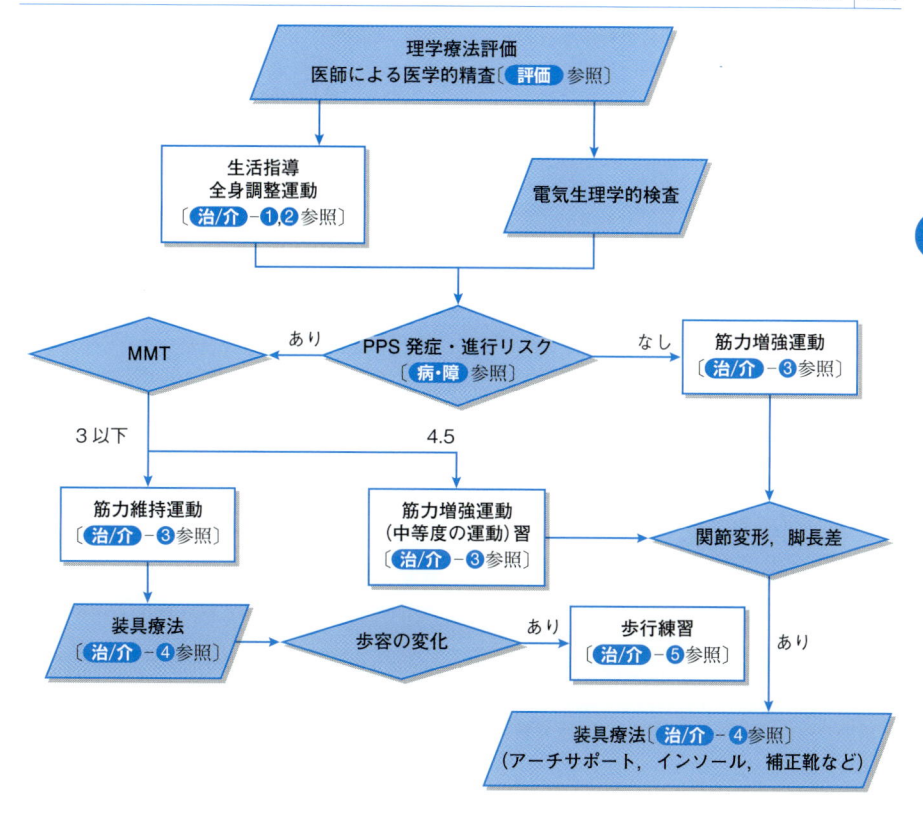

```
                    理学療法評価
              医師による医学的精査〔評価〕参照〕

          生活指導
        全身調整運動                    電気生理学的検査
        〔治/介〕-❶,❷参照〕

                              あり              なし
       MMT ←──── PPS 発症・進行リスク ────→ 筋力増強運動
                    〔病・障〕参照〕              〔治/介〕-❸参照〕

     3以下        4.5

   筋力維持運動      筋力増強運動
   〔治/介〕-❸参照〕  （中等度の運動）習
                〔治/介〕-❸参照〕       関節変形，脚長差

                        あり        歩行練習
    装具療法 ──── 歩容の変化 ────→ 〔治/介〕-❺参照〕    あり
   〔治/介〕-❹参照〕

                          装具療法〔治/介〕-❹参照〕
                   （アーチサポート，インソール，補正靴など）
```

図Ⅲ-21 PPS の臨床判断

短時間・高強度の等尺性収縮による筋力維持運動とする．障害筋の運動頻度は，収縮持続時間3秒×5回を1日2セットから開始し，漸増していくことを推奨する．

・同検査を施行しえない場合には，筋力，疲労感，採血値（血清 CK 値，血清 Mb 値）の変化を定期的に確認しながら負荷量を決定していくとよい．

・Halstead は MMT 3以下の筋は運動させずに保護，3＋ならば注意深く運動，4および4＋では中等度の運動，5ではもっと強い運動をさせてもよいとしている[1]．

❹ 装具療法

・予防的観点から，装具による関節不安定性軽減，歩行効率向上，易転倒性軽減を目的に作製を行う必要がある．

・PPS 発症・進行防止のための装具作製の基本は，これまでの歩容を尊重し大きく変更しない，可能なかぎり軽量にすることである．

・すなわち，現在装具を使用していない患者には短下肢装具から考えていくが，やむを得ない場合には長下肢装具の選定となる．

・いずれにせよ，装具を使用せずに歩けてしまうポリオ経験者に対し，PPS の予防的観点での装具の必要性について十分な理解を得て作製すること，仮合わせ段階での細微にまでわたる調整を行うことが，日常生活への装具導入に大きく影響を及ぼす．

・また，完成後には実生活での使用開始後も定期的なフォローアップと調整が必要である．

・その他，脚長差補正や胼胝部の除圧を目的としたアーチサポート，インソール，補高靴の作製，変形性関節症に対する膝装具や足関節用サポーターなどの導入も考えていく．

- 麻痺肢および非麻痺肢の負担軽減を目的とした杖の使用も必要に応じて検討する.

❺ 歩行練習
- 装具療法において，新規装具作製となるポリオ経験者に長下肢装具を選定した場合や再作製（作り替え）に伴う種類変更をした場合などは，歩容が変わるため集中的な歩行練習が必要となる．可能であれば，1〜2週間程度の短期入院で，毎日複数回の歩行練習で習熟していくよう進める．
- 基本的に，理学療法室内での治療内容（❶〜❸）は自宅での自己練習内容として習得し自己管理が行えるよう進めていく．
- 初期の段階では，多くが週1回もしくは隔週（各回40分）3か月程度の治療/介入によって自己練習を習得し，以降は頻度を漸減し自己練習の確認・定期評価・必要に応じて自己練習メニューの変更および指導を行っていく．

リスク管理
- 問診，筋力検査，（検査を施行しうる場合には）電気生理学的検査による結果をもとに，PPS発症・進行リスクの高い肢を把握し，過用を避けるよう進めなければならない．
- 過用の徴候であるPPS関連症状（疲労感，筋肉痛，関節痛，新たな筋力低下，機能低下，寒冷に対する耐性の低下，新たな筋萎縮）を確認しながら，骨折や脳卒中などを合併した回復期の場合には採血値（血清CK値，血清Mb値）推移を追い運動負荷量の妥当性を見極めていく．

経過・予後
- ポリオ経験者におけるPPS発症・進行防止は，医療機関での定期的なフォローアップにより身体機能の変化を把握し，適切な医学的対応を行うことにある[2]．
- しかし，医療機関の現状として，医療関係者のPPS知識が浸透しておらず，対応可能な施設が限られている．
- 各地の医療機関を整え，PPSを発症したポリオ経験者に限らず，今後PPSを発症しうるポリオ経験者の窓口として，定期的な検診を中心としたフォローアップ体制の構築が，患者の経過を大きく左右するであろう．

◉ 引用文献
1) Halstead LS:Managing Post-polio. NRH Press, 1998
2) 沢田光思郎：ポストポリオ症候群　障害管理．総合リハ 40：359-363, 2012

（鈴木　由佳理）

各論

IV 小児・発達

　本章では，臨床の理学療法士の対象となることが多い疾患・病態として，神経系の障害である脳性麻痺とダウン症候群，遺伝性疾患・染色体異常，重症心身障害児，骨関節系の障害である発育性股関節形成不全や先天性内反足など，進行性疾患であるデュシェンヌ型筋ジストロフィー，出生直後から多面的な介入が必要となる低出生体重児・ハイリスク児，および近年対象となることが増えてきている発達障害が，病態・障害，評価，治療/介入，リスク管理と経過・予後の見出しの下で解説されている．これらについては，同じ疾患・病態であっても，重症度や機能障害が多様であり，さらにライフスパンによっても重点をおくべき理学療法の内容が異なるため，限られた紙面で簡潔にまとめることは難しいが，主な治療/介入プログラム例と臨床思考過程が表とフローチャートで記載されている．本章には含まれないが，頭部外傷，脳症・脳炎，脳腫瘍，ミトコンドリア病などの神経系疾患，小児における呼吸・循環器疾患などに対する理学療法について，今後本書が改訂される機会があれば，加えられるべきと考える．

　少子高齢化により，高齢者に関連した疾患・病態に対する理学療法の需要が増加しているが，それに伴う小児期の対象の減少は認められず，むしろ理学療法の対象となる疾患・病態が拡大している．脳性麻痺については，周産期・新生児期の医療的管理技術の進歩に伴い，発生頻度が減少した時期を経過した後，人工換気などの導入により低出生体重児や早産児の生存率の上昇に伴い，脳性麻痺の発生頻度が再び増加し，重症な対象児が増える傾向にある．ダウン症候群についても，高齢出産率の著しい増加によって，その患者数は横ばいから増加傾向にある．また，多くの疾患・病態に伴うことの多い知的障害や，自閉スペクトラム症などの発達障害は，法整備や精神疾患の診断・統計マニュアルの改訂(DSM-5)により用語や概念が見直しされ，これらの病態に対する理学療法の必要性も増加してきている．加えて，新生児期や循環器疾患の術後などの呼吸・循環機能障害，学齢期の糖尿病など，小児期の内部障害に対する理学療法の必要性も，今後さらに増えることが予想される．小児期の運動器についても，小・中学校における児童の健康管理やスポーツ傷害は，今後，理学療法の積極的な導入が必要な分野である．

　理学療法の内容も，疾患・病態の違いによって異なるものの，変遷が認められる．特に神経系の障害においては，筋緊張，分離運動，姿勢反射，運動パターンを重視した評価・介入に加えて，筋力や粗大運動遂行能力が重要視され，特定の課題・環境に関連した運動制御や運動学習の視点，練習量の重要性が指摘されてきている．そして，さまざまな医療・福祉機器の臨床への導入にも関係して，早期介入や多様な知覚運動経験による神経系の可塑的変化を意識した理学療法の展開が期待される．今後は，理学療法の介入・指導による対象児の活動や参加レベルの拡大がさらに求められるであろう．加えて，学齢期以降の青年期から成人，あるいは高齢者となった対象の生活機能やQOLを維持・向上できる理学療法の実践が必要である．

〔臼田　滋〕

脳性麻痺

1 脳性麻痺

病態・障害(図Ⅳ-1)

- 脳性麻痺(cerebral palsy；CP)は，受胎から新生児期(生後4週まで)に生じる脳の非進行病変を原因とする運動発達障害である．
- 主症状は成長発達の過程で変容する姿勢と運動の異常であり，この異常性に強く影響するのが，非対称性緊張性頸反射(asymmetric tonic neck reflex；ATNR)，対称性緊張性頸反射(symmetric tonic neck reflex；STNR)，緊張性迷路反射(tonic labyrinthine reflex；TLR)など，姿勢を支配する原始反射の残存と筋緊張の異常である．
- これらの陽性徴候は，時間とともに誤った知覚運動学習を蓄積し，乳児期には神経学的異常によりおこった姿勢や運動の異常が，幼児期を経て就学期に至ると関節拘縮や変形などの筋骨格系問題に派生する．
- このように脳の病変そのものは変化しないが，間違った運動学習を基盤とする姿勢と運動の異常は，加齢に伴い変化するのがCPの特徴である．
- CPの発達の特性上，乳児期～幼児期は運動

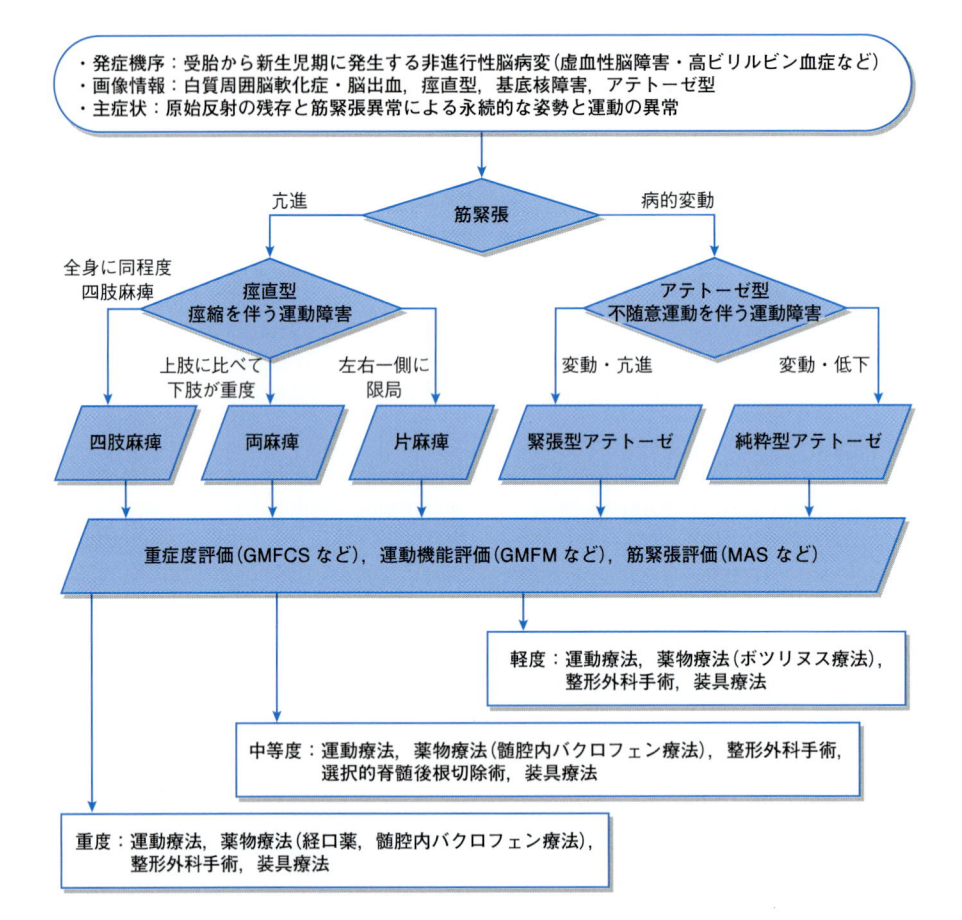

・発症機序：受胎から新生児期に発生する非進行性脳病変(虚血性脳障害・高ビリルビン血症など)
・画像情報：白質周囲脳軟化症・脳出血，痙直型，基底核障害，アテトーゼ型
・主症状：原始反射の残存と筋緊張異常による永続的な姿勢と運動の異常

筋緊張
- 亢進 → 痙直型　痙縮を伴う運動障害
  - 全身に同程度　四肢麻痺
  - 上肢に比べて下肢が重度 → 両麻痺
  - 左右一側に限局 → 片麻痺
- 病的変動 → アテトーゼ型　不随意運動を伴う運動障害
  - 変動・亢進 → 緊張型アテトーゼ
  - 変動・低下 → 純粋型アテトーゼ

重症度評価(GMFCSなど)，運動機能評価(GMFMなど)，筋緊張評価(MASなど)

軽度：運動療法，薬物療法(ボツリヌス療法)，整形外科手術，装具療法

中等度：運動療法，薬物療法(髄腔内バクロフェン療法)，整形外科手術，選択的脊髄後根切除術，装具療法

重度：運動療法，薬物療法(経口薬，髄腔内バクロフェン療法)，整形外科手術，装具療法

図Ⅳ-1　脳性麻痺の臨床判断

機能の変化が著しい時期である一方，就学期〜成人期は運動機能の変化は減少し，社会参加の能力が求められる時期になる．
- 乳児期〜成人期を通して，綿密な評価と治療計画が重要になる．
- CPの示す姿勢と運動の重症度には幅があり，未頸定で寝たきりの重度から比較的自由度の高い軽度まで存在する．
- 重症度は粗大運動能力分類システム（gross motor function classification system；GMFCS）により分類されている（図Ⅳ-2）．
- CPには，皮質およびその周辺の錐体路に病変がある痙直型（spastic type），基底核およびその周辺の錐体外路に病変があるアテトーゼ型（athetotic type）に大別されるが，少数ながら固縮型（rigid type），失調型（ataxic type），弛緩型（hypotonic type），混合型（mixed type）などが存在する．
- CPの一般的な合併症は，脳障害に伴うてんかん，視力障害，聴力障害，知的障害であるが，これらの合併症が重篤ではなく，身体の自由度が高い場合は自立した社会生活を送ることが十分可能である．
- 就学期には運動障害と知的障害のレベルによって，普通学校，普通学校特別支援学級，特別支援学校，在宅訪問教育への参加に分かれる．
- 児童の能力を効率よく発揮させるためには，医療と教育が連携し，それぞれの参加レベルにおける情報を共有する必要がある．
- 理学療法の観点から，学校生活に関する実地調査とさまざまな提案が必要な場合がある．

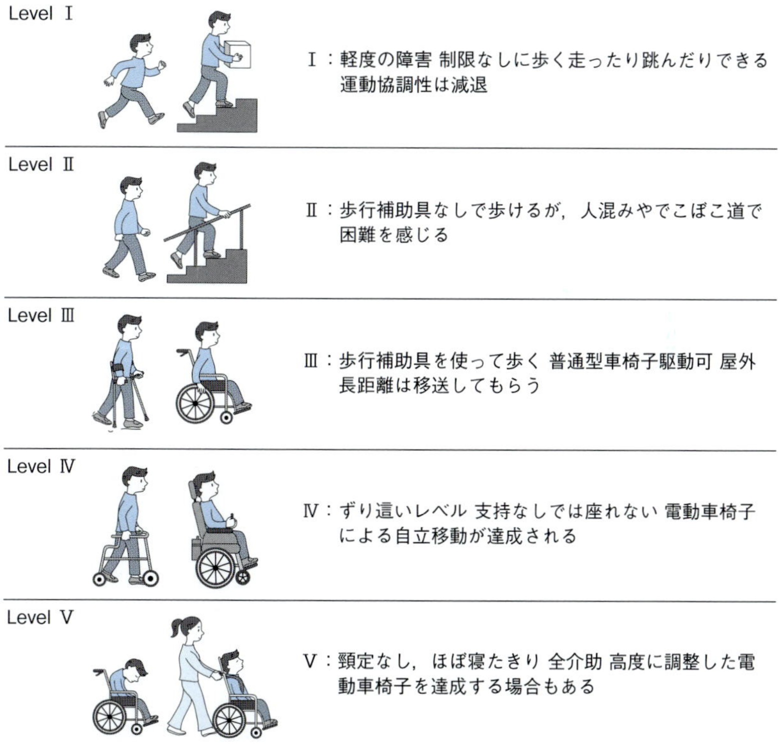

Level Ⅰ
Ⅰ：軽度の障害 制限なしに歩く走ったり跳んだりできる 運動協調性は減退

Level Ⅱ
Ⅱ：歩行補助具なしで歩けるが，人混みやでこぼこ道で困難を感じる

Level Ⅲ
Ⅲ：歩行補助具を使って歩く 普通型車椅子駆動可 屋外長距離は移送してもらう

Level Ⅳ
Ⅳ：ずり這いレベル 支持なしでは座れない 電動車椅子による自立移動が達成される

Level Ⅴ
Ⅴ：頸定なし，ほぼ寝たきり 全介助 高度に調整した電動車椅子を達成する場合もある

図Ⅳ-2 粗大運動能力分類システム（GMFCS）による5分類
〔http://www.canchild.ca/en/childrenfamilies/classificationsystem.asp（2015年4月閲覧）より〕

❶ 痙直型

- 痙直型CPは，痙縮を伴う筋緊張の亢進を示す．
- 肘関節，膝関節では他動運動時にジャックナイフ現象が出現，深部腱反射亢進とクローヌス，バビンスキー（Babinski）反射が出現することにより，錐体路障害が証明される．
- 異常運動の主体は動筋と拮抗筋が収縮，弛緩の相性をもたず，円滑な分離運動や交互運動が欠如することが原因である．
- 痙直型CPの場合，病巣の位置により痙縮の出現部位が決定するが，身体のどの部位に痙縮が出現するかによって四肢麻痺，両麻痺，片麻痺に分類される．

(1) 痙直型四肢麻痺

- 痙縮が全身に同程度に分布しており，顔面筋にも存在する場合は口腔機能に影響することもある．
- 四肢体幹の痙縮分布にわずかな左右差がある場合，成長とともに拡大する．
- ATNR，STNR，TLRなどの姿勢反射の影響を受けて，運動を学習していく．
- GMFCS Ⅴのレベルでは運動が減少しており，同じ姿勢をとることが多く，変形拘縮などの筋骨格系異常を生じる危険性が高くなる．
- 抗重力姿勢，抗重力下での運動経験がきわめて乏しく，重力，光，音を含む環境からのさまざまな刺激が減少し，環境変化への適応が困難になる．
- 気道や口腔形態の異常による呼吸循環器系合併症，体幹の変形による消化管系の合併症が発生しやすい〔詳細は「重症心身障害児」（→345頁）参照〕．
- 身体各所に廃用性筋萎縮と不動性関節拘縮をおこしやすい．
- GMFCS Ⅲ～Ⅳのレベルでは，安定した座位の程度によって，電動車椅子での移動が可能になることがある．

(2) 痙直型片麻痺

- 痙縮が一側の半身に分布している．
- 麻痺側の感覚入力は乳児期より乏しく運動へのフィードバックがないため，非麻痺側依存の運動行動となる．
- そのため麻痺側を動かすより，非麻痺側を用いたほうが動作のうえでの効率がよくなり，代償的に非麻痺側を使用することを早期より学習する．
- 非麻痺側を使えば麻痺側に連合反応が強く出現するが，努力性の運動になると連合反応はさらに強まり，身体運動の左右差は成長とともに拡大する．
- 運動の左右差は四肢の筋肉の発達に影響し，筋の発達の指標となる四肢周径にも左右差が生じる．
- 歩行を達成するGMFCS Ⅰ～Ⅱが多く存在する．
- 「そわそわして落ち着きがない」，あるいは「感情のコントロールが上手にできない」「課題に対する諦めが早い」などの報告がある．
- その原因としては，成長発達のなかで非麻痺側で支持と運動の大半を担うため，両手動作でじっくり遊んだり，左右の手を別々に使う動作の失敗経験が多く，精神的な不安定さが拡大することによると考えられている．
- 麻痺側からの感覚入力が極端に減少しているため，動かすことができてもなかなか使おうとせず，非麻痺側の努力とともに連合反応が増強し，さらに麻痺側を使わなくなる．
- このような傾向は年齢が上がるにつれて顕著になり，知覚，認知機能の左右差は拡大し，正常とは異なる知覚運動学習となる．

(3) 痙直型両麻痺

- 痙縮は上部体幹，上肢で軽く，下肢で強く出現する．
- その分布にわずかな左右差がある場合，成長とともに拡大する．
- 下肢を動かすより，上肢を用いたほうが動作のうえでの効率がいいため，代償的に上肢を使用することを早期より学習する．
- 座位はとれるが，腹筋，背筋の弱さがあり，骨盤の固定が不良の場合は円背になる．
- 原始反射のなかでも交叉性伸展反射，陽性支持反射，足趾把握反射の影響を受ける．
- 成長発達の過程で，適切な股関節伸展外転運動や下肢の分離運動を行わないため，股関節屈曲拘縮，膝関節屈曲拘縮，尖足が発生しやすい．
- GMFCS Ⅲのレベルでは，屋内での杖歩行が可能な場合があるが，電動車椅子での移動が実用的である．
- GMFCS Ⅱのレベルでは，杖歩行と車椅子を併用する．

❷ アテトーゼ型

- アテトーゼ型 CP は，筋緊張の病的変動と頸部，口腔周囲，四肢末梢に出現する特徴的な不随意運動を示す．
- この不随意運動は随意運動に混在し，運動学習を阻害する．姿勢反射のなかでも特にモロー（Moro）反射，ガラント（Galant）反射，ATNR，STNR，TLR の影響を受け，姿勢と運動異常を決定する．
- 異常運動の主体は共同収縮障害とともにおこる過剰な分離運動や交互運動であり，必要以上に関節の屈伸運動を繰り返すため，適切な支持点を待たず協調性を欠く over action となる．
- アテトーゼ型 CP は全身の運動調節をつかさどる錐体外路障害を原因とするために，すべて四肢麻痺となる．
- 全身の筋緊張が亢進している緊張型のアテトーゼ型 CP と，筋緊張が低下している純粋型のアテトーゼ型 CP が存在する．
- 乳幼児期は純粋型で経過したが，就学期以降，緊張型に移行するケースがある．
- 混合型は上肢に不随意運動が著明に出現し，下肢に痙縮が強く出現することが多い．
- 精神的不安が筋緊張の変動に影響を与え，不随意運動と全身の緊張亢進が増強することが関係していると考えられる．
- 過剰な関節運動が反復する場合，過可動性による関節炎などの障害に進むことがあり，特に頸の運動では，頸椎症，頸髄症の合併症に注意を要する．
- 身体の正中線上の認識が乏しく，定型的な左右非対称の運動を学習していることが多い．
- GMFCS Ⅳ～Ⅴ のレベルでは，抗重力姿勢，抗重力下での運動経験がきわめて乏しい．
- GMFCS Ⅲ のレベルでは，バランスの悪さはあるが，手すりを使って階段を登ることがわずかにできる．また車椅子を少し自走できる．
- GMFCS Ⅱ のレベルでは，不随意運動の抑制に努力を要するが，屋内外で手すりを用いて階段を登ることができる．
- 不整路や斜面，人ごみの中でもわずかにジャンプすることができる能力をもっている．
- GMFCS Ⅰ のレベルでは，多大な努力をすることなく不随意運動の制御が可能であり，屋内外で手すりを使わずに階段を登ることができる．走行や跳躍が可能だが，不随意運動によりスピード，バランス，協調性は減少する．

● 参考文献

1) Heinen F, et al: The updated European Consensus 2009 on the use of Botulinum toxin for children with cerebral palsy. Eur J Paediatr Neurol 14: 45-66, 2010
2) Iona N, et al: A systematic review of interventions for children with cerebral palsy: state of the evidence. Developmental Medicine & Child Neurology 55: 885-910, 2013
3) 日本リハビリテーション医学会（監）：脳性麻痺リハビリテーションガイドライン（第 2 版），金原出版，2014
4) 田原弘幸（編）：小児理学療法学テキスト 改訂第 2 版，南江堂，2014

（小塚　直樹）

---

1 脳性麻痺

2 痙直型四肢麻痺

評価

- ライフステージを通して行われる評価は，粗大運動能力尺度（gross motor function measure；GMFM），姿勢と運動の分析である．
- 幼児期以降は，リハビリテーションのための子どもの能力低下評価法（pediatric evaluation of disability inventory；PEDI），あるいは functional independence measure for children（Wee FIM）と一般的な ADL 検査により，生活状況を評価する．

❶ 乳児期

- GMFM により，粗大運動能力を評価する．年齢と点数により，粗大運動能力分類システム（gross motor function classification system；GMFCS）レベルが判断できる．この評価法を定期的に用いることで，治療効果の判定を行うことも可能である．
- この時期は脳障害の発生から間もないため，多くは神経学的な問題に集約され，神経学的評価のウエイトが大きくなる．
- 原始反射〔非対称性緊張性頸反射（asymmetric tonic neck reflex；ATNR），対称性緊張性頸反射（symmetric tonic neck reflex；STNR），緊張性迷路反射（tonic labyrinthine reflex；TLR）〕が残存することによる異常な姿勢と運動の解析を行う．各原始反射が強く影響することによる異常運動の定着を予測し，経験させるべ

き運動要素を考慮する．
- 全身に分布する痙縮を神経学的に評価する．痙縮が強度であればGMFCSレベルが低下する傾向がある．
- GMFCS Ⅳ～Ⅴレベルの乳児は，抗重力運動が困難なため脊柱，股関節変形の可能性があり，CT，X線などの画像情報は介入種目への重要な情報を与える．

❷ 幼児期
- 原始反射の影響により，定型化した異常な姿勢と運動を分析する．
- 成長に伴い，長管骨は伸びるが痙縮筋は伸びにくいため，特に四肢の屈曲位が強まる．このような理由により，ROMの測定が必要になる．
- 痙縮が強度な場合，脊柱側弯，股関節脱臼へと増悪するので，CT，X線などの画像情報は必要である．
- PEDIは，6か月から7歳程度までの子供の日常生活中の代表的な動作に対する遂行能力に着目した包括的な臨床評価尺度であり，ADLを知ることができる．
- Wee FIMは，FIMをもとに6か月から7歳程度までの子供の能力低下を評価する．必要最小限のADLの評価が可能である．

❸ 就学期
- この時期は神経学的問題の累積により，筋骨格系の問題が加わる時期である．
- 筋骨格系問題により，異常な姿勢と運動は急速に定着する．
- 異常な姿勢と運動の原因と考えられる神経学的要素（原始反射と痙縮）と運動学的要素を分析する．
- ROMの検査により，筋骨格系の問題を明確にする．
- 随意運動，分離運動がある場合は筋力検査を実施するが，徒手抵抗による計測が不正確であれば，ハンドヘルドダイナモメーターを用いる．
- 筋力検査では，肘関節の屈曲力と伸展力，股関節屈曲力と伸展力など，特に筋力の不均衡を評価する．
- 就学期には特別支援学校，在宅訪問教育への参加が多い．
- 学校生活のなかでは同一姿勢をとり続けることが多く，筋骨格系への悪影響に配慮する．

❹ 成人期
- 筋骨格系問題に対する評価のウエイトが大きく，特に痙縮により一定の姿勢をとり続け，あるいは習慣性に不動となった身体各所に，関節症状による慢性痛が発生するため，痛みの評価が必要となる．
- 慢性痛がある場合，活動性が低下し，肥満，体力低下などが発生するため，一般的検診も重要である．

治療/介入
❶ 乳児期
(1) 基本動作練習（臥位・座位）
- 腹臥位，座位などの抗重力位を経験させる必要があり，その姿勢のなかでのバリエーションのある運動経験（バランスの獲得，姿勢変換運動，移動運動を含む）を行う．
- 寝返りや座位での体幹回旋など，痙直型四肢麻痺に不足する運動練習を自動運動，あるいは他動運動で十分行う．
- 腹臥位では胸部にタオル，座位では骨盤を介助するなど，身体各所に自動運動が出やすい配慮が必要であり，同時に全身性の未熟な運動パターンを伴う原始反射の影響が出にくい配慮が必要となる．
- 運動を誘発する際に，痙縮が高まらない配慮も必要であるが，痙縮のコントロールには薬物療法（経口筋弛緩薬投与，髄腔内バクロフェン療法，ボツリヌス療法）との併用が効果的である．

(2) ROM運動
- 痙縮が強い場合は，緩徐で小さな他動運動から大きい他動運動（往復10回）へ変えながら，全身に対して行う．
- 20分の持続伸張が有効である．

❷ 幼児期
(1) 基本動作練習（臥位・座位・立位）
- 引き続き回旋運動と抗重力運動を経験させる．脊柱，股関節に重力刺激を与える目的で，立位補助具を用い立位の練習を行う．
- 歩行補助具を用いた立位は，立位感覚の入力になるとともに，骨密度低下防止に効果的である．

(2) ROM運動
- 痙縮筋をゆっくりと伸張しながら，ROMを維持拡大する．
- 可動域制限の軽度な関節にも，普段経験できない運動を与える．

(3) 筋力維持・増強運動
- 自動運動，分離運動が可能な関節があれば，その筋力を維持・増強する必要がある．

❸ 就学期
(1) 基本動作練習(座位・立位)
- 回旋運動と抗重力運動を経験させ，併せて，立位補助具を用い立位の練習を行う．

(2) ROM運動
- 痙縮筋を伸張し，ROMを維持拡大する．徒手的に解決できない拘縮については，装具や手術の適応となるため，整形外科的判断をあおぐ．

(3) 筋力維持・増強運動
- 可能な関節に対し，その筋力を維持・増強する．

(4) ADL上の動作指導
- GMFCSレベルIIIであれば，日常生活のなかで獲得可能な動作の指導を行う．

❹ 成人期
(1) 基本動作練習
- 個人の生活環境に十分配慮したうえで，良肢位保持の目的で，基本動作の練習を行う．

(2) ROM運動
- 疼痛，褥瘡などに十分配慮したうえで，維持的に行う．

リスク管理
❶ 拘縮・変形・呼吸機能
- 自動運動が減少している場合は，乳児期から幼児期に原始反射の影響で脊柱側弯変形が発生する．
- 同様に痙縮が強い場合は，上肢屈曲拘縮，股関節脱臼・亜脱臼が発生する．
- 脊柱変形と股関節変形が輻輳すると，風に吹かれた下肢変形という特殊な変形に至る．
- 脊柱変形が早期に発生する場合，胸郭変形に連動した呼吸器の機能不全がおこりやすくなる．
- 特に肺機能低下，口腔咽頭機能低下が併発する場合は，重篤な拘束性・閉塞性換気障害に陥り，なんらかの換気療法が必要となる．

経過・予後
- 成人になれば加齢に伴いさまざまな医学的問題を合併することがある．特に身体活動の低下による生活習慣病と肥満，変形性関節症などによりGMFCSレベルが低下することがある．

(小塚　直樹)

---

1 脳性麻痺

3 痙直型片麻痺

評価
- ライフステージを通して行われる評価は粗大運動能力尺度(gross motor function measure；GMFM)，姿勢と運動の分析である．
- 幼児期以降はリハビリテーションのための子どもの能力低下の評価法(pediatric evaluation of disability inventory；PEDI)あるいはfunctional independence measure for children(Wee FIM)と一般的なADL検査により，生活状況を評価する．

❶ 乳児期
- 左右差を注意深く観察しながらGMFMを用いて粗大運動能力を評価し，粗大運動能力分類システム(gross motor function classification system；GMFCS)レベルを判断する．
- 原始反射(麻痺側の手掌把握反射，足趾把握反射，陽性支持反射)が残存することによる異常な姿勢と運動の解析を行う．各原始反射が強く影響することによる異常運動の定着を予測し，経験させるべき運動要素を考慮する．
- 麻痺側に分布する痙縮を神経学的に評価する．

❷ 幼児期
- GMFMを用いて粗大運動能力を評価し，GMFCSレベルを判断するが，片麻痺の場合，この時期には多くが歩行を達成している．
- 原始反射の影響とともに連合反応により，定型化した異常な姿勢と運動を分析する．
- 麻痺側の肘関節，手関節，手指関節，膝関節，足関節，足趾関節の制限に注意し，ROMの測定を行う．

❸ 就学期
- 左右差のある異常な姿勢と運動の原因と考えられる神経学的要素と運動学的要素を分析する．
- ROMの検査により，筋骨格系の問題を明確にする．
- 非麻痺側の筋力検査を行う．
- 麻痺側に随意運動，分離運動がある場合は筋力検査を実施するが，徒手抵抗による計測が不正確であれば，ハンドヘルドダイナモメーターを用いる．
- 四肢の運動の優位性により筋肉の発達にも左

右差が生じるために，四肢周径を測定する．
- 就学期には普通学校，普通学校特別支援学級への参加が多い．
- 学校生活のなかでは努力性の運動課題に取り組む結果，連合反応が強まる悪影響に配慮する．

❹成人期
- ROM 検査を行う．特に痙縮により四肢末梢で関節変形が生じる．
- 不良肢位による慢性痛が発生する場合，痛みの評価を行う．

治療・介入
❶乳児期
(1) 基本動作練習(臥位・座位)
- 各姿勢のなかで麻痺側での支持を経験させる必要があり，そのうえでバリエーションのある運動経験(バランスの獲得，姿勢変換運動，移動運動を含む)を与える．
- 腹臥位や座位でのバランス練習を行う場合，頭部や体幹に出現する立ち直り反応の左右差を補正するように刺激を与える．

(2) ROM 運動
- 自動運動が減少する四肢末梢部に対して，十分な筋伸張を伴う ROM 運動を行う(往復10回)．

❷幼児期
(1) 基本動作練習(座位・立位)
- 運動の左右差拡大に配慮した自動運動の誘発を行う．
- 運動を誘発する際に，痙縮が高まらない配慮が必要であるが，局所の痙縮コントロールには，ボツリヌス療法が有効である．
- constraint-induced movement therapy(CI療法)により，GMFM で示される運動機能が向上する．

(2) ROM 運動
- 痙縮筋をゆっくりと伸張しながら，普段経験できない運動を与えつつ，ROM を維持拡大する．
- プラスチック短下肢装具(ankle foot orthosis；AFO)が足底感覚入力，ROM の維持と安定歩行に有効である．

(3) 筋力維持・増強運動
- 非麻痺側で自動運動，分離運動が可能な関節があれば，その筋力を維持・増強する必要があるが，過度な努力を求めない．

(4) ADL 上の動作指導
- 日常生活のなかで獲得可能な動作の指導を行う．

❸就学期
(1) 基本動作練習
- 運動の左右差拡大に配慮した自動運動の誘発を行う．
- 必要な運動を阻害する局所の痙縮コントロールは，ボツリヌス療法を併用する．
- CI 療法により，運動機能の向上をはかる．

(2) ROM 運動
- 痙縮筋を伸張し，ROM を維持拡大する．徒手的に解決できない拘縮については，装具や手術の適応となるため，整形外科的判断をあおぐ．

(3) 筋力維持・増強運動
- 可能な関節に対し，その筋力を維持・増強する．

(4) ADL 上の動作指導
- 日常生活のなかで獲得可能な動作の指導を行う．

❹成人期
(1) 基本動作練習
- 個人の生活環境に十分配慮したうえで，良肢位保持の目的で，基本動作の練習を行う．

(2) ROM 運動
- 疼痛，褥瘡などに十分配慮したうえで，維持的に行う．
- ボツリヌス療法が疼痛に有効であるとの報告がある．

リスク管理
❶拘縮・変形
- 非麻痺側の努力性の運動課題が連合反応を増強し，麻痺側上肢の掌屈位変形，内反尖足などの関節変形に発展する．
- 正しい荷重感覚が経験できない麻痺側に反張膝がおこることがある．

経過・予後
- 成人になれば患側肘関節の屈曲拘縮，手関節掌屈位変形，内反尖足が増悪し，疼痛が発生することがあるが，適切に対応することで運動機能は保たれる．

〔小塚　直樹〕

1 脳性麻痺

4 痙直型両麻痺

評価
- ライフステージを通して行われる評価は粗大運動能力尺度（gross motor function measure；GMFM），姿勢と運動の分析である．
- 幼児期以降はリハビリテーションのための子どもの能力低下の評価法（pediatric evaluation of disability inventory；PEDI）あるいは functional independence measure for children (Wee FIM) と一般的な ADL 検査により，生活状況を評価する．

❶ 乳児期
- 原始反射（陽性支持反射，足趾把握反射など）が残存することによる異常な姿勢と運動の解析を行う．各原始反射が強く影響することによる異常運動の定着を予測し，経験させるべき運動要素を考慮する．
- 特に骨盤の回旋運動や前傾後傾運動は十分経験しない．
- 上肢の麻痺は比較的軽度であることを理解し，全身の痙縮を神経学的に評価する．

❷ 幼児期
- 下肢の運動麻痺を上肢で代償した結果，定型化した異常な姿勢と運動を分析する．
- 痙縮による変形の可能性があり，ROM の測定が必要となる．
- 運動誘発に際し痙縮が高まる場合，局所の痙縮コントロールにはボツリヌス療法が有効であるとの報告がある．

❸ 就学期
- この時期は神経学的問題の累積により，筋骨格系の問題が加わり，異常な姿勢と運動は急速に定着する．
- 異常な姿勢と運動の原因と考えられる神経学的要素（原始反射と痙縮）と運動学的要素を分析する．
- ROM の検査により，筋骨格系の問題を明確にする．
- 随意運動，分離運動がある場合は筋力検査を実施するが，徒手抵抗による計測が不正確であれば，ハンドヘルドダイナモメーターを用いる．
- 筋力検査では，肘関節の屈曲力と伸展力，股関節屈曲力と伸展力など，特に筋力の不均衡を評価する．
- 就学期には普通学校，普通学校特別支援学級，特別支援学校への参加が多い．
- 特に普通学校でのなかでは，移動方法や排泄動作などへの十分な配慮が必要である．

❹ 成人期
- 一定の姿勢をとり続け，あるいは習慣性に不動となった身体各所に，関節症状による慢性痛が発生するため，痛みの評価が必要となる．
- 慢性痛がある場合，活動性が低下し，肥満，体力低下などが発生するため，一般的検診も重要である．
- 筋力検査と ROM 検査を必要に応じて行う．

治療・介入
❶ 乳児期
(1) 基本動作練習（臥位・座位）
- 各姿勢では，可能なかぎり正しい下肢での体重支持を経験させる必要がある．特に下肢の交互運動は重要であり，そのうえでバリエーションのある運動経験（バランスの獲得，姿勢変換運動，移動運動を含む）を与える．
- 骨盤の回旋運動や前傾後傾運動の出現を促す配慮をしたうえで，上肢と下肢の分離した運動が可能となるような姿勢を保ち，立ち直り反応や平衡反応を誘発する．

(2) ROM 運動
- 自動運動が減少する四肢末梢部に対して，十分な筋伸張を伴う ROM 運動を行う（往復10回）．

❷ 幼児期
(1) 基本動作練習（座位・立位）
- 必要な運動を阻害する局所の痙縮コントロールは，ボツリヌス療法を併用する．
- 体幹の回旋運動と四肢の分離運動を十分に誘発する．

(2) ROM 運動
- 痙縮筋をゆっくりと伸張しながら，ROM を維持拡大する．
- プラスチック AFO が ROM の維持と安定歩行に有効である．

(3) 筋力維持・増強運動
- 体幹では回旋運動，四肢では分離運動が可能であれば，その筋力を維持・増強する．

(4) ADL 上の動作指導
- 日常生活のなかで獲得可能な動作の指導を行う．

❸就学期（座位・立位）
(1)基本動作練習
・必要な運動を阻害する局所の痙縮コントロールは，ボツリヌス療法を併用する．
・体幹の回旋運動と四肢の分離運動を十分に誘発する．
(2)ROM運動
・痙縮筋を伸張し，ROMを維持拡大する．徒手的に解決できない拘縮については，装具や手術の適応となるため，整形外科的判断をあおぐ．
(3)筋力維持・増強運動
・可能な関節に対し，その筋力を維持・増強する．
(4)ADL上の動作指導
・日常生活のなかで獲得可能な動作の指導を行う．
❹成人期
(1)基本動作練習
・個人の生活環境に十分配慮したうえで，良肢位保持の目的で，基本動作の練習を行う．
(2)ROM運動
・疼痛，褥瘡などに十分配慮したうえで，維持的に行う．
・ボツリヌス療法が疼痛に有効であるとの報告がある．

リスク管理
❶拘縮・変形
・痙縮による変形，拘縮は下肢に発生しやすい．
・股関節屈曲拘縮，膝関節屈曲拘縮，股関節内転内旋位となりやすく，特徴的な前かがみ肢位，鋏足肢位となる．
・下肢末梢では内反尖足，外反扁平足などの変形が発生する．

経過・予後
・成人になれば加齢に伴いさまざまな医学的問題を合併することがある．特に身体活動の低下による生活習慣病と肥満，変形性関節症などによりGMFCSレベルが低下することがある．

（小塚　直樹）

1 脳性麻痺

5 アテトーゼ型

評価
・ライフステージを通して行われる評価は粗大運動能力尺度（gross motor function measure；GMFM），姿勢と運動の分析である．
・幼児期以降はリハビリテーションのための子どもの能力低下の評価法（pediatric evaluation of disability inventory；PEDI）あるいはfunctional independence measure for children（Wee FIM）と一般的なADL検査により，生活状況を評価する．

❶乳児期
・原始反射〔非対称性緊張性頸反射（asymmetric tonic neck reflex；ATNR），対称性緊張性頸反射（symmetric tonic neck reflex；STNR），緊張性迷路反射（tonic labyrinthine reflex；TLR），ガラント（Galant）反射，モロー（Moro）反射〕が残存することによる異常な姿勢と運動の解析を行う．各原始反射が強く影響することによる異常運動の定着を予測し，経験させるべき運動要素を考慮する．
・筋緊張の病的変動と不随意運動の出現を神経学的に評価する．
・運動を開始する固定点がない場合，運動はより不安定になるが，このような運動の特徴を注意深く観察する．

❷幼児期
・原始反射の影響により，定型化した異常な姿勢と運動を分析する．
・筋緊張が常に亢進した状態で変動しているケースでは，脊柱側弯，股関節脱臼や四肢のROM制限の危険性があり，ROMの測定が必要になる．

❸就学期
・不安定な姿勢を回避する結果，四肢は完全伸展で支持することを学習し，反張肘や反張膝に発展することがあるので，ROMの検査が必要となる．
・粗大運動能力分類システム（gross motor function classification system；GMFCS）レベルⅠ～Ⅱの場合，ハンドヘルドダイナモメーターを用いて筋力検査を実施する．
・就学期には重症度によって，普通学校，普通学校特別支援学級，特別支援学校，在宅訪問教

育への参加に分かれる．
- 学校生活のなかでは不安定姿勢に陥りがちになるので，学習環境の整備が必要である．

❹ 成人期
- さまざまな医学的問題を合併することによりGMFCSレベルが低下することがあるが，特に頸椎には注意をはらう．
- 関節症状による慢性痛が発生しするため，痛みの評価が必要となる．
- 慢性痛がある場合，活動性が低下し，肥満，体力低下などが発生するため，一般的検診も重要である．

治療・介入
❶ 乳児期
(1) 基本動作練習(臥位・座位)
- 腹臥位，座位などで左右対称の抗重力位を経験させる必要があり，その姿勢のなかでのバリエーションのある運動経験(バランスの獲得，姿勢変換運動，移動運動を含む)を行う．
- 寝返りや座位での運動では，安定した姿勢あるいは変換運動となるように注意する．
- 腹臥位，座位では身体各所の固定をするなど，自動運動が出やすい配慮が必要であり，同時に全身性の未熟な運動パターンを伴う原始反射の影響が出にくい配慮が必要となる．
- 緊張型あるいは混合型の場合，筋緊張や痙縮のコントロールに対して薬物療法(経口筋弛緩薬投与，髄腔内バクロフェン療法，ボツリヌス療法)を併用する．

(2) ROM運動
- 筋緊張や痙縮が強い場合は，その部位に対して行う．

❷ 幼児期
(1) 基本動作練習(臥位・座位・立位)
- GMFCS Ⅰ～Ⅱでは，立位へと進んでいくため，安定した姿勢のなかでのバランス練習が必要となる．
- GMFCS Ⅲ～Ⅴでは，脊柱，股関節に重力刺激を与える目的で，立位補助具を用い立位の練習を行う．

(2) ROM運動
- 筋緊張や痙縮が強い場合は，その部位に対して行う．

❸ 就学期
(1) 基本動作練習(座位・立位)
- GMFCS Ⅰ～Ⅱでは，立位・歩行へと進んでいくため，安定した姿勢のなかでのバランス練習が必要となる．
- GMFCS Ⅲ～Ⅴでは，脊柱，股関節に重力刺激を与える目的で，立位補助具を用い立位の練習を行う．

(2) ROM運動
- 筋緊張や痙縮が強い場合は，その部位に対して行う．

(3) ADL上の動作指導
- 日常生活のなかで獲得可能な動作の指導を行う．
- 上肢が使えない場合は，さまざまな補助具の活用を検討する．

❹ 成人期
(1) 基本動作練習
- 個人の生活環境に十分配慮したうえで，良肢位保持の目的で，基本動作，応用動作の練習を行う．

(2) ROM運動
- 疼痛，褥瘡などに十分配慮したうえで，維持的に行う．

経過・予後
- 成人になれば全身の各関節の過剰運動による疼痛が発生することがある．特に頭髄症，頸椎症により脊髄障害を合併することもあり，適切に対応することで運動機能を保つ努力を要する．

(小塚　直樹)

二分脊椎

1 二分脊椎

病態・障害
- 二分脊椎は胎生期における脊椎および脊髄の先天的異常であり，椎弓の癒合不全の総称である．障害像は脊髄の形成不全に起因する運動障害，感覚障害，膀胱直腸障害，下肢変形などが生じる．また知的障害が合併することがある．
- 合併症は髄液の循環障害による水頭症，アーノルド・キアリ(Arnold-Chiari)奇形，脊髄空洞症，大脳の形成異常などがある．水頭症は80～90％にみられ，脳室-腹腔シャント術(V-Pシャント術)にて脳室内の髄液を腹腔内に運ぶ．シャントの機能不全や感染は，発熱や意識

表IV-1　Sharrard 分類による下肢の残存筋と変形，および歩行・移動能力

Sharrard 分類		麻痺レベル	残存筋	随意運動と変形・拘縮		
				股関節	膝関節	足関節
高位麻痺	I 群	Th	下肢筋すべての麻痺	動きなし	動きなし	動きなし
	II 群	L1	腸腰筋，縫工筋	屈曲外旋運動 屈曲外旋拘縮	動きなし 変形なし	動きなし 内反尖足・尖足
		L2	股関節屈筋，内転筋 大腿直筋は中等度残存	屈曲内転運動 屈曲内転拘縮	中等度の 屈曲運動	動きなし 内反尖足・尖足
低位麻痺	III 群	L3	股関節屈筋，内転筋 大腿四頭筋	屈曲内転運動 股関節脱臼	伸展運動	動きなし 内反尖足・尖足
		L4	股関節屈筋，内転筋 大腿四頭筋，前脛骨筋	屈曲内転外旋運動 股関節脱臼	伸展運動 反張膝	背屈可能 踵足，踵足内反変形
	IV 群	L5	股関節屈筋，内転筋 大腿四頭筋，半膜様筋，前脛骨筋は正常．股関節外転筋，足関節底屈筋，足趾伸筋は一部残存	屈曲内転外旋運動は正常，外転筋は弱い	伸展正常 屈曲可能	背屈正常，底屈は弱い 踵足変形
	V 群	S1	股関節：大殿筋が加わる 膝関節：大腿二頭筋が加わる 足関節：下腿三頭筋が加わる	正常運動 伸展筋力は弱い	正常 変形なし	底屈筋力が弱い 踵足内反，前足外反 凹足，槌趾変形
		S2	股・膝・足関節正常，足内在筋の麻痺	正常	正常	凹足，かぎ爪趾
	VI 群	S3	麻痺筋なし	なし	なし	なし

Sharrard I 群：車椅子が実用的，骨盤帯付き長下肢装具で歩行可能
Sharrard II 群：車椅子と杖歩行の併用
Sharrard III 群：(L3)長下肢装具と杖で非実用的歩行(L4)短下肢装具で自立歩行．装具なしでも歩行可能
Sharrard IV 群：独歩可能．足装具，靴形装具を使用する場合あり
Sharrard V 群：装具なしで独歩可能
Sharrard VI 群：健常児と変わりなし

混濁，筋緊張亢進などで現れる．アーノルド・キアリ奇形では，脳幹や脊髄の圧迫徴候や小脳性失調，睡眠時の無呼吸発作，嚥下障害がおこることがある．また脊髄係留症候群，髄膜瘤術後の脊髄・神経の癒着により下肢の筋緊張が亢進する．

- 脊髄高位麻痺であれば，股関節脱臼，脊柱の後弯，側弯がおこる．膝関節は屈曲，反張膝，外反膝の変形，足関節と足部は尖足，踵足，凹足，内反，外反が複合した変形となる．

評価
❶ 乳児期（1歳未満）
- 運動発達評価として自然な状態で粗大運動，巧緻運動を評価して，できる運動，できない運動を確認する．さらに運動中の観察，触診しながら筋力および筋収縮の程度を評価する．
- 随意運動や深部反射である膝蓋腱反射，アキレス腱反射，腹筋反射，原始反射である足底把握反射などから残存している筋を評価する．さらに触覚・痛覚は刺激による児の反応や，皮膚刺激による反射などを利用して知覚障害を評価する．また側弯，股〜足関節の変形の状態を評価する．同時に筋緊張の評価を行う．
- 以上の運動評価，感覚検査の結果から脊髄の障害レベルを評価する．さらに Sharrard 分類（表IV-1）にて，粗大運動の予後予測をして，

今後の治療方法を検討する．
・医療情報と親への聞き取りを合わせて排尿，排便状態を把握しておく．

❷ 幼児期（1 歳～小学校入学前）

・胸髄～上部腰髄の麻痺では，座位姿勢，四つ這いなどの床移動の運動評価も行う．
・下部腰椎の麻痺では立位・歩行が可能となるため，姿勢アライメント，バランス，歩容を評価する．足部の変形による，立位・歩行の不安定性を評価する．
・ROM 測定として股関節，膝関節，足関節の変形・拘縮を評価する．
・粗大運動，自動運動から上肢・体幹筋を含めた残存筋の筋力評価を行う．高位麻痺の場合，上肢の筋力評価が重要である．
・車椅子駆動，車椅子と床・ベッドの移乗を評価する．車椅子座位姿勢評価を行う．
・問診により排尿，排便の状態を確認する．幼稚園などに入園する場合は，スロープやトイレなどの生活環境を評価する．
・下肢長・下肢周径から成長度，障害度，股関節脱臼の有無を評価する．

❸ 就学期

・筋力測定と ROM 測定を行う．歩行可能な場合，踵や足部外側縁が褥瘡になることがある．
・粗大運動である立位・歩行の評価を行う．移動時間の測定など．
・肥満になることが多い．家庭や学校での活動量と栄養状態を評価する．さらに家族と協力して体重を管理する．

治療/介入（表Ⅳ-2，図Ⅳ-3）

・運動発達の促進，筋力増強，変形・拘縮の予防・改善が介入のポイントである．

❶ 乳児期（1 歳未満）

・出生後の脊椎に対する手術や水頭症に対する V-P シャント術など医療的処置が多いため，家族への心理的サポート，育児支援が重要な時期である．また遊びや子育ての要素を入れて理学療法を行う．

(1) 運動発達を促すアプローチ
・定頸，肘支持，寝返り，四つ這い移動，座位などを行う．運動を繰り返すなかで筋力を強化する．

(2) ROM 運動
・立位・歩行の獲得を目標に，股関節屈曲，膝関節屈曲，内反や尖足に対して変形の矯正・予防を行う．必要に応じて装具を使用する．

❷ 幼児期（1 歳～小学校入学前）

・社会的移動の獲得，変形・拘縮，股関節脱臼がみられるようになる時期である．

(1) 立位・歩行練習
・下部腰椎レベルの麻痺の場合，立位・歩行練習は早期に開始する．足部変形により不安定であれば，短下肢装具を使用する．また足継手角度の設定が立位・歩行の安定性に影響する．
・反張膝や X 脚変形がある場合は，長下肢装具の膝パッドにより良肢位に保持して立位練習を行う．
・胸髄～上部腰髄レベルの麻痺の場合は，骨盤帯付き長下肢装具，プロンボードなどを使用して立位練習をする．下肢の振り出しが不十分な場合は，片方の下肢が伸展して支持するときに，ワイヤーでつながった逆側の下肢が屈曲する RGO（reciprocal gait orthosis，交互歩行装具）を使用する場合がある．
・親との手つなぎ歩行，平行棒内歩行，歩行器・松葉杖応用歩行と展開する．自立歩行が困難であれば，車椅子を作製して，車椅子駆動の練習をする．

表Ⅳ-2 主な治療/介入のプログラム例

	Sharrard 分類				
	Ⅰ群	Ⅱ群	Ⅲ群	Ⅳ群	Ⅴ群
乳児期	運動発達の促進				
	ROM 運動				
幼児期	ROM 運動，筋力増強運動				
	座位練習		立位・歩行練習		
	移乗動作練習				
	ADL への取り組み				
就学期	ROM 運動，筋力増強運動				
	座位練習		立位・歩行練習		
	移乗動作練習		応用歩行		
	ADL への取り組み				
	排尿・排便指導				

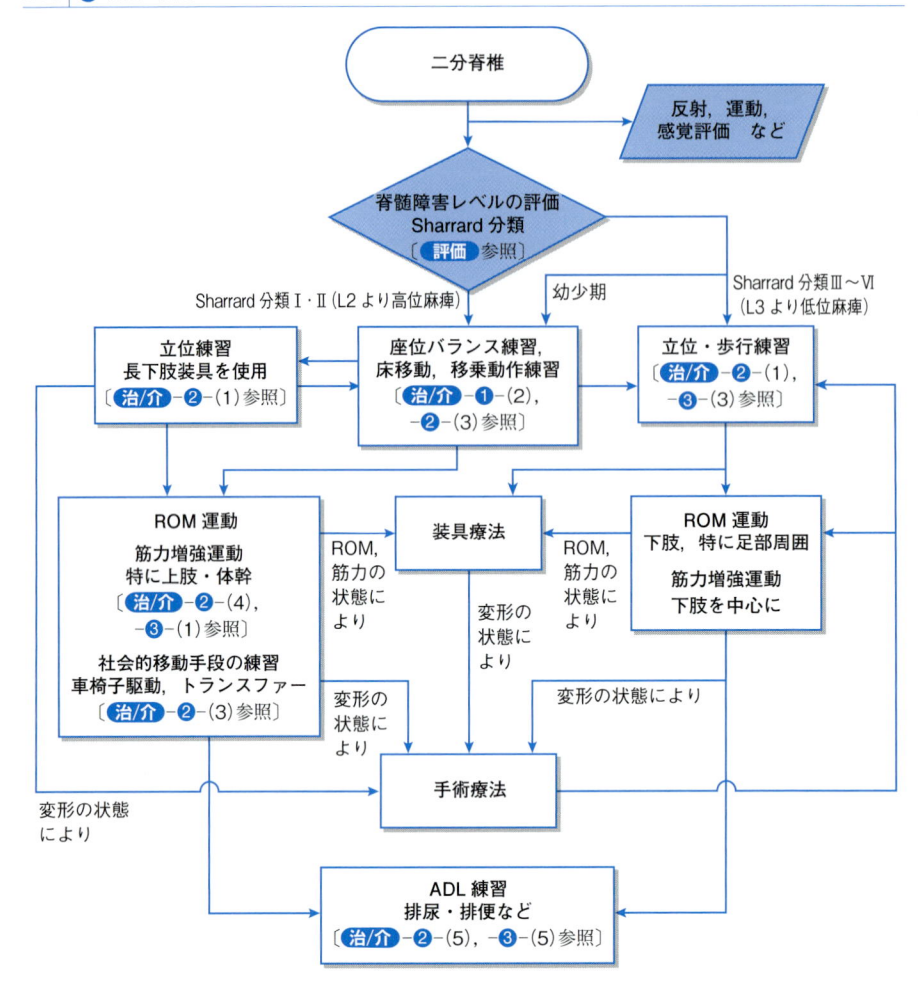

図IV-3 二分脊椎の臨床判断

(2) ROM運動
(3) 移乗動作練習
・就学前には車椅子と床の昇降など行う．
(4) 筋力増強運動
・幼児期後半あたりから，上肢・体幹筋を含めた残存筋の筋力増強としてプッシュアップなど10回1セットで行う．家族と協力してホームプログラムを実施する．
(5) 排尿・排便管理
・この時期は自分で導尿や摘便することは難しいが，時間を決めて排尿・排便管理することを教える．例えば導尿では背臥位で行うのではなく，座位で子供に見せながら行うなど，今後の自立に向けた取り組みを行う．
(6) ADLの自立
・衣服の着脱．
・幼稚園に入園する場合は，幼稚園教諭，親と協力して車椅子用のスロープやトイレの改造などの社会生活環境を整える．

❸就学期
・プログラムは家庭や学校で継続して行うために，具体的に回数を設定したトレーニング的な

ものがよい．生活環境，社会参加方法を考慮した治療を行う．

(1) 筋力増強運動
- 上肢体幹の筋力増強を継続的に行う．車椅子のアームレストを使用したプッシュアップとして10秒保持を10セット行う．

(2) ROM運動
- 変形の改善が困難となってくるため，装具の自己管理を指導する．

(3) 立位・歩行練習
- 装具などを使用した歩行が可能な場合，学校玄関から教室までなど目標を明確にして，歩行練習を行う．また屋外歩行，階段昇降を行う．

(4) 運動指導
- 肥満により活動量と運動能力が低下する．車椅子への移乗，移動が困難になり，さらに活動量の低下により，肥満が進むという悪いサイクルをつくらないようにする．
- 活動量を考慮したスポーツ的なプログラムを設定する．車椅子マラソンやバスケットなど．

(5) 排尿・排便指導
- 導尿，摘便の練習を看護師，家族と協力して行う．手を使用できるような安定座位の設定など．

リスク管理
- 感覚障害による熱傷，骨折，褥瘡のおそれがあるため，本人と家族の注意が必要である．
- 胸髄～上部腰髄レベルの麻痺の場合は，股関節脱臼がおこる可能性があるため，立位・歩行練習は注意深く行う必要がある．
- 排尿・排便障害の状況によっては，社会的行動範囲が狭くなる．排尿障害に起因する腎機能障害に注意する．
- 理学療法中に頭痛などの体調不良，痙攣発作，筋緊張の増加や低下がみられる場合は，V-Pシャント内で脳脊髄液がつまっているなどのトラブルの可能性がある．

経過・予後
- 体重増加により運動機能が低下するので，運動量，食事量を確認し，必要に応じて管理栄養士に指導してもらう．
- 知的障害などの事情により，通常学級への通学が困難になる場合がある．特別支援学級への変更も考慮する．

（横井　裕一郎）

デュシェンヌ型筋ジストロフィー

1 デュシェンヌ型筋ジストロフィー

病態・障害
- 筋ジストロフィーとは筋線維の変性・壊死を主病変とし，臨床的には進行性の筋力低下をみる遺伝性疾患である．
- 疾患の進行とともに，さまざまな合併症を示すようになる．代表的な疾患であるデュシェンヌ型筋ジストロフィー（Duchenne muscular dystrophy；DMD）は最も頻度が高く（男子出生3,000人に1人）重症である．
- DMDでは近位筋優位に四肢体幹の筋力は進行性に低下する．下腿筋の仮性肥大，登はん性起立・ガワーズ（Gowers）徴候，動揺性歩行などの徴候が出現し，10歳前後に歩行消失する．運動能力や活動性の低下に伴い関節拘縮や脊柱側弯が増強する．一般には10歳以降に呼吸障害や咳機能低下，心筋症を認めるようになるが，それらには個人差がある．
- 自然経過では平均20歳で呼吸不全や心不全で死亡するとされているが，近年，非侵襲的陽圧換気療法（non-invasive positive pressure ventilation；NPPV）による呼吸管理や心保護戦略の進歩により平均寿命は延長されている[1]．

評価
- 身体機能評価：代表的な評価にはMMTとROM検査がある．
- 呼吸機能評価：歩行可能期は，年1回は肺活量（vital capacity；VC）を評価する．歩行消失後，年1回は覚醒時の酸素飽和度，VC，咳最大流速（cough peak flow；CPF）を評価する[2-4]．肺胞低換気症状がみられたり，%VC≦40%，人工呼吸器を使用している患者では，年1回は睡眠時の酸素飽和度と経皮二酸化炭素か呼気終末二酸化炭素を評価する．12歳以上で自力のCPF≦270 L/分の場合は介助によるCPFを評価する[2-4]．%VC≦40%では最大強制吸気量（maximum insufflation capacity；MIC）を評価する[2-4]．
- ADL・姿勢の評価：日常生活上最も長くとるベッド上座位や車椅子座位の姿勢，睡眠時の臥位姿勢などを評価し，睡眠や嚥下，呼吸に与

表Ⅳ-3 主な治療/介入のプログラム例

歩行可能期	車椅子期	呼吸管理期
ROM運動	脊柱変形の管理 ・ストレッチング ・姿勢管理	呼吸理学療法 ・徒手による咳介助 ・機械による咳介助 ・深吸気 ・舌咽呼吸
筋力増強運動		
立位・歩行練習 ・ティルトテーブル ・長下肢装具	座位保持能力の維持	
	シーティング車椅子の設定 ・就業環境の確認 ・車椅子スポーツの促進	脊柱側弯の管理 ・ポジショニング ・シーティング車椅子

える影響も考慮する.
・生活環境評価：家屋や施設など生活環境，電動車椅子やシーティング，スイッチや入力装置などの支援技術も環境因子として評価する.

治療/介入(表Ⅳ-3, 図Ⅳ-4)
❶ 歩行可能期(the ambulatory stage)　機能障害度ステージⅠ～Ⅳ
(1)関節拘縮の予防とROM異常の治療
・ROM異常は疾患による筋肉内部構造の一次性障害と，筋力低下による運動性低下，筋力バランスの不均衡，左右非対称な代償動作や姿勢保持などにより生じる拘縮・変形から起こる二次性障害がある.
・理学療法による治療は二次性の障害に対して，筋疲労を考慮して主に他動的伸張運動を徒手や器具を使用して行う．最も重要な筋群は足関節底屈筋，膝関節屈筋(ハムストリングス)，股関節周囲筋群である.
・歩行が可能な時期には1日に2～3時間の起立，歩行を行うが，筋力低下やROM制限によりこれが困難な場合には，長下肢装具や起立台を使用して立位を保持することで下肢のROM制限を予防し，体幹の活動性を維持することで脊柱変形の発生を遅らせる．車椅子に乗車したままで使用できる機械的他動的下肢運動を行う器具もある.
・日常生活で使用頻度が高く，長時間静的に保たれる車椅子上座位姿勢(骨盤帯傾斜，フットレスト上足部の状態)やベッド上臥位姿勢にも注意し，左右非対称をおこさせないようにすることは，のちに自力での座位保持が困難になった場合に必要になる種々の座位保持装置を簡便なものにし，荷重の崩れによる下肢の痺れや痛みの出現を予防するためにも重要であるため，

日常生活における姿勢の管理を行う.
(2)筋力の維持
・筋ジストロフィーに対して筋力増強運動を行う際に最も注意しなければならないのは過用性筋力低下(overwork weakness)である.
・筋力増強運動は，疾患の初期に始めるべきであり，緩徐に進行する病態の患者に限られるべきである.
・神経筋疾患に対して安全に行うためには低負荷・高頻度の原則により，筋収縮の種類としては筋障害を考慮して，等張性運動(求心性)が好ましい．重力に抗して動かせる筋力(MMTで3)よりも大きい場合には，等張性運動と等尺性運動を組み合わせ，開始肢位から等張性運動(求心性)を開始し，最終域で等尺性運動を3～5秒間持続する．筋損傷をまねく危険があるため，抵抗運動や遠心性収縮運動は推奨されない.
・できるだけ日常生活で多く用いられる基本動作や，それを楽しみながら参加することのできる活動内容を推奨する.

❷ 車椅子が必要になる時期(the wheelchair use stage)　機能障害度stage Ⅴ～Ⅶ
(1)脊柱変形の管理と座位保持能力の維持
・車椅子座位姿勢が長時間になる時期には成長期とも重なり急速に脊柱変形が進行し，座位バランスの低下，胸郭変形による心肺機能への影響，不均等な圧迫などによる痛みや痺れの原因ともなり，これらがADL障害や介助者の負担の増大を引き起こす.
・治療や対処方法としては徒手的理学療法，シーティングによる座位保持環境設定，体幹装具の使用などがあるが，DMDの脊柱変形予防に対する非手術的アプローチは無益であるとの

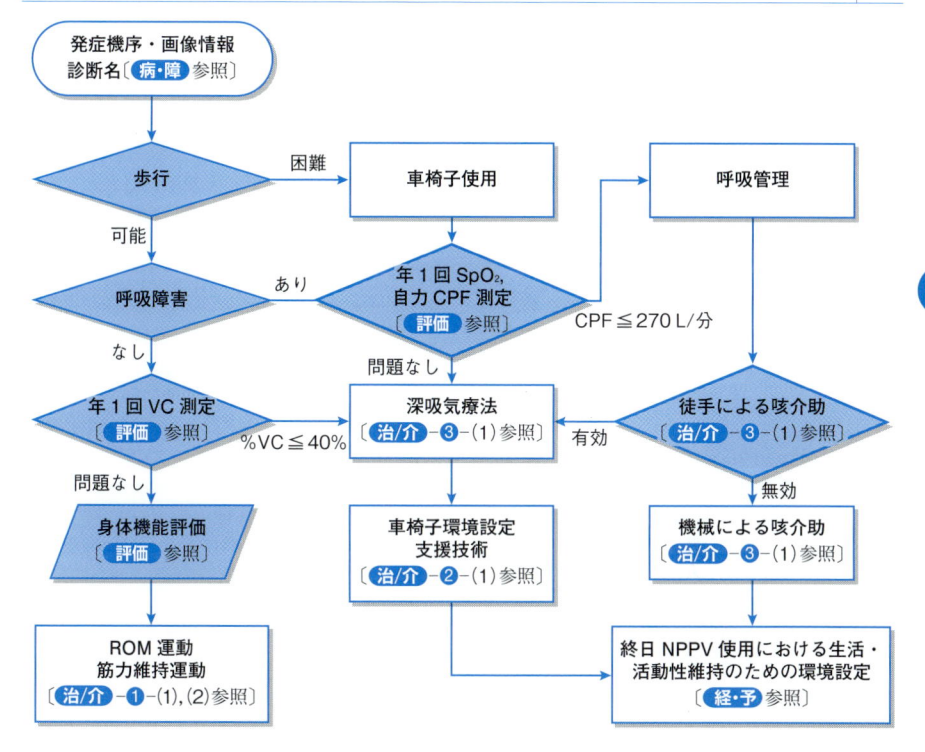

図Ⅳ-4 DMDの臨床判断

[フローチャート]
- 発症機序・画像情報 診断名〔病・障 参照〕
- 歩行 → 可能/困難
  - 可能 → 呼吸障害 なし → 年1回VC測定〔評価 参照〕
    - 問題なし → 身体機能評価〔評価 参照〕 → ROM運動 筋力維持運動〔治/介-①-(1),(2)参照〕
    - %VC≦40% → 深吸気療法〔治/介-③-(1)参照〕
  - 呼吸障害 あり
  - 困難 → 車椅子使用 → 年1回SpO₂、自力CPF測定〔評価 参照〕
    - 問題なし
    - CPF≦270 L/分 → 呼吸管理
- 深吸気療法 → 車椅子環境設定 支援技術〔治/介-②-(1)参照〕
- 徒手による咳介助〔治/介-③-(1)参照〕
  - 有効
  - 無効 → 機械による咳介助〔治/介-③-(1)参照〕
- 終日NPPV使用における生活・活動性維持のための環境設定〔経・予 参照〕

見解もある．しかし，手術的アプローチは脊柱変形を予防・改善し，座位バランスや容姿，QOLなどに良好な成果を認めるものの，呼吸管理や脊柱固定により体幹屈曲運動が制限され，上肢挙上が困難であるため，食事などのADLが低下するなどの問題もある．

(2)車椅子活動による離床の促進
- 比較的運動機能が保たれている時期は，実用的な移動手段とともに，歩行能力消失による活動量の低下を補うため，アシストタイプの簡易電動車椅子を活用し，上肢と体幹の良好な動きを引き出すことで，変形拘縮や筋力低下などの二次的障害を予防する．

❸ 呼吸管理の適応になる時期(stage of prolonged meaningful survival)　機能障害度stage Ⅷ

(1)呼吸障害に対する理学療法
- 窒息や気管挿管，気管切開を回避し，鼻マスクやマウスピースによるNPPVを有効に活用するため，肺と胸郭の可動性を維持し，気道クリアランスを保ち，無気肺や気胸，肺炎などの肺の病的状態を予防することが目的となる[2-4]．
- %VC≦40%か，12歳以上で自力のCPF≦270 L/分，呼吸感染が頻回か回復が遅いなどの症状がある場合は，徒手による咳介助(吸気と呼気の介助)を行う．また%VC≦40%になったら，微小無気肺を予防し，MICを維持するために，救急蘇生バッグなどで深吸気を行う．
- 舌咽呼吸(glossopharyngeal breathing；GPB)は自力でMICを得ることができるため有効である．
- 徒手介助による咳介助が困難な場合には，機械的咳介助(mechanical insufflation-exsufflation；MI-E)を考慮する[5]．MI-Eの呼気(陰圧)にタイミングを合わせ，胸腹部を圧迫介助(呼気介助)することで，最も効果的な徒手介助併用の機械的咳介助(mechanically assisted cough；MAC)を行うことができる．

・呼吸不全急性増悪時や誤嚥，窒息，痰づまりなどの緊急時に気管挿管を要した患者では，病態が改善したのちに，MI-E を活用しながら気道クリアランスを保ち，NPPV へ移行する．頻回の誤嚥や嚥下障害が認められる場合でも，適応により食事中や食後に MI-E を行うことで，誤嚥性肺炎を予防し，経口摂取を継続できるようにする．

(2) 脊柱側弯による呼吸機能への影響

・DMD では 10～15 歳で生涯における肺活量が最大値となることが多いが，その値が 1,500 mL に達しなかった場合の側弯発生率は 100％になる．一方，最高値が 3,000 mL 以上の場合は 25％にとどまる．

・コブ (Cobb) 角が 40°になるころには肺活量が 23％未満になっているとの報告や，10°進行するごとに肺活量が 4％低下するとの報告もあり，脊柱側弯の進行は呼吸機能低下の原因となる．

・胸郭変形により不均等な肺胞換気分布や咳機能低下，咳介助の効果が減少することによる気道クリアランス能力の低下，無気肺や肺炎のリスク，特に頭頸部から上部胸椎の前弯変形は気道狭窄や嚥下機能を低下させる．

・外科的脊柱固定術は，手術における呼吸器合併症のリスクやその他の問題により本邦では積極的に行なわれてはいない．軟性コルセットなどの体幹装具は，この時期では胸郭の呼吸運動を制限するなど長時間の装着が困難になることが多く，徒手的な理学療法やシーティング車椅子による姿勢管理が引き続き行われる．

(3) 運動耐容能の維持

・呼吸管理の適応になる時期には，ベッド上臥床を避けるために，重度化した身体機能に適応するための姿勢保持と自走を可能にするためのコントローラーなど支援技術を活用した電動車椅子により活動的な生活を維持する．

・終日人工呼吸器を使用する患者では，人工呼吸器を電動車椅子に搭載するための環境設定を行う．

・スティックホッケーや電動車椅子サッカーなどのスポーツや就労活動など，役割や仕事などの恒常的な活動をもつことで，日常的に車椅子に乗車することを促し，ベッド上での臥床時間を減らすことで肺合併症を予防する呼吸理学療法となる．

リスク管理

・骨格筋の貧弱性により過用によるダメージと廃用の影響を考慮する．運動中から翌日にかけて筋痛や疲労を残さない程度の運動が目安となるが，呼吸障害や心筋障害がみられる場合には，それらの状況に応じた対応が必要となる．

・ステロイド治療は筋力や歩行期間の延長，呼吸機能や心機能における有効性の報告が散見されるようになり，本邦においても 2013 年 2 月より保険適応となった．しかし，肥満や行動異常，骨粗鬆症 (特に長管骨と椎体骨折のリスク)，耐糖能低下などの副作用がある．またステロイド治療では運動量の増加によるミオグロビン尿症や心負荷の増大などにも配慮が必要となる．

経過・予後

・NPPV による呼吸管理と心筋症に対する心保護治療など集学的治療により DMD の生命予後は大きく改善し，1991 年以降の 50％生存率は 39.6 歳との報告もある[1]．また，全身の筋力低下にかかわらず，電動車椅子やインターネット，マイクロスイッチなどの特殊なインターフェイスのような支援技術を NPPV と併用することにより，health-related QOL は低下することなく維持されるという報告もある．

・NPPV は気管切開と比較して活動性が維持しやすく，定期的に車椅子に乗車することで寝たきりを回避し，呼吸器のみならずさまざまな合併症や廃用症候群を予防することができる．

・PC やタブレット型 PC 端末などを支援機器として使用することで学習環境を保証し，就労の可能性を広げる．イラストレータや英語教師の職業，Web 会議を通して福祉機器開発を行うなど活躍する DMD 患者も増えてきた．

・一方，多くの国々で少年期の DMD の医学管理が改善してきたため，医療面では小児から成人のケアへ，社会面では子供から大人への移行を要するようになり，本人家族などへのガイダンスも必要になっている．

・DMD では健常児に比べて自閉スペクトラム症 (アスペルガー障害，広汎性発達障害を含む) や注意欠如・多動症 (attention deficit/hyperactivity disorder；ADHD) の比率が明らかに高く，就学や就労に向けての取り組みや医療的ケアの需要性にも影響しており，さらに多方面からのアプローチが必要である．

● 引用文献

1) Ishikawa Y, et al. Duchenne muscular dystrophy: Survival by cardio-respiratory interventions. Neuromuscular Disorders 21: 47-51, 2011
2) British Thoracic Society(BTS) Guideline group: Guideline for respiratory management of children with neuromuscular weakness. Thorax 67: i1-i40, 2012
3) 日本リハビリテーション医学会:神経筋疾患・脊髄損傷の呼吸リハビリテーションガイドライン. 金原出版, 2014
4) Birnkrant DJ, et al: The respiratory management of patients with Duchenne muscular dystrophy: a DMD care considerations working group specialty article. Pediatr Pulmonol 45: 739-748, 2010
5) Strickland SL, et al: AARC Clinical Practice Guideline: Effectiveness of Nonpharmacologic Airway Clearance Therapies in Hospitalized Patients. Respir care 58: 2187-2193, 2013

〔三浦 利彦〕

ダウン症候群

1 ダウン症候群

病態・障害

- 21番染色体の3倍体や転座により、さまざまな異常をきたす染色体奇形症候群である。出生頻度は約1/1,000人であり、母親の高齢出産により出生頻度は高まる。
- 切れ上がった目、低い鼻をもつ扁平な顔貌、低位な耳、分厚く大きな舌、低身長、幅広い手足などの身体的特徴がある。
- 知的発達遅延、運動発達遅延、成長遅延がおこる。知能指数は30～59が80％が含まれ、社会生活能力指数は正常の60～70％が多い。
- 筋緊張が低くROMが広い。初歩の平均年齢は約2.0歳である。
- 合併症として、環軸関節の脱臼や亜脱臼、先天性心疾患、呼吸器疾患、足の外反変形などがある。視覚障害、聴覚障害も合併することがある。
- 療育では全体的な発達遅延をきたすため、作業療法士、言語聴覚士、医師、保育士、教師などと連携し、ライフステージに応じたチームアプローチが重要である。
- 近年、胎児診断など早期の確定診断が容易になったため、子供の受容や家族計画についても配慮ある対応が必要である。

評価
❶ 新生児期・独歩していない乳幼児期
- 発達の全体像(運動、社会性、言語理解など)を把握する。遠城寺式乳幼児分析的発達検査法が簡便で使いやすい。
- 運動発達評価を行う。頸定、寝返り、座位などの発達指標の獲得状況を把握する。特に抗重力姿勢・運動の獲得や正常運動発達からの逸脱行動(背這い移動、シャフリングなど)の有無を観察する。
- 筋緊張とROMテストを行う。四肢を動かしておおよその低緊張と関節過可動域の程度を把握する。
- 口腔周囲、腹部、足底の感覚(触覚過敏)検査を行う。
- 育児の様子を母親から聴取する。

❷ 独歩を獲得している乳幼児期
- 上記の評価に加えて、座位や立位姿勢・歩行分析を行う。姿勢制御反応(立ち直り・平衡反応)の遅延の影響を注意深く観察する。
- 生活の様子、常同行動の有無や食事・遊びの偏りなどについて母親から聴取する。
- ADL、コミュニケーション、認知、感覚などの情報を収集する。

❸ 学童期
- 理学療法のニーズ(変形、痛み、肥満、多動、不動など)に応じた評価を行う。
- 形態計測、ROMテスト、筋力テスト、ADLテスト、バランステスト、協調性テスト、巧緻性テストなどを必要に応じて実施する。
- 学習能力や行事の参加状況などの情報を教師から得る。

❹ 成人期
- 理学療法のニーズ(変形、肥満、機能低下、合併症の発症など)に応じた評価を行う。
- 自立生活や職業上のスキル獲得に必要な評価を行う。

治療・介入(表IV-4, 図IV-5)
❶ 新生児期
(1)抱っこの励行
- おとなしく寝ていることが多いが寝かせきりにしない。
- 抱っこをし、緩やかに揺すり、日中の覚醒し

表Ⅳ-4 主な治療/介入のプログラム例

ライフステージ	主な治療/介入プログラム
新生児期	育児支援 感覚刺激 ROM運動 基本動作練習
独歩を獲得していない乳幼児期	育児支援 腹臥位の経験 基本動作練習 足底への荷重刺激 立位，歩行練習
独歩を獲得した乳幼児期	靴の指導 応用動作・歩行練習 多様な運動スキルの練習 ADLの学習
学童期	応用歩行，運動スキルの練習 個別的な学習活動への対応 運動耐容能，体重のコントロール
成人期	自立した生活，就労への支援 体重コントロール 変形，合併症の管理

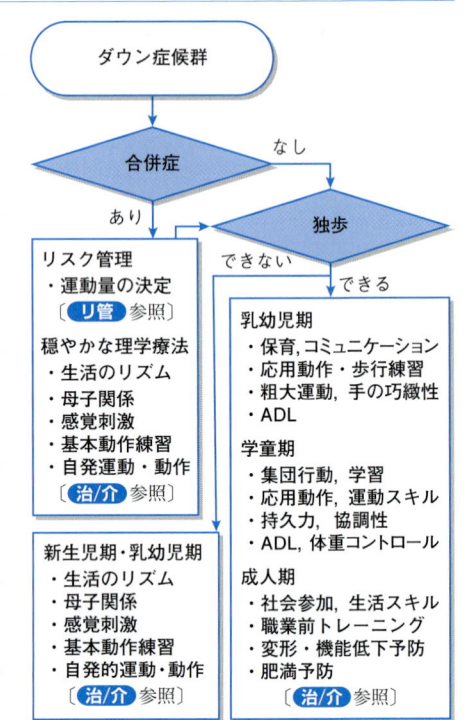

図Ⅳ-5 ダウン症候群の臨床判断

ダウン症候群
- 合併症
  - あり
    - リスク管理
      ・運動量の決定
      〔リ管 参照〕
    - 穏やかな理学療法
      ・生活のリズム
      ・母子関係
      ・感覚刺激
      ・基本動作練習
      ・自発運動・動作
      〔治/介 参照〕
  - なし
    - 独歩
      - できない
        - 新生児期・乳幼児期
          ・生活のリズム
          ・母子関係
          ・感覚刺激
          ・基本動作練習
          ・自発的運動・動作
          〔治/介 参照〕
      - できる
        - 乳幼児期
          ・保育，コミュニケーション
          ・応用動作・歩行練習
          ・粗大運動，手の巧緻性
          ・ADL
        - 学童期
          ・集団行動，学習
          ・応用動作，運動スキル
          ・持久力，協調性
          ・ADL，体重コントロール
        - 成人期
          ・社会参加，生活スキル
          ・職業前トレーニング
          ・変形・機能低下予防
          ・肥満予防
          〔治/介 参照〕

ている時間を増やす（3回以上）．
(2) 名前の呼びかけ，話しかけ，歌いかけ
・かかわる人に対して顔を向ける，微笑む，関心をもたせる（随時）．
(3) おもちゃでの遊び
・音の出るおもちゃ，カラフルな布で遊ぶ．
・対象物に対して顔を向ける，見る，手を出そうとするなどの反応を促す（随時）．
(4) 穏やかなマッサージ
・顔・体幹・四肢を掌でさする．
・皮膚感覚，固有受容器への感覚入力を高める（10分×1回/日）．
(5) 抗重力運動
・ゆっくり抗重力方向に動かす．
・関節可動範囲を確認する．全身の筋緊張を高める（5分×2回/日）．
(6) 全身運動
・背臥位から側臥位へ，再びゆっくり背臥位へ戻す．

・筋緊張を高めて自発的な動きを促す（左右各5回×2回/日）．

❷ 独歩していない乳幼児期
(1) 縦抱き
・頭や体幹のコントロールを誘発し，筋緊張を高める（随時）．
(2) 腹臥位の励行
・タオルロール，バルーン，母親の身体などを利用して腹臥位に近い姿勢をとらせる．
・この姿勢を嫌がる傾向があるが，遊びを取り入れながらこの姿勢を慣らす（10分×2回/日）．
(3) 抗重力伸展活動
・頭のコントロールができるようになったら，覚醒時に固い床や畳上で気道を確保しながら行う．
・声掛け，おもちゃなどを利用して頭の持ち上げ，プッシュアップやリーチなどの抗重力伸展活動を促す（随時）．

(4) 自発的動作
- 腹臥位で下肢を固定したり操作したりして，寝返りや腹這い移動を促す(10分×2回/日)．
- 声かけやおもちゃなどで，より前方，上方に関心をもたせ座位や四つ這い移動などを促す．

(5) 足底への荷重刺激
- しゃがみ位，ベンチ座位，ベビーチェアー，三輪車などで，床に着踵し足に荷重させる(随時)．

(6) 立ち上がり，つかまり立ち，伝い歩き
- テーブルを利用して椅子座位からの立ち上がり，つかまり立ちを誘導する．
- 家具，壁などの間を伝って歩く(随時)．

❸ 独歩を獲得している乳幼児

(1) 足部の管理
- 歩行開始時期にはハイカット，アーチサポート付きのベビーシューズをすすめる．
- 横揺れの多い外転歩行で，膝は過伸展，足は外反扁平であることが多いため，足部からアライメントを整える．

(2) 立位バランス
- 前後左右にリーチ範囲を広げたり，片足立ちなどで立位バランスの向上を目指す．

(3) 応用歩行
- 砂利道，砂地，でこぼこ道，坂道，階段昇降，遠足，走行などを試みる．
- 転びやすい，うまく走れないなどの問題を解決する．

(4) 運動スキルの獲得
- ブランコ，滑り台，雲梯などの粗大運動遊具で遊ぶ．
- ルールに従う必要のある運動(リズム体操，サッカーなど)を練習する．

(5) ADL上の動作の学習
- 食事，衣服の着脱，排泄，整容など「1人でできる方法」を工夫し習得する．
- 待つ，協働する，など集団行動に必要なルールを学習する．

❹ 学童期

(1) 応用歩行，運動スキルの獲得，ADL上の動作の学習
- 基本的には「❸独歩を獲得している乳幼児」での記載と同じ．

(2) 学習活動上の個別の問題に対する対応
- 学校体育における協調運動の問題や，学習面の動作スピードや巧緻性の問題を聞き取り，個人的ニーズに対して練習内容を指導し解決する．

(3) 運動機能の維持・改善，体重コントロール
- 日常的に「自分の足で歩くこと」を生活のなかに取り入れる．
- 定期的な運動の機会を確保するために，スイミング，ダンス教室などに参加するのもよい．

❺ 成人期

(1) 生活スキルの獲得
- 生活上または職業上必要なスキルの練習をする．
- 日常生活に必要な運動スキルの問題や，仕事上の作業スピードや巧緻性の問題を聞き取り，個人的ニーズに対して解決する．

(2) 肥満予防，体重コントロール

(3) 機能低下，変形，合併症の予防

リスク管理

- 約半数が先天性心疾患を合併する．心室中隔欠損症はその40％を占めるが多くは，術後良好である．心内膜床欠損などの手術適応児，心不全や肺高血圧症が合併している場合は要注意である．
- 約1％が環軸椎亜脱臼を発症する．乳児期には無症状であることが多く，幼児期以降に歩行困難，失調様運動動作，手足の痺れなどが出てくる．転倒や頭部打撲を契機に出現することが多いため，激しい揺さぶりやでんぐり返し，トランポリンなどは禁止する．

経過・予後

- 新生児期から筋緊張が低く，ROMが広く，平衡感覚も弱いため運動発達が遅れるが，重篤な合併症がないかぎり歩行を獲得する．
- 知的障害は全員に認められるが，その程度は幅が広い．大学を卒業する人もいれば，身辺自立に至らない人もいる．小・中・高の学校生活ではなんらかの特別支援教育が必要となる．
- 成人期以降では生活習慣病の有病率が一般成人に比べて有意に高い．かつては平均寿命は非常に若かったが，現在では予防，加療により50代半ばとされている．

(押木　利英子)

小児整形外科疾患

1 小児整形外科疾患

病態・障害
- 小児を対象とした整形外科疾患には，小児特有なものと，成人にもみられる一般的なものがある．特に小児の整形外科疾患で，理学療法の対象となるものは，大きく2つに分けられる．
- 1つ目は骨形成不全症，先天性多発性関節拘縮症（→337頁），軟骨無形成症といった骨系統疾患，また先天性股関節脱臼，先天性内反足（→335頁）など先天的な疾患・障害である．先天的な疾患の場合は四肢・体幹の変形や形態の異常が特徴である．
- 2つ目は大腿骨頭すべり症（→336頁），特発性側弯症，関節炎，オスグッド・シュラッター（Osgood-Schlatter）病といった後天的な疾患・障害である．後天的なものは，成長過程中で発症する疾患で，一般的な骨折といった外傷も含む．
- これらに共通する特徴は，身体が成長過程にあること，幼少であれば運動発達過程にあることである．小児は骨・筋の成長過程であるため，異常性が増加することもおこりうる．

評価
❶ 問診
- 小児は疼痛などの主訴を言葉で表現することが難しい．また恐怖心から評価中に泣くこと，動きまわることが多い．したがって家族からの情報収集が重要となる．
- 現病歴として，いつから，どこが，どのような，時間帯などの情報，また家族歴なども確認しておく．各施設で必要な収集情報をまとめた，問診表を利用するのが効率的である．

❷ 出生歴，生育歴，発達歴，家族歴の確認
- これらの情報から疾患を予測できることがある．特に小児の場合，原因が明らかになっていない遺伝性の疾患の可能性がある．軽度な骨形成不全症の場合，出生直後には障害が明らかでなくても，発達歴のなかで骨折経験があることが多い．骨形成不全症の診断前でも，骨折をさせない生活指導などに生かすことが可能である．

❸ 視診・触診
- 顔，頭部から足部まで，全身の形態評価を行う．また側弯や胸郭変形を有する場合もあるので，裸の状態で評価するようにする．顔貌から，疾患を予測できる疾患がある．また腫脹，発赤の有無，左右差について評価する．

❹ 四肢計測
- 視診により，おおまかに脚長や周径の左右差を把握できる．その後，四肢長，四肢周径を測定する．また身長，体重を測定し標準発育曲線と比較する．骨系統疾患は低身長になりやすい．

❺ ROM測定
- ROM制限，過可動域について評価する．特に骨系統疾患の場合，ROM制限を有する一方で，関節を構成する軟部組織の異常による関節のゆるみからくる，過剰な可動域を有する関節も存在する．
- 各アライメントを評価する．たとえば下肢の場合，腹臥位で膝関節を90°に屈曲した際に足部の向きがどのようになっているか評価する方法であるthigh-foot角を評価する．またO脚，X脚変形がある場合は，通常はX線画像評価であるが，大腿骨長軸と脛骨長軸の交点の外側の角であるFTA（femorotibial angle）を臨床評価する．

❻ 筋力測定
- MMTを行う．乳幼児の場合は，動作のなかでおおよその筋力を評価する．

❼ 運動発達評価
- 整形外科疾患でも，小児の疾患は，運動発達に関する評価は必ず行う．一般的に使用されている運動発達テスト（motor age test），デンバー式発達スクリーニング検査，遠城寺式乳幼児分析的発達検査などを使用して，運動発達状態は遅れていないかなど評価する．
- 骨系統疾患で上肢・手指の障害を有している場合は，上肢の運動発達評価も行う．
- 必要に応じて，知的発達の状態も評価する．

❽ 動作分析
- 運動発達評価と一緒に行う．座位では，脊柱，股関節などの状態，また座位からうつぶせなどの姿勢変換や，座位姿勢の多様性の有無について評価する．たとえば，あぐら座位から横座りへ移行できるかである．整形外科疾患で下肢のROM制限が著明であると，座位の多様性が欠如する．

・歩行できる児であれば，自由歩行，ジャンプ，階段昇降などの応用的な運動を評価する．また片足立ち，継ぎ足歩行などのバランス系の評価も行い，他の障害の有無もスクリーニング的に評価する．また歩容を分析し，股関節は内旋か外旋か，足関節は内反していないかなど評価する．疼痛性の跛行であれば，疼痛下肢の立脚支持時間の短縮や骨盤の傾斜などがみられる．

❾ 感覚検査
・痛みの評価が重要である．疼痛の場所，種類，安静時痛か運動時痛か，疼痛出現の時間帯など．

❿ 画像評価
・X線画像，CT画像から四肢，体幹の骨，関節状態を評価する．また側弯や胸郭の変形についても確認しておく．詳細な評価については医師との話し合いが必要である．

⓫ 術前・術後評価
・経過のなかで手術療法を行うことが多い．手術は骨・関節に行うものが多い．創外固定器による骨延長術，股関節周囲の骨切り術などもみられる．理学療法士は医師の指示箋をもとに，術前，術後，術後の継続的な評価を行う．
・手術の際に，切開した筋などの情報を収集したり，術創と筋膜の癒着状態を評価する．
・手術後に過敏・鈍麻といった感覚障害がみられることがあるので，評価する．

⓬ 発達時期による評価
・上記身体の評価のほかに必要なものを記載する．
・乳児期：哺乳，摂食，親子関係などを情報収集する．疾患に中枢性の運動障害が合併していることもあることから，深部反射，原始反射などの反射検査を行う．
・幼児期：立位・歩行の状態を評価する．歩行獲得が遅れることが多いため，その原因について評価する．幼稚園などの社会参加の機会が多くなる．幼稚園の環境評価，育児を含めたADL，社会的移動手段を評価する．
・就学期：学校内環境，社会的移動手段（車椅子，松葉杖など），通学方法（送迎，バス，タクシーなど）を評価する．

治療/介入（表Ⅳ-5）
・疾患や手術前後などの条件によって，禁忌事項，運動制限を注意しながら治療を進める．治療は遊びながら行う．乳児期は親に対して治療

表Ⅳ-5　主な治療/介入のプログラム例

ROM運動
運動発達の促進
筋力増強運動
運動様式の改善
装具療法
ADL練習
術後理学療法

方法を指導することもある．

❶ ROM運動
・ROM制限に対して行う．自動介助運動と他動運動を組み合わせるのがよい．

❷ 運動発達の促進
・移動に関連する禁忌事項を考慮し，遊びで誘導しながら，運動発達を促す．

❸ 筋力増強運動
・乳幼児期は粗大的な遊びを利用して筋力を強化する．就学後は自主練習プログラムを行う．

❹ 運動様式の改善
・ROM制限，筋力低下，疼痛などにより，跛行が出現する場合がある．跛行の原因を評価して，より正常に近い運動様式を学習させる．
・歩行では股関節外転筋，伸展筋の筋力低下により，異常歩行が出現しやすい．筋力増強を行いながら，運動様式を学習させる．

❺ 装具療法
・装具の使用方法，角度調整や適合状態を調整する．

❻ ADL練習
・衣服着脱，トイレ動作，車椅子操作．
・移乗練習：車椅子からベッドなど．

❼ 術後理学療法
・疼痛に注意しながら上記治療を行う．疼痛の訴えの部位を確認して，たとえば筋の疼痛であれば，ホットパックなどの物理療法を組み合わせて行うのが効果的である．
・筋力は手術と術後安静により低下している．自動介助運動によるROM運動，筋力増強を行う．

リスク管理
・骨系統疾患の場合，易骨折性の場合がある．ROM運動，筋力増強などの理学療法場面でも骨折がおこる可能性があるので，過度な理学療法は極力行わないようにする．また，ジャンプ

などの下肢への過剰な体重負荷場面をつくらないなどの指導が必要となる．装具やサポーターなどを使用して，外力がかからないように工夫する．
・骨折により骨端線が傷害された場合は，左右差のある成長障害が出現する可能性があるため，定期的なフォローが必要である．

経過・予後
・小児の場合，急激に身長や体重の増加がおこる時期がある．このときに変形・拘縮が悪化することが多い一方で，成長とともに筋力増強して姿勢・運動ともに良好になる場合もある．成長とともに障害，病態が変化するため，定期的に理学療法評価を行い，治療プログラムを検討する必要がある．　　　　　　　　（横井　裕一郎）

2 発育性股関節形成不全

病態・障害
・臼蓋形成不全に起因するものや，亜脱臼の状態を含んだ大腿骨頭と臼蓋の不良な適合状態における病態の総称．
・原因は出生前では骨盤位の胎内姿勢（逆子），生後ではおむつや産着，抱っこによる股関節伸展位の固定とされている．女児に多い．

評価
・大腿皮膚溝の非対称性，股関節のクリックサインの有無，ROM測定，股関節周囲の筋力測定，脚長・周径測定を行う．
・歩行中のトレンデレンブルグ（Trendelenburg）徴候，腰椎前弯，歩容，姿勢アライメントの評価を行う．

治療/介入（図Ⅳ-6）
・乳児期は厚めのおむつにて，股関節の内転・伸展位，大腿骨頭に荷重をしないように子育て指導する．
・運動発達を促す．
・自動介助運動を行い，ROM運動，筋力増強を行う．
・歩容の改善，階段昇降などの応用歩行練習．

リスク管理
・立位などの股関節への荷重の際に骨頭が臼蓋から出るような股関節の異常アライメントが確認されたとき，股関節荷重痛を訴えたときは歩行を中止する．

経過・予後
・目標は立位・歩行開始する前に骨頭を臼蓋に整復することである．軽症例であれば多くが整復され，正常歩行が可能である．もし5歳ごろ

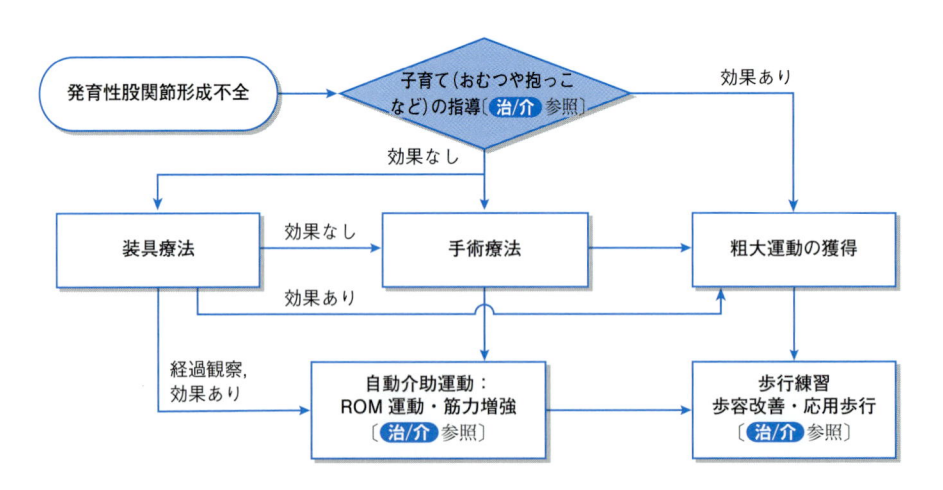

図Ⅳ-6　発育性股関節形成不全の臨床判断

までに臼蓋形成不全により，大腿骨頭が臼蓋内に安定しない場合は，骨盤骨切り術を行うことがある．
（横井　裕一郎）

3 先天性内反足

病態・障害
- 出生時より前足部と踵骨の内反，凹足と尖足変形がみられる．足関節を構成する骨の形成不全，足根骨の転位，関節面の異常，筋や靱帯の過度な伸張と短縮がある．
- 男児に多い．
- 内反足は他疾患にもみられることがある．

評価
- 安静時と運動時で，足関節のROM測定とアライメントを評価する．またアキレス腱反射，足底筋膜の短縮状態，筋短縮の有無を評価する．
- 立位・歩行での内反，尖足の状態，立位バランス，歩行中の内反を評価する．

治療/介入（図Ⅳ-7）
- 整形外科医によるギプス固定による内反矯正．
- アキレス腱切腱術，骨アライメントの矯正手術．
- 装具療法：プラスチック型短下肢装具，デニス・ブラウン装具．
- ROM運動：足関節のアライメントを改善する．
- 歩容の改善，歩行練習，応用歩行，バランス練習を行う．

リスク管理
- 内反の再発や下腿筋の萎縮に注意する．

経過・予後
- 床に足底接地できることが最大の目標となるが，保存療法による良好な整復は30％程度である．したがって，矯正手術が多くなる．若干の内反は遺残することがあるため，成長が停止する18歳ごろまで，経過観察する．

（横井　裕一郎）

4 ペルテス（Perthes）病

病態・障害
- 虚血性壊死に起因する大腿骨頭，頸部の変形が出現する．最終的に壊死は修復するが，修復過程で壊死に続発する大腿骨頭の陥没変形，扁平巨大化などがおこる．
- 股関節周囲の痛みや跛行で発見され，男女比は5：1である．

評価
- 疼痛の時期と種類，跛行などの情報を収集する．
- 股関節の疼痛評価，運動制限による廃用評価として下肢の筋力評価，股関節周囲のROM測定，アキレス腱の短縮による足関節背屈制限を評価する．
- 下肢周径，下肢長から成長状態を評価する．

治療/介入（図Ⅳ-8）
- 大腿骨頭壊死の進行予防と修復，筋力低下の予防と増強が目標となる．
- 患側下肢を中心に筋力増強を行う．また下腿三頭筋の短縮予防のために，足関節のROM運動を行う．
- 保存療法としてポゴスティック（pogo-stick）装具，股関節外転装具を使用する場合は，装具のフィッティングを評価する．

リスク管理
- 急性期には股関節へ荷重しない．

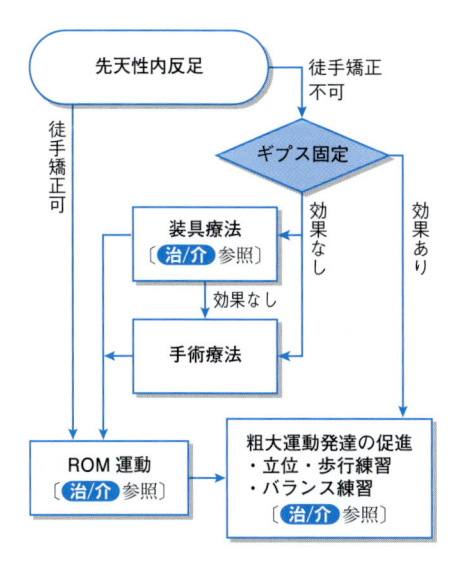

図Ⅳ-7　先天性内反足の臨床判断

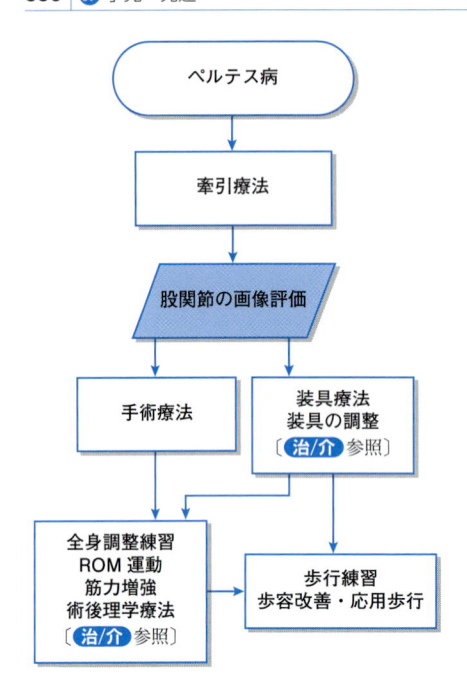

図IV-8 ペルテス病の臨床判断

```
ペルテス病
  ↓
牽引療法
  ↓
股関節の画像評価
  ↓
├─ 手術療法
│    ↓
│  全身調整練習
│  ROM運動
│  筋力増強
│  術後理学療法
│  〔治/介 参照〕
│    ↓
└─ 装具療法
   装具の調整
   〔治/介 参照〕
        ↓
   歩行練習
   歩容改善・応用歩行
```

表IV-6 主な治療/介入のプログラム例

牽引時

非術側の筋力増強運動
・股関節周囲筋および膝関節伸展筋の等尺性運動

深部静脈血栓症(DVT)予防
・足関節底背屈の自動運動
・弾性ストッキングやフットポンプの着用

術後免荷時期

ROM運動
・股関節屈曲・伸展・内外転・内外旋の可動域運動

筋力増強運動
・術側の股関節周囲筋の自動介助(自動運動・徒手抵抗),膝関節伸展(等尺性運動)
・非術側の股関節周囲筋・膝関節伸展筋の抵抗運動

DYJOCトレーニング
・タオルギャザー

動作・歩行練習
・免荷での動作練習や歩行練習を行う

術後荷重時期

ROM運動
・股関節屈曲・伸展・内外転,内外旋の可動域運動

筋力増強運動
・術側の股関節周囲筋の自動介助(自動運動・徒手抵抗),膝関節伸展(等尺性運動)
・非術側の股関節周囲筋・膝関節伸展筋の抵抗運動

DYJOCトレーニング
・部分荷重時
  端座位での不安定版
・全荷重時
  立位での不安定版やバランスマット

歩行・階段練習
・荷重量を指導
・跛行や疼痛の確認

経過・予後
- 保存療法では1〜2年で治癒することが多い.
- 中年期以降に変形性股関節症となる可能性がある.

(横井 裕一郎)

5 大腿骨頭すべり症

病態・障害
- 成長期に大腿骨骨端が頸部に対して後下方にすべる特発性の疾患で,外傷を契機とする急性型と明らかでない慢性型がある.
- ROM制限(股関節屈曲・外転・内旋),疼痛,筋力低下,トレンデレンブルグ(Trendelenburg)徴候を呈する.

評価
- ROMや筋力,疼痛,跛行(脚長差)を継続的に評価する.特徴的な所見にはドレーマン(Drehmann)徴候がある.

治療/介入(表IV-6,図IV-9)
- プログラムの中心は球形の骨頭を回復させるため,骨端を安定させた可動域の改善と筋力増強,歩行(荷重)指導である.

運動から開始し，荷重に合わせ不安定版を用いた荷重期のCKC運動へと進めて行く．

❹ 立位・歩行練習・階段昇降練習
・主治医の指示に応じて部分荷重から開始し，急激な荷重は骨癒合の遅延や転位に影響するため注意する．

リスク管理
・本疾患は両側罹患が多いことや，免荷期間の長期化により，入院中の積極的な歩行練習は非術側股関節に過度な負荷がかかり，病状を進行させるおそれがある．そのため主治医に確認する必要がある．
・大腿骨近位の手術，徒手整復後の血管損傷で生じる大腿骨頭壊死症やピンニング（pinning）の際に生じる軟骨融解症は重大な早期合併症である．

経過・予後
　大腿骨頭壊死，軟骨溶解，そして関節面が不適合のまま骨端線が閉鎖すると将来変形性関節症（osteoarthritis；OA）につながる．

〔藤田　裕子〕

先天性多発性関節拘縮症

1 先天性多発性関節拘縮症

病態・障害
・先天性多発性関節拘縮症（arthrogryposis multiplex congenita；AMC）は，出生時より認められる複数部位の重度な関節拘縮・関節脱臼と筋の形成不全，線維症を特徴とする非進行性の症候群である．
・その病因は中枢（脳・脊髄）または末梢の神経障害，筋の発生異常，結合組織の異常，子宮奇形や羊水過少などによる子宮内の空間制限など多様であるが，共通していることは胎児運動の欠如または減少である．
・関節形成の異常・低形成はほとんどみられない．関節拘縮は，筋組織の線維化や不動・筋力不均衡によって生じると考えられる．重度な関節拘縮の発症頻度は足部，股関節，手関節，膝関節，肘関節，肩関節の順に高い．典型例として股関節屈曲，膝関節伸展，内反尖足，肩関節内旋，肘関節屈曲，尺側偏位を伴う手関節掌屈

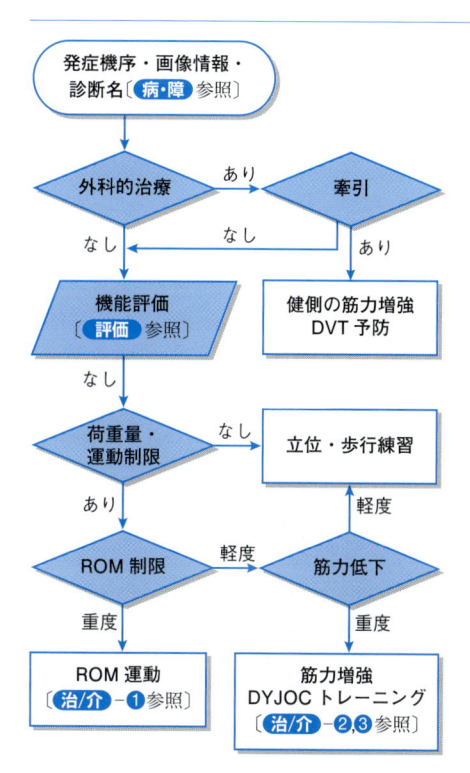

図Ⅳ-9　大腿骨頭すべり症の臨床判断

・両側罹患率が高いため，術後早期より，非術側の股関節周囲筋の筋力増強運動を積極的に行う．
・股関節外転筋の筋力増強は跛行を改善し股関節の安定化に関与する．

❶ ROM運動
・股関節を中心に代償や骨頭の動きに注意し積極的に行う．

❷ 筋力増強運動
・臥位にて股関節内外転・屈曲・伸展運動を自動介助運動から始め，自動運動，抵抗運動と段階的に進める．
・膝関節伸展（大腿四頭筋等尺性運動）や，足関節の抵抗運動，非術側の股関節周囲筋や膝関節伸展筋の筋力増強は積極的に行う．

❸ DYJOC（dynamic joint control）トレーニング（動的関節制動練習）
・免荷期間はタオルギャザーのような非荷重期の閉鎖性運動連鎖（closed kinetic chain；CKC）

表IV-7 主な治療/介入のプログラム例

ライフステージ	主な治療/介入プログラム
乳児期〜幼児初期	運動発達/機能的動作の促進 発達支援/育児支援 装具療法/ポジショニング 環境支援
幼児期〜就学前期	機能的活動の促進 移動手段の検討 環境支援
学童期	環境調整 成長に伴う障害への対応
青年期〜成人期	環境調整 痛みなどの二次障害の予防 フィットネス

の関節拘縮を伴うタイプがある．もう1つの典型的なタイプには，股関節外転外旋，膝関節屈曲，内反尖足，肩関節内旋，肘関節伸展，尺側偏位を伴う手関節掌屈の関節拘縮がある．
- さらに，胸郭変形や側弯，股関節・膝蓋骨・膝関節・橈骨頭・肘関節の脱臼をしばしば伴う．これらの関節拘縮や変形，脱臼は成長に伴い進行しうる．特に，側弯を伴う子供においては，その進行とともに心肺機能が悪化することがある．

評価
- 機能・構造レベルの評価においては四肢のROM，筋力，運動機能の定期的な評価とともにとともに，肺活量などによる胸郭のコンプライアンスの評価も重要となる．
- 活動レベルの評価には，リハビリテーションのための子どもの能力低下評価法(pediatric evaluation of disability inventory；PEDI)が有用である．

治療/介入(表IV-7)
❶ 乳児期〜幼児初期(0〜2歳)
- 運動発達の促進とともに子供の遊びを含めた発達支援や両親の育児支援に焦点があてられる．装具やポジショニングの使用は，子供の機能的肢位を保障し，能動的運動を促進することが主な目的となる．
- 股関節の屈曲拘縮は床上での姿勢や運動を制限する．特に腹臥位姿勢の適応性を高める練習やポジショニングを行うなど，床上での移動の発達につながるよう運動発達を促進することは

重要である．
- 食事姿勢や睡眠姿勢などが制限されることもあるため，ポジショニングによって安定した快適な姿勢となるよう日常生活上の姿勢ケアを行うことは，子供の生理的安定や育児支援の一助となる．また，夜間のポジショニングは成長に伴う拘縮の進行の予防に有用なこともある．たとえば，股関節外転拘縮のある子供に対してはネオプレーンなどの肌あたりのよい素材でバンドを作製し，大腿部に巻いて股関節内転方向への可動域を保障することはその一例である．
- 上肢の屈曲拘縮は子供の遊びの発達や将来的なADL上の動作の獲得を制限する．上肢の能動的な運動を促進し，それを代償しうる体幹のコントロールの学習を促すことは重要である．上肢と体幹の機能的運動が促進されやすい側臥位や座位で，おもちゃや遊び方を工夫する．子供ができる遊びを提案することは子供の能動的な運動を促進し，また，子供と両親との相互作用を促進する．
- 内反尖足を含めた下肢の拘縮は立位歩行の獲得を制限する．可能ならば1〜2歳の間で立位の経験を保障する(整形外科的手術の適応も検討する)．下肢装具やスタンディングフレームを用いた立位は下肢のアライメントを修正する機会となり，立位や歩行の機能獲得のための支持性の発達を促進しうる．ただし，過度な筋のストレッチングや矯正は脱臼や関節アライメントの異常を招来させることがあるので注意が必要である．下肢の整形外科的手術後のマネジメントにおいても同様である．
- 自立した立位や歩行の獲得が難しい場合においても，下肢装具や姿勢保持具，歩行器やスイッチで操作できる電動カートなどの移動支援機器を用いることで，立位や移動の発達を保障することが可能になる．早期から立位や移動の経験を豊かにすることは，運動発達のみならず，知的発達や子供の自己有能感を育てるために重要である．
- また，出生時から胸郭運動の高度の制限や肩甲骨の可動域制限がみられる子供に対しては，胸郭呼吸運動の発達促進も積極的に行う必要がある．

❷ 幼児期〜就学前期(3〜6歳)
- 移動や食事，排泄，更衣などのADLや，保育所などの子供集団のなかでの機能的活動の促

進に焦点があてられる．この時期になると子供の要求や表出はより明確に複雑になってくる．その反面，運動機能の制限により子供自身で問題解決することが難しく，達成できないと感じることも多くなるため，子供や両親のストレスが大きくなる時期でもある．さまざまな環境支援を検討し，生活場面での問題解決をはかることが重要となる．

- 機能的な移動は安全でエネルギー効率のよい手段でなければならない．歩行が機能的な移動手段となる子供に対しては，下肢の支持性を助け，効率的な移動を保障するための下肢装具や杖，歩行器を検討する．下肢装具はまた，立位・歩行時の下肢のアライメントを適正なものとし，筋力の発達を促進するとともに内反尖足や膝関節拘縮の進行を予防する役割も担いうる．
- 歩行が機能的な移動手段となりにくい子供に対しては，自走式の車椅子や電動車椅子が積極的に検討されるべきである．早期の移動機能の獲得は身体機能面のみならず，心理社会的な側面にとっても重要である．同時に，立位や歩行の経験を保障することもまた，心理社会的発達や集団場面での参加拡大のために重要となる．
- 高度の下肢変形に対しては，立位・歩行経験を保障するために，股関節・膝関節・足部変形への手術可能性があれば，保存的療法に固執するべきではない．ただし，下肢伸展位拘縮に対する手術は，立位歩行機能を阻害することも少なくはないので，非常に慎重に検討されるべきである．
- 食事や更衣，描画や制作，遊びといった機能的活動は上肢機能の障害により制限される．両親や作業療法士，保育士などの専門職とともに，上肢機能が発揮しやすい座位姿勢やテーブルの高さを検討し，上肢スプリント，スプーンやフォークの改良，ペンのホルダーやハサミの固定台などの自助具，アームスリングなどの環境支援を積極的に行いながら機能的技能の練習を行う．また，スイッチを用いた遊びや学習の支援も機能的活動を保障するために有用である．
- さまざまな環境支援を行い，日常生活場面や子供集団の中で機能を発揮することは，子供自身の問題解決能力を育てるうえでも重要となる．

❸ 学童期(6〜12歳)

- 学童期ではADLや学校などの子供集団の中での機能的な自立に焦点が当てられる．就学後は座位時間が長くなり，書字などの学習課題でスピードが要求されることも多くなるため，動作の効率化をはかるとともに身体にかかる負担の軽減を考慮することは重要である．
- 移動や食事，排泄，更衣といったADLが自立できるよう個々の子供の機能状況に合わせて環境調整を行う．子供の代償的な運動戦略は個別性が高く，独特なやり方で行うかもしれない．その代償的な運動戦略がより成功的に行えるよう，環境調整を検討する必要がある．
- また，成長に伴って四肢の長さが長くなり，体重が増加することが目立つ時期でもある．成長による上肢リーチ範囲の変化への対応として，電動車椅子の操作や学習課題では，上肢機能の効率化をはかるために座位姿勢保持具の調整やコントロールパッドの位置の調整，テーブル，自助具の修正が必要となる．動作の効率性が維持されることで，努力により身体にかかる負担を軽減することにもなりうる．将来的におこりうる腰痛や関節痛などの二次障害を予防するための，子供自身への身体教育もこの時期には重要となる．
- 加えて，立位や歩行の経験を保障することは，関節拘縮や変形の進行の予防，筋力やバランス能力の維持改善のために引き続き行われるべきである．成長に伴う体重増加に対しては，支持性を助け，運動の自由度を保障する下肢装具や"SPIDER"などの環境支援機器が有用である．

❹ 青年期〜成人期(13歳〜)の理学療法

- 機能的な維持と痛みや変形などの二次障害の予防，そして参加の拡大に焦点が当てられる．機能を発揮するための姿勢や運動の代償，体重の増加により，筋の過使用や関節炎がしばしば問題となる．特に肥満は，動作の行いにくさ，運動量の減少の大きな要因となり，二次障害を助長する．身長の伸びが止まった以降においても，身体マネジメントを強調して行う必要がある．個々の機能状況に合わせたスポーツや環境支援機器を用いた身体運動の保障は，社会的な参加を促進するとともに，身体マネジメントを促進する機会ともなりうる．

リスク管理
- 関節拘縮に対してさまざまな場面で働く外的応力による骨折のリスクに注意が必要である.

経過・予後
- 将来的な運動機能は関節拘縮の程度により, 歩行可能レベルから床上移動困難なレベルまでさまざまであるが, 電動車椅子などによる早期からの環境支援によって移動機能は獲得しうる.
- 認知面には問題がないことが多く, 環境支援のもとで地域の学校や大学に通い, 仕事に就くことも可能となる.　　　　　　（榎勢　道彦）

低出生体重児・ハイリスク児

1 低出生体重児・ハイリスク児

病態・障害
- 出生体重 2,500 g 未満の児は低出生体重児, 1,500 g 未満の児は極低出生体重児, 1,000 g 未満の児は超低出生体重児の診断がされる. 在胎 37 週未満の早産児は低出生体重児の可能性が高い. 全国で出生する児の約 10% は低出生体重児である.
- 低出生体重児(特に在胎 32 週未満の超・極低出生体重児)は, 脳性麻痺, 発達遅滞, 発達障害(自閉スペクトラム症, 注意欠如・多動症など)の障害発生リスクが高いハイリスク児である.
- 超・極低出生体重児は, 脳室周囲白質軟化症, 脳室内出血, 慢性肺疾患が発症しやすく, それら疾患は, 将来の障害発生に大きな影響を及ぼしやすい.
- 低出生体重児以外に, 先天異常, 染色体異常(13・18・21 トリソミーなど), 低酸素性虚血性脳症, 水頭症, 脊髄性髄膜瘤などは, 新生児期から評価および介入が必要である.

評価
- 新生児期には, 障害が明確でないことも多く, 発達評価などを実施し, 画像所見(MRI・超音波検査など)との併用で障害発生リスクを予測する.
- 新生児期の発達評価には, GMs 評価(general movements, 自発運動), デュボヴィッツ(Dubowitz)評価(neonatal neurological assessment, 新生児神経学的評価), NBAS 評価(neonatal behavioral assessment scale, 新生児行動評価法)を用いる.
- 発達評価に加え, 感覚運動(四肢や体幹での接触感覚)評価, 姿勢評価を実施し, 脊髄性髄膜瘤および骨関節系の先天異常は ROM 評価, 筋力評価も行う.
- 肺炎および無気肺を合併した児には呼吸評価, 哺乳不良な児には哺乳評価を行う.
- 児の家族情報を収集し, 育児・介護の背景を把握する.

治療/介入(表Ⅳ-8, 図Ⅳ-10)
- 治療/介入は, 修正週数に応じて行う.
- 早産児は, 安静期(修正 30～32 週未満), 移行期(修正 30～32 週以降), 成長期(修正 36～38 週以降)別に治療/介入プログラムを追加して行う.

❶ ポジショニング(図Ⅳ-11)
- 発達評価および姿勢評価の結果から, 筋緊張, 姿勢に応じたポジショニング(姿勢調整)を行う.
- 緊張が低く, 背臥位で四肢の伸展外転位をとりやすい児は, 全身屈曲位を保持し, マットやタオルなどの用具で包みこむ. 筋緊張が高く, 背臥位で頸部・体幹の伸展位, 四肢の伸展内転位をとりやすい児は, 安楽な姿勢を保持する.
- 定期的な体位変換を実施し, 各体位が軽度支持で保持できるまで行う.

❷ 呼吸理学療法
- 呼吸評価の結果から, 無気肺, 分泌物が貯留した肺炎などに対して呼吸介助手技を行う.
- 排痰体位を保持し, 無気肺または分泌物が貯留した肺野に相当する胸郭に手指または手掌を当て, 人工呼吸器管理または自発呼吸(数回に 1 回)に合わせて呼吸介助手技を行う. 2～3 分を 1 回とし, 3 回を 1 セットとして行う. 1 日 1～3 セットを目安に行う.
- 無気肺, 分泌物の貯留が改善するまで行う.

❸ 哺乳支援
- 哺乳評価の結果から, 探索・吸啜・嚥下・各協調性で乏しかった反応に対して介入を行う.
- 綿棒や空乳首などを用い, 探索・吸啜の反応を促す. 極少量ずつの乳汁を口腔内に投与し, 1 回で嚥下できる量を増やす. 哺乳瓶での乳汁量や直接母乳での哺乳時間を計測しながら, 安

低出生体重児・ハイリスク児 | **341**

表Ⅳ-8　主な治療/介入のプログラム例

安静期（修正30〜32週未満）	移行期（修正30〜32週以降）	成長期（修正36〜38週以降）
ポジショニング 呼吸理学療法	ポジショニング 呼吸理学療法 哺乳支援 発達支援	ポジショニング 呼吸理学療法 哺乳支援 発達支援 育児・介護支援

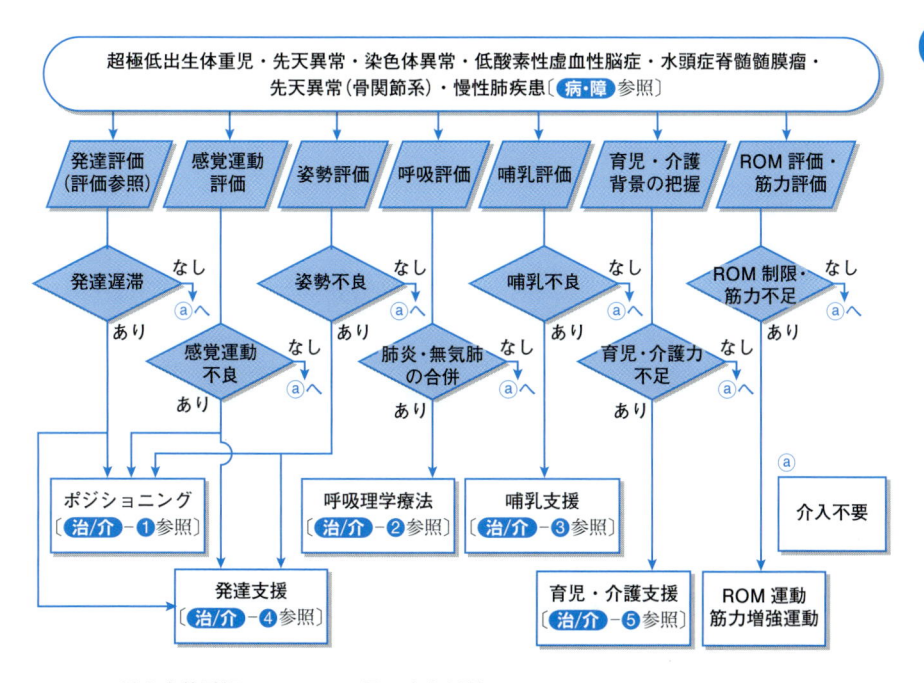

図Ⅳ-10　低出生体重児・ハイリスク児の臨床判断

全に哺乳できる量の哺乳を行う．哺乳練習プログラムを作成・更新し，看護師および家族を中心に1日1〜8回ずつ行う．
・経口哺乳または経管哺乳に完全に移行するまで行う．

❹ 発達支援
・発達評価および感覚運動評価の結果から，反応が乏しかった内容に対して介入を行う．
・評価結果に基づき，全身屈曲位・頸部立ち直り反応・感覚運動経験・視聴覚反応の促進を行う．全身屈曲位では，ハンドリングによる各体位保持を行う．頸部立ち直り反応では，児を座位様に起こし，肩周辺のハンドリングにより，頸部の伸展→屈曲および屈曲→伸展反応を促

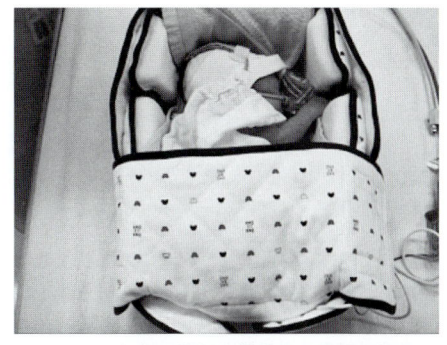

図Ⅳ-11　全身屈曲位を保持し，用具で包みこんだポジショニング

す．感覚運動経験では，全介助によるハンドリングから介助量を減らしながら，四肢の接触行動を促す．視聴覚反応では，遊具や介入者の顔を見せ注視・追視を，遊具の音刺激や介入者の声かけで方位反応を促す．
- 各反応がみられるまで各支援を行う．

❺ 育児・介護支援
- 児の家族情報を収集した育児・介護の背景の結果から，退院後に家族が児の育児・介護をしやすくする内容を伝達する．
- ポジショニング，発達支援内容を家族向けにアレンジし，退院前に家族へ伝達する．反り返りやすい児や落ち着きのない児に対する抱っこ方法，四肢が硬いまたは触られることに敏感な児に対する赤ちゃん体操（ROM運動），四肢の動きが乏しい児に対する刺激の仕方なども家族へ伝達する．
- 家族が支援内容を理解し，児の状態に合わせながらかかわれるようになるまで支援を行う．

リスク管理
- 出生直後や急性期管理中は，ポジショニングと呼吸理学療法以外の介入は行わない．呼吸理学療法を実施する際はバイタルサインに細心の注意をはらう．頭蓋内出血48時間以内，新生児遷延性肺高血圧症などの血行動態が著しく不安定な全身状態，極低出生体重児急性期（生後72時間以内），呼吸窮迫症候群発症24時間以内，重症低体温，未処置の緊張性気胸，肺出血，出血傾向のある児（血小板減少・凝固異常など），骨形成不全の場合は，実施を慎重に検討する．
- 人工呼吸器管理などの急性期管理を終えた児でも，身体全体が過敏な状態であり，わずかな刺激，もしくは自身の動きで驚愕や振戦，それに続く啼泣が容易におこる．十分な行動観察を行い，児の過敏性を評価し，慎重に介入を行う．必要であれば，周囲の環境調整（照明や騒音など）から行う．

経過・予後
- 低出生体重児およびハイリスク児は，病態・治療・ケアの影響により，入院中から乳児期にかけて，一時的に反り返りやすさ，落ち着きにくさを示す児も多い．適切なポジショニングと発達支援で改善する児もいる．
- 将来，障害が発生しない低出生体重児でも，ゆっくりな運動発達を示すことが多い．極低出生体重児の場合，修正月齢で1～2か月程度，正期産児より座位・立位・歩行獲得があとになる．
- 超・極低出生体重児は，将来，障害の発生する確率が高い．日本では，超低出生体重児の30％以上，極低出生体重児の20％以上が脳性麻痺または発達遅滞を発生している．
- 超・極低出生体重児は，発達の障害以外に，視覚障害，聴力障害，てんかん，反復性呼吸障害，喘息を有しやすく，退院後しばらく在宅酸素療法を必要とする児もいる．
- 低出生体重児およびハイリスク児新生児への早期からの理学療法介入効果は認めるが，発達予後を改善するまでのエビデンスは明確でない．

（木原　秀樹）

発達障害

1 発達障害

- 発達障害に該当するものとして，米国精神医学会が刊行した「DSM-5 精神疾患の診断・統計マニュアル」(diagnostic and statistical manual of mental disorders fifth edition)には神経発達症群という区分がある．本項では，この中から自閉スペクトラム症(autism spectrum disorders；ASD)，注意欠如・多動症(attention-deficit/hyperactivity disorder；ADHD)，発達性協調運動症(developmental coordination disorder；DCD)に絞って述べる．診断基準などの詳細はDSM-5を参照されたい．

病態・障害
❶ ASD
- 複数の関連遺伝子とエピジェネティクス，複数の脳領域間の機能的結合異常などが原因と考えられており，男性に多い．
- DSM-5の診断基準では，①社会的コミュニケーションの障害，②常同的・限定的な行動（感覚の異常を含む），の両者を満たすこととしている．
- 出生後4～5か月から脳白質の容積増大による頭囲の急速な増大がみられ，4～5歳ごろ定型発達児に追いつかれる．これには，神経線維の刈り込み不足および結合の過剰が関与してい

- ることが示唆されている．
- 幼児期になると指差しがみられない，心の理論が理解できないなど社会的コミュニケーションの問題や限局した興味・常同性などが表面化してくる．
- 就学期以降は，集団への不適応，パニック，こだわり，雰囲気がよめないなどの症状があり，その他の精神科疾患の様相を呈することもある．

❷ ADHD

- DSM-5の診断基準では，不注意症状に関する項目と多動性/衝動性に関する項目でチェックされ，12歳までに症状がみられること，複数の環境で症状がみられることなどを満たすこととしている．
- 幼稚園や保育園などの集団生活のなかで，多動性/衝動性や不注意といった症状が顕著になり，思春期以降には多動性の改善がみられるが，衝動性や集中困難は顕著で孤立・非行など二次障害に移行しやすい．

❸ DCD

- DSM-5の診断基準では，「運動の協調が必要な日常の活動における行為が，その人の暦年齢や測定された知能に応じて期待されるものよりも十分に下手である」と定義されている．
- バランスや姿勢制御，目と手の協調性，道具の使用などが苦手で，このため認知・情緒・社会性の発達にも影響が現れる．

❹ その他

- DSM-5からはASDとADHDの併存，ASDとDCDの併存が認められ，またADHDの約半数にDCDを伴うという報告がある．

評価

❶ ASD

- 早期のスクリーニングとしては，乳幼児期自閉症チェックリスト修正版(modified-checklist for autism in toddlers；M-CHAT)がよく用いられる．
- 診断や重症度の判定のためには，広汎性発達障害日本自閉症協会評定尺度(pervasive developmental disorders autism society Japan rating scale；PARS)や小児自閉症評定尺度(childhood autistic rating scale；CARS)などが使用されているが，ゴールド・スタンダードとしては自閉症診断面接改訂版(autism diagnostic interview-revised；ADI-R)と自閉症診断観察検査(autism diagnostic observation schedule；ADOS)が用いられている．

❷ ADHD

- ADHDのスクリーニングおよび診断のための行動評価スケールとしては，ADHD rating scale-IV(日本語版はADHD-RS)とコナーズの評価スケール(Conners 3)，そして成人に用いられるコナーズの成人期のADHD 評価尺度(Conners Adult ADHD Rating Scale；CAARS)がある．

❸ DCD

- DCDに特化したものとしては，developmental coordination disorder questionnaire 2007 (DCDQ-R)の日本語版，movement assessment battery for children 第2版(Movement-ABC2, M-ABC2)がある．

❹ その他

- 発達障害には感覚情報の処理系に問題が認められることが多く，この評価として，日本版ミラー幼児発達スクリーニング検査(Japanese Miller assessment for preschoolers；JMAP)と日本版感覚統合検査である感覚処理・行為機能検査(Japanese playful assessment for neuro-psychological abilities；JPAN)がある．
- ASDでは，デフォルトモードネットワーク(default mode network；DMN)の脳領域間の機能的連結が弱く，この連結の強さが自閉スペクトラム症傾向と相関を示すことが認められている．ADHDでは，脳領域間の機能的連結が弱く，さらに活動状態への移行が困難であることが認められている．
- DMNの脳活動パターンが発達障害のバイオマーカーになる可能性が示唆されている．

治療/介入(図IV-12，表IV-9)

- 発達障害は作業療法および言語療法の対象となることが多く，理学療法における明確なエビデンスは得られていない．
- 発達障害に共通する(ASD，ADHDおよびDCDの併存を含む)ことの多い感覚処理系の問題という視点から，アプローチを紹介する．

❶ 環境の調整

- ASDは刺激に対する過反応やこだわりがあるため，過剰な視覚刺激や聴覚刺激が入らないように配慮する必要がある．また，毎回同じ環境(使用する部屋，部屋のレイアウト，備品の配置など)を維持する．

Ⅳ 小児・発達

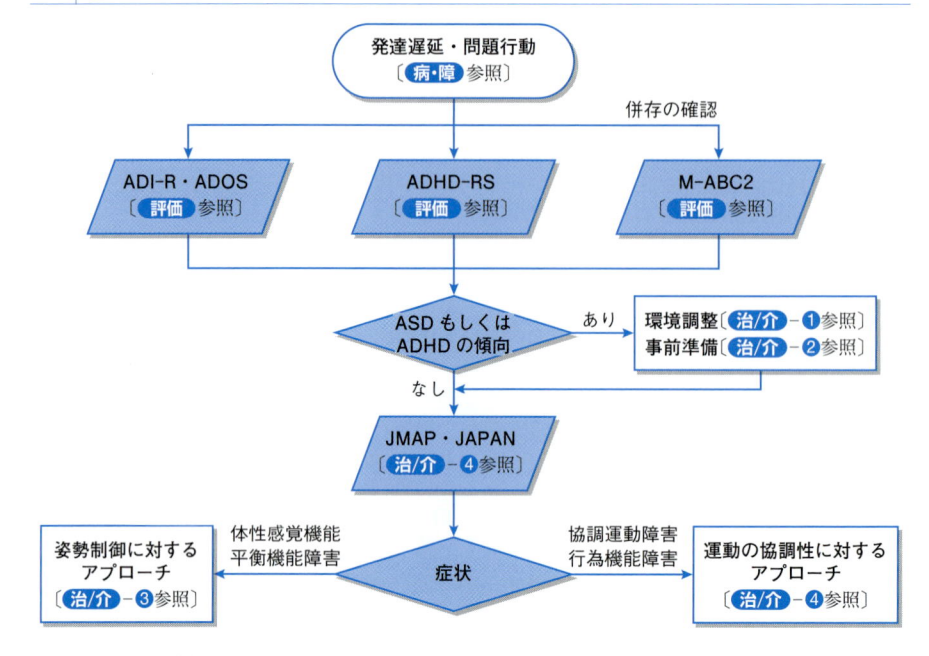

```
           発達遅延・問題行動
            〔病・障 参照〕
                │
         ┌──────┼──────┐ 併存の確認
         ▼      ▼      ▼
    ADI-R・ADOS  ADHD-RS  M-ABC2
    〔評価参照〕 〔評価参照〕〔評価参照〕
         └──────┼──────┘
                ▼
           ASD もしくは      あり   環境調整〔治/介〕-❶参照
           ADHD の傾向  ─────→  事前準備〔治/介〕-❷参照
                │なし
                ▼
            JMAP・JAPAN
           〔治/介〕-❹参照
                │
  体性感覚機能         協調運動障害
  平衡機能障害         行為機能障害
   ◀──────  症状  ──────▶
姿勢制御に対する              運動の協調性に対する
  アプローチ                    アプローチ
〔治/介〕-❸参照              〔治/介〕-❹参照
```

図Ⅳ-12 発達障害の臨床判断

表Ⅳ-9 主な治療/介入のプログラム例

環境の調整	・視覚刺激や聴覚刺激の制限(ASD, DHD) ・環境の固定(ASD)
治療の準備	・治療の流れを把握させる(ASD) ・十分な前庭覚刺激を与える(ADHD)
姿勢制御に対するアプローチ	・能動的な感覚運動経験を積ませる ・前庭覚刺激を与えつつ，抗重力活動を促す
運動の協調性に対するアプローチ	・身体図式の形成を促す ・積極的に自分の身体に接触させる
その他	・肥満予防のため，十分な運動量を確保する ・成功経験を積ませる

・ADHD は注意および集中の持続に問題があるため，視覚刺激や聴覚刺激の変動を極力少なくする．このため，個室での個別対応が望ましい．

❷ 治療の準備

・ASD は予定の変更や短期的な見通しが立たないことへの対応が困難なため，あらかじめ治療の流れを説明する必要がある．この際，口頭指示だけではなく図や絵を併用することで理解を助ける．

・ADHD で特に多動性・衝動性がみられる場合は，トランポリンでのジャンプやバルーン上で揺らすなど前庭覚刺激を十分に与えることで，多動性・衝動性がコントロールしやすくなる．

❸ 姿勢制御に対するアプローチ

・前庭覚および固有受容覚の処理過程に問題があることを前提にアプローチする．

・触覚に問題がある場合は，能動的に物に触るという動機をもちにくくなるため，能動的な触覚体験を多く積ませる．

・筋緊張が低い場合や抗重力活動が苦手な場合も多く，前庭覚刺激を与えつつ，抗重力活動を

促す.
　・例1：棒状にした粘土をちぎる，ビーズを入れた箱の中からコインを探す，パズルなど，特に手の使用を促す.
　・例2：バルーン上に乗せ，揺らしたり弾ませたりしながら前上方の玩具等に手を伸ばさせる．バルーン上での肢位は，背臥位，腹臥位，座位など多くの肢位を経験させる.
　・例3：スクーターボードに腹臥位とし，傾斜を滑らせる．スピードが出すぎないように傾斜を調整する.

❹ 運動の協調性に対するアプローチ
- 身体図式の形成に問題があることを前提としてアプローチする.
- 自分の身体を確認するために，積極的に自分の身体に触れさせる.
　・例4：乳児期においては，指しゃぶりを促す．このとき，肘関節を固定し前腕より末梢の能動的な動きから手を口に近づける.
　・例5：手で自分の身体の各部に触ることを促すために，貼られたシールを剥がさせる.
　・例6：外界と身体との境界を認識するために，ボールプールや水中運動療法を行う.
　・例7：狭い隙間をくぐる，張り巡らせたゴムや紐の間を通るなどの要素を遊びに組み込み，自分の身体の大きさを把握させる.
　・例8：ボールを使った遊びから，目と手の協調性および時間的要素（ボールの移動に対応した身体の動き）を体験させる.
　・例9：ボール遊びを移動しながら行うことで，眼球運動を促す.

❺ その他
- 発達障害のなかには活動性が低下し，肥満の傾向を示す者も多い．このような場合，十分な運動量を確保する必要がある.
- 運動課題に対して試行錯誤を経験させることが重要だが，失敗経験から自信喪失や拒否などが現れることもあるので，必ず成功経験を積ませる.

リスク管理
- 学校・社会生活への不適応や自己肯定感の低さから精神疾患を併発する可能性があるため，家族をはじめとする周囲の人の理解を促す必要がある.
- ADHDを中心に，投薬治療を行っている場合があり，副反応に対する注意が必要である.

経過・予後
- 知的障害がないもしくは軽度の場合，定型発達時と同様の就学も可能であるが，加齢とともに症状は改善するものの社会適応においては適切な対人関係が築けない，ひきこもりなど，問題が大きくなるとの報告がある.
- 早期発見，早期介入により社会適応の問題は改善するとの報告もあるが，診断を受けていない場合も多い.
- 特性に応じた就業ができれば，平均以上の成果を上げることもある.

● 参考文献
1) 日本精神神経学会精神科病名検討連絡会：DSM-5 病名・用語翻訳ガイドライン（初版）．精神誌 116：429-457, 2014
2) アスペ・エルデの会：厚生労働省平成24年度障害者総合福祉推進事業 発達障害児者支援とアセスメントに関するガイドライン．2014
3) Patel K, et al: A Comprehensive Approach to Treating Autism and Attention-Deficit Hyperactivity Disorder: A Prepilot Study. J Altern Complement Med 13: 1091-1097, 2007
4) Srinivasan SM, et al: Current Perspectives on Physical Activity and Exercise Recommendations for Children and Adolescents With Autism Spectrum Disorders. Phys Ther 94: 875-889, 2014
5) 岩永竜一郎；自閉症スペクトラムの子どもの感覚・運動の問題への対処法．東京書籍，2014

（鶴崎　俊哉）

重症心身障害児

1 重症心身障害児

病態・障害
- 重症心身障害児は，重度の肢体不自由と重度の知的障害が重複した状態をいう．原因疾患は脳性麻痺，脳炎，てんかん，頭部外傷，染色体異常など多岐にわたり，重度の脳機能障害を呈する.
- 運動能力は座位保持可能以下，知的能力は簡単な指示に従えるレベルであるIQ35以下のものを指す．合併症として，情緒や言語などコミュニケーションの障害，呼吸や摂食嚥下・排泄・体温調節など生命維持機能の障害，痙攣発作などを生じることが多い．生命維持機能障害

が重度で，医療的ケアが常時必要な児を超重症児・準超重症児という．
- ライフステージ別にみると，乳幼児期より著明な異常筋緊張と知的障害により運動発達は制限され停止に至る．就学期では成長による変形や拘縮が進み運動機能がさらに低下する．成人期には運動機能および自発性の低下により，QOLは生活援助の状態に左右される．

評価
- 重症心身障害の重症度を区分する判別評価として，大島分類1〜4，あるいは横地分類A1〜3，B1〜3で示す．脳性麻痺のための粗大運動能力分類システム（gross motor function classification system；GMFCS）ではIV〜Vで示す．
- 運動機能評価では，ROMおよび画像から変形・拘縮・脱臼を評価する．側弯はコブ（Cobb）角，風に吹かれた股関節はゴールドスミス（Goldsmith）指数を用い，骨塩量も把握する．筋緊張は改訂タルデュー（Tardieu）スケールを推奨する．原始反射の残存と立ち直り反応の出現状況を確認する．
- 発達評価では，遠城寺式検査を用いる．
- 生命維持機能評価は，呼吸機能，摂食嚥下機能，排泄機能，循環調節機能，体温維持や睡眠覚醒の状態など自律神経機能を評価する．
- 運動能力の評価は，介助により活動の自立度を質的に評価する．また，粗大運動能力尺度（gross motor function measure；GMFM）を利用し運動能力を量的に評価する．
- 1日の生活様態，生活姿勢，生活空間，生活姿勢，人的・物的援助量を観察で評価する．

治療/介入
- 他動的な運動が中心だが，児の喜怒哀楽など反応をよくみながら声をかけて介入する．
- おおむねの介入を順と実施時間でプログラムを示す（表IV-10，図IV-13）が，個々で時間・項目・順序を検討する．

❶ 座位不可・生命維持機能制限がある場合
(1) 脊柱・胸郭，四肢のROM運動（10分）
- 座位または臥位で皮下組織を動かし，筋に圧迫を加えて伸張し，筋に軟らかさを感じるようになれば，緩徐に他動運動を与える．

(2) 呼吸理学療法（5分）
- 呼吸介助運動は肋骨を守りつつ愛護的に行う．伏臥位[1]や座位[2]の保持も選択できる．

(3) ポジショニング（5分）
- 排痰の効果と褥瘡の有無を確認しつつ行う．

(4) 排泄の促進（5分）
- 腹部の軽擦と体幹の他動的な動き，および他動的な姿勢変換で腹圧を高める．

(5) 座位練習（5分）
- 視聴覚や触覚を使いつつ，他動的な援助で意味を感じることができる活動を体験する．

(6) 姿勢変換運動（5分）
- 寝返り運動を他動的に促し，自発的な反応を期待し，その反応を待ちながら援助する．

(7) 福祉用具の適合（5分）
- 活動性を妨害しない安楽性を追求した機器を適合し，日々の使用状況から改良を加える．

(8) 姿勢の24時間マネジメント
- 介入時間以外の姿勢・活動を提案する．

❷ 座位不可・生命維持機能良好な場合
(1) 脊柱・胸郭，四肢のROM運動（10分）
- ❶の場合と同じ手順で実施する．

(2) 呼吸理学療法（3分）
- ❶の場合より少なくてよいが実施する．

(3) ポジショニング（3分）
- 喘鳴のときのみ❶の場合と同じく実施する．

(4) 排泄の促進（3分）
- 訴えがあるときに実施する．

(5) 座位練習（8分）
- ❶の場合と同様だが活動を複数体験する．

(6) 姿勢変換運動（8分）
- ❶の場合と同様に実施する．

(7) 福祉用具の適合（5分）
- ❶の場合と同じ手順で実施する．

(8) 姿勢の24時間マネジメント
- ❶の場合と同じ手順で実施する．

❸ 座位可能・生命維持機能制限がある場合
(1) 脊柱・胸郭，四肢のROM運動（10分）
- ❷の場合と同じ手順で実施する．

(2) 呼吸理学療法（5分）
- ❶の場合と同じ手順で実施する．

(3) ポジショニング（5分）
- ❶の場合と同じ手順で実施する．

(4) 排泄の促進（5分）
- ❶の場合と同じ手順で実施する．

(5) 座位練習（5分）
- 座位をとり意味合いのある活動を援助する．

(6) 姿勢変換運動（5分）
- ❶の場合に起き上がりを加えて実施する．

表Ⅳ-10　主な治療/介入のプログラム例

	❶座位不可・生命維持機能制限がある場合	❷座位不可・生命維持機能良好な場合	❸座位可能・生命維持機能制限がある場合	❹座位可能・生命維持機能良好な場合
(1)脊柱・胸郭、四肢のROM運動 ・皮下組織を動かす ・筋に圧迫を加えて伸張 ・筋に軟らかさを感じた後に緩徐な他動運動		❶と同様	❶と同様	❶と同様
(2)呼吸理学療法 ・肋骨を守りつつ愛護的呼吸介助運動 ・伏臥位や座位の保持		❶と同様だが練習量は少なめでよい	❶と同様	❶と同様だが練習量は少なめでよい
(3)ポジショニング ・排痰の効果と褥創の有無を確認しつつ実施		喘鳴の時のみ❶と同様に実施	❶と同様	喘鳴の時のみ❶と同様に実施
(4)排泄の促進 ・腹部の軽擦と体幹の他動的な動き ・他動的な姿勢変換で腹圧を高める		排泄の促進 ・訴えがあるときのみ	❶と同様	❶と同様
(5)座位練習 ・視聴覚や触覚を使う ・意味を感じることができる他動的活動を体験		❶と同様だが複数の活動場面を体験する	座位練習 ・座位を保持する ・意味を感じることができる活動を体験	❸と同様だが複数の活動場面を援助する
(6)姿勢変換運動 ・寝返り運動を他動的に促す ・自発的な反応を期待し待ちながら援助する		❶と同様	❶の場合に起き上がりを加えて実施する	❶の場合に起き上がりを加えて実施する
(7)福祉用具の適合 ・活動性を妨害しない安楽な機器を適合 ・日々の使用状況から改良を加える		❶と同様	❶と同様	❶と同様
(8)姿勢の24時間マネジメント ・介入時間以外の姿勢・活動を提案		❶と同様	❶と同様	❶と同様

(7)福祉用具の適合(5分)
・❶の場合と同じ手順で実施する．
(8)姿勢の24時間マネジメント
・❶の場合と同じ手順で実施する．

❹座位可能・生命維持機能良好な場合
(1)脊柱・胸郭，四肢のROM運動(10分)
・❶の場合と同じ手順で実施する．
(2)呼吸理学療法(3分)
・❶の場合と同じ手順だが，少なくてよい．
(3)ポジショニング(3分)
・喘鳴のときのみ❶の場合と同じく実施する．
(4)排泄の促進(5分)
・❶の場合と同じ手順で実施する．
(5)座位練習(7分)
・❸の場合と同じだが複数の活動を援助する．
(6)姿勢変換運動(7分)
・❸の場合と同じ手順で実施する．
(7)福祉用具の適合(5分)
・❶の場合と同じ手順で実施する．
(8)姿勢の24時間マネジメント
・❶の場合と同じ手順で実施する．

リスク管理
・骨塩量の低下により介助時でも肋骨，大腿骨や上腕骨骨折の可能性があり注意を要する．
・拘縮・変形・脱臼および褥瘡があり，介助や介入時には痛みの訴えに注意する．
・気管切開を含む呼吸機能障害があり，換気量低下，排痰不全，脈拍の急激な変化，感染症に留意し，SpO_2のモニターを怠らない．
・痙攣発作による呼吸・意識障害に注意する．
・体温調節が不良なため環境温度に注意する．

経過・予後
・乳幼児期には機能・能力の向上が限定的にではあるがみられる．しかし，運動機能はこの時期において最高機能を迎え平坦化する[3]．
・学童期以後は急激な身体の成長によって，運動機能・能力が低下する可能性がある[3]．
・社会参加のために，活動の自立度の制限に対

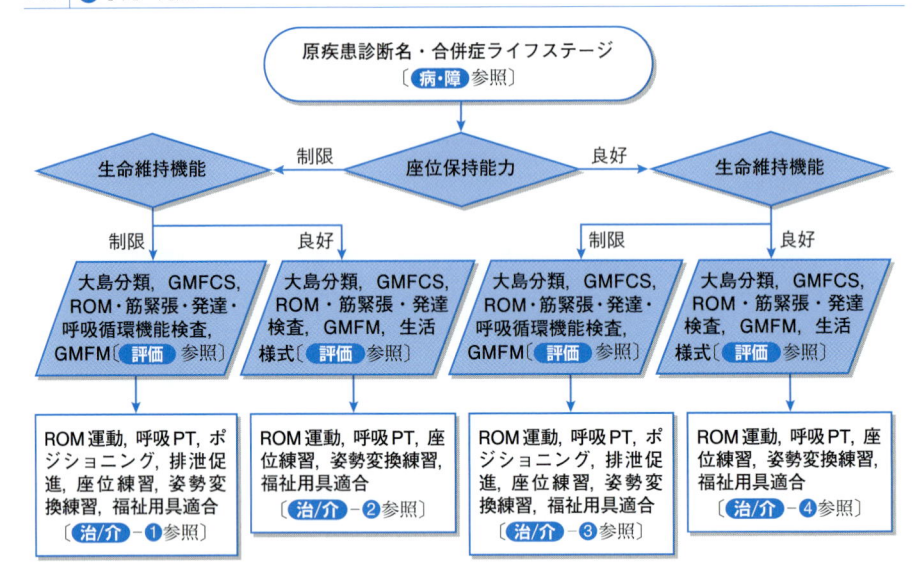

図IV-13 重症心身障害児の臨床判断

応したヘルパーなど人的な援助体制の確立が必要である．また，援助者の負担軽減のため，改良機器など環境的な工夫が必須である．

● 引用文献
1) 坂本達也，他：重症児(者)通園事業における腹臥位保持具の使用と有効性の検討．重症心身障害療育 1：17-20，2006
2) 栗田英明，他：重症心身障害児(者)の呼吸機能特性　肺炎既往の有無と1回換気量・呼吸数の関係．理療科 24：505-508，2009
3) Hanna S, et al.: Stability and decline in gross motor function among children and youth with cerebral palsy aged 2 to 21 years. Dev Med Child Neurol 51: 295-302, 2009

〔中　徹〕

遺伝性疾患・染色体異常

1 遺伝性疾患・染色体異常

病態・障害

・遺伝による遺伝子変異，もしくは遺伝によらない染色体の突然変異が原因となる疾患である．前者はデュシャンヌ型筋ジストロフィー (→325頁)，後者はダウン症候群 (→329頁) が代表的である．本項では，それら以外の疾患について示す．

・遺伝子の異常により，骨や内臓など諸器官での大小奇形，または筋組織・結合組織・神経組織において系統変性が生じる．性特異的な発症や，進行性経過を認めることがあり，重症度や合併症は疾患によって多様である．

・中枢神経障害が多く，それにより生じる発達の障害から運動機能障害や知的障害を呈する．生命維持機能の障害に至る重症例もある．

・ライフステージでみると，乳幼児期は発症が認められていても緩徐に発達する．就学期においては，進行する一方で発達が進む疾患もあり，多様である．成人期では，進行性疾患では機能と能力の後退が進むこと，非進行性疾患の場合では二次障害が問題となる．

評価

・形態評価としては，BMI (body mass index)，四肢長と周径を行い，成長の経過について評価する．

・運動機能の共通評価としては，ROM，感覚検査，姿勢反射検査を行う．

・筋系統疾患，支持組織系系疾患の運動機能評価はMMTなど筋力検査を行う．

表Ⅳ-11 主な治療/介入のプログラム例

進行性経過・知的障害合併の場合	進行性経過・知的問題なしの場合	非進行性経過・知的障害合併の場合	非進行性経過・知的問題なしの場合
脊柱・胸郭・四肢の他動運動 ・下肢は臥位,体幹と上肢は座位で行う ・全身を軽く揺らしつつ行い不快を回避	他動的 ROM 運動 ・脊柱と四肢を動かしつつ胸郭に可動性を与える	運動発達の援助 ・発達段階に応じた獲得すべき運動課題の援助 ・最も遅れた,または進んだ姿勢領域の発達援助	他動的 ROM 運動 ・股関節伸展,肩関節の屈曲の運動 ・四肢延長術の場合は関与する関節すべての運動
姿勢反応を利用したバランス練習 ・能力段階の異なる 2 つの姿勢で行う ・立ち直り反応を主に,併せて平衡反応も行う	背臥位における上肢の活動援助 ・環境支援装置などを使った上肢の活動 ・SpO_2 と脈拍モニター下で行う	運動の持続性を高める運動 ・運動を繰り返すなかで興味をもたせる ・興味を発展させるなかで運動持続につなげる	体幹筋力増強 ・腰椎前弯などへの対応として腹筋の筋力増強 ・バルーンでのバランス練習など体幹筋の強化
常同運動の上肢活動への統合練習 ・児と理学療法士の呼吸と動きを合わせる ・その上で上肢活動を促す	座位における上肢の活動援助 ・環境支援装置などを使った上肢の活動 ・SpO_2 と脈拍モニター下で行う	側弯予防のための他動運動 ・他動運動による練習を行う. ・側弯が進行する姿勢の座位もしくは立位で行う	運動持久性を高める運動 ・低負荷高頻度の歩行運動を行う ・楽しく取り組める歩行する機会を保障する
装具と姿勢保持具の適合 ・ROM 管理のための装具チェック ・姿勢保持具などの適合チェック	姿勢保持装具の適合 ・疲労を避ける姿勢保持具の検討		

- 神経系統疾患の運動機能評価は,筋緊張〔改訂タルデュー(Tardieu)〕,腱反射,協調性の検査,不随意運動,視力と聴覚検査を行う.
- 心肺機能の評価は,呼吸機能評価に加え,生理的コスト指数(physiological cost index;PCI)など簡易な運動耐容能検査を行う.
- 知的側面の評価は,遠城寺式乳幼児分析的発達検査法もしくは新版 K 式発達検査などを行う.
- 運動能力評価は,姿勢保持,姿勢変換,移動,移乗などの粗大運動能力と ADL の自立度を FIM の 7 段階を参考に判定する.進行性疾患ではステージの評価表があれば判定する.
- 運動発達の評価では,SRC 発達評価表により姿勢領域ごとの運動発達段階を評価する.

治療/介入(表Ⅳ-11,図Ⅳ-14)

- おおむねの実施項目の順と時間を示すが,状態に応じて検討し対応する.

❶ 進行性経過・知的障害合併の場合

- 本条件に該当するレット(Rett)症候群の例で,進行を防ぐプログラムを示す.

(1) **脊柱・胸郭・四肢の他動運動**(10 分)
- 下肢は臥位,体幹と上肢は座位で行う.
- 伸張が不快にならないよう全身を軽く揺らす.

(2) **姿勢反応を利用したバランス練習**(10 分)
- 最高運動能力の姿勢と,1 段階下位の姿勢の異なる 2 つの姿勢で行う.
- 立ち直り反応を主に,併せて平衡反応も促す.

(3) **常同運動の上肢活動への統合練習**(10 分)
- 児と理学療法士の呼吸のパターンや動きを合わせることで,情緒が安定する.
- そのうえで上肢活動を促すと,常同運動が意図を伴う上肢活動に統合されることがある.

(4) **装具と姿勢保持具の適合**(10 分)
- ROM を保つための装具を点検する.
- 姿勢保持具などの適合状態を点検する.

❷ 進行性経過・知的問題なしの場合

- 本条件に該当する脊髄性筋萎縮症Ⅰ型〔ウェルドニッヒ・ホフマン(Werdnig-Hoffmann)病〕の例で,生活重視のプログラムを示す.

IV 小児・発達

```
          原疾患診断名・合併症
              〔病・障〕参照

    ┌───────────┼───────────┐
    │        進行性疾患        │
   はい                     いいえ
    │                          │
  知的障害                   知的障害
  あり なし                 あり なし
    │   │                   │   │
```

[知的障害あり・進行性あり] 形態評価, 運動共通評価, 神経系・筋系・心肺評価, 知的評価, 能力評価〔評価〕参照

[知的障害なし・進行性あり] 形態評価, 運動共通評価, 神経系・筋系・心肺評価, 知的評価, 能力評価〔評価〕参照

[知的障害あり・進行性なし] 形態評価, 運動共通評価, 神経系・筋系・心肺的評価, 能力評価, 発達評価〔評価〕参照

[知的障害なし・進行性なし] 形態評価, 運動共通評価, 筋系・心肺・知的評価, 能力評価, 発達評価〔評価〕参照

- 脊柱・胸郭・四肢の他動運動, バランス練習, 常同運動の統合練習, 装具姿勢保持具適応〔治/介〕-❶参照
- 他動的ROM運動, 背臥位での上肢活動, 座位での上肢活動, 姿勢保持装具の適応〔治/介〕-❷参照
- 運動発達の援助, 運動の持続性を高める運動, 側弯予防のための他動運動〔治/介〕-❸参照
- 他動的ROM運動, 体幹筋力増強, 運動持久性を高める運動〔治/介〕-❹参照

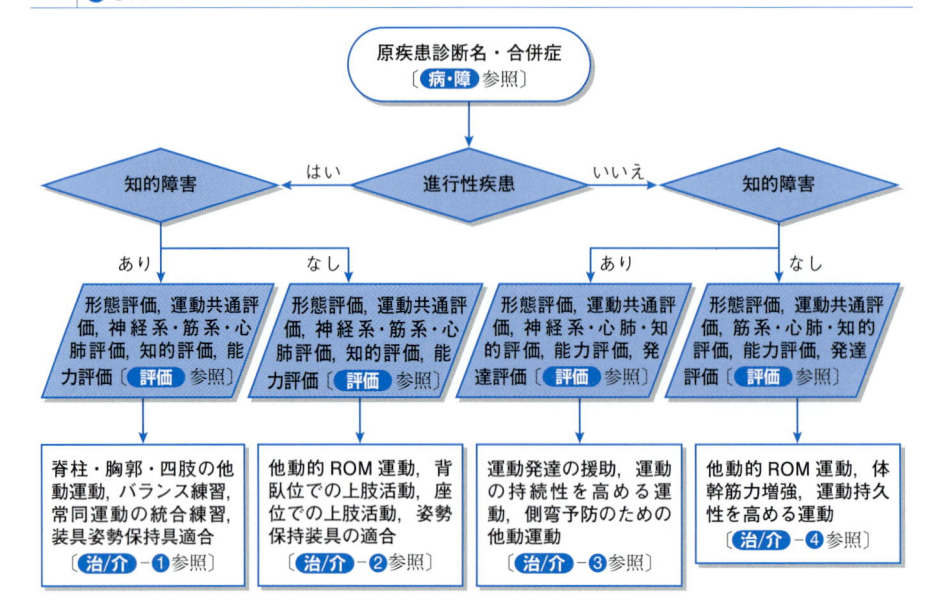

図IV-14 遺伝性疾患・染色体異常の臨床判断

(1) 他動的ROM運動(10分)
- 人工呼吸器の陽圧で胸郭の動きは保たれていることが多いため, 肋骨骨折予防の意味で脊柱と四肢を動かしつつ胸郭に可動性を与える.
- 筋緊張が無緊張に近く防御的収縮がないため, 愛護的にゆっくりと保持して動かす.

(2) 背臥位における上肢の活動援助(10分)
- 介助, もしくは環境支援装置などを使って上肢で, コンピュータ描画, 電子会話などを楽しみ, 知的な満足度を高める.
- SpO_2 と脈拍をモニターしつつ安全に行う.

(3) 座位における上肢の活動援助(5分)
- 座位保持具で(2)と同じ介入を行い, モニターで安全確認しつつ参加の満足度を高める.

(4) 姿勢保持装具の適応(15分)
- 疲労を避ける姿勢保持具を検討する.

❸ **非進行性経過・知的障害合併の場合**
- 本条件に該当する疾患であるアンジェルマン(Angelman)症候群の例で, 心身の発達を促すプログラムを示す.

(1) 運動発達の援助(15分)
- 児の興味を多様に引き出しつつ, 発達段階に応じた獲得すべき運動課題の援助を行う.
- 最も遅れている, または最も進んでいる姿勢領域の運動発達課題から援助を行うとよい.

(2) 運動の持続性を高める運動(15分)
- ストーリーのある興味対象を設定し, その環境で運動を繰り返すなかで興味をもたせる.
- もった興味を発展させ, 課題設定を発展させるなかで運動の持続につなげる.

(3) 側弯予防のための他動運動(10分)
- 側弯の発症率が高いため, 脊柱の可動性を保つための他動運動による練習を行う.
- 基本的には, 側弯が進行する姿勢である座位もしくは立位で行うことが望ましい.

❹ **非進行性経過・知的問題なしの場合**
- 本条件に該当する疾患である軟骨異栄養症の例で, 歩行能力改善のプログラムを示す.

(1) 他動的ROM運動(10分)
- 股関節伸展, 肩関節の屈曲に制限があるため, それらの可動域の拡大をはかる.
- 四肢延長術が行われた場合は, 延長肢に関与するすべての関節の運動を愛護的に行う.

(2) 体幹筋力増強(15分)
- 腹筋力の低下により腰椎前弯, 股関節屈曲拘縮が生じるので, 腹筋の筋力増強を行う.
- 背臥位での下肢を上げての遊び, 起き上がりを使った遊び, バルーン上での座位バランス練

習などを通じ腹筋・体幹筋の増強をはかる.
(3) 運動持久性を高める運動（15分）
- 下肢が短く歩数が増えるため，運動の持久性が求められることから，低負荷高頻度の歩行運動を行う.
- 楽しく取り組めるサーキットコースなどを設定し，長く歩行する機会を保障する.

リスク管理
- 器官の変形や，組織変性により，身体諸器官に構造的な脆弱性がある場合がある.
- 成長期における拘縮・変形・脱臼の頻度は少なくないので，日常の評価が重要である.
- 心臓奇形により循環機能に問題を抱える場合があり，SpO_2モニターは必須である.
- 重症例・進行経過の場合は褥瘡に注意する.
- 親と兄弟発症の可能性が否定できず，障害の受け入れが進まないことがある.

経過・予後
- 進行性または非進行性の経過を示すが，進行度合いやピークとなる機能の獲得時期，および障害の重症度は，疾患により多様である.
- 乳幼児期には，発症が明らかでない場合でも軽度の筋力低下を示すことがある.
- 発達によって運動能力が獲得される時期があり，その変化は就学期に至ることもある.
- 予後は多様だが，重症であっても呼吸器の利用により社会参加も可能となることがある.

（中　徹）

NOTE 骨形成不全などの骨系統疾患

　骨形成不全症は骨折が多い障害であり，多くは出生後まもなく診断される．重度であれば出生時に骨折がみられる．そのような児は医師や理学療法士が介入して，運動発達指導，骨折予防の運動制限を指導する．骨折は乳児期には腹這いなどによる上肢骨折，立位や歩行を開始すると下肢の骨折が多くなる．骨折回数は10回，20回という子供がざらである．成長とともに骨折回数が減少する．自ら骨折の危険回避できるようになり，また2次成長期以降，骨が強くなるとの報告がある．理学療法は骨折に対して，また骨折の予防や骨の矯正のために髄内釘を挿入した後に行う．骨形成不全症は低身長で顔が丸く，目が大きく，表情が愛くるしく，か

わいい子供が多い．また知的に良好であるため，大人顔負けの口達者でもある.

　軟骨無形成症は四肢の短縮により低身長になる障害である．また筋緊張の低下と四肢の短縮によって運動発達が遅れる．理学療法は乳児期には座位の獲得や床上移動の獲得，さらには立位・歩行や応用歩行，バランス向上を目的として行う．低身長ではあるが，骨折の危険性がなく運動制限がないため，水泳や卓球などの運動を幼少期から行っている子供達が多くいる．こちらの子供達も知的に良好である.

（横井　裕一郎）

NOTE てんかん

　てんかんとは，種々の原因（遺伝，外因）によってもたらされる慢性の脳疾患であり，大脳ニューロンの過剰な発射に由来する自発性かつ反復性の発作（てんかん発作）を主徴とし，それにさまざまな臨床症状および検査所見が伴うことと，世界保健機関（world health organization；WHO）により定義づけられている．てんかんは，3歳以下の発病が最も多く，80％は18歳以前に発病するといわれている．小児にてんかんが多い理由としては，大脳皮質の機能が未熟で成長発達過程であるためである．小児てんかん全体において国内外の疫学研究では，国際抗てんかん連盟（international league against epilepsy；ILAE）によるてんかん発作の分類（1981）の部分発作は60～70％，全般発作は20～30％，未分類てんかんが1～10％前後という結果が得られている．そして，現在，理学療法士がかかわるてんかんをもつ小児は，脳性麻痺や脳症後，脳外傷後が多いことが知られている.

　てんかんの治療は，薬物療法により約70％の患者で発作の満足すべきコントロールが得られている．難治性てんかんの場合，病変切除と裁断的切除で焦点を切除する外科治療が導入され，側頭葉てんかん，特に内側側頭葉てんかんの約80％の患者が発作から解放されているとの報告もある．また，てんかんの治療に関してILAEは，ICFを用いて機能障害をとらえるように推奨している．さらに近年，運動療法では体力づくりや生活機能の改善のみならず，てんかん発作に対する皮質抑制機能の改善が期待さ

れている．また，てんかん患者の自律神経活動の不均等が報告されていることから，運動療法が自律神経活動を是正することも期待できる．しかし，てんかんの運動療法を行う際には，安全に配慮し，万一てんかん発作が起こった場合の対応は常に考慮すべきである．そのため，易転倒の場合は頭部保護帽の作製なども要する．また小児のてんかんに対しては，過保護，孤立と不必要な制限の危険性があることも忘れてはならない．

（横山　美佐子）

NOTE 小児の1型糖尿病と2型糖尿病

糖尿病は原因に基づいて分類されることが知られているが，15歳未満の小児では1型糖尿病と2型糖尿病が半々で，10歳未満は，ほとんど1型である．しかし，日本において1型糖尿病の発症率は20歳以降でも小児期と変わらない．また，近年，1型糖尿病が遺伝するのではなく，自己免疫をおこしやすい体質が遺伝すると考えられている．つまり，なんらかの原因によりβ細胞を破壊する自己免疫が発生し，β細胞を破壊してインスリン生成ができなくなるのである．

一方，小児の2型糖尿病の発症因子としては，糖尿病家族歴，低出生体重児，過体重児，肥満や小児メタボリックシンドロームなどがある．低出生体重児が2型糖尿病に進展する原因については諸説あるが，主に低栄養が関与し，インスリン抵抗性や血管弾性の低下が明らかとなった．さらに，近年，動脈硬化は約10歳の思春期初期から始まることがわかってきたことから，理学療法士は，糖尿病の病態理解と成長発達を考慮することと，発症リスクのある小児に対しては，糖尿病に進展させない予防的観点をもつことが重要である．

1型糖尿病は，インスリン注射を施行している小児が多いため，運動実施時の低血糖などのリスク管理とともに動脈柔軟性を維持するための運動療法が重要と考えられる．また2型糖尿病に対しては，1型糖尿病の運動療法に加え，筋肉での糖代謝を考慮した運動療法が必要である．

筆者らの研究では，2型糖尿病を合併する肥満児は，過食や身体活動量の低下，筋力低下のみならず，母子関係の希薄さや自己効力感の低下，コミュニケーション能力低下や学習障害なども加わることが明らかになり，単純に運動療法や食事療法で改善しないことがわかってきた．だからこそ，病態に即しながら根気よく，多職種で根本原因を改善できるようにアプローチし，さらに，子供自身が，糖尿病を改善して動脈硬化に進展させないよう，自分で考えて自立させる教育こそ重要ではないかと考える．

（横山　美佐子）

各論

Ⅴ 呼吸器

2012(平成24)年人口動態統計月報年計(厚生労働省)において，日本人の死因として肺炎が4位，慢性閉塞性肺疾患(chronic obstructive pulmonary disease；COPD)が9位にあげられている．これら呼吸器疾患の治療には，理学療法士の関与が必要とされているが，わが国ではその普及があまり進んでいないとの指摘もある．

慢性呼吸不全のなかで，COPDの生命予後は改善傾向にあるとされ，適切な長期管理を行えば予後の改善が期待できる疾患となってきている．理学療法を含めた呼吸リハビリテーションは，その中核的治療の1つに位置づけられ，さまざまなエビデンスが報告されている．さらに，COPDの生命予後規定因子のなかで身体活動レベルが最も高い寄与因子として報告[1]され，活動量増加に対する運動療法，生活指導の重要性は増している．また，対象者の重症化に伴い，運動療法だけでなくADL指導や急性増悪の予防が重要視されてきている．特発性間質性肺炎に関しては，現在有効性が確立した治療法はほとんどない．そのなかで，American Thoracic Society/European Respiratory Society/Japan Respiratory Society/Latin America Thoracic Associationが発表したガイドラインでは，非薬物療法が治療として推奨されており，強く推奨されているのが長期の酸素療法，肺移植，弱く推奨されているのが呼吸リハビリテーションである．

集中治療領域では，重症患者に対するせん妄，神経筋障害の予防のためにABCDEバンドルが積極的に用いられてきている．そのなかでも，運動/早期離床(exercise/early mobility)のエビデンスは広く認められており，理学療法士の積極的な関与が期待されている．体位管理，排痰，呼吸練習などの呼吸理学療法は，十分なエビデンスが得られておらず，否定的な意見もあるが，対象，目的を適切に設定した検討においてその効果が報告されつつある．

呼吸不全患者の高齢化や重症化が進む現在，理学療法士に求められているのは，呼吸不全の病態を適切に判断する能力とそれに対応したプログラムの実行，循環・代謝機能を含めた全身状態を適切に把握したうえで行う離床・運動療法である．本章では，代表的な疾患および一部その重症度別に理学療法診療指針をまとめている．

● 文献

1) Waschki B, et al：Physical activity is the strongest predictor of all-cause mortality in patients with COPD：a prospective cohort study. Chest 140：331-342, 2011

(間瀬教史)

急性呼吸不全

1 急性呼吸窮迫症候群(ARDS)

病態・障害
- 急性呼吸窮迫症候群(acute respiratory distress syndrome；ARDS)は，直接的要因(肺炎・胃内容物の吸引など)や間接的要因(敗血症・重症外傷・熱傷など)により急性発症する重症呼吸不全である．
- その病態は，急性びまん性炎症性肺傷害であり，肺炎に続発する肺血管透過性亢進，心不全や過剰輸液では説明のつかない肺水腫であり，著しい低酸素血症をきたす．
- 診断基準は，酸素化の程度から3つの独立したカテゴリー(ベルリン定義)として，以下のように分類される．
  - 軽症 ARDS：
    $200\,mmHg < PaO_2/FiO_2 \leq 300\,mmHg$
    (PEEP/CPAP：$\geq 5\,cmH_2O$)
  - 中等度 ARDS：
    $100\,mmHg < PaO_2/FiO_2 \leq 200\,mmHg$
    (PEEP：$\geq 5\,cmH_2O$)
  - 重度 ARDS：
    $PaO_2/FiO_2 \leq 100\,mmHg$
    (PEEP/CPAP：$\geq 5\,cmH_2O$)
    注：PEEP：呼気終末陽圧換気(positive end-expiratory pressure)
    　　CPAP：持続的気道陽圧法(continuous positive airway pressure)
- 近年では，さまざまな侵襲(VALI, SIRS)によるARDSの発症要因とともに，患者自身がもつ素因が発症や重症度に関連すると考えられている〔VALI：人工呼吸器関連肺傷害(ventilator-associated lung injury)，SIRS：全身性炎症反応症候群(systemic inflammatory response syndrome)〕．

評価
- 重度 ARDSの時期には，合併症予防のため体位管理や分泌物排出促進などが重要である．
- したがって目的とする治療体位を選択するための画像評価や聴診などが必要となる．また，選択する体位，特に腹臥位管理の場合にはROMの評価が重要となる．
- 体位変換後は，循環・呼吸状態が生理学的範囲を逸脱していないか評価する必要がある．
- 中等度から軽度 ARDSの時期には離床を視野に入れ，能動的に患者が離床し抗重力位を保持することが可能な意識レベルや循環動態・呼吸状態，全身筋力などであるかどうかを評価する．
- 意識レベルの評価は一般的にRASS(Richmond agitation sedation scale)(表V-3→361頁参照)を用いて行いRASS-2～+1であれば離床を検討する．
- 循環動態は，24時間以内に新たな抗不整脈薬の追加・昇圧薬の増量などがないかどうか，呼吸状態は，$FiO_2 \leq 0.6$，$PEEP \leq 10\,cmH_2O$や患者と人工呼吸器の同期性を確認する．

治療/介入(表V-1, 図V-1)
- 理学療法の介入手段としては，①人工呼吸療法を理解したうえで，②臥床に伴う二次的合併症を予防することである．
- ARDSの呼吸管理の特長は，人工呼吸により肺組織自体の損傷を引き起こすおそれがあるため，肺保護戦略を目的とした人工呼吸管理となることである(肺保護戦略とは，1回換気量の制限・十分な PEEP・肺胞内圧の制限を柱とした呼吸管理である)．
- 臥床に伴う二次的合併症予防の理学療法介入では，重症度に応じ介入する必要がある．すなわち，鎮静深度により介入できる手段が変わるということである．

❶ 重症 ARDS の場合，かつ鎮静は過鎮静で −5＜RASS＜−3の場合
- 過鎮静に伴い，患者の四肢・体幹の随意運動は消失または低下している．

(1)ROM運動
- 筋弛緩薬を併用している場合には，肩関節や股関節のROM運動は十分注意して実施する．他動的ROM運動を主要な関節に対して，1日1～数回，各10回ずつ実施する．
- 患者の重症度によっては，関節運動よりも安静を優先させることがあるので，その場合には主治医と検討し介入を判断する．
- 不動化に伴う障害として，特に筋線維の短縮と静脈還流低下があげられる．その結果，ROM制限や深部静脈血栓症などの合併症をまねくおそれがあるため，他動的ROM運動が非常に重要である．

表V-1 主な治療/介入のプログラム例

重度 ARDS の場合	中等度 ARDS の場合	軽度 ARDS の場合
他動的 ROM 運動 体位管理 ・VAP 予防 ・酸素化改善 ・排痰促進	ROM 運動 ・他動→自動介助→自動 離床※(ただし FiO$_2$<0.6 のとき) ・端座位 ・車椅子移乗 ・立位 ・歩行	ROM 運動 ・他動→自動介助→自動 離床 ・端座位 ・車椅子移乗 ・立位 ・歩行
－5<RASS<－3	－2<RASS<＋1	＋2<RASS<＋4
離床は行わない ・過鎮静のため患者の協力が得られない(覚醒を待つ)	離床を検討 ・鎮静深度, 循環, 呼吸を総合的に他職種と検討する	離床は行わない ・過活動性のため患者の協力が得られない(鎮静薬の調整が必要)

※重症度と鎮静深度を組み合わせて治療/介入を検討する. FiO$_2$(吸入酸素濃度)が 0.6 以上のときは離床を見合わせる.

(2) 体位管理
・人工呼吸器関連肺炎(ventilator associated pneumonia;VAP)を予防するために, 循環動態が安定していればギャッチベッドによる 30～45°のヘッドアップ座位を励行する. 少なくとも背臥位で管理することは避けるべきである.
・挿管中(カフ付き)であっても, 唾液を誤嚥する可能性があるので, 口腔を下にした左右前傾側臥位の維持も重要である.
・酸素化を改善するためには体位管理が有効である.
・特に背側障害を有する場合には, 腹臥位療法または左右前傾側臥位を実施する.
・体位管理を継続する時間については, 現在推奨されるエビデンスは乏しく個々の患者に応じた対応が必要である.

❷ 中等度から軽度の場合で, かつ－2＜RASS＜＋1 の場合
・以前の ARDS に対する理学療法の介入は, 呼吸障害にばかり捉われており長期臥床状態が続き, 離床に関しては病態の安定が優先され遅れる傾向であった.
・そのため ICU-acquired weakness, ICU-acquired delirium といった長期臥床や ICU 特有の治療などが原因と考えられる合併症が併発し患者の機能的・精神的予後を低下させていた.
(1) ROM 運動
・ROM 運動は, 覚醒している状態であっても最初は他動運動から開始し, 徐々に自動介助運動から開始し自動運動へと進める.
・ROM 運動を実施する際には, 患者に対して不利益が生じる(循環動態不安定, 疼痛, 疲労など)場合には, 中止し経過観察を行う必要がある. 症状が改善しない場合には, 主治医と継続について検討する.
・自動介助運動および自動運動は ROM 維持拡大に加えて, 自身の筋収縮による筋力維持・改善の効果が期待できる.
(2) 離床(端座位から立位, 歩行まで)
・不動に伴う二次的合併症を改善するため ABCDE バンドルを遵守し早期離床・早期理学療法介入が推奨されている[1]. 重症患者の早期離床・早期理学療法は, 人工呼吸器装着や在院日数の短縮やせん妄の発生率を減少させ, 機能的予後を向上させる可能性がある.
・常に多職種により「離床」のタイミングを検討する. また, 離床前の準備が最も重要であり各種ルート類などの位置確認や姿勢変換に伴うイメージを浮かべ計画外抜去(抜管)を予防する.
・離床は, 安全管理を考慮し多職種によるチームで実施する.
・離床時には, それぞれの専門職種がそれぞれの分野におけるリスク管理を行い情報共有のもと実践していくことが重要である.
・離床介入では, 介入時期や回数における明確なエビデンスは現在のところ報告されていない

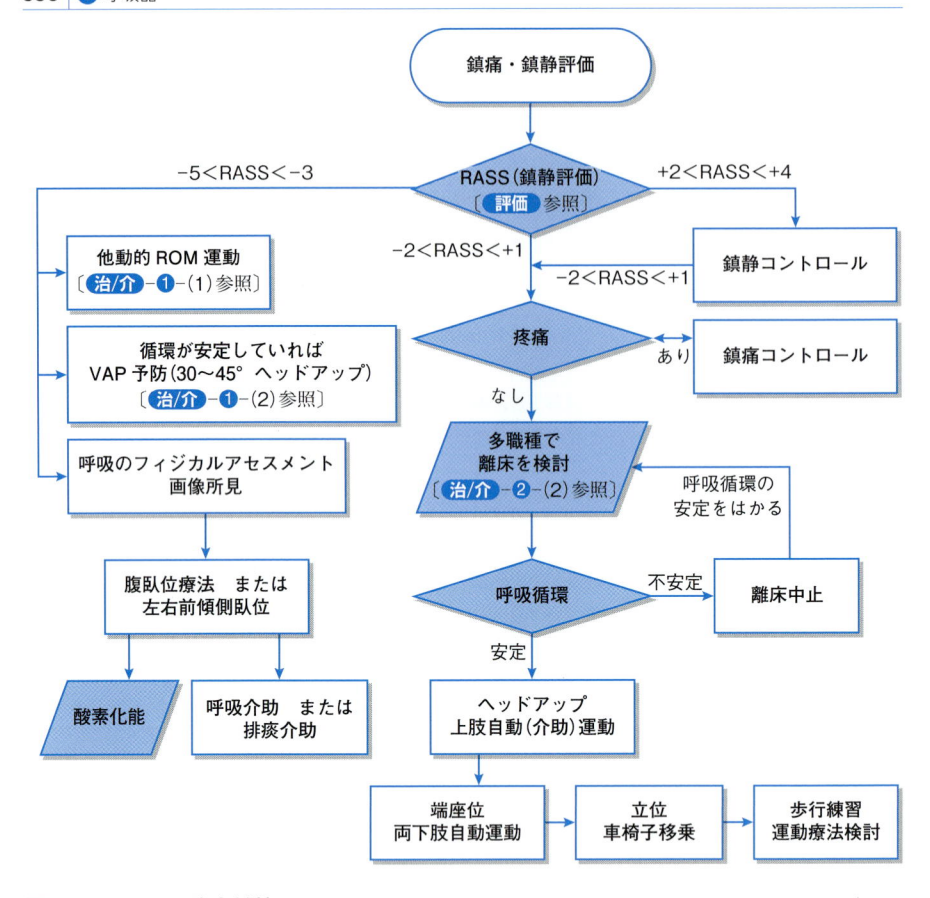

図V-1 ARDSの臨床判断

が，多職種（理学療法士，作業療法士，看護師など）で行い1日複数回実践することで，効果が期待できるとの報告がある．
・ABCDEバンドルを利用した離床では重症患者の離床・中止基準を検討し，循環・呼吸・意識（覚醒）状態を十分に評価しチームで離床することが重要である．早期離床・早期理学療法介入は短期間の身体機能を改善するばかりでなく，長期的予後も改善することが期待されている．

❸ 補足（腹臥位管理）

・現在，ARDSにおける呼吸管理で注目されているのが腹臥位管理である．腹臥位管理の目的は，予後の改善・換気の均一化をはかる・背側病変の改善・気道内分泌物の排出促進などである．
・ARDSにおける腹臥位管理は，生命予後の改善に寄与する[2]といわれているが，どこの施設でも容易にできる管理ではなく熟練したスタッフとチーム力により行われるべきである（腹臥位管理が困難であれば左右前傾側臥位を検討する）．

リスク管理

・ARDSにおける急性期の理学療法では，人工呼吸装着中であり体位変換に伴う生理的反応（循環・呼吸など）に注意する必要がある．
・さらに覚醒深度によっては，挿管チューブや各種点滴ルート類の計画外抜管（抜去）にも注意が必要である．
・覚醒深度が深い場合は，主に医療者による体

位変換が中心となるため，スタッフ間で役割を決め有害事象の発生を予防する．
・覚醒深度が浅く患者自身の能動的活動が可能となり離床を進める場合は，各種ルート類が誤って計画外抜管（抜去）をするおそれがあるため，できるだけ多くのスタッフで行うことが望まれる．

経過・予後
・ベルリン定義[3]によるとARDSの死亡率は，軽症27%（95%CI：24～30%），中等度32%（95%CI：29～34%），重症45%（95%CI：42～48%）と示されている．
・ARDSの生存例における長期経過は，肺機能は6か月後に正常に戻っていたが，6分間歩行試験では5年後でも予測値には回復しておらず長期にわたる機能障害を有する．
・さらに，医療費においても併存合併症が多い患者ほど5年間の費用負担は増大していたとの報告もある．
・このように，持続する運動制限や身体・心理的問題，身体的QOLの低下による医療費の増大は，重症肺損傷後の重要な後遺症である．

● 引用文献
1) Vasilevskis EE, et al: Reducing Iatrogenic risk: ICU-acquired Delirium and weakness-crossing the quality chasm. Chest 138: 1224-1233, 2010
2) Guerin C, et al: Prone positioning in severe acute respiratory distress syndrome. N Engl J Med 368: 2159-2168, 2013
3) ARDS Definition Task Force: Acute respiratory distress syndrome: the Berlin Definition. JAMA 307: 2526-2533, 2012

（山下　康次）

2 誤嚥性肺炎

病態・障害
・誤嚥性肺炎とは，嚥下反射・咳嗽反射という気道防御機構の障害を基礎として，副鼻腔や口腔，上気道に常在する細菌が唾液などの分泌物とともに下気道に流入することで発症する肺炎である．
・誤嚥は，むせや咳嗽などの反応を示す「顕性誤嚥」と，反応がまったくみられない「不顕性誤嚥」に大別でき，誤嚥性肺炎発症の背景には，摂食に伴う誤嚥よりも，睡眠中などに唾液を少量ずつ誤嚥する不顕性誤嚥が深く関与している．
・不顕性誤嚥は高齢者，なかでも大脳基底核に病変を有する脳血管障害患者に特に多く認められる．気道内への異物侵入と起炎菌の種類と量，宿主の気道病変の有無や全身状態などがその病型や重症度を決定する．
・治療は薬物療法と非薬物療法に大別でき，前者は抗菌薬投与，後者は口腔ケアや体位管理，摂食・嚥下機能改善など不顕性誤嚥を減らすための方法が中心となる．理学療法は非薬物療法に位置づけられる．

評価
・肺炎の重症度に関連する意識状態，バイタルサイン，栄養状態，認知機能などの全身状態とともに，胸部画像および臨床検査所見，日中の活動状態やADLレベルなどの情報を収集する．
・臥床中の姿勢として頸部伸展位での背臥位は不顕性誤嚥を促す可能性が大きい．そのために頸部・体幹の運動性，特に円背の有無，四肢の運動機能，拘縮の有無などベッド上での臥床姿勢に影響する要素も評価するとともに，夜間など体位変換の実施状況の確認を行う．
・摂食・嚥下機能として，水飲みテストや反復唾液嚥下テストなどのスクリーニング，嚥下内視鏡や嚥下造影検査などの所見が活用できると，多くの情報が得られる．
・呼吸機能は2つの側面から，1つは気道分泌物の貯留状態の評価として触診や聴診による身体所見，もう1つは，気道防御としての咳嗽機能〔咳嗽の随意性と効果，咳最大流速（cough peak flow；CPF）による咳嗽力〕を（経時的に）評価する．
・不顕性誤嚥の評価として，臨床的には頸部での呼気時断続性ラ音の聴取や湿性嗄声などによって，その存在を疑うことができる．
・誤嚥性肺炎では多様な患者背景により重症度分類の適用は困難であるため，上記から総合的に判断することが望ましい．

治療/介入（表V-2，図V-2）
・誤嚥性肺炎患者では摂食・嚥下障害を基礎として，咳嗽反射や咳嗽の随意性低下，咳嗽力弱化など気道防御機構の障害を伴う場合が少なくない．
・理学療法は貯留する気道分泌物の排出除去，

表V-2 主な治療/介入のプログラム例

咳嗽の随意性あり・指示理解可能	咳嗽の随意性なし・指示理解可能	咳嗽の随意性なし・指示理解不可能
誤嚥物および貯留する気道分泌物の排出・除去 ・咳嗽 ・ハフィング　など	誤嚥物および貯留する気道分泌物の排出・除去 ・徒手的咳嗽介助 ・吸引	誤嚥物および貯留する気道分泌物の排出・除去 ・徒手的呼吸介助など ・吸引
不顕性誤嚥の予防 ・摂食後の咳払い ・頭部挙上位	不顕性誤嚥の予防 ・側臥位・前傾側臥位 ・頭部挙上位	不顕性誤嚥の予防 ・側臥位・前傾側臥位 ・頭部挙上位
離床と運動療法	離床と運動療法	離床と運動療法
嚥下運動の促通・強化，阻害因子の軽減・除去 ・頭部挙上練習 ・頸部・体幹の自動運動	嚥下運動の促通・強化，阻害因子の軽減・除去 ・頸部・体幹の他動運動	嚥下運動の促通・強化，阻害因子の軽減・除去 ・アイスマッサージ ・口腔ケア ・頸部・体幹の他動運動
咳嗽力，呼出力の強化 ・呼気筋トレーニング	咳嗽力，呼出力の強化 ・声門閉鎖練習 ・プッシング・プリング練習	

不顕性誤嚥の予防，嚥下機能の向上を主たる目的として適用される．
・理学療法は肺炎治療と全身管理，各種管理・介入方法とともに同時進行で実施する．
・咳嗽の随意性，自力排痰の可否を主たる判断基準として介入のプログラミングを行う．

❶咳嗽の随意性あり・指示理解可能な患者（経口摂食が主体）

(1) 誤嚥物および貯留する気道分泌物の排出・除去
・咳嗽によって効果的な気道分泌物の排出が可能であるか評価し，必要に応じて咳嗽時の姿勢（座位姿勢），アクティブサイクル呼吸法やハフィングとの併用を指導して咳嗽の効率改善をはかる．
・指導あるいは介入の前後で喀出された気道分泌物の量や性状を評価するとともに，呼吸音の聴診を行い確実に除去されたかを確認する．

(2) 不顕性誤嚥の予防
・摂食・嚥下障害を認める場合には，経口摂食の合間や摂食後に数回のハフィングや咳払いを励行させて咽頭残留物の除去に努める．
・また就寝前の口腔ケアの徹底と十分な高さの枕を使用して頸部前屈位，20〜30°の頭部挙上位で睡眠するように指導する．

(3) 離床と運動療法
・不顕性誤嚥や気道分泌物貯留の予防，排痰の促進を目的に，日中は臥床させることを極力避け，椅子座位による離床をはかるとともに，歩行や運動などを励行する．

(4) 嚥下運動の促通・強化，阻害因子の軽減・除去
・頭部挙上練習によって嚥下筋（喉頭挙上筋群）の強化をはかる．本法には持続法と反復法があり，前者では「頭部挙上を1分間持続的に挙上した後，1分間休憩」を3回繰り返す．後者は「頭部挙上を30回繰り返す」方法である．これらを1日3回，6週間継続する．
・頸部や体幹の自動運動を行い，同部位の可動性改善と確保に努める．

(5) 咳嗽力，呼出力の強化
・呼気筋の強化による咳嗽機能の向上を目的に呼気筋トレーニングを適用する．呼気側に閾値弁を取り付けて抵抗を付加するトレーニング器具（Threshold PEP®）を利用して呼気筋の強化をはかる．最大呼気圧の75%の強度で20分間（強度と時間は症例によって調整する），週5日，4週間実施する．

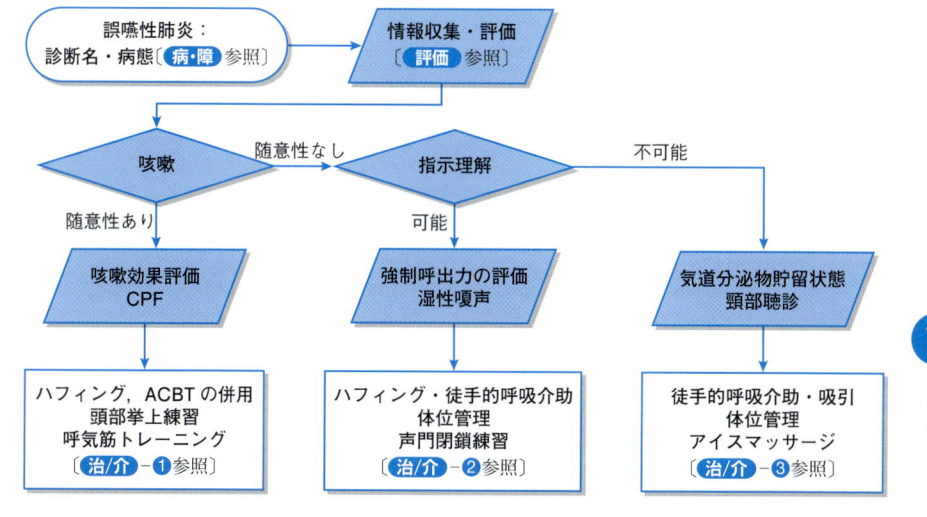

図V-2 誤嚥性肺炎の臨床判断

```
誤嚥性肺炎：         →  情報収集・評価
診断名・病態〔病・障 参照〕  〔評価 参照〕
                    ↓
        ┌───────────┼───────────┐
        ↓           ↓           ↓
      咳嗽 ─随意性なし→ 指示理解 ─不可能→
        │           │           │
     随意性あり     可能          ↓
        ↓           ↓           ↓
    咳嗽効果評価   強制呼出力の評価  気道分泌物貯留状態
       CPF       湿性嗄声        頸部聴診
        ↓           ↓           ↓
   ハフィング，ACBTの併用  ハフィング・徒手的呼吸介助  徒手的呼吸介助・吸引
      頭部挙上練習        体位管理           体位管理
     呼気筋トレーニング   声門閉鎖練習        アイスマッサージ
    〔治/介-❶参照〕    〔治/介-❷参照〕     〔治/介-❸参照〕
```

ACBT：active cycle breathing technique（アクティブ・サイクル呼吸法）

❷ 咳嗽の随意性なし・指示理解可能な患者（経管栄養が主体）

(1) 誤嚥物および貯留する気道分泌物の排出・除去

- 深呼吸，咳嗽努力あるいはハフィングとともに，胸部圧迫による徒手的介助を行い，気道分泌物の排出除去に努める．場合によっては口腔から吸引を施行して上気道からの分泌物除去，または咳嗽反射の誘発による排痰を試みる．

(2) 不顕性誤嚥の予防

- 口腔ケアの徹底，日中の座位励行と頭部挙上位とともに，臥床中に唾液の下気道への流れ込みを予防するために，顔面を下側に向けた側臥位や前傾側臥位による体位管理を組み込む．その際，唾液は口腔外に流出させるか，口腔内に吸引チューブを留置して低圧持続吸引を行う．

(3) 離床と運動療法

- ❶-(3)に準じる．

(4) 嚥下運動の促通・強化，阻害因子の軽減・除去

- ❶-(4)に準じる．頸部や体幹は他動運動で行ってもよい．

(5) 咳嗽力，呼出力の強化

- 咳嗽の随意性や効果を高めるために息こらえによる声門閉鎖練習，プッシング・プリング練習を試みるとともに，経口摂食の際や適宜に意識的にハフィングを行うことを意識する．
- 可能であれば，Threshold PEP®による呼気筋トレーニングを取り入れてもよい（❶-(5)に準じるが強度，時間は減じる必要性が多い）．

❸ 咳嗽の随意性なし・指示理解不可能な患者（経口摂食不可）

(1) 誤嚥物および貯留する気道分泌物の排出・除去

- ❷-(1)あるいは，深呼吸や徒手的呼吸介助手技を加え気道分泌物を中枢気道まで移動させて口腔から吸引を実施する．

(2) 不顕性誤嚥の予防

- ❷-(2)に準じる．

(3) 離床と運動療法

- ❶-(3)に準じる．

(4) 嚥下運動の促通・強化，阻害因子の軽減・除去

- アイスマッサージによる嚥下反射誘発や口腔ケアによる機械的入力刺激，また頸部や体幹の他動運動による可動性の改善と維持に努める．

リスク管理

- 貯留する気道分泌物が粘稠かつ大量であると，排痰の実施中に気道を閉塞し急激な低酸素血症や窒息をおこす危険性がある．低音性連続

性ラ音の聴取を伴うラトリング（rattling）の触知，咳嗽が極めて微弱な場合では介入の適応を慎重に決定する．
- 理学療法介入中には胃食道逆流や嘔吐，さらにはこれらの誤嚥のリスクもあり，食後あるいは経管栄養終了直後の介入を避ける．
- 咳嗽介助の際には急激かつ瞬間的で急激な胸部圧迫を行うと疼痛や肋骨骨折をきたす可能性もあり，愛護的に行う．

経過・予後
- 誤嚥性肺炎はきわめて不均質な患者集団であり，個人差が大きく，経過もさまざまである．
- 全身状態が低下した合併症の多い高齢者に生じやすいため重症化しやすく，ひとたび発症すると嚥下反射および咳嗽反射はさらに低下し，繰り返しの不顕性誤嚥をきたすことで，さらに誤嚥性肺炎が生じやすくなるといった悪循環を形成する．
- 年齢が85歳を超えると肺炎による死亡率は急激に増加し，若年成人の1,000倍以上にもなる[1]．いわゆる終末期における誤嚥性肺炎は，きわめて予後が不良であることを認識する必要がある．

● 引用文献
1) 日本呼吸器学会　医療・介護関連肺炎（NHCAP）診療ガイドライン作成委員会（編）：医療・介護関連肺炎診療ガイドライン．メディカルレビュー社，2011

（神津　玲）

3 急性呼吸不全 手術後（開胸，開腹手術後）

病態・障害
- 開胸・開腹術後患者は以下の①〜③の要因でさまざまな呼吸器合併症を発生させやすい状態となる．①全身麻酔と人工呼吸器，②術後疼痛と鎮静による呼吸機能低下，③体内水分への影響．
- 代表的な術後合併症を，以下にあげる．

❶ 術後無気肺
- 肺胞の空気が失われ，肺容量が減少した状態である．
- 術中，術後に生じる粘稠な喀痰や異物による気道の閉塞，術後の輸液バランス崩れによる胸水の過剰な増加，術後一定体位の持続により，肺の拡張性が減少した部分に生じやすい．

❷ 術後肺炎
- 術中，術後になんらかの起因菌に感染し，肺に炎症がおこる．急性呼吸窮迫症候群（acute respiratory distress syndrome；ARDS）の原因となりやすく低酸素血症がおこる．

❸ 胸水貯留
- 術中，術後に行われる輸血や輸液，手術侵襲による炎症反応により血管透過性が亢進し，血管内から血漿成分が漏出しやすい状態である．
- 腎機能低下やなんらかの原因で炎症症状が持続すると，血管透過性の亢進が治まらず血管外へ血漿成分の漏出が続き，胸膜腔に過剰貯留し肺胞換気を低下させる．

❹ 下側肺障害
- 一定体位で人工呼吸器管理が続くと，気道抵抗の少なく，重力から解放された拡張性のよい肺野（背臥位では前胸部となる）へ換気は分布しやすくなる．
- 背臥位の背側肺では背側の横隔膜が腹部臓器の圧迫により可動性の制限を受けるため，換気が少なくなり下側（背側）肺に重篤な浸潤性病変を形成する．

評価
❶ 視診
- 呼吸様式を評価する．人工呼吸器装着下で努力性吸気がみられる場合，以下の病態が考えられる．
- 下側肺障害が生じ換気血流不均等になっている場合，前胸部の肺胞の容量が増加し，通常の胸腔内陰圧では不足するため，胸郭全体を引き上げる努力が生じ，頸部呼吸補助筋の緊張が増す．
- この所見は，下側肺障害の存在と背側（下側）肺の末梢気管支に喀痰や肺水腫液などが貯留している場合によく出現する．
- 胸郭運動の部分的拡張遅延や拡張不足は，換気低下がおこっている肺野に相当する胸郭で確認することができる．その原因として，喀痰貯留など気道のどこかに閉塞が疑われる．放置すると無気肺に移行することが多いので重要な所見である．

❷ 触診
- 視診で得た情報を直接，胸郭や筋肉などに触れて確認する．胸郭柔軟性の評価や気道内分泌物の有無，部位はラトリング（rattling，手掌に

表V-3 RASSスコア

スコア	状態	臨床症状
+4	闘争的，好戦的	明らかに好戦的，医療スタッフに対する差し迫った危険がある
+3	非常に興奮した，過度の不穏状態	攻撃的，チューブ類またはカテーテル類を自己抜去する
+2	興奮した，不穏状態	頻繁に非意図的な体動があり，人工呼吸器に抵抗性を示しファイティングがおこる
+1	落ち着きのない，不安状態	不安で絶えずそわそわしている，しかし動きは攻撃的でも活発でもない
0	覚醒，静穏状態	意識清明で落ち着いている
−1	傾眠状態	完全に清明ではないが，呼びかけに10秒以上の開眼およびアイコンタクトで応答する
−2	軽い鎮静状態	呼びかけに開眼し10秒未満のアイコンタクトで応答する
−3	中等度鎮静状態	呼びかけに体動または開眼で応答するが，アイコンタクトなし
−4	深い鎮静状態	呼びかけに無反応，しかし身体刺激で体動または開眼する
−5	昏睡	呼びかけにも身体刺激にも無反応

触れる喀痰の振動)にて確認できる.

❸ 聴診
・障害部位では肺胞呼吸音は聴取されず気管支呼吸音の伝達が聴取される.
・換気の改善に伴い徐々にラ音が聴取される. そのとき，硬く動かなかった胸壁の一部分が拡張し喀痰の中枢気道への移動がおこり，咳嗽が誘発される.

❹ 打診
・胸水貯留，下側肺障害の有無，横隔膜挙上などの肺野の異常(含気の低下)部位がわかる. 含気低下部位を特定することが可能である.

❺ RASSスコア
・このほか鎮静レベルを判定する評価法としてはRASS(Richmond agitation sedation scale)がある(表V-3).

治療/介入(表V-4，図V-3)

❶ 術前の治療プログラム
・外科手術に関連する呼吸理学療法の役割は，呼吸器合併症の予防とそれに伴う早期離床をはかるモビライゼーションである.
・可能なかぎり患者の状態を把握し，オリエンテーションをはじめとして術前から呼吸理学療法を進める. 術直後から可能なかぎり早期に理学療法を開始し，前述した呼吸器合併症の予防に努める必要がある.

(1) オリエンテーション
・周術期における呼吸理学療法の実施には，術前からの関与が望まれる.
・術前呼吸理学療法の意味合いというよりも，術前患者の状態把握やオリエンテーションに重点を置くことが大切である.
・特に術後に予想される呼吸状態や施行予定の呼吸理学療法の内容を説明する.
・さらに術後に行う可能性のある手技は実際に体験することが，患者の協力を得るのに効果的である. 特に完全側臥位や腹臥位などの体位変換を行う可能性があることを説明するだけでも効果がある.

(2) 術前呼吸練習
・術前は，腹臥位や前傾側臥位を含めたさまざまな体位での深呼気の練習をしておき(開胸術の場合は開胸側を上にした体位を取り入れる)，ゆっくりと深い呼吸様式を備えておく.
・術前に十分な時間が取れない場合は「体位変換ではこのような姿勢をとりますよ」「このような呼吸介助をします. あまり力まず，リラックスした深い呼吸を心がけていてください」な

表V-4 主な治療/介入のプログラム例

術前	術後	
	全身状態が良好な場合	呼吸器合併症がある場合
オリエンテーション 術前呼吸練習	早期段階的運動 (early progressive mobilization) 適宜，呼吸練習	治療的体位変換 筋のリラクセーション 呼吸介助手技 吸引介助 加圧吸引（徒手的肺過膨張手技）の介助

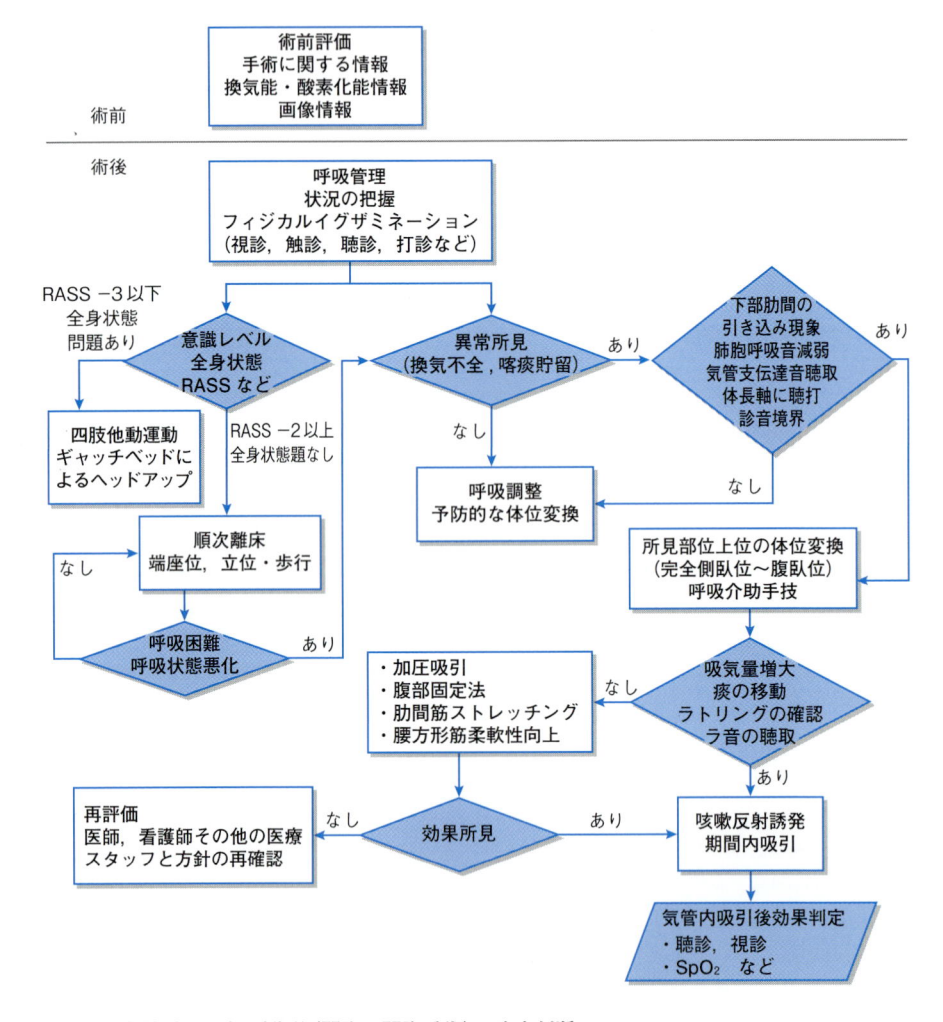

術前
- 術前評価
- 手術に関する情報
- 換気能・酸素化能情報
- 画像情報

術後
- 呼吸管理
- 状況の把握
- フィジカルイグザミネーション（視診，触診，聴診，打診など）

RASS −3以下 全身状態問題あり
- 意識レベル 全身状態 RASS など
- 四肢他動運動 ギャッチベッドによるヘッドアップ

RASS −2以上 全身状態問題なし
- 順次離床 端座位，立位・歩行
- 呼吸困難 呼吸状態悪化

- 異常所見（換気不全，喀痰貯留）
- 呼吸調整 予防的な体位変換

下部肋間の引き込み現象 肺胞呼吸音減弱 気管支伝達音聴取 体長軸に聴打診音境界
- 所見部位上位の体位変換（完全側臥位〜腹臥位）呼吸介助手技
- 吸気量増大 痰の移動 ラトリングの確認 ラ音の聴取

- 加圧吸引
- 腹部固定法
- 肋間筋ストレッチング
- 腰方形筋柔軟性向上

- 効果所見
- 咳嗽反射誘発 期間内吸引
- 気管内吸引後効果判定
  - 聴診，視診
  - SpO_2 など

再評価 医師，看護師その他の医療スタッフと方針の再確認

図V-3 急性呼吸不全 手術後（開胸，開腹手術）の臨床判断

どのオリエンテーションを重点に行う.

❷ 術後の治療プログラム

- 術当日あるいは翌日から訪床し，手術に関する情報，各種検査データ，聴診，打診，触診など換気状態に関する臨床所見を詳細に把握する.
- 所見に適応する治療手技を選択し施行する.
- 術直後からの呼吸理学療法は，人工呼吸器装着下であっても患者の意識が清明でなくても実施可能な手段を用いる.
- 手術部位などの疼痛にも配慮する.

(1) 治療的体位変換
- 胸部X線所見やフィジカルイグザミネーションなどで得られた換気低下や痰の貯留部位を上位にする体位変換を行う.
- リスク管理上不可能な体位制限がある場合には，可能なかぎり近い体位をとる.

(2) 筋のリラクセーション
- 頸部呼吸補助筋の過度な使用から，胸郭拡張の低下がみられる.
- 胸郭全体が頭部方向へ拡張しない場合，吸気運動を妨げる筋群，特に腰方形筋の緊張の短縮や緊張が考えられるので，ストレッチングやマッサージを行う.
- 部分的な肋間の引き込みや拡張性低下がある場合には，肋間筋のストレッチングを行う.

(3) 呼吸介助手技
- 吸気を促進するための呼吸介助手技を加える.
- 強い圧迫ではなく，吸気運動が行いやすくするための呼吸時の介助である.
- 胸郭に体重を乗せることはないソフトなテクニックであるが，十分な換気量の増大が得られる点で有用である.

(4) 吸引介助
- 以上の理学療法により換気が改善し喀痰の移動が上気道まで流出してくると，咳嗽反射が出現する.
- 術部の疼痛を惹起させないよう術創部の固定などをする.
- 咳嗽を行いやすくするため，腹部を軽く固定し腹筋群の収縮を助ける.
- 気管吸引中も，咳嗽が誘発され疼痛が惹起されるため，同様に腹部固定などを持続する.

(5) 加圧吸引 (徒手的肺過膨張手技) の介助
- 貯留した痰が粘稠で痰の移動が起こらないとき，ジャクソンリースやアンビューバッグを用いて，肺胞への空気流入をさせる方法である.
- この場合にも，痰貯留部位を上位とする体位変換がポイントである.
- 加圧した空気圧が腹部や健常肺へ逃げないよう，腹部固定などを併用する.

(6) 早期段階的運動 (early progressive mobilization)
- 単に体を起こすのではなく，四肢の運動，側臥位への体位変換などを経て，座位，立位，歩行へと移行する.
- 体位変換時には，呼吸管理の状況 (自発呼吸なのか人工呼吸なのか) により換気血流比の分布状況，痰の貯留部位の確認を行い，適切な体位となっているかを判断する.
- 循環動態の変化にも注意し，血圧や心電図モニターの確認を行う.

リスク管理
- 術後のリスクとしては，術部創の離開，挿管チューブ，ドレーンチューブ，点滴ルート，動脈ラインなどの抜去に注意する.
- 肺炎発生時，水分管理が十分でないときの長時間の体位変換は，喀痰の健常肺への流入や循環不全による低血圧をまねくおそれがあるため，体位変換に注意を要する.
- 人工呼吸器装着時に限らず術後の呼吸不全患者に対する呼吸介助は，気道内圧の上昇や末梢気道や肺胞虚脱をまねくおそれがあるため，過度の圧迫は避けなければならない.

経過・予後
- 呼吸器合併症の発生率は手術臓器，術式にもよるが20〜40%[1]とされ，食道癌手術においては50%にも達するといわれている[2]. 合併症発生にまで至らなくとも肺機能の低下は認められ，術翌日をピークに肺機能は低下しその後徐々に回復するが，術後3日経過してもその回復度合いは6割程度であるとの報告[3]もある.
- 重篤な呼吸器合併症を併発しなければ早期離床へと進めることが可能であることから，離床前の呼吸器合併症の予防は予後を左右する.

◉ 引用文献
1) 宮本慶一：食道癌術後肺合併症発生に関与する因子の検討：Jpn J Cancer Chemother 38：1933-1935, 2011
2) 井上順一朗, 他：食道癌患者における積極的な術前呼吸リハビリテーションと術後呼吸器合併症との関係. 理学療法学 38：201-206, 2011

3) 中野晴恵, 他：上腹部と下腹部外科手術後の呼吸機能の回復状況の比較. 理療群馬 20：24-29, 2009

〈岸川　典明〉

4 急性呼吸不全 脳損傷後

病態・障害
- 呼吸状態の変化としては，まず舌根沈下による上気道狭窄(いびきとして観察)がみられ，脳損傷が進行すると異常呼吸〔下顎呼吸，失調様呼吸，無呼吸，チェーンストークス(Cheyne-Stokes)呼吸など〕がみられる．延髄・橋の障害では呼吸中枢が障害されることにより無呼吸が生じる．特に両側性に延髄外側障害例にみられることが多い．また，嘔吐による気道閉塞，誤嚥も生じやすい．
- 脳損傷患者では肺炎の合併率が高く，予後にも影響する．
- 神経原性肺水腫は，脳圧亢進に伴う交感神経活動亢進による左房圧上昇と血管透過性亢進により生じる．

評価
- 全身状態の把握〔バイタルサイン，心電図，血液ガス，血液検査，画像所見(胸部X線・CT)，胸部観察(視診，触診，聴診，打診)〕を行う．
- 神経学的症状の把握(意識レベル，運動・感覚障害など)を行う．
- 頭部画像診断(脳CT，MRI)所見も確認する．

治療/介入(表V-5，図V-4)
❶ 気道確保
- 舌根沈下による上気道狭窄例では，気道が確保されやすい姿勢を取り入れる．側臥位や腹臥位への体位変換，頸部を回旋させた体位で，狭窄の軽減がみられやすい．
- 体位による工夫でも気道が確保できない場合は，経鼻エアウェイなどを考慮する．

❷ 体位管理
- 頭蓋内圧(intracranial pressure；ICP)上昇がみられる，もしくは予測される例では，以下の点に注意し体位管理を行う．
- 頭部からの静脈還流が促されICPが低下する頭部30°挙上位での管理を行う．
- 頭部を挙上していない背臥位，側臥位，腹臥

表V-5　主な治療/介入のプログラム例

気道確保
・側臥位，腹臥位への体位変換
・頸部の回旋

体位管理

排痰
・深呼吸，呼吸介助手技
・吸引(口腔内，気道内)

呼吸練習
・深呼吸，呼吸介助手技

口腔ケア
早期離床
・端座位，立位，車椅子座位，歩行へ

位では，脳灌流圧(cerebral perfusion pressure；CPP)は高いがICPが上昇に注意し，可能なかぎり短時間にとどめる．
- 脳静脈には弁がないため，全身の静脈系圧の亢進はICPを上昇させる．腹臥位，側臥位では胸・腹部圧迫により静脈系が圧迫されICP上昇がみられるため注意する．また，頸部の屈伸，回旋位は，静脈還流を妨げICPを上昇させるため，可能なかぎり頸部は正中位を保つ．
- 人工呼吸管理下では，人工呼吸器関連肺炎予防のため30°以上のギャッチベッドによるヘッドアップでの管理を行う．
- 適切な時間(一般に2時間)ごとの体位変換(主に背臥位，左右側臥位)を行う．

❸ 早期離床
- ICPの上昇がみられる，もしくは予測される例では，十分に注意し離床を進めるが，ICP 25 mmHg以上では行わない．
- 十分な血圧管理のもとギャッチベッドによるヘッドアップ，端座位，立位，車椅子座位，歩行へと離床を進める．
- ラクナ梗塞では第1病日から開始，アテローム血栓性梗塞では神経症状の増悪がなければ開始，脳出血では発症後24時間血腫拡大と水頭症発現がなければ開始する．

❹ 呼吸練習
- 自発呼吸がみられない，もしくは低下している例では，積極的に離床し自発呼吸を促す．
- 随意的に呼吸が行える症例では，深呼吸の反復を行い，呼吸を促す．

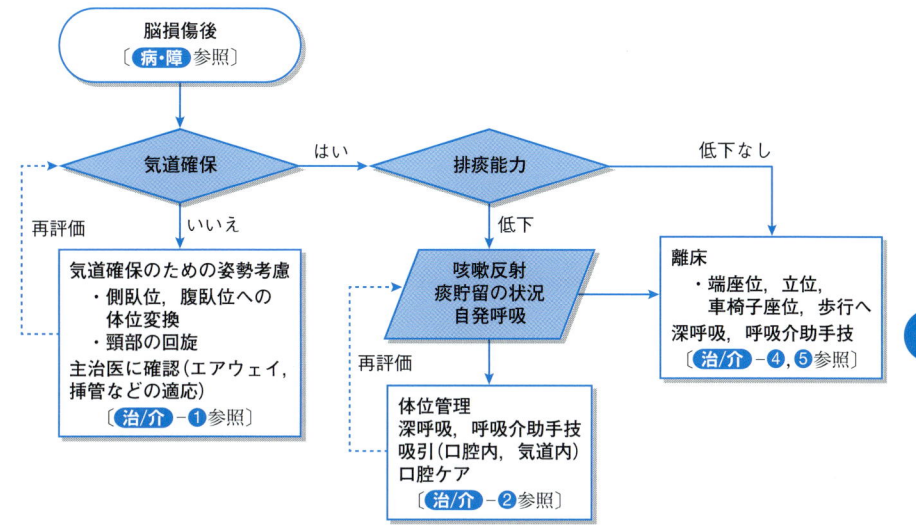

図V-4　急性呼吸不全　脳損傷後の臨床判断

- 深呼吸，呼吸介助手技を用いて換気改善，自発呼吸の改善をはかる．

❺ 排痰
- 意識レベルが低下している例では咳嗽反射が低下している例も多く，誤嚥が生じる可能性が非常に高い．そのため，口腔ケア，排痰は非常に重要である．
- 排痰時に行われる気管内吸引，咳嗽はICPの上昇を助長するため注意する．
- 痰貯留部位を上にした体位をとり，呼吸介助手技で換気を促すことにより，痰の移動を促し，咳，ハフィング，吸引により喀出させる．
- 神経原性肺水腫では，肺水腫に伴う低酸素血症とピンク色の泡沫状喀痰の排出が特徴で，ICP，水分管理に注意しながら十分な排痰を行う．

リスク管理
❶ ICP上昇
- ICPは正常範囲が10〜15 mmHgで，25 mmHg以上では，理学療法は中止する．CPP（平均動脈圧 − ICP）は，60〜70 mmHgを保つ．
- 体位変換，気管内吸引，咳嗽，陽圧換気，低酸素・高二酸化炭素血症は，ICP上昇を助長するため注意する．
- ICP上昇に伴う意識レベルの低下，頭痛，嘔吐，うっ血乳頭，クッシング現象（血圧上昇，脈圧上昇，徐脈，呼吸数の減少と深呼吸）に注意する．
- 二酸化炭素濃度が上昇すると脳血管の血管床が拡張し頭蓋内圧が亢進するため，必要に応じて呼気終末二酸化炭素濃度（$EtCO_2$）測定により二酸化炭素濃度をモニタリングする．

経過・予後
- 脳損傷患者の20％前後に肺炎の合併する．肺炎，人工呼吸器管理の有無は，脳損傷患者の機能予後，生命予後に影響する．
- 延髄，橋の障害で中枢性無呼吸を呈する例では，長期間の人工呼吸器管理や呼吸不全を繰り返す症例が報告されている．

（間瀬　教史）

慢性閉塞性肺疾患（COPD）

1 慢性閉塞性肺疾患（COPD）

病態・障害
- 慢性閉塞性肺疾患（chronic obstructive pulmonary disease；COPD）は，「タバコ煙を主とする有害物質を長期に吸入曝露することで生じ

表V-6 主な治療/介入のプログラム例

		軽症	中等症	重症
コンディショニング	呼吸練習	口すぼめ呼吸，横隔膜呼吸 ＊横隔膜呼吸：重症例では困難な場合あり		
	柔軟性改善のためのストレッチング	呼吸体操，胸郭のROM運動		
	排痰法	必要に応じて行う．最終的には自己排痰へ		
運動療法	持久力増強運動	高負荷にて ・トレッドミル ・自転車 ・平地歩行	高〜低負荷にて ・トレッドミル ・自転車 ・平地歩行	低負荷にて ・平地歩行 ・立ち上がり ・足踏み
	筋力増強運動	重りや機械を用いた高負荷での運動	重りや機械を用いた高〜低負荷での運動	重りや自重負荷での低負荷の運動

た肺の炎症性疾患であり，呼吸機能検査で正常に復すことのない気流閉塞を示す．気流閉塞は末梢気道病変と気腫性病変がさまざまな割合で複合的に作用することによりおこり，通常は進行性である．臨床的には徐々に生じる労作時の呼吸困難や慢性の咳，痰を特徴とするが，これらの症状に乏しいこともある」と定義されている[1]．

- COPDの主症状は動作時の息切れであり，そのためADLが低下し，QOLの低下が生じる．また息切れのために活動性が低下し，筋力・体力の低下だけでなく，外出しないことでうつ傾向になるなど，精神面や食欲不振による栄養障害などの悪循環を引き起こす．

評価

- COPDのADL障害は息切れだけでなく，筋力，体力の低下も大きく影響しているため，評価は息切れの評価のみならず，筋力評価や，6分間歩行距離試験，シャトルウォーキングテストなどの運動耐容能評価も必要である．
- ADL評価，経皮的酸素飽和度（SpO_2）のモニタリング評価などから動作時の息切れと低酸素血症の状態も評価する．
- 運動療法マニュアル[2]では，必須の評価として問診および身体所見，肺機能検査，胸部単純X線，心電図，呼吸困難，SpO_2，6分間歩行試験，シャトルウォーキングテスト，握力，望ましい評価としてADL評価，上肢筋力・下肢筋力の測定，健康関連QOL評価（一般的，疾患特異的），日常生活動作におけるSpO_2のモニタリング，栄養評価，可能であれば行う評価として心肺運動負荷試験，呼吸筋力の測定，動脈血液ガス検査，心理社会的評価，身体活動量，心臓超音波検査などがあげられている．

治療/介入（表V-6，図V-5）

- COPDの重症度は肺機能の低下だけではないため，息切れなどの症状の程度やADLを含め，重症度を総合的に判断したうえでプログラムを検討する．
- 運動療法開始時のプログラム構成を図V-6に示す．運動プログラムは患者の重症度によって異なり，重症例ではコンディショニング，基礎的なADL指導を行いながら，低負荷の全身持久力・筋力増強運動から開始する．軽症例では開始時より全身持久力・筋力増強運動が主体となり，強度も高負荷からの開始が可能であることが多い．

❶ コンディショニング

- 運動療法を効率的に行うため身体の状態を整えるプログラムと位置づけられている．

(1) 呼吸練習：口すぼめ呼吸，横隔膜（腹式）呼吸

- COPDでは口すぼめ呼吸，横隔膜呼吸は効果的である．背臥位から座位，立位へと練習していくが，最終的には各動作と連動した呼吸法の指導が必要になる．
- 中等症〜重度のCOPD患者では横隔膜呼吸が有用でない場合もあるため，口すぼめ呼吸の

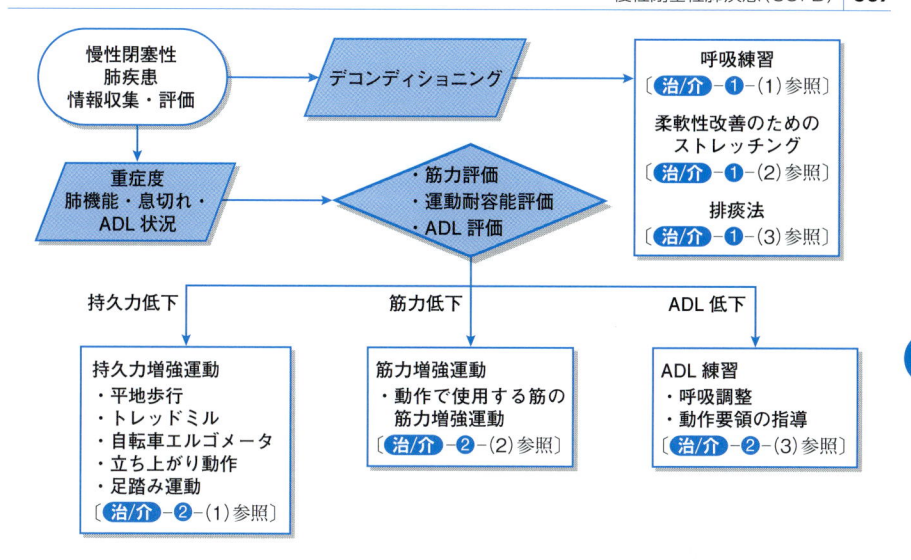

慢性閉塞性肺疾患(COPD) | **367**

図V-5 COPDの臨床判断

みを指導するなど，横隔膜呼吸の適応の判断が重要になる．
(2) 柔軟性の改善：胸郭のROM運動，ストレッチング，呼吸介助法，呼吸体操
- 呼吸器疾患患者は胸郭だけでなく頸部や体幹の可動性が低下し，肩や首などの痛みを訴える患者も少なくない．
- 柔軟性改善のためストレッチングや呼吸介助法，呼吸運動と身体運動を組み合わせた呼吸体操などが用いられる．
- 呼吸体操は頸部や体幹の柔軟性を高め，胸郭の可動性を維持することができ，また自宅でも簡単で継続しやすい．
(3) 排痰法
- 重力を利用した体位，粘液線毛輸送系の補助のための呼吸介助法などの排痰手技，咳嗽などがあげられる．
- 咳嗽，強制呼出手技（ハフィング），またそれらと深呼吸を組み合わせたアクティブサイクル呼吸法などがある[3]．
- 排痰手技は痰量にもよるが，1日数回行う．疲労などを考慮して，1回の排痰は20分以内で行うべきである．
- 運動療法は排痰を行ったあとに行うのが望ましい．

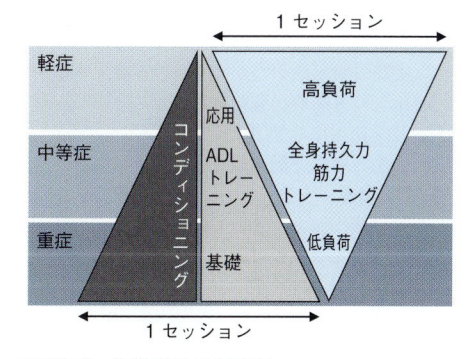

図V-6 運動療法の概念図
〔日本呼吸ケア・リハビリテーション学会，他（編）：呼吸リハビリテーションマニュアル―運動療法―第2版．p4，照林社，2012より〕

❷ 運動療法
- 運動療法は患者の病期，症状，活動性，さらには生活状況なども考慮し，個別性を重視したプログラミングが必要となる．
- 運動処方は，運動負荷試験の結果に基づき運動の頻度(frequency)，強度(intensity)，時間(time)，種類(type)，すなわちFITTを明らかにする[2]．

- 運動療法中は呼吸と動作を合わせることを意識し，可能ならば口すぼめ呼吸，横隔膜呼吸を行う．

(1) 持久力増強運動
- 持久力増強運動は，平地歩行，トレッドミル歩行，自転車エルゴメータのほか，立ち上がり動作や足踏み運動などから選択する．
- 負荷量は，6分間歩行距離試験やシャトルウォーキングテストから，低負荷は最大スピードの40〜60%，高負荷は最大スピードの60〜80%で20分を目標に設定する．
- 息切れは"ややきつい"程度を維持し，パルスオキシメータでSpO_2を確認しながら低酸素血症に注意する．
- 息切れや低酸素血症が生じた場合は，休憩を入れたり，スピードを落としたりするなどの工夫が必要である．

(2) 筋力増強運動
- 息切れが生じる動作は避けていることが多く，その動作で使う筋群の筋力・持久力が低下し，できない動作がますます困難になっていることがある．
- 歩行に関与する下肢の筋力増強運動のほかに，実際日常生活のなかで息切れが生じる動作に使用される筋群の強化も行う．
- 上肢を使用する動作で息切れを訴える場合，上肢の筋力増強運動も取り入れる．

❸ ADL指導
- 運動療法に加えて，口すぼめ呼吸や，横隔膜呼吸などの呼吸調整と動作要領の指導を含めたADL指導などを行う．
- その患者の生活習慣，屋内環境，屋内環境，家族構成などにより異なるため，患者個々に合わせた方法で指導していかなければならない．

リスク管理
- 息切れが少なく低酸素血症になっている症例も少なくないため，運動療法中はボルグ(Borg)スケールによる息切れの自覚症状や，SpO_2をモニタリングしながら行う．
- SpO_2の最低値は主治医と相談して決定するが，一般的には90%以上が維持できる程度の運動療法が推奨される．必要な症例では，心電図や血圧など循環動態のモニタリングも併用する．
- 酸素療法を行っている症例の場合は，運動時の適切な酸素量を主治医と相談する．
- 運動に対する恐怖感や不安感が強いこともあるため，安静姿勢や口すぼめ呼吸などでの対処法をあらかじめ身につけさせることも重要である．

経過・予後
- COPDに対する運動療法の効果は確立されている．特に臨床症状が中等症(修正MRCグレード2, 3)の患者で最も有効であり，軽症(修正MRCグレード0, 1)では症状が軽いため継続が困難，重症の患者(修正MRCグレード4)は運動負荷がかけられず，効果は少ないといわれている．
- 予後には身体活動量，増悪頻度，栄養状態などが関与するため，できるだけ身体活動量を評価し，患者個々に合わせた身体活動量を維持させ，増悪予防，栄養状態(平均体重など)の維持に努め，運動を継続することが必要である．

● 引用文献
1) 日本呼吸器学会COPDガイドライン第4版作成委員会(編)：COPD(慢性閉塞性肺疾患)診断と治療のためのガイドライン第4版．日本呼吸器学会，2013
2) 日本呼吸ケア・リハビリテーション学会，他(編)：呼吸リハビリテーションマニュアル－運動療法－第2版．照林社，2012
3) 千住秀明，他(監)：呼吸理学療法標準手技．医学書院，2008

(北川 知佳)

---

1 慢性閉塞性肺疾患

2 軽症〜中等症(積極的な運動療法が適応となる症例)

評価
- 軽症〜中等症例に対する評価としては，息切れ・運動耐容能・下肢筋力・ADL・身体活動量が中心となる．
- 息切れ評価は，modified British Medical Research Council(mMRC)，修正ボルグ(Borg)スケールを用いる．
- 運動耐容能の評価は6分間歩行試験もしくはシャトル・ウォーキング試験を行う．可能であれば運動負荷試験を行う．
- 下肢筋力測定が可能であればハンドヘルドダイナモメーターなどを用いて行う．
- ADLの評価は面接にて息切れが生じやすい動作を聴取し，NRADL(Nagasaki university re-

表V-7 主な治療/介入のプログラム例

安静時に息切れが生じやすい場合	ADL時に息切れが生じやすい場合	歩行時に息切れが生じやすい場合
コンディショニング ・呼吸介助法 ・呼吸筋群へのマッサージ ・リラクセーション手技 ・呼吸練習(深呼吸, 口すぼめ呼吸, 横隔膜呼吸) 運動姿勢の指導 ・上肢を支持させ, 体を前かがみにした姿勢での運動を推奨する	上肢筋力増強運動 ・鉄アレイ ・重錘負荷 ・弾性負荷 ・自重負荷 ADL練習 ・更衣動作 ・整容動作 ・入浴動作 ・食事動作	全身持久力増強運動 ・歩行 ・トレッドミル ・エルゴメータ ・踏み台昇降 下肢筋力増強運動 ・重錘負荷 ・弾性負荷 ・自重負荷

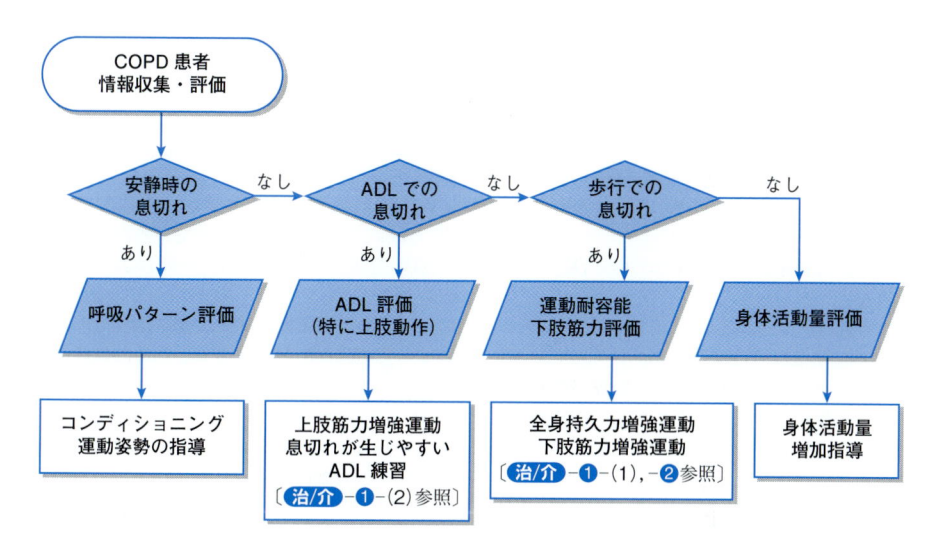

図V-7 COPD(軽症～中等症)の臨床判断

spiratory activities of daily living questionnaire, 長崎大学呼吸器疾患ADL質問票)などを用いて評価する.
・身体活動量の評価には, 加速度計などを用いた定量的方法や質問指標を用いた方法がある.

治療/介入(表V-7, 図V-7)

❶ 筋力増強運動(下肢・上肢)

(1)下肢
・全例に適応となる.
・筋力測定が可能な場合は得られた1RMの60～80%の負荷(筋力増強), もしくは40～60%の負荷(筋持久力増強)で行う.
・筋力測定が不可能な場合は重錘, 弾性チューブ, 自重を用いて行う.
・ADLに即したスクワット, カーフレイズといった荷重位での運動はより効果的である.

(2)上肢
・上肢を用いたADLで息切れが生じやすい例に適応となる.
・鉄アレイや重錘, 弾性チューブ, 自重を用いて行う.
・上肢を用いたADLで頻繁に行われる非上肢支持挙上位での運動を中心に実施するほうが効果的である.

(3)筋力増強運動実施時の注意点
・筋力測定が不可能な場合, 0.5kg程度の負荷

から開始し，0.5〜1 kg ずつ増加させる．
- 筋力増強の際は10〜15回を1セット，筋持久力増強の際は25〜35回を1セットとし，負荷量，セット数を徐々に増加させる．
- 筋力増強運動実施の際は，動作と呼吸を同調させる，口すぼめ呼吸などの呼吸法を併用することで，息切れ増悪を防ぎながら練習実施が可能な場合がある（特に上肢筋力増強運動時）．

❷ 全身持久力増強運動
- 全例に適応となる．
- 運動負荷方法として歩行，踏み台昇降，トレッドミル，自転車エルゴメータがある．
- 運動耐容能評価結果もしくは自覚症状に基づいて，連続20分以上の運動を実施する．運動負荷強度は6分間歩行試験の結果や息切れの程度，運動負荷試験の結果に基づいて設定する．
- 連続20分以上の運動が不可能な場合は，酸素療法の併用（**リスク管理**を参照），運動様式（持続時間・休息時間・頻度）の変更，運動前のコンディショニングの実施，息切れが軽減しやすい運動姿勢の指導を行う．
- 総運動時間を徐々に延長していく（最大45分を目途に）．

リスク管理
- 介入初期は自覚症状（修正ボルグスケール），パルスオキシメーターを用いた経皮的酸素飽和度，脈拍数などをチェックしながら行うが，慣れてくれば自覚症状を中心としたチェックで可能である．
- 運動誘発性低酸素血症が認められる場合，SpO_2 が90％を維持できる流量にて酸素投与下での運動を行う．それでも運動中に SpO_2 が85％以下となる場合は運動をいったん中断し，インターバルを入れて SpO_2 90％以上で再開する．
- 息切れが急激に増強し，パニック症状が生じたときの対処方法（安楽肢位，呼吸法）についてあらかじめ指導しておくこく必要がある．

経過・予後
- 筋力増強運動の効果を出すためには，週2〜3回，4週間程度の継続が，全身持久力増強運動の効果を出すためには，週3回以上，6〜8週間の継続が必要である[1]．
- 運動療法で得られた運動耐容能，息切れの改善効果は1〜2年は持続するといわれている[2]．
- 運動療法によって入院回数の減少や生存期間の延長が期待されている[3]．

● 引用文献
1) 日本呼吸ケア・リハビリテーション学会，他（編）：呼吸リハビリテーションマニュアル-運動療法-第2版．照林社，2012
2) Troosters T, et al: Short- and long-term effects of outpatient rehabilitation in patients with chronic obstructive pulmonary disease: a randomized trial. Am J Med 109: 207-212, 2000
3) 日本呼吸器学会COPDガイドライン第4版作成委員会（編）：COPD（慢性閉塞性肺疾患）診断と治療のためのガイドライン　第4版．日本呼吸器学会，2013

（野添　匡史）

---

1 慢性閉塞性肺疾患

3 重症（重症例で在宅のケアが中心になる症例）

評価
- 重症例の場合は日常生活から身体所見を観察，評価していくことが必要である．
- ADLをボルグ（Borg）スケールによる息切れの程度と SpO_2 を確認しながら，どの動作が，いつ，どのような動作法・姿勢・環境で，どの程度の息切れが生じているのか具体的に評価していく．
- ADLを詳細に評価することで，問題が持久力か，筋力か，呼吸法か，スピードなどの動作要領かなど明確になる．また生活環境でも異なるので，屋内・屋外の生活環境の評価も重要である．

治療/介入（表Ⅴ-8, 図Ⅴ-8）
- 重症の症例の場合は，先に述べたコンディショニングと，ADLに即した指導〔「慢性閉塞性肺疾患」の**治療/介入**（→366頁）参照〕が，ADLにつなげやすく有効である．
- プログラムとしては，ADL指導，運動療法，生活動作環境の工夫，社会資源の活用などがあげられる．できない動作でもそれらにより息切れが軽減し，動作ができるようになることも少なくない．どうしてもできない動作は介護者による援助や社会資源の活用を検討する．

❶ ADL指導
- 動作時の息こらえや息切れのために，急いで動作し早くその動作を終わらせ休もうとするため息切れが増強している者も少なくない．動作

慢性閉塞性肺疾患（COPD）

表V-8　主な治療/介入のプログラム例（重症例）

	座位不可	座位可能	起立可能	歩行可能
運動療法	臥位での練習	座位での練習	座位立位での練習	・平地歩行 ・足踏み
ADL指導	起き上がり動作	立ち上がり動作	立ち上がり〜歩行動作	歩行動作
	・可能なADLに合わせた動作指導 　排泄動作・洗面動作・更衣動作・入浴動作など ・環境設定			
パニックコントロール	呼吸法でのコントロール，姿勢の工夫			

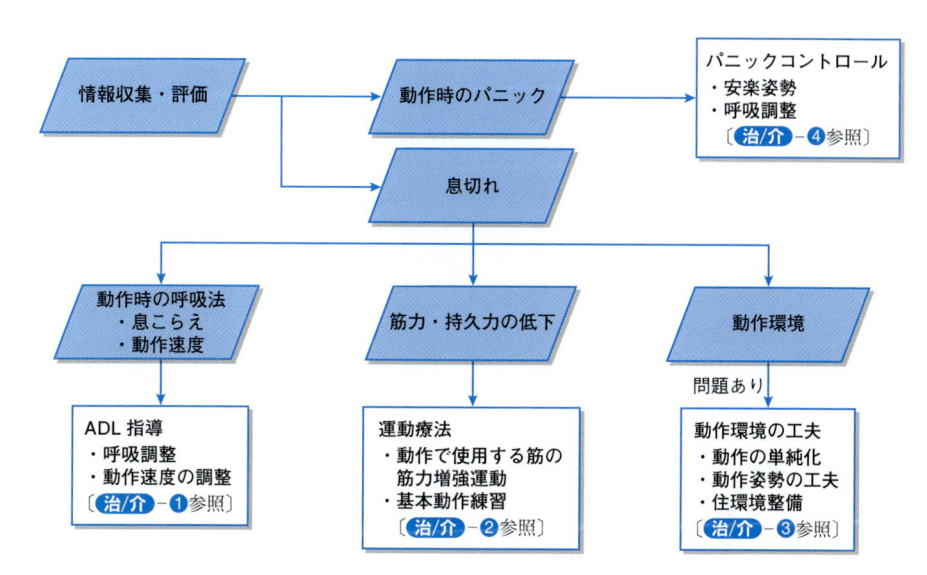

図V-8　COPD（重症例で在宅のケアが中心になる症例）の臨床判断

はゆっくりと呼吸と合わせて行うことが基本である．
・呼吸はできるだけ口すぼめ呼吸と横隔膜呼吸を利用するが，横隔膜呼吸が困難な場合は，動作と呼気を合わせるだけでもよい．
・息切れに対する恐怖感からその動作を行っていない場合は，実際にその動作を行わせながら，動作との呼吸調整を指導し，患者自身に自信をもたせる．

❷ 筋力・持久力の向上を目的とした運動療法
・息切れが生じる動作は避けていることが多く，その動作で使う筋群の筋力・持久力が低下

し，できない動作がますます困難になっていることがある．
・実際日常生活のなかで息切れが生じる動作に使用される筋群の強化と，ADL上必要な基本動作（起き上がり，立ち上がり，立位，歩行など）をトレーニングとして組み込んでいくとよい．

❸ 動作環境の工夫の例
・無駄な動作を省き，動作を単純化する：上着をかぶりものの服から前開きの服にする，履きやすい靴にかえる，整理整頓するなど．
・動作の方法を息切れが生じない方法に変え

る：前かがみ動作は腹部を圧迫し，息切れが生じやすいので，前かがみ動作を避け，椅子などを利用する．
・居住環境を整備する：手すりの設置，玄関や浴室などに椅子を置く．

❹ 動作時に息切れが生じたときの対処法（パニックコントロール）
・動作に対する息切れへの不安，恐怖感からその動作を行っていないことも多いため，動作を獲得させるなど恐怖感を取り除く工夫が必要である．
・息切れが生じた場合，慌てず息切れが軽減するような姿勢をとり，口すぼめや横隔膜呼吸，深呼吸などで呼吸を整える．

リスク管理
・動作時に息切れの増悪と動作時の低酸素血症が生じることが多いため，モニタリングし，頻回に休憩をいれる．
・重度になると循環器系のリスクを抱えていることも多く，注意が必要である．
・栄養状態も不良のことが多いため，体重の定期的測定と食事量など栄養面も注意しながら進める．

経過・予後
・重症の患者の場合，増悪すると症状が悪化し，身体能力の低下も著しい．また増悪頻度が多いと予後も悪いという報告もあるため，できるだけ増悪を予防する，増悪した場合も早く回復させるという視点からも体力の向上を目的とした運動療法は重要である．
・呼吸理学療法は，症状の軽減，身体能力の向上だけでなくQOLの向上も得られることは認められている．重症患者の場合は，症状や身体能力の改善が少なくてもQOLが向上するということも経験するため，症状に合わせた対応が求められる．

● 参考文献
1) 日本呼吸器学会COPDガイドライン第4版作成委員会（編）：COPD（慢性閉塞性肺疾患）診断と治療のためのガイドライン第4版，日本呼吸器学会，2013
2) 日本呼吸ケア・リハビリテーション学会，他（編）：呼吸リハビリテーションマニュアル−運動療法−第2版，照林社，2012
3) 千住秀明，他（監）：呼吸理学療法標準手技，医学書院，2008

（北川　知佳）

---

① 慢性閉塞性肺疾患
4 急性増悪

病態・障害
・COPDの増悪とは，息切れ（呼吸困難）の増強，咳や喀痰の増加，膿性痰の出現，胸部不快感・違和感の出現あるいは増強などを認め，安定期の治療の変更あるいは追加が必要となる状態をいう．ただし，心不全や気胸，肺血栓塞栓症など他疾患の一次的な症状悪化の先行は除く[1]．

治療/介入（表Ⅴ-9）
❶ 急性増悪時の対応（図Ⅴ-9）
・増悪時の息切れは重要であり修正ボルグ（Borg）スケールなどを使用し，安定期の息切れとの違いを評価し，口すぼめ呼吸などの呼吸法の指導を行う．
・換気の改善のためにSpO_2値を確認し，呼吸介助（法）の実施や，体位管理をはかる．
・呼吸パターンの変化した増悪時は，呼吸筋の効率悪化や呼吸補助筋の動員も変化するため，呼吸運動や筋緊張を注意深く視診・触診し，リラクセーションやストレッチングを実施する．
・気道感染の有無にかかわらず，増悪時は喀痰の膿性化，量の増加が認められる．自己排痰困難な患者に対する気道クリアランスは重要であり，体位ドレナージ，呼吸介助（法）やスクイージング，アクティブサイクル呼吸法など各手技を駆使し排痰に努める．必要な場合は気管吸引を行う．
・増悪入院による身体活動量の低下を誘引させないために，早期から短時間・頻介入が望ましく，可及的早期離床を目指して，呼吸と同調させた起居動作練習，歩行を開始する．

❷ 急性増悪予防のための患者教育（図Ⅴ-10）
・身体活動とは，エネルギー消費する身体活動すべてを意味する．身体活動レベルの低いCOPD患者が増悪をおこしやすく，増悪は患者のQOLや呼吸機能を低下させるだけでなく生命予後も悪化させる．
・増悪の予防と対処方法はもちろん，安定期の指導を含めた包括的な患者教育が肝要であり，増悪入院をさせないためにも早期に体調変化をとらえることが重要である．

(1) 息切れ・呼吸様式の変化
・労作時の息切れは修正ボルグスケールなどを

慢性閉塞性肺疾患（COPD） | 373

用いて，日ごろから患者自身が客観的に自己評価できるように教育する．
・息切れと併せてパルスオキシメータでSpO_2値を確認し，低酸素血症の有無を判断する．特に低酸素血症を有するが息切れを自覚しにくい場合，患者自身に低酸素血症を認識させることが肝要である．
・胸鎖乳突筋など呼吸補助筋群の緊張度合いや呼吸様式の変化に伴い，胸郭運動は変化する．これらは増悪を判断する重要な指標の1つであり，患者自身が微細な変化を見逃さないために，安定期の状態を理解させる必要がある．
・息切れが増強したときの調整として，パニックコントロールの指導を行う．

(2) 口すぼめ呼吸の習得
・COPDの動的肺過膨張は，身体活動を制限する主要な因子である．口すぼめ呼吸によって呼気流速を減少させ空気を肺から能率よく呼出させ，末梢気道の開存性を高めて動的過膨張を防ぎ呼吸困難の緩和が期待される．口すぼめ呼吸の習得はCOPD患者において息切れなくADLを行い，運動療法を安全かつ効果的に実施するために必須である．

(3) 身体活動レベルを高める
・身体活動レベルを高めるためには，運動が習慣となり，息切れを軽減させながらADLを行う生活習慣が大切である．
・息切れを軽減させて日常生活を行うには，1つの動作をゆっくりと時間をかけて行ったり，休憩を入れて動作を細かく分割して行ったり，動作と呼吸のタイミングを工夫する．
・歩行は最も身近で簡便かつ継続しやすい運動である．口すぼめ呼吸と歩行のリズムを同調させる呼吸同調歩行は，低酸素血症を予防し，息切れを軽減させる方策である．
・身体活動量を歩数計や活動量計を用いて評価し，1日の目標歩数などを具体的に設定することは継続するうえで大切である．
・目標設定は一方的に指示するのではなく，まずはどれぐらい歩いているのか（動いているのか）現状を把握してから，患者や家族と相談し決定する．
・社会参加活動や，趣味・余暇など楽しみながら身体活動レベルを維持・向上できるようにサポートする．

表V-9 主な治療/介入のプログラム例

急性増悪時	急性増悪予防の患者教育
換気の改善 ・呼吸介助（法） ・体位管理 ・呼吸法指導	息切れの評価・呼吸法指導 ・息切れの自己評価 ・口すぼめ呼吸・腹式呼吸
リラクセーション・ストレッチング ・ポジショニング ・胸郭のストレッチング ・全身のストレッチング	・パニックコントロールの指導 身体活動量の維持・向上 ・息切れを軽減させるADL練習 ・歩行練習
排痰 ・咳嗽・ハフィング・ACBT ・呼吸介助（法）・スクイージング ・体位ドレナージ ・気管吸引	・社会参加活動や，趣味・余暇活動などのサポート 胸郭・全身の柔軟性の維持・向上 ・胸郭のストレッチング ・全身のストレッチング
早期離床 ・起居・移動動作練習 ・歩行	記録 ・息切れなどの症状，歩行，運動の実施状況の記録

(4) 胸郭・全身の柔軟性の維持・改善
・一呼吸相ごとに努力性の浅くて早い呼吸を呈している場合は，頸部や肩関節周囲の呼吸補助筋群が筋疲労などによって過緊張状態がおこりやすく，柔軟性が低下し，筋肉痛を訴え，ますます呼吸困難を増悪させている場合がある．
・痛みや不快感を与えないようにていねいに呼吸補助筋群のリラクセーションやストレッチングを行う．
・胸郭全体の拡張性が低下している場合は，肩甲帯，頸部を含めた体幹全体のストレッチングを行う．
・すべてのストレッチングは，呼吸と同調させて，痛みを誘発しないように行う．

(5) 記録
・息切れなどの症状，歩行，運動の実施状況の記録は，セルフモニタリングとして重要である．記録をすることで患者の達成度の評価が可能となり，モチベーションの向上やプログラム継続に有効である．

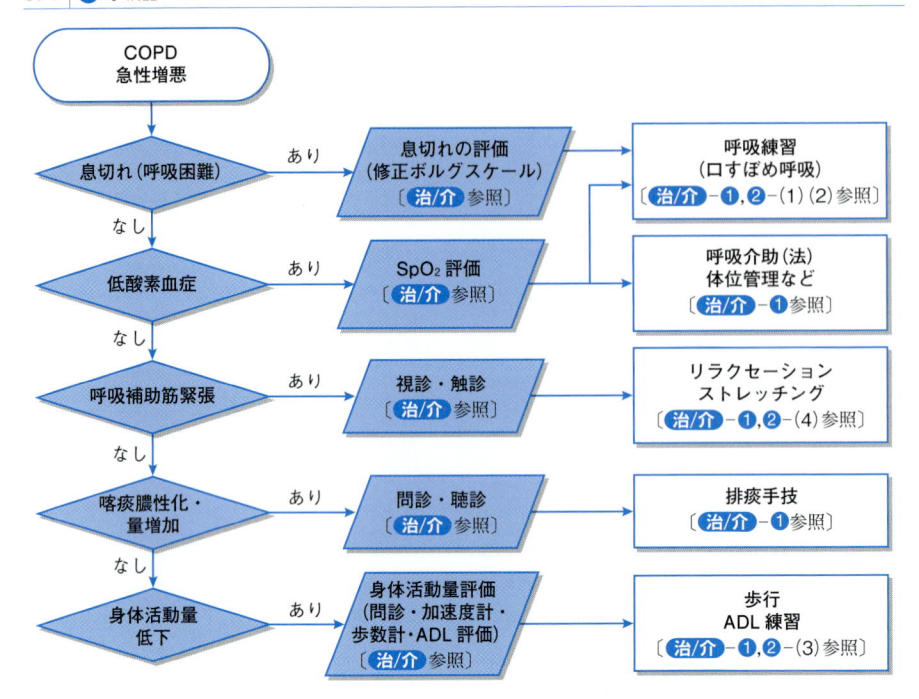

図Ⅴ-9　COPD 急性増悪の対応

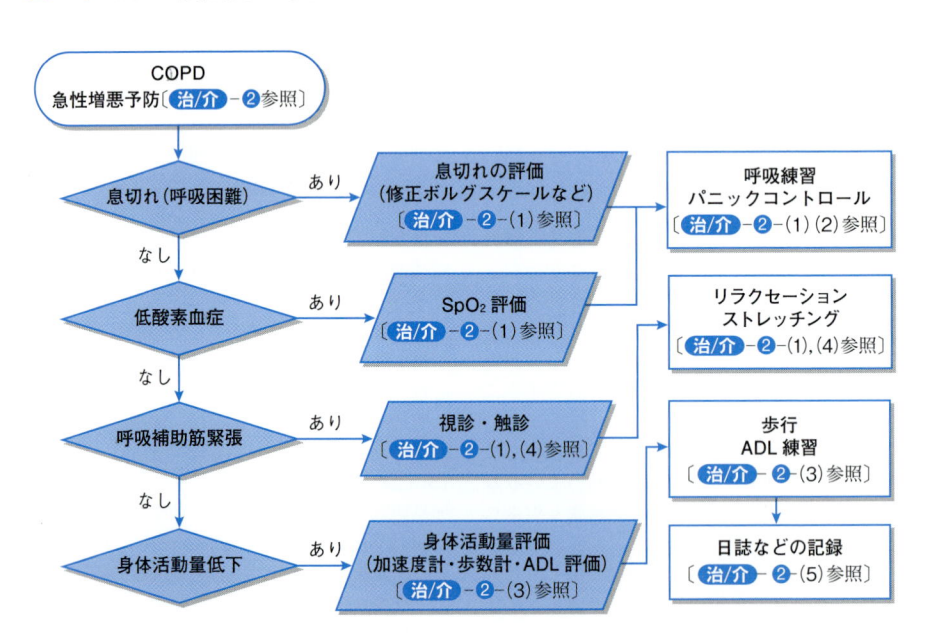

図Ⅴ-10　COPD 急性増悪の予防

● 引用文献
1) 日本呼吸器学会COPDガイドライン第4版作成委員会（編）：COPD（慢性閉塞性肺疾患）診断と治療のためのガイドライン　第4版，日本呼吸器学会，2013

● 参考文献
1) 日本呼吸ケア・リハビリテーション学会，他（編）：呼吸リハビリテーションマニュアル—運動療法—第2版．照林社，2012

（佐野　裕子）

間質性肺炎

1 間質性肺炎

病態・障害
・間質性肺炎は肺胞隔壁を炎症・線維化病変の基本的な場とする疾患の総称である．特発性間質性肺炎は労作時の呼吸困難と乾性咳嗽，胸部X線所見上のびまん性陰影が主徴であるが，病理組織パターンにより種々の独立した疾患群が含まれ，臨床経過や治療反応性が異なることが明らかとなってきた．なかでも特発性肺線維症（idiopathic pulmonary fibrosis；IPF）は特発性間質性肺炎のなかで最も頻度が高く，本項ではIPFについて述べる．
・IPFの典型的な所見は拘束性障害（肺活量，全肺気量の減少），肺拡散能低下，運動時の低酸素血症である．二次性肺高血圧症を合併した進行例では軽労作でも低酸素を示す．
・IPFにおける治療は線維化の進行防止，急性増悪の防止と治療が主たるものであるが現時点ではステロイドや免疫抑制薬の有効性は限られているとされている．近年では抗線維化薬を用いる機運が高まってきている．

評価[1]
・呼吸困難はmMRC（modified British Medical Research Council），BDI（baseline dyspnea index）を使用し評価する．
・運動耐容能は6分間歩行試験，漸増運動負荷試験，定常運動負荷試験を実施する．6分間歩行試験は歩行距離，歩行後の修正ボルグ（Borg）スケール（呼吸困難・下肢疲労），経皮的酸素飽和度（SpO_2）を測定する．漸増運動負荷試験は自転車エルゴメータを使用し，最大仕事量を測定する．定常運動負荷試験では漸増運動負荷試験より得られた最大仕事量に基づき負荷強度を設定し，運動持続時間，運動終了時の修正ボルグスケール（呼吸困難・下肢疲労），SpO_2を測定する．
・ADL評価はADL上の動作ができるかできないかという観点だけでなく，動作内容（手順・方法・速さ）や呼吸困難，SpO_2や脈拍の変動などについても評価する．また呼吸器疾患特異的なADL評価表，NRADL（Nagasaki university respiratory activities of daily living questionnaire，長崎大学呼吸器疾患ADL質問票）を用いる．
・心理社会的評価としてHADS（hospital anxiety and depression scale）などを用いる．
・可能であれば健康関連QOL，たとえばSGRQ（St. George's respiratory questionnaire）などを評価する．
・医学的検査としては肺機能や動脈血液ガス分析の情報を収集する．

治療/介入[1]（表V-10，図V-11）
・間質性肺炎に対する呼吸理学療法プログラムは全身持久力増強運動，筋力増強運動を中心とする運動療法を行う．期間・頻度は6～10週間，週2～3回実施する．プログラムは1セッション1時間程度とする．運動強度は生理学的効果の高い60～80％の高強度負荷で実施する．
・全症例を通して，運動に伴う呼吸困難に対するパニックコントロールを指導する．パニックコントロールは呼気を意識した呼吸を促し，落ち着いて呼吸を調節する．その際には上肢で体幹を支持するような前傾座位や前傾立位など安楽な姿勢をとる．

❶ 運動時低酸素血症が軽度の場合
（1）全身持久力増強運動
・全身持久力増強運動は自転車エルゴメータを用い，負荷強度は最大仕事量の80％を目標とした高強度負荷で実施する．開始時に80％の負荷強度が難しい場合は60％より開始し，より早く80％へ負荷強度を上げるよう努める．運動時間は最初5分程度から開始し，徐々に時間を延ばし20分以上目標とし，一定の負荷で持続するコンスタントロードトレーニングを行う．運動前後にはウォーミングアップとクールダウンを各1～2分行う．

表V-10　主な治療/介入のプログラム例

運動時低酸素血症が軽度の場合	運動時低酸素血症が重度，あるいは呼吸困難が強く運動持続時間が短い場合	呼吸困難が重度でADL制限が著明な場合
全身持久力増強運動 ・自転車エルゴメータ ・最大仕事量の80%を目標とした高強度負荷 ・コンスタントロードトレーニング	全身持久力増強運動 ・自転車エルゴメータ ・運動時の酸素投与，または酸素流量の増量 ・インターバル増強運動	全身持久力増強運動 ・自由歩行
上下肢筋力増強運動 ・重錘バンド，鉄アレイ ・立位にてスクワット	上下肢筋力増強運動 ・重錘バンド，鉄アレイ ・立位にてスクワット	上下肢筋力増強運動 ・軽い負荷もしくは自重
吸気筋トレーニング ・Threshold IMT®	吸気筋トレーニング ・Threshold IMT®	ADL練習 ・呼吸の同調 ・適宜休息を入れる ・簡単な動作への変更

(2) 上下肢筋力増強運動
・上下肢筋力増強運動は重錘バンドおよび鉄アレイを用い，最初は楽に上げることができる程度の重量から開始し，徐々に重量を重くし適切な強度を決定する．方法として上肢は背臥位にて上肢伸展，肩関節水平内外転や座位にて肩関節屈曲，肘関節屈曲，下肢は背臥位にて膝関節伸展，股関節外転，座位にて膝関節伸展，股関節屈曲，立位にてスクワット，股関節外転などの運動をそれぞれ15～20回を1セットとし，各3～5セット行い，合計20分程度を目安に行う．

(3) 吸気筋トレーニング
・吸気筋トレーニングはThreshold IMT®を用い，最大吸気筋力の30%で設定し，1回15分・1日2回行う．15分間の連続練習が難しい場合は5分間を3回，3分間を5回など合計が15分間になるように指導する．

❷ 運動時低酸素血症が重度，あるいは呼吸困難が強く運動持続時間が短い場合

(1) 全身持久力増強運動
・運動時SpO₂低下が重度の場合は低酸素血症を防止するために運動時に酸素流量を増量することや運動時のみ酸素投与を行う．鼻カニューレで難しい場合はリザーバー付き鼻カニューレおよびペンダントカニューレを使用する．
・呼吸困難にて運動持続時間が短い症例ではインターバルトレーニングにて実施する．インターバルトレーニングの方法は自転車エルゴメータを用いて，ペダリングを30秒，休息30秒を繰り返して実施し，合計運動時間20分を目標とし行う．運動強度は最大負荷強度の80%より開始し，100%の負荷強度まで上げていく．

(2) 上下肢筋力増強運動
・上下肢筋力増強運動は重錘バンドおよび鉄アレイを用い，最初は楽に上げることができる程度の重量から開始し，徐々に重量を重くし適切な強度を決定する．方法として上肢は背臥位にて上肢伸展，肩関節水平内外転や座位にて肩関節屈曲，肘関節屈曲，下肢は背臥位にて膝関節伸展，股関節外転，座位にて膝関節伸展，股関節屈曲，立位にてスクワット，股関節外転などの運動をそれぞれ1セット10～15回を1セットとし，各4～6セット行い，合計20分程度を目安に行う．

(3) 吸気筋トレーニング
・吸気筋トレーニングはThreshold IMT®を用い，最大吸気筋力の30%で設定し，1回15分・1日2回行う．15分間の連続練習が難しい場合は5分間を3回，3分間を5回など合計が15分間になるように指導する．

❸ 呼吸困難が重度でADL制限が著明な場合

(1) 全身持久力増強運動
・全身持久力増強運動は自由歩行にて実施する．スピードはマイペースで行い，最初は10 mを1～2回行い，徐々に歩行距離と回数を増加していく．

間質性肺炎 | **377**

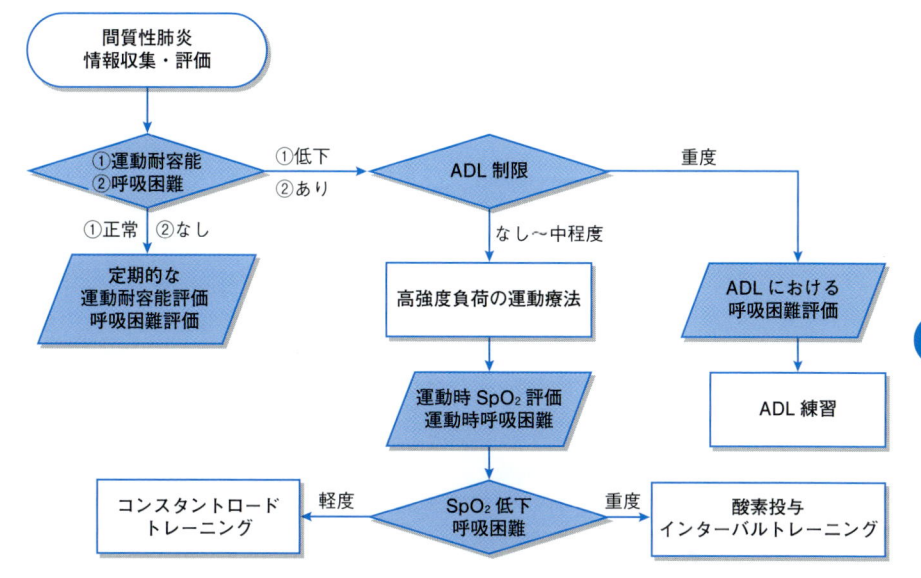

図V-11　間質性肺炎の臨床判断

```
          ┌─────────────┐
          │ 間質性肺炎    │
          │ 情報収集・評価 │
          └──────┬──────┘
                 │
         ┌───────▼────────┐      ①低下      ┌──────────┐    重度    ┌──────────┐
         │ ①運動耐容能    │─────────────→│ ADL 制限 │──────────→│ ADL における │
         │ ②呼吸困難      │      ②あり                              │ 呼吸困難評価 │
         └───────┬────────┘              なし〜中程度                └──────┬──────┘
          ①正常 ②なし                      │                              │
                 ▼                           ▼                              ▼
        ┌──────────────┐          ┌──────────────┐              ┌──────────┐
        │ 定期的な      │          │ 高強度負荷の  │              │ ADL 練習 │
        │ 運動耐容能評価│          │ 運動療法      │              └──────────┘
        │ 呼吸困難評価  │          └──────┬───────┘
        └──────────────┘                 │
                                          ▼
                                 ┌──────────────┐
                                 │ 運動時 SpO₂評価│
                                 │ 運動時呼吸困難 │
                                 └──────┬───────┘
                                        │
              軽度              ┌───────▼────────┐       重度
       ┌──────────────┐◄──────│ SpO₂ 低下       │──────→┌──────────────┐
       │ コンスタントロード│      │ 呼吸困難        │        │ 酸素投与       │
       │ トレーニング      │      └────────────────┘        │ インターバルトレーニング │
       └──────────────┘                                    └──────────────┘
```

(2) 上下肢筋力増強運動

- 上下肢筋力増強運動は軽い負荷もしくは自重を負荷とし，上肢は背臥位にて上肢伸展，肩関節水平内外転，下肢は背臥位にて膝関節伸展，股関節外転の運動を実施する．それぞれ1セット5〜10回として，2〜4セット行う．呼吸困難が著しいときや，咳嗽が頻回なときは中断する．

(3) ADL 練習

- 症例が呼吸困難をおこす動作の種類を確認する．動作中の息こらえを回避させ，呼吸を同調させる．動作のスピードは呼吸に合わせるようにする．工夫をしても呼吸困難が増強する動作では，適宜休息を入れることや無駄な動きを省き簡単な動作へと変更することも必要である．

リスク管理

- 運動療法時の SpO_2 モニタリングは重要であり，SpO_2 低下に伴う自覚症状(呼吸困難)を併せてモニタリングする．また呼吸数や努力呼吸の状態，チアノーゼの有無など理学所見を観察することも重要である．
- 運動時の SpO_2 低下をどこまで許容するかは SpO_2 値のみでは決定できず，病態，肺高血圧の程度や肺性心の有無を把握することが必要である．主治医や他の医療スタッフと情報交換を行い症例ごとに決定していく．咳嗽が連続して出現した場合は休息を入れる．

経過・予後

- IPF は慢性かつ進行性の経過をたどり，高度の線維化が進行して不可逆性の蜂巣肺形成をきたす原因不明の予後不良の疾患とされる．平均生存期間の中央値は初診時から60か月と報告されており，死亡原因のうち，急性増悪が41%，呼吸不全の進行が25%，肺癌が10%を占めると報告されている[2]．

● 引用文献

1) 日本呼吸ケア・リハビリテーション学会，他(編)：呼吸リハビリテーションマニュアル−運動療法−改訂第2版．照林社，2012
2) 日本呼吸器学会びまん性肺疾患　診断・治療ガイドライン作成委員会(編)：特発性間質性肺炎　診断と治療の手引き　改訂第2版．南江堂，2011

(小川　智也)

気管支喘息

1 気管支喘息

病態・障害
- 喘息は気道の慢性炎症, 可逆性のある種々の程度の気道狭窄と気道過敏性の亢進, そして臨床的には繰り返しおこる咳, 喘鳴, 呼吸困難で特徴づけられる閉塞性呼吸器疾患である.
- これらの症状は, 活動意欲の減退, 活動範囲の狭小化を引き起こし, その結果, 運動耐容能の低下, QOLの低下, 心理的問題を生じるとの報告がある.
- 現在は, 薬物療法を主とした適切な治療によって, 多くの患者の症状をコントロールできるが, 少数ではあるがコントロール不十分な患者も存在する.
- 症状をコントロールされた状態に保つために吸入ステロイドが最も用いられる. 一方発作時は, 即効性で気管支収縮に伴う症状を緩和するために, 短時間作用性吸入β_2刺激薬を用いることが多い.

評価
- 呼吸機能に関しては, 努力性肺活量や1秒量のみではなく, 近年では呼吸抵抗測定(パルスオッシレーション法)も実施されるようになってきている.
- 気道炎症に関しては, 喀痰検査や気道過敏性測定, 呼気NO濃度測定を用いて総合的に判断する.
- 患者の自己評価による症状管理として, 日々のピークフローメータや喘息日誌のほか, 喘息コントロールテストや喘息コントロールアレルギー性鼻炎質問表の利用が推奨されている.
- 呼吸困難はmMRC(modified British Medical Research Council)などを用いることもあるが, 患者から直接状況を詳細に問診したほうが有効である.
- 痰の喀出能力評価において, 咳嗽力測定が必要であることは稀であり, 状況判断で十分である. また, 排痰法の適応となる痰の量に関しても, 一般に30 mL/日とされるが, 喘息においては基準がなく, 患者の訴えが優先される.
- 身体活動量は加速度センサー付き歩数計が,

表V-11 主な治療/介入のプログラム例

急性期(入院治療)		慢性期(主に外来通院治療)	
NPPV導入が必要な場合	NPPV導入が必要なしの場合	可逆的気流制限の場合	非可逆的気流制限の場合
呼吸介助法 マスクフィット評価	呼吸法 ・口すぼめ呼吸 ・呼吸介助法 排痰法 ・体位ドレナージ ・ハフィング	コンディショニング ・胸郭のROM運動 全身持久力増強運動 ・トレッドミルやエルゴメータ ・歩行練習	コンディショニング ・呼吸法(口すぼめ呼吸, 横隔膜呼吸) ・胸郭のROM運動 上肢筋力増強運動 下肢筋力増強運動 全身持久力増強運動 ・トレッドミルやエルゴメータ ・歩行練習 ※労作時呼吸困難や身体活動量減少が著明な場合, 以下につき考慮 歩行練習(散歩程度から始める) 行動変容指導

気管支喘息 | 379

生活活動パターンも評価でき利便性が高い．
・呼吸機能が十分な可逆性を示すケースは，身体機能は健常人と変わらないことが多く，エルゴメータやトレッドミルを用いての心肺運動負荷試験が主となる．一方，呼吸機能が不十分な可逆性，あるいは非可逆性を示すケースは，身体機能の低下を示すことも多く，心肺運動負荷試験に難渋する場合，筋力評価やフィールド歩行試験が必要となる．
・急性期においては状況や緊急性に応じて，医師らとともに呼吸困難の程度，痰の量と喀出能力などを評価する．ただし，どのような評価が必要であるかは明らかにされていない．

治療/介入(表V-11，図V-12)

・各種の喘息ガイドラインには，非薬物療法である呼吸理学療法や運動療法に関する記載は認めない．しかし，2014年5月，Asthma-COPD Overlap Syndrome 2014(ACOS)において，初めて"pulmonary rehabilitation"の一文が記載された．
・喘息における呼吸理学療法は，医療者の経験と判断に基づき，患者個々の症状にあわせて実

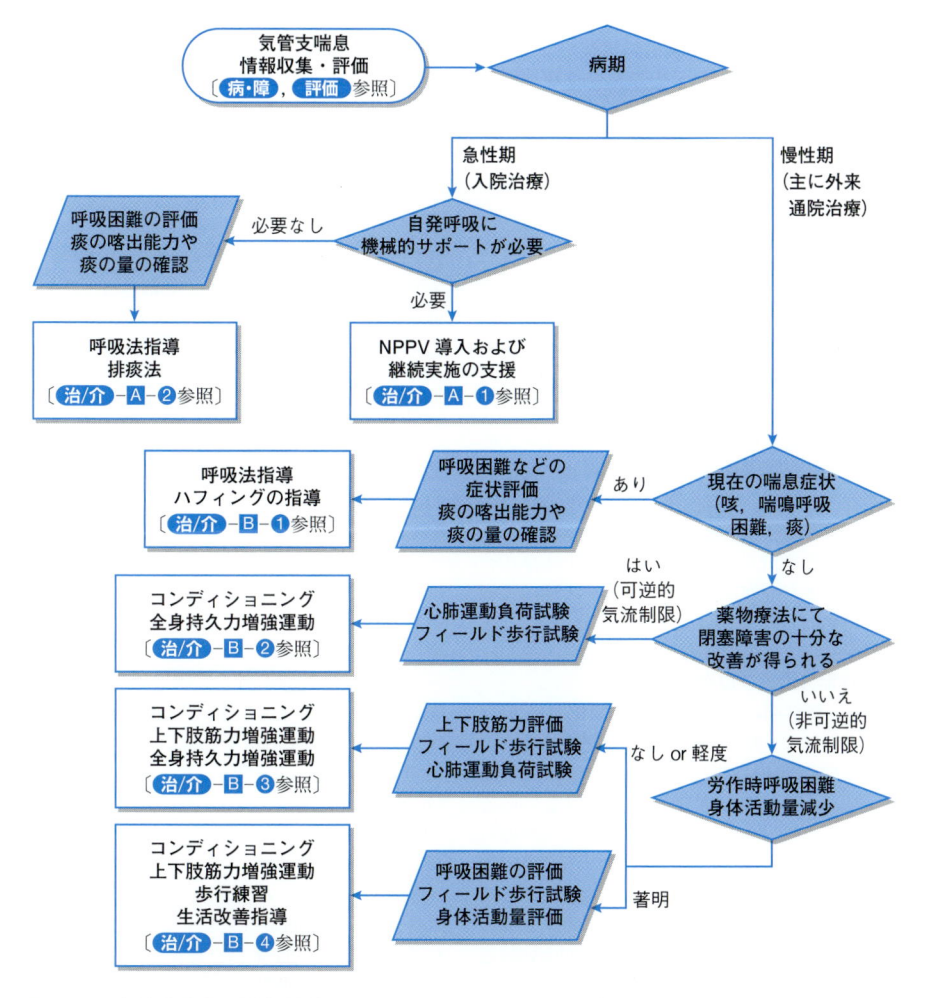

図V-12 気管支喘息の臨床判断

施しているのが現状である．以下に示す治療プログラムもその旨を含むことに留意されたい．

A 急性期の治療プログラム

- 慢性閉塞性肺疾患（chronic obstructive pulmonary disease；COPD）の急性期のようなエビデンスは存在しない．
- 非侵襲的陽圧換気療法（non-invasive positive pressure ventilation；NPPV）導入時における理学療法士の役割の報告もわずかである[1]．
- 呼吸理学療法が呼吸困難を増強するケースも存在する．細心の注意が必要である．

❶ NPPV 導入が必要な場合

(1) 呼吸介助法
- 自発呼吸補助として装着時に実施する．自発呼吸と NPPV のミスマッチの減少や精神不安の緩和が期待できる．胸郭タッチングによる呼吸パターンの評価も容易である．

(2) マスクフィット評価
- マスクの圧迫感やリークチェックを行い，マスクのサイズ，固定の程度を調整する．

❷ NPPV 導入が必要ない場合

(1) 呼吸法
- 口すぼめ呼吸や呼吸介助法による自発呼吸補助を試みる．呼吸困難緩和が期待できる．深呼吸は強制しない．

(2) 排痰法
- 基本は体位ドレナージであり，ハフィングの指導や呼吸介助法を併用実施するとより効果的である．ただし，呼吸困難を増強させる場合もあり，実施には注意を要する．
- なお，呼吸介助法にはエビデンスは存在せず，まだ多くの検証が必要である．1 回の実施時間の目安はないが，短時間（15 分程度）で複数回行ったほうが効果的である．

B 慢性期の治療プログラム

- 現在，慢性期における呼吸理学療法の対象となりうるのは，呼吸機能が十分な可逆性を示し（可逆的気流制限），喘息コントロールが良好なケース，あるいは，発作はなく安定しているが，呼吸機能が不十分な可逆性，あるいは非可逆性を示す（非可逆的気流制限）ケースである．
- 喘息コントロールが良好とは，たとえば，喘鳴や呼吸困難を伴う定型的な喘息発作を認めず，運動や睡眠など日常生活の制限がない状態をいう．

❶ 喘息症状ありの場合

- 症状緩和を目的に必要に応じて実施する．

(1) 呼吸法
- 口すぼめ呼吸を実施する．細くなった気管に対し，低い気流速度（ゆっくりと）で刺激を与えないイメージで行う．深呼吸は強制しない．

(2) 排痰法
- ハフィングの指導程度にとどめる．

❷ 喘息症状なしで可逆的気流制限の場合

- 有酸素運動を主としたプログラムが，発作の頻度を減らすとの報告がある[2]．ただし，詳細な内容については今後の検証が必要である．

a) コンディショニング

(1) 胸郭の ROM 運動
- 呼吸筋ストレッチング体操や棒体操を実施．全身持久力トレーニングのウォーミングアップをかねて 10 分間程度行う．

b) 全身持久力増強運動

- 高強度のインターバルトレーニングを基本とする．

(1) トレッドミルやエルゴメータ
- 運動負荷量は，負荷試験より得られた最大仕事量の 60〜80％，あるいは最大心拍数の 70〜85％を目標とする．3〜5 分間のウォーミングアップを含めて 20〜30 分間実施する．

(2) 歩行練習
- 運動強度は，フィールド歩行試験より得られた最大歩行スピードの 70〜80％を目標に，20〜30 分間実施する．

❸ 喘息症状なしで非可逆的気流制限の場合

- 非可逆的気流制限とは，気道のリモデリングにより気道狭窄が固定化して常にピークフロー値や 1 秒量が低値を示し，薬物療法でも有意な増加を示さない状態をいう．
- COPD との合併患者や COPD と鑑別困難な患者が多い．よって現在は COPD と同様のプログラムを実施するのが妥当であろう．

a) コンディショニング

(1) 呼吸法
- 口すぼめ呼吸，横隔膜呼吸を行う．

(2) 胸郭の ROM 運動
- 呼吸筋ストレッチング体操や棒体操を実施．全身持久力増強運動のウォーミングアップをかねて 10 分間程度行う．

b) 上肢筋力増強運動

- 椅子座位にて上肢前方挙上や外転運動を実

施．最初は自重で10回1セットより開始．以後，3～5セット実施可能となれば0.5 kgずつ負荷を増量する．

c) 下肢筋力増強運動
- 背臥位での下肢伸展挙上や椅子座位での膝伸展運動を実施．最初は自重で10回1セットより開始．以後，3～5セット実施可能となれば0.5 kgずつ負荷を増量する．

d) 全身持久力増強運動
- 低～中強度のインターバルトレーニングを基本とする．

(1) トレッドミルやエルゴメータ
- 運動負荷量は，負荷試験より得られた最大仕事量の50%程度の負荷を目標とする．3～5分間のウォーミングアップを含めて15～20分間実施する．

(2) 歩行練習
- 運動強度は，フィールド歩行試験より得られた最大歩行スピードの50～60%を目標に，15分間実施する．

❹ 喘息症状なしで非可逆的気流制限の場合（労作時呼吸困難・身体活動量減少が著明）
- 基本的には❸喘息症状なしで非可逆的気流制限の場合と同様のプログラムでよい．
- 全身持久力増強運動が困難であることも多く，歩行練習や行動変容の指導を追加することを考慮する．

(1) 歩行練習
- 自宅周辺を自分のスピードで歩行する．徐々に距離を延ばすのがよい．加速度センサー付き歩数計を用いて目標設定すると，良好なアドヒアランスが得られる．自宅周辺地図を使用した具体的な運動処方も効果的である．

(2) 行動変容指導
- 外来理学療法通院や地域の集まりなどを利用し外出を促す．
- 現在，これに関する具体的な方法の提案や効果の検証の報告はない．

リスク管理
- 運動数分後に喘息発作や気管支収縮が生じることを運動誘発喘息，もしくは運動誘発気管支収縮と呼び，トレーニングにおいて最も注意すべき症状である．最大心拍数の80%以上となるような比較的激しい運動を3～8分間することで，これらが誘発されやすく，半数以上の成人喘息患者が運動時の悪化を自覚しているという報告がある．
- このような症状の経験が，運動への恐怖感や意欲低下につながらないよう，事前に適切な対処（運動前に短時間作用性β_2刺激薬などを使用する）が必要である．

経過・予後
- 喘息患者の複雑化や高齢化は，廃用やADL障害などの問題を抱えることになる．これに対し，呼吸理学療法の介入が，今後必須となる可能性がある．また，肥満が増悪因子の1つであることから，ダイエットや生活習慣改善を含む総合的なプログラムが必要となるだろう．
- 薬物療法の進歩や喘息教育の充実，長期管理の徹底（十分な自己管理能力の獲得）により，多くの患者の喘息はコントロールが可能となり，普通の人と同じ生活ができるようになった．さらに，喘息死亡者数も年々減少しており，長期予後は良好である．
- 一方で，コントロール困難な患者の存在や，患者の高齢化による身体的・精神的問題，さらに65歳以上の患者が喘息死に占める割合の増加など，新たな問題も生じている．これらの患者に対しては，運動療法や身体活動性の向上，在宅療養，感染予防などの生活習慣・生活環境改善を中心とした呼吸理学療法プログラムが，より一層求められる可能性がある．ただし，その効果に関しては今後検証を進めていかなければならない．

● 引用文献
1) 辻村康彦，他：NPPV導入における理学療法士の役割-急性期導入に際して-. 日呼ケアリハ学誌（旧日本呼吸管理学会誌）10：398-402, 2001
2) Dogra S, et al: Exercise is associated with improved asthma control in adults. Eur Respir J 37: 318-323, 2011

（辻村 康彦）

そのほか

NOTE 睡眠時無呼吸症候群

睡眠時無呼吸症候群（sleep apnea syndrome；SAS）とは，睡眠時に無呼吸あるいは低呼吸を呈する病態を指し，一般にいびきや睡眠の中途覚醒，起床時の頭痛，日中過眠（excessive daytime sleepiness；EDS)などの症状を有する．本邦の潜在患者数は約200万人と推定されており，人口の約2%にあたる．また，肥満傾向で40～50歳代の働き盛りの男性に多い．

病型は，換気努力が無呼吸中に持続する「閉塞型」と換気努力が完全に消失する「中枢型」，そして無呼吸発作中に中枢型から閉塞型の症状に移行する「混合型」に大別される．そのなかでも，閉塞型睡眠時無呼吸症候群(obstructive sleep apnea syndrome；OSAS)の発症頻度が最も高く，主に咽頭部レベルでの気道閉塞に起因している．無呼吸の程度は，10秒間以上の無呼吸(呼吸が停止した状態)と低呼吸(1回換気量が50%以上低下した状態)の睡眠1時間あたりの総和で表す無呼吸・低呼吸指数(apnea hypopnea index；AHI)が用いられている．OSASの確定診断には，「EDSもしくは，睡眠中の窒息感やあえぎ，繰り返す覚醒，起床時の爽快感欠如，日中の疲労感，集中力欠如のうち2つ以上を認め，ポリソムノグラフィー(polysomnography；PSG)でAHI≧5，かつその大多数が閉塞型無呼吸である場合」とされている[1,2]．

成人のOSASの治療では，現在までのところ有効な薬物療法はなく，減量などの生活習慣改善の指導を基本としながら，鼻マスク式持続陽圧呼吸(nasal continuous positive airway pressure；NCPAP)による睡眠中の呼吸管理を第1選択として行う．軽症～中等症例で，NCPAPの継続が難しい症例では，口腔内装置(oral appliance)が第2選択の治療法と考えられている[2]．他方，小児のアデノイド肥大や口蓋扁桃肥大では手術療法が基本となる．

● 引用文献

1) The Report of an American Academy of Sleep Medicine Task Force: Sleep-related breathing disorders in adults; recommendations for syndrome definition and measurement techniques in clinical research. Sleep 22: 667-689, 1999
2) 睡眠呼吸障害研究会：成人の睡眠時無呼吸症候群治療と診断のためのガイドライン．メディカルレビュー社，2006

〔冨田　和秀〕

各論

VI 循環器

　わが国の65歳以上の高齢者人口は2014(平成26)年9月15日現在推計で，総人口の25.9%となり過去最多を更新した．高齢化に伴い循環器疾患の増加が著しく，日本人の臓器別死亡原因の1位は心臓病となっている．さらに，医療費全体に占める循環器疾患の割合は10%で，がん全体の11%に匹敵している．一方，わが国の救急救命医療の質は極めて高く，入院中の死亡率は，急性心筋梗塞8.6%，心不全8.3%と，欧米に比べ極めて良好である．しかし，再発が少なくないことも考えると，救命後の理学療法の充実の必要性を表していることにもなる．

　心筋梗塞では，救急救命に加えて，再灌流療法の成否がその後の理学療法の重要な要素となる．本章ではその再灌流療法が成功した軽症心筋梗塞例と残存狭窄を有する心筋梗塞例，広範囲心筋梗塞例に分けて解説している．再灌流療法が成功して，心機能障害が軽症の場合，積極的に運動療法を行うことでほとんどの場合，元の生活に戻ることは可能である．この場合は運動機能の回復よりも冠危険因子をコントロールし，再発を予防することが大きな役割となる．一方，再灌流療法が成功しても残存狭窄を有する場合には，運動による虚血発作は生じないが厳重なリスク管理が必要となる．また，再灌流療法が成功しても広範囲に心筋が壊死し，心機能の低下が著しい場合には，運動中の不整脈の出現も多く，過剰な心負荷による心筋リモデリングにも十分注意が必要である．

　心不全は再発を繰り返す予後の悪い病態である．心不全症例は単に運動機能の回復を目指すのでなく，再発予防の戦略構築がより重要になる．高齢化が進む近年，心機能の低下は収縮機能だけでなく，拡張機能の低下にも関心が集まっている．左室は硬く広がりにくくなった場合，肺動脈楔入圧は上昇しやすくなり，運動時に息切れを訴えやすくなる．歳だからといって，息切れを軽視することなく，そのメカニズムの理解に拡張機能の評価を追加する必要がある．

　心不全の病態や障害の理解をより複雑なものにしているのは，高齢化が進むわが国の心疾患の特徴として，腎機能障害や運動機能障害，脳血管障害など，各種障害を重複することが多くなってきていることにある．特に腎機能障害があると，貧血や骨ミネラル代謝異常を合併することから，まさに全身状態を正確に評価することが重要になってくる．また，循環器分野でも虚弱(フレイル)，カヘキシア(二次性サルコペニア)などの骨格筋機能の低下や骨格筋量の減少が，予後規定因子の1つとして注目されるようになり，循環器疾患の理学療法が新たな局面を迎えている．これまで理学療法に関心の薄かった循環器医も身体的虚弱を無視できなくなり，理学療法への依頼件数もさらに増加することが予想される．

　このほか，ペースメーカーや植え込み型除細動器が植え込まれている症例や，バイパスや弁置換術・形成術など手術を受けたもの，大動脈や末梢動脈などの血管疾患，不整脈が頻発するものなど，心臓の問題は多岐にわたる．特に末梢動脈疾患は大腸がんよりもはるかに予後の悪いことが知られており，病態の進行とともに運動機能やADL低下が目立つようになることから，理学療法の関与が期待される分野でもある．また，入院期間の短縮から，在宅でも循環器疾患を持つ患者を担当する機会も急増している．在宅では多くのモニタリング機器があるわけでなく，理学療法士のフィジカルアセスメント能力の獲得が必須のものとなっている．本章は多岐にわたる循環器疾患に対応すべき理学療法指針がまとめられている．

〔高橋哲也〕

心筋梗塞

1 心筋梗塞 軽症急性心筋梗塞（再灌流療法成功例）

病態・障害
- 近年，不安定狭心症，急性心筋梗塞，虚血に基づく心臓突然死は，冠動脈プラークの破綻とそれに伴う血栓形成により冠動脈の高度狭窄や閉塞をきたす共通の病態として，急性冠症候群（acute coronary syndrome；ACS）と定義された．
- 理学療法を行ううえで，急性心筋梗塞の病態・障害の把握で重要なのは"心筋傷害の程度に応じた左室機能不全の程度"と"再灌流療法の成否"である．
- 傷害された心筋の範囲が大きければ左室機能不全の程度も重度といえ，全身への心拍出量や血圧の低下などに影響する．
- 急性心筋梗塞発症後，病院前心停止に陥る患者は14%以上といわれ，できるだけ早期に再灌流療法を行うことが重要となる．
- 現在，「JRC蘇生ガイドライン2010」では，発症から再灌流達成までの目標時間が120分以内とされており，発症から再灌流達成までの時間が長くなればなるほど，心筋の虚血時間が長く壊死心筋の範囲も大きくなる．そのため，発症から再灌流達成までの時間を把握することも障害の程度を把握するうえで重要である．

評価
- 冠動脈造影による冠動脈血流の評価に，TIMI（thrombolysis in myocardial infarction）血流分類（表VI-1）がある．経皮的冠動脈形成術（percutaneous coronary intervention；PCI）による狭窄病変の解除を確認するだけでなく，血流が順行性に十分に流れていることを確認すること，すなわちTIMI血流分類の情報収集が重要である．TIMI分類 Grade 2以下は予後不良といわれている．
- 理学療法を進めるうえで，心電図のST上昇が減高することは，心筋レベルでの再灌流を示唆するため，発症時からの心電図との比較も重要となる．
- 再灌流達成が成功したからといって，完全に安心はできない．ST上昇が高度な例やPCI施行前の責任冠動脈病変血流がTIMI血流分類0の患者では，再灌流に伴う致死性不整脈が出現しやすいことも覚えておく必要がある．
- 傷害された心筋のサイズは左室機能不全の程度と関連する．近年，心筋梗塞のサイズの推定は，ピーク値または発症後72時間値の心筋トロポニンTで行われている．国立循環器病研究センターでは，CKによって，理学療法の進行速度を決めており，CK最高値＜1,500 U/Lは小梗塞と考え，より速い理学療法プログラムが適応されている．
- 一般に，急性心筋梗塞をはじめとする冠動脈疾患患者のリスク分類は，NYHA（New York heart association），運動負荷試験中の異常反応，運動耐容能，左室駆出率，心不全症状，脳性ナトリウム利尿ペプチド（brain natriuretic peptide；BNP），心停止の既往などで，3段階に分けられている（表VI-2）．
- 再灌流療法が成功した軽症急性心筋梗塞症例であるからこそ，早い時期から，再発予防を目的に，高血圧，糖尿病，喫煙，脂質異常，肥満，運動不足など冠危険因子の程度も評価し，退院前または外来理学療法につなげていく必要

表VI-1 TIMI血流分類

Grade	
0	完全閉塞．閉塞部位より末梢には順行性血流を認めない．
1	灌流を伴わない開存．造影剤は閉塞部位を通過するが，造影中遅延があり，閉塞部位より末梢は完全には造影されない．
2	部分的再灌流．造影剤は閉塞部位を通過し，閉塞部位より末梢も造影される．しかし，閉塞部位より末梢への造影剤注入速度かつ/または末梢部からのクリアランスの速度は，責任血管に比し灌流されていない類似領域（閉塞部位対側の冠動脈または閉塞部位より近位部の冠動脈）への造影剤の注入かつ/またはクリアランスの速度に比し，明らかに遅い．
3	完全灌流．閉塞部位より末梢への順行性血流は閉塞部位より近位部のそれと同程度に速やかであり，病変部からの造影剤のクリアランスは同一血管における非病変部または対側の血管と同様に迅速である．

表Ⅵ-2 冠動脈疾患患者のリスク分類

軽度リスク(症状が安定し，以下のすべてを満たす)	中等度リスク(症状が安定し，以下のいずれかに該当)	高度リスク(症状が不安定で，以下のいずれかに該当)
NYHA Ⅰ度 症候限界運動負荷試験：狭心症，虚血性ST変化，重篤な不整脈ともなし 運動耐容能 ≧ 10 METs* 左室駆出率 ≧ 60% 心不全症状なし	NYHA Ⅱ度 症候限界運動負荷試験：5 METs以下では狭心痛，ST変化，重篤な不整脈なし 運動耐容能：5～10 METs* 左室駆出率：40～60% 日常生活で心不全症状はないが，心胸郭比 ≧ 55%または軽度肺うっ血あり 脳性ナトリウム利尿ペプチド < 100 pg/mL	NYHA Ⅲ～Ⅳ度 症候限界運動負荷試験：5 METs以下で狭心痛，ST変化，重篤な不整脈を認める 運動耐容能：< 5 METs* 左室駆出率：< 40% 日常生活で心不全症状あり 脳性ナトリウム利尿ペプチド ≧ 100 pg/mL 左主幹部 ≧ 50%および他の主要血管に75%以上狭窄 心停止の既往

＊女性患者では低く見積もる必要がある．
〔日本循環器学会，他(編)：ST上昇型急性心筋梗塞の診療に関するガイドライン(2013年改訂版)．p74, 2013. http://www.j-circ.or.jp/guideline/pdf/JCS2013_kimura_h.pdf(2015年4月閲覧)より〕

がある．

治療/介入(図Ⅵ-1)

❶ 急性期の介入

- 急性期は身体労作や交感神経刺激による心拍数や心筋酸素消費の増加を抑制するために安静臥床が基本であるが，繰り返す心筋虚血，遷延する心不全，重症不整脈などを合併する患者を除いては，ベッド上安静時間は12～24時間以内として，急性心筋梗塞後のクリニカルパス(表Ⅵ-3)に準じて身の回りのことができるようになるまでADLを広げていく．
- その際の，ステージ進行判定基準は表Ⅵ-4に示す．

❷ 回復期の介入

- 回復期心臓リハビリテーションでは，以下のことを行う．

(1) 運動負荷試験による予後リスク評価
- 亜最大運動負荷試験は発症4日目以降，症候限界性負荷試験は14日目以降に実施される．

(2) 運動処方に基づく積極的な運動療法
- ウォーキングや自転車などの有酸素運動を30分以上，週5回以上(できれば毎日)行う．
- 特に近年，運動療法以外の普段の日常生活での身体活動量が注目されており，普段から活動的な生活を送ることの重要性が指摘されている．
- レジスタンストレーニングを有酸素運動に補完的に追加して，週2～3回の低強度～中強度の強度で行う．

(3) 生活習慣改善を含む二次予防教育
- 血圧管理，脂質管理，体重管理，糖尿病管理，身体活動量の管理，禁煙指導などを行い，冠危険因子の評価および問題点の是正に努める．

(4) 復職・心理カウンセリング
- 身体活動範囲を拡大し，良好な身体的・精神的状態をもって職場や社会に復帰することを目的とする．

リスク管理

- 急性心筋梗塞に伴う重篤な合併症の多くは発症後約1週間以内に発生するといわれている．そのため，再灌流療法が成功した軽症急性心筋梗塞症例であっても，発症1週間は，血圧や心電図に細心の注意をはらう必要がある．
- 急性期は，「急性心筋梗塞に対する急性期リハビリテーション負荷試験の判定基準」にあるように，自覚症状や，心拍数，心電図，血圧の上昇不全に注意する．
- 回復期はむしろ運動時の急変に注意しながら，再発予防のためのリスク管理にも焦点を当てる．
  ① 胸痛が生じた際の対処方法と連絡方法
  ② ニトログリセリン舌下錠またはスプレーの使用方法
  ③ 家族を含む心肺蘇生法講習
  ④ 患者の有する冠危険因子についての説明
  ⑤ 二次予防のための心臓リハビリテーショ

```
急性心筋梗塞の発症
〔病・障 参照〕
    ↓
再灌流療法 〔評価 参照〕 ──不成功──→ 〔残存狭窄を有する心筋梗塞（388頁）参照〕
    ↓成功
再灌流までの時間 〔評価 参照〕
    ├─長い──→ 傷害された心筋のサイズ 〔評価 参照〕 ──大きい──→ 〔広範囲前壁心筋梗塞（重症例）（390頁）参照〕
    │                                    └─小さい CK＜1500 UL─┐
    └─短い（120分以内）                                        │
         ↓                                                    │
    傷害された心筋のサイズ 〔評価 参照〕                       │
         ├─大きい───────────────────────────────┤
         └─小さい CK＜1500 UL                                  │
              ↓                                               │
         10日間のクリニカルパス 〔治/介-①参照〕 ──→ 運動負荷試験など 〔治/介-②参照〕
              ↓
         リスク評価
              ├─軽度リスク──→ 短期監視型運動療法 〔治/介-②参照〕
              └─中等度～高度リスク
                   ↓
              長期監視型運動療法 〔治/介-②参照〕
                   ↓
         生活習慣改善を含む二次予防教育〔治/介-②-(3)参照〕    非監視型運動療法
         復職・心理カウンセリング〔治/介-②-(4)参照〕  ──→   社会復帰
```

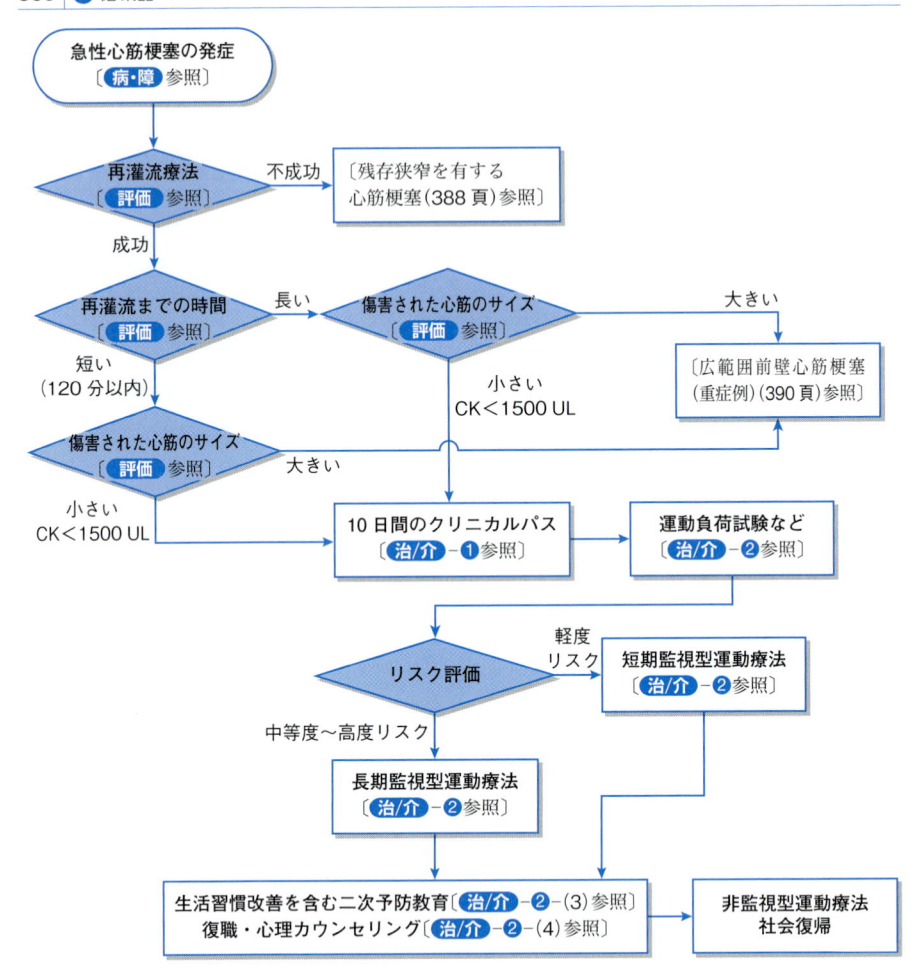

図Ⅵ-1　軽症急性心筋梗塞（PCI成功例）の臨床判断

表Ⅵ-4　急性心筋梗塞に対する急性期リハビリテーション負荷試験の判定基準

1. 胸痛，呼吸困難，動悸などの自覚症状が出現しないこと．
2. 心拍数が120 bpm以上にならないこと，または40 bpm以上増加しないこと．
3. 危険な不整脈が出現しないこと．
4. 心電図上1 mm以上の虚血性ST低下，または著明なST上昇がないこと．
5. 室内トイレ使用時までは20 mmHg以上の収縮期血圧の上昇・低下がないこと．
   （ただし，2週間以上経過した場合は血圧に関する基準は設けない）

負荷試験に不合格の場合は，薬物追加などの対策を実施したのち，翌日に再度同じ負荷試験を行う．
〔日本循環器学会，他（編）：心血管疾患におけるリハビリテーションに関するガイドライン（2012年改訂版），p37，2012．http://www.j-circ.or.jp/guideline/pdf/JCS2012_nohara_h.pdf（2015年4月閲覧）より〕

表VI-3 急性心筋梗塞14日間クリニカルパス(国立循環器病研究センター)

PCI後(病日)	達成目標	負荷検査, リハビリテーション	安静度	食事	排泄	清潔
1日目	・急性心筋梗塞およびカテーテル検査に伴う合併症を防ぐ	・圧迫帯除去, 創部消毒 ・室内排便負荷	・圧迫帯除去後, 床上自由	・循環器疾患普通食(1,600 kcal, 塩分6 g) ・飲水量指示	・尿留置カテーテル ・排便:ポータブル便器	・洗面ベッド上 ・全身清拭 ・背・足介助
2日目	・急性心筋梗塞およびカテーテル検査に伴う合併症を防ぐ	・尿カテーテル抜去	・室内自由		・尿留置カテーテル ・排便:ポータブル便器	・洗面:洗面台使用 ・全身清拭 ・背・足介助
3日目	・急性心筋梗塞に伴う合併症を防ぐ	・末梢ライン抜去 ・トイレ排泄負荷	・負荷後トイレまで歩行可		・排尿排便:トイレ使用	
4日目	・心筋虚血が起きない	・200 m歩行負荷試験 ・合格後200 m歩行練習1日3回 ・栄養指導依頼	・200 m病棟内自由	・循環器疾患普通食(1,600 kcal, 塩分6 g) ・飲水制限なし		・洗面:洗面台使用 ・清拭:背部のみ介助
5日目	・心筋虚血が起きない ・服薬自己管理ができる	・心臓リハビリ依頼 ・心臓リハビリ開始日の確認				
6日目 7日目	・退院後の日常生活の注意点について知ることができる	・心臓リハビリ室でエントリーテスト ・心臓リハビリ非エントリー例では500 m歩行負荷試験	・亜最大負荷試験合格後は入浴可および院内自由			・洗面:洗面台使用 ・患者の希望に合わせて清拭
8日目 9日目 10日目	・心筋虚血が起きない ・退院後の日常生活の注意点について理解ができる	・心臓リハビリ室で運動療法(心臓リハビリ非エントリー例では, マスターシングル試験または入浴負荷試験)				・洗面:洗面台使用 ・患者の希望に合わせて入浴
11日目 12日目 13日目	・亜最大負荷で虚血がない ・退院後の日常生活の注意点について言える					
14日目	・退院					

組み込み基準:再灌流療法が成功し, Killip I型で合併症がなく, CK最高値≧1,500 U/Lの急性心筋梗塞症例に適用する.
CK最高値<1,500 U/Lの症例に対しては, 10日間クリニカルパスを適用する.
〔日本循環器学会, 他(編):ST上昇型急性心筋梗塞の診療に関するガイドライン(2013年改訂版). p69, 2013. http://www.j-circ.or.jp/guideline/pdf/JCS2013_kimura_h.pdf(2015年4月閲覧)より〕

ン参加と生活習慣改善への動機づけ
⑥禁煙(すべての患者は入院中禁煙しているのでこれを継続させる)

経過・予後
- 冠動脈疾患集中治療室(coronary care unit；CCU)の管理と再灌流療法により，院内予後や長期予後が改善している．
- ただし，高齢化による冠危険因子の重複は心血管リスクを増大させ予後を悪化させる．特に，心筋梗塞に糖尿病が伴うと，再び心筋梗塞をおこしたり，心不全となるリスクが高まる．
- したがって，再灌流療法が成功した軽症例であっても，冠危険因子をコントロールし，再発予防に努めることは重要である．
- 心筋梗塞患者に対する6か月間の心臓リハビリテーションが3年間の死亡率を52%低下させることが報告されている[1]．

● 引用文献
1) Witt BJ, et al: Cardiac rehabilitation after myocardial infarction in the community. J Am Coll Cardiol 44: 988-996, 2004

(高橋　哲也)

1 心筋梗塞
2 残存狭窄を有する心筋梗塞

評価
- 前項の軽症心筋梗塞(再灌流療法成功例)(→384頁)に準じて評価を行う．
- 冠動脈造影検査や心筋シンチグラムなどで残存狭窄の部位や程度を把握し，残存狭窄に対する治療方針(外科的治療や内科的治療)や治療時期などの情報を確認する．
- 運動療法中の評価は，モニター心電図とダブルプロダクト(二重積＝心拍数×収縮期血圧)が重要である．
- 虚血発作は胸痛出現の前に心電図変化が出現するため，心電図の管理は非常に重要である．
- 虚血発作時の自覚症状を把握しておくことが評価のポイントである．
- 虚血発作は心筋酸素需要量に対して血液が供給できないことによって生じる．心筋酸素需要が増加する要素として心筋収縮力，心筋張力(＝血圧)，心拍数が関与する．このためダブルプロダクトの評価は重要であり，虚血発作時のダブルプロダクトの値を虚血閾値とし，運動療法時にこの値を超えないように管理する．
- 中枢神経や筋骨格系の問題により通常歩行が過負荷になることがあるため，身体機能の評価も重要である．円背のある高齢者などは歩行により血圧上昇を認めることがあるため，注意が必要である．

治療/介入(表Ⅵ-5，図Ⅵ-2)
- プログラムの中心は前項の軽症心筋梗塞と同様に実施する．
- 急性期にはリスク管理を行いつつ早期離床を行い，病態が安定したら有酸素運動，レジスタンストレーニングを行う．

❶ 急性期
(1) 早期離床
- 基本的には前項の軽症心筋梗塞と同様に早期離床を進める．
- 医師の治療方針により負荷を中止することや治療を早期に行うこともあるため，医師やメディカルスタッフとのコミュニケーションが重要である．
- モニタリングは前項の軽症心筋梗塞と同様に心拍数，血圧，心電図のST変化，不整脈などである．**評価**で記載したとおりダブルプロダクトを記録し，虚血閾値を把握しておくことが重要である．また患者の顔色，疲労感などを観察し，胸痛や呼吸苦などの自覚症状も観察する．
- 多枝病変患者や糖尿病患者では自覚症状が乏しい場合もあるため，注意する必要がある．

表Ⅵ-5 主な治療/介入のプログラム例

虚血発作を認める場合	虚血発作を認めない場合
医師に報告 運動負荷強度の調節 虚血発作閾値が分かっている場合 虚血発作閾値の80%程度の強度 ・急性期 　モビライゼーション ・回復期 　有酸素運動 　レジスタンストレーニング 　ウォーミングアップ 　クールダウン	・急性期 　モビライゼーション ・回復期 　有酸素運動 　レジスタンストレーニング 　ウォーミングアップ 　クールダウン

心筋梗塞 | **389**

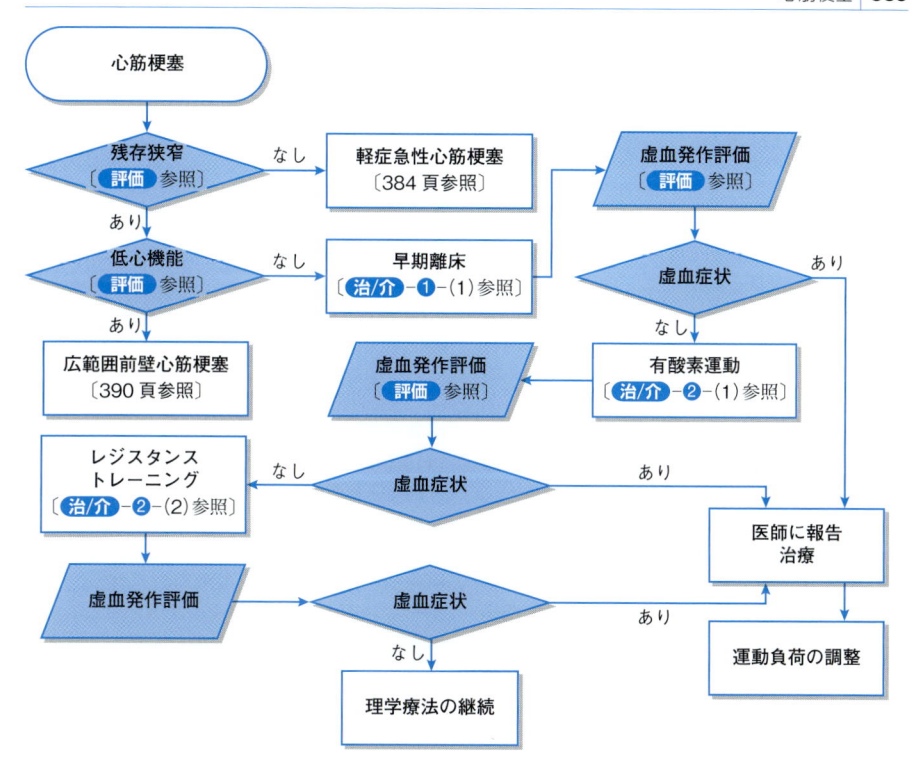

図VI-2 残存狭窄を有する心筋梗塞の臨床判断

❷ 回復期
(1) 有酸素運動
- 前項の軽症心筋梗塞と同様の運動強度にて運動療法を行う.
- 自転車エルゴメータやトレッドミルでの運動により虚血症状が出現する場合には, そのときのダブルプロダクトを記録し, その80%程度の運動負荷量に調節する.

(2) レジスタンストレーニング
- 基本的な運動療法の進め方や運動処方は前項の軽症心筋梗塞と同様である.
- 残存狭窄を有していても心筋梗塞部の瘢痕化が安定すれば, 虚血発作のない範囲で積極的にレジスタンストレーニングを行うべきである.

(3) ウォーミングアップ・クールダウン
- 関節や筋の柔軟性向上, 筋の血流改善のためにウォーミングアップは重要である.
- 内容は基本的には前項の軽症心筋梗塞と同様である.

- ウォーミングアップ程度の運動で虚血症状が出現する場合は, 残存狭窄に対して早期の治療が必要であるため医師に報告する.

リスク管理
- 虚血発作の有無でリスク管理の重要性は変化する.
- 多枝病変患者や高齢者, 糖尿病患者では胸痛発作が出現しても胸痛を自覚しない症例もいるので注意が必要である.
- 低心機能の患者で残存狭窄による虚血発作が出現した場合は, 心不全のリスクが高まる.
- 虚血発作時には不整脈が出現することもあるので, 十分に配慮しておく.
- 虚血発作がない場合でも胸痛が出現した際に対応できるように, 12誘導心電図をとる準備や緊急時に対応できるようにしておかなければならない.
- 虚血発作が出現した場合は運動強度を調節することが大事であるが, 医師に速やかに報告す

経過・予後
❶ 経過
- 残存狭窄が治療適応になれば，経過中に治療を行う必要がある．
- 心電図変化や胸部症状があれば，必ず医師に報告する必要がある．
- 治療に合わせ急性期の離床の進め方や回復期の運動負荷の強度を調整する．

❷ 予後
- 安静によりデコンディショニングが進み，わずかな体動でも負荷がかかるようになれば，体動により心筋酸素消費量が増加し，虚血発作が誘発される危険性もある．そのため残存狭窄があっても安静にするのではなく，運動療法や運動指導を行わなければならない．
- 生命予後に関しては，狭心症患者の場合，ステントによる治療と運動療法による治療を比較した場合，12か月間の心血管イベント発生率は運動療法実施群が18％減少する[1]．このため残存狭窄を有する心筋梗塞患者においても，病態が安定している場合には積極的に運動療法を行うことが非常に重要である．

● 引用文献
1) Hambrecht R, et al: Percutaneous coronary angioplasty compared with exercise training in patients with stable coronary artery disease: a randomized trial. Circulation 109: 1371-1378, 2004

(大浦　啓輔)

① 心筋梗塞
3 広範囲前壁心筋梗塞（重症例）

評価（図Ⅵ-3）
- 急性期治療後に心原性ショックなど合併症の有無など，循環動態が安定しているのか確認する（図Ⅳ-3の❶，❷）．また，心臓超音波検査より左室駆出率（left ventricular ejection fraction；LVEF），心室瘤形成の有無を確認する．経過中も胸部X線，脳性ナトリウム利尿ペプチド（brain natriuretic peptide；BNP）などの各検査により，心不全の有無を把握する．

治療／介入（表Ⅵ-6）
❶ 離床～監視型運動療法開始まで
- 状態が安定していれば，離床プログラムにより ADL 拡大をはかる（❸）．実施前後に血圧，心拍数，12誘導心電図を評価し，運動中も心電図モニターや自覚症状に注意する．
- 状態が不安定な場合は臥床が長期となるため，レジスタンストレーニングなどの個別プログラムを行う（❹）．強度は会話が自然にできる程度で，回数は定めずに少量頻回に行う．

❷ 監視型運動療法
a) リスクの層別化
- American association of cardiovascular and pulmonary rehabilitation（AACVPR）によりリスクを層別化する（❺）．高リスクに該当すれば，発症から90日間はモニター監視を行う．

b) 運動療法の実際
(1) 有酸素運動
- 各種運動機器を用いて心肺運動負荷試験により求めた無酸素性閾値（anaerobic threshold；AT）レベルの強度で行い，ATが求められない場合は各種運動処方を参考に行う（❻）．カルボーネン（Karvonen）法は定数(k)：0.2から開始する．時間は20分程度から開始し，最大も60分間，3～5回/週の頻度で行う．
- ウォームアップ・クールダウンは各5～10分間を目安に実施する．

(2) レジスタンストレーニング
- 適応には発症から5週間以上，監視型運動療法を4週間以上実施し医師の許可が必要（❼）．
- 強度は1RMの30～50％もしくはボルグ（Borg）スケール11～13とし，回数は10～15回/セットとして1～3回，2～3回/週で1日以上の間隔で実施する．有酸素運動との併用がより効果的である．

リスク管理
- 発症1週間以内は心破裂の可能性が高いため，収縮期血圧の上昇は20 mmHg以下にとどめて，息をこらえて力む運動を避ける．LVEF＜40％の場合には心筋リモデリングという心拡大といった形態学的変化を生じやすく，特に心室瘤を呈する場合は心室性期外収縮，血栓形成，心不全の発生率も高い．プログラム中に異常があれば医師の判断を仰ぐ．
- 薬物療法で使用するβ遮断薬は，血圧や運動時の心拍数を減少させるため留意する．

経過・予後
- 退院後5年間の死亡率は10～20％[1]で，大部分は再発または心筋梗塞に基づく突然死であるが，ほとんどの症例が社会復帰可能である．

心筋梗塞 | **391**

表Ⅵ-6 主な治療/介入のプログラム例

離床から監視型運動療法開始まで	監視型運動療法プログラム
治療後に状態が安定している場合 ・日本循環器学会14日間プログラム	ウォームアップ ・ストレッチングや軽い自転車エルゴメータなど
治療後に状態が不安定の場合 ・個別プログラム(徒手抵抗やゴムボールなどを用いたベッド上の下肢筋力レジスタンストレーニング)	有酸素運動 ・トレッドミル ・自転車エルゴメータ
	レジスタンストレーニング(適応に該当した者) ・機器を用いた上・下肢の大筋群の抵抗運動

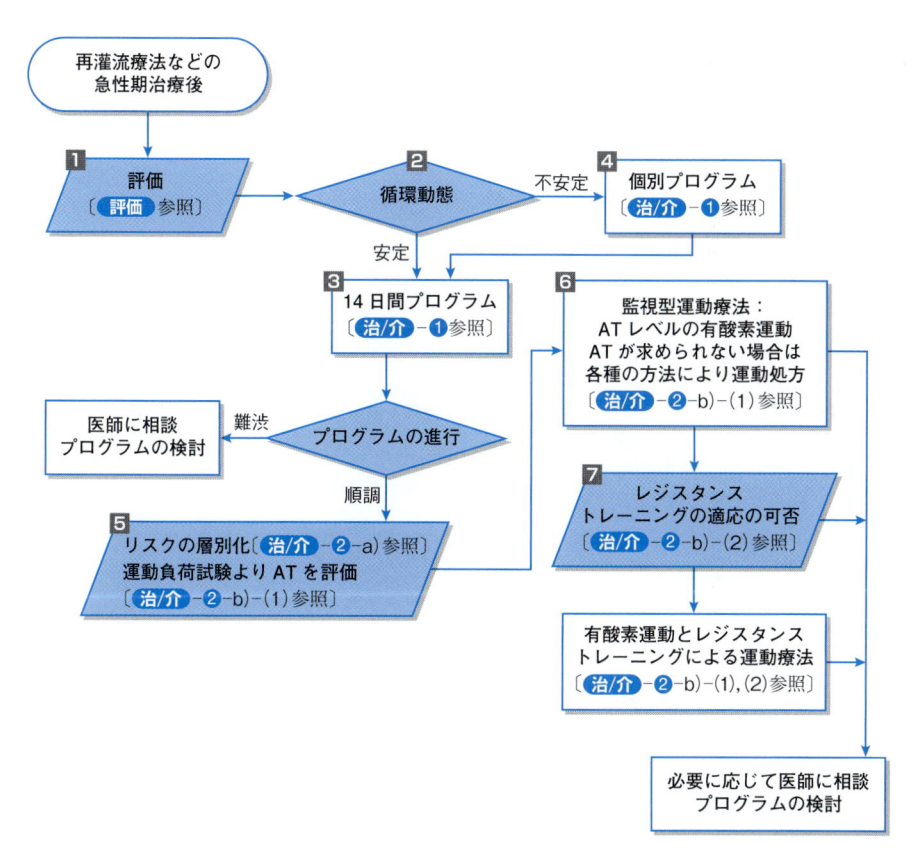

図Ⅵ-3 広範囲前壁心筋梗塞(重症例)の臨床判断

- 運動療法は心臓死を約25%減少[2]させるため, 運動療法の継続が重要である.

● 引用文献
1) 木全心一(監):狭心症・心筋梗塞のリハビリテーション(第4版). p86, 南江堂, 2009
2) Oldridge NB, et al: Cardiac rehabilitation after myocardial infarction. combined experience of randomized clinical trials. JAMA 260: 945-950, 1988

(湯口　聡)

心不全

1 心不全 慢性心不全(収縮機能不全)

病態・障害
- 収縮機能不全を呈する慢性心不全は，虚血性心疾患や弁膜症疾患といった基礎疾患により心ポンプ能が低下し，それにより臓器への血流が低下，肺や静脈系のうっ血をきたした状態である．心ポンプ能の低下とは，左室の収縮機能障害に起因する心拍出量が低下した状態を示す．
- 心拍出量の低下によって左心不全症状が生じ，静脈圧の上昇によって右心不全症状が生じる．左心不全症状には，全身倦怠感，呼吸困難感，起座呼吸，発作性夜間呼吸困難感，尿量減少がある．右心不全症状には，四肢末梢の浮腫，頸静脈の怒張，消化管のうっ血による悪心や食思不振がある．

評価
- 運動療法を開始する前に，運動療法の禁忌項目(表Ⅵ-7)を確認する．
- 禁忌項目を除外した後，リスクの層別化を行う．収縮機能不全の代表的な指標は左室駆出率(left ventricular ejection fraction；LVEF)であるため，LVEFの重症度に応じてリスクを層別化する．
- リスクを層別化したのちに，握力，下肢筋力，バランス能力，歩行能力，ADLの評価を行う．運動耐容能の評価は，心肺運動負荷試験(cardiopulmonary exercise testing；CPX)が望ましいが，高齢者でCPXが実施困難な場合は，6分間歩行試験が有用である．指導した運動内容を順守できるかを判断するために，認知機能の評価も行う．

治療/介入(表Ⅵ-8，図Ⅵ-4)
- 慢性心不全患者に対する運動療法には，有酸素運動，レジスタンストレーニング，インターバルトレーニング，呼吸筋トレーニングがある(表Ⅵ-8)．

❶ 有酸素運動
- 1セッションあたり，5〜10分の低強度でゆっくりとした運動から開始する．トレッドミルを用いる場合は毎分50〜80 m，自転車エルゴメータの場合は10〜20 Wの強度で行う．これ

表Ⅵ-7 禁忌事項

1. 3〜5日間増悪を続ける運動耐容能と安静時の息切れ
2. 2 METs程度の低強度の運動において生じる有意な虚血所見
3. コントロールされていない糖尿病
4. 新規発症の静脈血栓症がある

表Ⅵ-8 主な治療/介入のプログラム例

軽症例

有酸素運動
- 自転車エルゴメータもしくはトレッドミル
- 目標心拍数の設定：$k = 0.4 \sim 0.5$
- 自覚的運動強度はボルグスケールを用いる

レジスタンストレーニング
- ステップ1(pre-training)
- ステップ2(resistance/endurance training)
- ステップ3(strength training)

インターバルトレーニング
- 低強度と高強度の運動を交互に繰り返す

呼吸筋トレーニング
- 持久力トレーニングと併用
- インセンティブスパイロメトリーなどを利用

患者自身で管理方法を理解できれば監視は必要ない

中等度，重症例

有酸素運動
- 自転車エルゴメータもしくはトレッドミル
- 目標心拍数の設定：$k = 0.3 \sim 0.4$
- 自覚的運動強度はボルグスケールを用いる

レジスタンストレーニング
- ステップ1(pre-training)
- ステップ2(resistance/endurance training)
- ステップ3(strength training)
- 小筋群を対象として少ない回数から開始

インターバルトレーニング
- 低強度と高強度の運動を交互に繰り返す
- 強度を低くし，短い運動時間で行う

呼吸筋トレーニング
- 有酸素運動と併用
- インセンティブスパイロメトリーなどを利用

安全性が確立するまで監視が必要

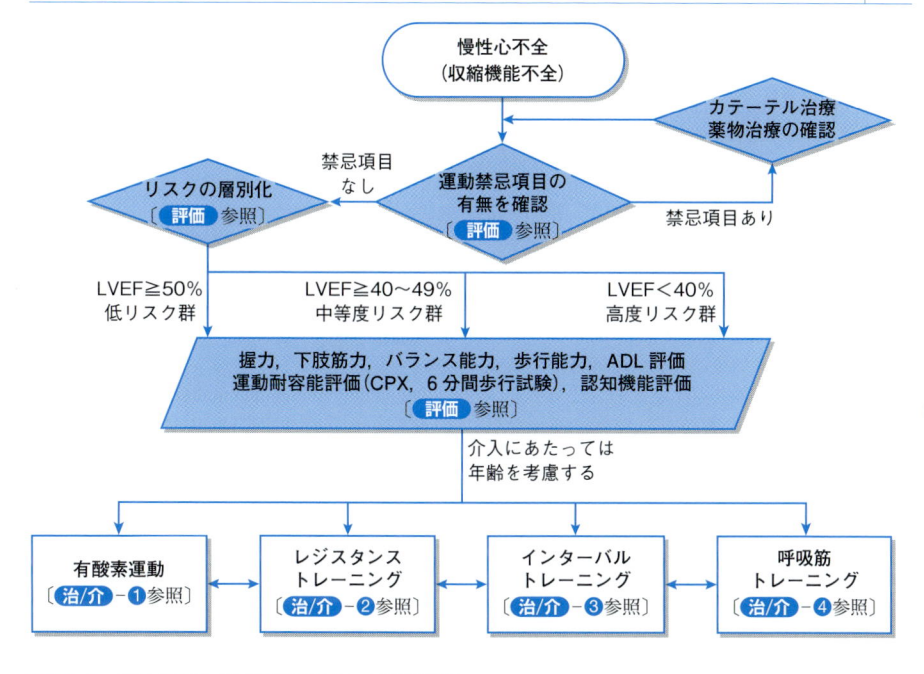

図Ⅵ-4 慢性心不全（収縮機能不全）の臨床判断

```
慢性心不全
（収縮機能不全）
    │
    ├──────────────→ カテーテル治療
    │                  薬物治療の確認
    │                      │
    │              禁忌項目あり
    │    禁忌項目     │
    │      なし     │
 リスクの層別化 ← 運動禁忌項目の
  〔評価〕参照      有無を確認
                 〔評価〕参照

LVEF≧50%    LVEF≧40～49%    LVEF＜40%
低リスク群    中等度リスク群    高度リスク群

握力，下肢筋力，バランス能力，歩行能力，ADL評価
運動耐容能評価（CPX，6分間歩行試験），認知機能評価
           〔評価〕参照

介入にあたっては
年齢を考慮する

有酸素運動    レジスタンス    インターバル    呼吸筋
〔治/介〕-❶参照  トレーニング    トレーニング    トレーニング
            〔治/介〕-❷参照  〔治/介〕-❸参照  〔治/介〕-❹参照
```

らを1セッションとして，週2回程度の頻度から始める．

・その後，徐々にセッションの数を増やすが，自覚症状の増悪，不整脈の出現，運動中の血圧や心拍数の上昇には注意しておく．心拍数の上限は，安静時から30拍以上の上昇，β遮断薬を服用している場合は20拍以上上昇しないように中止する．

・最終的には，最高酸素摂取量の40～60%，もしくは嫌気性代謝閾値レベルの心拍数での運動強度まで増加させ，1セッション20～60分，週3～5回の頻度で行う．

・CPXを行わずに運動処方する場合，目標心拍数を用いる方法がある．目標心拍数は「220－年齢」の予測最大心拍数の50～70%で算出可能であるが，CPXで測定される実測の最大心拍数と予測最大心拍数には乖離が生じる可能性があることには注意する．カルボーネン（Karvonen）法では，目標心拍数＝（最大心拍数－安静時心拍数）× k ＋安静時心拍数という式が用いられる．k は，心不全軽症例〔New York heart association；(NYHA)心機能分類Ⅰ～Ⅱ〕では0.4～0.5，中等度～重症例（NYHAⅢ～Ⅳ）では0.3～0.4を用いる．心房細動などの不整脈を有する患者の場合，心拍数のみでの運動処方は避ける．

・主観的運動強度（rating of perceived exertion；RPE）はボルグ（Borg）スケール11～13（楽である～ややきつい）が目安となるが，患者の主観に左右されるため，運動中30秒程度の会話で息が切れないかを確認するトークテストが有用である．

❷ レジスタンストレーニング

・レジスタンストレーニングは段階的に3つのステップに分類されている．

・ステップ1（pre-training）では，正しいトレーニング方法を習得し，筋肉の協調性改善が目的である．1 repetition maximum（RM）の30%未満，もしくはボルグスケール＜12の強度で，5～10回繰り返す．これを1～3セット繰り返し，1週間に2～3回行う．

・次にステップ2（resistance/endurance training）

では，局所的な有酸素持久力の改善が目的である．1RMの30〜40%，もしくはボルグスケール12〜13の強度で，12〜25回繰り返す．これを1週間に2〜3回行う．
- 最後にステップ3（strength training）では，筋肥大を目的とする．1RMの40〜60%，もしくはボルグスケール<15の強度で，8〜15回繰り返す．これを1週間に2〜3回行う．
- 高齢者や重度の心不全患者では，小筋群を対象として少ない回数から開始する．

❸ インターバルトレーニング
- インターバルトレーニングは，低強度と高強度の運動を交互に繰り返す運動の方法である．
- 一般的には，最大運動能力の90〜95%もしくは，最大心拍数の90〜95%の強度で4分間の運動を行ったのち，低強度での運動を3分間行う．高強度と低強度を繰り返し，運動時間が20〜25分となるように行う．これを3セット行い，合計運動時間40〜50分を目標とする．
- 高齢者や重度の心不全患者で高強度での運動が困難な場合は，運動強度を下げ，運動時間を短縮する．たとえば，高強度を最大運動能力の50%として，20秒間高強度の運動を行い，続いて低強度の運動を70秒間行う．患者が慣れてくれば，高強度の運動時間から延長していく．

❹ 呼吸筋トレーニング
- 呼吸筋力が低下した慢性心不全患者では，有酸素運動と呼吸筋トレーニングを併用することによって，運動耐容能が改善する可能性がある．
- 運動強度は，最大吸気筋力の30%から開始し，1週間〜10日で60%まで増加させる．1日20〜30分間行い，1週間に3〜5回行う．トレーニングは，最低8週間は継続する必要がある．呼吸筋トレーニングには，抵抗負荷のかかる呼吸練習器などを用いる．

❺ 高齢者へ運動処方するときの注意点
- 運動時心拍応答が不良な場合が多く，ウォーミングアップやクールダウンの時間を長めに設定する．
- 低強度の運動から開始し，時間と頻度から漸増する．
- 薬物など治療に対する反応が若年者とは異なるため，薬物変更後の運動には注意し，体重変化，検査データでは特に脳性ナトリウム利尿ペプチドの推移に注意する．
- 運動の習慣化には，家族指導も重要である．

リスク管理
- 低リスク群では，患者自身で管理方法を理解できるまで運動時の監視を行う．
- 中等度，高度リスク群では，安全性が確立するまで監視が必要である．
- 運動中のモニタリング指標は，血圧や心拍数の上昇や低下，不整脈の出現，胸部症状の有無，ボルグスケールを用いた息切れや下肢疲労の程度である．

経過・予後
- 心不全患者の予後は，基礎疾患の治療が困難である場合，5年生存率は50〜60%とされる[1]．そのなかでもNYHA III〜IVの重症例においては，1年生存率は40%と予後不良である[2]．
- LVEF40%以下の慢性心不全患者で，運動療法群では再入院のリスクが低下し（リスク比0.29）[3]，2.5年の追跡期間における心血管イベントリスクが低下した（ハザード比0.89）[4]．

● 引用文献
1) Shiba N, et al: Chronic heart failure in Japan: implications of the CHART studies. Vasc Health Risk Manag 4: 103-113, 2008
2) Muntwyler J, et al: One-year mortality among unselected outpatients with heart failure. Eur Hear J 23: 1861-1866, 2002
3) Trial HRC, et al: Efficacy and Safety of Exercise Training in Patients With Chronic Heart Failure. J Am Med Assoc 301: 1439-1450, 2014
4) Belardinelli R, et al: Randomized, Controlled Trial of Long-Term Moderate Exercise Training in Chronic Heart Failure: Effects on Functional Capacity, Quality of Life, and Clinical Outcome. Circulation 99: 1173-1182, 1999

〈上坂　建太〉

1 心不全
2 慢性心不全（拡張機能不全）

評価
- 拡張機能の指標は経胸壁心エコーを用いて拡張不全により二次的に生じる左房圧の上昇や形態変化などを評価している．「慢性心不全治療ガイドライン（2010年改訂版）」[1]では，心不全症状があり，以下①〜④のいずれかを満たすと拡張機能不全による心不全であると判断される．

① E/E' > 15
② E/E' : 8～15
　　＋
　　BNP > 200 pg/mL
　　あるいは NT-proBNP > 900 pg/mL
③ E/E' : 8～15
　　あるいは BNP > 200 pg/mL
　　あるいは NT-proBNP > 900 pg/mL
　　＋
　　RAd-Ad > 30 m 秒
　　あるいは左房容積係数(LAVI) > 40 mL/m^2
　　(左房径であれば > 40 mm)
　　あるいは左室重量係数(LVMI)
　　　　> 110 g/m^2(男)
　　　　> 100 g/m^2(女)
　　あるいは心房細動
④ 平均肺動脈楔入圧 > 12 mmHg
注：
・E/E'：拡張早期の流入血流速波形(E)と，組織ドプラ法による僧帽弁輪部運動速度(E')のピーク速度の比
・BNP：brain natriuretic peptide(血中脳性ナトリウム利尿ペプチド)
・RAd：肺静脈血流速波形の心房収縮期波の幅
・Ad：左室流入血流速波形の心房収縮期波の幅
・RAd-Ad：difference in duration of pulmonary venous and mitral flow at atrial contraction(両者の差)
・LAVI：left atrial volume index(左房容積係数)
・LVMI：left ventricular mass index(左室重量係数)

治療/介入(表Ⅵ-9, 図Ⅵ-5)

❶ 入院初期～病態安定まで

(1) 骨格筋プレトレーニング
・自重を用いて主に下肢の運動を行う．
・立位踵上げ：立位にて足関節を最大底屈させ踵上げを行う．1秒で上げ，1秒間保持，3秒で下ろす．1セット10回を目安に行い，離床進行に合わせセット数を増やす．
・立ち上がりスクワット：ベッド上座位から上肢を使わず立ち上がり，ゆっくり座る．2秒で立ち上がり，4秒で座る．1セット5回を目安に行い，離床進行に合わせセット数を増やす．

表Ⅵ-9 主な治療/介入のプログラム例

入院初期～病態安定まで	病態安定～
骨格筋プレトレーニング ・立位踵上げ ・立ち上がりスクワット 段階的離床 ・端座位→立位→歩行 　(1分→2分→ 　2分×3→6分)	レジスタンストレーニング ・上肢，下肢複関節運動 ・トレーニング機器がない場合は自重やゴムバンドを使用 有酸素運動 ・歩行 ・自転車エルゴメータ ・トレッドミル

(2) 段階的離床
・端座位より開始し，立位，1分歩行，2分歩行，2分歩行3セット，6分快適ペースと段階的に進める．運動前と運動後の血圧，心拍数，SpO$_2$，呼吸数，自覚症状を評価し，ステージ進行基準を満たせば次の段階に進む．

❷ 病態安定～

(1) レジスタンストレーニング
・運動強度は 1 RM の 40～60％，反復回数は10～15回を2～3セット．大筋群を使う複関節運動を優先的に行う．トレーニング機器がない場合は自重やゴムバンドを使用する．可動範囲いっぱいに行うが，弾みや反動は使わないよう指導する．また，血圧上昇を避けるため呼吸を止めないことも重要である．トレーニング導入時は低強度(1 RM の 20～30％)から開始し，強度を漸増することが望ましい．

(2) 有酸素運動
・運動強度は peak VO$_2$ の60％，もしくは AT 強度，ボルグ(Borg)スケールの11～13(中等度～ややきつい)．時間は10～20分．歩行，自転車エルゴメータ，トレッドミルなど種類は問わない．運動導入時は低強度(Peak VO$_2$ の20～40％)から開始し，運動強度や運動時間を漸増することが望ましい．

リスク管理
・心不全急性増悪直後は運動に対する心拍血圧応答が不良である場合が多いため，病態のコントロールがついた状態か否かを判断する必要がある．
・拡張機能障害が存在すると左心室に流入する血流が減少する傾向があるが，頻脈や心房細動が生じるとさらに左室への血液流入量が減少す

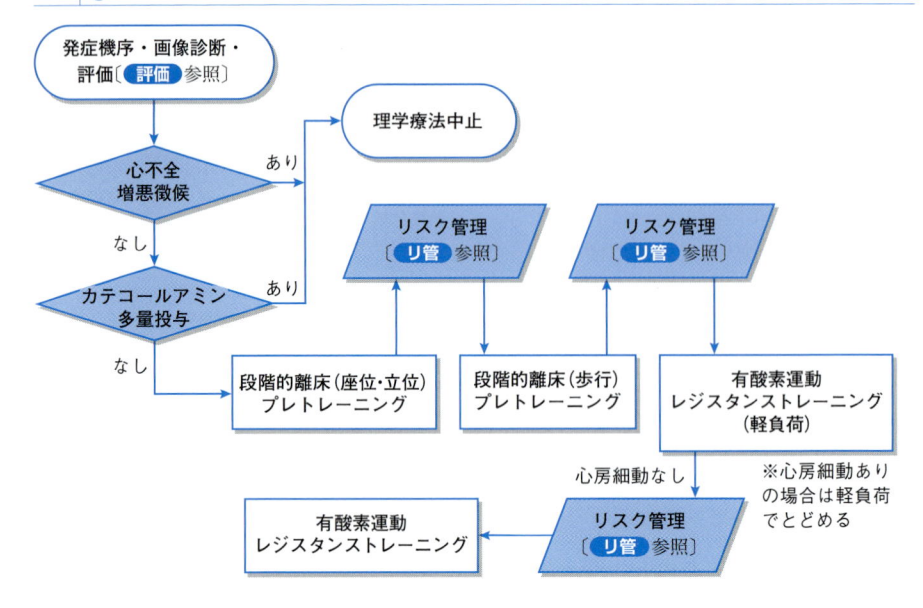

図Ⅵ-5 慢性心不全（拡張機能不全）の臨床判断

る．心房細動合併例は運動中の心拍数の増加に注意が必要であるため，医師に上限を設定してもらうべきである．
- 左室の拡張機能が低下すると肺動脈楔入圧は上昇しやすくなる．特に運動時には静脈還流が増加するが，左室の拡張機能が低下していると，十分に左室への血液流入量を増やすことができないため，左室拡張機能不全のない症例に比べて息切れを訴えやすくなることを理解しておく．

経過・予後
- 長期予後は拡張機能不全と収縮機能不全に有意な差を認めず，心臓死は2.4年でおよそ60％と予後不良であり，心不全増悪による再入院率も2.4年でおよそ25％と高い[2]．このことから運動耐容能を改善させるのみでなく，再入院の予防を視野に多職種による疾病管理指導を入院期より行う必要がある．

● 引用文献
1) 松崎益徳, 他：慢性心不全治療ガイドライン（2010年改訂版）．http://www.j-circ.or.jp/guideline/pdf/JCS2010_matsuzaki_h.pdf（2015年4月閲覧）
2) Tsuchihashi-Makaya M, et al: Characteristics and outcomes of hospitalized patients with heart failure and reduced vs preserved ejection fraction. A report from the Japanese Cardiac Registry of Heart Failure in Cardiology(JCARE-CARD). Circ J 73: 1893-1900, 2009

〔作井　大介〕

1 心不全
3 腎機能障害のある心不全

評価
- 腎機能障害の重症度の評価として，心不全が安定している過去3か月間の腎機能の推移から非慢性腎臓病，慢性腎臓病（chronic kidney disease；CKD），末期腎不全に分類する．
- 血清クレアチニン（sCr），推定糸球体濾過量（eGFR），尿素窒素（BUN）などの腎機能指標の推移から，心不全の緩徐もしくは急性増悪の有無を確認する．
- 骨ミネラル代謝異常（CKD-mineral bone disorder；CKD-MBD）による全身性の動脈硬化（脳血管，冠動脈，心臓弁膜症，末梢動脈疾患など）ならびに骨関節疾患の評価を十分に行う．

表Ⅵ-10　主な治療/介入のプログラム例

安定期にある慢性腎臓病を呈する例

有酸素運動
・ウォーキング
・自転車エルゴメータ

レジスタンストレーニング
■軽度～中等度心不全
・resistance/endurance training
・strength training/muscle build-up training
■中等度～重度心不全
・pre-training
・resistance/endurance training

安定期にある末期腎腎不全を呈する例

有酸素運動
■非透析療日/透析療法後
・ウォーキング
・自転車エルゴメータ
■透析療法中
・携帯型自転車エルゴメータ

レジスタンストレーニング
■非透析療日/透析療法後
・pre-training
・resistance/endurance training
■透析療法中
・自重負荷
・トレーニングチューブ
・重錘負荷
・トレーニングボール

治療/介入[1,2]（表Ⅵ-10，図Ⅵ-6）

❶ 安定期にある慢性腎臓病を呈する慢性心不全患者の運動療法

a) 有酸素運動

・運動療法無酸素性閾値（anaerobic threshold；AT）レベル，もしくは自覚的運動強度ボルグ（Borg）スケール 11～13 程度の中等度の運動強度によるウォーキングや自転車エルゴメータを 30～60 分（1 回 20～30 分×1 日 2 回）実施する．

b) レジスタンストレーニング

(1) 心不全重症度軽度～中等度例

・30～40% 1 RM 程度の低～中等度の運動強度（resistance/endurance training）にて 15 回 1～2 セットから開始する．

・明らかな心不全徴候がない場合，段階的に運動強度を 40～60 %1 RM 程度中等度の運動強度（strength training/muscle build-up training）に漸増する．

(2) 心不全重症度が中等度～重度例

・30% 1 RM 未満の低負荷の運動強度（pre-training）にて 5～10 回 1～2 セットから開始する．

・明らかな心不全徴候がない場合，30～40% 1 RM 程度の低～中等度の運動強度（resistance/endurance training）に徐々に漸増する．

❷ 安定期にある末期腎不全を呈する慢性心不全患者の運動療法

a) 有酸素運動

・非透析日に AT レベル未満，もしくは自覚的運動強度ボルグスケール 11～13 程度などの中等度未満の運動強度によるウォーキングや自転車エルゴメータを 20～60 分間（1 回 20～30 分×1 日 2 回）実施する．

・透析後の著明な倦怠感や血圧低下などの血行動態の変化がない場合は，透析後に有酸素運動を実施することも可能．

・血液透析療法中に有酸素運動を実施する場合，血液透析療法開始から 2 時間以内の時間帯で，中等度未満の運動強度による携帯型自転車エルゴメータを 10～30 分実施する．

b) レジスタンストレーニング

・30% 1 RM 未満，ボルグスケール 12 未満程度の低強度（pre-training）5～10 回×1～2 セットから実施する．

・明らかな心不全徴候や骨関節痛の出現や増悪がない場合，30～40% 1 RM 程度の低～中等度の運動強度（resistance/endurance training）に徐々に漸増する．

・透析後の著明な倦怠感や血圧低下などの血行動態の変化がない場合は，透析後にレジスタンストレーニングを実施することも可能．

・血液透析療法中にレジスタンストレーニングを実施する場合，血液透析療法開始から 2 時間以内の時間帯で，自重負荷，トレーニングチューブ，重錘，トレーニングボールを使用してレジスタンストレーニングを 10～30 分実施する．

リスク管理

・安定期にある腎機能障害を呈する心不全患者では，腎機能悪化自体が，うっ血や低心拍出に伴う心不全徴候の増悪のサインである可能性がある．

・末期腎不全を呈する心不全患者では，体水分の管理状況に応じて運動療法の可否や運動強度

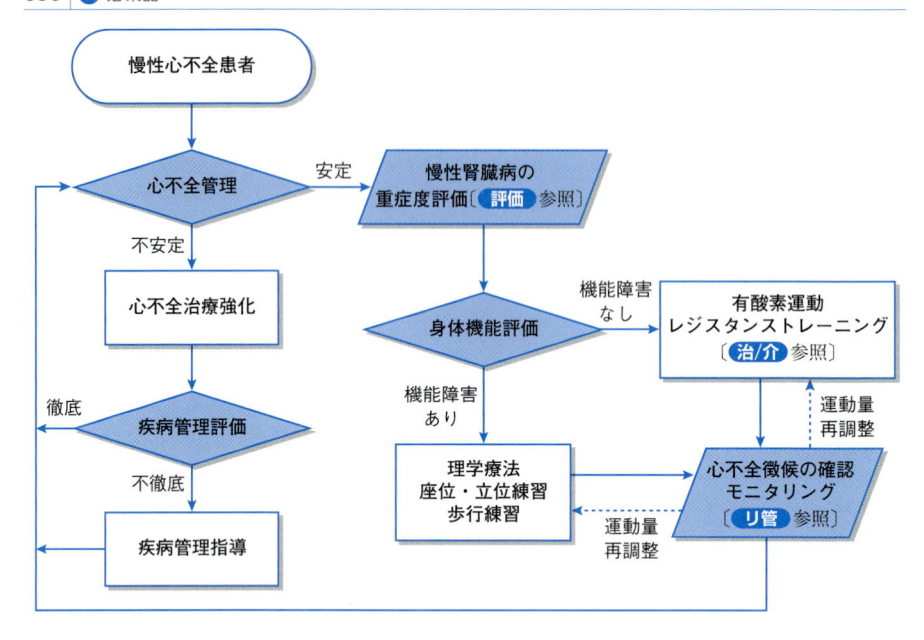

図Ⅵ-6　腎機能障害のある心不全の臨床判断

を検討する必要がある．

経過・予後
- 慢性心不全患者は，腎機能障害の重症度に応じて，心不全管理も難渋することが多い．
- 腎機能障害を有する心不全患者は，心不全再入院もしくは全死亡率が1.31倍高値となる[3]．
- 収縮不全を伴う心不全患者および収縮不全を伴わない心不全患者ともに，慢性腎臓病を伴うことで，死亡に対するハザード比が1.19～1.71上昇[4]する．
- 末期腎不全を伴う心不全患者では，慢性腎病を伴わない心不全患者に比較して，心不全再入院率が1.19～1.35倍[5]，死亡率が1.90～2.51倍[5]に達する．

● 引用文献
1) 日本循環器学会，他：心血管疾患におけるリハビリテーションに関するガイドライン（2012年改訂版）．http://www.j-circ.or.jp/guideline/pdf/JCS2012_nohara_h.pdf（2015年4月閲覧）
2) Piepoli MF, et al: Exercise training in heart failure: from theory to practice. A consensus document of the Heart Failure Association and the European Association for Cardiovascular Prevention and Rehabilitation. Eur J Heart Fail 13: 347-357, 2011
3) Smith GL, et al: Renal Impairment and Outcomes in Heart Failure. Systematic Review and Meta-Analysis. J Am Coll Cardiol 47: 1987-1996, 2006
4) Ahmed A, et al: Chronic Kidney Disease Associated Mortality in Diastolic Versus Systolic Heart Failure: A Propensity Matched Study. Am J Cardiol 99: 393-398, 2007
5) Smith DH, et al: Chronic Kidney Disease and Outcomes in Heart Failure With Preserved Versus Reduced Ejection Fraction: The Cardiovascular Research Network PRESERVE Study. Circ Cardiovasc Qual Outcomes 6: 333-342, 2013

〈齊藤　正和〉

1 心不全

4 運動機能障害のある心不全

- この項では主に骨・関節・骨格筋障害を有する心不全症例の運動療法について述べる．

評価
❶ 疼痛
- 創傷の有無，表皮の状態（発赤，熱感，腫脹），疼痛発生時期（安静時，他動運動時，自動運動時，荷重時，歩行時のいずれか），疼痛部

心不全

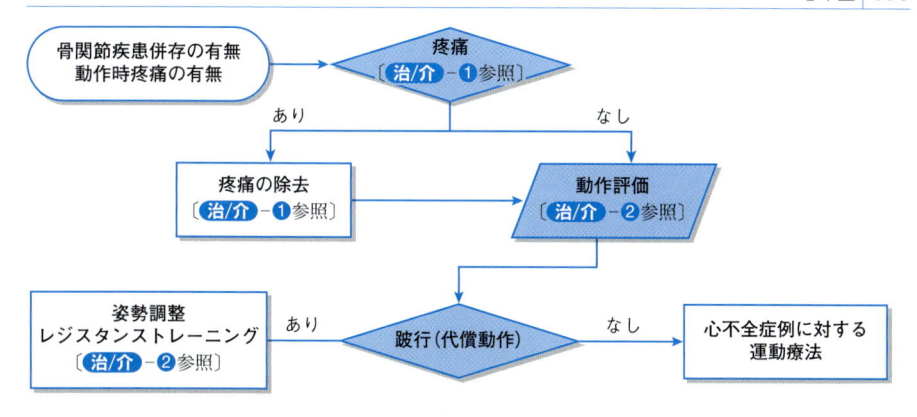

図Ⅵ-7 運動機能障害のある心不全の臨床判断

位(関節, 骨, 筋の固定と発生箇所のポイントアウト), 疼痛の程度, 種類について評価する.
- 疼痛が筋性疼痛の場合は問診, 触診から疼痛発生筋の固定を行う. 筋性疼痛の原因として過用や誤用が考えられる場合は, 他に存在する機能低下筋に対する代償的活動が考えられるため, 該当筋の固定も同時に試みる.

❷ 跛行(代償動作)
- なんらかの骨・関節・筋障害を有する症例の場合, 歩行時に跛行(歩行以外の動作では代償動作)が生じる.
- 跛行が生じている場合はアライメント不良や筋力低下について評価を行う.
- 筋力評価は頸部筋, 腹部・腰部などの体幹筋, 下肢筋にかけて実施する.
- 跛行によって生じる体重の側方移動には筋活動の増加が伴うが, この筋活動は前方移動に関与するものではない. したがって, 体重の側方移動に関与する筋活動のために増加する酸素摂取量は身体の前進運動にとっては損失となる.
- 心肺機能の側面から跛行をとらえると, 酸素摂取量の増加に比べ歩行速度や歩行距離が十分に増加しないため過負荷に陥りやすい状態となる. 歩行速度が遅い, 速いのいずれの場合でも跛行は増大するため, 至適速度での歩行が望まれる.

治療/介入(図Ⅵ-7)
❶ 一般的な推奨プログラム
- 関節疾患および心疾患における一般的な推奨プログラムの実際を表Ⅵ-11に示す[1].

- 表Ⅵ-11に基づくと, 安定期の心疾患において最も高い運動強度となっている. したがって, 導入初期には心疾患のトレーニング指標に基づくよう指導し, 安定期において関節炎症例への推奨強度へ移行することが好ましい.

❷ 疼痛に対するプログラム
(1) ROM運動
- 疼痛が生じる関節および疼痛発生部位の近傍にある関節を全可動域にわたって運動を行う. はじめは他動運動から開始し, 疼痛発生角度や周囲組織の硬結, 緊張などの評価と併せてゆっくりと行う.
- 疼痛が自制範囲内であれば他動運動から少しずつ力を発揮してもらうように指示を入れ, 自動介助運動, 自動運動へと筋収縮の割合を増加させる.
- さらに疼痛自制範囲内で自動運動が可能であれば, 徒手抵抗をわずかずつ加え, 筋力発揮を目的とした抵抗運動へと移行させていく.

(2) レジスタンストレーニング
- 表Ⅵ-12では関節疾患に対する運動療法がより低強度となるよう設定されている.
- 疼痛を有する場合はさらに強度を軽減する必要が生じる(表Ⅵ-12).

(3) リラクセーション
- 筋性疼痛に対しては主に筋内の硬結組織に対してダイレクトストレッチングを行う.
- ダイレクトストレッチングは指尖指腹部を用いて可能なかぎり圧迫面が広く患部に接するように手を添える.

表VI-11 一般的な推奨プログラム

		関節炎	心疾患	
有酸素運動	頻度	3〜5日/週	4〜7日/週	
	強度	40〜59%HRR	40〜80%HRR	
	継続時間	20〜30分/日	20〜60分/日	
レジスタンス トレーニング	頻度	2〜3日/週	2〜3日/週(安定期)	2〜3日/週(初期)
	強度	40〜60% 1 RM	60〜80% 1 RM	〜30% 1 RM(上肢) 〜50% 1 RM(下肢)
	反復回数	10〜15回	8〜12回	10〜15回

〔American College of Sports Medicine：ACSM's guidelines for exercise testing and prescription, ninth edition. pp260-354, pp40-59, Lippincott Williams & Wilkins, 2013 より〕

表VI-12 主な治療/介入のプログラム例

疼痛が強い場合

ROM運動
・他動運動→自動介助運動→自動運動
・徒手抵抗による抵抗運動

レジスタンストレーニング
・疼痛が強い場合：反復回数；多
　　　　　　　　　1回抵抗量；少
・疼痛が弱い場合：反復回数；少
　　　　　　　　　1回抵抗量；多

リラクセーション
・ダイレクトストレッチング

跛行(代償動作)を伴う場合

レジスタンストレーニング
・姿勢保持筋，下肢筋増強：疼痛の程度に併せて低負荷，多反復から開始し高負荷，少反復練習へと進める

姿勢調整練習
・骨盤周囲筋増強
　過剰収縮筋の寛解

・この際，症例によっては筋への圧迫刺激に伴う疼痛の増強時に息をこらえることで疼痛回避をはかる場合があるので，呼吸周期の観察を継続的に行う．
・患者の呼気に同調したストレッチング刺激を加えることで，息こらえを回避しやすくなる．
・ダイレクトストレッチングにおける圧迫時間は一般的には10秒程度とされているが，呼気終末に息こらえを回避させるために5〜6秒の圧迫刺激にとどめるほうがよい．
・1回のセッションで筋硬結が除去されることは少ないが，筋収縮時の疼痛発生状況を評価し介入の継続，終了を決定する．

❸ 跛行(代償動作)に対するプログラム

(1) レジスタンストレーニング
・関節アライメント異常に対しては，跛行を最小限にとどめるためのレジスタンストレーニングを行う．
・姿勢保持筋増強，下肢筋増強ともに疼痛の程度に合わせて低負荷，多反復から開始し，高負荷，少反復へと移行していく．
・筋力低下が生じている筋が同定できている場合には，重点的にレジスタンストレーニングを行う．
・中強度以上の負荷を加えてのトレーニングを実施する際には1日おきに実施することで筋力増強が効率的に行える．

(2) 姿勢調整練習
・前額面あるいは矢状面におけるアライメント異常は体幹筋および頸部・骨盤帯の筋群の習慣性非活動に伴うものが多い．
・この場合は個々の筋発揮を促す練習よりも，姿勢自体を不良なものから至適なものへと変化させることが必要となる．
・歩行時の前額面における姿勢不良(跛行)は外転筋や腹斜筋群の活動低下に伴うことが多く，座位・立位・歩行時の矢状面の異常姿勢(円背・亀背)は腸腰筋や腹横筋の活動低下に伴うものが多い．

- この場合，必要なトレーニングは「筋力をつける」ことよりも「筋力を持続的に発揮させる」ことであり，良姿勢を維持するための骨盤周囲の筋活動を促す姿勢調整練習が必要となる．
- まずは静的な良姿勢を保ち骨盤周囲筋群の活動を意識してもらう．その次に動的な姿勢（動作時）における筋活動を確認し，患者自身で筋収縮を意識しながら動作が行えるよう反復練習を行う．
- 静的・動的良姿勢の再獲得は跛行その他の代償動作の抑制につながり，これは心循環系に対しても負荷量の軽減に関与し，動作時の呼吸困難や血圧変動の発生を最小限にとどめることができる．

リスク管理
❶ 疼痛発生に伴うリスク
- 心不全患者の運動テストの相対的禁忌として，運動に伴い筋骨格系の症状の増悪がある場合があげられている[2]．これらの症状の増悪には十分に注意を要する．
- 関節症状を有する症例へは，歩行，自転車，水泳などの関節ストレスの小さい有酸素運動が推奨され[1]，関節症状の強い症例へのhigh-impact activities（ランニング，階段昇降，stop & goなど）は推奨されていない[1]．
- 疼痛そのものが交感神経活動を亢進させる[3]ことに加え，疼痛に耐えるための短時間の息こらえ（あるいは吸気・呼気ポーズの延長程度にのみとらえられる場合もある）によっても交感神経活動亢進が助長される．
- したがって，理学療法評価および介入に伴って息こらえが生じないよう細心の注意を払って観察する必要がある．

❷ 跛行（代償動作）に伴うリスク
- 通常歩行症例に比べ跛行症例では同一動作を行う場合に酸素摂取量が1.5〜2倍になるとの報告[4]があり，跛行（代償動作）を呈する症例においては，予想以上に心血管系への負荷が加わっている可能性について，常に認識するよう心がける必要がある．

経過・予後
- 心不全症例において骨関節疾患や脳卒中，その他の疾患などの併存疾患を伴う場合は予後不良とされている[4]．
- 心不全に骨関節疾患のみが併存する場合の予後についての検討は十分にはなされていない．

引用文献
1) American College of Sports Medicine.: ACSM's guidelines for exercise testing and prescription, ninth edition. Chapter 10; Exercise prescription for populations with and other chronic disease and health conditions. pp260-354, Lippincott Williams & Wilkins, Philadelphia, 2013
2) American College of Sports Medicine: ACSM's guidelines for exercise testing and prescription, ninth edition. Chapter 3; Preexercise evaluation. pp40-59, Lippincott Williams & Wilkins, Philadelphia, 2013
3) Mitchell RG, et al: Increased levels of apoptosis in gastrocnemius skeletal muscle in patients with peripheral arterial disease. Vasc Med 12: 285-290, 2007
4) Järvinen O, et al: Changes in health-related quality of life and functional capacity following coronary artery bypass graft surgery. Eur J Cardiothorac Surg 24: 750-756, 2003

（笹沼　直樹）

---

1 心不全

5 脳血管障害のある心不全

評価
- 運動過負荷は心不全増悪因子の1つである．運動麻痺があることによる非効率な動作や運動が心臓に対して過負荷になっていないかを評価することがポイントである．
- 脳卒中後遺症により，どの動作（基本動作，歩行，ADL）が努力性（代償的）になっているかを確認する．努力性の動作は過剰な筋収縮を促し，同じ動作でも健常者に比べて酸素摂取（消費）量（1回拍出量×心拍数×動静脈酸素較差），心負荷〔二重積（ダブルプロダクト）＝収縮期血圧×心拍数〕が増加するので評価する．
- 各動作の効率を悪くさせる因子となる筋緊張異常，ROM制限，筋力低下，バランス能力低下を評価する．
- ベッドまわりの環境調整，ADL機器，歩行補助具ならびに装具の選定をする．適切な環境設定によりバランスがとれて筋力が発揮しやすくなるので，酸素消費量が減少し心負荷を軽減する効率のよい動きとなる．
- 基本動作，歩行動作能力が自立レベルの場合には，心肺運動負荷試験や6分間歩行試験などの運動負荷試験で運動耐容能を評価する．

表VI-13 主な治療/介入のプログラム例

脳卒中後遺症なし	ADL，歩行自立レベル	ADL，歩行見守り〜介助レベル
ストレッチング体操 有酸素運動 ・ウォーキング ・自転車エルゴメータ ・トレッドミル レジスタンストレーニング ・セラバンド® ・トレーニング機器 クールダウン	ストレッチング体操 プレトレーニング ・カーフレイズ ・スクワット 有酸素運動 ・ウォーキング ・自転車エルゴメータ ・トレッドミル レジスタンストレーニング ・セラバンド® ・トレーニング機器	ROM運動 ・自動運動 ・他動運動 レジスタンストレーニング ・起立〜着座運動 バランス練習 ・片脚立ち練習 ・継ぎ足練習 装具療法 ・装具 ・歩行補助具 歩行練習 有酸素運動 ・リカンベント式自転車エルゴメータ ・体重免荷下トレッドミル歩行

- 脳血管障害の原因が，アテローム血栓性脳梗塞であれば冠危険因子や他の動脈硬化の有無，心房細動などによる心原性脳塞栓症であれば不整脈に対する治療の有無や心拍数がコントロールされているか，ワルファリンコントロールはINR 2.0前後(70歳以上の高齢者は1.6〜2.6)かどうかを評価する[1]。

治療/介入(表VI-13，図VI-8)

- プログラムの中心は通常の心不全同様に運動療法(有酸素運動，レジスタンストレーニング)である．
- 心肺運動負荷試験で運動処方できる場合は，「心血管疾患におけるリハビリテーションに関するガイドライン(2012年改訂版)」[2]または心不全の原疾患のガイドラインに準じて運動療法を導入していく．
- 片麻痺患者と健常者の歩行時の酸素消費量や心拍数の増加は，それぞれ歩きやすい歩行速度(快適速度)においては，ほぼ同等である．心負荷を考慮し，快適な(歩きやすい，こぎやすい)運動療法様式(歩行，エルゴメータ，トレッドミルなど)を選択する．

❶ 脳卒中後遺症なし
(1) 運動療法
- アテローム血栓性脳梗塞は心不全，虚血性心疾患のプログラムに準じる．
- 心原性脳塞栓は心不全のプログラムに準じる．

❷ ブルンストロームステージ(Brunnstrom recovery stage；BRS)Ⅳ以上かつADL，歩行自立レベル
- 基本は集団療法で行う(合計40〜60分/日)．
(1) ストレッチング体操
- 準備体操として10〜20秒間，持続的に四肢の筋群を伸張する．
(2) プレトレーニング
- カーフレイズ，スクワットを15〜20回，2〜3セット行う．
(3) 有酸素運動
- 自転車エルゴメータ，トレッドミルを使用し，無酸素性閾値(anaerobic threshold；AT)レベルの運動強度で10〜30分，週2〜3回以上行う．
(4) レジスタンストレーニング
- 四肢筋群に対しセラバンド®やトレーニング機器を使用し，40〜50%1RM，10〜15回を2〜

心不全 | **403**

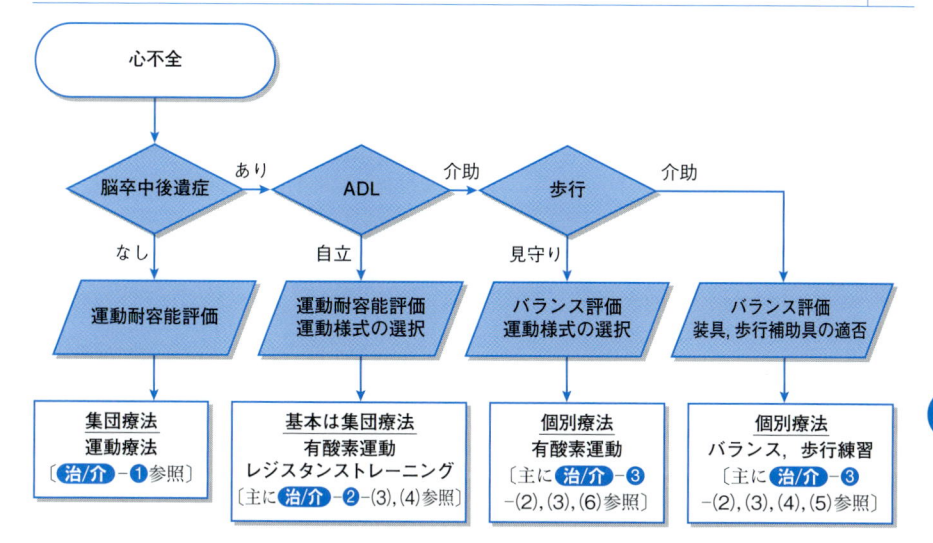

```
                          心不全
                            │
              ┌─────────────┼─────────────┐
         脳卒中後遺症
        なし│        │あり
            │        ADL
            │    自立│    │介助
            │        │    歩行
            │        │ 見守り│  │介助
            ▼        ▼    ▼    ▼
      運動耐容能評価 運動耐容能評価 バランス評価 バランス評価
                   運動様式の選択 運動様式の選択 装具,歩行補助具の適否
            │        │        │        │
            ▼        ▼        ▼        ▼
       集団療法    基本は集団療法   個別療法    個別療法
       運動療法    有酸素運動    有酸素運動   バランス,歩行練習
      〔治/介-①参照〕 レジスタンストレーニング 〔主に 治/介-③ 〔主に 治/介-③
                〔主に 治/介-②-(3),(4)参照〕 -(2),(3),(6)参照〕 -(2),(3),(4),(5)参照〕
```

図VI-8　脳血管障害のある心不全の臨床判断

3セット,週2〜3回以上行う.

❸ BRS Ⅲ以下またはADL,歩行見守り〜介助レベル
・各プログラムを組み合わせて個別療法で行う(合計20〜40分/日).
(1) ROM運動(自動,他動)
・10〜20秒間,持続的に麻痺側の筋群を中心に伸張させる.
(2) レジスタンストレーニング
・起立〜着座運動を10〜20回連続で行う.
(3) バランス練習
・片脚立ち練習,継ぎ足練習を左右10秒,1回ずつ行う.
(4) 装具,歩行補助具の再選定
・労作時息切れや酸素摂取量,二重積の増加(心拍数の上昇)が軽減するような装具,歩行補助具を選定する.
(5) 歩行練習
・快適な歩行速度で行う.
(6) 有酸素運動
・自転車エルゴメータ(リカンベント式)を使用し,ATレベルの運動強度で10〜30分,週2〜3回以上行う.
・体重免荷下トレッドミル歩行を検討してもよい.運動プロトコールはエルゴメータと同様に行う.

リスク管理
・運動過負荷に注意する.過剰な筋収縮を起こさない効率のよい動作を行わせることが,心不全を増悪させないリスク管理となる.
・動作,運動時に heart rate (HR) > 110 bpm, SpO_2 < 91%,息こらえが生じていないかに注意する.

経過・予後
・心不全は各臓器と連関し,進行性の病態を呈する.脳卒中後遺症による活動量の低下は,心不全の進行性の骨格筋異常とあいまって骨格筋機能を著しく低下させ,予後規定因子である運動耐容能も低下させてしまう.
・過負荷に注意するあまり不活動にならないよう1日の身体活動量を評価し,1日平均1,000〜1,500歩の増加を目標にすることが望ましい[3].

● **引用文献**
1) 日本循環器学会,他:心房細動治療(薬物)ガイドライン(2013年改訂版).2013.http://www.j-circ.or.jp/guideline/pdf/JCS2013_inoue_h.pdf(2015年4月閲覧)
2) 日本循環器学会,他:心血管疾患におけるリハビリテーションに関するガイドライン(2012年改訂版).2012.http://www.j-circ.or.jp/guideline/pdf/JCS2012_nohara_h.pdf(2015年4月閲覧)
3) 厚生科学審議会地域保健健康増進栄養部会,次期国民健康づくり運動プラン策定専門委員会:健康

日本21（第二次）の推進に関する参考資料．2014．
http://www.mhlw.go.jp/bunya/kenkou/dl/kenkounippon21_02.pdf（2015年4月閲覧）

（田屋　雅信）

大動脈解離

1 大動脈解離　急性大動脈解離（保存例）

病態・障害
- 大動脈に発生した動脈硬化性の病変に血圧上昇が加わると，大動脈解離が発症または増悪する．
- 解離腔が中枢（心臓）方向へ進展すると，心タンポナーデ，大動脈弁閉鎖不全，狭心症，心筋梗塞，胸水など生命危機に関与する障害を呈する．一方末梢（上下肢）方向へ進展すると，脳梗塞，上肢虚血，対麻痺，腸管虚血，腎不全症状，下肢虚血など，運動機能に関与する障害を呈する．
- 脳梗塞や対麻痺など運動機能障害が発生した場合は，大動脈解離のリスク管理を最優先して，運動機能障害の改善を目指した理学療法が必要である．

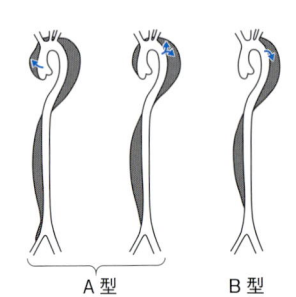

評価
- 病態の評価にはStanford分類やDeBakey分類がある（図Ⅵ-9）．
- 偽腔は血栓開存型，血栓閉塞型，ULP（ulcer like projection）に分類する．
- 血栓開存型は再解離や径拡大がおこりやすく重症と評価される．
- 血栓閉塞型は安定した病態で軽症と評価される．
- ULPは再解離の危険性が高まり，血栓開存型に準じた対応が推奨される．
- 収縮期血圧は重症の場合は120 mmHg以下から，軽症の場合は140 mmHg程度が治療目標となる．
- 大動脈最大短径に比例して破裂のリスクが高まり，50 mm前後が治療方針の判別基準となっている．
- 年単位で大動脈最大短径が10 mm以上拡大した場合，治療手段の再検討が必要である．

治療/介入
- フローチャートに沿って分類された推奨コース（図Ⅵ-10）と，表Ⅵ-14に示す治療プログラ

＜Stanford分類＞

A型；真腔から偽腔への入口部が上行大動脈に始まるもの（左端）
逆行性に偽腔が上行大動脈に及ぶもの（真中）

B型；真腔から偽腔への入口部が左鎖骨下動脈より遠位に始まるもの

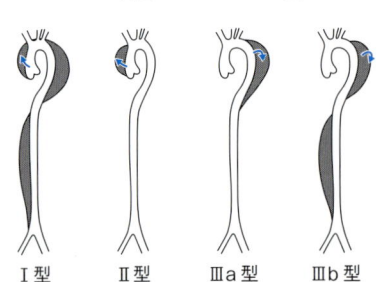

＜DeBakey分類＞

解離が上行大動脈に始まり
　Ⅰ型；腹部大動脈まで及ぶもの
　Ⅱ型；上行大動脈に限局したもの

解離が左鎖骨下動脈より始まり
　Ⅲa型；横隔膜より近位までのもの
　Ⅲb型；横隔膜より遠位に及ぶもの

図Ⅵ-9　大動脈解離の評価

ムに分けて解説する．

❶ 重症コース
- 「心血管疾患におけるリハビリテーションに関するガイドライン(2012年改訂版)」[1]において残存解離ありと紹介されている重症例であり，合併症がなくても1か月前後の入院期間となる．
- 重症コースの適応として血栓開存型，大動脈最大短径50 mm以上，播種性血管内凝固症候群(disseminated intravascular coagulation；DIC)を合併している，などが該当する．
- Stanford分類B型の血栓開存型は重症コースか慎重コースか，専門家でも判断が分かれる．

(1) 端座位
- 挿管管理中は体位変換や起座位の確保で，肺コンプライアンスの改善をはかる．
- 抜管後は背側換気促進目的に起座位の保持を行う．誤嚥予防，肺炎予防，ICU症候群の予防目的にも起座位時間の確保が重要である．
- 諸動作や筋活動に伴う収縮期血圧120 mmHg以下を条件にして，ADL拡大の可否を判断する．

(2) 椅子座位
- 椅子座位での収縮期血圧120 mmHg以下を条件にして，背側換気促進とデコンディショニングの予防を行う．具体的には5時間/日以上の座位時間確保を目標とする．
- この段階までに偽腔の血栓化を再評価し，歩行開始の可否を判断する．

(3) トイレ・廊下歩行
- 病棟内ADL拡大を目的に収縮期血圧120 mmHg以下を条件にして，歩行頻度と歩行範囲の増加をはかる．
- 歩行速度の増加は運動負荷強度の上昇を意味するので，3 km/時程度の歩行速度を維持しながら歩行頻度と歩行範囲を順次拡大していく．

(4) 棟内・院内自由
- 平地歩行(速度と距離)，階段昇降など，個々の症例に即した動作時の収縮期血圧120 mmHg以下を条件にして，活動範囲の拡大を行う．
- 血圧の日内変動や早朝高血圧などの評価も重要である．

(5) 退院準備
- 偽腔の血栓化を再評価し退院の可否が判断されたら，社会復帰に向けて荷物の運搬，家事動作，職業上必要な動作について，収縮期血圧120 mmHg以下を条件にして指導を行う．

(6) 無酸素運動
- 椅子座位以降は，諸動作やADL拡大に必要な骨格筋運動を追加するが，低負荷で休止期を長くとるなど血圧上昇には留意が必要である．

❷ 慎重コース
- 「大動脈瘤・大動脈解離診療ガイドライン

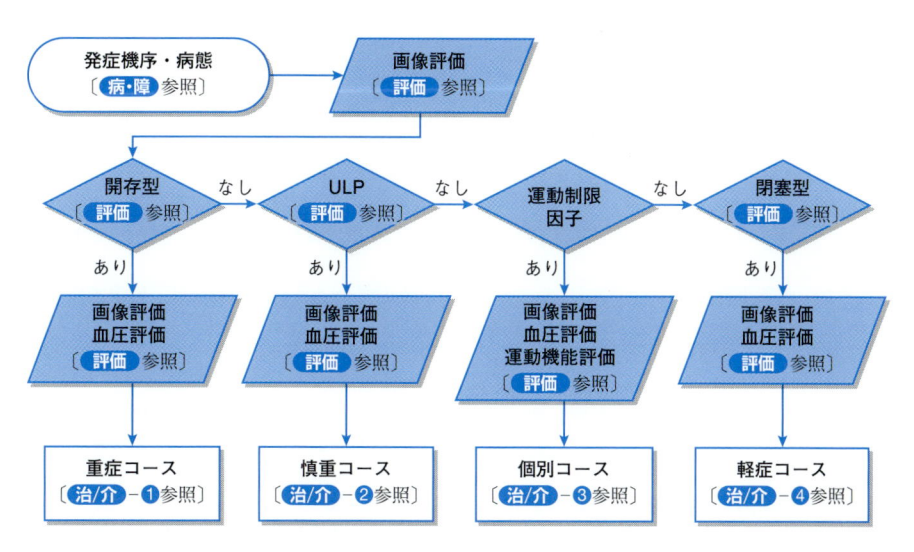

図Ⅵ-10 急性大動脈解離(保存例)の臨床判断

表Ⅵ-14 主な治療/介入のプログラム例

	適応コース	重症コース	慎重コース	軽症コース
	管理指標	SBP ≦ 120 mmHg	SBP ≦ 120 mmHg	SBP ≦ 130 mmHg
ステージ	Ⅰ：端座位	7病日まで	1病日から	1病日から
	Ⅱ：椅子座位	14病日まで	3病日から	2病日から
	Ⅲ：トイレ歩行	14病日以降 血栓化を評価しながら	7病日以降 ULPを評価しながら	3病日から
	Ⅳ：廊下歩行			4病日から
	Ⅴ：棟内自由			5病日から
	Ⅵ：院内自由	21病日以降 CTで判断	14病日以降 CTで判断	6病日から
	Ⅶ：退院準備			7病日から

(SBP：収縮期血圧)

(2011年改訂版)」[2)]で標準リハビリテーションコースと紹介されている場合であり，大動脈解離の病態としては3週間前後の入院期間となる．
- 慎重コースの適応としてStanford分類A型の血栓閉塞型とStanford分類B型，大動脈最大短径は50 mm未満，臓器虚血がない，DICの合併がないことを条件としている．
- ULPを有する症例は慎重コースか軽症コースか，専門家でも判断が分かれる．

(1) 端座位
- 収縮期血圧120 mmHg以下を条件にして，肺コンプライアンスの改善を目的に端座位まで安静度をアップする．

(2) 椅子座位
- 偽腔やULPの経過を観察しながら，椅子座位での収縮期血圧120 mmHg以下を条件にしてADL拡大をはかる．
- 不必要な安静による起立性低血圧の予防も重要である．

(3) トイレ・廊下歩行
- 収縮期血圧130 mmHg程度を条件とするが，❶重症コースの(3)〜(6)と同じ目的で治療/介入する．
- 必要に応じて運動負荷試験の実施も検討する．

❸ 個別コース
- ADL障害の原因が大動脈解離の病態よりも運動機能障害にある場合で，脳梗塞，脊髄梗塞，運動器疾患の合併などが該当する．

- 大動脈解離でも切迫破裂，手術困難例，手術拒否例などQOLを重視した対応となる場合も，個別コースの適応と考える．

(1) 端座位
- 大動脈解離の治療目的と上限収縮期血圧は同じであるが，運動機能障害を考慮した座位保持の工夫や補助具などを積極的に利用する．

(2) 椅子座位
- 大動脈解離の治療目的と上限収縮期血圧は同じであるが，運動機能障害による筋力低下や拘縮，運動麻痺に対する理学療法などを追加する．
- この段階までに偽腔の血栓化を再評価し，運動機能障害の程度に合わせた移乗手段のゴール(車椅子レベル・介助歩行レベル・自立歩行など)を決める．

(3) トイレ・廊下歩行
- 大動脈解離の治療目的と上限収縮期血圧は同じであるが，杖や歩行補装具の使用を検討する．
- 運動機能障害が軽度の場合は，応用動作での収縮期血圧120 mmHg以下を目標にしてADL拡大を行う．

(4) 無酸素運動
- 諸動作やADL拡大および運動機能障害に対する骨格筋運動を追加するが，上限収縮期血圧の範囲内で実施する．

❹ 軽症コース
- 「大動脈瘤・大動脈解離診療ガイドライン(2011年改訂版)」[2)]で短期リハビリテーション

コースと紹介されている場合であり，大動脈解離の病態としては2週間前後の入院期間となる．
・軽症コースの適応としてStanford分類B型，大動脈最大短径は40 mm以下，血栓閉塞型ではULPを認めない，血栓開存型では真腔が1/4以上，DICの合併がないことを条件としている．
(1)端座位
・発症翌日から収縮期血圧120 mmHg以下を目標にして端座位を行う．
(2)椅子座位
・収縮期血圧120 mmHg以下を目標にして車椅子での排便・排尿を許可する．
(3)トイレ・廊下歩行
・収縮期血圧140 mmHg程度を条件とするが，❶重症コースの(3)～(6)と同じ目的で治療/介入する．
・必要に応じて運動負荷試験の実施も検討する．

リスク管理
・血圧指標に関しては，偽腔の状態別に血栓開存型では収縮期血圧を120 mmHg以下，血栓閉塞型では140 mmHg程度に管理する．
・病期によって急性期は収縮期血圧100～120 mmHg以下，慢性期は140 mmHg以下を目安に，大動脈最大短径が維持できる程度が現実的な管理指標である．
・画像所見や超音波断層エコー検査などで偽腔の経時的変化を観察する．
・CRP(C-reactive protein)やD-ダイマーなど，炎症所見や凝固系指標の増悪にも留意する．
・血圧の左右差が新たに出現した場合も，病態の増悪を疑う．

経過・予後
・病院到着前死亡が61.4%，病院到着後24時間以内の死亡を加えると93%に上るが，救命可能であった症例の急性期経過は1か月程度で退院となる．
・中長期予後において5年後の全死亡回避率では，Stanford A型の血栓開存型では23%にとどまるが，Stanford A型血栓閉塞型では73～86%，Stanford B型血栓開存型で64～79%，Stanford B型血栓閉塞型で74～97%と報告されている．

● 引用文献
1) 日本循環器学会，他：心血管疾患におけるリハビリテーションに関するガイドライン(2012年改訂版)．2012．http://www.j-circ.or.jp/guideline/pdf/JCS2012_nohara_h.pdf(2015年4月閲覧)
2) 日本循環器学会，他：大動脈瘤・大動脈解離診療ガイドライン(2011年改訂版)．http://www.j-circ.or.jp/guideline/pdf/JCS2011_takamoto_h.pdf(2015年4月閲覧)

(渡辺　敏)

❶ 大動脈解離
2 人工血管置換術後

評価
・Stanford A型の急性大動脈解離(acute aortic dissection；AAD)では，術後Ⅲ型解離やULP(ulcer like projection)が残存しているかどうか確認する．
・術後は定期的にCT検査を行い，解離腔拡大および再解離の有無を確認する．
・安静時収縮期血圧が130 mmHg以下で管理されているか確認する[1]．
・大動脈解離術後は，脳梗塞，対麻痺，腸管虚血，腎機能障害，下肢虚血などを合併する可能性があるため，これらの術後合併症の有無，重症度を評価する．

治療/介入(表Ⅵ-15, 図Ⅵ-11)
❶ 術後全身状態が安定している場合
(1)段階的離床
・5分間の端座位，および立位・足踏み運動において呼吸循環動態に異常がなければ，歩行へ進む．
・歩行は室内歩行もしくは10～30 m程度から開始し，血圧が基準値内であれば100 m→300 m→500 m→階段昇降と段階的に増加する．
・術後残存解離のない症例では術後5日，Ⅲ型解離が残存している症例では術後14日を病棟歩行自立の目安とする[1,2]．
(2)レジスタンストレーニング・バランストレーニング
・立位・歩行の進行が遅延する症例やADL能力低下を呈する症例は，レジスタンストレーニング・バランストレーニングを追加する．
・つま先立ち(カーフレイズ)：10回/1セットを1～3セット実施．

表Ⅵ-15 主な治療/介入プログラムの例

術後全身状態が安定している場合	術後合併症を生じた場合	
	術後集中治療が遷延する場合	身体機能低下を伴う術後合併症を呈する場合
段階的離床 ・端座位保持 ・立ち上がり ・立位保持 ・歩行トレーニング ・階段昇降トレーニング レジスタンストレーニング・バランストレーニング ・つま先立ち（カーフレイズ） ・椅子からの立ち上がり，ハーフスクワット ・足踏み運動 有酸素運動 ・自転車エルゴメータ ・トレッドミル	ROM運動 ・他動運動 ・自動介助運動 ・自動運動 段階的離床 ・受動座位 ・端座位保持 ・立ち上がり ・立位保持 ・歩行トレーニング ・階段昇降トレーニング レジスタンストレーニング・バランストレーニング ・つま先立ち（カーフレイズ） ・椅子からの立ち上がり，ハーフスクワット ・足踏み運動	脳梗塞，対麻痺などに対する理学療法

・椅子からの立ち上がり，またはハーフスクワット：10回/1セットを1～3セット実施．
・足踏み運動：10回/1セットを1～3セット実施．
(3) 有酸素運動
・病棟歩行が可能となったら，自転車エルゴメータまたはトレッドミルによる有酸素運動を開始する．
・運動時間は5～10分程度から開始し，段階的に30分まで延長する．
・運動強度は血圧基準値内にて，ボルグ（Borg）スケール11～13レベルで実施する．
・心肺運動負荷試験（cardiopulmonary exercise testing；CPX）を施行した症例では，血圧基準値内かつ無酸素性閾値（anaerobic threshold；AT）レベルの心拍数を目安に運動強度を調整する．

❷ 術後合併症を生じた場合
a) 術後集中治療が遷延する場合
・意識レベルや呼吸循環動態に応じて，人工呼吸器などの治療機器の装着下でも，ベッド上でのROM運動，レジスタンストレーニング，離床を実施する．
・運動の強度，回数，時間は，全身状態や疲労感に応じて調整する．

(1) ROM運動
・他動運動より開始し，意識レベルに応じて自動介助，自動運動へ進める．
(2) 段階的離床
・受動座位より開始し，呼吸循環動態と自覚症状に異常がなければ，段階的に端座位，立位・足踏み運動，歩行，階段昇降へ進む．
・歩行は室内歩行程度より開始し，血圧が基準値内であれば段階的に歩行距離を増加する．
・歩行の際は，歩行機能に応じて補助具を使用する．
(3) レジスタンストレーニング・バランストレーニング
・❶-(2) と同様に実施する．

b) 身体機能低下を伴う術後合併症を呈する場合
・厳密な血圧管理のもと，脳梗塞や対麻痺などに対する理学療法を実施する．

リスク管理
・運動時収縮期血圧の上限は，術後残存解離のない症例は160 mmHg，Ⅲ型解離が残存する症例では140 mmHgを目安とする[1]．
・血圧基準値を超過する場合は，より厳密な降圧治療が必要となる．
・術後のCT検査にて解離腔拡大や再解離を認

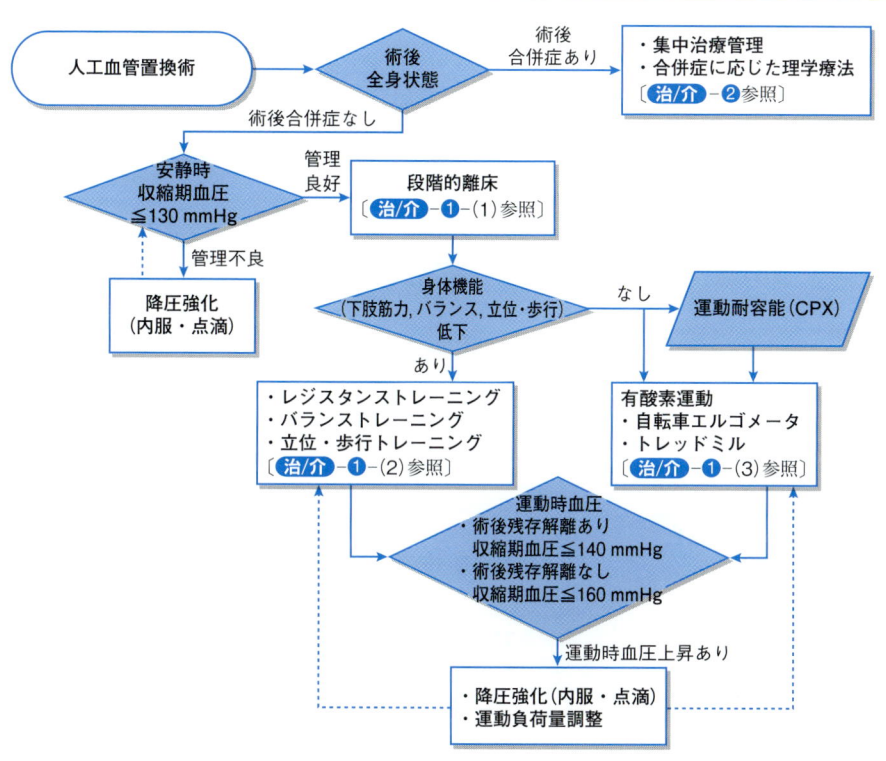

図Ⅵ-11 大動脈解離 人工血管置換術後の臨床判断

めた場合，治療方針やリハビリテーション進行度について主治医に確認し，リハビリテーションプログラムの再考が必要である．

経過・予後
- Stanford A 型 AAD 患者における解離の進展予防のためには，長期的な血圧管理が重要である．
- 厳密な血圧管理下で施行される包括的リハビリテーションは，退院 6 か月後の CT 検査における大動脈拡大には影響しないとの報告がある[3]．

● 引用文献
1) 日本循環器学会，他：心血管疾患におけるリハビリテーションに関するガイドライン (2012 年改訂版)．http://www.j-circ.or.jp/guideline/pdf/JCS2012_nohara_h.pdf (2015 年 4 月閲覧)
2) 髙橋哲也，他：大血管術後のリハビリテーション．総合リハ 40：1417-1423，2012
3) 齊藤正和，他．急性大動脈解離術後患者に対する入院期および回復期心大血管疾患リハビリテーションの安全性と効果．心臓リハ 14：174-179，2009

(安達　裕一)

治療後の理学療法

1 心臓外科術後

病態・障害
- 日本における冠動脈バイパス術は人工心肺を使用しない心拍動下冠動脈バイパス術 (off-pump coronary artery bypass；OPCAB) が標準的である．OPCAB は出血量も少なく，中枢神経症障害などの合併症が少ない．
- 乳頭筋腱索再建を行っている僧帽弁形成術は，形成した弁組織の裂開予防のため，術後の

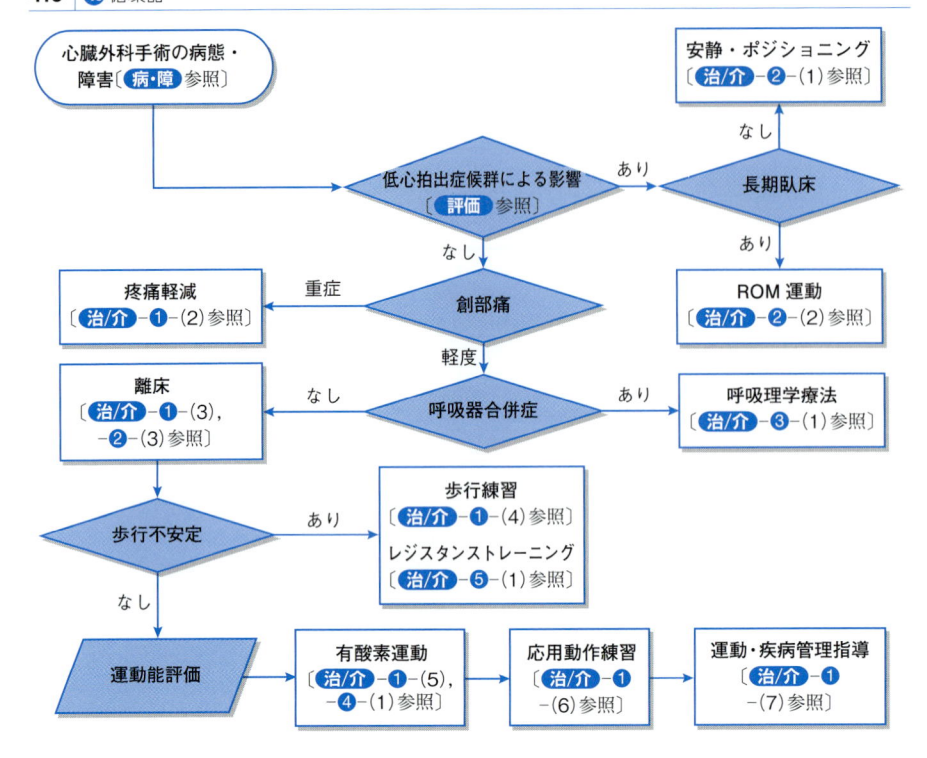

図Ⅵ-12 心臓外科術後の理学療法

収縮期血圧を 120 mmHg 以下で管理する．
・罹病期間の長い弁膜症は心筋の非可逆的な組織変性によって，手術後であっても心形態や機能が改善しないことがある．そのため，低心拍出症候群（low cardiac output syndrome；LOS）に陥りやすく，理学療法が遅延することがある．
・僧帽弁閉鎖不全症は見かけ上の左室駆出率が保たれているが，手術後は後負荷増大によって左室駆出率が低下するため，運動負荷量の設定には注意する必要がある．
・大動脈弁手術では，刺激伝導系近傍を操作するため組織の浮腫や刺激伝導系損傷により A-V ブロックになりペースメーカー埋め込みの適応となることがある．

評価
・心臓外科術後の合併症は術前の既往歴や長期の安静臥床期間などに強く影響される．
・心臓外科術後の回復や理学療法の介入方法に影響する主な合併症は，「心不全」「腎不全」「呼吸不全」「低栄養」である．また，この4つの合併症は LOS の出現によって相互に強く関係しあうため，LOS によって引き起こされる合併症なのか単独の合併症なのかを区別する．
・術後の合併症がなくても，術前から症状出現などによる長期安静臥床を強いられていた場合は，運動機能の評価を行い「廃用症候群」に対しての理学療法介入も必要となる．
・術後の全身状態が回復傾向となれば，日本循環器学会の「心血管疾患におけるリハビリテーションに関するガイドライン（2012年改訂版）」[1]による心臓外科術後の離床開始基準に従って評価を行い理学療法を進める．

治療/介入（図Ⅵ-12）
❶ 合併症のない心臓術後（表Ⅵ-16）
（1）ストレッチング
・アクティブアシストとし，可動域のホールドを20秒間とする．各3回を目安に行う．

末梢の関節である足関節と手関節や手指は末梢循環を改善するためにリズミカルに自動運動する．10回2セットを目安に行う．

(2) 疼痛軽減
- 創部保護に対して胸帯や腹帯を装着する．
- 急性期における胸帯装着による胸郭のROMが吸気の制限に影響する懸念があるため，胸骨の固定性が良好で鎮痛薬でコントロールできれば装着の必要なし．

(3) 離床
- 臥位から端座位になるための起き上がり動作は，苦痛のないように動作を介助する．ギャッチベッドによるヘッドアップを使用するのも有効である．
- 姿勢変化による循環動態の変化が安定する5分間行う．
- 端座位保持は足底を床に十分着けて足底感覚を入れ，安定した姿勢を保持する．

(4) 歩行練習
- 立位のみでは静脈還流量が低下してしまうため立位にて足踏みする．足踏みは20回を目安に行う．
- 歩行練習へ移行するための練習なので，動作介助は患者が不安に感じない程度に行う．
- 安全に歩けるように誘導する．点滴台支持にて行う．歩行距離は室内歩行 → 50 m → 100 m → 200 m と徐々に延長していくことが望ましく，歩行距離の設定は「トイレまでの移動距離」「病棟内の移動距離」「病院内の移動距離」など，ADLに関連した歩行距離を設定する．
- 歩行中も心電図モニターの監視が必要である．

(5) 有酸素運動
- 有酸素運動前はウォーミングアップ，運動後はクールダウンを行う．
- 運動の種類は歩行，エルゴメータ，トレッドミルなど，リスク管理しやすいものとする．
- 導入初期は低負荷で，運動時間は10分から徐々に30分まで延長する．30分まで延長できたら負荷量の調整を行う．
- 有酸素運動の負荷量は心肺運動負荷検査などにより決定する．

(6) 応用動作練習
- 階段昇降は運動負荷量が強いので，退院の数日前に行う．途中で必ず休憩し，息切れがなくなければ患者それぞれの活動レベルに合わせた

表VI-16 合併症のない心臓術後の主な治療/介入のプログラム例

ウォーミングアップ
・ストレッチング
・自動運動（末梢関節）

疼痛軽減
・胸帯・腹帯装着

離床
・ギャッチベッドによるヘッドアップ
・端座位保持

歩行，階段昇降練習
・立位足踏み
・歩行練習（徐々に歩行距離延長）

有酸素運動
・歩行
・自転車エルゴメータ
・トレッドミル

応用動作練習
・階段昇降
・床からの立ち上がり

患者教育
・運動指導
・疾病管理指導

階分の階段昇降を行う．
- 胸骨正中切開による術後の床からの立ち上がり動作は，体幹の回旋や上肢への過度な荷重をかけないように動作練習を行う．

(7) 患者教育
- 運動指導の内容は自宅で行えるものとし，日々の理学療法に取り入れて指導する．
- 運動が天候や季節に影響されないように，屋内でできるステップ運動など，運動療法はできるだけ毎日行うように指導する．
- 運動療法とともに，栄養療法や薬物療法の二次予防に向けた指導も行う．

❷ LOSを伴う心臓術後

(1) 安静・ポジショニング
- 術後のLOS治療が最優先の状態では，褥瘡や無気肺を予防する目的でポジショニングを行う．

(2) 四肢のROM運動
- 術後のLOS治療が最優先であり，長期臥床を強いられている場合は他動的にROMのホー

ルドを 20 秒間とし各 3 回を目安に行う．
(3) 端座位保持練習
- LOS の回復過程にあり，離床基準を満たしていれば開始可能．プログラムは合併症のない心臓術後の治療プログラム〔❶-(3)〕と同様である．

❸ 呼吸器合併症を伴う心臓術後
(1) 呼吸理学療法
- 痛みにより排痰が困難であれば，鎮痛薬と胸帯や腹帯の装着でコントロールする．
- リラックスした呼吸・深吸気・ハフィングを組み合わせたアクティブサイクル呼吸法によって排痰と胸郭拡張を促す．

❹ 低栄養を伴う心臓術後
(1) 有酸素運動
- 有酸素運動前はウォーミングアップ，運動後はクールダウンを行う．
- 運動の種類は歩行，エルゴメータ，トレッドミルなど，リスク管理しやすいものとする．
- 導入初期は，低負荷で，運動時間は 10 分から徐々に延長する．
- 負荷量の設定は，血液検査によるアルブミン値やコレステロール値の上昇や，心不全所見の増悪がない体重増加，喫食率の改善とともにゆっくり上げる．

❺ 筋力低下を伴う心臓術後
(1) レジスタンストレーニング
- 手術前後の長期安静臥床による筋力低下を伴った患者に対し，ADL を獲得するために行う．
- 術後早期のレジスタンストレーニングは，最大筋力の 20～40% 程度にて，10 回を 1 セットとし，セット回数を 3 セットまで負荷量をゆっくり増やす．翌日までの経過観察を行い，心不全症状の出演がないか確認して，負荷量を徐々に上げていく．低強度のため，毎日行ってかまわない．
- 手術後 5 週間経過している場合のレジスタンストレーニングは，負荷量を最大筋力の 50% 程度から 10 回を 1 セットとし，セット回数を 3 セットまで増やす．翌日までの経過観察を行い，心不全症状の出現がないか確認して，負荷量を徐々に上げていく．頻度は 2 回/週が望ましい．

リスク管理
- 心臓外科術後患者の理学療法は，早期の介入ほど安全領域は狭く，リスク管理に比重をおき，安全領域のもとに理学療法を行う．
- 患者それぞれに手術手技や手術中の経過などが異なるため，外科医からの情報収集が必要である．
- 自覚症状，心電図変化，心拍数，呼吸回数，血圧，酸素飽和度を監視して，理学療法を進める．運動負荷によって危険度が高い変化があれば，担当医へ報告する．
- 運動負荷によって不整脈の出現や増加，心房細動へ移行すれば中止する．
- 運動負荷によって虚血性心疾患を疑うような心電図変化，胸痛などの症状が出現する場合は中止する．
- 息切れや疲労感〔ボルグ (Borg) スケール＞13〕が出現する場合は中止する．
- 運動負荷によって，過度の血圧や心拍数の変化，特に収縮期血圧の低下や 30 bpm 以上の心拍数増加は避ける．

経過・予後
- 近年，順調に経過する心臓外科術後患者は術後 4～5 日に歩行を獲得できるようになっている．しかし，その反面，手術領域の進歩により，これまで手術対象ではなかった高齢者や重症度の高い患者が対象となることも少なくない．術後に重篤な合併症を伴うと，その回復は数か月となる．理学療法は，順調な経過の患者より重症な患者に対して治療/介入することが求められている．
- 運動療法の主目的は，デコンディショニングの改善のみならず，日常生活活動を高めて，QOL を改善し，さらに予後の改善を目指すことである．
- 自宅での運動療法の継続に加え，家族を交えた疾病管理についての指導が必要．
- 再発予防や予後の延長を目的に，運動療法以外にも従来からの生活習慣を見直して，脂質異常，禁煙，糖尿病，高血圧，肥満などの冠危険因子の改善に努めなければならない．
- 運動療法によって，冠動脈バイパスグラフト開存率を 17% 増加させ，冠動脈バイパス術後の心臓リハビリテーションは 10 年後の無事故生存率を有意に低下させる[2]ことが報告されている．

● 引用文献

1) 日本循環器学会, 他: 心血管疾患におけるリハビリテーションに関するガイドライン (2012年改訂版). http://www.j-circ.or.jp/guideline/pdf/JCS2012_nohara_h.pdf (2015年4月閲覧)
2) Hedbäck B, Perk J, et al: Cardiac rehabilitation after coronary artery bypass surgery: 10-year results on mortality, morbidity and readmissions to hospital. J Cardiovasc Risk 8: 153-158, 2001

(櫻田　弘治)

2 補助人工心臓装着者

病態・障害

- 補助人工心臓 (ventricular assist device; VAD) は, 自己心を温存して心臓のポンプ機能の一部を補う医療機器である.
- 自己心の近傍に設置される血液ポンプを, 体外に設置するもの (体外設置型) と, 体内に収納するもの (体内植え込み型) がある.

❶ 体外設置型 VAD

- ポンプは空気の脱・送気により, 3~4 L/分の血液を自己心と同様に拍動流として送血する構造 (拍動流型) で, コンプレッサーを内蔵した駆動装置とチューブで接続されている.
- 自己心機能の改善により VAD の離脱が可能となるか, 心移植待機中は入院での管理が必要となる.

❷ 体内植え込み型 VAD

- ポンプは遠心ポンプ方式もしくは軸流方式を用い, 体内に設置されたポンプが体外のコントローラーとケーブル (ドライブライン) で接続されている.
- 高いポンプ性能を誇り, 拍動流型よりも高い補助流量が得られる.
- 常時一定量の駆出が行われる方式であり, 拍動流型に対し連続流型とも呼ばれる.
- 在宅・社会復帰した状態で心移植待機が可能である.

評価 (表VI-17)

- 術前に重度心不全状態を呈していた患者も多く, 術前の状態把握は重要である.
- 術後早期には循環血液量 (in/out バランス) が不安定となる傾向にあり, さらに心室性不整脈の出現頻度も高まるため, VAD ポンプ流量に影響を与えるか否かをモニタリングしながら

表VI-17　VAD 装着患者における術前・術後評価のポイント

評価項目	対処例
術前 　術前罹病期間 　　→床上安静期間の有無, 日数 　術前の循環動態 　・強心薬投与量, 投与期間 　・IABP, PCPS 装着歴 　臓器障害の有無 　・肝機能, 腎機能	・術前罹病期間, 循環動態から身体機能の低下について考慮し, ベッド上におけるレジスタンストレーニングなどの介入を早期から導入していく. ・循環不良により多臓器障害を術前に呈していた場合は, VAD 装着後の臓器機能改善の程度をみながら運動量を調整する.
術後 　ポンプ流量は 3 L/分以上維持可能か? 　ポンプ流量が低い場合 　・循環血液量は適正か? 　　→中心静脈圧, in/out バランス 　・不整脈による影響は? 　　→心室性不整脈の有無, 出現頻度	・ポンプ流量は 3 L/分を目安として, 安静臥位, 座位, 立位での流量を評価する. ・ポンプ流量が低い場合は, 中心静脈圧や in/out バランス, 体重変化の推移を観察し, 脱水傾向にあれば利尿薬の調整, 補液を依頼する. ・心室性不整脈の出現によりポンプ流量や血圧が変化するかをチェックし, 不整脈発生時にポンプ流量が持続的に低下し, 血圧低下やめまいを伴う場合には不整脈コントロールを優先する.

IABP: intra aortic balloon pumping (大動脈バルーンパンピング), PCPS: percutaneous cardiopulmonary support (経皮的心肺補助装置)

チェックすることが必要であり，ポンプ流量が低下（3 L/分未満）し，めまいなどの自覚症状を呈する場合には水分バランス調整や不整脈コントロールを優先する．

治療/介入（図Ⅵ-13）
❶ 術後急性期（表Ⅵ-18）[1]
（1）ベッド上での介入・離床
- VAD装着患者は，術前の長期臥床により脱調節（デコンディショニング）が進行していることが多く，離床に伴う姿勢変化により静脈還流が低下し，VADポンプの脱血不良から血圧が低下することがある．
- その際にはベッド上での端座位練習を継続し，20～30分間バイタルサイン・VADポンプ流量が安定した状態で端座位が可能となってから立位・歩行練習へとプログラムを進める．

（2）歩行練習
- 体外設置型VADでは，姿勢変化に伴うVADポンプの充満度変化を考慮し，立位でのVAD駆動設定を調整後に歩行練習を行う．
- 植え込み型VADでは，姿勢ごとの設定は必要ないが，脈圧が出ない場合には血圧測定が困難なことも多く，動作練習中はコントローラーに表示される流量低下や，めまいなどの自覚症状を注意深く観察する必要がある．

❷ 亜急性期・維持期（表Ⅵ-18）[1]
（1）心肺運動負荷試験（CPX）
- 病棟内での一定距離の歩行が可能となった時点で心肺運動負荷試験（cardiopulmonary exercise testing；CPX）を実施する．CPXは，自転車エルゴメータにて症候限界性のramp負荷（10 W/分）を行うことが多い．その後は1～3か月おきにCPXを行い，運動耐容能の再評価，負荷強度の修正を行う．

（2）有酸素運動
- CPXの結果を元に，無酸素性閾値（anaerobic threshold；AT）レベルの負荷を自転車エルゴメータによる運動療法の基準負荷強度として設定（AT算出不可の際には負荷強度を10 Wに設定）し，その後はボルグ（Borg）スケール11～13の範囲で負荷を調整する．

❸ 在宅復帰プログラム
- 植え込み型VADの場合，在宅復帰のため患者・介護者に対しての教育が必要となる．在宅復帰プログラムでは病院内，病院外トレーニングを実施する．

- 病院内トレーニングでは，VADの機器管理，ドライブライン皮膚貫通部の管理，トラブルシューティング，日常生活での自己管理（栄養・理学療法・作業療法・体調管理），服薬指導，療養環境の管理などについて指導を行う．
- 病院外トレーニングでは，医療従事者とともに外出し，必要な物品の準備，公共交通機関の利用を行う．
- その後は，患者・介護者だけで外出・外泊し，緊急時の報告方法や状況説明のトレーニング，ドライブライン皮膚貫通部の消毒やシャワー浴を行い，在宅療養環境の準備状況を確認する．

リスク管理
- VAD装着患者は，血液ポンプ内の血栓形成予防のため，抗血栓療法・抗血小板療法が併用されることから，易出血性を考慮し，転倒予防のため病室内の環境整備を行う．
- 体表に露出するドライブラインなどのライン類が引っかかり，牽引されないようラインの取り回しについて患者に指導を行う．

経過・予後
- 拍動流型より定常流VADのほうが高い生存率（2年生存率：拍動流24 ± 11％，定常流58 ± 5％）を示す[2]．この理由としては，装置の小型化，体表を貫くチューブの細径化により，感染リスクが減少したためとされている[2]．
- 体外設置型VADでは院内での活動量が制限されるため，運動耐容能維持を目的に理学療法介入を継続して行う必要がある．
- 植え込み型VADでは装着後8か月経過後も運動耐容能，健康関連QOLは改善するものの，心移植患者ほどの回復には至らない場合が多い[3]．

● 引用文献
1) 花房祐輔，他：重症心不全に対する補助人工心臓（VAS）と理学療法．理学療法ジャーナル46：785-789, 2012
2) Slaughter MS, et al: HeartMate II Investigators: Advanced heart failure treated with continuous-flow left ventricular assist device. N Engl J Med 361: 2241-2251, 2009
3) Kugler C, et al: Health-related quality of life and exercise tolerance in recipients of heart transplants and left ventricular assist devices: a prospective, comparative study. J Heart Lung Transplant 30 : 204-210, 2011

（花房　祐輔）

治療後の理学療法 | 415

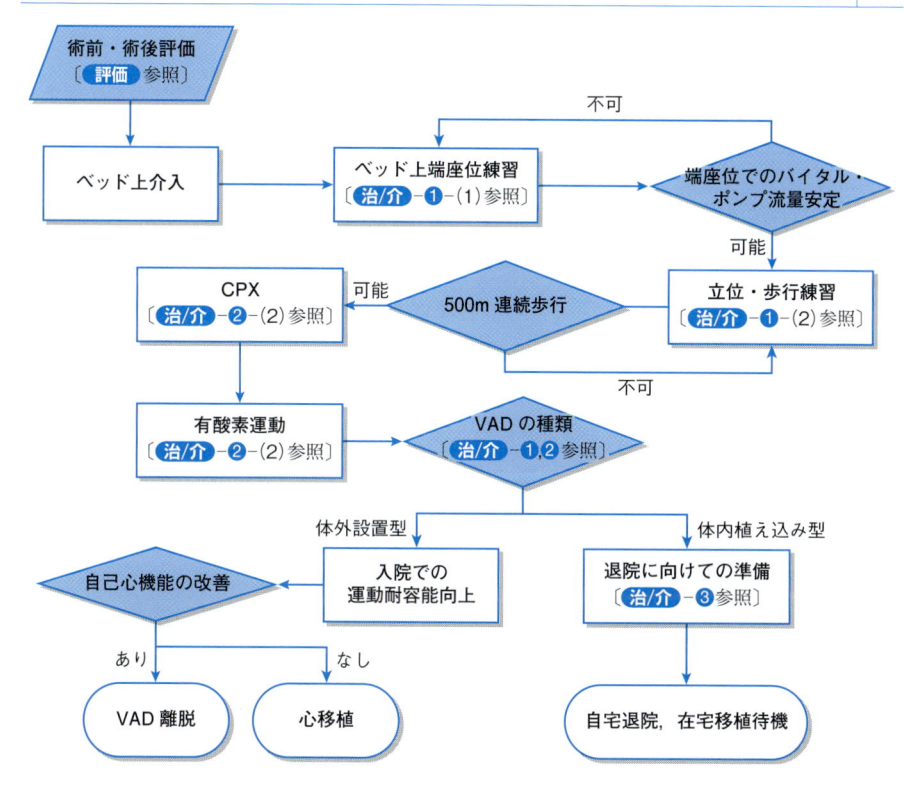

図Ⅵ-13 補助人工心臓装着者の理学療法

表Ⅵ-18 主な治療/介入のプログラム例

術後急性期		亜急性期・維持期
体外設置型	体内植え込み型	体外設置型・体内植え込み型
ベッド上での介入 ・ストレッチング ・レジスタンストレーニング 離床 ・ベッド上端座位練習 ・起立・立位保持練習 歩行練習 ・400～500 m 連続歩行	ベッド上での介入 ・ストレッチング ・レジスタンストレーニング 離床 ・ベッド上端座位練習 ・起立・立位保持練習 歩行練習 ・400～500 m 連続歩行	心肺運動負荷試験 ・10 W/分の ramp 負荷 有酸素運動 ・自転車エルゴメータ 在宅プログラム ・病院内トレーニング ・病院外トレーニング

〔花房祐輔, 他：理学療法ジャーナル 46：785-789, 2012 より〕

3 ペースメーカーやICD，CRT挿入

病態・障害
- ペースメーカー（pacemaker；PM）や埋め込み型除細動器（implantable cardioverter-defibrillator；ICD），両心室ペーシング（心臓再同期療法，cardiac resynchronization therapy；CRT）は本体（ジェネレーター）と電気刺激を伝えるリードからなる．
- デバイスの適応と特徴を以下に述べる．
  - PM：徐脈の治療に用い，患者は2度以上の房室ブロック（atrioventricular block；AVB），洞機能不全症候群，徐脈性心房細動などを有している．
  - ICD：心室細動や心室頻拍などの致死性心室性不整脈の治療に用いられ，致死性不整脈出現時に抗心拍ペーシングや除細動を与える．ペースメーカー機能も有している．
  - CRT：低心機能の心不全症例では，心房心室間や心室内，心室間同期不全が生じやすく，心臓の収縮の同期不全を改善するために用いられる．通常PMは，右房・右室の右心系を刺激するがCRTは左室も刺激する．また，CRTにICDの機能が付加されたCRT-D（埋め込み型除細動機能付き両心室ペーシング）がある．
- これらデバイスを必要とする症例は，不整脈や心不全，廃用による運動耐容能低下などを有している．

評価
- 植え込みに至った疾患とデバイスの種類（PM，ICD，CRT，CRT-D）を確認する．
- デバイスの各条件の設定を確認する．
  ① モード（NBGコード，表Ⅵ-19）を確認する．
  ② 基本心拍数（基本レート・下限レート）を確認する．
  ③ 上限心拍数（上限レート・upper tracking rate・upper sensor rate）を確認する．
  ④ 心拍応答機能の設定，心拍応答機能センサーの種類を確認する．
  ⑤ ICDやCRT-Dでは，心室頻拍（ventricular tachycardia；VT）および心室細動（ventricular fibrillation；VF）ゾーン設定を確認する．
  ⑥ 心房波，心室波が自己のものかペーシング由来かを確認する．
- 胸部X線でリードの位置を確認する．
- 植え込み部位の血腫や腫脹の有無を確認する．
- 通常，植え込み後しばらくの間は植え込み側の肩関節の運動を制限されるが，許可されている範囲内でROM測定する．
- 安静時にペーシング不全やセンシング不全がないかを心電図で確認する．

治療/介入（表Ⅵ-20，図Ⅵ-14）
- 心不全や不整脈の理学療法に関しては他項に譲り，ペースメーカー埋め込み後の理学療法施行上の留意点や注意点を中心に述べる．
- 前述の評価ののち，実際の運動負荷・運動負荷試験を行う．
- 心拍応答機能は使用されているセンサーによっては，運動様式が変わるとまったく心拍反応をみられないこともあるので，適切な運動様式を用いる．
  - 生理的センサー（分時換気量，心内インピーダンス）：トレッドミルもしくは自転車エルゴメータ
  - 非生理的センサー（加速度）：トレッドミル
  - デュアルセンサー（生理的＋非生理的）：トレッドミル
- 設定上限心拍数は，心機能低下の有無によって異なり，
  - 心機能低下なし〔左室駆出率（left ventricular ejection fraction；LVEF）≧55％〕＝（220－年齢）×0.86
  - 心機能低下あり（LVEF＜55％）＝（220－年齢）×0.75
  など[1]を参考に設定が行われる．
- 虚血性心疾患症例では運動による心筋虚血の有無，心不全症例では心不全の悪化が認められないかをモニタリングし，それらのおこらない範囲で心拍数が設定される．
- 上限心拍数を増加した場合は，体重増加などの心不全徴候に留意する．
- 心拍応答機能が付加されているにもかかわらず運動により心拍数が増加しない場合や運動負荷中にペーシング不全などを認めた場合は，医師に報告する．
- ペースメーカー埋め込み後にも重度の運動耐容能の低下を認めた場合は，通常，心不全を長期間にわたり有していることが多く，これらの

表Ⅵ-19　NGBコード

```
            VVIR
```

1つ目の記号	2つ目の記号	3つ目の記号	4つ目の記号	5つ目の記号
ペーシングする位置	センシングする位置	作動モード	プログラミング機能	抗頻拍機能
V＝心室 A＝心房 D＝心室と心房 O＝ペーシングなし	V＝心室 A＝心房 D＝心房と心室 O＝センシングなし	T＝同期モード I＝抑制モード D＝同期および抑制モード O＝固定レート	R＝レートレスポンス機能 C＝コミュニケーション機能 M＝マルチプログラミング機能 P＝シンプルプログラミング機能 O＝プログラミング機能なし	P＝抗頻拍ペーシング機能 S＝ショック機能 D＝抗頻脈ペーシングおよびショック機能 O＝抗頻拍機能なし

* NBGコード（North American Society of Pacing and Electrophysiology and British Pacing and Electrophysiology Group Code）
* 通常，4つ目と5つ目の記号は，4つ目の記号のR（レートレスポンス：心拍応答）以外を省略することが多い．

表Ⅵ-20　主な治療/介入のプログラムの例

		正常〜軽度運動耐容能低下症例	中等度運動耐容能低下症例
有酸素運動	頻度 負荷強度 持続時間 運動様式	週3〜5日 %peak VO$_2$の40〜60%の負荷 1セット15〜30分程度 自転車エルゴメータ，トレッドミル，平地歩行など	週3〜5日 %peak VO$_2$の20〜40%の負荷 1セット5〜10分程度 自転車エルゴメータ，トレッドミル，平地歩行など
レジスタンストレーニング	頻度 負荷強度 持続時間 運動様式	週2〜3日 1RMの40〜60%の負荷 1セット8〜15回程度， スクワット・カーフレイズやフリーウエイトやマシーンを用いた下肢筋群のトレーニング	週2〜3日 1RMの20〜30%の負荷 1セット8〜15回程度 スクワット・カーフレイズやフリーウエイトやマシーンを用いた下肢筋群のトレーニング
肩関節のROM運動	術当日 術翌日〜1か月間 1か月以上経過 その他	安静 屈曲・外転90°まで，各5回ずつ 徐々に自己にてROMを拡大する．各運動方向痛みのない範囲で5回ずつ 各施設でクリニカルパスを用いている場合は，それに準じる	

症例は心不全症例と同様に取り扱う．
- 固定レートで運動時にも自己心拍を認めない場合は，運動強度をカルボーネン（Karvonen）の式の心拍数を収縮期血圧に置き換えて運動強度を決定する[2]．
  - 運動中収縮期血圧＝（最大収縮期血圧－安静時収縮期血圧）×（0.5〜0.8）＋安静時収縮期血圧
- また，ウォームアップとクールダウンの時間を通常より延長し，特に運動の開始時の負荷強度を低くして呼吸困難や早期の疲労を避ける．

❶ 正常〜軽度の運動耐容能低下症例

(1) 有酸素運動
- 頻度：1日1〜2セット程度，週3〜5日．
- 負荷強度：%peak VO$_2$の40〜60%の負荷，

VI 循環器

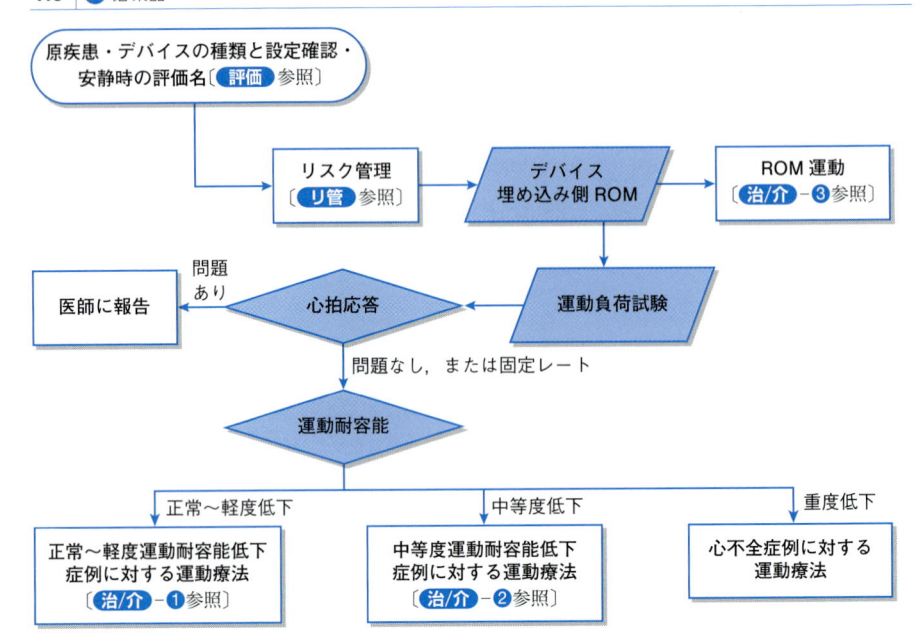

```
原疾患・デバイスの種類と設定確認・
安静時の評価名〔評価〕参照〕
            │
            ├─→ リスク管理 ─→ デバイス      ROM運動
            │    〔リ管〕参照〕  埋め込み側ROM  〔治/介〕-❸参照〕
            │                    │
            │              運動負荷試験
            │                    │
            │     問題あり       ↓
   医師に報告 ←──── 心拍応答 ←────┘
                    │
                    │ 問題なし，または固定レート
                    ↓
                運動耐容能
         ┌──────────┼──────────┐
      正常～軽度低下  中等度低下   重度低下
         ↓           ↓           ↓
  正常～軽度運動耐容能低下  中等度運動耐容能低下  心不全症例に対する
  症例に対する運動療法    症例に対する運動療法    運動療法
    〔治/介〕-❶参照〕      〔治/介〕-❷参照〕
```

図VI-14　ペースメーカーやICD挿入

ボルグ（Borg）スケール11〜13程度の負荷．
・持続時間：1回15〜30分程度．
・運動様式：自転車エルゴメータ，トレッドミル，平地歩行など．
(2) レジスタンストレーニング
・頻度：1日1〜3セット程度，週2〜3日．
・負荷強度：1RMの40〜60％の負荷，ボルグスケール11〜13程度の負荷．
・持続時間：1セット8〜15回程度．
・運動様式：自重を用いたスクワット・カーフレイズやフリーウエイトや機器を用いた主に下肢筋群のレジスタンストレーニング．
❷ 中等度の運動耐容能低下症例
(1) 有酸素運動
・頻度：1日3セット程度，週3〜5日．
・負荷強度：%peak VO_2 の20〜40％の負荷，ボルグスケール10〜11程度の負荷．
・持続時間：1セット5〜10分程度．
・運動様式：自転車エルゴメータ，トレッドミル，平地歩行など．
(2) 抵抗運動
・頻度：1日1〜3セット程度，週2〜3日．
・負荷強度：1RMの20〜30％の負荷，ボルグスケール10〜11程度の負荷．
・持続時間：1セット8〜15回程度．
・運動様式：自重を用いたスクワット・カーフレイズやフリーウエイトや機器を用いた主に下肢筋群のレジスタンストレーニング．

❸ デバイス植え込み側肩関節のROM運動
・術当日：安静．
・術翌日〜1か月間：屈曲・外転90°まで各5回ずつ．
・1か月以上経過：徐々に自己にてROMを拡大する．各運動方向痛みのない範囲で5回ずつ．
・各施設でクリニカルパスを用いている場合は，それに準じる．

リスク管理
・ペーシング不全やセンシング不全，リードの脱落に注意する．
・上限心拍数を超過すると，ウェンケバッハ（Wenckebach）型 AVB（atrioventricular block）や2:1 AVB様のペーシングとなり心拍数が減少，もしくは心拍数がそれ以上増加しないので，息切れやめまいを訴えることがある．
・ICD埋め込み症例では，心拍数がVTゾー

ンや VF ゾーンに達すると抗頻拍ペーシングや除細動が開始されるので，それらに達しないようにする．
- デバイス埋め込み直後では，埋め込み部位の血腫や創部嘴間などに注意する．

経過・予後
- 予後はデバイス植え込みに至った原疾患によって予後は異なる．
- ICD 植え込み後に運動療法を行っていない症例では ICD の作動症例が 50％であったのに対し，運動療法を継続している症例は 25％であった[3]との報告がある．
- CRT 植え込み後に運動療法を行っている症例では植え込み 3 か月後から 6 か月後の 3 か月間で NYHA 心機能分類が 1 クラス，Peak VO₂ が 1.38 mL/kg/分，LVEF が 4.5％改善した[4]と報告されている．

● 引用文献
1) 日本循環器学会，他：心血管疾患におけるリハビリテーションに関するガイドライン（2012 年改訂版）．http://www.j-circ.or.jp/guideline/pdf/JCS2012_nohara_h.pdf（2015 年 4 月閲覧）
2) 大西祥平：第 8 章　心疾患患者の運動処方．日本体力医学会体力科学編集委員会　監訳：運動処方の指針　運動負荷試験と運動プログラム　原著第 7 版．pp179–211，南江堂，2006
3) Davids JS, et al: Benefits of cardiac rehabilitation in patients with implantable cardioverter-defibrillators: a patient survey. Arch Phys Med Rehabil 86: 1924–1928, 2005
4) Patwala AY, et al: Maximizing patient benefit from cardiac resynchronization therapy with the addition of structured exercise training: a randomized controlled study. J Am Coll Cardiol 53: 2332–2339, 2009

（西村　真人）

不整脈

1 不整脈

評価
- 不整脈は，正常の洞調律以外の調律と定義され，刺激伝導系に異常が生じた病態であり，心拍数によって徐脈性と頻脈性に大別され，頻脈性は上室性と心室性に分類される．

- 症状や身体所見から不整脈が疑われた場合，12 誘導心電図やホルター心電図で評価することが重要である．基礎疾患によって出現する不整脈に特徴があり，また，心機能の低下は不整脈の誘発に関連するため，基礎疾患と心機能の把握は必須である．不整脈に対する治療（薬物治療，心筋焼灼術，デバイス治療）がされている場合は，内容だけでなく治療時期も把握する．
- 運動療法中の不整脈の評価は，不整脈が血行動態に影響するか否かが重要である．血行動態に影響がなく運動療法を継続してよいもの，あるいは血行動態に影響するため運動を中止し，なんらかの処置を要するものを判断することが重要である．また，不整脈が運動誘発性か否か，あるいは再現性の有無も評価のポイントとなる．

治療／介入（表Ⅵ-21，図Ⅵ-15）
❶ 心房細動（atrial fibrillation；AF）の場合
（1）ウォームアップ
- ストレッチング体操などで骨格筋を伸張させ，血液循環を促進し代謝を高める．

（2）有酸素運動
- 運動強度は，心肺運動負荷試験（cardiopulmonary exercise testing；CPX）の実施により決定し，無酸素性閾値（anaerobic threshold；AT）あるいは最高酸素摂取量（Peak VO₂）の 40～60％とする．
- 運動負荷に対する心拍数の反応が，その日の体調により異なる場合があるため，AT 時の心拍数よりも AT 時の負荷量や METs（metabolic equivalents）数から歩行速度を算出した処方を行う．
- 至適心拍数は，90～115 拍/分が目安である．
- 時間は 30～60 分，頻度は週 3 回以上行う．

（3）レジスタンストレーニング
- 機器やフリーウエイトを用いて実施する．
- 上肢運動は 1 RM の 30～40％，下肢運動では 50～60％の負荷から開始する．
- 反復回数は 10～15 回として 2～3 セット，週に 2～3 回実施する．

❷ 心不全を合併している心房細動の場合
（1）ウォームアップ
- 大筋群を中心としたストレッチング体操を，10 分以上の時間をかけて実施する．
- 軽微な運動負荷でも心拍数が過剰に上昇することがあり，モニタリングに注意する．

表Ⅵ-21 主な治療/介入のプログラム例

AF	心不全を合併しているAF	VPC	VT や VF の既往
ウォームアップ 有酸素運動 レジスタンストレーニング	ウォームアップ 骨格筋レジスタンストレーニング 歩行運動	ウォームアップ 有酸素運動 レジスタンストレーニング	ウォームアップ 有酸素運動 レジスタンストレーニング

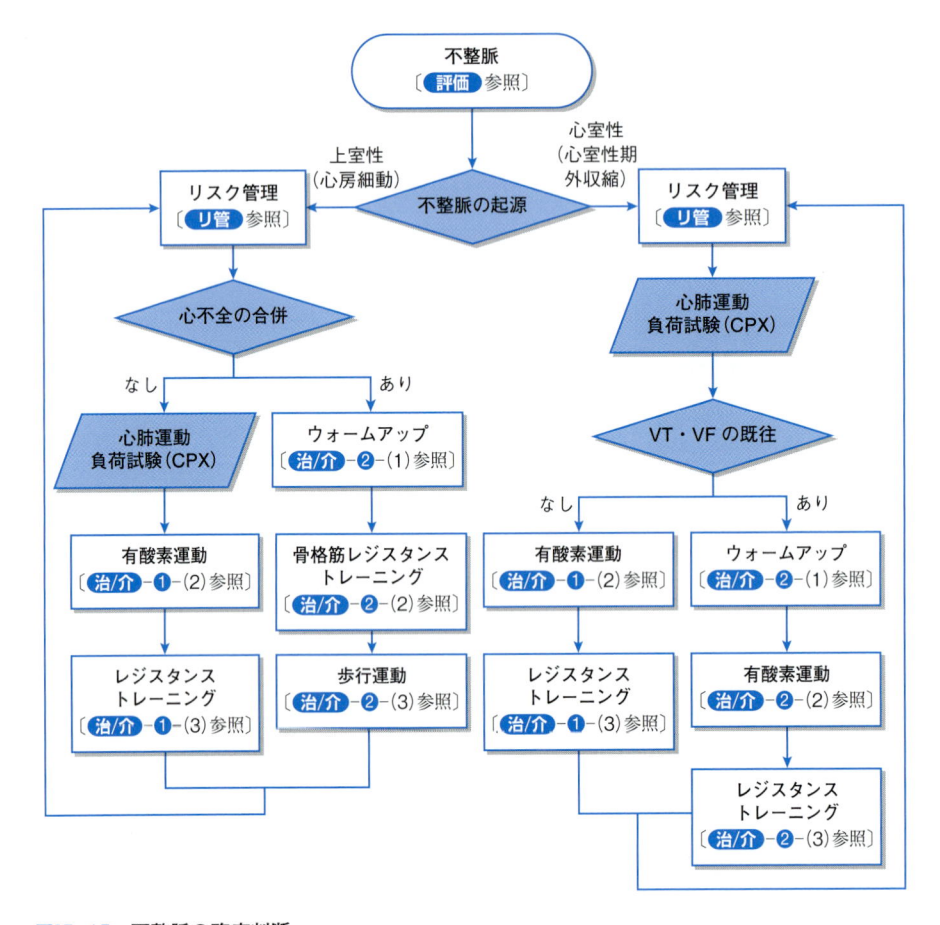

図Ⅵ-15 不整脈の臨床判断

(2) 骨格筋レジスタンストレーニング
・心不全が重度の場合や心拍数のコントロールが得られていない場合でも，局所的な骨格筋レジスタンストレーニングは可能である．
・個別の四肢筋に対して，軽いダンベルを使用して行う．
・運動強度はボルグ(Borg)スケール 11〜13 で実施する．

(3) 歩行運動
・屋内での歩行あるいは自転車エルゴメータを

使用し，監視のもとで実施する．
・強度については，歩行は50〜80 m/分，自転車エルゴメータは10〜20 W 程度から開始し，ボルグスケール11〜13を目安とする．
・時間は1回5〜10分とし，1日2回程度から開始する．
・頻度は週3〜5回とする．

❸ 心室性期外収縮(ventricular premature contraction；VPC)の場合
(1) ウォームアップ
・ストレッチングなどで骨格筋を伸張させ，血液循環を促進し代謝を高める．
(2) 有酸素運動
・自転車エルゴメータ，トレッドミルなどを使用する．
・強度は，CPXから得られた，ATあるいはPeak VO_2 の40〜60%とする．
・時間は30〜60分，運動頻度は週3回以上の実施を基本とする．
(3) レジスタンストレーニング
・機器やフリーウエイトを用いて実施する．
・上肢運動は1 RMの30〜40%，下肢運動では50〜60%の負荷と上肢で軽度の負荷を処方する．
・反復回数は10〜15回として2〜3セット，週に2〜3回実施する．

❹ 心室頻拍(ventricular tachycardia；VT)や心室細動(ventricular fibrillation；VF)の既往がある場合
(1) ウォームアップ
・ウォームアップは，時間をかけて実施する．10分以上が望ましい．
・静的なストレッチングと動的なストレッチングを組み合わせ，静的ストレッチングは1つの動作を30〜60秒行い，それを2〜3セット行う．
・伸張する強度は「気持ちよい」と感じる程度とする．
・ウォームアップでもVPCが増加することがあり，注意してモニタリングする．
(2) 有酸素運動
・CPXで得られたAT強度で実施する．
・CPXにおいて，AT到達までにVPCの連発やVTが認められるようであれば，その負荷よりも低い運動強度で実施する．
・運動時間は1セッション20〜30分，運動頻度は週3〜5回実施する．

・運動を中断する基準は，ラウン(Lown)の分類が利用されており，3連発以上のVPC(grade IVb)で運動を中止する．
(3) レジスタンストレーニング
・上肢運動は1 RMの30〜40%，下肢運動では50〜60%の負荷とする．
・VPCが増加するようであれば負荷を軽減する．
・反復回数は10〜15回として2〜3セット，週に2〜3回実施する．
・血圧上昇を避けるために，呼吸を止めないことが重要であり，重りを挙上するときに，意識的に息を吐くよう指導する．

リスク管理
❶ AF
・運動開始時の安静時心拍数は60〜80拍/分が望ましいが，110拍/分未満であれば，運動療法の開始は可能とする．
・安静時心拍数が110拍/分以上の場合は，その日の運動療法は中止するか，運動強度や運動時間を軽くしたプログラムを考慮する．
・運動療法中に頻脈が生じた場合，心拍出量が低下することがあるため，一時中断して自覚症状と血行動態の評価が必要である．
・高強度の運動は，交感神経活性が亢進し房室結節の伝導性が亢進するため，心拍数の異常な増加を生じることがあり，さらに凝固系の亢進をきたし，血栓症の危険性も懸念されるため推奨されない．
・運動療法導入後に心不全の増悪があれば，運動強度や頻度の軽減を考慮する．

❷ VPC・VT・VF
・運動療法開始前にはVPC，VTおよびVFの原因を把握し，原因の是正や治療(薬物療法や心筋焼灼術)がされているかの情報を収集する．
・心筋虚血が原因である場合，再灌流療法がされているかなどを把握する．
・R on T型VPC，VTおよびVFが運動療法中に出現した場合は，ただちに運動を中止して，自覚症状および血行動態を評価するとともに，医師へ報告する．

経過・予後
・AF患者に対する運動療法は，運動耐容能の改善，安静時心拍数の低下，QOLの改善が報告されている[1]．
・運動療法は心筋虚血の改善による不整脈出現閾値の上昇，血中カテコールアミンの減少，精

神的ストレスの改善作用を有することから，VPCの減少に寄与するとされている[2]．
- 運動療法は迷走神経の賦活により圧反射感受性を改善し，突然死を減少させることが報告されている[3]．
- 不整脈を有する患者において，運動療法が長期予後に与える影響に関する報告は少ないのが現状である．

● 引用文献

1) Osbak PS, et al: Effect of physical exercise training on muscle strength and body composition, and their association with functional capacity and quality of life in patients with atrial fibrillation. J Rehabil Med 44: 975-979, 2012
2) 日本循環器学会，他：心血管疾患におけるリハビリテーションに関するガイドライン（2012年改訂版）．http://www.j-circ.or.jp/guideline/pdf/JCS2012_nohara_h.pdf（2015年4月閲覧）
3) Iellamo F, et al: Effects of a residential exercise training on baroreflex sensitivity and heart rate variability in patients with coronary artery disease. Circulation 102: 2588-2592, 2000

（加藤　倫卓）

在宅理学療法

1 心疾患患者の在宅理学療法

評価

- 在宅理学療法開始前の情報収集は重要である．ケアマネジャーからのケアプラン，サービス担当者会議，居宅訪問による本人・家族の希望の聴取など必要となる．
- 主治医（前病院）から，診療情報提供書から原疾患の重症度や治療状況，投薬の状況，前病院退院時の運動強度と量，その他の注意点などを確認しておく．
- 準備物としては聴診器・血圧計・酸素飽和度計・浮腫など測るためのメジャーが必須であり，携帯型モニター心電図やポケットエコーなどがあるとさらに心強い．
- 体力の評価としては，握力，開眼片脚立ち，5m歩行やTimed Up & Go Test，30秒間起立テスト，Functional Reach Testなど在宅で可能な評価を施行し経時的変化を確認する．

- ADL・IADLの生活行為のなかで課題となる動作について実際に行い，心拍数の上昇や息切れの程度などを把握し，安全・安楽に行える活動範囲の評価を行う．
- 在宅では，訪問時のみの状態把握になりがちである．疾病管理には，なんらかの情報共有ツールの活用で全身状態の推移（体重，心拍数，血圧，活動量など）を把握できるとよい．
- たとえば，「生活手帳」などを利用することで，必要があれば食事量やトイレの回数など症例に応じて必要なモニタリングも可能となる．

治療/介入（表Ⅵ-22，図Ⅵ-16）

- ケアプランとの連動を意識する．在宅理学療法を導入した理由となる生活課題を改善すべくプログラムを立案する．
- 身体機能向上練習だけでなく，積極的に活動と参加を意識した生活指導を行う．
- 生活指導では，活動量の具体的なアドバイスが重要である．
- 心疾患患者の疾病管理には服薬アドヒアランス，塩分・飲水制限，感染予防，過労の注意，低栄養などがあげられ，これらについて十分な指導が必要である．

❶ ADLのトイレ動作に制限がある場合

(1) バイタルチェック
- 介入頻度が少ないほど，「生活手帳」など利用して，普段のバイタルとの差異について注意をはらう．
- 心不全増悪（心拍数増加，浮腫の出現・体重増加）の徴候などを見過ごさないように注意する．

(2) 準備体操
- ゆっくりと全身を動かしながら，準備体操を10分程度行う．
- 心拍数の上昇の程度がいつもと同じか，息切れが出現しないか観察する．
- この時点でいつもと違えば，運動量・負荷量を減らすか，運動を中止する．

(3) 利尿薬などで頻回となりやすいトイレ動作指導
- 起居動作→トイレまでの移動→ズボンの上げ下げ→後始末→清潔動作→トイレからの移動について，酸素飽和度計などを利用して息切れおよび心拍数などを確認しながら，安全・安楽にできるかどうかの視点で評価し動作指導を行う．

表Ⅵ-22 主な治療/介入のプログラム例

ADL に制限がある場合	IADL を支援する場合	活動・参加を支援する場合
バイタルチェック	バイタルチェック	バイタルチェック ・自己管理できるように
準備体操	準備体操	準備体操 ・スポーツに活動に合わせて
ADL 評価とトレーニング ・環境調整 ・補装具の使用	IADL 評価とトレーニング ・環境調整 ・実際の活動を評価 ・在宅スタッフとの協働	移動 ・安全に配慮 ・休憩場所の指導
レジスタンストレーニング ・低負荷より抗重力筋を意識して		参加 ・心拍数計の利用 ・整理体操の指導
持久力向上運動 ・低負荷より息切れなど目安に		

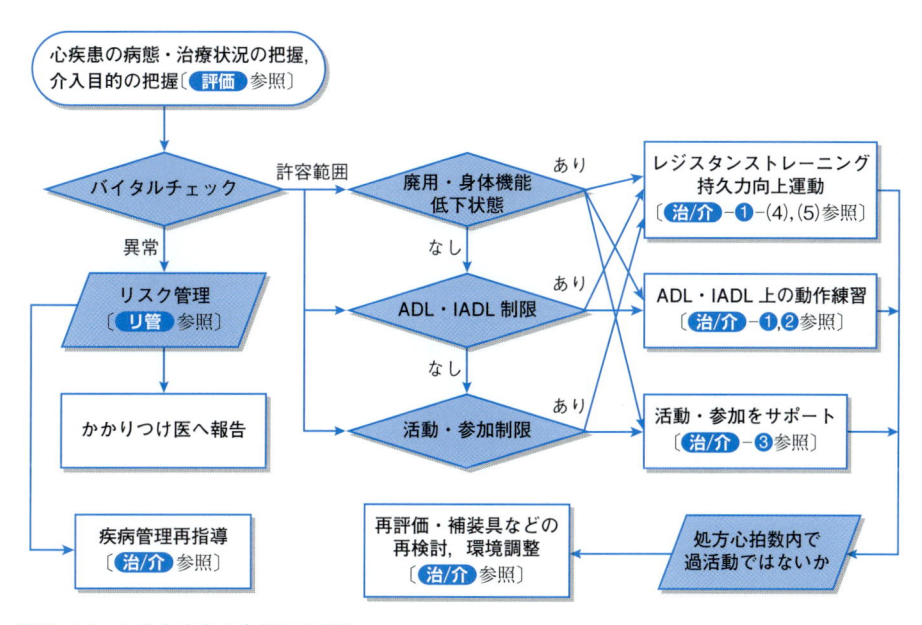

図Ⅵ-16 心疾患患者の在宅理学療法

- トイレまでの移動で息切れが出現する場合は，手すりの設置や歩行器の検討など環境調整を行う．
- トイレでの手すりに頼った立ち座りは，息こらえや上肢での引っ張る動作によって呼吸困難感や疲労感の出現を助長しやすい．適切な手すりの位置はもとより，便座の高さを補高する．

(4) レジスタンストレーニング
- 下肢の筋力増強は抗重力筋を意識して，心拍数の上昇を20～30程度までとし（運動処方があればそれに準じる），また，ボルグ (Borg) スケールを目安に"ややきつい"と感じる程度の負荷量で起立・着席運動，カーフレイズを10回1セットとして3セット程度行う．
- 大血管術後患者など特に息こらえからの血圧上昇を防ぐため，一緒に数を数えながら運動する．
- 上肢の場合は開胸術やペースメーカー植え込

み術などで特に制限がないかぎり，ROMを大きく使うような挙上運動を"楽に行える"程度で10回を1セットとして数セット行う．

(5) 持久力向上運動
- トイレまでの移動に課題がある場合など，実際の移動する場面で何度も歩行練習をしたり，屋外などで息切れなどを目安に持久歩行運動を実施する．

❷ IADLの調理動作の自立を支援する場合

(1) バイタルチェック
- 普段のバイタルとの差異について注意をはらう．
- 心不全増悪（心拍数増加，浮腫の出現・体重増加）の徴候などを見過ごさないように注意する．

(2) 準備体操
- ゆっくりと全身を動かしながら，準備体操を10分程度行う．
- 心拍数の上昇の程度がいつもと同じか，息切れが出現しないか観察する．
- この時点でいつもと違えば，運動量・負荷量を減らすか，運動を中止する．

(3) 調理動作の工夫
- 調理動作で処方心拍を超えるような場合は，座って行えるように配慮したり，半分調理したものを利用したりし，作業負荷を調整する．
- 在宅ケアスタッフや家族には手伝う範囲と見守る範囲について説明し，標準化した協働を目指す．
- 塩分制限やカリウム制限があれば，その調理の方法について指導する．必要があれば栄養士の介入を検討する．

❸ グラウンドゴルフなどスポーツ活動への参加を支援する場合

(1) バイタルチェック
- 自己管理を促すため，自分で計測するようにすすめる．

(2) 準備体操
- 活動に合わせた（たとえばクラブを利用した体幹のねじりなど）準備体操を10分程度実施する．

(3) 移動
- 実際のグラウンドゴルフ場までの移動を行い，駅構内ではエレベーターを利用したり休憩場所の設定など，心拍数の変化などから環境に合わせた指導を行う．

(4) グラウンドゴルフ（スポーツ活動への参加）
- 息切れをしない程度より開始する．
- 心拍数計機能付き腕時計などを利用して処方心拍数内での運動を心がけるよう指導するとともに，競技内では適宜休憩をいれるように指導する．
- 競技終了時に整理体操を10分程度行うように指導する．

リスク管理
- 運動の中止基準など個別の設定を確認しておく．
- 運動中に胸痛，息切れ，めまいなどの自覚症状を訴えたらただちに運動を中止して全身状態を確認する．
- 高齢心疾患患者では，認知症や聴覚・視覚障害の存在により，症状・徴候がはっきりしない場合がある．そのため，「いつもと違う」という訴え，普段と違う自覚症状（動悸・息切れ・めまい）には注意する．
- 訪問中の急変時に対応すべく，緊急連絡先および消防署への連絡の仕方などの明記が必要である．
- 救急車到着までの間，一次救命処置（Basic Life Support；BLS）が迅速に正確に実践できることは必須であると考える．

経過・予後
- 疾病管理を行いながら，身体機能の向上・環境調整により生活課題を克服していくことで利用者の自立を支援し，QOLの向上を目指す．
- 心血管イベントの再発や再入院の減少がアウトカム指標となるが，より重症者ほど，適切なタイミングでの受診をすすめることも重要となる．
- 重症心疾患患者では緩和的な介入が必要となる場合がある．ADLが低下していくなかで，家族を含めたQOLの向上をはかっていく必要がある．

（竹村　仁）

末梢動脈疾患（PAD）

1 末梢動脈疾患（PAD）

病態・障害
- 末梢動脈疾患（peripheral arterial disease；

表VI-23 Fontaine 分類

病期		症状	治療指針
I度		無症状 冷感，痺れ感	危険因子の除去 進展の予防
II度	a b	間欠性跛行 軽度 中等度～重症	危険因子の除去 進展の予防 運動療法・薬物療法 侵襲的治療（血管内治療・外科的血行再建術）
CLI	III度	安静時疼痛	侵襲的治療（血管内治療・外科的血行再建術） 薬物療法
	IV度	壊死・潰瘍	救肢的処置（外科的血行再建術・血管内治療・切断術） 薬物療法・血管新生療法・マゴット治療

PAD）は喫煙，高血圧症，糖尿病，脂質異常症などのさまざまなリスクファクターにより，全身血管に発症するアテローム性動脈硬化症を原因として，頭部，臓器，四肢に血流を送る動脈のプラーク形成により生じる疾患と定義されている．

- 末梢動脈とは腹部大動脈，腹部内臓，四肢および末梢の動脈が含まれるが，近年では閉塞性動脈硬化症（arteriosclerosis obliterans；ASO）とほぼ同義語として用いられることが多い．
- 全身の動脈硬化症の一部分症といわれており，高率に心血管疾患や脳血管疾患を合併する．
- 下肢の痺れや冷感，間欠性跛行（intermittent claudication；IC）から足趾潰瘍・壊死に至る重症虚血肢（critical limb ischemia；CLI →428頁）まで多彩な臨床像を呈し，移動動作能力を主体としたADLやQOLが低下しやすい．
- 臨床症状は下肢動脈の虚血程度によって異なり，閉塞，狭窄などの血管病変と側副血行路の発達の程度のバランスによって，無症候性から症候性の相違が生じる．

評価
- PAD の重症度〔フォンテイン（Fontaine）分類，表VI-23〕や罹患期間の把握，足関節上腕血圧比（ankle brachial index；ABI）やトレッドミル運動負荷後 ABI 回復時間などの下肢血流評価の検査値，投薬されている薬剤の種類や量，基礎疾患や併存疾患を把握する．
- バイタルサインの確認をし，下肢の色調や冷感の有無，動脈拍動の触知により下肢の血行動態を確認する．
- ROMや筋力の低下は，患肢だけでなく健肢にも認めることが多く，両側の評価が必要である．
- 歩行能力の評価としては，IC出現距離や最大歩行距離，6分間歩行距離，10m歩行スピード，歩行障害質問表（walking impairment questionnaire；WIQ）などを用いる．

治療/介入（表VI-24，図VI-17）
- プログラムの中心は歩行練習を中心とした運動療法，患者教育である．
- おおむね優先度順・実施順にプログラム例を記すが，疲労などを考慮し，実施順序の変更を検討する．

❶ IC 肢
(1) 歩行練習
- トレッドミルを用い，速度と勾配を変化させながら，連続3～5分間歩行できる強度で行い，歩行による疼痛が中等度になった時点で中断する．跛行出現時に中断すると，最適なトレーニング効果は現れない．トレッドミル中断後，疼痛が治まるまで安静にし，その後再度中等度の疼痛が生じるまで歩行する．この繰り返しを30分から1時間行う[1]．
- トレッドミルが困難な場合は，フィールド歩行を同様に行う．

(2) レジスタンストレーニング
- 10～15RMで行い，息をこらえて力むことを避け，自覚症状をモニタリングしながら行う．

(3) 自転車エルゴメータ
- 歩行困難例では自転車エルゴメータを用いる．

表Ⅵ-24 主な治療/介入のプログラム例

IC肢	IC肢（血行再建後）	CLI	CLI（血行再建または切断術後）	心血管疾患合併例
歩行練習 ・トレッドミル歩行 ・フィールド歩行 レジスタンストレーニング ・足関節底屈 ・膝関節伸展 自転車エルゴメータ ROM運動 ・足関節底背屈 患者教育 ・生活習慣の改善	ROM運動 ・足関節底背屈 ・膝関節伸展・屈曲 ADL練習 ・立位→歩行 歩行練習 ・トレッドミル歩行 ・フィールド歩行 自転車エルゴメータ 患者教育 ・生活習慣の改善	ROM運動 ・足関節底背屈 ・膝関節伸展・屈曲 レジスタンストレーニング ・下肢筋の抵抗運動 ADL練習 ・立位→歩行 （平行棒や歩行補助具を使用）	ROM運動 ・足関節底背屈 ・膝関節伸展・屈曲 レジスタンストレーニング ・下肢筋の抵抗運動 装具療法 ・除圧靴 ・インソール ・義肢 ADL練習 ・立位→歩行 （平行棒や歩行補助具を使用） 歩行練習 ・トレッドミル歩行 ・フィールド歩行 自転車エルゴメータ 患者教育 ・生活習慣の改善 ・創部・潰瘍の管理	有酸素運動 ・トレッドミル歩行 ・フィールド歩行 ・自転車エルゴメータ レジスタンストレーニング ・足関節底屈 ・膝関節伸展 患者教育 ・生活習慣予防 ・体重・水分管理

・カルボーネン（Karvonen）法またはボルグ（Borg）スケールを用い，無酸素性閾値（anaerobic threshold；AT）レベルを推定して行う．

(4) ROM運動
・下肢筋を中心に，持続的に伸張させる．

(5) 患者教育
・下肢色調の変化や冷感などの発生や増悪がないかなど，自己管理を指導する．
・二次予防としても運動を習慣づけ，多職種でかかわり，服薬の徹底や禁煙指導，生活習慣の改善をはかる．

❷ IC肢（血行再建後）
・歩行自立後，手術による合併症がなければ❶に準じる．

(1) ROM運動
・術式によっては肢位による移植血管閉塞の危険性があるため，医師に禁忌肢位やROM制限の確認を行う．

・移植血管が皮下に近い場合，圧迫しないように注意する．

(2) ADL練習
・術後の創部感染やリンパ漏などの合併症に注意を払い，立位，歩行と離床を進める．

(3) 歩行練習
・術後早期では，創部痛により跛行が出現することが多く，歩行補助具を使用しなるべく疼痛を抑える．
・歩行自立後，❶-(1)と同様の歩行練習を行う．

(4) 自転車エルゴメータ
・創部やバイパス部位によっては，自転車エルゴメータが可能かどうかを医師に確認する．

(5) 患者教育
・創部の管理や，術式によっては禁忌肢位などを指導する．

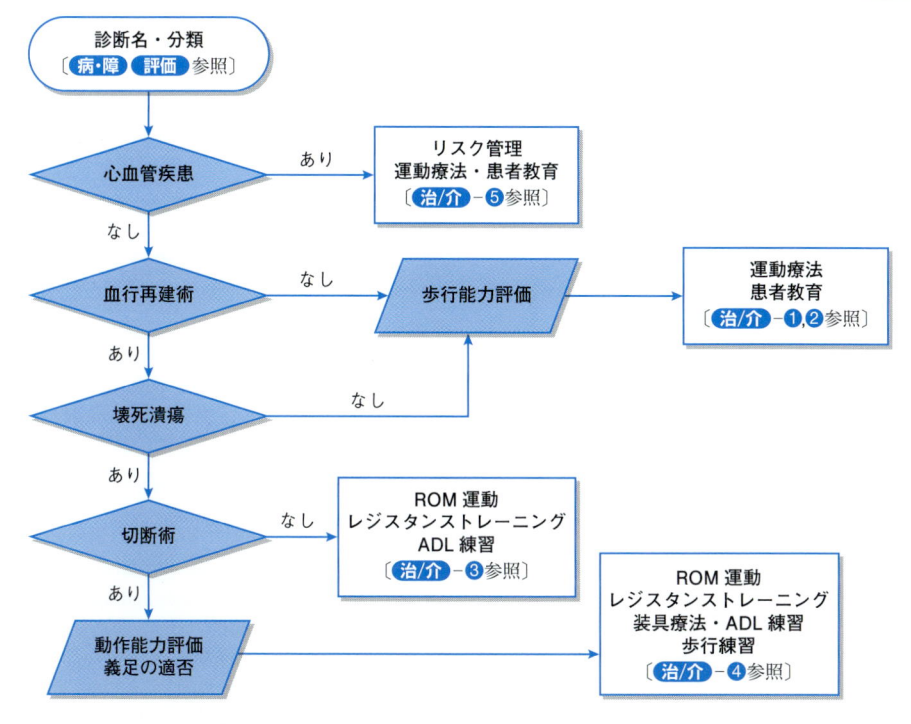

図Ⅵ-17　PADの臨床判断

```
診断名・分類
〔病・障〕〔評価〕参照
      ↓
   心血管疾患 ──あり──→ リスク管理
      │                  運動療法・患者教育
      なし                〔治/介〕-❺参照
      ↓
   血行再建術 ──なし──→ 歩行能力評価 ──→ 運動療法
      │                        ↑           患者教育
      あり                      │           〔治/介〕-❶❷参照
      ↓                        │
   壊死潰瘍 ──なし───────────┘
      │
      あり
      ↓
   切断術 ──なし──→ ROM運動
      │              レジスタンストレーニング
      あり            ADL練習
      ↓              〔治/介〕-❸参照
   動作能力評価 ──────────→ ROM運動
   義足の適否                  レジスタンストレーニング
                               装具療法・ADL練習
                               歩行練習
                               〔治/介〕-❹参照
```

❸ CLI
・血行再建術または切断術などの治療が行われるまでADL低下や廃用を予防する.
(1) ROM運動
・下肢筋を中心に,持続的に伸張させる.
・切断術前では術後の拘縮好発部位を予測し,拘縮予防に努める.
(2) レジスタンストレーニング
・患肢の虚血部位より近位や健肢に対し,重錘や徒手抵抗,自重を用いたレジスタンストレーニングを行う.
(3) ADL練習
・潰瘍部やその周辺部位への除圧を意識し,立位練習や歩行練習を下肢疼痛に合わせて行う.歩行補助具を用いるなるべく疼痛を抑える.

❹ CLI(血行再建または切断術後)(→161頁)
・潰瘍がない場合は❷にじる.
(1) ROM運動
・拘縮好発肢位に注意し,下肢筋を中心に,持続的に伸張させる.

(2) レジスタンストレーニング
・健肢や切断肢に対し,重錘や徒手抵抗,自重を用いたレジスタンストレーニングを行う.
(3) 装具療法
・潰瘍の除圧や再発予防を目的とした除圧靴,インソールの作製や,切断部位に応じた義肢の作製を行う.
(4) ADL練習
・潰瘍への除圧や,術後合併症に注意しながら離床を進める.
(5) 歩行練習
・歩行自立後,装具療法にて除圧が可能であれば,❶-(1)に準じて行う.
(6) 自転車エルゴメータ
・足尖部の潰瘍や切断であれば,除圧しながら運動療法が可能である.
(7) 患者教育
・❷-(5)に加え,潰瘍の管理を指導する.

❺ 心血管疾患合併例[2]
・基本的に心電図をモニタリングしながら行う.

- 運動療法前後にストレッチングを中心にウォーミングアップ，クールダウンを行う．

(1) 有酸素運動
- ATレベルでトレッドミル歩行またはフィールド歩行，または自転車エルゴメータを行う．
- 心肺運動負荷試験が困難な場合は，カルボーネン法またはボルグスケールを用い，ATレベルを推定して行う．

(2) レジスタンストレーニング
- 10〜15 RMで行い，Valsalva手技を避け，自覚症状をモニタリングしながら行う．

(3) 患者教育
- ❶-(5)に加え，体重管理など心不全予防の指導も行う．

リスク管理
❶ 心・脳血管疾患
- 負荷強度の増強に伴い，胸部の虚血症状に注意が必要である．心筋梗塞後などで低心機能の症例や，心房細動などの不整脈を患っている症例も多く，必要に応じ心電図をモニタリングする．脳血管疾患合併例では，転倒や装具による潰瘍形成，移植血管の圧迫に注意する．

❷ 下肢虚血の増悪，新たな潰瘍の発生・増悪
- 足部の色調不良や冷感の増強，動脈触知不可など虚血が進行していないか，潰瘍の発生や悪化の確認をする．靴ずれなどによる潰瘍を生じることもあり，靴の評価も重要である．
- 糖尿病による末梢神経障害合併例では，潰瘍の発生に気づかないことも多く，足部を注意深く観察し，必要に応じ除圧靴やインソールの作製も考慮する．

経過・予後
- 本邦のPAD患者の約44％が冠動脈疾患あるいは脳血管疾患を合併しており，冠動脈疾患，脳血管疾患，PADのなかで複数を合併した場合，予後が相乗的に悪化するとされている．
- IC症例では，5年間でCLIへ移行するのは2〜5％と少ないが，5年間の死亡率は15〜30％と高い．その原因の75％は心血管死が占めている．また，CLI症例では1年後の切断率が30％，さらに1年以内の死亡率が20％ときわめて高い[1]．PADは下肢の疾患ではなく全身の動脈硬化症として考える必要がある．

● 引用文献
1) TASC II Working Group/日本脈管学会(訳)：下肢閉塞性動脈硬化症の診断・治療指針II．pp13-49，メディカルトリビューン，2007
2) 日本循環器学会，他：心血管疾患におけるリハビリテーションに関するガイドライン(2012年度改訂版)．pp95-103，2013．http://www.j-circ.or.jp/guideline/pdf/JCS2012_nohara_h.pdf(2015年4月閲覧)

(松尾 知洋)

1 末梢動脈疾患(PAD)
2 重症虚血肢(虚血性潰瘍)

評価
- 足関節上腕血圧(ankle brachial index；ABI)が0.4未満，足関節血圧(ankle pressure；AP)が50 mmHg未満，足趾血圧が30 mmHg未満，経皮的酸素分圧が20 mmHg未満であれば，下肢動脈の血行再建術または下肢切断術が行われる．
- 下肢切断の有無によって理学療法(治療・介入)の方針が異なるため，society for vascular surgery lower extremity threatened limb (SVS WIfI) classification system[1] (表Ⅵ-25)を用いて「潰瘍(wound；W)」「虚血(ischemia；I)」「感染(foot Infection；fI)」の重症度をそれぞれGrade0〜3の4段階で評価し，下肢切断リスクの層別化(stage1〜4)を行う．
- 下肢機能や活動レベルは予後予測に役立つため，血行再建術および大切断(下腿部または大腿部の切断)術前後に評価を行う．大切断術後は対側下肢への負荷が大きくなるため，対側下肢の虚血・機能評価も重要である．

治療/介入(表Ⅵ-26，図Ⅵ-18)
❶ 大切断の予定なし・血行再建術予定なし
- 日常生活に必要な下肢機能維持に向け，ROM運動および徒手抵抗下での運動を行う．
- 運動に伴う血液分布の変化(皮膚血流の低下)を考慮し，抵抗運動は必要最小限にとどめ，潰瘍増悪予防を目的とした物理療法を優先する．
- 下腿領域の動脈血流改善を目的とした間欠的空気圧迫療法や浸漬領域の皮膚血流改善を目的とした人工炭酸泉浴が補助療法として行われるが，SVS WIfI classification system[1] のfI Grade2・3であれば，血流改善を促すことにより感染領域が急速に拡大する可能性があるため，患部の血流改善を促す上記の物理療法は適応とならない．

表Ⅵ-25 SVS WIfI classification system

	潰瘍（W：wound）	虚血（I：ischemia）	感染（fI：foot infection）
Grade 1	潰瘍なし 壊疽なし	ABI　　　　　≧ 0.80 AP　　　　　＞ 100 mmHg TP，tcPO$_2$　≧ 60 mmHg	感染徴候なし
Grade 2	下肢末端に限局した浅く・小さい潰瘍 壊疽なし	ABI　　　　　0.6〜0.79 AP　　　　　70〜100 mmHg TP，tcPO$_2$　40〜59 mmHg	上皮および皮下組織の局所感染
Grade 3	腱・骨・関節に達する深い潰瘍 足趾に限局した壊疽	ABI　　　　　0.4〜0.59 AP　　　　　50〜70 mmHg TP，tcPO$_2$　30〜39 mmHg	皮下組織の深層に及ぶ局所感染
Grade 4	広範囲に及ぶ深い潰瘍 広範囲に及ぶ壊疽	ABI　　　　　≦ 0.39 AP　　　　　＜ 50 mmHg TP，tcPO$_2$　＜ 30 mmHg	局所感染に全身性炎症反応症候を伴う

TP：toe pressure，足趾血圧
TcPO$_2$：transcutaneous oximetry，経皮的酸素分圧

表Ⅵ-26 主な治療/介入のプログラム例

大切断予定なし・ 血行再建術予定なし	大切断の予定なし・ 血行再建術予定あり	大切断の予定あり
リラクセーション ストレッチング 物理療法 ・間欠的空気圧迫 ・人工炭酸泉 動作練習 ・歩行補助具の使用 ・活動制限 ROM 運動 ・伸展・屈曲可動域運動 レジスタンストレーニング ・徒手抵抗運動 立位・歩行練習 ・フットウエア着用下	リラクセーション ストレッチング 物理療法 ・人工炭酸泉 動作練習 ・歩行補助具の使用 ・活動制限（術前） ・バイパスグラフトを圧迫を避ける生活動作指導（術後） ROM 運動 ・伸展・屈曲可動域運動 レジスタンストレーニング ・徒手抵抗運動 立位・歩行練習 ・フットウエア着用下	リラクセーション ストレッチング 断端のポジショニング（術後） 物理療法 ・断端の持続的圧迫療法 動作練習 ・歩行補助具の使用 ・活動制限（術前） ROM 運動 ・伸展・屈曲可動域運動 レジスタンストレーニング ・徒手抵抗運動 立位・歩行練習（術後） ・義足［切断側］ ・フットウエア着用下［対側］

リラクセーションは全身を対象にしたものではなく，虚血痛に伴う下肢筋の緊張を緩和し，2次的は問題（局所血流低下，可動域制限の出現）を予防する目的で行う．

❷ 大切断の予定なし・血行再建術予定あり

- 術前は ROM 運動および徒手抵抗下での筋力増強，術後は下肢機能改善を目的に歩行練習を中心とした運動療法を行う．
- 歩行が制限される症例については再狭窄・閉塞予防にむけた物理療法を併用する．
- 術後も歩行が制限される症例については，血行再建を行った血管の再狭窄・閉塞予防を目的とした間欠的空気圧迫療法や潰瘍増悪予防を目的とした人工炭酸泉浴など，物理療法を併用する．

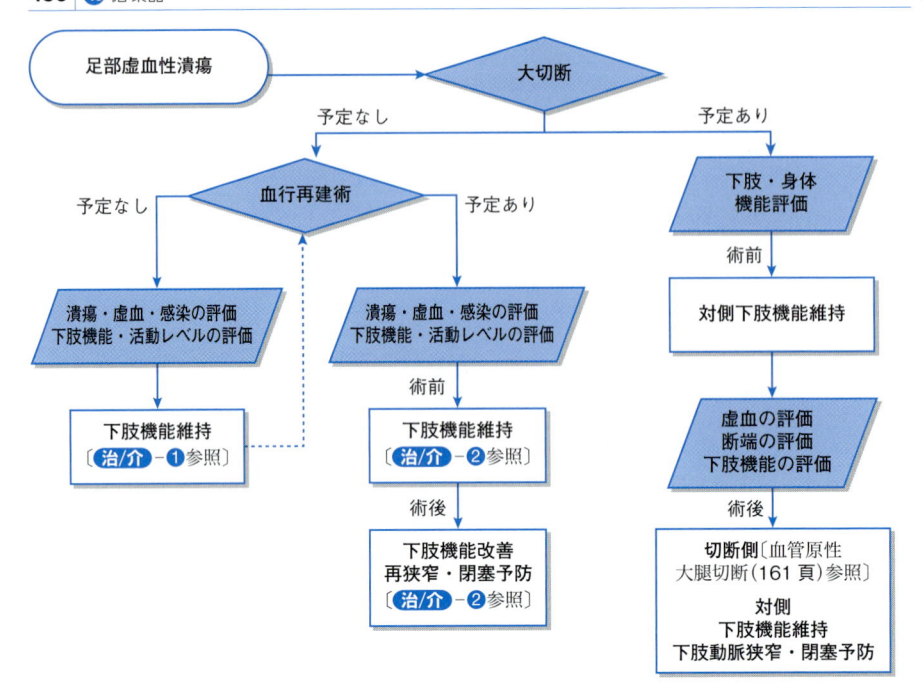

図Ⅵ-18 大切断および血行再建術の予定を考慮した虚血性潰瘍に対する理学療法

❸ 大切断の予定あり
- 術前は対側下肢機能維持を目的に理学療法を行い，術後は切断側の残存機能維持・義足着用下での歩行能再獲得および対側下肢の機能維持を目的とした運動療法を行う〔「血管原性大腿切断」（→161頁），「下腿切断」（→163頁）参照〕．
- 立位保持や歩行練習を行う際は治療用サンダルなどフットウエアを必ず着用する〔「糖尿病足病変（フットケアを含む）」（→444頁）参照〕．
- 歩行中は対象者の歩容や不安定性を観察し，下肢痛が出現する前に座位にて休憩する．治療用サンダルを着用することで歩容が不安定になる場合は，歩行補助具を使用する．歩行中に会話をすることで歩行が不安定になる場合は，歩行前後に自覚症状の確認を行う．
- 足関節のROM運動および徒手抵抗下での運動は，支持する領域（アキレス腱〜踵）に潰瘍が形成されていないか確認し，力を加える部位（前足部 足底・足背）も潰瘍や術創がないことを確認して行う．前足部足底は潰瘍好発領域であるため注意が必要である．抵抗運動は1セット20回程度を目安に実施し，抵抗の強さは対象者の筋力に応じて調整する．

リスク管理
- 下肢動脈病変を増悪させる原因となる心血管疾患危険因子の管理状態を確認する．
- 歩行練習が禁忌となる疾患を併存していないか確認し，可能な症例については以下の点を考慮する．
  ①運動時に心電図変化を認める心疾患を併存している場合〔「心筋梗塞」（→384頁），「心不全」（→392頁）参照〕．
  ②糖尿病を併存している場合・糖尿病性末梢神経障害を呈する場合〔「糖尿病」（→436頁）参照〕．
- SVS WIfI classification system[1]のW Grade 2・3, fI Grade 1〜3はI Gradeにかかわらず足関節の他動運動・自動運動を避ける．

経過・予後
- 重症虚血肢の自然予後は不良であり，1年後の転帰として25%が下肢切断，25%が死亡することが報告されている．

- 下肢の予後は血行再建術により改善が期待される．特に自立歩行が可能な症例は比較的良好な経過をたどることが報告されている．しかし，血行再建術後も血行動態の改善が得られない場合や，一時的に改善が得られても再狭窄・閉塞によって予後が悪化することもある．
- SVS WIfI classification system[1]のW Grade 3かつI Grade1〜3，またはW Grade 2かつI Grade 3であればfI Gradeにかかわらず，stage4に分類されるため1年以内に半数の症例が大切断に至ることが報告されている．

● 引用文献

1) Mills JL Sr, et al: Society for Vascular Surgery Lower Extremity Guidelines Committee.: The society for Vascular Surgery Lower Extremity Threatened Limb Classification System: risk stratification based on wound, ischemia, and foot infection (WIfI). J Vasc Surg: 59 220−234. e1-2, 2014

（林　久恵）

1 末梢動脈疾患（PAD）

3　深部静脈血栓症・肺塞栓症

評価[1,2]

- 深部静脈血栓症（deep vein thrombosis；DVT）と肺塞栓症（pulmonary thromboembolism；PTE）は一連の病態であり，これらを総称して静脈血栓塞栓症（venous thromboembolism；VTE）と呼ぶ．理学療法評価は，DVTに対するものが中心である．
- 理学療法評価は，下肢の腫脹，鈍痛，表在静脈拡張，熱感の有無，ホーマンズ（Homan's）徴候，ローウェンベルグ（Lowenberg）徴候などがある．多くの場合は片側性に陽性徴候がみられ，両側性の場合には内科疾患の可能性が高い．
- 臨床検査値では，D-ダイマーや可用性フィブリンモノマー複合体の値を確認する．
- スクリーニング検査にて陽性所見がみられる場合には，超音波検査にて確定診断を行う．
- 発症には，血栓症リスクの有無が大きく関与し，理学療法評価での陽性徴候や臨床検査値での異常値，または付加リスクが複数ある場合には，リスクレベルの評価をさらに上げて対応することが重要である（表Ⅵ-27）．

治療/介入[1]（表Ⅵ-28，図Ⅵ-19）

- 理学療法は，あくまでDVTの予防的介入である．
- 介入は，少なくとも十分な歩行ができるようになるまで継続して行う．

❶ 低リスク
（1）早期離床
- 可能なかぎり早期から歩行を開始する．

（2）自動運動
- 安静臥床中は，足関節の底背屈運動を行う．起床中は，1〜2時間おきに10回以上行う．

（3）患部の挙上
- 臥床時は，約15 cm程度挙上する．

❷ 中リスク
（1）早期離床
- 可能なかぎり早期から歩行を開始する．

（2）自動運動
- 安静臥床中は，足関節の底背屈運動を行う．起床中は，1〜2時間おきに10回以上行う．
- 底背屈運動が困難な場合には，足指の屈曲伸展運動，またはmuscle settingを行う．起床中は1〜2時間おきに10回以上行う．他動的な底背屈運動でも構わない．

（3）圧迫療法
- 弾性ストッキングの着用，または間欠的空気圧迫法（intermittent pneumatic compression；IPC）を実施する．
- 弾性ストッキングは，適切なサイズのものを終日着用する．
- IPCは，安静臥床中は終日実施する．

❸ 高リスク
（1）早期離床
- 可能なかぎり早期から歩行を開始する．

（2）自動運動
- 安静臥床中は，足関節の底背屈運動を行う．起床中は，1〜2時間おきに10回以上行う．
- 底背屈運動が困難な場合には，足指の屈曲伸展運動，またはmuscle settingを行う．起床中は1〜2時間おきに10回以上行う．他動的な底背屈運動でも構わない．

（3）圧迫療法
- 抗凝固療法を行わない場合，IPCを実施する．安静臥床中は終日実施する．

（4）抗凝固療法
- ヘパリン，ワルファリン，フォンダパリヌクスが使用される．

表Ⅵ-27 各領域の静脈塞栓血栓症のリスクの階層化

リスクレベル	一般外科 泌尿器科	婦人科	産科	整形外科	脳神経外科	重度外傷 脊髄損傷
低リスク	60歳未満の非大手術 40歳未満の大手術	30分以内の小手術	正常分娩	上肢の手術	開頭術以外の脳神経外科手術	—
中リスク	60歳以上,あるいは危険因子のある非大手術 40歳以上,あるいは危険因子のある大手術	良性疾患手術(開腹,経腟,腹腔鏡) 悪性疾患で良性疾患に準じる手術 ホルモン療法の患者に対する手術	帝王切開術(高リスク以外)	脊椎手術 骨盤・下肢手術(股関節全置換術,膝関節全置換術,股関節骨折手術を除く)	脳腫瘍以外の開頭術	—
高リスク	40歳以上のがんの大手術	骨盤内悪性腫瘍根治術(VTEの既往,あるいは血栓性素因のある)良性腫瘍根治術	高齢肥満妊婦の帝王切開術(VTEの既往,あるいは血栓性素因のある)経腟分娩	股関節全置換術 膝関節全置換術 股関節骨折手術	脳腫瘍の開頭術	重度の外傷,運動麻痺を伴う完全または不完全脊髄損傷
最高リスク	VTEの既往,あるいは血栓性素因のある大手術	(VTEの既往,あるいは血栓性素因のある)悪性腫瘍根治術	(VTEの既往,あるいは血栓性素因のある)帝王切開術	高リスクの手術を受ける患者にVTEの既往,血栓性素因が存在する場合	(VTEの既往,血栓性素因のある)脳腫瘍の開頭術	(VTEの既往,血栓性素因のある)高リスクの重度外傷や脊髄損傷
理学療法評価	下肢の腫脹,鈍痛,表在静脈拡張,熱感の有無,ホーマンズ徴候,ローウェンベルグ徴候					
臨床検査値	D-ダイマー,可用性フィブリンモノマー複合体					
付加リスク	血栓性素因,静脈血栓塞栓症の既往,心不全,悪性疾患,がん化学療法,重症感染症,中心静脈カテーテル留置,長期臥床,下肢麻痺,下肢ギプス包帯固定,ホルモン療法,肥満,妊娠・産後,静脈瘤など					

〔肺血栓塞栓症/深部静脈血栓症(静脈血栓塞栓症)予防ガイドライン作成委員会(編):肺血栓塞栓症/深部静脈血栓症(静脈血栓塞栓症)予防ガイドライン.Medical Front International Limited,2004より〕

❹ 最高リスク
(1) 抗凝固療法
- ヘパリン,ワルファリン,フォンダパリヌクスが使用される.

(2) 早期離床
- 可能なかぎり早期から歩行を開始する.

(3) 自動運動
- 安静臥床中は,足関節の底背屈運動を行う.起床中は,1~2時間おきに10回以上行う.
- 底背屈運動が困難な場合には,足指の屈曲伸展運動,またはmuscle settingを行う.起床中は1~2時間おきに10回以上行う.他動的な底背屈運動でも構わない.

(4) 圧迫療法
- 弾性ストッキングの着用,またはIPCを実施する.
- 弾性ストッキングは終日着用する.
- IPCは,安静臥床中は終日実施する.

リスク管理
- 圧迫や運動は,すでに形成された血栓が遊離

表VI-28 主な治療/介入のプログラム例

低リスク	中リスク	高リスク	最高リスク
早期離床 ・早期からの歩行 自動運動 ・足関節の底背屈運動 患部の挙上 ・約15cm程度挙上	早期離床 ・早期からの歩行 自動運動 ・足関節の底背屈運動 ・足指の屈曲伸展運動， 　または muscle setting 圧迫療法 ・弾性ストッキング， 　または IPC	早期離床 ・早期からの歩行 自動運動 ・足関節の底背屈運動 ・足指の屈曲伸展運動， 　または muscle setting 圧迫療法* ・IPC 抗凝固療法* ・ヘパリン ・ワルファリン ・フォンダパリヌクス	抗凝固療法 ・ヘパリン ・ワルファリン ・フォンダパリヌクス 早期離床 ・早期からの歩行 自動運動 ・足関節の底背屈運動 ・足指の屈曲伸展運動， 　または muscle setting 圧迫療法 ・弾性ストッキング， 　または IPC

＊：高リスクでは，IPC または抗凝固療法のどちらか実施することを推奨.

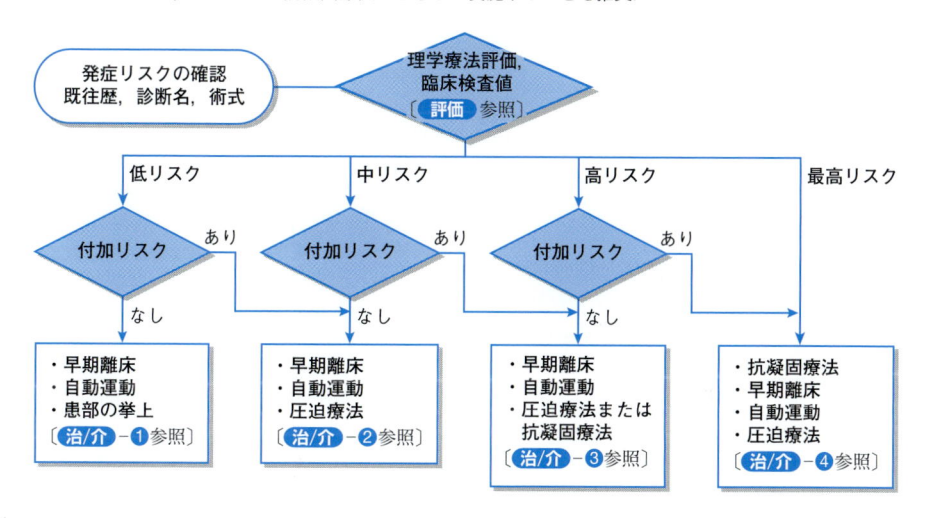

図VI-19 深部静脈血栓症・肺塞栓症の臨床判断

してPTEを惹起する可能性がある．また，動脈血行障害のある症例では，圧迫療法により血行障害がさらに悪化する危険性がある．治療を開始するにあたっては，主治医に相談し潜在リスクの状態を確認する必要がある．
- 脳卒中患者には，弾性ストッキングの使用で皮膚トラブルが増加することが指摘されているので，使用には注意が必要である[3]．
- 抗凝固療法には，出血リスクを伴うため注意を要する．

経過・予後
- VTE はウィルヒョウ（Virchow）の3徴候（血流の停滞，静脈内皮障害，血液凝固能の亢進）が主因子であり，それにさまざまな付加リスクが相まって血栓が形成される．DVT の好発部位はヒラメ筋静脈であり，適切な理学療法介入は，有意に発症を低下させることが知られている．一度 DVT を発症すると，治療には血栓溶

解療法などを行う必要があり，再発の危険性も増加する．そのために，予防的介入が非常に重要である．しかし，危険因子には未解明な部分があり，完全な予防は不可能とされている．

● 引用文献

1) 安藤太三：PHYSICIAN'S THERAPY MANUAL, GUIDELINE digest vol.45, 日本メディス株式会社, 2010
2) 中村真潮：静脈血栓症予防のガイドライン．EB Nursing 7：34-41, 2007
3) Dennis M, et al: Effectiveness of thigh-length graduated compression stockings to reduce the risk of deep vein thrombosis after stroke (CLOTS trial 1): a multicentre, randomised controlled trial. Lancet 373: 1958-1965, 2009

● 参考文献

1) Amaragiri SV, et al: Elastic compression stockings for prevention of deep vein thrombosis. Cochrane Database Syst Rev: CD001484, 2000
2) Collins R, et al: Reduction in fatal pulmonary embolism and venous thrombosis by perioperative administration of subcutaneous heparin. Overview of results of randomized trials in general, orthopedic, and urologic surgery. N Engl J Med 318: 1162-1173, 1988

(小野部　純)

そのほか

NOTE 小児心疾患

小児の心疾患のうち約8割は先天性心疾患であり，その他，後天性心疾患としての川崎病や心筋症，不整脈などがあげられる．先天性心疾患(congenital heart disease；CHD)とは，心臓ないしその周囲の血管の先天的な機能的・解剖学的異常によってさまざまな障害が生じる疾患の総称のことで，同一の疾患名でも臨床像は多種多様であり患者1人に複数の疾患名がつくことも多い．

手術適応となるCHD患者では，さまざまな要因(表Ⅵ-29)により心機能障害以外にも神経学的障害，身体発育や精神運動発達の遅れ，周術期や遠隔期の合併症の問題などが付随する．そのため，周術期における理学療法の目的は，手術後早期の身体機能の回復ならびに呼吸器合併症予防であり，内科的管理症例の理学療法の目的は，身体機能や精神運動発達の向上，運動耐容能の向上にある．

小児期の運動は，心身の発達や健康維持，QOL向上，運動習慣の形成，生活習慣病の予防，社会参加，ストレス対処などにも有効であり，小児心疾患患者であっても許容範囲内で運動すべきであると考えられている．しかしながら，個々によって病態が違うこともあって小児心疾患患者に対する運動療法については統一された見解がないのが現状である．そのため，患者の病態，重症度，遺残病変，不整脈，心不全やチアノーゼなどの臨床症状と年齢や理解度などを加味して，個人にあった運動療法を選択する必要がある．

(熊丸　めぐみ)

表Ⅵ-29　CHD患者の特徴(理学療法を行ううえで考慮する点)

① 新生児期から幼少期に手術を受けることが多い
② 根治手術(解剖学的根治/機能的根治)が終わるまでは低酸素血症の状態にある
③ 染色体異常や遺伝子疾患合併例も少なくない
④ 根治手術終了後も非生理的な循環動態であったり遺残病変が存在する症例も存在する

各論

VII 糖尿病・代謝

　戦後の経済の高度成長や生活習慣の欧米化などにより，糖尿病患者数は増え続け，国民病といわれるまでに至っている．今日では，厚生労働省が対策に重点的に取り組むべきとして，がん，脳卒中，急性心筋梗塞，糖尿病，精神疾患が「五大疾病」として指定されている．現在，糖尿病患者に対する運動療法には診療報酬が認められていないが，脳血管障害，心筋梗塞，末梢動脈疾患，そして最近では虚弱（フレイル）やサルコペニアの一員としてインスリン抵抗性が関与していることが知られるようになり〔本章1-3「糖尿病患者に対するレジスタンストレーニング」（→441頁）参照〕，理学療法士にとっても糖尿病についての正しい知識は重要となっている．

　糖尿病の治療環境を向上させ，チーム医療を推進するために，日本糖尿病学会，日本糖尿病教育・看護学会，日本病態栄養学会は「日本糖尿病療養指導士」を認定している．2000（平成12）年以来，18,000名以上が認定されているが，理学療法士の合格者は5％程度と今後さらなる増加が期待される．「日本糖尿病療養指導士」は他の認定資格と違い，受験資格は「看護師，管理栄養士，薬剤師，臨床検査技師，理学療法士のいずれかの資格を有していること」と規定されている．すなわち，国家資格を有するものであり，運動療法については理学療法士が大きな役割を担っている．

　現在，わが国の糖尿病患者数は890万人（予備群と合わせて約2,210万人）と推定されている．特にアジアでその増加は顕著で，新たな予防法開発が期待されている．糖尿病に対する理学療法では，運動療法のリスク管理や三大合併症の管理はもちろんのこと，近年では，健常者と比べて筋力が10〜20％も低下して虚弱（フレイル）やサルコペニアに大きく関与していること，さらに末梢動脈疾患（peripheral arterial disease；PAD）の重症度評価に用いるRutherford分類がIV群（安静時下肢痛）以上となると極めて予後の悪い重症虚血肢（critical limb ischemia；CLI）と分類され，血管内治療（バルーン形成術，ステント植え込み術），バイパス手術，再生医療など新たな治療法が開発され，糖尿病に対する理学療法の役割も拡大している．今後，再生医療の進歩とともに理学療法も更なる発展と予防法の開発が重要な課題になると思われる．

〔高橋哲也〕

糖尿病

1 糖尿病 経口薬治療

病態・障害
- 糖尿病はインスリン作用不足に基づく代謝症候群である.
- 成因により1型糖尿病, 2型糖尿病, 特定の機序・疾患に伴うその他の糖尿病, 妊娠糖尿病に分類される.
- 1型糖尿病はインスリンの絶対欠乏を主徴とし, 膵β細胞の破壊・消失が原因となる.
- 2型糖尿病はインスリンの相対的不足を主徴とし, 誘因としてインスリン抵抗性と, インスリン分泌低下をきたす複数の遺伝因子に過食や肥満, 運動不足などの環境要因が加わり発症する.
- 高血糖により口渇, 多飲, 多尿, 体重減少などの症状を示すが, これ以外の自覚症状は乏しい. 慢性的に持続する高血糖により, 糖尿病に特有な細小血管合併症, すなわち糖尿病腎症, 糖尿病網膜症, 糖尿病神経障害が出現する.
- 糖尿病治療の中心的課題は血糖コントロール, すなわち高血糖の是正にあり, 合併症の発症と進展を予防し, 患者が健常者と変わらない社会生活を送れるようにすることにある.

評価
- 糖尿病患者の身体所見はおおまかに, 以下の3点により評価される(表Ⅶ-1).
  ①既往歴や病歴, 家族歴, 生活習慣などに関する情報収集.
  ②食事・薬物・運動の選択や治療効果の判定として, 血糖コントロールの程度を確認する検査〔空腹時血糖, 食後血糖(hemoglobinA1c; HbA1c), 糖化ヘモグロビン, 尿糖, 尿ケトン体など〕.
  ③糖尿病合併症の有無やその程度を判定し, 治療法を選択するための検査(糸球体濾過量, 尿中アルブミン量など. 網膜に対する眼科的検査. 神経伝導速度, 足部振動覚, アキレス腱反射など).
- 理学療法評価として, 糖尿病神経障害との関連で, 下肢筋力の低下や, 足・足趾のROM異常, さらに立位バランス障害の可能性が報告されていることから, これらに対する検索は必須である.
- 足部感覚障害の有無や程度を把握する. 足部・足趾の変形や皮膚の観察を行う, 血流障害の有無を判定したりすることは, 糖尿病足病変の早期発見・進展予防にとって必須の検査である.

治療/介入(表Ⅶ-2, 図Ⅶ-1)
- 対象者が1型であれ2型であれ, 糖尿病治療の目的は血糖コントロールである.
- 血糖コントロールとは, 血糖を「よい状態」にすることを意味している.
- 治療の基本は食事・運動療法であり, 必要に応じて薬物療法(1型ではインスリン治療が必須)が行われる.
- これらの治療は, 医療者から患者に一方的に行われる受動的(患者側からみた場合)な治療ではなく, 患者自身が治療に積極的にかかわり, 自らが治療行動をおこす, すなわち, 「自己管理」が治療の中心に据えられるところに糖尿病治療の特徴がある.
- 2型糖尿病に対する理学療法(運動療法)は, 血糖コントロールを目的としたアプローチと, 筋力低下やROM制限, バランスの障害といった, 合併症に対するアプローチに分けられる.

❶有酸素運動
- 有酸素運動は, 骨格筋の糖取り込みが増加し, 血糖コントロールに効果的であることが証明されている.

(1)運動種目(歩行の場合)
- 1日の歩数にして10分で1,000歩から開始し, 8,000~9,000歩を目標とする.
- 1日の総消費カロリーとして160~240 kcalが見込まれる.

(2)持続時間と頻度(有酸素運動の場合)
- 「30分×1回」の運動と「3分×10回」でも効果はほぼ同等である.
- 時間がとれるときは, 1回10~30分間程度の有酸素運動を週3~5日以上, 総時間として150分を目安に行うことが推奨される.

(3)運動強度(脈拍数を目安)
- 59歳以下では120拍/分, 60歳以上では100拍/分が最適な強度とされる.
- 糖尿病神経障害の影響で, 強度に見合った心拍の変化が出現しないことがあるため注意する必要がある.

表Ⅶ-1 糖尿病患者の評価

基本情報	血糖コントロール指標	糖尿病合併症の判定	理学療法検査
既往歴 糖尿病の罹病期間 家族歴 職業 食事(食べ物の嗜好,量,食事に要する時間など) 運動(運動習慣の有無,余暇時間の過ごし方など)	血糖値(空腹時血糖,毎食後血糖,随時血糖) 糖化ヘモグロビン(HbA1c) 糖化アルブミン 血中インスリン 尿中Cペプチド 尿ケトン体	糸球体濾過量 尿中アルブミン量 眼底検査 運動・感覚神経伝導検査(速度,振幅) 足部内果振動覚 アキレス腱反射 心電図R-R間隔変動係数	下肢筋力 足・足趾のROM 皮膚の観察(色,温度,胼胝など) 立位バランス

表Ⅶ-2 主な治療/介入のプログラム例

血糖コントロールのための運動	身体活動量(生活活動+運動)の活発化[2]	運動器に対する運動	足の観察
有酸素運動 ・歩行 ・自転車 ・テニス ・ゴルフ ・水中運動 ・ラジオ体操 ・ストレッチング レジスタンストレーニング ・自重 ・ゴムチューブ ・ダンベル	身体活動 ・室内の掃除 ・買い物 ・洗濯物を干す ・通勤 ・階段を使う ・子供と遊ぶ ・ガーデニング ・犬の散歩 ・洗車	レジスタンストレーニング ・股関節周囲筋 ・スクワット ・階段昇降 ROM運動 ・足関節背屈 ・足指底背屈 ・ストレッチング バランス運動 ・バランスボール ・エクササイズポール ・キャッチボール	変形の確認 ・ハンマートウ ・外反母趾 ・外反・扁平足 ・シャルコー関節 皮膚 ・色調の変化 ・皮膚温 ・胼胝 ・外傷 ROM ・足・足趾

❷ **レジスタンストレーニング(→441頁)**

・レジスタンストレーニングは血糖コントロールのほか,糖尿病神経障害合併との関連が指摘される,下肢筋力の低下に対する効果が期待される.

(1)血糖コントロール
・大筋群を含んだ8～10種類の運動を,10～15回を1セットから開始する.
・週2回の頻度で行う.
・負荷量は慣れないうちは自重で行うことが望ましいが,慣れるにしたがってダンベルやゴムチューブを使用する.

(2)糖尿病由来の合併症
・SLR,スクワット運動を10～20回を1セットとし,3～5セット行う.
・つま先立ち運動を10回から開始する.
・痛みがなければゴムチューブや重錘など使用する.

・抵抗を重くした自転車エルゴメータを5分行う.
・筋力低下の程度により,回数などを考慮する.
・有酸素運動とレジスタンストレーニングのいずれも,運動強度として脈拍数を目安にした場合,59歳以下では120拍/分,60歳以上では100拍/分が最適な強度とされる.ただ糖尿病神経障害の影響で,強度に見合った心拍の変化が出現しないことがあるため注意する必要がある.

❸ **身体活動量の活発化**

・海外の大規模研究[1]から,耐糖能異常患者において生活習慣への積極的介入が,糖尿病の発症を抑制することが明らかにされた.
・生活活動量(家事や仕事,余暇作業など)を活

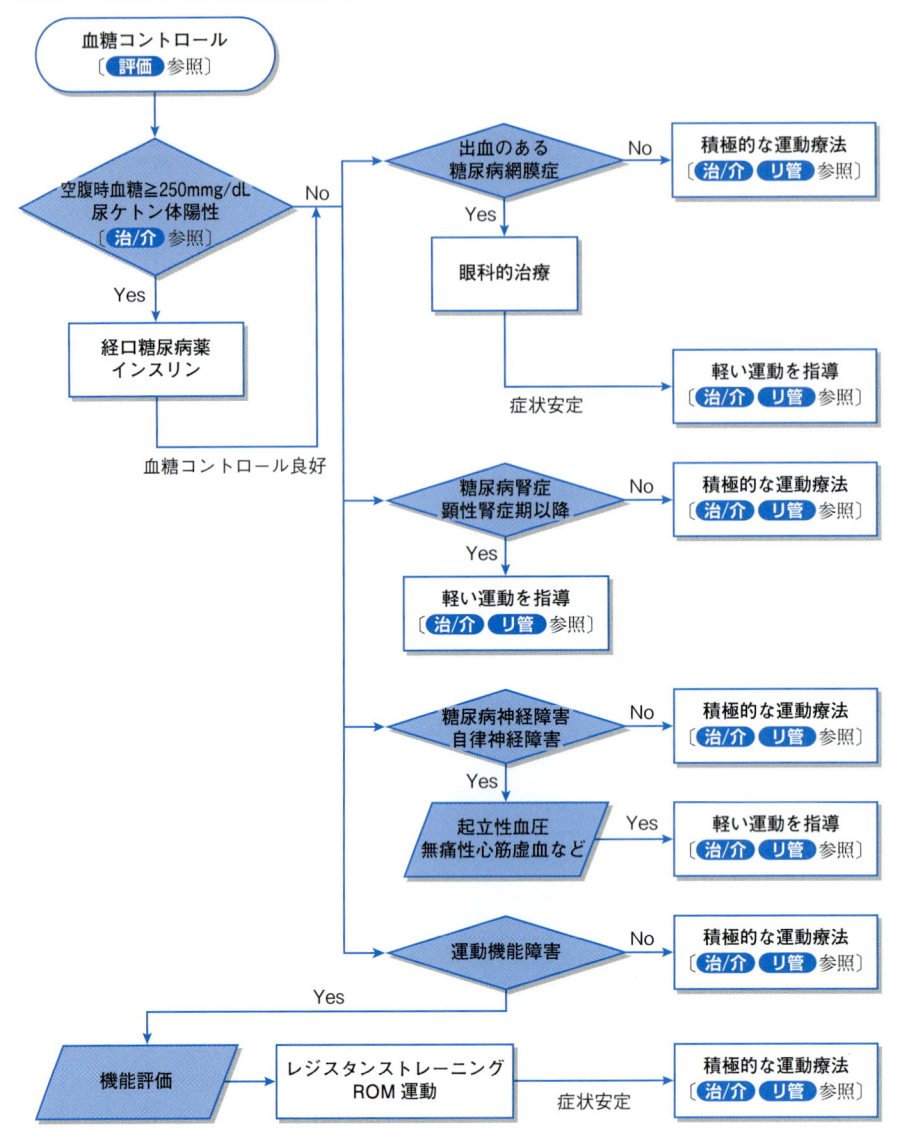

図Ⅶ-1 糖尿病 経口薬治療の臨床判断

```
血糖コントロール〔評価参照〕
  ↓
空腹時血糖≧250mg/dL
尿ケトン体陽性〔治/介参照〕
 Yes ↓        No →  出血のある糖尿病網膜症
経口糖尿病薬        Yes ↓        No → 積極的な運動療法〔治/介〕〔リ管〕参照
インスリン         眼科的治療
                  症状安定 → 軽い運動を指導〔治/介〕〔リ管〕参照
血糖コントロール良好
              → 糖尿病腎症 顕性腎症期以降  No → 積極的な運動療法〔治/介〕〔リ管〕参照
                Yes ↓
                軽い運動を指導〔治/介〕〔リ管〕参照
              → 糖尿病神経障害 自律神経障害  No → 積極的な運動療法〔治/介〕〔リ管〕参照
                Yes ↓
                起立性血圧 無痛性心筋虚血など  Yes → 軽い運動を指導〔治/介〕〔リ管〕参照
              → 運動機能障害  No → 積極的な運動療法〔治/介〕〔リ管〕参照
                Yes ↓
              機能評価 → レジスタンストレーニング ROM運動 → 症状安定 → 積極的な運動療法〔治/介〕〔リ管〕参照
```

発化し，現在よりも総運動量で週4時間分増加させる．

- わが国では「健康づくりのための身体活動基準2013」および「健康づくりのための身体活動指針」が発表され，現在よりも10分間身体活動量を増加させることが推奨されている[2]．

❹ 足部・足関節に対する運動

- 多くの糖尿病患者に，足関節や足趾関節のROM制限が存在し，足病変との関連が明らかにされている．
- 足部の底背屈運動，足指の底背屈運動を行う．10回を1セットとし，4～5回繰り返す．

・下肢のストレッチングを行う．

❺ 高齢糖尿病患者の転倒予防
・体幹筋の強化としてバランスボール，エクササイズボールなどを使用する．
・キャッチボールなどで，全身運動を行う．

リスク管理
・理学療法実施中に遭遇しやすいものとして低血糖に注意する．食事の量や，いつ食事をしたか，さらに薬物の服用状況（服用の有無，タイミング，種類，量など）の確認は重要で，無自覚性低血糖の存在も忘れてはならない．
・血糖コントロールを目的とした積極的な動療法では，インスリン分泌が著しく低下し，尿ケトン体陽性の症例，空腹時血糖 250 mg/dL 以上の症例では，運動療法は絶対的禁忌である．
・さらに出血している，あるいは出血のおそれがある増殖性網膜症例も，運動療法の適応ではない．
・運動が糖尿病腎症を悪化させるという根拠はなく，運動制限の必要はないと考えられるが，心血管系の事故を防止する必要があり高強度の運動は避けるべきである．
・次いで心血管系の事故に関しては，神経障害との兼ね合いで運動中の心拍反応の異常や，無痛性心筋虚血，起立性低血圧に注意する．
・さらに，足潰瘍の原因となる，足部の胼胝や靴擦れなどの観察を怠ってはならない．

経過・予後
・糖尿病治療の目的は血糖コントロールにあるが，何のために血糖をコントロールするかといえば，合併症の発症を阻止することにある．
・通常，糖尿病に特有な合併症を予防するための血糖コントロール値として，HbA1c 7.0%未満を目標とする．
・1989〜1997 年までの 10 年間，インスリン治療中の 2 型糖尿病の患者 110 人を対象とした Kumamoto study[3]では，HbA1c が 6.9%（NGSP 値では 7.3%）未満，空腹時血糖値が 110 mg/dL 未満，食後 2 時間血糖値が 180 mg/dL 未満では網膜症，腎症の悪化は認められないことが報告されている．

● 引用文献
1) Lindstrom J, et al: Finnish Diabetes Prevention Study Group: The Finnish Diabetes Prevention Study (DPS): Lifestyle intervention and 3-year results on diet and physical activity. Diabetes Care 26: 3230-3236, 2003
2) 厚生労働省：「健康づくりのための身体活動基準 2013」及び「健康づくりのための身体活動指針（アクティブガイド）」について．2013．http://www.mhlw.go.jp/stf/houdou/2r9852000002xple.html（2015 年 4 月閲覧）
3) Ohkubo Y, et al: Intensive insulin therapy prevents the progression of diabetic microvascular complications in Japanese patients with non-insulin-dependent diabetes mellitus: a randomized prospective 6-year study. Diabetes Res Clin Pract 28: 103-117, 1995

〔石黒　友康〕

1 糖尿病
2 インスリン治療

評価
・糖尿病の病型と病歴：1 型糖尿病においては，インスリン治療は絶対適応．2 型糖尿病をはじめとしたその他の病型においても，病状の悪化・進行程度によっては，インスリン治療が必要となる．
・血糖自己測定（self-monitoring of blood glucose；SMBG）とインスリン自己注射の可否．
・使用しているインスリン製剤の種類：インスリン製剤は，作用発現・持続時間によって超速効型，速効型，中間型，混合型，持効型溶解に分類される．インスリンには基礎分泌と追加分泌があり，インスリン療法は主にそれらを補う目的で行われる．
・インスリン注射の打ち方：頻度，運動時のインスリン量の調整法，長時間運動などのイベント時の注射部位，強化インスリン療法施行の有無などについて調べる．
・1 日の血糖変動パターン：SMBG，持続血糖モニター（continuous glucose monitoring；CGM）などを用いる．
・低血糖：頻度と症状，発生時間帯，発生前の食事（補食も含む）・運動の内容（強度・持続時間・種目など）・注入インスリン単位などについて調べる．
・血糖コントロール状態：HbA1c 値など，また空腹時血糖値 250 mg/dL 以上の著明な高血糖の場合はケトン体の数値などについて調べる．
・インスリンと併用して用いている経口剤の種

表Ⅶ-3 主な治療/介入プログラム例

若年1型糖尿病	2型糖尿病
低血糖対策 ・運動時のインスリン注射部位 ・運動時間帯 ・インスリン投与量調節 ・補食の種類・摂取タイミング・量 運動シミュレーションによる介入 ・血糖変動パターンの記録と対策 有酸素運動とレジスタンストレーニング ・2つの運動を組み合わせる	低血糖対策 ・若年1型糖尿病の場合に準じて行う 有酸素運動とレジスタンストレーニング ・2つの運動を組み合わせる ・下腿より遠位筋のストレッチング，レジスタンストレーニング ・合併症の進行程度による運動強度調整 ・高齢者に対するバランス機能練習 日常生活への取り入れ方の指導 ・歩数計の活用 ・血糖変動パターンによる運動時間帯の考慮

類，内服時間帯，量などについて調べる．

治療/介入(表Ⅶ-3, 図Ⅶ-2)
・専門医の指導下でチームとして介入する．

❶ 若年1型糖尿病患者への介入プログラム
(1) 低血糖対策
・運動部活動などの運動前は，インスリン注射部位を腹壁皮下に変更させる．
・運動は，原則食後1~2時間に行うようにさせる．
・超速効型，速効型インスリン投与量を，運動量に合わせて減量する．また運動強度・持続時間によっては遅発性の低血糖にも注意し，必要な場合，持効型インスリン減量も検討する．
・補食の種類・摂取するタイミング・量について指導する．
・理学療法室にはブドウ糖錠剤を常備し，患者本人にも携帯するよう指導する．

(2) 日頃行っている運動内容に近い形での運動シミュレーションによる介入
・運動開始前，終了時，終了1時間後の血糖値を測定し，低血糖がみられる場合，(1)に基づき対策を立てる．
・シミュレーションが難しい場合，日頃の運動時に血糖変動パターンの記録をつけてもらい，それを参考にして対策を立てる．

(3) 有酸素運動とレジスタンストレーニング
・運動習慣のない患者に対しては，インスリン抵抗性改善，肥満予防のために，週150分以上の中等度強度の有酸素運動の指導をする．また週3回程度，有酸素運動の前にレジスタンストレーニングを取り入れるように指導する．
・運動の前後には，筋ストレッチングなどの補助運動を行う．
・トレーニング効果によりインスリン抵抗性が改善することで，インスリン量を減らすことができることもある．

❷ 病歴が長くインスリンが導入された2型糖尿病患者への介入プログラム
(1) 低血糖対策
・❶-(1)の方法に準じて行う．
(2) 有酸素運動とレジスタンストレーニング
・❶-(3)の方法に準じて行う．
・明確な多発神経障害がみられなくても，下腿より遠位筋のストレッチング，レジスタンストレーニングは取り入れる．
・細小血管障害などの合併症がある場合，進行程度に応じて運動強度を調整する．
・高齢患者の場合，バランス機能練習を追加する．

(3) 日常生活への運動の取り入れ方の指導
・加速度計測装置付き歩数計により測定された1日の総消費エネルギー量が食事摂取エネルギー量を下回らないように，追加する運動の量を決める．
・1日の血糖変動パターンを把握し，血糖コントロール不良の時間帯に運動を行うように指導する．

リスク管理
・患者別に，低血糖症状の出方を把握しておく．
・高齢者および神経障害が進行した患者に関しては，無自覚性低血糖に注意する．

糖尿病 | 441

```
                  インスリン治療の導入
                         ↓
        糖尿病の病型と病歴・インスリン製
        剤の種類・インスリン注射の打ち方・
        1日の血糖変動パターンなどの評価
              〔評価 参照〕
```

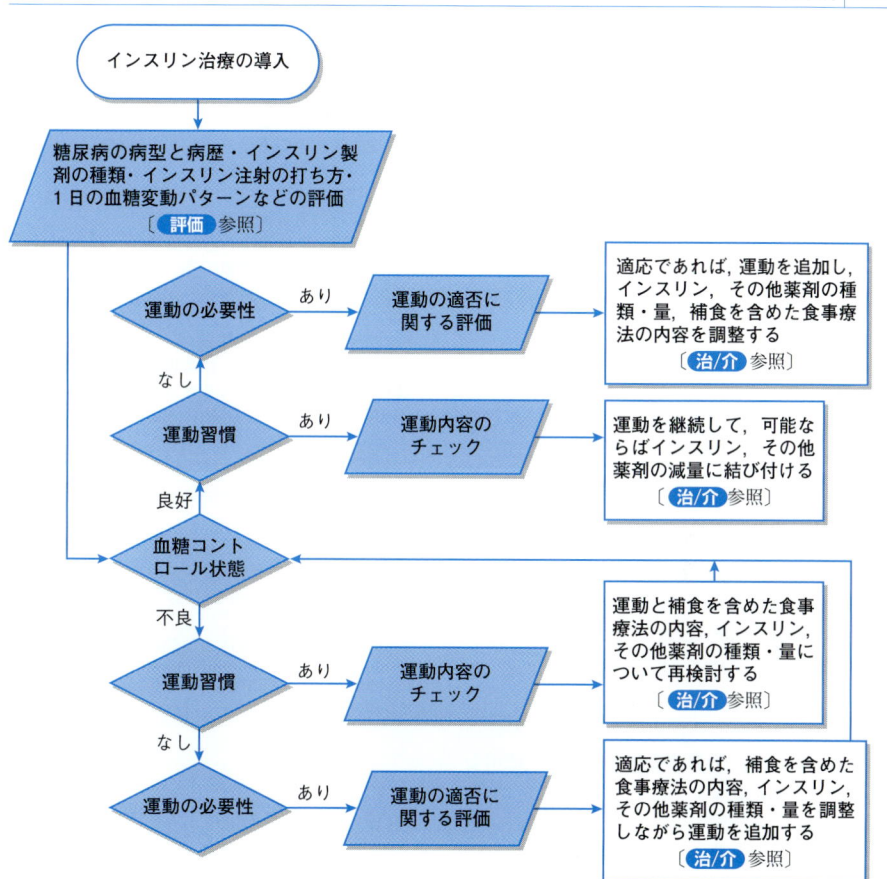

図VII-2 糖尿病インスリン治療の臨床判断

- 低血糖だけでなく，ケトーシスにも注意する．
- その他は，治療/介入の「❶-(1)低血糖対策」の項を参照．

経過・予後
- 1型糖尿病に関しては，インスリン治療が必須であり，一生継続することが必要である．
- 2型糖尿病に関しては，一時的に血糖コントロールを改善する目的でインスリン治療が導入されることもある．
- HbA1cによる血糖コントロール目標に関しては，低血糖などの副作用，その他の理由で治療の強化が難しい場合，8.0%未満とするが，合併症予防の観点からは，7.0%未満にするこ

とが望ましい[1]．

● 引用文献
1) 日本糖尿病学会(編)：糖尿病治療ガイド2012-2013 血糖コントロール目標改訂版．文光堂，2013

(横地 正裕)

1 糖尿病

3 糖尿病患者に対する レジスタンストレーニング

評価
- 糖尿病患者では神経障害や身体活動量の減少から，健常者と比べて約10〜20%の筋力低下

があるといわれている[1]．
- この程度の筋力低下では，立ち上がり，歩行などの動作を不可能にするほどではないが，歩行速度やバランス能力に影響を与えることが報告されている[2,3]．
- 筋肉量の減少（サルコペニア）は，インスリン抵抗性や血糖コントロールにも関与する．
- 筋肉量の評価には，生体インピーダンス法，DXA（dual-energy X-ray absorptiometry）法（二重エネルギーX線吸収測定法）が用いられることが多い．
- 簡易的に全身の筋力を評価する方法としては膝伸展筋力，握力などがある．
- 身体機能評価では，開眼片足立ち，歩行速度，ファンクショナルリーチテストなどを行う．

治療/介入
- レジスタンストレーニングは，家庭でも簡単に実施可能なことから，糖尿病治療において有酸素運動と同様に有用な運動療法の種目として位置づけられている．
- 運動療法による筋肉の糖取り込み作用は，運動した筋肉にしか認められない．
- 血糖コントロールのためには，いくつかの運動を組み合わせ，全身的でかつ大筋群を使用したプログラムが望ましい．
- 低い強度から開始して徐々に強度を上げていくことが基本である．
- 表Ⅶ-4にレジスタンストレーニングの禁忌を示す[4]．
- 糖尿病患者の場合，医師にトレーニング方法を確認してから実施する．
- トレーニングの実施には，下記のケースを配慮して方法を選択する（表Ⅶ-5，図Ⅶ-3）．

❶ 関節痛のない場合
- 筋肉の収縮様式（等張性運動，等尺性運動），トレーニングの肢位（開放運動連鎖，閉鎖運動連鎖）や使用器具は限定せず，患者の生活環境，希望を配慮して継続可能なプログラムをたてる．
- 使用器具は，トレーニング機器，ゴムチューブ，ダンベル，重錘バンドなどがある．
- 肩関節屈曲，伸展，外転，内転，股関節屈曲，伸展，外転，内転，膝関節屈曲，伸展などの大筋群を使う運動を行う．
- 閉鎖運動連鎖では，腕立て伏せ，スクワット

表Ⅶ-4 レジスタンストレーニングの禁忌

絶対的禁忌
不安定な冠動脈疾患
非代償性状態の心不全
コントロール不良の不整脈
重篤な肺高血圧症（平均肺動脈圧 > 55 mmHg）
重症で症状のある大動脈弁狭窄症
急性心筋炎，心内膜炎，心外膜炎
コントロール不良の高血圧症
　（> 180/> 110 mmHg）
急性大動脈解離
マルファン（Marfan）症候群
活動性増殖性網膜症および中等度以上の非増殖性糖尿病網膜症患者における高強度トレーニング（80～100% 1 RM）

相対的禁忌（実施の前に医師と判断すること）
心血管系疾患の主要危険因子をもっている糖尿病患者
コントロール不良の高血圧症
　（> 160/> 100 mmHg）
運動耐容能が低い（< 4 METs）
筋骨格系の障害をもっている
ペースメーカーや埋め込み型除細動器を使用中

〔Williams MA, et al：Circulation 116：572-584, 2007より〕

などを行う．
- 1 RMの30～50%の強度で8～15回を1セットとして1～3セット，週2～3回の頻度で実施する．
- 近年，高齢者や有疾患者においても低負荷強度で効果をあげることができるスロートレーニングと呼ばれる筋発揮張力維持スロー法（low-intensity training with slow movement and tonic force generation；LST法）が注目されている．この方法は，「3秒で挙上，1秒静止，3秒で降下」あるいは「4秒で挙上，4秒で降下」を基本的な動作パターンとして，1セット5～10回を目安に行う．ゆっくりとなめらかに動作を行うLST法は，ほぼすべてのレジスタンストレーニングの種目，スクワットなどの荷重位でのトレーニングに適用できる．

❷ 関節痛のある場合
- 関節への負担を軽減させるため，等尺性運動，開放運動連鎖の方法を選択する．
- 腹臥位での股関節伸展，側臥位での股関節外転，端座位での股関節屈曲，膝関節伸展などを

表Ⅶ-5 主な治療/介入のプログラム例

関節痛のない場合	関節痛のある場合	糖尿病神経障害を有する場合
筋肉の収縮様式 ・等張性運動 ・等尺性運動 トレーニングの肢位 ・開放運動連鎖 ・閉鎖運動連鎖 使用器具の選択 ・トレーニング機器 ・ゴムチューブ，ダンベル，重錘バンドなど スロートレーニング ストレッチング	筋肉の収縮様式 ・等尺性運動 トレーニングの肢位 ・開放運動連鎖 使用器具の選択 ・トレーニング機器 ・ゴムチューブ，ダンベル，重錘バンドなど スロートレーニング ストレッチング	筋力低下のある部位に対するトレーニング 大筋群のレジスタンストレーニング ・疼痛，関節不安定性のない場合は，関節痛のない場合に準じる ・疼痛，関節不安定性のある場合は，関節痛のある場合に準じる スロートレーニング ストレッチング

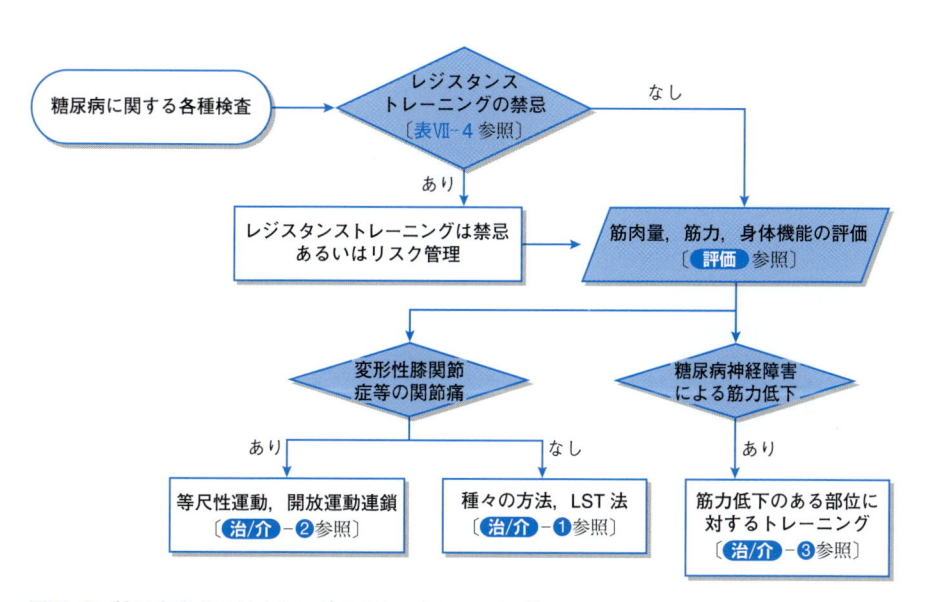

図Ⅶ-3 糖尿病患者に対するレジスタンストレーニング

行う．
・抵抗はなし，あるいは軽めの抵抗で5秒保持，10回程度を1セットとして1〜3セット，週2〜3回の頻度で実施する．
❸ 糖尿病神経障害を有する場合
・筋力低下のある部位に対して，トレーニングを行う．
・筋力低下の程度に合わせ，自動介助運動，自動運動，抵抗運動を選択する．
・その他の大筋群に対しては，疼痛，関節不安定性のない場合は，「❶関節痛のない場合」に準じたプログラムを立てる．疼痛，関節不安定性のある場合は，「❷関節痛のある場合」に準じたプログラムを立てる．

リスク管理
- レジスタンストレーニングは血圧が過度に上昇するおそれがあり，息こらえをしないよう注意する．
- 糖尿病網膜症を有する患者では，身体に衝撃が加わるような運動は，硝子体出血や牽引性網膜剝離を引き起こす可能性があるため避けるべきである．
- レジスタンストレーニングのあとは，筋肉の柔軟性を戻し，遅発性筋肉痛の予防のためにもストレッチングを行う．
- 経口血糖降下薬やインスリン注射が処方されている患者では，低血糖の予防のために食後1〜2時間に運動を行うことが望ましい．

経過・予後
- 糖尿病患者に対する運動療法において，有酸素運動とレジスタンストレーニングの併用は，有酸素運動のみを行った場合に比べてHbA1cは0.17％低下し，レジスタンストレーニングのみを行った場合に比べると0.62％低下することが報告されている[5]．
- 血糖コントロール，肥満の状況をふまえ，さらには糖尿病合併症，運動器疾患の有無を考慮して有酸素運動とレジスタンストレーニングのプログラムを随時検討していくことが望ましい．

● 引用文献
1) 野村卓生，他：運動障害．糖尿病性細小血管症．第2版．日本臨牀 68：590-593, 2010
2) Allet L: Gait characteristics of diabetic patients: A systematic review. Diabetes Metab Res Rev, 24: 173-191, 2008.
3) Ozdirenc M, et al: Evaluation of physical fitness in patients with Type 2 diabetes mellitus. Diabetes Res Clin Pract 60: 171-176, 2003
4) Williams MA, et al: Resistance exercise in individuals with and without cardiovascular disease: 2007 update. Circulation 116: 572-584, 2007
5) Schwingshackl L, et al: Impact of different training modalities on glycaemic control and blood lipids in patients with type 2 diabetes: a systematic review and network meta-analysis. Diabetologia 57: 1789-1797, 2014

（井垣　誠）

1 糖尿病

4 糖尿病足病変（フットケアを含む）

評価
❶ 下肢慢性創傷が存在する場合
- 虚血や感染の状況，創傷の深さを確認する．
- 創傷治療の方針（切断予定か保存的か），免荷，活動量の制限を医師に確認する．

❷ 下肢慢性創傷が存在しない場合
- 創傷治癒後，小切断後などの既往を確認する．
- 糖尿病神経障害（diabetic neuropathy；DN）の評価を行う．アキレス腱反射検査，振動覚検査，自覚症状の聴取，モノフィラメントによる触圧覚検査を実施する．
- 末梢動脈疾患（peripheral arterial disease；PAD）の評価を確認する〔「重症虚血肢（虚血性潰瘍）」（→428頁）〕．
- 足底胼胝，歩行時足底圧，ROM，足部変形などの評価を行う．

治療/介入（表Ⅶ-6，図Ⅶ-4）
❶ 下肢慢性創傷が存在する場合
- 保存的治療を行う場合，免荷を達成するための治療用フットウエアが用いられる．これらの処方や調整を行う．簡易フットウエアの場合，歩行時の創傷部位の免荷状況を確認しながらインソールの調整を行う．
- 創傷治癒のためにアウトソールの一部が接地しないように加工されたフットウエアを用いる場合，安定した免荷歩行の獲得を目指して歩行練習を行う．平行棒内，松葉杖，ロフストランド杖，T字杖など，免荷の達成と歩行の安定性が得られる歩行補助具の選定を行う．
- ROM運動は，徒手的に非荷重下で1日に1度，各関節5〜10回の頻度で行う．距腿関節，距骨下関節，中足趾節関節，ショパール（Chopart）関節，リスフラン（Lisfranc）関節を対象とする．
- 廃用症候群やDNの影響で，筋力低下，体力低下，身体活動量低下がみられる．免荷が十分に達成された状況下で，生活活動記録計を用いて日常生活での身体活動量を把握し，活動量の増加を促す指導を行う．

❷ 下肢慢性創傷が存在しない場合
- 定期的な足部の観察．DNが存在する場合，

表Ⅶ-6 主な治療/介入のプログラム例

下肢慢性創傷が存在する場合	下肢慢性創傷が存在しない場合
治療用フットウエアの処方と調整 ・フットウエアの作製 ・インソールの調整 免荷歩行練習 ・歩行補助具の選択・練習 ROM 運動 ・距腿関節，距骨下関節，中足趾節関節，ショパール関節，リスフラン関節 ・非荷重下，創傷悪化を及ぼさない部位 身体活動量の向上 ・免荷状況の確認 ・生活活動記録計を用いた指導	予防的フットウエアの作製 ・フットウエアの作製 定期的な足部の観察 ・裸足の観察 靴のフィッティング指導 ・足長・足囲の計測 ・靴の形状の指導 人工炭酸泉温浴 ROM 運動 ・距腿関節，距骨下関節，中足趾節関節，ショパール関節，リスフラン関節 身体活動量の向上 ・生活活動記録計を用いた練習

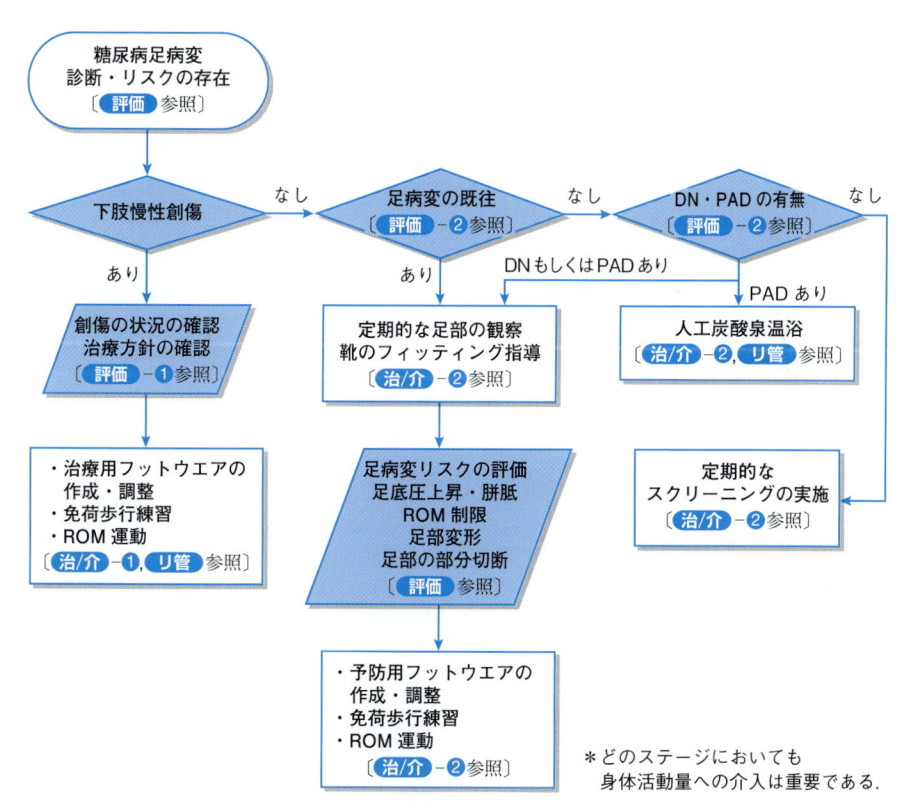

図Ⅶ-4 糖尿病足病変(フットケアを含む)の臨床判断

＊どのステージにおいても身体活動量への介入は重要である．

最低でも半年に1度は裸足の観察を行う．重度のDN，足病変の既往がみられる場合，理学療法実施時には開始時と終了時に裸足を観察する．
- 靴のフィッティング指導．足長，足囲を実際に計測し，JIS（Japanese industrial standards）規格を参照して的確な靴のサイズを指導する．同時に靴の先端形状に関しても教育を行う．
- 下肢虚血がみられる場合，人工炭酸泉温浴を行う〔「重症虚血肢（虚血性潰瘍）」（→428頁）〕．
- ROM運動は，下肢慢性創傷が存在する場合と同様の部位を対象とする．創傷が存在せずフットウエアが正しく用いられていれば，荷重下のROM運動も可とする．頻度は1日に1度，各関節5〜10回を目安とする．
- 予防的フットウエアの作製．胼胝や足底圧上昇部位の免荷，靴擦れの予防を目的に，インソールと靴を作製する．フットプリントや足底圧分布計測装置を用いて最大足底圧を50%以下にすることを目的にフットウエアを調整する．
- 生活活動記録計を用いた身体活動量の把握を行い，活動量の増加を促す指導を行う．
- 糖尿病を合併していて，足病変の既往，DN，PADがみられない場合，1年に1度の頻度でリスクのスクリーニングを実施する．

リスク管理
- 歩行練習，身体活動量への介入を行うが，創傷治癒を妨げないためには免荷の達成が最優先である．
- 筋膜に達する創傷が存在する場合，ROM運動は行わない．創傷の深さにかかわらず実施の可否を必ず主治医と相談する．
- フットウエアの使用が歩行不安定性を促す場合があるため，転倒予防を意識する．
- 創傷が存在しない場合でも，活動量の増加は重要であるが，発症・再発予防が優先される．

経過・予後
- 下肢慢性創傷は，その治癒には長期間を要する場合が多い．継続的なかかわりを行うことで，創傷の治癒だけでなく身体機能の維持につながる．
- 下肢慢性創傷は，治癒後でも5年間の再発率が60〜70%と高いため再発予防のためのかかわりが重要である．
- 創傷が存在しない場合でも，再発リスクは生涯にわたって存在するため継続的な予防的かかわりが重要である．

〔河辺　信秀〕

2 三大合併症を有する糖尿病

病態・障害
- 糖尿病神経障害（神経障害），糖尿病網膜症（網膜症），糖尿病腎症（腎症）は，糖尿病に特有な慢性合併症であり，これらを糖尿病の三大合併症という．
- 神経障害は，多発性神経障害による足部の痺れや疼痛などの感覚障害と自律神経障害（起立性低血圧，無自覚性低血糖，無痛性心筋虚血，下痢や便秘など）が臨床的にみられる．また，最近では神経障害があると下肢筋力やバランス機能も低下すると報告されている．
- 網膜症の病期は，単純網膜症，増殖前網膜症，増殖網膜症の3期に分類されている．病期が進行し硝子体出血や網膜剥離がおこると失明などの重度な視力障害を引き起こす．
- 腎症の病期は，腎症前期（第1期），早期腎症期（第2期），顕性腎症期（第3期），腎不全期（第4期），透析療法期（第5期）の5期に分類されている．腎症は透析導入の原因疾患の第1位であり，その割合も高い状態で推移している．

評価
❶ 神経障害
- 多発性神経障害の評価は「糖尿病性多発神経障害の簡易診断基準」が臨床で汎用されている．内容は，足部の痺れや疼痛などの自覚症状，両アキレス腱反射の低下あるいは消失，両側足内果の振動覚低下の3項目のうち2項目以上を満たす場合を「神経障害あり」とする．
- 足潰瘍形成リスクのスクリーニングとしてモノフィラメント5.07/10gによる足底圧覚を検査する．
- 自律神経障害の評価は，起立負荷試験や心電図R-R間隔変動率の検査が行われる．

❷ 網膜症と腎症
- 網膜症と腎症はその病期に応じて運動内容を調節する必要がある．そのため，運動開始前には網膜症や腎症の有無やその程度を診療録から情報収集しておく．
- 腎症第5期の透析患者では，神経障害や糖尿病足病変，進行した網膜症，腎機能低下に伴う貧血，心不全，骨関節疾患，低栄養など多数の合併症を保有していることが多いため，運動開始前にはこれら運動の制限因子を評価しておく．

表Ⅶ-7 主な治療/介入のプログラム例

糖尿病神経障害	糖尿病網膜症	糖尿病腎症
1) 多発性神経障害 ＊足部に傷や潰瘍が無い場合 ・通常の糖尿病理学療法プログラム ・ストレッチング ・レジスタンストレーニング　チューブ体操 ・有酸素運動 　散歩 　ウォーキング 　自転車 　水泳，水中歩行 ＊足部に傷や潰瘍がある場合 ・レジスタンストレーニング　チューブ体操 ・創部の状態により免荷の必要性があれば免荷歩行練習 2) 自律神経障害 ・日常生活以外の運動処方はしない	1) 単純網膜症期 ・通常の糖尿病理学療法プログラム（高強度の運動処方は行わない） ・ストレッチング ・レジスタンストレーニング　チューブ体操 ・有酸素運動 　散歩 　ウォーキング 　自転車 　水泳，水中歩行 2) 増殖前網膜症期 ・眼科的治療により状態が安定していれば歩行程度の運動を実施 3) 増殖網膜症期 ・日常生活以外の運動処方はしない	1) 腎症前期～顕性腎症期　（第1～3期） ・通常の糖尿病理学療法プログラム ・ストレッチング ・レジスタンストレーニング　チューブ体操 ・有酸素運動 　散歩 　ウォーキング 　自転車 　水泳，水中歩行 2) 腎不全期～透析療法期　（第4，5期） ・軽度～中等度強度の負荷に調節 ・レジスタンストレーニング　チューブ体操 ・有酸素運動 　散歩 　ウォーキング 　自転車

治療/介入（表Ⅶ-7，図Ⅶ-5）

・三大合併症のある糖尿病患者では，その重症度に応じて運動の種類，強度，量に配慮する必要がある（図Ⅶ-7）．

❶ 糖尿病神経障害を合併した症例

(1) 多発性神経障害

・足部の痺れなどの自覚症状がある場合でも足部の傷や潰瘍がない場合には，通常の糖尿病理学療法プログラム〔通常の糖尿病理学療法の具体的な実施方法は「糖尿病」（→436頁～）の各項を参照〕を実施してもよい．

・ただし，足部の感覚障害がある場合には，早期に足の傷や潰瘍形成の有無を検出するために日々足の状態をチェックする必要がある．特に痛覚の鈍麻は潰瘍形成のリスクが高く注意が必要である．

・急性の足部の傷，炎症（感染），潰瘍がある場合は免荷での運動が推奨される．免荷の状態であってもADLや歩行能力を低下させないように，足病変以外の上下肢レジスタンストレーニングや適切な歩行補助具を用いて免荷歩行練習を実施する．

(2) 自律神経障害

・自律神経障害を有する患者では運動中に血圧低下や上昇をおこしやすい．また，心血管系自律神経障害は運動中の突然死や無症候性心筋虚血をおこす可能性がある．

・自律神経障害を有する場合には積極的な運動処方をするのではなく，心血管不良反応に注意しながらADLを維持する程度の低強度の運動内容にとどめたほうがよい．

❷ 糖尿病網膜症を合併した症例

・運動が網膜症の発症・進展に悪影響を及ぼすという証拠を示した報告はない．ただし，病期が進行した重度の増殖前網膜症や増殖網膜症が存在する場合には，眼圧を強く上げるような激しい有酸素運動またはレジスタンストレーニングは硝子体出血（新生血管が脆弱であるため破綻のおそれ）または網膜剥離を生じるリスクがあるため禁忌である．また，頭位を下げる姿勢やジャンプ動作も避けるようにする．

・単純網膜症期は，高強度の運動処方を行わなければ，通常の糖尿病理学療法プログラムを実施してもよい．

・増殖前網膜症期はレーザー光凝固治療など眼

```
                    ┌─────────────────────┐
                    │  メディカルチェック      │
                    │ 〔病・障〕〔評価〕参照    │
                    └──────────┬──────────┘
                               │
                    ┌──────────◇──────────┐  なし   ┌──────────────────────────┐
                    │    三大合併症         ├───────▶│ 通常の糖尿病の理学療法を実施    │
                    └──────────┬──────────┘         │ ・有酸素運動                │
                               │ あり                │ ・レジスタンストレーニング      │
                               ▼                    │〔「糖尿病」(436頁~)の各項目  │
                    ┌─────────────────────┐         │ を参照〕                  │
                    │   重度な合併症がある    │         └──────────────────────────┘
                    │ 〔治/介〕-①-(2),-②参照 │  あり   ┌──────────────────────────┐   *安静臥床までする必要
                    └──────────┬──────────┘───────▶│ 理学療法の禁忌および制限      │   は少ないため、医師と運
                               │ なし               │ 〔治/介〕参照              │   動の種類や強度について
                               │                   └──────────────────────────┘   相談しながら実施する
                                                                                 〔治/介〕〔リ管〕参照
```

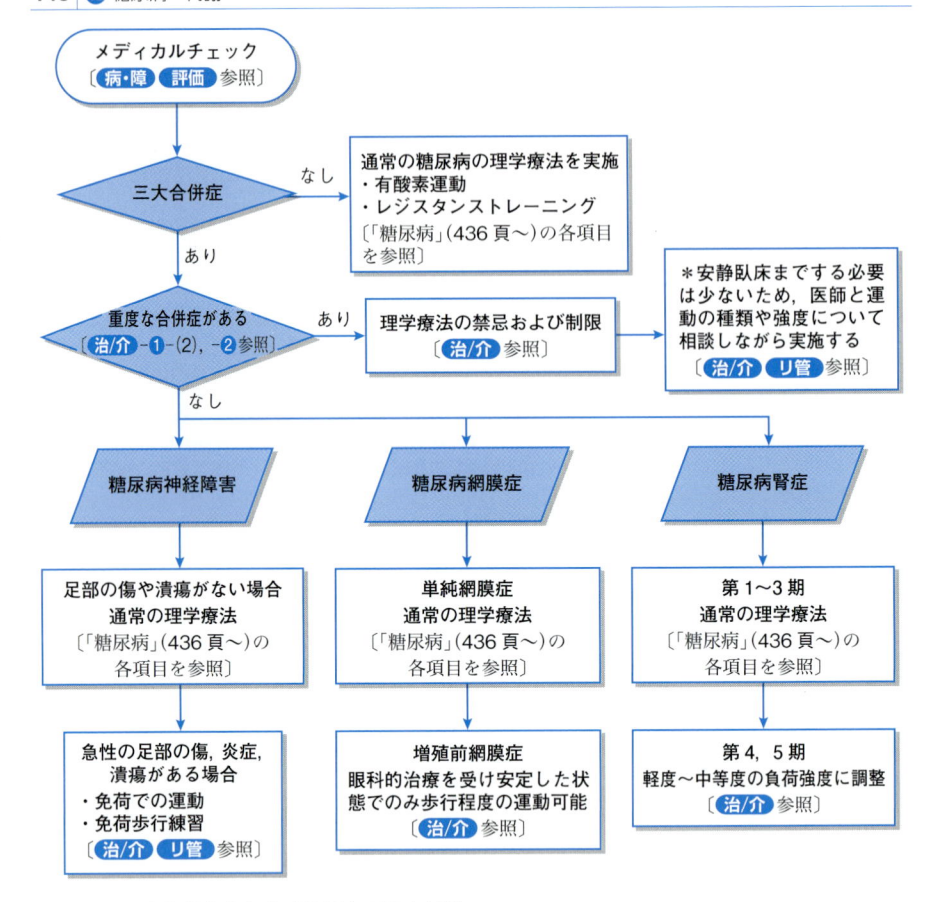

図Ⅶ-5 三大合併症を有する糖尿病の臨床判断

科的治療を受け，安定した状態でのみ歩行程度の運動を実施する．
・増殖網膜症期は，トイレ歩行などADLの維持目的として低強度の運動内容にとどめる．なお，眼底出血直後の急性期は安静を保つ必要がある．
・いずれの病期も息をこらえて力む運動は行わないようにする．
・網膜症を有する際は低血糖に注意する．低血糖は，交感神経の働きにより脆弱な新生血管からの出血を誘発するおそれがある．

❸ 糖尿病腎症を合併した症例
・運動が腎症の発症・進展に悪影響を及ぼすという証拠を示した報告はない．ただし，病期が進行した腎症患者では，腎機能低下に伴う症状

(高血圧，貧血，全身の浮腫，心不全，尿蛋白排泄量増加)や治療を必要とする重症な網膜症，および虚血性心疾患リスクなどを保有している症例が多い．
・病期の進行した腎症患者への運動処方は，腎機能低下に伴う諸症状やその他の合併症の程度に応じて運動内容を調節する必要がある．
・腎症前期~顕性腎症期(第1~3期)では，通常の糖尿病理学療法プログラムを実施してもよい．
・顕性腎症期(第3期)以降は，上述した腎機能低下に伴う症状が出現してくる時期であり，これらの程度によっては運動負荷強度を下げる必要がある．いずれにしてもこの顕性腎症期(第3期)以降からは，高強度な過激な運動は避け

たほうがよい．
- 腎不全期（第4期）は上述した腎機能低下に伴う症状が強く出現してくる時期であり，運動の制限が必要となってくる．特に透析導入前は尿毒症症状も出現しやすくなるため，ADLや体力を維持する程度の運動内容に調節する．
- 透析療法期（第5期）は，透析導入により透析治療が安定して行えるようになったら軽度～中等度強度の理学療法を実施する〔「血液透析」（→460頁）を参照〕．このような運動制限を必要とする時期の運動療法としては，歩数計を用いた低強度の歩行運動を中心とした運動処方が有用である．

リスク管理

- 多発性神経障害があれば，運動前後で足部の皮膚の状態を観察する．
- 自律神経障害は，血圧や心拍数など循環器系のバイタルサインの確認を行う．
- 網膜症では低血糖と血圧の急激な上昇は増悪因子となるため注意する．
- 腎機能が低下すると薬剤の体内蓄積がおこり，過剰な薬理作用がみられやすくなる．したがって，腎機能が低下している腎症患者でインスリン注射を使用している場合には低血糖をおこす可能性が高くなるので注意する．

経過・予後

- 三大合併症を放置しておくと神経障害は足壊疽や切断へ，網膜症は視力障害や失明へ，腎症は腎不全により透析治療や腎移植に至るまで重症化するおそれもある．これら合併症は重症化すると改善できないため，早期より血糖コントロールを良好に保つ必要がある．
- 三大合併症の発症予防や，進展抑制の血糖コントロール目標値はHbA1c 7.0%未満，空腹時血糖値130 mg/dL未満，食後2時間血糖値180 mg/dL未満である．

● 参考文献

1) 日本糖尿病学会（編）：糖尿病治療ガイド2014-2015．pp43-45, 74-86, 文光堂，2014
2) 日本糖尿病学会（編）：科学的根拠に基づく糖尿病診療ガイドライン2013．pp41-51, 南江堂，2013
3) American Diabetes Association: Standards of medical care in diabetes-2014. Diabetes Care 37(Suppl 1): S14-80, 2014

（平木　幸治）

メタボリックシンドローム

1 メタボリックシンドローム

病態・障害

- メタボリックシンドローム（metabolic syndrome；MetS）は内臓脂肪の蓄積に基づくマルチプルリスクファクター症候群と定義される．
- その発生の背景には生活習慣が大きく関与し，腹部肥満，内臓脂肪蓄積を必須項目とした脂質代謝異常，高血圧症，耐糖能異常のうち，2項目以上存在する場合に診断が確定される（図Ⅶ-6）．
- メタボリックリスクが集積した内臓脂肪型肥満では，インスリン抵抗性が高まり，糖代謝や脂質代謝の異常と血圧上昇が集積して，結果的に動脈硬化性疾患（虚血性心疾患，脳血管疾患）をおこしやすい状態となる．

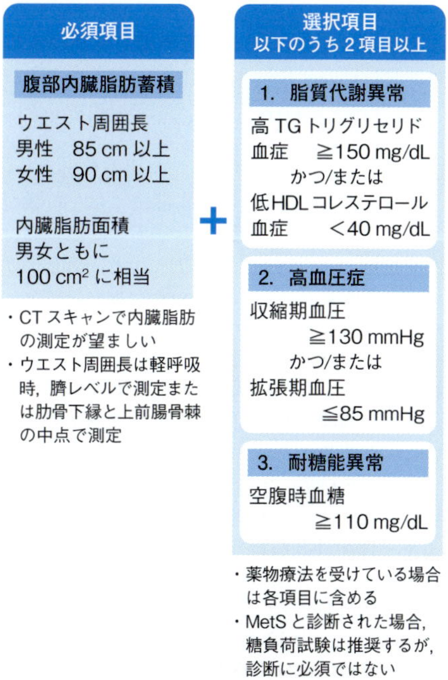

必須項目	選択項目 以下のうち2項目以上
腹部内臓脂肪蓄積 ウエスト周囲長 男性　85 cm以上 女性　90 cm以上 内臓脂肪面積 男女ともに 100 cm² に相当 ・CTスキャンで内臓脂肪の測定が望ましい ・ウエスト周囲長は軽呼吸時，臍レベルで測定または肋骨下縁と上前腸骨棘の中点で測定	**1. 脂質代謝異常** 高TGトリグリセリド血症　≧150 mg/dL かつ/または 低HDLコレステロール血症　＜40 mg/dL **2. 高血圧症** 収縮期血圧　≧130 mmHg かつ/または 拡張期血圧　≦85 mmHg **3. 耐糖能異常** 空腹時血糖　≧110 mg/dL ・薬物療法を受けている場合は各項目に含める ・MetSと診断された場合，糖負荷試験は推奨するが，診断に必須ではない

図Ⅶ-6　メタボリックシンドローム（MetS）の診断基準

評価

- MetSの診断と検査では，肥満を示すBMI（body mass index），ウエスト周囲長，血圧および血液検査上では空腹時血糖，トリグリセリド脂肪（triglyceride；TG），HDLコレステロールの値が必須である．
- MetSでは肥満を引き起こした過食，運動不足などの生活習慣が背景にあることから，生活のなかでのエネルギーバランス（摂取と消費）を評価する必要がある．エネルギー摂取量の評価では日頃の食生活における炭水化物，蛋白質，脂肪の3大栄養素や，各種栄養素エネルギー摂取量と栄養素について確認する．
- 消費エネルギー量の評価では，身体運動能力のみならず，生活活動全般での活動量を評価する．
- 運動療法実施においてはリスク管理と適正運動処方として心臓・血管超音波検査や心肺運動負荷試験（cardiopulmonary exercise test；CPX）を含めたメディカルチェックを行う．また肥満に伴う筋骨格系障害の有無のチェックも行う．

治療/介入（表Ⅶ-8，図Ⅶ-7）

- 生活習慣に起因する内臓肥満を解消するには，食行動の乱れの解消を目的とする食事療法と生活行動の乱れを解消する運動療法が必要である．
- MetSは自覚症状がなく，苦痛を伴わない．したがって治療開始と治療継続には"動機づけ"が大切である．治療者は患者の心理学的特性を把握し，協同的な治療者・患者関係を築きつつ，行動変容理論に基づいた，カウンセリング手法を取り入れる．
- 「無関心期」「関心期」「準備期」「実行期」「維持期」などのステージ対応した行動変容理論による運動指導にて，患者の主体的参加を引き出すことが重要である．
- 脂肪1kg燃焼は7,000kcalのエネルギー消費が必要とする基本換算から，摂取・消費エネルギー代謝計算を行う『減量プランニングシート』[1]を作成し，食事と運動療法の具体的プログラムを策定する．

❶ リバウンドを繰り返し，生活習慣の修正が継続できない男性の場合

- 40歳男性，身長176cm，体重90kg，BMI 29．数年でリバウンドしつつ10kg体重増加．健康診断で耐糖能障害，脂質異常症も指摘される．

(1) カウンセリング
- これまで減量失敗してきた経験について傾聴し，減量することの目的と無理せず継続できる方法について一緒に考える．

(2) 減量プランニングシート
- 現実的に到達可能な減量数値を自己設定し，食事で150kcal減らし，運動で150kcal増やすことで1か月1kgの減量試算となる．

(3) メディカルチェック
- CPX検査より無酸素性閾値（anaerobic threshold；AT）を求め，有酸素運動時の運動負荷量としてAT1分前負荷量とAT時脈拍を目安とする．効率的な脂肪燃焼の閾値を理解してもらう．

(4) 生活行動の活性化
- 通勤経路や休日時の余暇活動などの情報を聞き取り，通勤ウォーキングや休日ウォーキングなどの取り入れ工夫を行う．会社帰りなどでのフィットネスクラブの利用なども効果的である．

(5) ウォーミングアップ
- 継続的な運動習慣を取り入れるためには，その日の身体の状態を知ることが重要．急激な運動の開始を避けて，準備運動として抗重力筋の筋ストレッチング，足踏み，背伸び運動に10分以上かける．

(6) 有酸素運動
- AT1分前負荷量で自転車エルゴメータをペダリングし，AT時脈拍でのウォーキングを1回あたり30分間程度から実施．運動量は加速度センサー付き歩数計を使用して自己フィードバックするのがよい．CPXが実施できない場合の運動処方は，1日30〜60分の中等度の有酸素運動〔ボルグ（Borg）スケールにて9〜12〕を週3日以上実施する（日本糖尿病学会，日本高血圧学会，日本動脈硬化学会の各学会ガイドライン）．

(7) レジスタンストレーニング
- 週2〜3日の頻度で自重を利用したスクワット，ランジウォーキングなどの下肢・体幹の筋力増強を1種類10〜20回×3セットで取り入れる．またゴムチューブや重錘を利用して，大腿四頭筋，股関節周囲筋の単独筋の収縮を促す．

表Ⅶ-8 主な治療/介入のプログラム例

リバウンドを繰り返してきた男性の場合	高血圧・高脂血症が悪化するも運動嫌い・食事制限したくない女性の場合	高度肥満で膝関節痛のため低活動の男性の場合
カウンセリング ・減量に関する知識の確認 ・患者の思いを傾聴 ・患者の行動の意味を考える 減量プランニングシート ・検査結果の異常性を確認 ・減量プランニングシートの完成 ・食事モニタリングを確認 ・自身の生活行動モニタリングを確認 ・体重モニタリングを確認 メディカルチェック ・AT 結果を確認 ・心肺・筋肉・関節機能を確認 生活場面での身体活動向上 ・ベッド・座位活動の制限 ・掃除，通勤，余暇活動などでの生活活動の時間延長・導入の工夫 　（歩数計，加速度センサーでの活動管理） ・自己活動記録の導入 ウォーミングアップ ・自己筋ストレッチング ・姿勢確認 有酸素運動（職場や自宅） ・通勤ウォーキング，休日ウォーキング 　歩数計で自己確認 　（自由歩行・AT 時 HR での歩行） ・フィットネスクラブなどでの水中ウォーキング レジスタンストレーニング （自宅や職場で実践） ・自重を用いた筋力増強 ・ゴムチューブ・重錘での筋力増強 ・フィットネスクラブなどでの機器を用いた筋力増強運動 クールダウン ・筋ストレッチング ・アイシング	カウンセリング ・減量に関する知識の確認 ・患者の思いを傾聴 ・患者の行動の意味を考える 減量プランニングシート ・検査結果の異常性を確認 ・減量プランニングシートの完成 ・食事モニタリングを確認 　（脂質・塩分・糖質量，外食の頻度を確認） ・血圧・血糖値のモニタリングを確認 ・自身の生活行動モニタリングを確認 ・減量の数値を確認 メディカルチェック ・AT 結果を確認 ・心肺・筋肉・関節機能を確認 生活場面での身体活動向上 ・ベッド・座位活動の制限 ・掃除，洗濯などの家事全般での運動 ・買い物頻度やルートの工夫で活動向上，レクリエーションなど生活活動の時間延長・導入の工夫 　（歩数計，加速度センサーでの活動管理） ・自己活動記録の導入 ウォーミングアップ ・自己筋ストレッチング ・姿勢確認（体幹コア筋の意識） 有酸素運動（自宅や生活圏での活動） ・買い物ウォーキング：歩数計で自己確認 　（自由歩行・AT 時 HR での歩行） ・水中ウォーキング ・家庭内での自転車エルゴメータ レジスタンストレーニング （自宅で実践） ・自重を用いた筋力増強 ・ゴムチューブ・重錘での筋力増強 クールダウン ・筋ストレッチング ・アイシング	カウンセリング ・減量に関する知識の確認 ・患者の思いを傾聴 ・患者の行動の意味を考える ・本日の体調・痛み程度を確認 減量プランニングシート ・検査結果（体重・血液検査）を確認 ・減量プランニングシートの完成 ・食事モニタリングを確認 ・自身の生活行動モニタリングを確認 ・減量の数値目標 メディカルチェック ・AT 結果を確認 ・心肺・筋肉・関節機能を確認 生活場面での身体活動向上 ・ベッド・座位活動の制限 ・掃除，自宅内での生活活動の時間延長・導入の工夫 　（歩数計，加速度センサーでの活動管理） ・自己活動記録の導入 ウォーミングアップ ・筋ストレッチング（下肢抗重力筋） ・姿勢確認（体幹コア筋の意識） ・膝関節のホットパック（またはアイシング） 有酸素運動 （導入は室内運動を中心に） ・自転車エルゴメータ ・リカンベント・エルゴメータ ・水中ウォーキング ・ウォーキング：歩数計を利用 　（自由歩行・AT 時 HR での歩行） レジスタンストレーニング ・大腿四頭筋セッティング ・SLR 運動 ・股関節外転・内転 ・自重を用いた筋力増強 ・ゴムチューブ・重錘での筋力増強 クールダウン ・筋ストレッチング ・アイシング

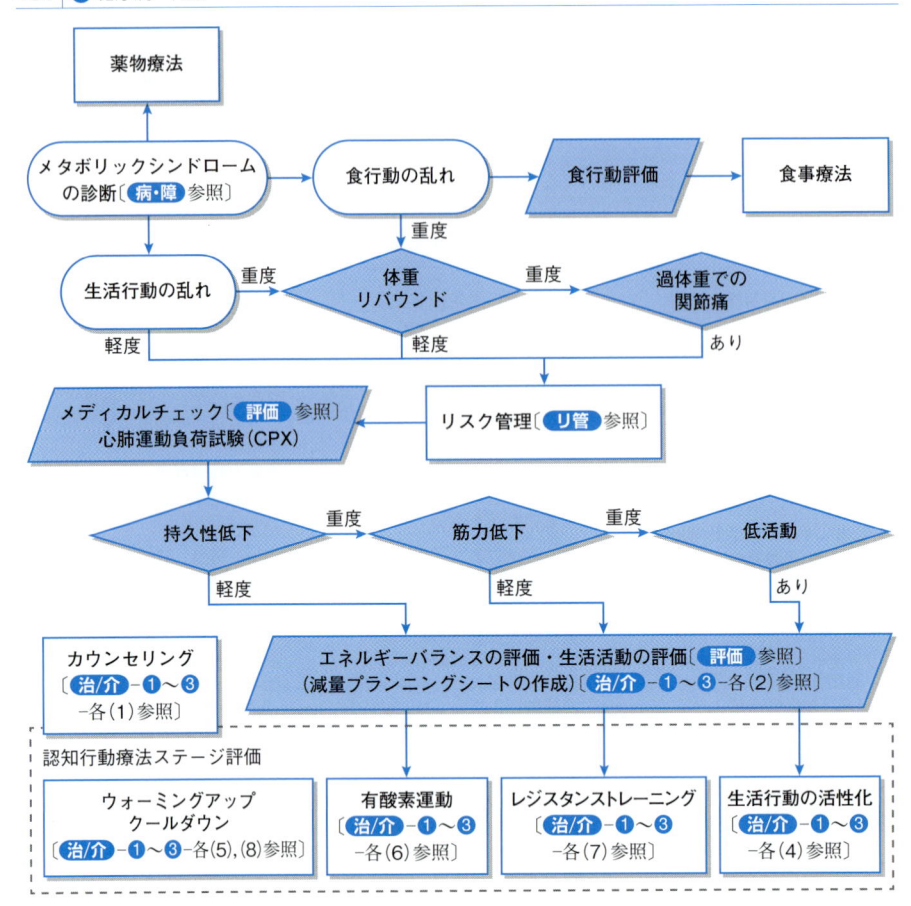

図Ⅶ-7 メタボリックシンドロームの臨床判断

(8) クールダウン
・運動後は必ず下肢主要筋の静的筋ストレッチングを20秒間×3～5セットずつ実施する．膝や足関節に鈍重感を感じるようならば，20分間のアイシングも組み入れる．

❷ 高血圧・脂質異常症が悪化するが，運動嫌いで食事も制限したくない女性の場合
・52歳女性，身長152 cm，体重69.3 kg，BMI 30，ウエスト周囲長102 cm，安静時血圧152/102 mmHg，TG 180 mg/dL，HDL 25 mg/dL）
(1) カウンセリング
・将来に自分の身体に起こりうるイメージを想像してもらい，食事制限や運動することのマイナスイメージとプラスイメージを整理し，生活のなかで無理なく実践できる食事と運動のイメージしてもらう．
(2) 減量プランニングシート
・現在の摂取カロリーと消費カロリーのバランスを知ることにより，過去の脂肪蓄積量をイメージし，今後目標とする減量数値となる摂取カロリー制限と消費カロリー増大分を実践できる範囲で決め，自己決定し，自己記入する．
(3) メディカルチェック
・CPX結果に基づいた安全な運動については説明するも，運動習慣のない患者の場合，強引な運動奨励はせず，ボルグスケールなどの主観的運動強度(ratings of perceived exertion；RPE)をもとにして無理のない継続できる強さ

〔「楽である(11〜12)」程度の強さ〕を推奨する．運動負荷増大に伴った血圧反応についても知っておく．

(4)生活行動の活性化
- 台所仕事しながらの背伸び運動1分間，TVをみながらの膝伸展運動3分間，自宅内拭き掃除の頻度を増やすなど『ついで運動，ながら運動』で活動量を上げる．生活運動をきめ細かく活動することで，座位，臥位の時間を少なくすることが消費エネルギーに効果的であることをすすめる．Ainsworthらにより報告されている生活全般の身体活動METs表は運動の強さとして利用できる(改訂版『身体活動のメッツ(METs)表』，国立健康・栄養研究所のHPよりダウンロード可)．

(5)ウォーミングアップ
- 生活運動を主として取り入れるために，必ずしも必要としない．日頃から体幹筋コアトレーニングを意識した座位姿勢，立位姿勢を心がけ筋代謝向上をすすめる．お腹凹まし運動(腹横筋)10〜30秒×10回などで姿勢保持筋を意識する．

(6)有酸素運動
- 生活のなかにあらためて取り入れたウォーキングではなく，すでに実践している歩行活動を強化・工夫する．買い物ウォーキングや街歩き程度の強度の低いものでも効果があることを学んでもらう．運動に抵抗のある方には強要せず，できたことを認め，段階的に時間を延ばしていく．

(7)レジスタンストレーニング
- 家庭内でできる運動を実践．大腿四頭筋セッティング5秒×10回　スローハーフスクワット(クォータースクワット)10秒かけて1往復×10回，壁押し足踏み運動10回×3セット．数は少なく設定し，痛くなく，家事の合間にできる運動を推奨．

(8)クールダウン
- 生活運動が主体であることから，始めと終わりがなく，特別に設定する必要はないが，1日の終わりとして，入浴中にバスタブのなかで，半身浴しながらハムストリングス，大腿四頭筋の静的ストレッチングを行う．

❸ 高度肥満で膝関節痛を伴うため低活動の男性の場合
- 55歳男性，身長160 cm，体重97.3 kg，BMI 38，ウエスト周囲計腹囲135 cm．運動したいモチベーションはあるが，外出することで両膝痛が出現．3年前より徐々に悪化．空腹時血糖値121 mg/dL，HbA1c 7.9%　安静時血圧152/102 mmHg，TG 155 mg/dL

(1)カウンセリング
- 高度肥満に至った経緯を振り返りつつ，現況の生活の辛さ，不自由さについて共感し，体重の大幅な減少がなくても現体重の3%程度で脂質，血糖，血圧の変化がみられることを伝え，減量の動機づけを強化する．

(2)減量プランニングシート
- 1日230 kcalマイナスであれば，1か月1 kg(7,000 kcal相当)程度のゆるやかな確実な体重減少がみられ，継続できやすいことを伝える．実現可能な食事と運動の両面バランスを取り，継続できるプランニングをともに考える．当初はウォーキングなどの運動での消費活動よりも，間食や外食などでの摂取カロリーの制限で対応していき，身体の動きが楽になると運動での消費を取り入れる．

(3)メディカルチェック
- 安全な目標数値としてCPXを通じてAT値を求めることを推奨する．しかし，高度肥満，活動性が乏しいことから運動器(筋肉)の耐容性に乏しく，筋疲労が先に現れることが考えられる．また運動は大変だという強迫観念や思い込みが強くならないような配慮は大切である．荷重関節の筋力，柔軟性，アライメントなどに異常性がないか確認する．

(4)生活行動の活性化
- 身体を抗重力の位置に常に置くことの習慣が大切である．ウォーキングすることに固執せず，日中の活動時間が，臥位時間<座位時間<立位時間となるように意識することが大切である．将来の動きやすい身体のために臥位や座位，立位姿勢でのながら運動を促す．決まった生活スケジュールを過ごすことが，覚醒時の活動時間を増やすことにつながる．定刻のラジオ体操なども気軽に応用できる．

(5)ウォーミングアップ
- 日頃から体幹筋コアトレーニングを意識した座位姿勢，立位姿勢を心がける．お腹凹まし運動10〜30秒×10回などで姿勢保持筋を意識する．大腿四頭筋セッティング5秒間反復10回，座位でSLR運動10回の反復で，膝周囲の筋萎

縮を防ぎ，負荷に慣れてくれば重錘1.0 kgから段階的に増やしていく．

(6) 有酸素運動
- 膝に負担なく有効的な運動は水中ウォーキングである．水位が臍レベルで1/2 WB（荷重），乳頭位で1/3 WB（荷重）となることで，大股歩き，後ろ歩き，横歩きなどの水中ウォーキングを30分以上，週2回程度実施する．
- また坐骨で自重を支持する自転車エルゴメータでのペダリングをAT時以下の負荷で30分以上実施も効果的である．
- 陸上ウォーキングは無理せず，生活のなかでの活動範囲を広げていく程度から始め，漸増させていく．そのためにも歩数計での活動量を記録しておくことが大切である．

(7) レジスタンストレーニング
- 自重トレーニングでは荷重痛が発生することから，軽い重錘1 kg，ゴムチューブ（弱）を利用した開放性運動連鎖(open kinetic chain；OKC)治療を中心に行う．
- 体幹筋（上体起こし運動，両足持ち上げ運動），大腿四頭筋（膝伸展運動，SLR運動），股関節伸筋（腹臥位で股関節伸展運動），外転筋（側臥位で外転運動）などの抗重力筋・姿勢保持筋を中心に強化する．最初は臥位，座位で行える運動を中心に選択する．導入時では低負荷・高頻度で行い，関節負担を減らす．

(8) クールダウン
- 運動の導入時期，活動度を増加させた場合には筋疲労，関節負担がないかを自己で確認する．静的筋ストレッチングを行い，負担のかかった筋・関節部位にアイシングを10分以上かけて実施する．1日の終わりとして，入浴中にバスタブのなかで，半身浴しながらハムストリングス，大腿四頭筋の静的ストレッチングを行うのもよい．

リスク管理
- それぞれの構成因子が軽度であっても，重積することで動脈硬化性疾患の進行へと進み，生命予後に直結する虚血性心疾患，脳血管などの心血管イベントの発症につながる．
- 特に高度の肥満，高血圧，耐糖能障害では冠動脈疾患の合併も多く，ハイリスク患者の分別するためには運動開始前の問診・筋骨格系のチェック，運動負荷試験を含む内科系のメディカルチェックがリスク管理上，必須である．
- 安全な運動実施は，食後の血糖上昇抑制とエネルギー有効利用から，食後1〜2時間の運動開始が望ましい．

経過・予後
- 危険因子（肥満，高血圧，高血糖，脂質異常）の重積は危険因子のもたない時の死亡リスクを1とすれば心筋梗塞死亡は8倍，脳卒中死亡リスクは5倍となると報告されている[2]．
- 適切な食事および生活改善・運動処方が実施された場合，比較的短期間で体重減少効果がみられる．Muramotoら[3]は，たとえ体重の3〜5％減少の場合でも，耐糖能異常をはじめとする代謝異常の改善があることを報告している．
- 1日1,500歩の増加は死亡リスクを2％減少させ[4]，血圧を1.5 mmHg減少させる．
- 30分間，週に2回（週1時間）の運動習慣の継続が定着した場合，MetSの改善や死亡率が約10％低くなると報告[5]され，心臓疾患や糖尿病発症予防に効果がある．したがって無理のない運動習慣の継続性が重要である．

● 引用文献
1) 厚生労働省健康局：標準的な健診・保健指導プログラム（確定版），保健指導における学習教材集，p105，2007
2) 平成25年度厚生労働省労働科学研究補助金（循環器疾患・糖尿病等生活習慣病対策総合研究事業）による指定研究「社会的要因を含む生活習慣病リスク要因の解明を目指した国民代表集団の大規模コホート研究：NIPPON DATA80/90/2010」危険因子合併数と心筋梗塞・脳卒中死亡との関連
3) Muramoto A, et al: Three percent weight reduction is the minimum requirement to improve health hazards in obese and overweight people in Japan. Obes Res Clin Pract 8: 466-475, 2014
4) Hamer M, et al: Walking and primary prevention: a meta-analysis of prospective cohort studies. Br J Sports Med 42: 238-243, 2008
5) 田中茂穂：生活習慣病予防のための身体活動・運動量（特集　新しい健康づくりのための運度基準・指針），体育の科学 56：601-607，2006

〔田上　光男〕

各論

VIII 腎臓

近年,新たな国民病として慢性腎臓病(chronic kidney disease；CKD)が注目されている.推計では20歳以上の成人の8人に1人がCKDとされ,慢性透析患者は30万人を超え,透析医療費も1兆円規模といわれている.

昨今,CKDに対する運動療法の効果が注目されている.保存期のCKDに対する運動療法は腎機能を悪化させることなく(むしろ改善させ),透析導入までの期間を延長する.また,すでに透析導入患者であっても運動療法により透析効率が改善し,ADLの改善や疾患の重症化も予防することが知られている.現在では,K/DOQIガイドライン(米国腎臓財団の腎臓病予後改善対策のガイドライン)で,「すべての透析患者は腎臓病・透析スタッフによって身体活動を活発にするよう指導を受けたり定期的に励ましたりする必要がある」と明記されるまでになった.また,日本腎臓病学会「エビデンスに基づくCKDガイドライン2009」においても「CKD患者の身体活動度の低下は心血管病による死亡リスクとなり,運動療法は重要」と記述されている.本章1「保存期慢性腎臓病」(→456頁)では保存期CKD患者の理学療法指針が解説されている.

わが国でも腎臓疾患へのリハビリテーションの充実の期待が高まり,2011年,日本腎臓リハビリテーション学会が設立された.腎臓機能障害は,心臓機能障害,呼吸機能障害と一緒に1967年に内部機能障害として認定されていたが,心臓や呼吸に比べて最近まであまり注目されてこなかった.診療報酬上も腎臓疾患リハビリテーション料は認められていない.日本透析医学会によると透析患者の4割は介護が必要との報告もあり,さらにCKDの主な原因疾患は糖尿病由来であることから神経障害や網膜症を合併していることも少なくない.

透析中の運動療法も本章3「血液透析」(→460頁)で解説されている.透析患者全体の平均年齢は66.8歳,透析導入患者は68.4歳と高齢化が進んでいることもあり,ADLやQOLの改善を図ることに加えて,末期CKD患者の透析への移行を予防,延長し,透析にかかる医療費の抑制も重要になっている.

CKD患者の運動療法は,単にベッド上で運動させることが重要なのではない.ADL能力,身体機能,身体活動量の客観的評価に基づき,腎機能悪化のリスクを管理しながら適切な強度で適切な量の運動を行うこと,日常生活における身体活動度を低下させず,透析への移行を予防し,医療費抑制に寄与するなど,理学療法の内容は多岐にわたりその重要性はさらに増加している.

(高橋哲也)

1 腎不全 保存期慢性腎臓病

病態・障害[1]

- 慢性腎臓病(chronic kidney disease ; CKD)は腎障害が慢性的に持続する病態すべてをとらえる疾患概念である。慢性腎炎以外に加齢や生活習慣病(肥満, 糖尿病, 高血圧など)が原因で発症するCKDが増加している。
- CKDの定義は, 腎臓の障害(尿異常, 画像診断, 血液異常, 病理所見)や腎機能低下〔推算糸球体濾過量(estimated glomerular filtration rate ; eGFR)60 mL/分/1.73 m^2 未満〕のいずれかまたは両方が3か月以上持続した状態とされている。
- CKDの重症度は腎機能と尿蛋白量により評価し, 1〜5(正常〜末期腎不全)の段階に分類される(図Ⅷ-1)。
- CKDの初期は無症状であるが, 病期が進行し末期腎不全になると倦怠感, 易疲労, 吐き気, 食欲不振, 浮腫, 肺水腫, 心不全など多様な尿毒症症状を呈する。

評価

- 保存期CKD患者に対する理学療法は, その病期や病態に応じて内容を調節する必要がある。したがって, 理学療法を開始する前にはCKDの原疾患, 臨床検査値にて腎機能障害の重症度, 尿蛋白量, 虚血性心疾患や糖尿病網膜症などの合併症の有無やその重症度を診療記録より情報収集しておく。
- 臨床検査値(血清クレアチニン, eGFR, 尿蛋白排泄量, ヘモグロビン, カリウム, HbA1c, 血清脂質など)は理学療法の安全性や有効性をみるために重要な情報となるため, 定期的な確認が必要である。
- CKDは心血管疾患の発症リスクが高いこと

原疾患	蛋白尿区分		A1	A2	A3
糖尿病	尿アルブミン定量 (mg/日) 尿アルブミン/Cr比 (mg/gCr)		正常	微量アルブミン尿	顕性アルブミン尿
			30未満	30〜299	300以上
高血圧, 腎炎, 多発性嚢胞腎, 移植腎, 不明, その他	尿蛋白定量(g/日) 尿蛋白/Cr比(g/gCr)		正常	軽度蛋白尿	高度蛋白尿
			0.15未満	0.15〜0.49	0.50以上
GFR区分 (mL/分/ 1.73 m^2)	G1	正常または高値	≧90		
	G2	正常または軽度低下	60〜89		
	G3a	軽度〜中等度低下	45〜59		
	G3b	中等度〜高度低下	30〜44		
	G4	高度低下	15〜29		
	G5	末期腎不全 (ESKD)	<15		

図Ⅷ-1　CKDの重症度分類

重症度は原疾患・GFR区分・蛋白尿区分を合わせたステージにより評価する。CKDの重症度は死亡, 末期腎不全, 心血管死亡発症のリスクを　　のステージを基準に, 　　, 　　, 　　の順にステージが上昇するほどリスクは上昇する。

〔日本腎臓学会(編):CKD診療ガイド2012. pp1-4, 東京医学社, 2012より〕

から，理学療法を開始する際には負荷心電図検査などの虚血性心疾患のスクリーニング検査を行うことが推奨されている．
・保存期 CKD 患者はステージの進行に伴い運動機能が低下している症例が多いため，理学療法を開始する前には上下肢筋力，バランス，歩行能力などの運動機能評価を客観的な指標で測定する．

治療/介入

・運動による腎臓への影響は，腎血流量の低下や尿蛋白排泄量の増加がある．そのため CKD 患者への運動は腎機能の悪化を懸念してこれまでは運動制限をするなど，あまり推奨されていなかった．ただし，このような CKD 患者への運動制限に臨床的な根拠は報告されていない．
・最近では CKD 患者に安静や運動制限を一律に行うべきではなく，CKD の進行抑制および心血管系疾患予防，運動機能の維持改善目的に理学療法は推奨[2,3]されるようになってきた（表Ⅷ-1, 図Ⅷ-2）．しかし，保存期 CKD 患者に対する理学療法の介入方法は確立されたものはない．
・保存期 CKD 患者は，その病期が進行すると腎機能低下に伴う諸症状や合併症を複数保有している場合が多いことから，運動の内容を調整する必要もある．
・個々の症例において，血圧，腎機能，尿蛋白の推移を注意深く観察し実施・継続することが望ましい．経過中に腎機能が急速に悪化することがあれば一度運動は中止し，腎機能が安定するまで様子をみるなど医師と介入方法を協議しながら進めたほうがよい．
・すべての CKD ステージにいえることである

が，尿蛋白量が多い（0.5 g/日または g/gCr 以上）ときの理学療法は慎重に行ったほうがよい場合がある．

❶ CKD ステージ 1〜2

・なんらかの腎障害が慢性的にみられてはいるが腎機能は正常〜軽度低下と保たれた段階である．

(1) 有酸素運動

・原疾患が生活習慣病由来であれば，CKD の進行防止目的に有酸素運動を中心に運動を指導する．頻度はできれば毎日，少なくとも週に 3〜5 回，中等度の強度で 20〜60 分間行う．

(2) レクリエーションスポーツ

・CKD の原疾患のコントロール（腎炎，膠原病，高血圧など）がされていれば，レクリエーションスポーツの実施も可能．

❷ CKD ステージ 3

・腎機能が中等度に低下した段階である．この時期は，腎機能，尿蛋白量，高血圧など CKD の病態が安定していれば，中等度の強度までの理学療法は実施可能とされている．

(1) 有酸素運動

・原疾患が生活習慣病由来であれば，その改善目的に有酸素運動を中心に運動を処方する．頻度はできれば毎日，少なくとも週に 3〜5 回，中等度の強度で 20〜60 分間行う．

(2) レジスタンストレーニング

・ステージ 3 は高齢者が多く存在する病期であることから，筋力の低下している高齢者においてはレジスタンストレーニングを併用する．抗重力筋を中心に，頻度は週に 2〜3 回，低〜中等強度（1 RM の 40〜60%）の負荷で 10〜20 回実施する．

表Ⅷ-1 主な治療/介入のプログラム例

CKD ステージ 1〜2	CKD ステージ 3	CKD ステージ 4	CKD ステージ 5
有酸素運動 ・ウォーキング ・自転車 ・水泳 ・水中歩行 レクリエーションスポーツ	有酸素運動 ・ウォーキング ・自転車 ・水泳 ・水中歩行 レジスタンストレーニング ・スクワット ・カーフレイズ ・チューブ体操	有酸素運動 ・散歩 ・ウォーキング ・水中歩行 レジスタンストレーニング ・スクワット ・カーフレイズ ・チューブ体操	有酸素運動 ・散歩 ・体操 レジスタンストレーニング ・スクワット ・カーフレイズ

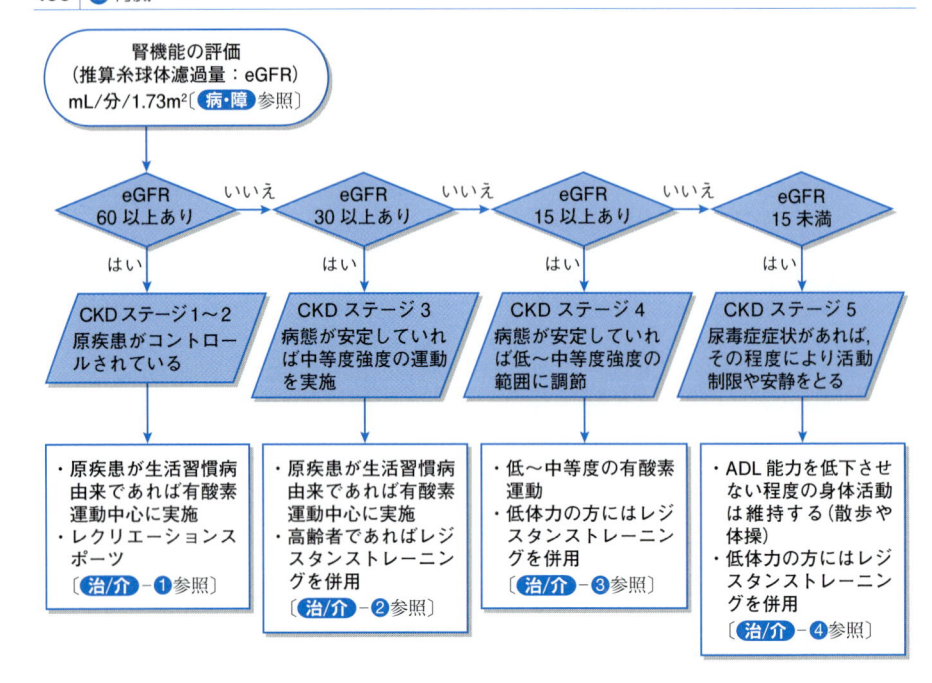

図Ⅷ-2 保存期 CKD の臨床判断

腎機能の評価
(推算糸球体濾過量：eGFR)
mL/分/1.73m² 〔病・障 参照〕

- eGFR 60 以上あり
  - はい → **CKD ステージ1〜2** 原疾患がコントロールされている
    - ・原疾患が生活習慣病由来であれば有酸素運動中心に実施
    - ・レクリエーションスポーツ
    〔治/介〕-❶参照
  - いいえ → eGFR 30 以上あり
    - はい → **CKD ステージ3** 病態が安定していれば中等度強度の運動を実施
      - ・原疾患が生活習慣病由来であれば有酸素運動中心に実施
      - ・高齢者であればレジスタンストレーニングを併用
      〔治/介〕-❷参照
    - いいえ → eGFR 15 以上あり
      - はい → **CKD ステージ4** 病態が安定していれば低〜中等度強度の範囲に調節
        - ・低〜中等度の有酸素運動
        - ・低体力の方にはレジスタンストレーニングを併用
        〔治/介〕-❸参照
      - いいえ → eGFR 15 未満
        - はい → **CKD ステージ5** 尿毒症症状があれば，その程度により活動制限や安静をとる
          - ・ADL 能力を低下させない程度の身体活動は維持する(散歩や体操)
          - ・低体力の方にはレジスタンストレーニングを併用
          〔治/介〕-❹参照

---

❸ CKD ステージ4

・腎機能が高度に低下しており，貧血，高血圧，心不全など腎機能低下に伴う症状が出現しやすい段階である．

(1) 有酸素運動

・運動強度は，腎機能低下に伴う症状や合併症に注意しながら低〜中等度の範囲内に調節する．

・運動制限を必要とする時期は，歩数計を用いた低強度の歩行運動を中心とした運動処方が有用である．

(2) レジスタンストレーニング

・ステージ4〜5 は身体活動量の低下や運動機能低下を認める症例が多いため，レジスタンストレーニングを併用する．抗重力筋を中心に，頻度は週に2〜3回，低〜中等強度(1 RM の 40〜60％)の負荷で 10〜20 回実施する．

❹ CKD ステージ5

・腎不全の状態であり上述した種々の尿毒症症状が出現してくる段階である．

・尿毒症の症状によっては身体活動の制限や，場合によっては安静をとる必要もある．ただし，尿毒症が軽度で病態が安定していれば，ADL の能力を低下させない程度の身体活動量は維持すべきである．

(1) 有酸素運動

・運動制限を必要とする時期は，歩数計を用いた低強度の散歩や体操程度にとどめる．

(2) レジスタンストレーニング

・低体力の患者にはスクワット運動やカーフレイズなどのレジスタンストレーニングを 10〜20 回実施する．

リスク管理

・CKD のステージが進行すると，腎不全症状の出現に注意する．運動時に注意する症状は，水分貯留による高血圧や心不全，高カリウム血症による重症不整脈がある．

・血圧の上昇は腎臓に対して負担を与えることから，運動前・中・後の測定を実施する．

・糖尿病の合併症(網膜症，神経障害，足病変など)が進行すると運動を制限する必要があるため，CKD の原疾患が糖尿病であれば合併症の進行状況を確認する必要がある〔「三大合併症を有する糖尿病」(→446頁)参照〕．

経過・予後

- 透析患者数は30万人を超え，現在も増加している．腎臓は腎不全まで進行すると改善することが困難であるため，早期にCKDを発見し，CKDの原疾患である生活習慣病のコントロール状況を良好に保つことが重要となる．
- CKDの発症と進展抑制の管理目標値はBMI（body mass index）25未満，血圧130/80 mmHg（高齢者140/90）未満，血糖HbA1c 6.9%未満，血清脂質LDLコレステロール120 mg/dL未満とされている．集学的治療により，これらの管理目標値にコントロールするとCKDの発症・進展リスクはハザード比0.39と低下する[4]．

● 引用文献

1) 日本腎臓学会（編）：CKD診療ガイド2012．pp1-4，東京医学社，2012
2) 日本腎臓学会（編）：エビデンスに基づくCKD診療ガイドライン2009．pp30-32，東京医学社，2009
3) 日本腎臓学会（編）：エビデンスに基づくCKD診療ガイドライン2013．p17，東京医学社，2013
4) Gaede P, et al: Multifactorial intervention and cardiovascular disease in patients with type 2 diabetes. N Engl J Med 348: 383-393, 2003

（平木　幸治）

表Ⅷ-2　主な治療/介入のプログラム例

尿毒症状がない場合	尿毒症状を認める場合
有酸素運動 ・ウォーキング ・自転車エルゴメータ ・ラジオ体操 ・水泳　　　　　　　　など レジスタンストレーニング ・ダンベル体操 ・チューブ体操 ・スクワット　　　　　など	ADL練習 ・椅子からの立ち上がり ・歩行　　　　　　　　など

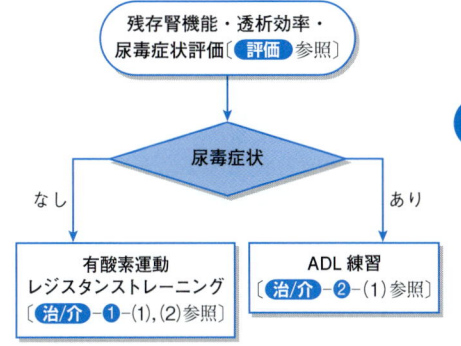

図Ⅷ-3　腹膜透析の臨床判断

残存腎機能・透析効率・尿毒症状評価〔評価〕参照
↓
尿毒症状
なし → 有酸素運動　レジスタンストレーニング〔治/介〕-❶-(1), (2)参照
あり → ADL練習〔治/介〕-❷-(1)参照

1　腎不全

2　腹膜透析

評価

- 腹膜透析（peritoneal dialysis；PD）患者は，健常者や保存期慢性腎臓病（chronic kidney disease；CKD）患者と比べ運動機能やQOLが低下している．理学療法評価は，上下肢筋力・バランス機能・歩行能力・身体活動量・QOLを客観的指標で測定する．
- 介入時のリスク管理のため原疾患，既往歴，血液生化学検査値（電解質・貧血・栄養・炎症），残存腎機能（尿量），透析効率，尿毒症状（食欲不振・倦怠感・浮腫・掻痒感など）の有無を調査する．

治療/介入（表Ⅷ-2，図Ⅷ-3）

- PDでは残存腎機能（1日の尿量が100 mL以上あること）が透析効率や生命予後に関与するため，その維持が重要視されている．残存腎機能を維持するためには高血圧，脂質異常症，糖尿病などのCKD危険因子の管理が重要である．また，PDは透析液中のグルコースの影響で肥満になりやすく，体重管理も重要である．これらの管理に理学療法は有用であるが，PD患者に対する確立された理学療法の介入方法はない．
- PD患者に介入する際には尿毒症状の有無に注意しなければならない．
- PDは透析液を腹腔内に貯留するだけで腹圧がかかり，その合併症として臍および鼠径ヘルニアが発生しやすい．そのため腹腔内は空の状態での運動が望まれる．透析液を貯留していても適度な運動は可能だが，運動時は息をこらえ力む運動など腹圧をさらに上げる運動種目は避ける．また，残存腎機能指標の推移を定期的に確認し，過負荷の運動にならないよう注意する．

❶ 尿毒症状がない場合
(1) 有酸素運動
- CKD 危険因子の管理，体重管理(肥満是正)，運動耐容能や身体活動量の向上を目的に行う．
- 頻度はできれば毎日，少なくとも週 3～5 回，中等強度までの運動を 20～60 分間実施する．

(2) レジスタンストレーニング
- 基礎代謝向上に伴う体重管理や，高齢・低栄養・不活動などに伴う ADL 障害の改善を目的に行う．
- 頻度は週 2～3 回，低強度～中等強度(1 RM の 40～60％)の負荷で，主要な筋群の運動を 10～20 回実施する．

❷ 尿毒症状を認める場合
(1) ADL 練習
- 残存腎機能低下や透析不足のため尿毒症状を認める場合，過度な運動は病態悪化の要因となる．立ち上がり練習や歩行練習など，ADL 上の動作レベル維持程度の運動にとどめる．

❸ 血液透析を併用している場合
- 本邦では残存腎機能が低下した場合，血液透析(hemodialysis；HD)との併用療法を行うことができる．HD 日に運動する場合は，HD における運動療法を参考に行う〔「血液透析」(→460 頁)参照〕．

リスク管理
- PD 患者はさまざまな合併症を有している者が多く，心機能や血圧コントロール，感染の有無などを把握する．
- 原疾患が糖尿病の場合，合併症の状態により運動量を調整する必要がある〔「三大合併症を有する糖尿病」(→446 頁)参照〕．
- PD のカテーテル管理は腹膜炎予防に重要である．出口部に過度な負荷がかからないようにし，運動後にはカテーテルケアを行い，清潔を保つようにする．

経過・予後
- PD は生理的で持続的な透析であり，HD と比較し残存腎機能が長期に維持され，透析導入後 3～5 年は死亡率が低い(約 27％)とされている．また，在宅で行う透析方法のため生活スタイルの変化も少なく，より高い QOL を維持しうる．しかし，腹膜劣化や残存腎機能の低下から 5～7 年程度で HD 併用療法や HD，腎移植へ移行する．

(若宮　亜希子)

1 腎不全
3 血液透析

病態・障害
- 血液透析療法は，腎機能低下・廃絶時の腎代替療法の1つで，本邦の血液浄化療法の約 95％を占めている．
- 血液透析患者の多くは糖尿病や高血圧に代表される生活習慣病の終末像である．また，高齢，長期透析例，脳血管や心大血管疾患，および運動器疾患を高率に合併しており，加えて栄養状態の低下や身体不活動といった特性を認めることから，血液透析患者に対する理学療法介入の必要性がある．

評価
- 透析患者の多くは虚弱で，身体活動量が低下していることから，それらを定期的に評価することの重要性が示されている[1]．血液透析患者における理学療法の主要な評価項目を表Ⅷ-3 に示す．

治療/介入
- 血液透析患者に対する運動療法は身体機能の指標である筋力や歩行能力のみならず，運動耐容能を改善させることが，メタ解析の結果から明らかになっている[2]．しかし，これまでの検討は病態の安定している者のみを対象に行われ

表Ⅷ-3　血液透析患者における理学療法の主な評価項目

1. ADL 能力
   自立度：functional independence measure
   困難さ：血液透析患者移動動作評価表*

2. 身体機能
   歩行能力：最大歩行速度，快適歩行速度
   バランス機能：timed up & go test，片脚立位時間
   筋力：等尺性膝伸展筋力，握力

3. 身体活動量
   歩数計(消費カロリー，身体活動時間，歩数)，
   質問紙(human activity profile，国際標準化身体活動質問票)

*：小澤哲也，他：理学療法学 37：9-16, 2010 を参照．
　この指標は ADL を「できない」～「とても困難」の 5 段階で評価するもので，ADL が自立している患者のなかでも，ADL 能力を推し量ることができる．

てきた．
- 血液透析患者の運動療法に関するエビデンスを臨床応用する際には，透析治療が安定して行われているか，合併症や症状の増悪はないか，といった患者個々の問題点をとらえる必要がある．
- 血液透析患者に対して運動療法介入を開始する際，非透析日，透析日であれば透析前，透析施行中または透析後のどのタイミングで介入するのかを選択する必要がある．患者の病態や臨床症状，介入の目的，環境および運動に対するアドヒアランスなどを十分考慮したうえで，患者個々に適した介入方法を選択し，理学療法を進めていくことが重要である．
- 血液透析施行中の運動療法はスペースが不要なうえに，時間的制約の影響を受けないという利点がある．しかしその反面，透析施行中は立位や歩行動作といった ADL 上の動作の練習を行うことはできない．そのため，ADL 上の動作に明らかな障害を有するような虚弱な透析患者での ADL 上の動作の獲得に透析施行中の運動療法が貢献できるかは明らかではない．
- 透析施行前後の時間帯に行う運動療法は，立位や歩行といった荷重運動を実施することができるため，ADL 上の動作の再獲得には適している可能性がある．
- 評価から治療選択までの流れを図Ⅷ-4 に示す．この図は ADL の動作能力の評価，身体機能評価および身体活動量評価から構成されており，いずれかに問題を呈する場合はなんらかの介入を行うべきであり，問題を認めなかった場合においても，定期的に再評価を行う必要があることを表している．
- 血液透析患者に提供する運動療法の強度は，患者が疲労しないような低強度の運動から開始し，運動に慣れてきたら自覚的運動強度11（楽だ）～13（ややきつい）を目安にするとよい．運動療法の頻度は1週間に3～4回程度が適当である[3]．

リスク管理

- 血液透析患者に対する理学療法を休止あるいは中止する必要のある主な症状は，新たな重度

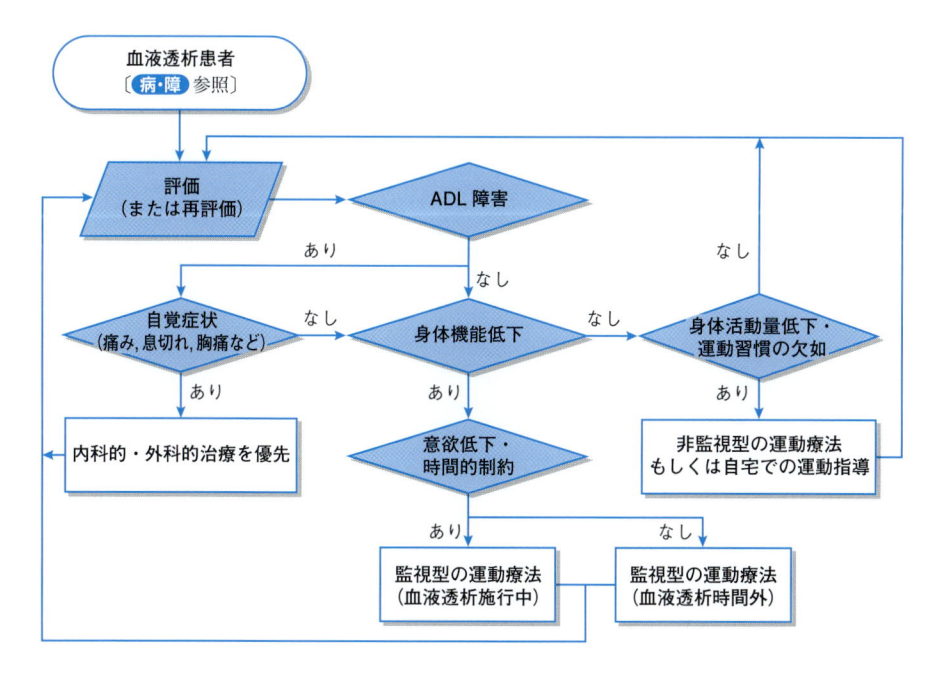

図Ⅷ-4 血液透析中の運動療法

の関節痛，感染徴候，重度の貧血，重症不整脈などである．
・血液透析患者のなかでも特に糖尿病合併例には注意が必要である．糖尿病合併例は，通常"痛み"として自覚されるはずの下肢あるいは胸部の症状や，"めまい"として自覚されるはずの低血圧あるいは低血糖といった症状を有さないことがあり，非糖尿病合併例よりもさらに慎重に理学療法を進めていかなければならない．

経過・予後

・本邦の血液透析患者の5年生存率は約60%と報告されており，生命予後は不良である．
・血液透析患者の生命予後を規定する要因はさまざまだが，近年，理学療法の主要な治療アウトカムである身体機能の低下は，血液透析患者の生命予後の悪化と関連することが注目されている[4]．
・身体機能は身体活動量とも関連することが知られており，血液透析患者が非透析日1日あたり10分の身体活動を増加することができれば，死亡リスクは約20%減少すると報告されている[5]．

● 引用文献

1) K/DOQI workgroup：K/DOQI clinical practice guidelines for cardiovascular disease in dialysis patients. Am J Kidney Dis 45(4 Suppl 3): S1-153, 2005
2) Heiwe S, et al: Exercise Training in Adults With CKD: A Systematic Review and Meta-analysis. Am J Kidney Dis 64: 383-389, 2014
3) Stack AG, et al: Association of physical activity with mortality in the US dialysis population. Am J Kidney Dis 45: 690-701, 2005
4) Matsuzawa R, et al: Relationship between lower extremity muscle strength and all-cause mortality in Japanese patients undergoing dialysis. Phys Ther 94: 947-956, 2014
5) Matsuzawa R, et al: Habitual physical activity measured by accelerometer and survival in maintenance hemodialysis patients. Clin J Am Soc Nephrol 7: 2010-2016, 2012

〔松沢　良太〕

IX 高齢者

1 転倒予防

病態・障害
- 日本における高齢者の年間転倒率は，地域在住高齢者では約20％，施設入所者では約40％程度との報告が多く，機能低下を有して施設に入所する高齢者の転倒率は高い．
- 地域在住高齢者と比較して，施設入所高齢者は転倒によって骨折や活動性の低下をおこしやすく，歩行困難や寝たきりになる危険性が高い．
- 転倒による障害は，骨折や軟部組織，頭部外傷などといった客観的傷害によるものと，転倒恐怖感といった心理的問題を引き起こすことも多い．
- 骨折のなかでも大腿骨頸部骨折は，その後に歩行障害を生じたり死亡率が上昇するなど健康に重大な被害を及ぼす．
- 転倒後の恐怖感から活動を控えるといった転倒後症候群も，長期的にみれば高齢者の活動性を減少させ，健康を害する要因となりうる．
- 転倒による死亡事故も高齢者では多く，高齢者における不慮の事故死の主要な原因となっている．

評価
- 高齢者が転倒する原因はさまざまであるが，大きく要因を分けると，①身体的要因，②環境要因，③活動要因の3つに分類できる．
- 身体的要因は，筋力低下，バランス・歩行機能低下といった身体機能低下による要因と，知的機能低下が含まれる．
- 環境要因には，段差や手すりがないなどの物理的要因と，介護者不足といった人的要因があげられる．さらに，施設への短期入所などで環境が急激に変化することも転倒を誘発する．
- 活動要因とは，転倒の直接的な原因となるすべての活動を指し，特に自分の身体機能に見合った行動をとらない場合が最も危険といえる．また，活動時の安全性はその行動をとる前後の状況に修飾される．具体的には，急いでいる状況では安全確認が不十分となり，転倒する危険性の上昇が予想される．
- 転倒の要因は多彩であり，転倒を予防するためには身体・環境・活動の3要因を含んだ包括的な評価が必要となる．

治療/介入[1,2]
- 転倒予防の介入方法として運動介入，非運動的介入，多角的介入の3つの手法が用いられている（表Ⅸ-1）．
- 運動介入では身体機能の向上を目的とした筋力増強やバランス練習が主に行われ，非運動的介入には環境整備や服薬指導などが実施されている．そして多角的介入ではこれらのさまざまな要素を複合したプログラムが提供されている．
- 高齢者の身体機能は同年齢層においても大きく異なる．特に疾病により入院中の者や施設に入所している者の機能低下は著しい．地域に在住する健常高齢者と比較し，病院や施設を利用する虚弱高齢者は転倒率が高く，住環境，活動量，活動範囲が著しく異なっている．そのため，これらの対象を混同して転倒予防の介入手段を考えると混乱をまねくおそれがあり，ここでは地域在住高齢者と病院・施設入所高齢者を

表Ⅸ-1 主な治療/介入のプログラム例

	地域在住高齢者	病院・施設入所高齢者
運動介入	筋力増強運動 バランス練習 歩行練習 家庭での自主練習	対象者の状態に応じた多様な内容
非運動的介入	家屋調整	環境調整 服薬調整 職員に対する啓蒙活動
多角的介入	危険因子に対する対処	転倒リスク管理者の配置

図Ⅸ-1 転倒予防

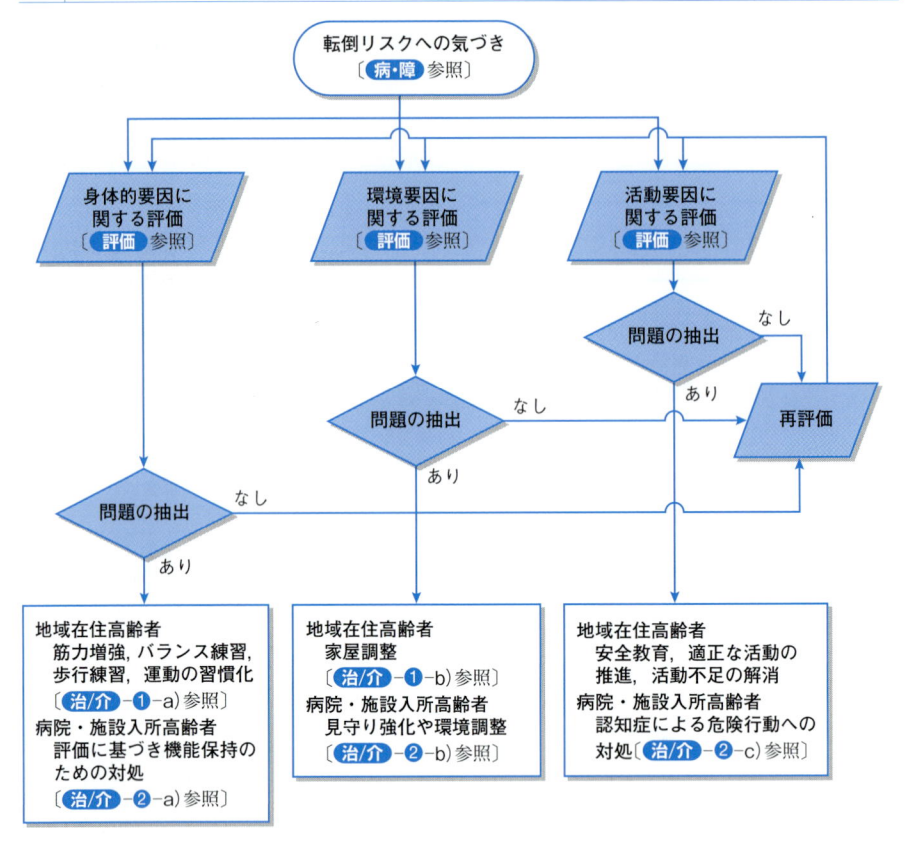

[フローチャート]
転倒リスクへの気づき〔病・障 参照〕
→ 身体的要因に関する評価〔評価 参照〕
→ 環境要因に関する評価〔評価 参照〕
→ 活動要因に関する評価〔評価 参照〕

身体的要因：問題の抽出 → あり／なし → 再評価
- 地域在住高齢者：筋力増強，バランス練習，歩行練習，運動の習慣化〔治/介〕-❶-a）参照
- 病院・施設入所高齢者：評価に基づき機能保持のための対処〔治/介〕-❷-a）参照

環境要因：問題の抽出 → あり／なし → 再評価
- 地域在住高齢者：家屋調整〔治/介〕-❶-b）参照
- 病院・施設入所高齢者：見守り強化や環境調整〔治/介〕-❷-b）参照

活動要因：問題の抽出 → あり／なし → 再評価
- 地域在住高齢者：安全教育，適正な活動の推進，活動不足の解消
- 病院・施設入所高齢者：認知症による危険行動への対処〔治/介〕-❷-c）参照

分類して介入方法を述べる(図Ⅸ-1).

❶ 地域在住高齢者に対する介入

a) 運動介入

(1) 筋力増強運動
- 筋力低下は転倒の主要な危険因子であり，転倒予防を目的として筋力増強運動を行う場合には，週1回以上の運動を6か月程度継続する必要がある．
- 低強度で行う場合には頻度を増す必要がある．
- 下肢筋力の強化が重要であり，下肢の多様な筋をトレーニングする必要があり，各種目10回，3セットを目標に進めていくとよい．

(2) バランス・歩行練習
- バランス練習の1つである太極拳は，高い転倒予防効果が認められており推奨できる．また，バランスや歩行練習と筋力増強との組み合わせによって転倒予防効果が認められている．
- 6週間程度の短期間の介入や低強度の練習では転倒予防効果は得られない．

(3) 家庭での自主練習の効果
- 理学療法士や看護師による個人の状態に応じた家庭内練習のすすめは，転倒予防に有効であるとした報告がある．その運動内容は筋力増強運動やバランス，歩行練習を含む包括的な内容である．
- 効果を得るために必要なのは実施頻度を高く保つことであり，運動を習慣化させることに焦点をあてる必要がある．

b) 非運動的介入
- 家屋調整による介入では，作業療法士による評価と改善指導によって転倒予防効果が認めら

れているが，作業療法士以外の者による介入では効果が認められないこともあり，専門知識をもったセラピストが主導して家屋調整を進める必要がある．
・家屋調整は，その効果が即時に得られるため，転倒予防のための介入として第一に検討すべきである．特に階段からの転落は重篤な事故につながるおそれが高く，重点的な調整をすべきであろう．

c）多角的介入
・転倒の危険因子である身体や認知機能，環境，服薬状況の評価に基づいた調整をすると高確率で転倒予防効果を得ることができる．そのためには，転倒の危険因子の評価を綿密に実施して，問題点に応じた柔軟な対応が求められる．

❷ 施設や病院に居住する障害を有する高齢者に対する介入

a）運動介入
・多様な内容の運動介入が実施されてきたが，それらによって転倒を予防できるとしたエビデンスは少ない．
・障害を有する高齢者では，運動によって機能の向上は認められるが，転倒しないほどまでには改善が進まないためであろう．ただし，機能を保持するためにも運動介入の必要性は高いといえる．
・運動方法に関しては，対象者の状態に応じた内容で実施すべきである．

b）非運動的介入
・環境や服薬調整，施設職員に対する転倒予防への啓蒙活動，ブレスレットを装着し転倒の危険に対する認識を高める方法，移乗動作障害のある者に対してベッドアラームシステムを用いた介入，患者教育，転倒予防のための講義といった教育的アプローチなどが転倒予防のために実施されてきたが，顕著な効果は認められていない．

c）多角的介入
・上記の総合的な取り組みによって転倒事故を減少することが可能とした報告が散見される．
・認知症を有する高齢者に対しては，対象者の見守りや環境調整を専属に行う転倒リスク管理者を配置することで，転倒数を減少できる可能性が示されている．

リスク管理
・運動介入を行う場合には，運動中の転倒事故の発生に対して特に留意すべきである．
・運動前には血圧や体調確認を怠らず，中止基準に達している場合には，その日の運動は控えなければならない．
・高齢者は各組織が脆弱化している可能性が高く，運動開始当初には軽い運動から開始して，徐々に強度を増強するといった配慮が必要であろう．

経過・予後
・転倒の強力な予測因子の1つに過去の転倒経験があげられる．これは，転倒者が再度転倒することを暗示しており，複数回の転倒が生じれば骨折などの重篤な傷害を発生する可能性も大きくなる．
・ただし，運動，家屋調整，多角的取り組みによって比較的短期間で転倒の危険性を減少することが可能であり，積極的な介入が必要となる．たとえば，70歳以上の高齢者1,090名を対象とした大規模実証研究[3]によると，高齢者をランダムに運動を実施する群，視力補正をする群，家屋調整をする群の組み合わせで8群を形成して介入を実施したところ，対照群と比較し運動を介入に取り入れた群において転倒予防効果が認められた．また，視力補正や家屋調整のみでは効果的な転倒予防介入とならなかったが，3種類すべての介入を行った群で転倒の危険が最も少ない結果を示し，複合的な介入の有効性が示された．

● 文献
1) Gillespie LD, et al: Interventions for preventing falls in elderly people. Cochrane Database Syst Rev: CD000340, 2003
2) National Institute for Health and Care Excellence: Falls: Assessment and prevention of falls in older people. NICE clinical guideline 161, 2013
3) Day L, et al: Randomised factorial trial of falls prevention among older people living in their own homes. BMJ 325: 128, 2002

（島田　裕之）

❷ 虚弱高齢者・介護予防

病態・障害
・主として介護予防の対象となる虚弱状態にあ

表Ⅸ-2 主な治療/介入のプログラム例

	一次予防（一般健康高齢者など）	二次予防〔活動性や生活機能の軽度低下者（要支援者含む）〕
ポピュレーション・アプローチ	予防意識の啓発 評価とフィードバック	—
個別プログラム	全身状態の管理 柔軟性改善のためのストレッチング 筋力増強運動 バランス練習 行動変容プログラム	全身状態の管理 柔軟性改善のためのストレッチング 筋力増強運動 バランス練習 応用動作練習 行動変容プログラム
集団プログラム	全身状態の管理 柔軟性改善のためのストレッチング 筋力増強運動 バランス練習 行動変容プログラム	全身状態の管理 柔軟性改善のためのストレッチング 筋力増強運動 バランス練習 行動変容プログラム 有酸素運動 応用動作練習 グループワーク

る高齢者では，生理的予備能が低下することでストレスに対する脆弱性が亢進して，不健康をおこしやすい状態とされており，近年では"フレイル"として周知が促進されている．
- フレイルは，①体重減少（shrinking/weight loss），②筋力低下（weakness），③疲労（exhaustion），④歩行速度の低下（slowness），⑤身体活動の低下（low activity）の5つのうち，3つ以上に該当する状態を指す．
- 介護予防において把握すべき病態・障害像としては，フレイルも背景の1つに含まれる老年症候群が重要となる．
- 老年症候群とは，明確な病気と分類するには馴染みにくいものの，治療と同時に介護・ケアの必要性が高い高齢者でよく観察される一連の症状および所見のことで，転倒，低栄養，尿失禁，うつ徴候などがあげられる．

評価
- 体重減少（2年間で5%以上），筋力低下（握力が男性26 kg未満，女性17 kg未満），疲労（活力低下），歩行速度低下（1.0 m/秒未満），身体活動低下（軽い運動・体操および定期的な運動・スポーツの習慣なし）の5要素のうち3つ以上に該当するとフレイル（虚弱）と判定され，積極的な介入が推奨される．
- 行政事業では，基本チェックリスト（厚生労働省）で運動機能に関連する5項目のうち3項目以上に該当する場合，運動器による要介護発生リスクが高いため，積極的な運動介入が必要となる．しかし，これらの評価はスクリーニングとしては適しているが，介入効果を判定するためには筋力（握力，下肢筋力，chair-stand test），バランス（片脚立位保持時間），歩行（5 m歩行時間，timed up & go test）などの測定評価が必要となる．
- 必要に応じて，疼痛，認知機能，身体活動量，生活空間，自己効力感などの包括的評価が推奨される．

治療/介入
- 介護や支援が必要となるリスクが低い者（一次予防）と高い者（二次予防）に大別して提示する（表Ⅸ-2，図Ⅸ-2）．

❶ 一次予防のためのポピュレーション・アプローチ
(1) 予防意識の啓発
- 講演会やパンフレットなどによる予防意識の啓発を行う．

(2) 評価とフィードバック
- 筋力，歩行能力，身体活動などの客観的な評価と結果のフィードバックを継続的（年1回程度）に実施すること望ましい．

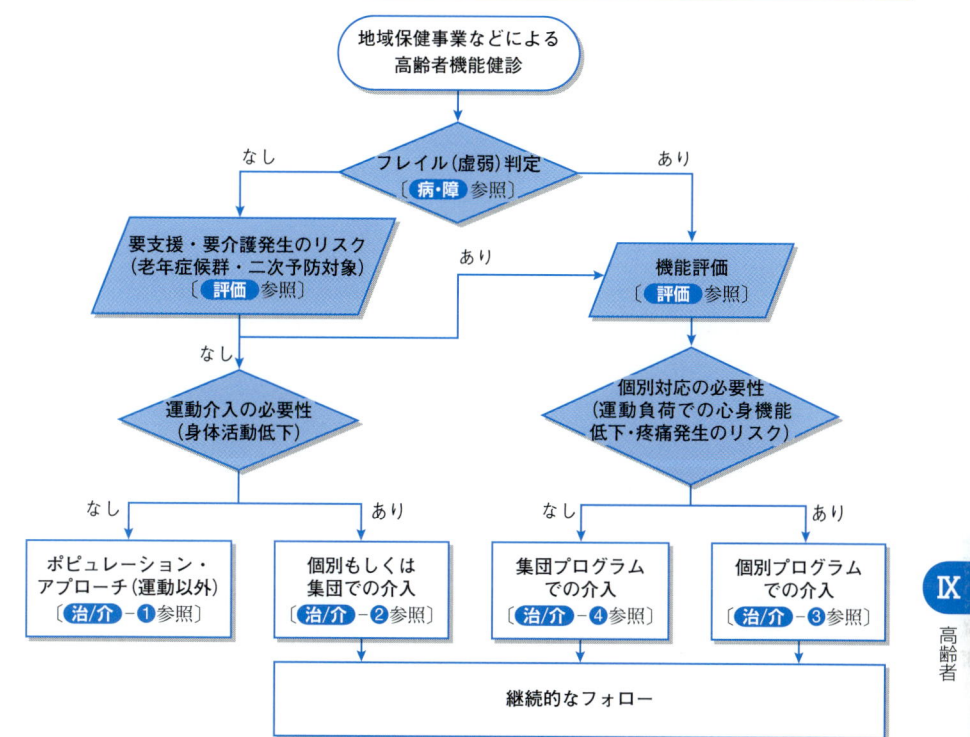

図IX-2 虚弱高齢者・介護予防

❷ 一次予防のための個別・集団プログラム
(1) 全身状態の管理
・バイタルサインや疼痛，日常活動状況などを把握し，自己管理を指導する．
(2) 柔軟性改善のためのストレッチング
・抗重力筋を中心にストレッチングを行う．目的とする筋の伸張肢位を10秒間程度保持する．四肢の筋では左右交互に2回ずつを目安に行う．
(3) 筋力増強運動
・抗重力筋を中心に筋力増強運動を行う．自重負荷運動を中心に，特に強化が必要な筋ではエラスティックバンドなどで抵抗負荷運動を行う．求心性収縮4秒，遠心性収縮4秒を目安に，比較的ゆったりとした速度で8～12回を1セットとする．1日2～3セットを目安に行う．
・個別プログラムで機器を用いた筋力増強運動を行う際は，1RMの60％であれば16～20回，75％であれば10～11回程度を目安とする．

(4) バランス練習
・片脚立位，タンデム立位・歩行などのバランス練習を，平地やバランスパッドなどを活用して10～20分間を目安に行う．
(5) 行動変容プログラム
・目標設定とセルフ・モニタリングを行う．自宅での運動時間や活動量(歩数など)を記録してもらう．
・集団プログラムでは，4名程度でのグループワークで仲間作りや知識の共有を通じて，行動強化を促進する．

❸ 二次予防のための個別プログラム
(1) 全身状態の管理
・バイタルサインや疼痛，日常活動状況などを把握し，自己管理を指導する．
(2) 柔軟性改善のためのストレッチング
・抗重力筋を中心にストレッチングを行う．目的とする筋の伸張肢位を10秒間程度保持する．四肢の筋では左右交互に2回ずつを目安に行う．

(3) 筋力増強運動
- 抗重力筋を中心に自重負荷運動や抵抗負荷運動を行う．求心性収縮4秒，遠心性収縮4秒を目安とした速度で8〜12回を1セットとし，1日2〜3セットを目安に行う．
- 機器を用いた筋力増強運動では，1RM 60％では16〜20反復，75％では10〜11反復を目安とする．

(4) バランス練習
- 片脚立位，タンデム立位・歩行などのバランス練習を10〜20分間程度行う．

(5) 応用動作練習
- 段差昇降や坂道歩行などの応用動作練習を10分程度取り入れる．

(6) 行動変容プログラム
- 目標を自らで立案し，その達成程度を振り返る(目標設定とセルフ・モニタリング)．自宅での運動時間や活動量(歩数など)を記録してもらう．

❹ 二次予防のための集団プログラム

(1) 全身状態の管理
- バイタルサインや疼痛，日常活動状況などを把握し，自己管理を指導する．

(2) 柔軟性改善のためのストレッチング
- 抗重力筋を中心にストレッチングを行う．目的とする筋の伸張肢位を10秒間程度保持する．四肢の筋では左右交互に2回ずつを目安に行う．

(3) 筋力増強運動
- 抗重力筋を中心に筋力増強運動を行う．ヒールアップやスクワットなどの自重負荷運動を求心性収縮4秒，遠心性収縮4秒を目安とした速度で1セット8〜10回として，1日2〜3セットを目安に行う．

(4) バランス練習
- 片脚立位，タンデム立位・歩行などのバランス練習を10〜20分間程度行う．

(5) 有酸素運動
- 低強度(運動強度20〜40％程度)の全身運動から開始して，運動強度40〜60％で20分間程度を目標とした有酸素運動を行う．

(6) 応用動作練習
- 段差昇降や坂道歩行などの日常応用動作練習などを取り入れる．

(7) グループワーク
- 目標設定やセルフ・モニタリングを中心に4名程度でのグループワークを行う．具体的で実現可能性の高い目標を自らで立案し，その達成程度を振り返る．

リスク管理
- 介護予防での評価や運動介入においては，転倒による外傷や疼痛の発生に留意が必要となる．また，運動負荷での血圧や脈拍の上昇による弊害が生じるおそれもあるため，事前のバイタルサイン(血圧，脈拍，呼吸など)の確認や実施中の変化にも注意する．
- 効果を持続させるためには，運動を継続する必要があるため，習慣的な運動行動の獲得が重要となる．
- 顕著な疼痛や心疾患の既往など運動制限となる要因がある場合は，個別対応を要する．

経過・予後
- フレイル(虚弱)の改善に運動療法は有効であるが，その効果は運動を中止すると減退する．たとえば，超高齢者(平均90歳)を対象とした報告では，8週間(週3回)の筋力増強運動で下肢筋力が36％の向上を認めたが，トレーニング終了4週後にトレーニング終了後と比べて約30％低下していた[1]．
- 運動介入で得られた効果を維持させるためには継続的な運動の実施が重要であり，運動習慣の獲得が心身機能の予後を左右する．

● 引用文献
1) Fiatarone MA, et al: High-intensity strength training in nonagenarians. Effects on skeletal muscle. JAMA 263: 3029-3034, 1990

〈牧迫　飛雄馬〉

3 認知症

病態・障害
- 認知症は脳の障害により複数の認知機能(注意・遂行機能，学習と記憶，言語，視空間知覚，社会的認知)が病前よりも低下し，自立した生活を妨げる状態である．
- 認知症の症状は，認知機能障害(中核症状；脳の障害が原因)と認知症の行動・心理症状(周辺症状，behavioral and psychological symptoms of dementia；BPSD)に分けられる．BPSDは認知機能障害を背景とし，対象者の性格，心理状態(不安など)，身体状況(痛み，便秘など)，物

的・人的環境（周囲の人の接し方），薬の副作用などの影響で出現したり，しなかったりする．また介護負担の要因となりやすい．
・認知障害の本質は，記憶・遂行機能障害などよりも高次の「内省能力の減退もしくはメタ認知の障害と病感の保持」と「知的作業能力の減退」である．
・「内省能力の減退やメタ認知障害と病感の保持」により，何となく自分が今までと違うことは感じても，自分の認知機能障害を正しく認識できない（病識低下）．そのため周囲の人の認識とのギャップが生まれ（病態失認的態度をとる），それが生活上のトラブルやコミュニケーション障害を引き起こしBPSDの要因となる．たとえば，すでにできなくなったことをできると思って行い失敗したり，周囲の人が必要と思う治療や介助を拒否したり，自分の失敗を否認し，他者のせいにしたりする．
・「知的作業能力の減退」により，状況に応じた適切な思考や判断ができなくなり，IADLならびにADLの障害を生じる．たとえば，服を着ることはできるが，TPOに合わせた適切な服を選択することができない，など．

評価
・認知症患者の生活障害であるBPSD，IADL・ADL障害，コミュニケーション障害を中心に，その要因となる認知機能障害，心理・身体状況，物的・人的環境や介護負担などを包括的に評価する．
・評価のポイント：
① 原因疾患を明らかにする（原因疾患により症状や必要とされる対応が異なる）．
② 「できないこと」だけでなく「できること」も評価する（生活歴や残存能力の把握が重要）．
③ 実際の生活場面で評価する（評価場面の違いで症状や障害が変化する）．もしくは，介助者などから生活の様子を詳しく聞き取る（特に夜間の生活障害が介護負担を高める）．
④ 客観的な生活障害と本人の主観的な生活の不自由の両者を把握する．
・各症状・障害の評価尺度や評価手法の詳細は成書を参照いただきたい[1]．

治療/介入
・認知症は理学療法の対象疾患ではない．そのため理学療法士は片麻痺などの身体障害をもち認知症を合併する患者の治療の際，認知症を考慮した治療の提供が求められる（表IX-3，図IX-3）．

❶ 軽度認知障害〜軽度認知症
・認知機能障害が軽く，自己の認識も保たれているため，身体障害に対する理学療法をスムーズに実施できる．
・ADLは保たれるが，IADL障害を呈する．対象者が困っていることを訴えることができるためその対応を検討する．たとえば，「薬を飲んだことを忘れてしまう」などの生活障害に対しては，メモの使用や服薬カレンダーなど外的補助手段を使用するなど，認知機能障害を補う環境調整を検討する．
・自己の認識が保たれているがゆえに，失敗をおそれ（不安），できることであってもやる気を失い，辞めてしまい（意欲低下），他者との交流や活動範囲・内容を自ら制限している場合がある（引きこもり・うつ状態）．本人の"できること"や役割を明確にし，活発な生活が送れるよう支援する．
・軽度認知障害の時期であれば，ウォーキングなどの有酸素運動で認知機能自体を改善させ，認知症の発症を遅延できる可能性が示されている[2]．
・認知症の正しい理解を促すような家族（介護者）指導により対象者と家族の関係の再構築を促すことで，その後のBPSDの出現を予防し，在宅生活の期間を延長できる[3]．

❷ 中等度認知症
・度重なる失敗体験や喪失体験，自身の認識の薄れなどから漠然とした不安や苛立ちを感じBPSDが出現しやすい．本人・家族ともに混乱し，負担の強い時期である．徘徊や興奮など陽性症状により過活動になっていたり，逆にアパシーなどの陰性症状で低活動になっている場合もあるので，"できないこと"よりも"できること"にアプローチし，心理面や生活リズムの安定をはかる．1回30分以上，週数回の歩行でうつ，興奮，徘徊，睡眠障害などのBPSDが軽減されるとの報告もある．
・重度の記憶障害や，失行・失認などを呈し，ADLにも介助が必要となる．排泄の自立が損なわれることが，在宅生活破綻の要因となる場合が多いため，排泄動作の自立維持，もしくは介助量軽減を目指す．認知症でも手続き記憶は障害されにくいため，実際の生活環境で，動作

表IX-3 主な治療/介入のプログラム例

軽度認知障害〜軽度認知症	中等度認知症	重度・最重度認知症
・対象者が生活の中で困っていることへの対応 ・認知機能障害を補う環境設定とIADL障害の軽減 ・役割を明確にすることによる活動量・活動範囲の維持・向上 ・有酸素運動による認知機能自体の改善 ・本人・家族などの認知症の正しい理解を促す指導（関係の再構築） ・意欲低下・不安・うつ状態の軽減など心理的なサポート	・BPSDの軽減と生活リズムの安定化 ・"できること"へのアプローチ ・ADL障害の軽減 ・生活のなかでの活動・動作の反復 ・慣れた親しんだ環境の保持 ・全身体力・筋力・バランス向上などを組み合わせた複合運動介入 ・事故防止，安全な環境設定 ・介護負担の軽減・介護者に対する心理的なサポート	・身体機能の維持(ROM，筋力，姿勢など) ・ポジショニング(褥瘡予防) ・呼吸器感染症の予防 ・介護者に対する介助方法の指導

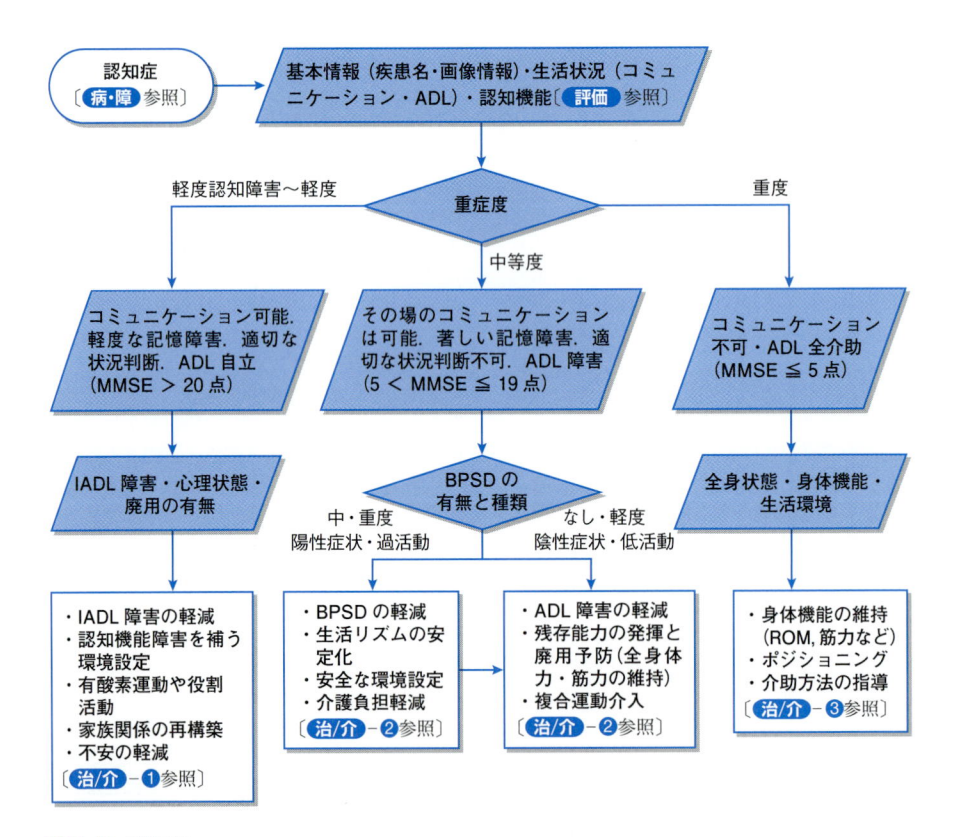

図IX-3 認知症

MMSE：Mini-Mental-State Examination

を繰り返すことで，学習できる可能性がある．またトイレの場所をわかりやすくするための張り紙や，照明の調整など環境調整も重要である．
- メタ・アナリシスの結果から，運動療法による身体機能の改善効果は認知症の有無や重症度に関係なく同等であることが示されている．また身体機能やADL改善のためには全身体力，筋力，バランス向上などを組み合わせた複合運動を，1回45〜60分，週3回以上，少なくとも3か月以上継続する必要が示されている[4]．
- 病識の低下などにより理学療法を拒否する場合も少なくないため，声かけや治療プログラムに工夫が必要である．複雑な指示は対象者の混乱を強める．また単調な筋力増強運動なども目的が理解されず継続できない．生活歴などから，対象者が理解しやすい，家事や仕事など目的動作を取り入れ，身体機能の改善をはかる．また痛みや他者との交流を拒む症例では，物理療法などをきっかけに治療に協力が得られるようになる場合がある．
- 急激な環境の変更は，対象者の混乱をまねくため避ける．また転倒・転落や異食などによる窒息・中毒など，事故を防ぐ安全な環境設定も重要となる．
- 家族は元気なころの対象者を知っているため，対象者の変化を受け入れることは難しい．家族も疲弊しやすいため，介護保険サービスの利用や認知症の家族会などのインフォーマルサービスを活用し，介護負担軽減を目的とした心理的なサポートが重要となる．

❸ 重度・最重度認知症
- 重度になると歩行障害，姿勢の変異，関節拘縮などが出現し，ADLの介助量が増える．最重度になると，意識レベルの低下や嚥下障害をきたし，呼吸器感染症をきたしやすくなる．
- 重度では介助者が介助しやすいよう身体機能を維持する．
  - 例1：移乗介助が行いやすいように股関節屈曲や体幹回旋のROMを保ち，移乗時の体幹の前傾や回旋を確保する．
  - 例2：立ち上がり時に足底でしっかり荷重できるよう尖足を防ぐ．
  - 例3：おむつ交換がしやすいよう股関節の外転・外旋のROMを保つ．
  - 例4：誤嚥を防ぐため頸部の過伸展を予防し，体幹の筋緊張を整える（普段，リクライニング車椅子の背もたれやギャッチベッドなど背面でのみ荷重していると，背部の緊張が高まる症例が多い．理学療法場面で，体の前面で荷重する場面を作る．これは例1の移乗時の体幹前傾の確保にもつながる）．
- 最重度では褥瘡などを予防し，対象者が快適で，全身状態が維持できるようポジショニングなどを行う．
- 介助者に対しても，身体的な介護負担軽減のための介助指導などが重要となる．

リスク管理
- 理学療法士が機能回復のため対象者の最大限の能力を発揮させたり，高負荷の課題を課すような評価・治療を行うことは，対象者に"できないこと"を知らせることでもある．そのため，常に対象者の心理的な負担を考え行う必要がある．
- 理学療法の影響で，生活場面で落ち込んだり，興奮をまねき，介護負担を高めることがあるので，生活の様子を把握しながら評価・治療する．

経過・予後
- 認知症は進行性の疾患であり，原因疾患により進行の様子は異なるが，発症から5〜15年で終末期となり失外套症候群に近づく．メタ・アナリシスの結果から運動療法は認知機能とADLを維持・改善させ，介護負担を軽減することが示されており，進行を遅らせることができる[5]．
- またたとえ認知症が進行しても，そのとき・そのときで対象者が豊かな生活を送れるよう支援することが求められる．

● 引用文献
1) 「認知症疾患治療ガイドライン」作成合同委員会：認知症疾患治療ガイドライン 2010, pp50-57, 医学書院, 2010
2) Ohman H, et al: Effect of physical exercise on cognitive performance in older adults with mild cognitive impairment or dementia: a systematic review. Dement Geriatr Cogn Disord 38: 347-365, 2014
3) Olazarán J, et al: Nonpharmacological therapies in Alzheimer's disease: a systematic review of efficacy. Dement Geriatr Cogn Disord 30: 161-178, 2010
4) Blankevoort CG, et al: Review of effects of physical

activity on strength, balance, mobility and ADL performance in elderly subjects with dementia. Dement Geriatr Cogn Disord 30: 392-402, 2010
5) Forbes D, et al: Exercise programs for people with dementia. Cochrane Database Syst Rev: CD006489, 2013

（山上　徹也）

▣NOTE 視覚障害

　視覚障害の主原因は，緑内障，糖尿病網膜症，網膜色素変性が主要であり，前期高齢者では糖尿病網膜症（→446頁）が最も多く，緑内障，網膜色素変性がそれに次いで多い．後期高齢者においては，緑内障が顕著に多く，それに黄斑変性を加えると大半の視覚障害が含まれることになる．また，視力低下は高齢期に多発する白内障によって生じ，コントラスト障害，明暗順応の遅延，深視力の低下なども高齢者に多く生じる．

　視覚障害や視力の低下によって問題となるのが自動車運転である．75歳以上の運転者が運転免許を更新する場合に義務付けられる高齢者講習では，運転適性検査の1つとして動体視力検査が行われ，深視力の測定をする場合もある．また，動的視野についても高齢期には低下し自動車事故につながることが明らかとされている．

　また，視覚障害や視力低下は転倒の主要な原因でもあり，適合した眼鏡着用によって転倒の危険性を大きく減じることができる（→463頁）．
　理学療法において視力の問題は着目されることが少ないが，高齢者の事故と密接に関連し，また運動学習を阻害する原因となる場合もあり，適切な評価と対応が求められる．

（島田　裕之）

▣NOTE 低栄養

　高齢期における低栄養は，蛋白質の欠乏とエネルギーの欠乏が複合しておこる蛋白・エネルギー栄養障害（protein-energy malnutrition；PEM）が大部分となる．長期間の蛋白質とエネルギーの欠乏は，骨格筋や貯蔵脂肪が減少させサルコペニアの原因となる．体重減少は著明であるが，アルブミンなどの血清蛋白は比較的保たれ，浮腫はないことが多い．また，エネルギー源は十分であるが蛋白質の不足によって骨格筋からのアミノ酸放出と脂肪組織からの遊離脂肪酸放出が抑制され，血清蛋白の低下から浮腫の出現，脂肪肝を合併する場合もある．この場合には，脂肪組織や骨格筋は比較的保たれ，体重減少は軽微であるが，内臓蛋白の減少が著しい．

　低栄養状態は，免疫能の低下，感染症や合併症の誘発，また主要疾患の治癒を遅らせる．PEMの出現は，外来患者や地域在住高齢者では少なく1割に満たないが，入院患者や施設入所者では4割に達することもあると報告されており，一般的に生じる事象である．そのため，病院内では多職種連携による栄養サポートチーム（nutrition support team；NST）が設置され，入院患者の栄養管理がなされるようになってきている．NSTは，医師，看護師，薬剤師，管理栄養士，臨床検査技師，理学療法士，作業療法士，言語聴覚士，歯科衛生士，臨床工学技士，事務員などから構成され，栄養管理，褥瘡対策，感染症予防対策などの具体的な支援が行われる．

（島田　裕之）

▣NOTE 再発予防のための行動変容

　理学療法で得られた効果を維持し，再発を予防するには日常での行動変容が求められることが少なくない．効果の得られた心身機能の低下や機能低下の再発予防のためには，運動を習慣的に継続する，または望ましい行動へ変えることが鍵となる．

　運動の習慣化を促進し，早期中止を予防するためには，自身の状況の気づきを促すセルフ・モニタリングが有効となる．たとえば，歩数計でモニタリングを行ったり，活動状況の経過を日記やカレンダーに記録したりして振り返ることで励みや反省につながり，活動の習慣化に結びつく．セルフ・モニタリングでは，情報量が多すぎず比較的に継続しやすいこと，図やグラフで示すことができて変化や経過がわかりやすいことがポイントとなる．

　行動を変容するためには，その行動の準備性に焦点を当てて，可能なかぎりでその準備性を

考慮したアプローチが功を奏する．行動変容に対して関心が低かったり，関心はあっても行動に移せていない場合，身体活動に関する知識を増やしたり，不活動でいることのリスクに気づいたり，身体活動の恩恵を理解するといった気づきや理解を促す必要がある．また，どのようにして取り組んでいくかの目標を設定するプロセスも重要となる．自分自身で目標を立ててもらうことがポイントであり，その目標を振り返る機会を設ける．少しずつ到達可能な目標で，できるだけ具体的な行動を設定し，達成感や充実感を味わうことができるようにすると行動の強化につながる．

行動が徐々に定着してきた場合，さらに行動の強化がはかれるように周囲との援助関係を高める仲間づくりも有効であり，小グループで目標を話し合い宣言したり，より活動的になる方法を考えて共有したりする支援は，参加者同士の共助関係の構築にもつながる．また，習慣化した行動を中止してしまいそうなときの対処法や再発リスクのある状況などを事前に理解し，共有しておくことも重要な支援方法となる．

〔牧迫　飛雄馬〕

NOTE 骨粗鬆症

骨粗鬆症は全身的に骨折発生の危険が増大した状態で，「骨強度の低下を特徴とし，骨折の危険が増大しやすくなる骨格疾患」との定義が提唱されている（米国衛生研究所）[1]．骨強度は骨密度（70%）と骨量（30%）の要因からなり，骨量には微細構造，骨代謝回転，微細骨折の集積，骨組織の石灰化の程度などが含まれる．わが国では，骨密度の若年成人平均値（young adult mean；YAM）を参照として，脆弱性骨折のある例ではYAMの80%未満，脆弱性骨折のない例ではYAMの70%未満を骨粗鬆症とする基準が設定されており，40歳以上（一般住民）での有症率は，腰椎で男性3.4%，女性19.2%，大腿骨頸部で男性12.4%，女性26.5%と推定されている[2]．

骨粗鬆症の治療として，カルシウム製剤や女性ホルモン製剤，活性型ビタミンD_3製剤などの薬物療法によって，骨密度の向上や骨折の抑制に対する効果が報告されている．また，運動療法や運動指導は，骨密度の維持・向上や骨折リスクの軽減が期待されるため，実施が推奨される．運動内容は，抵抗運動として比較的低負荷な1RM40%程度であれば15～20回程度，高負荷の80%程度であれば8回程度をそれぞれ3セットの実施が標準的とされる．また，衝撃荷重運動（ステップやジャンプなど）を加えることも骨密度の維持・向上に対する有効性が期待できる．

また，骨粗鬆症および骨折発生の予防のためには，骨量の維持，転倒防止，特に女性では閉経後の骨量減少の最小化などが重要となる．閉経後の女性においても，有酸素運動や荷重負荷運動によって腰椎および大腿骨頸部の骨密度の上昇が期待されるため，積極的な運動が推進される．その他，過度な体重低下（やせ），喫煙，過度な飲酒は骨折リスクを高めるため，予防のためには適切な生活習慣の指導も必要となる．

● 引用文献

1) Kanis JA: Treatment of osteoporotic fracture. Lancet 1: 27-33, 1984
2) Yoshimura N, et al: Prevalence of knee osteoarthritis, lumbar spondylosis and osteoporosis in Japanese men and women: the research on osteoarthritis/osteoporosis against disability study. J Bone Miner Metab 27: 620-628, 2009

〔牧迫　飛雄馬〕

X ウィメンズ・ヘルス

1 尿失禁

病態・障害
- 尿失禁は尿が不随意に漏れるという愁訴であり，労作時または運動時，もしくはくしゃみまたは咳の際に不随意に尿が漏れる腹圧性尿失禁，尿意切迫感と同時または尿意切迫感の直後に不随意に尿が漏れる切迫性尿失禁などに大別される．
- 腹圧性尿失禁は妊娠・出産や加齢に伴い骨盤底筋群などの結合組織が脆弱化することにより惹起される．切迫性尿失禁は脳血管障害や脊髄損傷などの神経因性のものと，下部尿路閉塞や加齢，骨盤底の結合組織の脆弱化などの非神経因性のものに大別され，その病態は多岐にわたる．
- 腹圧性尿失禁や切迫性尿失禁は女性において頻発し，直接生命にかかわることはないものの，QOLに多大なる影響を及ぼす疾患である．

評価
- 尿失禁の自覚的な症状やQOLへの影響の評価には international consultation on incontinence questionnaire-short form（ICIQ-SF）や King's health questionnaire（KHQ），incontinence impact questionnaire（IIQ）などが用いられる．ICIQ-SFを用いて尿失禁の誘発契機を確認し，詳細を問診することにより，尿失禁のタイプを分類することができる．
- 尿失禁の他覚的な症状の評価には，排尿日誌における尿失禁回数やパッドの使用枚数のほか，60分パッドテストや24時間パッドテストにおける尿失禁量などが用いられる．これらの評価を行う際に尿失禁の誘発契機を記録しておくと，尿失禁のタイプを分類する際に役に立つ．
- 骨盤底機能の評価として欧米では経腟触診により6段階で筋力評価を行う Oxford grading scaleが広く用いられている．経腟触診が行えない場合には，腟と肛門の間にある会陰体を体表面から触診することにより，随意収縮の有無を間接的に評価する．患者に収縮感覚の有無を問診することも重要である．このほか，腟内圧計や筋電図，超音波を用いて骨盤底機能を客観的に評価することも可能である．

治療/介入（表X-1，図X-1）
- 尿失禁の種類を判別したうえで，骨盤底筋群の随意収縮の有無や収縮感覚の有無により適切な介入方法を選択する．また，全ケースに対して必要に応じて減量や水分摂取量に関する生活指導を行う．

❶ 骨盤底筋群の随意収縮が可能であり，収縮感覚が良好である場合
(1) 骨盤底筋力増強運動
- 骨盤底筋群の筋力増強を促すことにより尿失禁症状の改善をはかる介入方法であり，尿失禁治療の第1選択肢として推奨されている[1,2]．
- 患者に骨盤底筋群の位置や機能，骨盤底筋力増強運動の目的について正しく理解させたうえで，骨盤底筋群の随意的な収縮・弛緩の練習を行う．
- 骨盤底筋群を収縮させる際には殿筋群，腹筋群，内転筋群の代償が生じやすいため，これらの筋が過剰に収縮しないように留意する必要がある．
- 呼吸を止めてしまう患者も多く見受けられるため，呼吸を止めないよう適宜アドバイスする．
- トレーニングプログラムは持続収縮と瞬発的な収縮とを組み合わせたプログラムとし，患者の骨盤底機能も加味したうえで患者が実施可能

表X-1 主な治療/介入のプログラム例

骨盤底筋筋力増強運動
バイオフィードバック療法
腟コーン
電気刺激療法
磁気刺激療法
膀胱トレーニング
生活指導

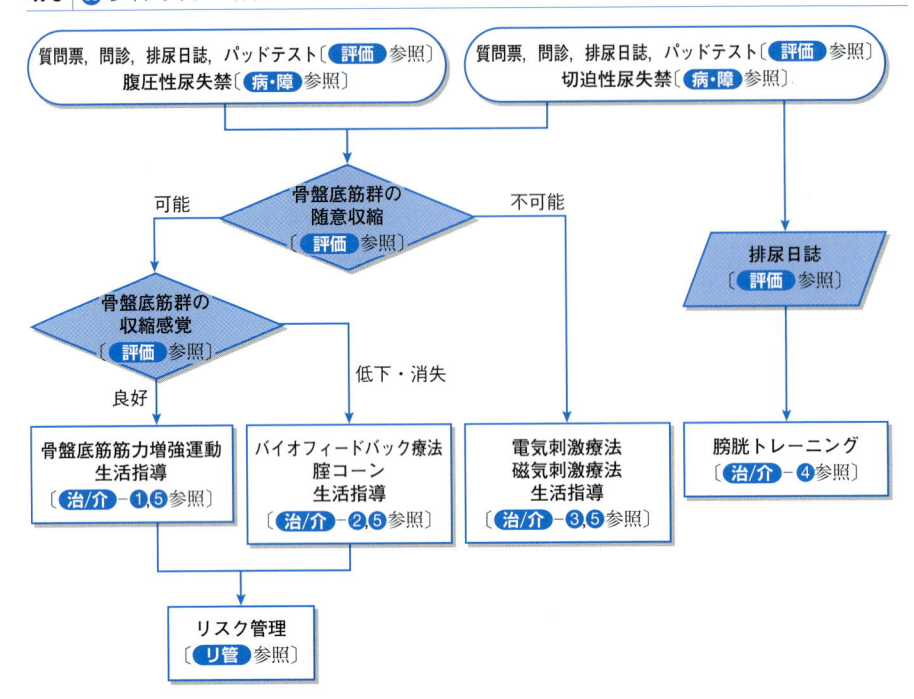

図X-1 尿失禁の臨床判断

なプログラムを提案し，1日のうちで数回に分けて毎日実施させる．
・トレーニングを実施する際の肢位は背臥位，座位，立位，肘や膝をついた姿勢などのうち，最も収縮を意識しやすい肢位にて行うようにする．
・骨盤底筋群の収縮と弛緩を繰り返すことで排尿筋の収縮を抑制できるとされているため，切迫性尿失禁の患者に対しては尿意切迫感を感じた際に骨盤底筋群を意識するよう指導する．

❷ 骨盤底筋群の随意収縮は可能であるが，収縮感覚が消失もしくは低下している場合
(1) バイオフィードバック療法
・バイオフィードバック療法では腟内圧計や筋電図などを用いることにより，骨盤底筋群の収縮を触覚，視覚，あるいは聴覚を利用して確認しながら骨盤底筋筋力増強運動を行う．
(2) 腟コーン
・腟コーンはプラスチックなどで成型されたタンポン型の重りであり，数種類の重さがある．
・腟内にコーンを挿入し，コーンを落下させな

いよう骨盤底筋群を収縮させながら歩行することで，骨盤底筋群の収縮を触覚的に確認することができる．
・長時間にわたり骨盤底筋群を持続的に収縮し続けることは，血流の減少や酸素供給の減少，筋疲労，疼痛を引き起こす可能性があり，骨盤底筋群以外の筋の代償を促す可能性があることが指摘されている．

❸ 骨盤底筋群の随意収縮が不可能である場合
(1) 電気刺激療法
・腹圧性尿失禁に対しては電気刺激により骨盤底筋群の収縮を促し，切迫性尿失禁に対しては排尿筋過活動を抑制する．
・電気刺激療法には，骨盤底電気刺激療法，干渉低周波療法，（体内埋め込み式）仙髄神経電気刺激療法など種々のものがあるが，本邦では，干渉低周波療法のみが保険適用となっている．
(2) 磁気刺激療法
・磁気刺激療法は，電気刺激療法と作用機序は同様であるが，衣服，皮膚，骨などを貫通するので，肛門や腟に電極を挿入することなく，着

衣のまま，椅子型の刺激装置に座るだけで神経や筋を刺激することができる．
・本邦において，尿失禁に対する磁気刺激療法は2014年4月より保険適用となっている．

❹ 切迫性尿失禁の症状を呈している場合
(1) 膀胱トレーニング
・切迫性尿失禁を訴える患者の多くは，尿失禁を防ぐために早めにトイレにいく習慣があり，膀胱トレーニングを指導する必要がある．
・排尿日誌を用いて自身の排尿パターンを把握し，徐々に排尿間隔を延ばしていくことで膀胱容量を増やす練習をする．

❺ 全ケースに対して必要に応じて実施
(1) 減量に関する生活指導
・肥満は，腹圧性尿失禁のリスクとなるだけでなく切迫性尿失禁にも関係していることから，食事，運動，行動変容による減量指導は重要である．

(2) 水分摂取量に関する生活指導
・排尿間隔が狭く，排尿回数，排尿量がともに多い場合には，水分，カフェイン類，アルコール類の摂取が過多となっている可能性がある．
・1日の飲水量の基準としては24時間尿量を体重で除した値が参考となり，「夜間頻尿診療ガイドライン」では24時間尿量を体重で除した値が20〜25 mL/kgとなるような飲水指導を推奨している[3]．
・料理に含まれる水分や発汗量なども考慮し脱水に注意したうえで，適切な1日の飲水量をアドバイスする．

リスク管理
・骨盤底筋筋力増強運動を行う際に呼吸を止めてしまう患者が多く見受けられるが，呼吸を止めてしまうと血圧が上昇する可能性があるため注意が必要である．
・骨盤底筋筋力増強運動を行う際に弛緩が不十分となり長時間にわたり骨盤底筋群を持続的に収縮し続けてしまうと，血流の減少や酸素供給の減少，筋疲労，疼痛を引き起こす可能性があり，骨盤底筋群以外の筋の代償を促す可能性があるため注意が必要である．

経過・予後
・骨盤底筋筋力増強運動の効果が出現するまでには，少なくとも3か月は必要であるとされている[1]．
・医療従事者による指導がない，もしくはほとんどない場合と比較して，医療従事者による定期的な指導があったほうが自覚的な尿失禁症状の改善が良好であるとされている[4]．

● 引用文献
1) Dumoulin C, et al: Pelvic floor muscle training versus no treatment, or inactive control treatments, for urinary incontinence in women. Cochrane Database Syst Rev: CD005654, 2010
2) 日本排尿機能学会，女性下部尿路症状診療ガイドライン作成委員会(編)：女性下部尿路症状診療ガイドライン．pp82-100，リッチヒルメディカル，2013
3) 日本排尿機能学会夜間頻尿診療ガイドライン作成委員会(編)：夜間頻尿診療ガイドライン．pp49-59，リッチヒルメディカル，2009
4) Herderschee R, et al: Feedback or biofeedback to augment pelvic floor muscle training for urinary incontinence in women. Cochrane Database Syst Rev: CD009252, 2011

〔平川　倫恵〕

2 妊娠期

病態・障害
・妊婦の腰痛は骨盤が前傾し腰椎の前弯を強め腰背部筋の緊張によりおこる姿勢性腰痛と，分娩に向けて骨盤輪の靱帯をゆるめるリラキシンが分泌されるようになることで生じる骨盤輪不安定症がある．
・骨盤輪不安定症は骨盤輪がゆるんだうえに恥骨結合や仙腸関節に胎児の成長に伴う内側からの応力や剪断応力が加わることで生じやすくなり，関節に限局した痛みや鼠径部や殿部に症状が出現する．
・妊娠後期になると大きくなった子宮が肺を押し上げ，膀胱を押し下げる．このため，呼吸は胸式呼吸となり，浅い呼吸を行うようになる．
・妊娠後期，膀胱は下方に押し下げられるため，頻尿の症状が出現する．さらに子宮の前下方に位置する膀胱は下方に圧迫され，会陰全体が下方に下がり骨盤底筋群は引き伸ばされる．このため，咳などの際に腹圧性尿失禁を生じることもある．

評価
・胎児の成長により姿勢は変化していくため，その都度姿勢評価を行い，過剰に伸張されている筋や圧縮されている筋の評価を行う．

表X-2 主な治療/介入のプログラム例

姿勢性腰背部痛の影響が強い場合	骨盤輪不安定症の影響が強い場合	疼痛症状のない場合
股関節の柔軟性向上 ・リラクセーション ・筋リリース ・股関節・骨盤底筋群の柔軟性向上のためのストレッチング 呼吸練習 ・腹式呼吸 ・下位胸式呼吸 コアトレーニング ・骨盤底筋群運動 ・腹横筋運動 生活指導 ・腹帯装着指導	股関節の柔軟性向上 ・筋リリース 呼吸指導 ・腹式呼吸 ・下位胸式呼吸 コアトレーニング ・骨盤底筋群運動 ・腹横筋運動 ・骨盤ベルト 生活指導 ・腹帯装着指導	股関節・骨盤底筋群の柔軟性向上 運動耐容能向上 ・マタニティビクス ・ヨガなど

- 妊娠後期になると胎児の成長により肺が上方に押し上げられるため，多くの妊婦は胸式呼吸を行っている．肩こり・頸部痛や腰痛が呼吸パターンと関係していることもあるため，呼吸パターンは十分評価しておく．
- 会陰部は妊娠週数が増すにつれて下方に下がる．妊娠後期になると会陰腱中心は両坐骨結節を結ぶライン上にまで下がってくる．したがって，静止時の会陰腱中心の位置を評価する．さらに骨盤底筋群の随意収縮により会陰腱中心を収縮で頭側に引き上げることができるかを評価する．誤った随意収縮を行っている場合では，尾側方向に押し出そうとする．
- 妊娠初期であれば，適切な腹横筋の筋収縮の状況を評価する．妊娠後期であれば，腹部の伸張状況を把握しておく．
- 妊娠時の姿勢戦略によって，骨盤後傾，股関節外旋位で股関節周囲筋の緊張を高めて姿勢保持を行うことがある．その場合，股関節の屈曲や回旋のROM制限をきたしているので確認する．股関節の柔軟性は分娩時の軟産道にある股関節周囲筋の柔軟性にも影響するため，分娩に備え柔軟性を高めておく必要がある．

治療/介入(表X-2, 図X-2)
- 妊娠期により姿勢は異なり，呈する症状も変化するが，除痛，運動療法，生活指導が中心となる．
- 骨盤輪不安定症による疼痛の場合は，運動療法に加えて骨盤ベルトの装着指導・生活指導を行う．
- 疼痛や排泄障害がない場合は，股関節と骨盤底筋群の柔軟性向上，運動耐容能向上など，分娩に向けてより積極的な運動療法を行う．

❶ 姿勢性腰背部痛の影響が強い場合
(1) 股関節の柔軟性向上
- 股関節の影響で腰痛が生じていることもあるので，股関節周囲筋で短縮をおこしている筋群に対して直接圧迫を加えてリリースを実施する．
- 分娩に向けて股関節と骨盤底筋群の柔軟性を保つために図X-3のように脊柱の動きと合わせて骨盤底筋群のストレッチングを実施するのも有効である．脊柱を自動運動で心地よい範囲で運動させることで，姿勢性腰痛による腰背部筋の緊張をゆるめることもできる．

(2) 呼吸指導
- 姿勢性腰痛の症例は，腰背部筋を過剰に使用した呼吸パターンを呈している．腹式呼吸や吸気に下部胸郭を外側に広げるように指導することで，背部筋の過剰使用を防ぐことができる．

(3) コアトレーニング：骨盤底筋群・腹横筋筋力増強運動
- 呼気に合わせて骨盤底筋群・腹横筋の筋力増強運動を実施する．お腹の張りが生じる場合は，骨盤底筋群の運動が導入しやすい．
- 骨盤底筋群の運動は，重力の影響を受けにく

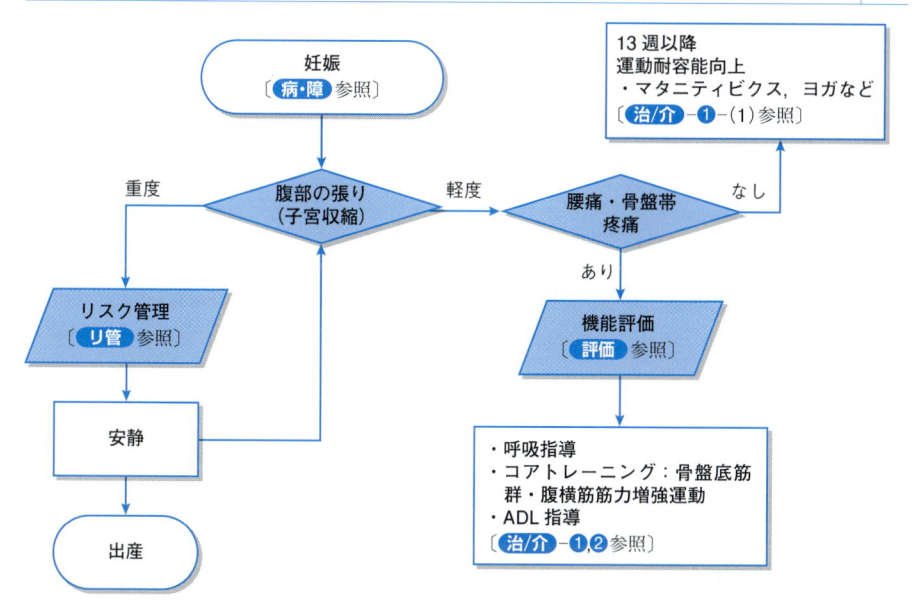

図X-2　妊娠期の臨床判断

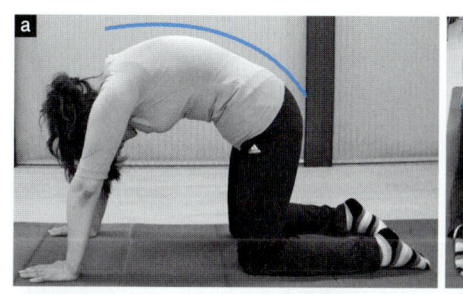

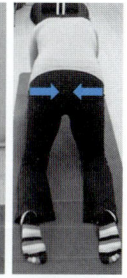

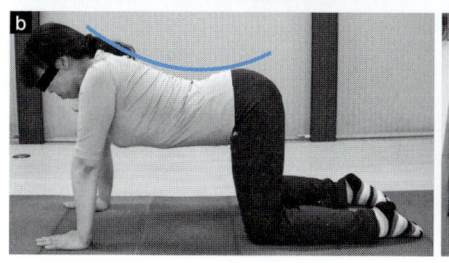

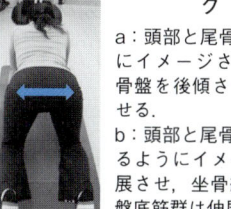

図X-3　脊柱・骨盤底筋群の柔軟性向上のためのストレッチング

a：頭部と尾骨を丸く結び合わせるようにイメージさせながら，脊柱を屈曲，骨盤を後傾させ，骨盤底筋群も収縮させる．
b：頭部と尾骨を上方で丸く結び合わせるようにイメージさせながら脊柱を伸展させ，坐骨結節間を広げるように骨盤底筋群は伸展させる．
上記のa, bを交互にゆっくりと実施する．

い側臥位や四つ這い位で行うとよい．
・腹横筋の運動は骨盤を前方で閉じるようにイメージさせて促すとよい．このとき，脊柱が屈曲しないように注意する．

(4) 生活指導
・週数が進むにつれて骨盤部が前方にシフトし，腰背部痛が増強する可能性がある．早期からの腹帯の装着指導や，骨盤底筋群または腹横

筋を意識し，体幹を安定させた立位保持を指導する．

❷骨盤輪不安定症の影響が強い場合
(1) 股関節の柔軟性向上
・股関節の影響で腰痛が生じていることもあるので，股関節周囲筋で短縮をおこしている筋群に対して直接圧迫を加えてリリースを実施する．特に骨盤輪不安定症の場合は骨盤輪のゆるみも強く，骨盤内回旋が生じている可能性もあるので，短縮筋に対して適度な負荷量でリリースを実施する．

(2) 呼吸指導
・腹式呼吸または吸気で下部胸郭を外側に広げるように呼吸を行い，腹横筋を促通する．

(3) コアトレーニング：骨盤底筋群・腹横筋筋力増強運動
・呼気に合わせて骨盤底筋群・腹横筋の筋力増強運動を実施する．お腹の張りが生じる場合は骨盤底筋群の運動が導入しやすい．
・骨盤底筋群の運動は，重力の影響を受けにくい側臥位や四つ這い位で行うとよい．
・腹横筋の運動は骨盤を前方で閉じるようにイメージさせて促すとよい．このとき，脊柱が屈曲しないように注意する．

(4) 骨盤ベルト
・骨盤帯疼痛が強い場合は，5 か月頃より腹部・骨盤帯をサポートするために骨盤ベルトを使用することをすすめる．
・骨盤ベルトを使用することで，適切な姿勢を保持しやすくなり，胎児の成長とともに腰部にかかる負荷を軽減することができる．誤った位置に骨盤ベルトを装着するとかえって痛みが増悪することもあるので，注意が必要である．

(5) 生活指導
・立ち座りの動作などの際，股関節を適切に使用できず，腰部や仙腸関節に過負荷をかけた動作を行っている場合があるので，脊柱はニュートラルに保ち，股関節を適切に使用した動作の指導を実施する．
・動作の前に骨盤底筋群または腹横筋の収縮運動を行い，体幹の安定化を事前にはかるように指導する．

❸疼痛症状のない場合
(1) 運動耐容能向上
・妊娠 13 週以降でリスクの問題のない妊婦に対しては，分娩直前まで分娩に向けて体力の維持・向上，体重管理や心身のリラックスなどを目的として，マタニティビクスやヨガなどがすすめられる．
・姿勢により緊張を生じている筋肉に対して呼吸に合わせて行うストレッチングや，骨盤底筋群をはじめとするインナーユニットのトレーニング，速いリズムでの有酸素運動など幅広く実施できる．

リスク管理
・妊娠中期以降では，切迫早産に関連した子宮収縮による規則的なお腹の張りに注意する必要がある．切迫早産の診断に子宮頸管の長さの計測が用いられている．子宮頸管長が妊娠 24 週以降で 30 mm 以下の場合，40 mm 以上の妊婦に比べて 35 週未満での早産のリスクは 3.8 倍，26 mm 以下では 6.2 倍，13 mm 以下では 14 倍に及ぶ[1]との報告もある．
・お腹の張りが出現した場合は，セミファーラー肢位をとることで安静をはかる必要がある．誤った腹横筋の収縮は子宮および子宮頸管を骨盤底部に向かって圧迫することになるため，子宮収縮を誘発する可能性があるので注意する．
・妊娠後期に背臥位をとる場合，子宮が下大静脈を圧迫し，右心房への静脈還流を減少させるため心拍出量の低下，血圧低下により背臥位低血圧症候群をきたすことがあるため注意が必要である．
・妊娠期は非妊娠時に比べて循環血液量が増加する．妊娠高血圧症候群では血管攣縮が起こり，末梢血管抵抗が上昇してしまうため血圧は上昇する．そのため，運動時は血圧管理を十分に行う必要がある．
・妊娠期はリラキシンにより関節が柔軟になっている．したがって，関節に対して過度に伸展させるようなアプローチは避けること．

経過・予後
・妊娠期に仙腸関節痛や恥骨結合痛などの骨盤輪不安定症を呈した症例や，妊娠後期に腹圧性尿失禁の症状を呈した症例は，出産後にも同様の症状を呈することが多く，症状も遷延することがある．
・分娩後 3 年経過しても骨盤輪不安定症による疼痛が妊婦の 5% に認められ，妊娠中に腰痛を呈していた症例の 20% に腰痛の遷延が認められたとの報告もある[2]．

● 引用文献

1) Iams JD, et al: The length of the cervix and the risk of spontaneous premature delivery. National Institute of Child Health and Human Development Maternal Fetal Medicine Unit Network. N Engl J Med 334: 567-572, 1996
2) Norén L, et al: Lumbar back and posterior pelvic pain during pregnancy: a 3-year follow up, European Spine Journal. 11: 267-271, 2002

(田舎中　真由美)

3 産褥期・産後

病態・障害

- 分娩は経腟分娩(自然分娩, 吸引分娩や鉗子分娩)と帝王切開がある.
- 自然分娩では, 初産婦において30時間, 経産婦において15時間以上の分娩時間の場合は遷延分娩といい, 長時間骨盤腔内にある神経を圧迫してしまうため, 排尿障害や会陰筋群の感覚障害などの症状を呈することがある.
- 骨盤底筋群に十分な柔軟性がある場合は会陰切開を行わないが, 晩出時に十分な柔軟性がない場合は会陰切開が実施される.
- 分娩時におこる腟の裂傷を腟裂傷, 会陰部の裂傷を会陰裂傷という. 吸引分娩や鉗子分娩の場合, 腟裂傷や会陰裂傷の合併頻度が高くなる.
- 会陰裂傷は第1～4度に分類され, 第1～2度の裂傷に比べ第3～4度の裂傷は便・尿失禁の発症率が2倍以上になる[1]との報告もある.
- 帝王切開では皮膚を白線にそって切開, または横に切開し, 子宮は縦に切開する. 術後は術創部の疼痛が生じる.
- 分娩後, 体は6～8週間かけて妊娠前の状態に戻ろうとする. この期間を産褥期といい, 子宮が非妊娠時の状態に戻ろうとするのを子宮復古という.
- 分娩後はプロラクチン, オキシトシンの働きにより, 母乳分泌が開始する. 妊娠中リラキシンにより生じた靱帯組織の軟化は, 分娩を機にオキシトシンによる影響を受け回復していく.
- 妊娠中に上昇したエストロゲンやプロゲステロンは分娩後, 急激に減少する. 母体における生理的機能の急激な変化と育児への不安や疲労などといった諸要因により, 精神障害をきたしやすい.

評価

- 妊娠中の経過や, 分娩時の状況, 会陰切開の有無, 会陰裂傷の程度, 分娩歴, 胎児の体重など詳細に確認しておく.
- 腰痛や骨盤輪不安定症を認める場合は, 疼痛が出現する姿勢や動作を評価する. 抱っこ姿勢や授乳姿勢などの姿勢および動作の評価により, 過剰なストレスがかかっているポイントを探っていく.
- 産後は妊娠後期に行っていた呼吸を継続しており, 胸式呼吸を用いていることが多い. したがって産後の呼吸パターンを確認するとともに, 胸郭の硬さ, 腹式呼吸の切り替えの可否などの評価を行い, 呼吸に必要な体幹機能の評価を実施する.
- 腹直筋離開が重度に残っている場合は, 腹横筋の収縮が入りにくく, 腰痛や骨盤輪不安定症の原因にもなるため, 腹直筋離開の有無とその程度を評価する.
- 経腟分娩の場合, 分娩時になんらかの神経損傷を呈することもあるため, 会陰部の感覚障害の有無, 骨盤底筋群の随意収縮の可否を確認する.
- 骨盤底筋群の筋機能評価として, 会陰腱中心の位置を評価する. 妊娠後期に下降した会陰腱中心は, 産後骨盤底筋群の筋の回復とともに2～3か月程度で元の位置へと回復していく.
- 陰部裂傷により陰部神経の損傷や分娩時の筋の過伸展による筋機能低下により, 尿失禁や便失禁を呈する場合がある. その場合はどのようなときに失禁を呈するのか, 失禁のタイプおよび程度を把握する必要がある.

治療/介入

- 産後に呈する症状により異なるが, 除痛, 運動療法, 生活指導が中心となる(表X-3, 図X-4).
- 疼痛の有無に関係なく, 妊娠・出産により腹部筋および骨盤底筋群は過伸張されているので, 産後早期より積極的に腹横筋・骨盤底筋群の筋力増強運動を実施する.
- 排泄障害や骨盤帯疼痛がない場合は, ウエイトコントロールを目的とした有酸素運動や腹横筋・骨盤底筋群の筋力増強を目的とした積極的な運動療法, ヨガやピラティスなどが実施される.

表X-3 主な治療/介入のプログラム例

姿勢性腰背部痛の影響が強い場合	骨盤輪不安定症の影響が強い場合	疼痛症状のない場合
股関節の柔軟性向上 ・リラクセーション ・筋リリース ・股関節・骨盤底筋群の柔軟性向上のためのストレッチング 呼吸指導 ・腹式呼吸 コアトレーニング ・骨盤底筋群運動 ・腹横筋運動 ダイナミックコアトレーニング 生活指導 ・立ち上がり・しゃがみ動作 ・授乳姿勢 ・抱っこ姿勢	股関節の柔軟性向上 ・筋リリース 呼吸指導 ・腹式呼吸 コアトレーニング ・骨盤底筋群筋力増強 ・腹横筋筋力増強 ダイナミックコアトレーニング 骨盤ベルト 生活指導 ・立ち上がり・しゃがみ動作 ・授乳姿勢 ・抱っこ姿勢 ・衣服指導 ・排泄姿勢指導	コアトレーニング ・骨盤底筋群筋力増強 ・腹横筋筋力増強 ウエイトコントロールまたは運動耐容能向上のための有酸素運動 ・ピラティス ・ヨガ など

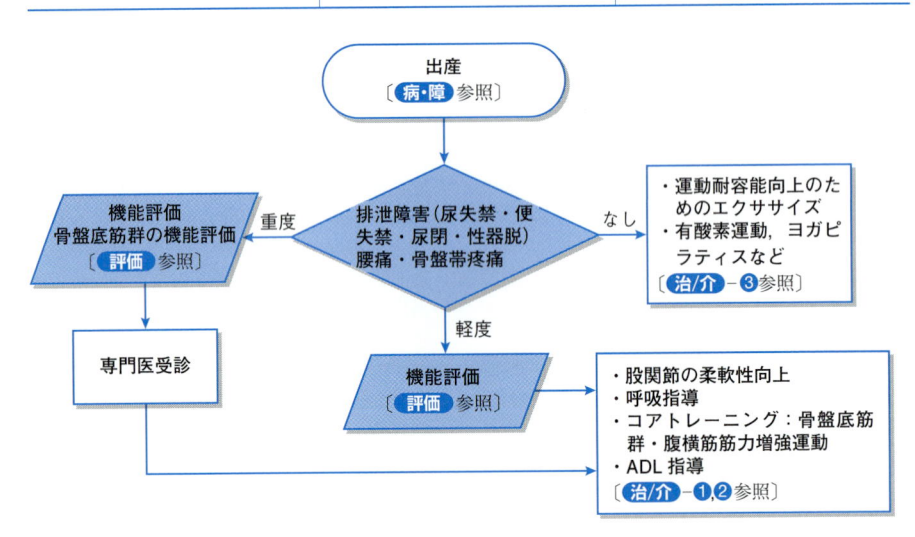

図X-4 産褥期・産後の臨床判断

❶ 姿勢性腰背部痛の影響が強い場合
(1) 股関節の柔軟性向上
・股関節の影響で腰痛が生じていることもあるので，股関節周囲筋で短縮を起こしている筋群に対して直接圧迫を加えてリリースを実施する．

(2) 呼吸指導
・姿勢性腰痛の症例は，腰背部筋を過剰に使用して呼吸パターンを呈している．腹式呼吸や吸気に下部胸郭を外側に広げるように指導することで，背部筋の過剰使用を防ぐことができる．
・分娩後より腹式呼吸を臥位で行い分娩直後か

ら呼吸を通して腹横筋，骨盤底筋群を促通する．
(3) コアトレーニング：骨盤底筋群・腹横筋筋力増強運動
- 腹横筋の運動は骨盤を前方で閉じるようにイメージさせて促すとよい．このとき，脊柱が屈曲しないように注意する．

(4) ダイナミックコアトレーニング
- 骨盤底筋群や腹横筋の選択的随意収縮のコントロールが可能になってきたら，腰椎〜骨盤帯をニュートラルに保持したうえで上下肢を挙上，外転，伸展運動を行う．
- 殿部や背中にポールや不安定クッションを敷き，適度な不安定下でトレーニングを行うことで，より疼痛や排泄トラブルを生じる問題の動作に結びつけたコアトレーニングが実施できる（図X-5）．

(5) 生活指導
- 立ち座りの動作などの際，股関節を適切に使用できず，腰部や仙腸関節に過負荷をかけた動作を行っている場合があるので，脊柱はニュートラルに保ち，股関節を適切に使用した動作の指導を実施する．
- 動作の前に骨盤底筋群または腹横筋の収縮運動を行い，体幹の安定化を事前にはかるように指導する．
- 適切な抱っこおよび授乳姿勢の指導を行う．

❷ 骨盤輪不安定症の影響が強い場合
(1) 股関節の柔軟性向上
- 股関節の影響で腰痛が生じていることもあるので，股関節周囲筋で短縮をおこしている筋群に対して直接圧迫を加えてリリースを実施する．特に骨盤輪不安定症の場合は骨盤輪のゆるみも強く，骨盤内回旋が生じている可能性もあるので，短縮筋に対して適度な負荷量でリリースを実施する．

(2) 呼吸指導
- 腹式呼吸または吸気で下部胸郭を外側に広げるように呼吸を行い，腹横筋を促通する．

(3) コアトレーニング：骨盤底筋群・腹横筋筋力増強運動
- 呼気に合わせて骨盤底筋群・腹横筋の筋力増強運動を実施する．
- 経腟分娩の場合，重力方向へ胎児を晩出し，骨盤底筋群の筋緊張が低い場合は腟より臓器が落ちてしまうイメージや陰部が下方に引っ張られるなどのイメージをもつケースもある．した

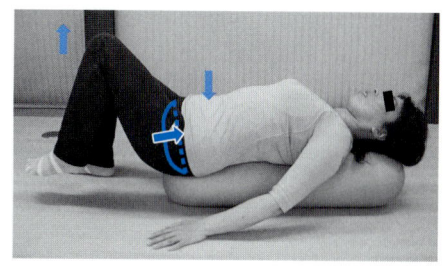

図X-5 コアトレーニング
骨盤底筋群や腹横筋の選択的収縮が可能となった場合，支持面を不安定にし，腰椎・骨盤帯はニュートラルに保ったまま上下肢の挙上運動を実施する．適切にできている場合は，腹壁は膨隆することなく下肢を安定してもちあげることができるが，適切にできない場合は腹部が外側に向かって膨隆する．

がって呼吸と合わせて重力と逆に体を伸展させていくイメージトレーニングを行うことも有効である．
- 筋の収縮感覚が低い場合は四つ這いや頭部を下げた四つ這い姿勢を取り，重力が骨盤底筋群の収縮を補助するような姿勢で実施するとよい．
- 初期は，骨盤底筋群の運動は，重力の影響を受けにくい側臥位や四つ這い位で行うとよい．
- 腹横筋の運動は，骨盤を前方で閉じるようにイメージさせて促すとよい．このとき，脊柱が屈曲しないように注意する．
- 超音波画像診断装置を用いたバイオフィードバックトレーニングは骨盤底筋群を意識しやすく，効果的である．
- 腹直筋離開がある場合は，骨盤底筋群の収縮により運動指導を行い，骨盤を前方で閉じるイメージを合わせるとよい．離開が重度の場合はトレーニングの際に手で腹部を中央に引き寄せるようにして行うと，骨盤底筋群の収縮により腹横筋も連動して効果的に収縮を促進できる．

(4) ダイナミックコアトレーニング
- 骨盤底筋群や腹横筋の選択的随意収縮のコントロールが可能になってきたら，腰椎〜骨盤帯をニュートラルに保持したうえで上下肢を挙上，外転，伸展運動を行う．
- 殿部や背中にポールや不安定クッションを敷き，適度な不安定下でトレーニングを行うことで，より疼痛や排泄トラブルを生じる問題の動作に結びつけたコアトレーニングが実施できる（図X-5）．

(5) 骨盤ベルト
・分娩後に骨盤輪不安定症や排泄障害を認めた場合は，骨盤ベルトを使用することをすすめる．
・骨盤ベルトの装着により，分娩後1週間から1か月の内子宮口の下降の促進が認められた[2]との報告もある．骨盤ベルトは上前腸骨棘より下方にて締めるようにすること．上部で締めるとかえって骨盤出口を開くことになってしまい，股関節や骨盤帯疼痛を増悪させることもあるので，注意が必要である．

(6) 生活指導
・立ち座りの動作などの際，股関節を適切に使用できず，腰部や仙腸関節に過負荷をかけた動作を行っている場合があるので，脊柱はニュートラルに保ち，股関節を適切に使用した動作の指導を実施する．
・動作の前に骨盤底筋群または腹横筋の収縮運動を行い，体幹の安定化を事前にはかるように指導する．
・適切な抱っこおよび授乳姿勢の指導を行う．
・明らかに抱っこ姿勢や授乳姿勢により腰痛や骨盤帯疼痛をきたしている場合は，腰部や骨盤帯に負担のかかりにくい適切な抱っこ姿勢や授乳姿勢の指導を行う．
・産後に骨盤輪が十分に回復するまでは，股関節の動きを阻害するような股上の浅いジーンズなどは控えてもらうほうがよい．股関節の動きが抑制されるため，腰部や仙腸関節部にストレスが加わりやすくなる．
・産褥期は水分が母乳分泌にとられるため，便秘になりやすい．水分摂取を促す．
・排便時にいきむことで，過度な負荷を骨盤底部に与えないように適切な排便姿勢を指導する．体幹は前傾させ，股関節の十分な屈曲をとると，骨盤底筋をゆるめやすく排便しやすくなる．

❸ 疼痛症状のない場合
(1) コアトレーニング
・呼気に合わせて骨盤底筋群・腹横筋の筋力増強運動を実施する．重力化においても積極的にトレーニングを実施する．
(2) 運動耐容能向上
・産後の体重コントロールを目的として有酸素運動やヨガなどを実施すると有効である．
・切迫早産により長期臥床を強いられる場合

は，筋力および体力が著しく低下したうえに産後直後より育児が開始することになるので，運動耐容能の向上は重要である．

リスク管理
・産褥期に骨盤はもとの状態に戻ろうとするが，その間に誤った腹圧上昇課題を繰り返すことで，のちに仙腸関節痛や尿失禁や臓器下垂・脱の症状を呈することもある．運動の際は腹部や骨盤底部に与える影響を十分確認し，適切な負荷を提供する．
・授乳期間中は，腹臥位で行う評価や治療を行う場合は，乳房を圧迫すると張りにより痛みを訴えるので，胸の前にクッションを挟むなどの配慮をする．

経過・予後
・わが国における褥婦の腰痛の実態調査によると，産後1か月までの褥婦の約50%に腰痛が認められ，そのうち23.9%は非妊時に発症していた．8.6%は以前の妊娠から軽快しないまま妊娠しており，産褥4日目の腰痛自覚者のうち21.5%が産褥2か月まで遷延していた[3]．
・オランダの30～50歳の妊娠に関連した腰痛・骨盤帯疼痛および骨盤底機能障害の関係についての報告によると，52%で排泄障害が認められ，尿失禁，性機能障害あるいは便秘を含む骨盤底機能障害と腰痛・骨盤帯疼痛を併発していた[4]との報告もある．
・妊娠中や産後に症状が認められなくても，数年後に骨盤帯疼痛や排泄機能障害を発症することもあり，産褥期から産後にかけてのケアの重要性を示唆している．

● 引用文献
1) 坂口けさみ，他：分娩時の第3～4度会陰裂傷を引き起こす要因とその後の臨床的排便・排尿機能に及ぼす影響について．母性衛生 47：153-160, 2006
2) 斎藤祥乃：分娩後の子宮復古における骨盤ベルトの有用性−縦型オープンMRIを用いての検証−．母性衛生，55：396-404, 2014
3) 福山智子：褥婦の腰痛の実態と介入 第1報 質問紙調査による腰痛の特徴と関連要因の検討．母性衛生 55：136-143, 2014
4) Pool-Goudzwaard AL, et al: Relations between pregnancy-related low back pain, pelvic floor activity and pelvic floor dysfunction. Int Urogynecol J Pelvic Floor Dysfunct 16: 468-474, 2005

〔田舎中　真由美〕

4 リンパ浮腫

病態・障害
- リンパ浮腫とはリンパ系の輸送障害を起因とするリンパ循環不全により，組織間質内の血漿由来蛋白等，巨大分子ならびに体液成分が十分に運搬できず病的に皮下に貯留する浮腫である．
- 先天的なリンパ管の形成不全や発育不全が原因となる原発性リンパ浮腫と，特に癌外科手術後や放射線療法による後遺症として生じる二次性リンパ浮腫の2つに大きく分類される．
- 子宮癌・乳癌術後(リンパ節郭清術後)など，女性特有疾患の治療が原因となることが多く，罹患割合は93%以上が女性である．
- 発症率は術後癌患者の5〜25%と報告されている．1度発症すると徐々に症状が進行し，繰り返し生じる感染症や肥満などで重症化すると完治は困難となる特徴がある．
- 約8割以上の罹患者が，患肢の蜂窩織炎を繰り返す．

評価
- 最も簡便な方法は周径計測であり，健側・患側の周径を左右対称に計測し左右差を比較する．
- リンパ浮腫の特徴として片側性であることが多く，中枢部(障害されたリンパ節周囲)の組織から腫脹が生じる特徴がある．
- 周径変化の推移は日常管理のなかでも最も有効である．測定部位を指示し，自己評価ができるように指導する．
- Stemmer徴候がリンパ浮腫の触診法として用いられる．
    ① web space lift：第2・3指間の皮膚をつまんで持ち上がるか否か(持ち上がる：陰性，持ち上がらない：陽性)．
    ② induction：患部圧痕の継続時間(凹んだまま：陰性，すぐに持ち上がってくる・硬くて押せない：陽性)．
    ③ shape of fingertoe swelling：指が四角形に腫れている：陽性，指が丸く腫れている：陰性．
- スキントラブルの評価も感染予防の観点で重要となる．皮膚の状態やリンパ浮腫の重症度が上がるにつれ乾燥が目立ち，皮下組織や皮膚の硬化変性傾向を呈す．
- 鑑別診断としての血液および心電図検査(心疾患)，超音波(血栓症・線維化の評価)検査，他に画像診断としてラジオ・アイソトープ(RI)リンパ管造影やインドシアニン・グリーン(ICG)造影検査がリンパ循環の確認には有効である．
- 高精度体組成分析装置などでの評価も脂肪量変化・水分量変化には有効である．
- 二次性リンパ浮腫症例と重症度分類を図X-6に示す．

治療/介入

❶ リンパ浮腫複合的治療
- 医療者が行う「リンパ浮腫複合的理学療法」に，患者自身で行う「セルフケア対応による管理方法」を併せて指導・実践する「複合的治療」が適応となる．

a) セルフケア項目指導
①スキンケア，②患肢下垂の回避，③疲労や使い過ぎの回避，④ポジショニング指導，⑤適切な運動指導，⑥患肢の締め付けの回避，⑦肥満の解消，⑧セルフドレナージ(simple lymphatic drainage；SLD)の正しい習得，⑨適切な圧迫療法の習得，⑩感染予防対策(スキンケア)，⑪精神的ケアなど，症状に併せて指導され患者自身で実践する(パンフレットなどを作製し個別に指導することをすすめる)．

b) 理学療法アプローチの実際
- 「複合的理学療法(complete decongestive therapy；CDT)」である．
- 重症度に合わせて①集中的治療期，②維持期，に分けられる．
- 維持期の段階には初期治療や軽症者への対応も含まれる．

(1) 治療的スキンケア
- 患肢の感染予防のために永続的に清潔・保湿・細菌感染予防が必要．保湿クリームでの皮膚の乾燥予防や傷・虫さされ対策，白癬予防を指導・実施すること．

(2) 用手的リンパドレナージ(manual lymph drainage：MLD)
- 皮下にある表在性リンパ管に伸張刺激を加えてリンパ輸送を活発化する．皮膚をゆっくり描円するようにずらす手技を用い，1回の施術は30分程度で組み立てる．
- 上肢のリンパ浮腫であれば反対側の腋窩リン

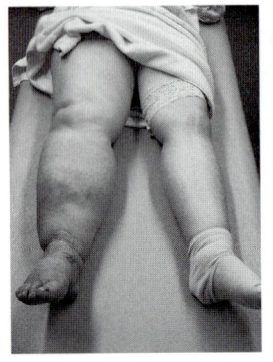

リンパ浮腫の重症度分類

ステージ 0 期	リンパ液の輸送に障害があるが，腫脹が明らかではなく，無症状の状態．
ステージ 1 期	疾患の発症初期にあたる．組織液の貯留は患肢の挙上により軽減する．部位により圧痕を生じる．
ステージ 2 期 早期	患肢挙上のみにより腫脹が軽減することはほとんどない．皮膚は硬くなるが圧痕は残る．
ステージ 2 期 晩期（左写真）	組織線維化が明らかになってくる．皮膚の硬化がさらに進み圧痕は残りにくくなるか，圧痕を生じなくなる．
ステージ 3 期	組織が硬くなり（線維性）圧痕は生じない．肥厚，色素過剰，皺襞の増生，脂肪沈着などの皮膚変化を認める．

図X-6　実際の症例と重症度分類

パ節・もしくは同側の鼠径リンパ節に向かい誘導する．
- 下肢のリンパ浮腫であれば同側の腋窩リンパ節に向かい誘導する．
- SLD は患者自身がセルフケアのなかで行うリンパドレナージ方法である．10 分程度を目安に，簡素化した方法を指導する．

(3) 圧迫療法
- 重症化し集中的治療期にある患者には，多層包帯法での管理が必須となる．
- 弱弾性包帯を多層に巻き外圧を高め，運動による筋のピーク圧変化によりリンパ管流を改善させる．
- 維持期もしくは軽症者の場合は，普段の生活で用いることのできる弾性着衣を使用する．
- 弾性着衣の圧迫力は，Ⅰ：18～22 mmHg，Ⅱ：25～32 mmHg，Ⅲ：36～46 mmHg，Ⅳ：> 50 mmHg である．
- Ⅰ・Ⅱは軽症者対応，Ⅲ・Ⅳは重症者対応となる．
- 基本的に 24 時間なんらかの圧迫が必要となるため，日中と夜間の対応を工夫し継続できるように指導する．

(4) 圧迫下での運動（運動法）
- 圧迫療法をしたまま行う．筋収縮によるリンパ管還流・静脈還流を促進する．
- 軽い体操を指導し，散歩など日常のなかで行える項目を 30 分程度に想定し毎日継続して実施する．

❷ 重症度別の対応方法
- 重症度別の理学療法アプローチの違いを表X-4 に解説し，対応方法をフローチャートに示した（図X-7）．

リスク管理

❶ リンパ浮腫の合併症
- 蜂窩織炎：細菌感染による皮下組織の急性炎症であり，患肢に赤い斑点や広範囲の発赤がみられ 38°以上の全身性の発熱を呈す．この症状がある場合，リンパ浮腫治療は中止する．
- リンパ管炎：リンパ管に沿った有痛性の索状変化を伴う発赤が主．モンドール（Mondor）症候群の場合もあり．
- リンパ漏：皮下のリンパ管が拡張してリンパ液が漏れだす症状．ここからの細菌感染で，蜂窩織炎を発症する場合もある．
- 線維化・象皮症：間質に溜まった蛋白質や脂肪の性質が変化してその場で変性定着してしまった場合を線維化という．重症例に随伴する症状で根治は困難．

❷ 理学療法によるリスク
- 急性静脈疾患や心不全・腎機能，肝機能障害による浮腫の場合は介入を控える（他の浮腫との鑑別診断が重要）．
- 強いマッサージによる炎症や症状悪化（皮下深部や筋層にまで及ぶ強いマッサージは患肢には行わない）．
- 多層包帯法による神経障害や過度のうっ血・充血，痛みや痺れの増強など．
- 過度の運動による疲労・弾性着衣の摩擦による皮膚炎．

経過・予後
- 一度発症すると完治のないリンパ浮腫ではあるが，発症早期から適切な対応を実施することで永続的によい状態を保つことは可能である．

表X-4 主な治療/介入プログラムの例

	発症早期/軽度	中等度		重度
評価	ステージ1期 周径差：上肢2cm以下 　　　　下肢3cm以下 視診により患肢の著明な変化はなし 上皮をつまむことができる 圧迫による圧痕が生じる 機能障害・ADL障害はない 体重の変化の有無 炎症の有無 患者の理解度の確認	ステージ2早期 周径差：上肢2cm以上 　　　　下肢3cm以上 有意な腫脹あり/視診で周径差が確認可能 上皮の弾性低下傾向/皮膚はまだつまめる 圧迫による圧痕は残る 機能障害・ADL障害はない 体重変化の有無 炎症の有無 患者の理解度の確認 セルフケア実施状況の確認	ステージ2晩期 周径差：上肢2～3cm以上 　　　　下肢3～5cm以上 顕著な腫脹あり/視診で指の腫脹変化あり 上皮硬化が患肢腫脹部位の3割以上を占める 上皮の弾性顕著に低下/皮膚はつまめない 圧迫による圧痕は残りにくいか生じない 機能障害はないが，軽度ADL障害あり 体重変化の有無 炎症の有無/最近の炎症傾向の確認 患者の理解度の確認/家族の協力の有無 セルフケア実施状況の確認	ステージ3期 周径差：上肢4cm以上 　　　　下肢5cm以上 著しい患肢の変形あり/指の腫脹変化あり 上皮硬化が患肢腫脹部位の6割以上を占める リンパ漏や皮膚損傷などあり 易感染傾向/易炎症傾向あり 皮膚の肥厚・象皮的変化著明 圧痕は生じない 機能障害・ADL障害あり 体重変化著明 最近の炎症傾向の確認 患者の理解度の確認/家族の協力の有無 セルフケア状況の確認
自己管理指導	スキンケア説明/指導 ポジショニング説明/指導 体重管理説明/指導 運動・体操の指導 弱圧での圧迫療法指導 SLD指導（適宜）	スキンケア説明/指導 ポジショニング説明/指導 体重管理説明/指導 運動・体操の指導 中圧での圧迫療法指導（着衣主体） SLD指導（適宜）	スキンケア説明/指導 ポジショニング説明/指導 体重管理説明/指導 運動・体操の指導 中圧から強圧での圧迫療法指導（包帯併用） SLD指導（適宜） ADL指導（適宜）	スキンケア説明/指導 ポジショニング説明/指導 体重管理説明/指導 運動・体操の指導 強圧での圧迫療法指導（包帯法主体） SLD指導（適宜） ADL指導（適宜）
理学療法内容	患肢挙上 スキンケア 弾性着衣の選定 ＊簡易筒状包帯使用 ＊弱圧弾性着衣使用 （上肢：CCL1） （下肢：CCL1・2） SLDの組み立て/指導	患肢挙上 スキンケア MLDの適応 弾性着衣の選定（装着脱指導含む） ＊弱圧～中圧弾性着衣使用 （上肢：CCL1・2） （下肢：CCL2を基準に） SLDの組み立て/指導	患肢挙上 スキンケア MLDの適応 弾性着衣の選定（装着脱指導含む） ＊弱圧～中圧弾性着衣使用 （上肢：CCL2） （下肢:CCL2・3を基準に） 自宅での包帯法指導（多層包帯法指導/実施） SLDの組み立て/指導	患肢挙上 スキンケア MLDの適応 弾性着衣の選定（装着脱指導含む） ＊中圧～高圧平編み弾性着衣使用 （上肢：CCL2・3） （下肢:CCL3以上を基準に） 多層包帯法指導/実施 SLDの組み立て/指導 自宅での包帯法指導
介入回数	セルフケア習得までは頻回 習得後は1か月1回から3か月1回程度のフォローへ	セルフケア習得までは頻回 その後週1～2回程度のフォローを1か月程度継続 セルフケア習得・患肢の改善傾向認められれば1か月1回から3か月1回程度のフォローへ	セルフケア習得までは頻回 その後週3回程度のフォローを1か月程度継続 セルフケア習得・患肢の改善傾向認められれば1か月1回から3か月1回程度のフォローへ	可能なかぎり入院指導を2週間から1か月実施 維持期に移行後は外来で週3回程度のフォローを1か月程度継続 セルフケア習得・患肢の改善傾向認められれば1か月1回から3か月1回程度のフォローへ
急性増悪	主治医の判断の下，次ステップへ	主治医の判断の下，次ステップへ	主治医の判断の下，次ステップへ 外科治療の適応判断	保存療法の継続/外科治療の適応判断
その他	一般医療者による指導でもよい	専門知識・技術を要する医療者が実施すること	専門知識・技術を要する医療者が実施すること	専門知識・技術を要する医療者が実施すること

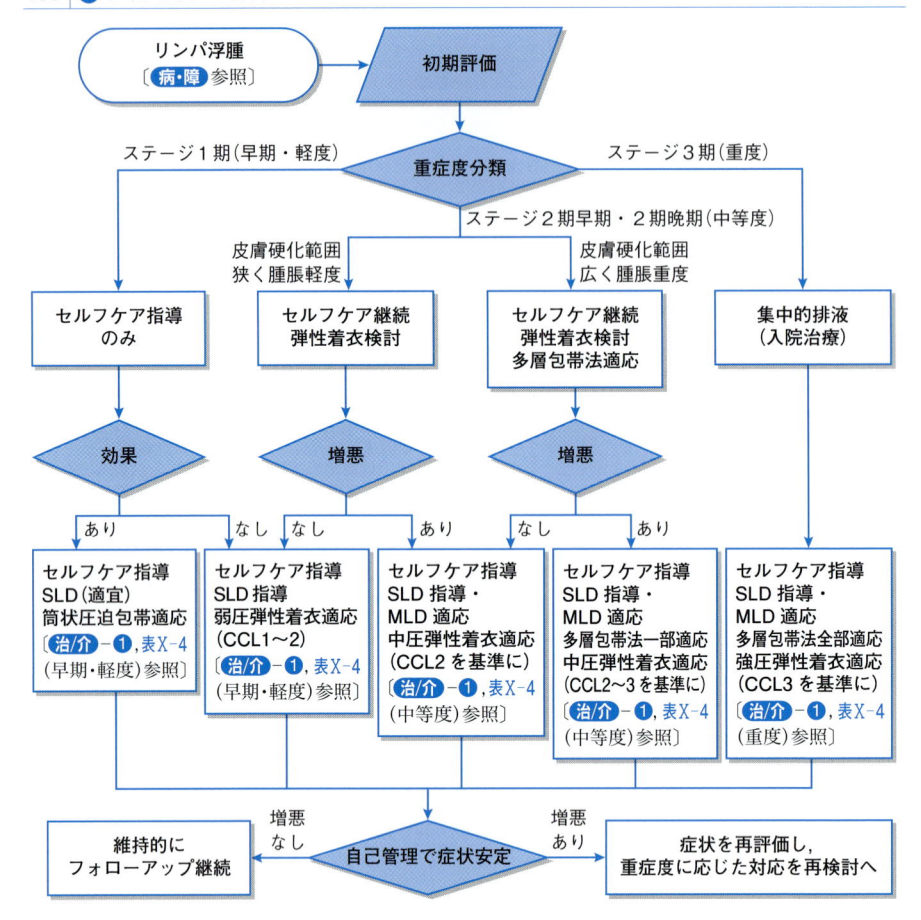

図X-7 リンパ浮腫の臨床判断

```
                リンパ浮腫           →      初期評価
              〔病・障 参照〕                    │
                                              ▼
         ┌──── ステージ1期(早期・軽度) ── 重症度分類 ──── ステージ3期(重度) ────┐
         │                                    │                                  │
         │                        ステージ2期早期・2期晩期(中等度)                │
         │                   ┌────────────────┴────────────────┐                │
         │          皮膚硬化範囲                      皮膚硬化範囲                │
         │          狭く腫脹軽度                      広く腫脹重度                │
         ▼                   ▼                              ▼                    ▼
    セルフケア指導       セルフケア継続                セルフケア継続          集中的排液
       のみ           弾性着衣検討                  弾性着衣検討          (入院治療)
                                                    多層包帯法適応
         │                   │                              │
         ▼                   ▼                              ▼
        効果                 増悪                           増悪
      ┌──┴──┐           ┌──┴──┐                    ┌──┴──┐
     あり   なし         なし   あり                  なし   あり
```

セルフケア指導	セルフケア指導	セルフケア指導	セルフケア指導	セルフケア指導
SLD(適宜)	SLD 指導	SLD 指導・	SLD 指導・	SLD 指導・
筒状圧迫包帯適応	弱圧弾性着衣適応	MLD 適応	MLD 適応	MLD 適応
〔治/介-❶,表X-4	(CCL1〜2)	中圧弾性着衣適応	多層包帯法一部適応	多層包帯法全部適応
(早期・軽度)参照〕	〔治/介-❶,表X-4	(CCL2 を基準に)	中圧弾性着衣適応	強圧弾性着衣適応
	(早期・軽度)参照〕	〔治/介-❶,表X-4	(CCL2〜3 を基準に)	(CCL3 を基準に)
		(中等度)参照〕	〔治/介-❶,表X-4	〔治/介-❶,表X-4
			(中等度)参照〕	(重度)参照〕

```
          増悪          ↓         増悪
          なし     自己管理で症状安定    あり
           │                           │
           ▼                           ▼
      維持的に                    症状を再評価し,
   フォローアップ継続          重症度に応じた対応を再検討へ
```

- 治療者は症状変化に敏感に対応でき, 患者の将来にわたって良好に患肢を管理できるよう, 治療を組み立て, ともにセルフケアを行っていく心構えが必要である.
- 保存療法が芳しくない場合の治療選択として, リンパ管静脈吻合術などの外科手術が有効な場合も多い.
- 外科手術の適応評価も, 継続的な保存療法を行いうる理学療法士の重要な役割となる.

参考文献

1) 日本リンパ浮腫研究会:2014年版リンパ浮腫診療ガイドライン. 金原出版, 2014
2) 日本リンパ浮腫研究会:2009年版リンパ浮腫診療ガイドライン. 金原出版, 2009
3) Lymphoedema Framework: Best Practice for the Management of Lymphoedema. International consensus. MEP Ltd, 2006

(吉原 広和)

各論

XI がん

1 がん

病態・障害
- がんの病期分類は，それぞれのがん腫で定められており，部位や大きさ，広がり，病理検査などから決められる．その分類の例として，国際対がん連合の「TNM分類」がある．これは，①がんがどのくらいの大きさになっているか（T因子），②周辺のリンパ節に転移しているか（N因子），③別の臓器への転移はあるか（M因子），を指標として，ステージ0～IV期の5段階（0期に近いほどがんが小さくとどまっている状態，IV期に近いほどがんが広がっている状態）に分類されている．
- がんのリハビリテーションは，大きく4つの段階に分けられる．がん治療開始後に合併症が出てから始めるのではなく，治療開始前からかかわる「予防的リハビリテーション」．がん治療が始まり後遺症を最小限にして，スムーズに治療前の生活に戻れるように支援しかかわる「回復的リハビリテーション」．がんが進行していたり再発して骨に転移したりした場合は，がんの治療とともにQOLを落とさないようにする「維持的リハビリテーション」．がんが進行し症状緩和が必要となれば「緩和ケア」となる．

評価
- 臨床でみられる自覚症状は，化学療法や放射線治療による副作用（有害事象）としての症状が多い．化学療法における一般的な副作用としては，悪心・嘔吐・骨髄抑制・粘膜障害・末梢神経障害などがある．放射線療法では，照射部位に準じた粘膜炎や放射線宿酔などが生じる．いずれもこれらの副作用は発生時期や程度に個人差があり，情報収集し，予想し，観察していくことが必要となる．
- がん性疼痛は，われわれが日常生活で体験する痛みとは異なる特徴をもち，その成因，機序は，がんの浸潤による痛み（70％），がんの治療に伴う痛み（20％），その他の痛み（10％），に大別される．痛みに対する評価法のほとんどは主観的な評価であるが，患者の痛みの程度と質を知ることは重要であり，その評価項目としては，痛みの原因・痛みの期間と頻度・痛みの強さと変化・痛みの部位・痛みの性質・身体活動の影響，などがある．

治療/介入
- 表XI-1にがんの理学療法の対象を，図XI-1にがん患者の経過に伴う身体機能の変化を，図XI-2にがんの理学療法の臨床判断を示した．理学療法の依頼は，どの時期からもされるため，それぞれの時期に合わせた介入が必要となることを理解する．
- 周術期では，リハビリテーションチームの術前からの積極的なかかわりが必要である．術前の患者は，手術だけでなく術後の後遺症についても不安を抱いていることが多いため，術前に他職種とのオリエンテーションを行い，各職種が役割をもってかかわることが大切になる．
- 食道癌では高侵襲の開胸開腹手術となるため，周術期呼吸理学療法は入念に行われる．肺癌・縦隔腫瘍に対する開胸手術や消化器系の癌（胃癌，肝癌，胆囊癌，大腸癌など）に対する開腹手術も，高リスク例（高齢，重篤な併存疾患，運動機能障害，呼吸機能障害，精神心理面の問題などを有する場合）では術後の呼吸器合併症・離床遅滞による廃用症候群の進行に注意を要する．
- 骨軟部腫瘍に対する患肢温存術・切断術施行では，術前の免荷歩行指導と，術後の理学療法や残存機能を活かしたADLの獲得に対する理学療法を行う（→163頁，170頁，173頁，177頁）．原発性・転移性脳腫瘍では，手術前後の運動麻痺や失調症などの運動障害や，ADLや基本動作能力についてかかわる．
- 維持期では，手術後や放射線・化学療法中の治療過程での安静や，運動意識の低下から，身体機能の低下をきたす．
- 体力を低下させる直接的な原因として，腫瘍細胞や腫瘍に関連するサイトカインによる代謝

表XI-1 がんの理学療法の対象

病期	対象となるがん種	理学療法プログラム	主な内容
周術期	食道癌, 肺癌, 縦隔腫瘍, 胃癌, 肝臓癌, 胆嚢癌, 膵臓癌, 大腸癌	呼吸理学療法	術前呼吸指導 術後呼吸練習 術後離床支援 体力維持
	骨軟部腫瘍, 骨転移	術前, 術後の理学療法	杖などの術前歩行指導 術後の理学療法 義足・義手の作製 歩行自助具の選定
	原発性脳腫瘍, 転移性脳腫瘍	運動麻痺やADLに対するアプローチ	麻痺の回復練習 移動, 移乗動作練習 歩行練習
維持期	切除不能のがん種 放射線や化学療法を併用する場合	全身性の機能低下や廃用症候群に対するアプローチ	ROM運動 筋力維持運動 体力維持運動 ADL能力の確保
	血液腫瘍	造血幹細胞移植前後のアプローチ	ROM運動 廃用症候群予防
緩和ケア	全てのがん腫	希望されるADLやQOLに対する支援 残存機能の維持 家族も含めた支持的介入	

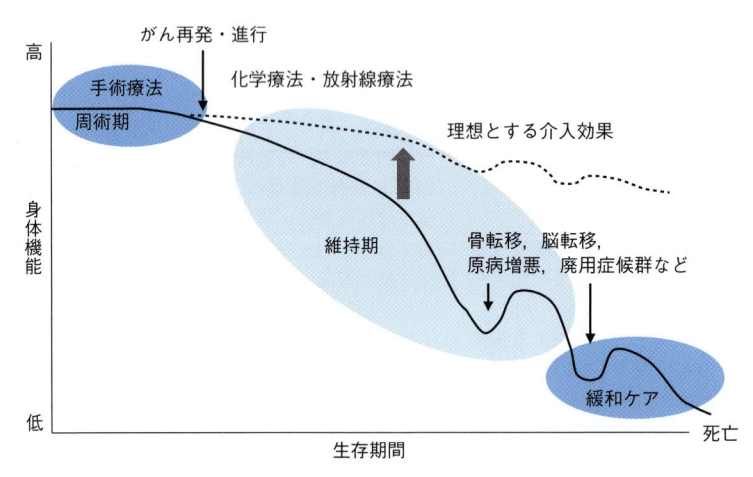

図XI-1 がん患者の経過に伴う身体機能の変化

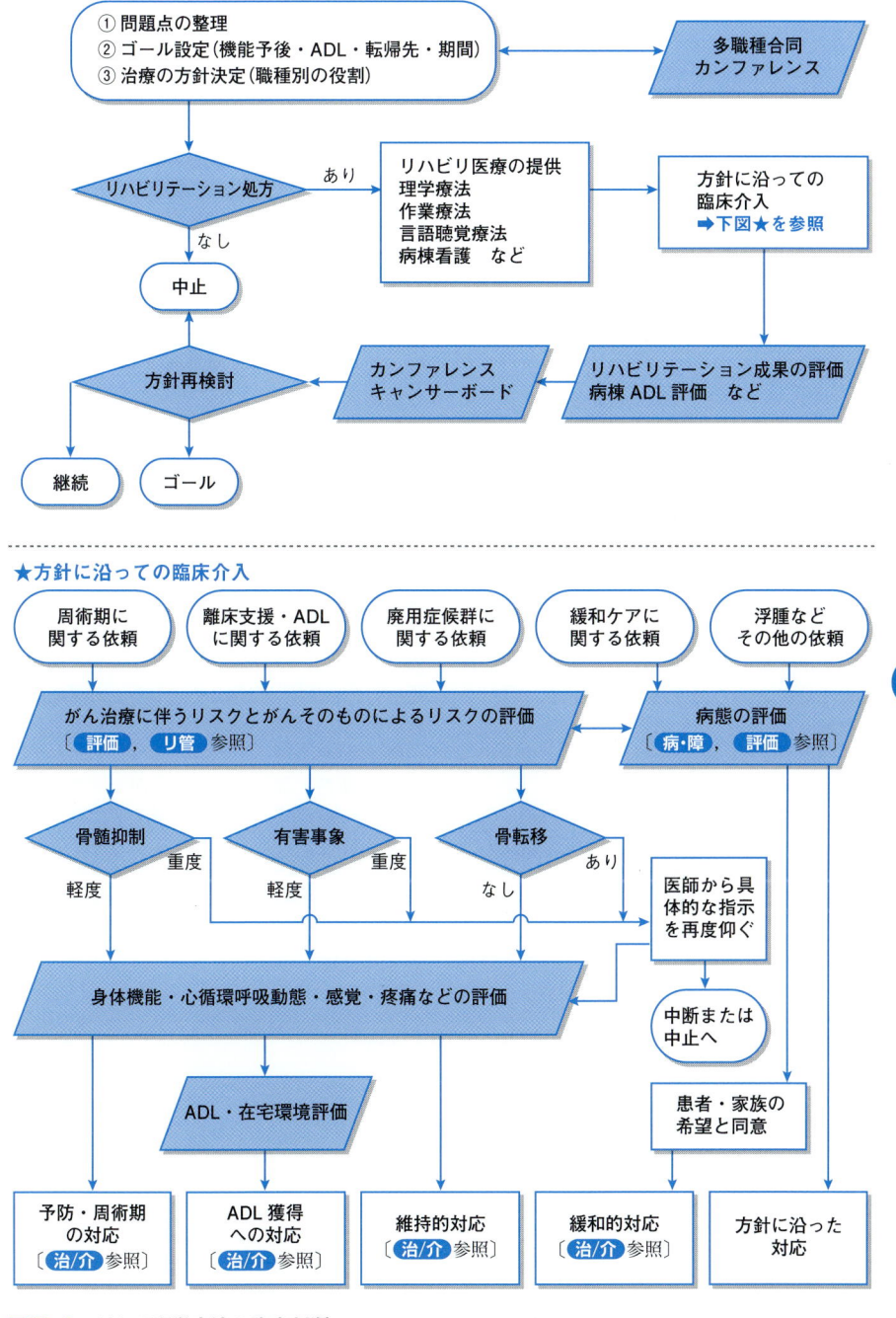

図XI-2 がんの理学療法の臨床判断

の亢進，組織の異化亢進などによるがん性悪液質（カヘキシア，cachexia）の関与も考えられる．

・さらに，治療の副作用，疼痛，睡眠障害や精神心理的要因により引き起こされる疲労感が身体活動を制限し，二次的に体力低下が生じていることも多い．

・がん患者に生じる疲労をがん関連疲労（cancer related fatigue；CRF）と称する．これは，早期がんであっても多くの例で認められる．体力の改善が疲労感の減少につながり，ADLが改善し生活が自立することで自尊心が向上，活動範囲が拡大し社会的交流が増え，QOLの向上につながるという好循環が望ましく，「がんのリハビリテーションガイドライン」[1]では倦怠感の改善として運動療法を推奨している．

・緩和ケアのリハビリテーションの目的としては「余命の長さにかかわらず，患者とその家族の要望を十分に把握したうえで，その時期におけるできるかぎり可能な最高のQOLを実現すること」に集約される．これを実現するには，入院の目的や余命，リハビリテーション依頼の目的を把握し，医療者側のneeds（必要性）だけでなく，患者やその家族のdemands（要望）をくみ取り，限られた余命のQOLを維持・向上させるためになにをすべきかをチームで考える多職種チーム医療が必要となる．

・理学療法士の役割としては，一時外泊や外出に向けての対応・車椅子移乗や座位耐性の獲得・倦怠感の改善や関節拘縮予防・残存機能を効率よく使用する方法を指導するなどのほか，家族に対しても，訪室やタッチングそのものによる「治療がまだ続けられている」という支持的介入など，チーム医療としての理学療法士の役割のなかで，多様な対応を担う．

リスク管理

・理学療法の実施に際するリスク管理としては，大きく骨転移と骨髄抑制がある．骨転移による骨折（病的骨折）は，不可逆的な機能低下をもたらす．骨転移しやすいがんには，乳癌・前立腺癌・肺癌がある．脊椎転移は四肢麻痺の発生も危惧される．骨転移により浸潤や圧迫が進むと，骨自体の痛みに加えて，運動や荷重などの体動時に鋭い痛みが生じることがあり，臨床中の痛みの観察に加えX線写真などの情報収集が必要である．また痛みを伴わない場合もあり，骨転移を認めた場合は指示された安静度を患者とともに守る指導も必要となる．

・化学療法による骨髄抑制のメカニズムとしては，細胞分裂は活発な組織に作用するため，骨髄の造血細胞に強く影響を受けるため一時的に血液組成が異常値となる．一般的に，白血球（好中球）が $500/mm^3$ 以下で感染率が高くなるため，感染対策上，理学療法室での実施を控えるなどの配慮が必要となる．血小板は $20,000/mm^3$ 以下に減少すると出血傾向が強まるため，抵抗運動は実施しないなどの基準をつくり，対応することが必要となる．

経過・予後

・近年，がん治療の研究が進み，5年生存率は高まっている．しかしながら，がん患者の高齢化や再発転移症例は増加しており，理学療法士のかかわる対象範囲は広がってきている．

・理学療法の介入により，ある時期まではADLの維持・改善をみることができるが，がん病態の進行が避けられない場合は，残された使える時間を大切にかかわることが必要となる．その時間と対応はさまざまであるが，家族や患者自身の意向を汲んでリスク管理をしながら可能な範囲でADLやQOL維持に努める．

● 引用文献

1) 日本リハビリテーション医学会，他（編）：がんのリハビリテーションガイドライン．金原出版，2013

（増田　芳之）

XII 精神疾患

1 統合失調症

病態・障害
- 統合失調症は，思春期から成人期にかけて発症し，知覚障害（幻覚），思考障害（思路障害，妄想），自我障害，認知障害など多彩な精神症状が現れ，まとまりのない行動異常を示し，多くは慢性的に経過し，情動表出の減少や意欲の欠如などの陰性症状を呈し，社会生活に困難をきたす疾患である．
- 2013年に改訂された米国精神医学会の診断基準（diagnostic and statistical manual of mental disorders, fifth edition；DSM-5）では，統合失調症スペクトラム障害として，短期精神精神病性障害，統合失調症様障害，統合失調症，他の精神病性障害，統合失調型パーソナリティ障害から構成される一群としてとらえられており，従来のカテゴリカルな分類（妄想型，緊張病型，解体型）は取り入れられていない．①妄想，②幻覚，③まとまりのない思考（発語），④ひどくまとまりのない，または異常な行動（緊張病を含む），⑤陰性症状の5領域のうち2つ以上が1か月間ほとんどいつも存在するとしている．診断基準の詳細はDSM-5を参照されたい．

評価
- 医師カルテ，看護カルテより基礎情報，医学情報，身体機能情報，精神機能情報，環境情報，職業情報を得る．精神症状が出現している場合，病識に問題がある場合はコミュニケーションをとることもままならず，本人からの正確な情報を得るのが困難な場合が少なくない．
- 身体障害の評価は身体障害の疾患に応じた評価を実施する．自殺行為による運動器疾患の場合，骨関節のダメージが激しく，手術による整復を極める症例が少なくないため，画像情報も必ず確認する．
- 急性期の治療で鎮静，抑制をかけられている場合や陰性症状が強い症例では，全身にわたり廃用症状を評価する．
- 精神障害の評価は，理学療法士としては，幻覚，妄想，思考障害，自我意識障害，緊張病障害などの陽性症状，感情鈍麻，意欲の低下，思考の貧困化，自閉などの陰性症状について症状の有無と程度を確認する．
- 理学療法を進めていくためには，身体障害，精神障害，生活障害の相互関連を紐解くことが重要であり，ICFに従って統合と解釈を進める．

治療/介入（表XII-1，図XII-1）
- 当該患者の理学療法の目的は，傷害や疾病による身体機能低下に対する理学療法の介入であり，身体障害疾患に応じたものとする．
- 精神症状は合併症として理学療法の阻害要因と位置づける．精神症状の有無，重症度と理学療法介入の困難度とは必ずしも一致しない．

❶ 精神症状への対応
- 精神症状の悪化は，病的体験によるものか，他の患者や家族，スタッフとの出来事への反応なのかを見極め，原因に応じた対応を考える．
- 精神症状が悪いときも見当識や記憶は保たれているので，不用意な言動は慎まなければならない．
- 理学療法の実施や会話の際には本人のペースを守ることが重要である．性急な展開，過大な情報量がストレスが高まり，思考障害や認知のゆがみと相まって，現況に対し適切な対応ができなくなる．
- 本人の自己決定権を尊重することは重要であるが，多くの情報を与え，選択肢が多いと混乱してしまう．本人が1度に適応できる情報量，情報の与え方を工夫し，指示的や支配的態度は避ける．説明の際は十分な時間をかけ，1度にたくさんのことはいわず何日かに分け，1つのことが解決したら次の情報を与えるなどの配慮が必要である．
- 患者とは一定の心理的な距離をおく．距離が近づきすぎると過大な期待をもったり，ストレスを生じさせたり，依存心が強くなったりする．
- あいまいな態度，思わせぶりな態度，よそよ

表XII-1 主な治療/介入のプログラム例

陽性症状が強い例	精神運動が亢進している例	陰性症状が強い症例
不快刺激，疑念をいだかせるような行動を避ける ROM運動 ・自動運動 ・他動運動（痛み刺激を与えないように） 筋力増強運動 ・正しい動作を簡潔に教える ・指示を多く与えない 立位・歩行練習 ・幻覚妄想の影響を低減させる ・陽性症状による注意低下に注意 ・認知低下による転倒に注意	やり過ぎ，過活動を抑制する ROM運動 ・自動運動（必要に応じて抑制） ・他動運動（必要最低限） 筋力増強運動 ・多くやりすぎない ・正確に実施するのを優先 立位・歩行練習 ・筋疲労に注意 ・理学療法士主導で休憩を入れる ・過活動による転倒に注意	過大なストレスを避け積極的に実施する ROM運動 ・自動運動（積極的に働きかける） ・他動運動（全身にわたり評価・実施） 筋力増強運動 ・叱咤激励する ・積極的に指示誘導 立位・歩行練習 ・積極的に指示誘導 ・廃用症状の把握 ・低活動による転倒に注意

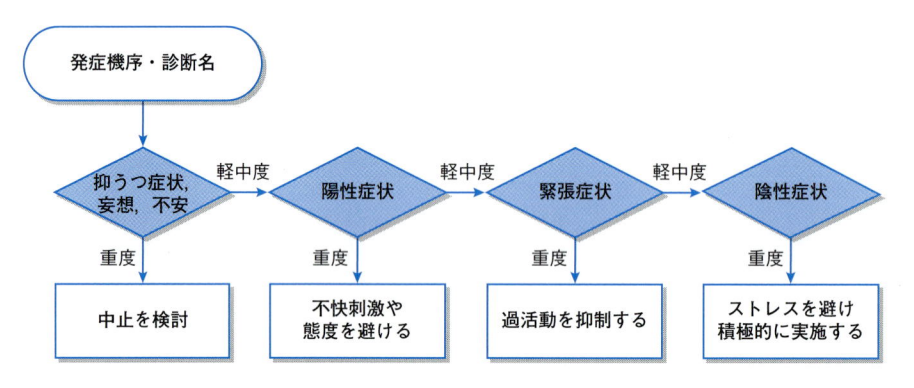

図XII-1 統合失調症患者で身体合併症状に対する臨床判断

そしい態度は避ける．また，難しい言葉，流行（はやり）の言葉，若者言葉，略語などを避け，簡潔でわかりやすい言葉で具体的に話をする．
・眉をひそめたりするなどネガティブな感情を顔に出すことを避けなければならない．また，ちらりちらり見たり，ひそひそ話，患者の前で不自然な動きをしたりするなど，監視をされていると誤解をまねく態度や行動は避け，適切なアイコンタクトに心がける．
・精神運動が亢進している患者には，刺激が少ない静かな環境で実施する．他の患者に迷惑を及ぼす場合，逸脱行為をする場合にはただちに他の患者から離す．

・妄想に支配されている患者は，周囲と解離してコミュニケーションがとれず，指示が入らなくなっている．病識が欠けている状態や妄想に支配されている状態では，妄想を改めさせようとていねいに理路整然と説明しても無駄である．妄想が出現しているときは，肯定も否定もせず，妄想の内容について会話をするのではなく，現にそのような体験をしているという妄想体験の事実については認め，つらさを理解することに徹する．
・患者を非難する幻聴，被害的妄想が出現して，不安症状や怯（おび）えている場合は，ここは病院で安全な場であると口頭で伝え，支持的

な態度で接する．理学療法実施中でも幻聴が出現し，実施を妨げるときには，理学療法士は指示のトーンを高め，繰り返し話しかけて理学療法や会話に集中させ幻聴から引き離す．
- 理学療法拒否の対応として，1つは，今現在，患者に身体あるいは精神面でつらいこと，不都合が生じている場合で，眠気，腹痛，便秘，下痢，その他身体各部の不快感があることが少なくない．2つ目は，これから理学療法を実施することで，患者が，身体あるいは精神面でつらいことが生じると判断し，不都合，不利益が自分に降りかかってくると判断している場合である．

❷ 身体障害への介入
(1) ROM運動
- 精神的緊張の低下，痛みの閾値を上げるためにも温熱療法を併用することが効果的である．
- 可動域が制限されている関節のROM運動，筋のストレッチングをマンツーマンで実施していく．
- 器具の使用，自動運動による手技は，細かな指示理解が十分でないため，補助的手段として位置づける．

(2) 筋力増強運動
- 筋力低下を呈している下肢の抗重力筋（大腿四頭筋，大殿筋，中殿筋，下腿三頭筋）を重点にマンツーマンで徒手にて実施していく．
- 細かな動作指示に対する理解が難しいため，徒手による理学療法士のハンドリング技術にて実施していく．
- エルゴメータなどの単純反復を繰り返す機器を利用し，全身のコンディションを兼ねて実施するプログラムを組み入れる．

(3) 立位・歩行練習
- 部分荷重のための杖歩行パターンの動作獲得ができないため，部分荷重のコントロールが難しい．平行棒や歩行器を使用しての荷重コントロール，装具の使用を考慮する．
- 階段昇降練習は両側に手すりがある階段昇降治療機器を用いる．昇降パターンがしばしば乱れるため，低い段差で繰り返し実施する．

リスク管理
- 統合失調症患者への最大のリスク管理は，自傷行為・自殺への対応である．
- 自殺の可能性について評価をすることは重要であるが，往々にして自殺について質問することを躊躇してしまう．しかし，患者は正直に精神を乱さずに返事をしてくれる．
- 「この世から消えてしまいたい」「自分はこの世にいないほうがいいと思っていますか」などと質問を切り出し，肯定するようであれば，死にたいと思っているか，どのように方法を用いるのかなど具体的に単刀直入に聞くのがいい．逆に，あえて話をしないと，私のことを真剣に考えていないと感じてしまう患者もいる．
- いつもと違う様子や自殺について言及がある場合，自殺をしないよう約束を取り付けること，ただちに医師と病棟に連絡を入れること，病棟との行き帰りにも注意をはらわなければならない．

経過・予後
- Bleulerの経過と転帰（1975）が長い間教科書に記載されてきたが，ここではDSM-5を紹介する．
- 通常は10歳代後半から30歳代半ばに発症し，経過と予後の予測は困難である．統合失調症の20％は良好な経過をとり，少数の人で完全に回復する．しかし，大半は日常生活支援を必要としており，多くの人で慢性の病的状態が続き，急性期症状の寛解と増悪を繰り返し，進行性に荒廃の経過をとる人もいる．

● 参考文献
1) 日本精神神経学会：DSM-5　精神疾患の診断・統計マニュアル．医学書院，2014
2) 奈良勲，他：心理・精神領域の理学療法．医歯薬出版，2013
3) 仙波浩幸：身体合併症例の理学療法．PTジャーナル 47：109-117，2013
4) 先崎章：精神医学・心理学的対応リハビリテーション．医歯薬出版，2011

（仙波　浩幸）

2　うつ病およびその他の疾患に伴う抑うつ症状

病態・障害
- 気分（感情）障害とは，気分あるいは感情の変化を基本障害とし，抑うつへ変化したり，高揚へ変化したりするため，全般的な活動レベルの変化を伴うもので，その多くは反復する傾向があり，その発症にはしばしばストレス状況に関連することが多い精神障害と定義されている（international classification of diseases, tenth

revision；ICD-10)．

- うつ病(大うつ病性障害)の診断基準(diagnostic and statistical manual of mental disorders, fifth edition；DSM-5)は，①抑うつ気分，②興味や喜びの喪失，③体重減少または増加，または食欲の減退または増加，④不眠または過眠，⑤精神運動焦燥または制止，⑥疲労感または気力の減退，⑦無価値感，罪責感，⑧思考力や集中力の減退，または決断困難，⑨死についての反復思考，自殺念慮，自殺企図，の9つの症状のうち，①，②を含み5つ以上の精神症状が，2週間のうちほとんど1日中，ほとんど毎日存在する，としている．しかもその症状は，臨床的に意味のある苦痛，または社会的，職業的，または他の重要な領域における機能の障害を引き起こしている．診断基準の詳細はDSM-5を参照されたい．
- DSM-5では，双極性の気分障害と抑うつ障害群とは異なる疾患群として区別されることになった．

評価

- 医師カルテ，看護カルテより基礎情報，医学情報，身体機能情報，精神機能情報，環境情報，職業情報を得る．抑うつ症状のため，本人からの正確な情報を得るのが困難な場合が少なくない．
- 身体障害の評価は身体障害の疾患に応じた評価を実施する．自殺行為による運動器疾患の場合，骨関節へのダメージが激しく，手術や術後の治療が困難を極める症例が少なくないため，医師からの運動機能と精神機能の予後，画像情報も必ず確認する．
- 重度の抑うつ，昏迷状態が重度で長期間に及ぶ場合，全身にわたる廃用症状を評価する．
- 精神障害の評価は，Zungのうつ病自己評価尺度(self-rating depression scale；SDS)やハミルトンうつ病尺度(Hamilton depression scale；HAM-D)による評価が望ましいが，理学療法士としては，抑うつ気分，躁状態，興味や喜びの喪失，精神運動焦燥，意欲の低下，自殺念慮，などの有無と程度を確認する．
- 理学療法を進めていくためには，身体障害，精神障害，生活障害の相互関連を紐解くことが重要であり，ICFにしたがって統合と解釈を進める．

治療/介入(表XII-2，図XII-2)

❶ 精神症状への対応

- 安易なアドバイス，理学療法士の意見を絡めた質問(誘導)，軽率な元気づけ，患者のいうことのオウム返しや質問を多発するとストレスが高まり，自分は受け入れられていない，自分の感情を理解されていないと敏感に察知する患者も少なくない．
- うつ状態の患者は，理学療法士をはじめ他者とのよい関係を築くことに努力し，与えられた課題，理学療法にまじめにきちんと取り組んでくれる．
- 精神症状が悪いときも見当識や記憶は保たれているので，不用意な言動は慎まなければならない．
- 理学療法の実施や会話の際には本人のペースを守ることが重要である．性急な展開，過大な情報量はストレスが高まり，現況に対し適切な対応ができなくなる．
- 本人の自己決定権を尊重することは重要であるが，多くの情報を与え，選択肢が多いと混乱してしまう．本人が1度に適応できる情報量，情報の与え方を工夫し，指示的や支配的態度は避ける．説明の際は十分な時間をかけ，1度にたくさんのことはいわず何日かに分け，1つのことが解決したら次の情報を与えるなどの配慮が必要である．
- 患者のペースで介入を進め，患者の話をゆっくりと聞き，受容的，支持的に対応する．
- 抑うつ状態では，会話や行動はスローペースで進行する．理学療法士は，いらいらすることなく，話を急(せ)かすこともしてはならない．少なくとも時間の流れは3倍以上という意識で進めていくとよい．発話や返事，思考，行動の開始が遅れるため，理学療法士はこちらのいったことを聞いていない，やってもらえないと早合点しない．
- 自分の存在価値を過小に評価するため，自分を卑下する言葉，絶望的，悲観的な言葉を繰り返す．安易な返事は，自分は何をやっても駄目だ，如才ない人間だととらえてしまうし，励ましは，自分はまだまだ努力が足りないんだという認知のゆがみを高め，絶望感を生じさせる．
- 安易な励ましは避けるべきだが，治療プログラムがうまくいって結果が出た達成感，こちらもうれしい気分でいるという素直な気持ちは伝

表XII-2 主な治療/介入のプログラム例

抑うつ症状が軽・中度の例	抑うつ症状が重度の例
過度なストレスを避け運動を実施 ・簡潔な指示を与える	支持的態度で無理をしない ・ベッドサイドで実施
ROM運動 ・他動運動(中等度の矯正力で) ・自動運動(本人のペースでやり過ぎに注意)	ポジショニング ・肩甲帯後退，手掌屈，股外旋，足底屈の防止
筋力増強運動 ・負荷をかけすぎない ・指示を多く与えない	ROM運動 ・他動運動(全身にわたり必要最低限) ・低強度の矯正力で
立位・歩行練習 ・本人のペースでやり過ぎに注意 ・支持的に失敗や不快感を避ける	筋力増強運動 ・無理に実施しない ・休憩を十分に取る
その他の運動 ・エルゴメータ ・一定速度を保持できる負荷を設定	起居動作，座位保持練習 ・無理に実施しない ・休憩を十分に取る
各種運動機器 ・負荷をかけすぎない	
階段昇降練習 ・不安感を取り除く筋力 ・ROM確認後	

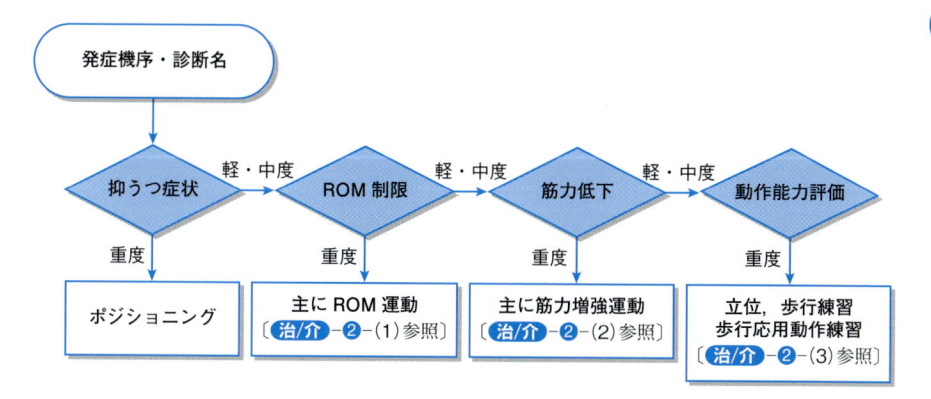

図XII-2 うつ病およびその他の疾患に伴う抑うつ症状の臨床判断

えていく．
・注意力は低下していないため，細かな指示にも従えるが，患者は自信がもてないため慎重になっており，課題ができないとの言動が多くなる．

❷ 身体障害への介入
・理学療法のプログラム，目標は，基本的には精神障害の有無に限らず身体障害に応じたものとする．
・自分を過小評価し，物事がうまくいかないのが当たり前だという認識を植え付けないように

するため，課題を小さなステップに分け，成功を積み重ねることができるプログラムの工夫がいる．
- 運動は抑うつ症状に対し抗うつ薬と同等の効果があるといわれているが，本人の意に反する過大な活動になってはいけない．

(1) ROM運動
- 精神的緊張の低下，痛みの閾値を上げるためにも温熱療法を併用することが効果的である．
- 可動域制限の関節，筋のストレッチングをマンツーマンで実施していく．
- 器具の使用，自動運動による場合は，まじめにこつこつやり過ぎるため，少なめの運動量を具体的に指示し，疲れたら遠慮なく途中でも休憩を入れるようにする．

(2) 筋力増強運動
- 筋力低下を呈している下肢の抗重力筋（大腿四頭筋，大殿筋，中殿筋，下腿三頭筋）を重点にマンツーマンで徒手にて実施していく．
- 器具の使用，自主練習による場合は，少なめの運動量，実施回数を具体的に指示する．
- エルゴメータなどの単純反復を繰り返す機器を利用し，全身のコンディションを兼ねて実施するプログラムを組み入れる．

(3) 立位・歩行練習
- 骨癒合に応じたプログラムが可能であり，漸増部分荷重歩行練習が可能である．
- 階段昇降練習は両側に手すりがある階段昇降治療機器から始める．昇降パターンの理解も悪くないため，部分荷重が可能な時期から積極的に取り入れることができる．

リスク管理
- 自傷行為・自殺への評価が重要であるが，往々にして自殺について質問することを躊躇してしまう．
- 「この世から消えてしまいたい」「自分はこの世にいない方がいいと思っていますか」などと質問を切り出し，肯定するようであれば，死にたいと思っているか，どのように方法を用いるのかなど具体的に単刀直入に聞くのがいい．逆に，あえて話をしないと，私のことを真剣に考えてくれていないのではないかと感じてしまう患者もいる．
- いつもと違う様子や自殺について言及がある場合，自殺をしないよう約束を取り付けること，ただちに医師と病棟に連絡を入れること，病棟との行き帰りにも注意をはらわなければならない．

経過・予後
- うつ病をもつ人の5人に2人は発症後3か月以内に回復し始め，5人に4人が1年以内に回復し始める．
- 発症が最近であることが短期間で回復するかの予後を強く規定しており，ほんの数か月だけ抑うつ状態にあったような多くの人では，自然に回復することが期待できる．
- 現在のエピソード期間以外で改善率の低さと関連する特徴は，精神病性特徴，顕著な不安，パーソナリティ障害群，および症状の重症度である．

● 参考文献
1) 日本精神神経学会：DSM-5 精神疾患の診断・統計マニュアル．医学書院，2014
2) 奈良勲，他：心理・精神領域の理学療法．医歯薬出版，2013
3) 先崎章：精神医学・心理学的対応リハビリテーション．医歯薬出版，2011

（仙波　浩幸）

XIII 皮膚障害

1 褥瘡

病態・障害

❶ 基礎疾患
- 基礎疾患として，脊髄損傷・脳血管障害などの中枢神経麻痺や末梢神経麻痺(知覚神経麻痺・運動神経麻痺)と廃用症候群がある．
- 廃用症候群では，運動器障害(筋萎縮，骨・関節変形)による病的骨突出，尿・便失禁による汚染，浸軟(ふやけ)で脆弱化した皮膚，嚥下障害による低栄養(アルブミン値3.5 g/dL以下)により発症リスクが高まる．特に，尿は時間が経つともにアルカリ性に変化し，バリアとしての皮膚をただれさせる．また，便は消化酵素が多量に含まれており，蛋白質で構成されている皮膚のバリア機能を損傷する．
- 褥瘡は，このような基礎疾患や廃用症候群の進行するなかで荷重集中やずれが発生するとわずかな刺激で発症する．

❷ 褥瘡の病態像と発生メカニズム
- 褥瘡は長時間および反復する圧迫やずれによって発生する組織内の応力によって，①阻血性障害，②再灌流障害，③リンパ系機能障害，④機械的変形などの要因が複合的に起因する遷延化した組織損傷である．
- 阻血性障害は組織へのグルコースや酸素の供給不足が主因になる．
- 再灌流障害は阻血により組織損傷物質(炎症性サイトカイン，フリーラジカルなど)が蓄積され，血流再開により損傷組織を悪化させる．
- リンパ系機能障害は，リンパ還流のうっ滞により老廃物などが蓄積し，組織が損傷される．
- 機械的変形は外力により，組織損傷を誘発され，2～3週間経ても治癒機転をとらずに慢性創傷となる．

評価
- 褥瘡評価には，褥瘡が発症する危険要因評価(リスク評価)と発症した褥瘡の重症度評価(創面評価)がある．

❶ 褥瘡発症リスク評価
- リスク評価には，①厚生労働省危険因子評価，②ブレーデン(Braden)スケール，③K(金沢大学式褥瘡発生予測)式スケール，④OH(大浦・堀田)スケールがある．
- 厚生労働省危険因子評価は患者の自立度を判定し，ケア計画の必要性をスクリーニングする．自立度の低い患者に対する褥瘡発症の危険因子を確認するためのチェックリストである．
- ブレーデンスケールは，米国のBradenにより開発され，高齢者を対象にした欧米で使用頻度の高い評価表である．評価項目は，知覚，湿潤，活動性，可動性，栄養状態，摩擦とずれを評価項目とし，総合得点から褥瘡予防介入の有無を判定する．
- K式スケールは，患者が有している恒常的な要因と新たに加わる引き金要因を2段階方式で評価する．このスケールは，介入対象者，介入方法を明確にできる．
- OHスケールは，患者の個体要因を危険要因4項目，警戒要因2項目から評価する．総合得点から軽度，中等度，高度の3段階により危険要因をランク付けし，マットレスの選択基準につなげている．

❷ 褥瘡創面評価
- 褥瘡創面評価には，創の深達度(NPUAP分類：national pressure ulcer advisory panel)と創面の広さの測定による評価が一般的である．
- 日本褥瘡学会は，創の深さ，滲出液の量，創面の大きさ，炎症/感染の程度，肉芽の増殖，壊死組織，ポケットの大きさを数値化し，褥瘡の病態像を詳細に評価する褥瘡病態判定スケールDESIGN®評価[1]〔D：Depth(深さ)，E：Exudate(滲出液)，S：Size(大きさ)，I：Inflammation/Infection(炎症/感染)，G：Granulation tissue(肉芽組織)，N：Necrotic tissue(壊死組織)，P：Pocket(ポケット)〕を開発した．その後，DESIGN-R®評価[1]が開発され，深さ以外の評価項目に重みづけがなされ，治癒期間の推測や患者間の評価も可能になった．

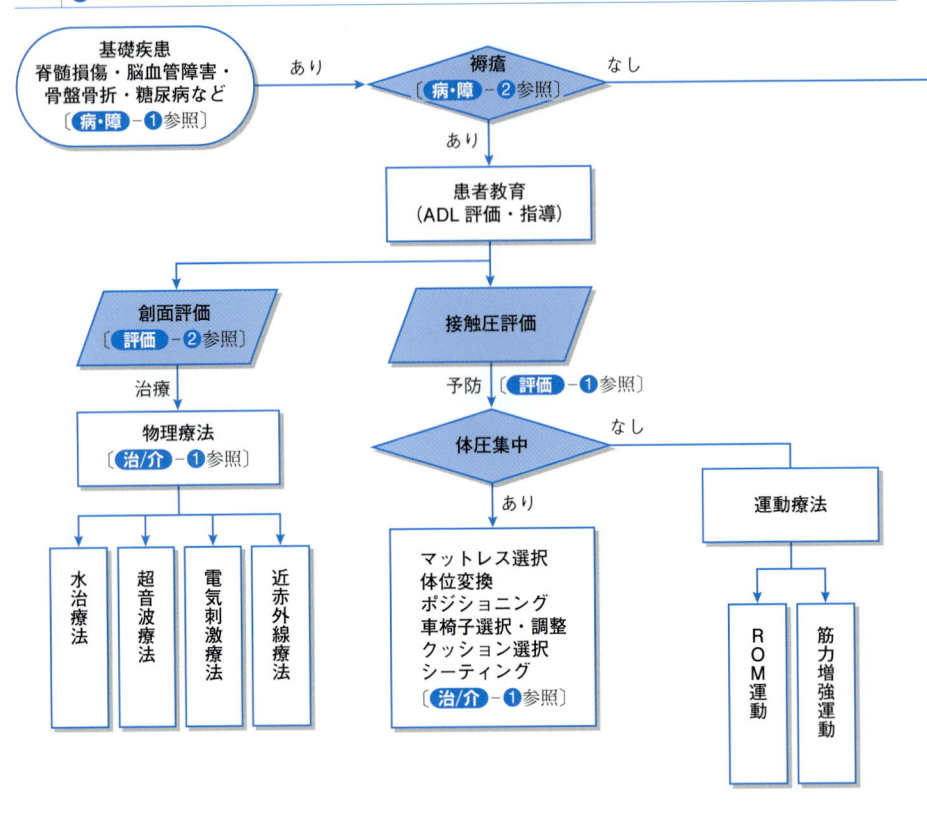

図XIII-1 褥瘡の臨床判断

```
基礎疾患
脊髄損傷・脳血管障害・     あり      褥瘡        なし
骨盤骨折・糖尿病など    ─────→  〔病・障-❷参照〕
〔病・障-❶参照〕
                                  │あり
                                  ▼
                              患者教育
                           (ADL評価・指導)
                         ┌────────┴────────┐
                         ▼                  ▼
                      創面評価            接触圧評価
                   〔評価-❷参照〕
                      │治療              │予防〔評価-❶参照〕
                      ▼                  ▼
                    物理療法            体圧集中          なし
                  〔治/介-❶参照〕                    ──────→ 運動療法
        ┌──────┬──────┬──────┐       │あり              ┌────┴────┐
        ▼      ▼      ▼      ▼       ▼                  ▼         ▼
       水治   超音   電気   近赤外    マットレス選択        ROM    筋力増強
       療法   波療   刺激   線療法    体位変換            運動      運動
              法    療法            ポジショニング
                                   車椅子選択・調整
                                   クッション選択
                                   シーティング
                                  〔治/介-❶参照〕
```

- 熟練した理学療法士は褥瘡の創部を目視と手指で触知することにより，最も荷重のかかった箇所を同定できる．軟部組織の厚い坐骨部や尾骨部によく認められる創底の肉芽塊（圧縮痕）や肉芽フラップは，創底の折れ曲がりなどの繰り返し変形により大きくなることがある．さらに，創の発症原因や創が受けてきた静的・動的外力による"創の経歴"を推測することができる．

治療/介入（図XIII-1，表XIII-1）
❶ 褥瘡治療
- 「褥瘡予防・管理ガイドライン2012」[2]では，理学療法士が実施できる局所治療手段として物理療法が記載されている．
- 水治療法は壊死組織の除去や感染の管理を目的とした物理療法である．
- 電気刺激療法，光線療法，低出力パルス超音波療法，パルス超短波療法は，褥瘡の創の縮小を目的とした物理療法である．
- パルス超短波療法は本邦で使用されていない．
- 理学療法士の行う物理療法は，まだ保険収載されていない．

❷ 褥瘡予防
- ベッド上でのポジショニングや体位変換などを自立させる目的で，筋力増強運動が推奨され

褥瘡 | 501

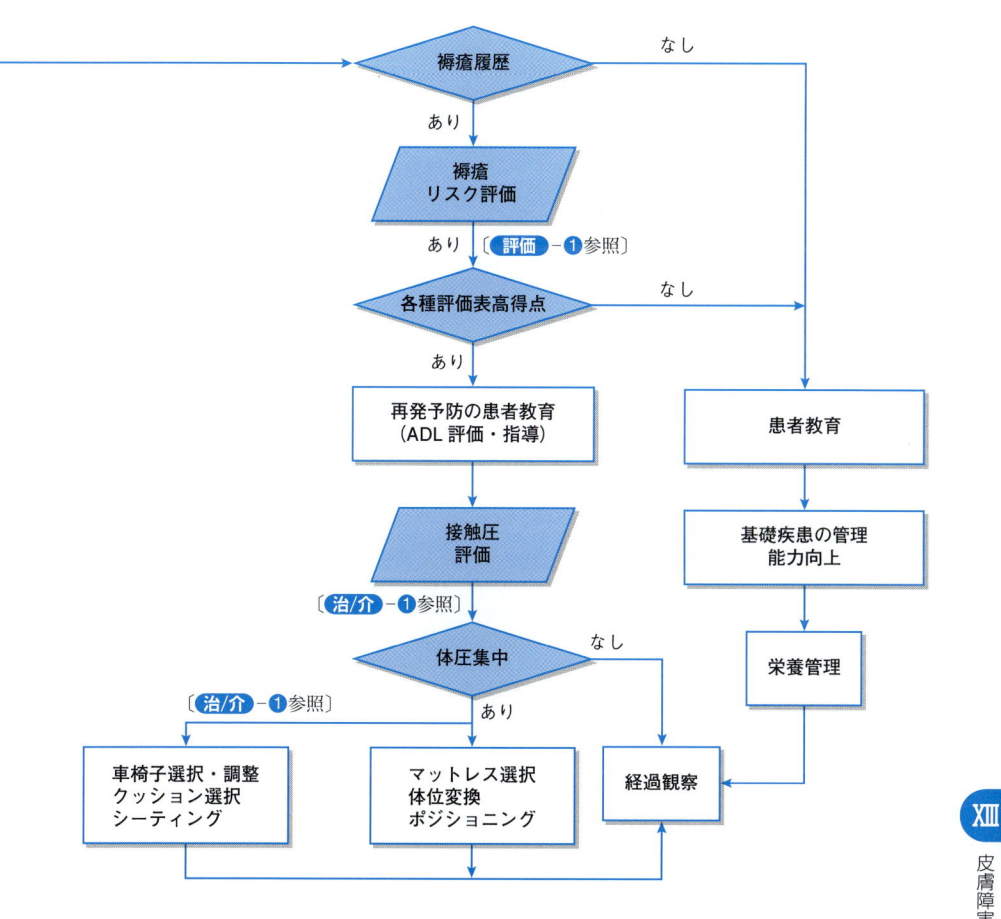

```
                    ┌─────────┐  なし
                    │ 褥瘡履歴 │──────────┐
                    └────┬────┘          │
                       あり              │
                    ┌─────────┐          │
                    │ 褥瘡    │          │
                    │ リスク評価│          │
                    └────┬────┘          │
                     あり〔評価〕-❶参照   │
                    ┌─────────┐  なし   │
                    │各種評価表高得点│────┤
                    └────┬────┘          │
                      あり               │
              ┌──────────────┐    ┌──────────┐
              │再発予防の患者教育│    │ 患者教育 │
              │(ADL評価・指導) │    └────┬─────┘
              └──────┬───────┘          │
                ┌─────────┐        ┌──────────┐
                │ 接触圧  │        │基礎疾患の管理│
                │ 評価    │        │ 能力向上   │
                └────┬────┘        └────┬─────┘
                〔治/介〕-❶参照           │
                    ┌─────────┐ なし ┌──────────┐
                    │ 体圧集中 │─────│ 栄養管理 │
                    └────┬────┘      └────┬─────┘
        〔治/介〕-❶参照  あり                │
    ┌──────────┐  ┌──────────┐  ┌──────────┐
    │車椅子選択・調整│ │マットレス選択│ │ 経過観察 │
    │クッション選択 │ │体位変換   │ └──────────┘
    │シーティング   │ │ポジショニング│
    └──────────┘  └──────────┘
```

る．臥床時間が長い患者は褥瘡発症リスクが高まる危険性が高まる．

・大殿筋の筋腹が萎縮し，仙骨が病的骨突出になると局所に圧が集中し，褥瘡のリスクが高まる．時には，皮膚や皮下組織より坐骨部や大転子部に近接した深部組織の損傷が先行した深部褥瘡(suspected deep tissue injury)になることがある．

・医療者による体位変換や除圧エアマットレスの選択が必要である．自力での体位変換ができないと，同一姿勢を維持し仙骨などの局所に外力を受け続けることになる．

・臥床では側臥位より半側臥位(30〜40°側臥位)が有効である．そのとき，マットレス側の下肢が外旋位になるので，中間位を保持することにより大転子部の難治性褥瘡を予防できる．また，その際にポジショニングで殿部と上部体幹が捻れないように配慮する必要がある．

・食事の際に行う背上げ(頭側挙上，head-side up)は，まず下肢部分を軽度屈曲させてから行う．背部を45°以上挙上させた場合には，背抜きをすることにより背部のずれも予防できる．

・股関節，膝関節，足関節にROMの障害があると，背臥位時に布団の重みで殿部や踵部に通常よりも高い圧迫を受け，褥瘡を発症する危険性が高まる．褥瘡の誘因となる拘縮を予防する

XIII 皮膚障害

表XIII-1　主な治療/介入のプログラム例

褥瘡あり		褥瘡なし
初回	既往歴あり	既往歴なし
褥瘡発症リスク因子の推測 ・車椅子・ベッド上での発生リスクを検討する ・乗用車の運転時の姿勢や時間等を検討する ・浴室での発生リスクを検討する ・非日常行動(葬式参列・飲食会)を検討する		褥瘡リスク評価 ・厚生労働省危険因子評価 ・ブレーデンスケール ・K式スケール ・OH(大浦・堀田)スケール
患者教育(予防教育) ・ADL指導 　褥瘡発症部位と生活活動との関連を推測し，圧迫やずれ力の発生する可能性を確認し，安全な動作を指導する．		患者教育(予防教育) ・ADL指導 　今，褥瘡に悩んでいないため，危機感がないのでていねいな指導が必要である．

創面評価		接触圧の測定	
感染	創の縮小	マットレスの選択 ・体位変換 ・ポジショニング 車椅子選択・調整 ・クッション選択 ・シーティング ・プッシュアップ 　(15分ごとに15秒間) ・底付き防止 運動療法 　ROM療法 　筋力増強運動 　体力増強	患者教育 ・基礎疾患に対する理学療法 　脊髄損傷 　脳卒中 　糖尿病 　骨盤骨折などの理学療法 ・能力向上(ADL指導) ・栄養管理
水治療法 ・ハバード浴療法 ・創洗浄	電気刺激療法 ・直流微弱電流刺激 ・高電圧刺激療法 ・TENS療法 超音波療法 近赤外線療法	^	^
^	^	経過観察 褥瘡好発部位の皮膚を観察する 既往歴部位の皮膚を観察する	

目的で，ROM運動も推奨される．
- 車椅子生活時間が長い患者には，局所に体圧が集中しないような座位姿勢を指導する必要がある．麻痺などにより機能的側弯や変形性側弯症による殿部の荷重集中を避け，体圧を分散させるためにランバーサポートなどのアライメント調整用具(device)を使用する．
- 殿部筋群の筋力増強運動を行うことで筋腹が膨隆し，クッション性を高めることで，仙・尾骨の褥瘡予防が可能である．特に，高位脊髄損傷患者の車椅子乗車時に多発する坐骨部褥瘡に対しては，患者の活動に合わせたエアクッションなどを選択することも重要である．
- 頻回にプッシュアップ動作の必要性を指導す

る．車椅子上で十分なプッシュアップができないようであれば，上半身を左右，前後に傾けることにより反対側の殿部の減圧，除圧をさせることができる．このように，15分ごとに10～15秒間の減圧をする行為は有効である．
- 車椅子のアームサポートやフットサポートの位置を調節し，圧迫が局所に集中しないように体圧分散をはかる必要がある．
- 患者に最適の車椅子を処方するには，座位機能に応じたクッションをまず選定してから，車椅子の製作にとりかかるべきである．
- 理学療法士は，患者教育のときに圧力分布測定装置により接触圧を患者と確認しながら姿勢や動作を指導すると効果的になる．

リスク管理
- 理学療法士は看護師と一緒に創の洗浄を行い，積極的に創縁や創底を観察することで，ADL時の創への影響を推測する重要な手がかりを確認できる．
- 患者の日常生活指導には，褥瘡の創部の観察が重要である．創周辺にできるポケットは，骨突出方向へのずれが発生していた証となる．活動による動的外力で創が変形をするので，ていねいに創部を触知して創底の段差や圧縮痕の形状や姿勢による創の変形の形状を確認することにより，成因を推測できる．
- 車椅子クッションの減圧機能を維持するには，殿部の底付きを防止する必要がある．
- エアクッションの底付き調節には，レジ袋で手部を覆い，殿部最下点（坐骨結節・尾骨）に指を2本程度入れ，上下に指を動かしながら底に空間を感じる程度を維持する．
- ウレタンクッションの底付き調節には，クッションの底から骨突出を感知できるかで判定する．

経過・予後
- 表皮に損傷がないステージⅠの褥瘡は，除圧とずれ防止により，1～2週間で完治する．
- ステージⅡ（真皮までの欠損）以上の褥瘡は，肉芽の増殖による修復過程を通して瘢痕治癒するので，創縁と創底の段差が埋まらないと上皮化（再生）ができない．それゆえ，完治までの期間は，創底の深さに応じて数週間がかかる．
- 褥瘡が治癒しても発症リスクが下がらない限り，再発率が高いので褥瘡を回避する行動が習慣づけられなければいけない．

● 引用文献
1) 日本褥瘡学会ウェブサイト：DESIGN®．http://www.jspu.org/jpn/info/design.html（2015年4月閲覧）
2) 日本褥瘡学会　学術教育委員会：褥瘡予防・管理ガイドライン．褥瘡会誌 14：165-226, 2012

（杉元　雅晴）

2 熱傷

病態・障害[1]
- 熱傷，いわゆるやけどは皮膚の外傷で，受傷原因には火炎・高温液体・化学物質などがある．
- 皮膚は人体最大の臓器で身体のバリアとしての役割を果たす．緊張線（relaxed skin tension line；RSTL）と関節周囲にしわ・ゆるみとしての「あそび」があり，これにより関節運動に伴う皮下組織の動きに自在に追随できる．
- 熱傷創治癒後瘢痕や植皮後皮膚は，皮膚性の拘縮を生じる．

評価[2]
❶ 熱傷重症度
- 熱傷重症度は，皮膚損傷の深さ（熱傷深達度）と，範囲（熱傷面積＝ total burn surface area；TBSA）によって決定される．
- 熱傷深達度は，軽症のⅠ度から最も重症のⅢ度に分類される．熱傷面積は身体全表面に対する百分率で表され，成人では身体を9％ずつの区域に分け概算する9の法則やLund and Browderの法則，小児では5の法則がある．
- 熱傷重症度判定基準には，熱傷指数（burn index；BI）と予後熱傷指数（prognostic burn index；PBI）がある．
- BIは，深達度と受傷面積を併せて数値によって表現したもので，Ⅲ度％TBSA＋Ⅱ度％TBSA×1/2で算出され10～15以上が重症熱傷である．PBIは本邦独自の指数で，BI＋年齢で計算され，これが100を超えると救命が難しいとされる．

❷ 機能障害
- 植皮範囲と術式情報で，関節拘縮や動作障害などの機能的な見通しを予測できる．関節屈側の熱傷は屈曲拘縮をおこしやすく，全周熱傷はROM制限が重篤となる．
- 広範囲熱傷へは採皮片を網目状に広げ数倍の面積へ植皮できる網状植皮術が選択されるが，皮膚弾性が再建できず他の方式に比べ拘縮をおこしやすい（表XIII-2）．
- 受傷前ADLと活動性の情報が重要である．合併疾患や重複障害の有無も，機能予後を左右する．

治療/介入[2,3]（表XIII-3，図XIII-2）
❶ 拘縮予測と予防
a) 良肢位とスプリントによるポジショニング
- 熱傷後拘縮は難治性で予防が重要である．
- 運動許可がされるまで，熱傷創が屈側なら屈曲拘縮・伸側なら伸展拘縮を予防する．全周なら機能的肢位をとる．安静中はスプリントを終日装着する（図XIII-3）．

表XIII-2 植皮術の分類と瘢痕拘縮のリスク

		生着率	瘢痕拘縮	生着後皮膚弾性
植皮片の厚さによる分類	薄め分層植皮術	高い	起こす	不良
	厚め分層植皮術	中間	起こしやすい	中間
	全層植皮術	劣る	起こさない	良好
植皮片の形状による分類	sheet skin graft	植皮片の厚さで異なる	起こしにくい	良好
	patch skin graft		中間	中間
	mesh skin graft（網状植皮）		起こす	不良

表XIII-3 主な治療/介入のプログラム例

目的	すべての熱傷例	広範囲熱傷例
拘縮予防	ポジショニング スプリント 他動的ROM運動 ・持続的伸張	ポジショニング スプリント 他動的ROM運動 ・持続的伸張 ・起居動作練習 ・リクライニング車椅子座位
筋力増強	筋力増強運動 ・高負荷低頻度ゆっくり運動	筋力増強運動 ・高負荷低頻度ゆっくり運動 ・起居動作練習
呼吸機能改善	気道クリーニング 呼吸関連のROM運動	気道クリーニング 呼吸関連のROM運動
起居動作改善	多関節連鎖 立位歩行先行 補助具利用	多関節連鎖 ・代償動作利用 立位歩行先行 補助具利用

b）他動的ROM運動
（1）他動的ROM運動
- 熱傷創は繰り返し刺激により微細損傷し治癒機転で瘢痕化する．最終可動域で持続的伸張を20秒間を目安に行う．
- 伸張後元の肢位に戻す際は，疼痛に留意しゆっくりと愛護的に行う．

（2）広範囲熱傷の他動的ROM運動
- IId以上の広範囲熱傷は，ROM基準値達成を目標にすると皮膚への伸張刺激が集中し過負荷となり損傷する可能性がある．手指動作能力・リーチ範囲・総自動可動域（total active motion；TAM）を目安に，歩行やADL練習をROM運動として利用する．
- 下肢の広範囲熱傷はフルリクライニング車椅子を利用し股関節・膝関節を屈曲する．背もたれを徐々に起こし，レッグサポートを徐々に下げ，座位耐性練習と併せ行う．
- 立位・歩行のために股関節・膝関節の屈曲拘縮30°以下，足底接地できる程度の足関節内反拘縮を保つ．ティルトテーブルで10分程度荷重し，可動域制限を予防する．

❷ 筋力増強運動
- ADLを利用した筋力増強を基本とする．
- 筋力低下が問題となる場合は，上肢は開放性運動連鎖，下肢は閉鎖性運動連鎖を利用し疲労するまで行う．
- 負荷量は最大負荷で高負荷低頻度・運動速度

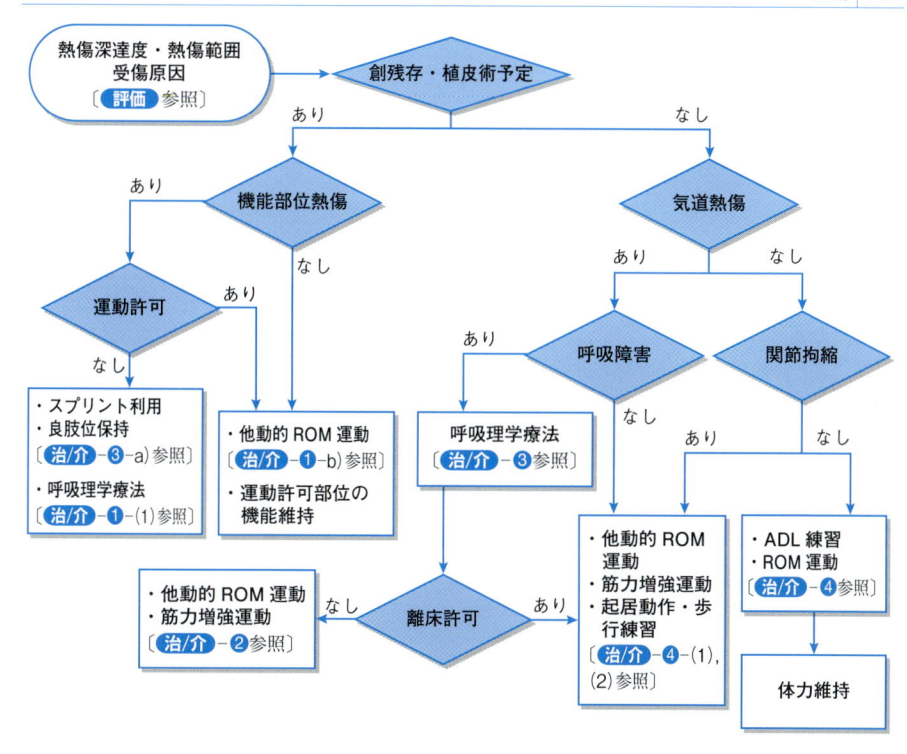

図XIII-2　熱傷病態に合わせた理学療法プログラム

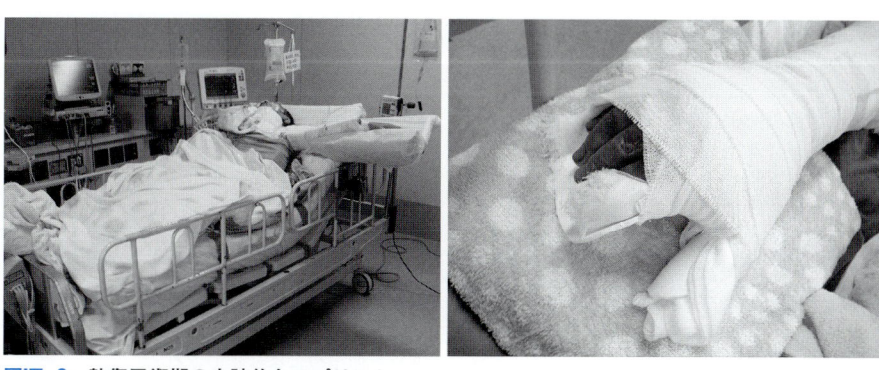

図XIII-3　熱傷周術期の良肢位とスプリント
包帯やガーゼの上から装着できる大きさとシンプルなつくり．手部は熱可塑性プラスチックで症例ごとの機能的肢位に作製，CM関節対立位が重要．

はゆっくりと行い，皮膚保護を意識する．

❸ 呼吸理学療法
(1) 気道クリーニング
- 周術期は姿勢許可範囲を守り体位管理を利用して換気血流比改善と排痰を行う．看護師の体位変換のタイミングに合わせ実施すると，本人の負担や苦痛が軽減できてよい．
- ギャッチベッドによるヘッドアップが許されれば，座位へ進め機能的残気量・1回換気量の増加と，分泌物移動を行う．

(2) 呼吸関連の ROM 維持
- 体幹熱傷は植皮後皮膚収縮による胸郭の ROM 制限がおこり，拘束性換気障害をおこす．
- 頸部・肩甲帯・肩関節・腰部の ROM も呼吸に影響する．これらの部位の ROM を保つ．

❹ 起居動作練習
(1) 多関節連鎖の利用
- 姿勢変換や日常生活動作は，複数の関節による運動なので，ROM 制限があっても他の関節運動で補える．
- 股関節屈曲に制限がある場合，立ち上がり時の体幹前傾は脊椎屈曲と骨盤後傾で補える．
- 下肢筋力が良好なら，膝関節と足関節を屈曲し，垂直スクワットで立ち上がることもできる．

(2) 立位・歩行から開始
- 広範囲熱傷患者の最も難しい動作は，起き上がりと立ち座り動作である．
- 歩行は歩行車歩行 10 m 程度から開始する．歩行車→介助→自立歩行と進める．屈曲制限のある下肢は 10 cm 段から階段昇降練習を行う．
- 立位・歩行は起立性低血圧・深部静脈血栓に留意する．下肢の広範囲熱傷では，下腿を弾力包帯で圧迫しうっ血痛を予防する．

(3) 補助具の利用
- ベッド・車椅子・便座などは座面高を補高し，手すり・アームレストなどの利用で立ち座りを補助する．徐々に補助を減じる練習を行う．
- 自助具を利用しセルフケアの自立をはかり，拘縮と筋力低下を予防する．

リスク管理[3]
- 植皮術後長期にわたり拘縮は増悪する．皮膚の二次性収縮は，3か月をピークに12か月間ゆっくりと縮み続ける．薄い採皮片や網状植皮術後ほど重篤である．
- 創治癒後1年程度まで20秒間程度の関節ストレッチングを行うよう，自己練習として指導する．

経過・予後[1,2]
- 熱傷の生命予後決定要因は，受傷面積と熱傷深達度と年齢と気道熱傷の程度である．
- 熱傷の機能予後決定要因は運動機能障害（第1に関節拘縮，第2に筋力低下の程度）である．ROM が維持できて初めて筋力を問うことができる．
- III度熱傷や全周熱傷後の拘縮予防はきわめて困難であり，どの程度，どの形状の拘縮にとどめることが可能かを考え，動作学を駆使した介入が重要である．

● 引用文献
1) 日本熱傷学会学術委員会（編）：熱傷診療ガイドライン．日本熱傷学会，2009
2) 永冨史子：関節拘縮予防対策．救急医学 30：800-801, 2007
3) 木村雅彦：リハビリテーション　重症熱傷患者に対して．レジデント 6：86-95, 2013

（永冨　史子）

3 慢性創傷

病態・障害
- 慢性創傷に移行しやすい疾患として，褥瘡，静脈うっ滞性潰瘍，糖尿病性足潰瘍がある．発症すると難治性で治癒しても再発の可能性が高い．
- 治癒の遅延や悪化しやすい病態像は，壊死組織を有し，感染した創である．褥瘡以外の各疾患の診療ガイドラインには，局所治療として理学療法が記載されていない．
- 創傷治癒過程は，①血液凝固期，②炎症期，③肉芽増殖期，④成熟期（再構築期）の4期に分けられる．正常な治癒過程は，これらの過程がスムーズに進行する．
- 受傷から数時間以内は血液凝固期で，活性化された血小板により止血される．
- 受傷から3日間程度は炎症期となり，血小板からサイトカインや細胞増殖因子などが放出され，創傷治癒を促進する．また，好中球やマクロファージによる貪食作用に肉芽増殖しやすい創面環境調整が行われる．
- 肉芽増殖期には，線維芽細胞の増殖，血管の

新生，創収縮などにより上皮化が加速する．
- 成熟期には，創の閉鎖後，各種蛋白分解酵素や活性抑制物質などの相互作用により，瘢痕にて治癒する．

評価
- 日本褥瘡学会により重症度と治癒経過評価として評価表DESIGN-R®が開発された．深さ(depth)，滲出液の量(exudate)，大きさ(size)，炎症/感染の程度(inflammation/infection)，肉芽の増殖(granulation tissue)，壊死組織(necrotic tissue)の重みづけを数値化し，深さ以外の総得点(0〜66点)で重症度を表している．
- 評価項目に沿って，褥瘡の局所治療のための臨床上の診療課題(CQ：clinical question)を作成する．
- 褥瘡治療には創面の観察・評価，臨床の実情に配慮した推奨度を組み入れた物理療法手段を選択し，治療仮説をたてて実施することになる．
- 患者の褥瘡予防・管理計画を立案するアルゴリズム(algorithm)を作成するときにも，この評価が重要である．

治療/介入(表XIII-4，図XIII-4)
❶ 水治療法
- 水治療法は日本褥瘡学会の「褥瘡予防・管理ガイドライン」[1)]では推奨度がC1(根拠は限られているが，行ってもよい)である．
- 従来から脊髄損傷患者の仙骨部や殿部の褥瘡創部の洗浄には，ハバード(Hubbard)浴療法が行われていた．水治療法では創面の壊死組織などを洗浄し，感染を改善することにより肉芽が増殖し，創縁の段差を縮小させる補完的治療効果がある．
- 褥瘡の炎症/感染の改善効果，壊死組織の除去を期待する療法として，水治療法がある．治療時間は，微温浴(37〜39℃)で2〜3分間温めて，浴槽内で運動などを10分間程度指導する．治療後には温水スプレーで創部を必ず洗浄し，細菌負荷を減少させる必要がある．
- 浴槽内の噴流(水流・渦流)を褥瘡部に直接または間接的に当て，汚れや壊死組織を剝がすので，物理的デブリードマン効果が得られる．
- 非浸水様式の水治療法として，パルス洗浄・吸引療法があるが，使い捨てで高価な器具である．

- 看護師や理学療法士による創部の洗浄が特別の器具を使用せず，効果的である．弱酸性洗剤と創面に刺激が少ない不感温度(34〜36℃)の生理食塩水や水道水を使用して行う．

❷ 電気刺激療法
- 電気刺激療法は「褥瘡予防・管理ガイドライン」[1)]では，推奨度B(行うようすすめられる)である．
- 直流微弱電流刺激療法(low intensity direct current；LIDC)では，関electrode極を陰極に設定し，不関電極を陽極に接続する．刺激条件は周波数2 Hz，パルス幅250 ms，損傷電流を加算して電流強度200 μA，通電時間1時間に設定する．
- 高電圧電気刺激装置(high voltage stimulation；HVS)の刺激条件は，周波数100 Hz，電圧100 V，通電時間45分〜1時間を設定すると報告されている．
- 経皮的電気神経刺激(transcutaneous electrical nerve stimulation；TENS)装置よる電気刺激も創傷治癒に効果があると報告されている．
- おのおのの療法間の比較検討は不十分で，電流の最適刺激条件が確定されていない．そこで，最初は臨床報告の設定条件を参考にして，治癒の遅延や治療効果に応じて変更することになる．
- 褥瘡・慢性創傷への治癒メカニズムは，電気走性(遊走)を活用する．活性化好中球や線維芽細胞は陰極，非活性化好中球，マクロファージや表皮細胞は陽極に引き寄せられる電気走性能力を有していることが基礎研究で確認されている．このような治療仮説に基づいて，期待する効果に応じて極性を変更するので，臨床報告により極性の相違がある．
- 最適刺激条件が確立されていないのは，褥瘡部に電気刺激をしたときに，褥瘡内の組織での電場環境が十分に確認されていないことによる．その結果，推奨度が高い治療法にもかかわらず電気刺激の設定条件が相違している．

❸ 低強度パルス超音波療法
- 超音波療法は「褥瘡予防・管理ガイドライン」[1)]では，推奨度C1(根拠は限られているが，行ってもよい)である．
- 褥瘡の創底に達する強度を予測して照射強度を設定し，湿潤環境下での超音波療法による創の縮小効果が確認された．

表XIII-4 主な治療/介入のプログラム例

再発予防の患者教育

- 体力増強運動
- プッシュアップ(15分ごとに15秒間)指導
- マットレスの選択；除圧または減圧マットレスの選択・体位変換・ポジショニング指導
- 車椅子選択・調整；クッション選択・シーティング指導・底付き防止
- 栄養管理

物理療法手段の選択
- 物理療法機器の保有
- インフォームドコンセントを得る

壊死組織の除去	感染管理	創の縮小			
		水治療法	電気刺激療法	超音波療法	近赤外線療法
		〈局所〉 非浸水法 ・創部洗浄 　弱酸性洗浄剤 ・パルス洗浄・吸引療法 　水温：34～36℃ 　生理食塩水 　または水道水 〈全身〉 浸水法 ・ハバード浴療法 　水温：37～39℃ 　終了時に創部を温水スプレー(シャワー)洗浄	微弱電流刺激療法 ・電流強度　200μA ・周波数　低周波数 ・治療時間　約1時間 高電圧療法 ・電圧　100 V ・周波数　100 Hz ・通電時間 　45分～1時間 TENS療法	移動法・固定法 ドレッシング材の上に伝播物質(ジェル)を塗布し、超音波に照射する ・標的強度 0.2 W/cm^2 ・照射時間率　20% ・照射時間 　10分間(～60分間) ・周波数　1 MHz	創縁への照射 ・波長域 700～900 nm ・出力強度 　2,200 mW(80～100%) ・照射時間率 　4秒間照射・2秒間休止 ・照射時間　10分間

- 感染を管理しながら、ドレッシング材の上から創底に超音波を照射する。ドレッシング材の基剤の影響を受けにくい周波数は1 MHzである。超音波周波数が高い(3 MHz)と浅層組織での吸収率が高まるが、低周波数(1 MHz)の超音波は安定した強度で深部まで達する。
- 超音波導子を照射時間率20%(パルス波)に設定し、肉芽組織に0.2 W/cm^{2}を照射することができるように、出力強度を算出し設定する必要がある。
- 超音波1 MHzでは、フィルムドレッシング材の透過率が73～82%である。超音波3 MHzでは、フィルムドレッシング材の透過率が70～75%である。そこで、フィルムドレッシング材の適用を考慮すると、0.3 W/cm^{2}の出力設定となるであろう。
- 低強度パルス超音波(照射時間率20%)では超音波を持続照射(60分間)しても組織損傷がないので、固定法でも創傷治癒効果が確認されている。
- 低強度パルスモードの超音波は機械的振動作用が中心になり、肉芽増殖と血管新生の促進による創傷治癒の促進効果がある。しかし、照射強度が高くなると、組織の透過性が高まり滲出液が多くなるので、治癒の遅延につながることもある。

❹ 近赤外線療法
- 赤色光を含む直線偏光近赤外線療法は「褥瘡予防・管理ガイドライン」[1]では、推奨度C1(根拠は限られているが、行ってもよい)である。
- 近赤外線療法の波長は深達性の高い波長域700～900 nmで、光線が皮下組織まで到達する。
- 近赤外線療法の照射条件を出力強度2,200 mW(80～100%)、パルス照射(4秒間照射・2秒間休止)、照射時間10分間、1回/日で

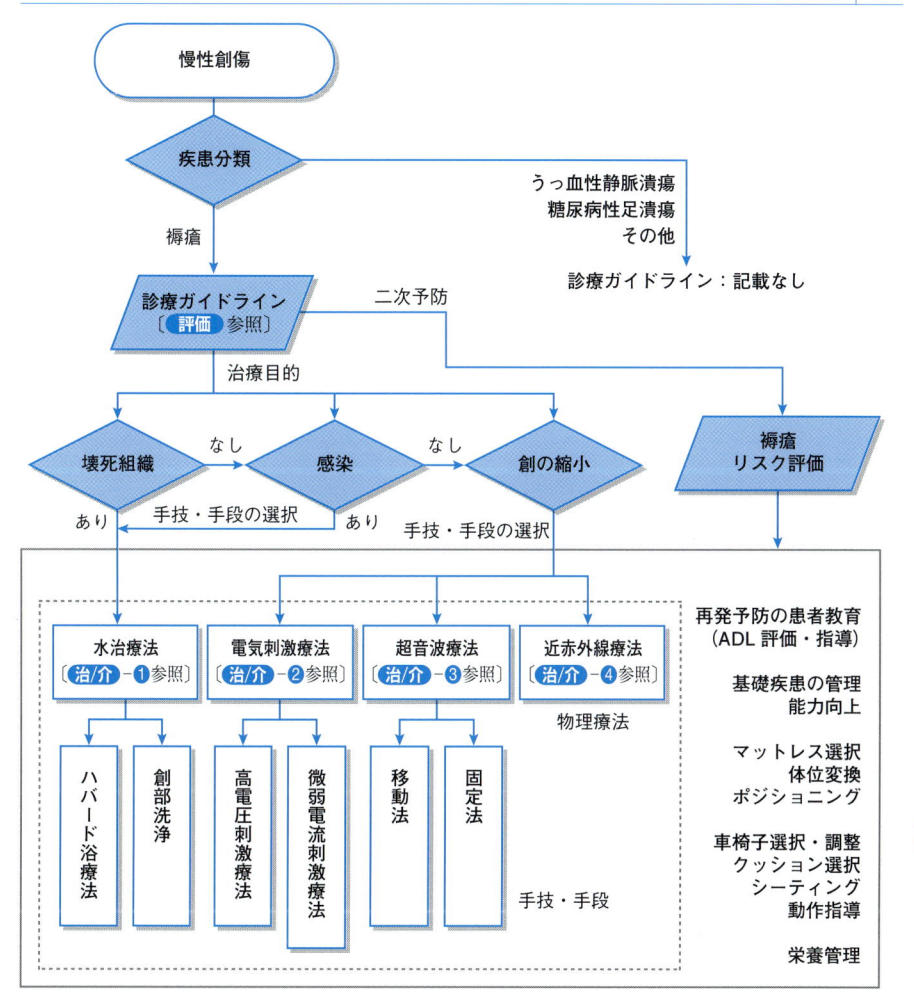

図XIII-4 慢性創傷の臨床判断

```
慢性創傷
  ↓
疾患分類 ──→ うっ血性静脈潰瘍／糖尿病性足潰瘍／その他
  │              診療ガイドライン：記載なし
  ↓褥瘡
診療ガイドライン〔評価参照〕──二次予防──→ 褥瘡リスク評価
  ↓治療目的
  ├─ 壊死組織（あり／なし）
  ├─ 感染（あり／なし）
  └─ 創の縮小
     手技・手段の選択
       ├ 水治療法〔治/介-①参照〕── ハバード浴療法／創部洗浄
       ├ 電気刺激療法〔治/介-②参照〕── 高電圧刺激療法／微弱電流刺激療法
       ├ 超音波療法〔治/介-③参照〕── 移動法／固定法
       └ 近赤外線療法〔治/介-④参照〕
                                    物理療法
                                    手技・手段

褥瘡リスク評価からの流れ：
・再発予防の患者教育（ADL評価・指導）
・基礎疾患の管理　能力向上
・マットレス選択　体位変換　ポジショニング
・車椅子選択・調整　クッション選択　シーティング　動作指導
・栄養管理
```

連日照射する．照射中，創面の乾燥に注意する．
・直線偏光近赤外線療法は創周囲の血流量が増加し，有意な創傷治癒促進効果があるが，明確なメカニズムは不明である．

リスク管理
・物理療法を実施するときに，創面評価（DESIGN®評価）をして，悪化の徴候があるかを常に判断していくことが必要である．
・上記の物理療法は「褥瘡予防・管理ガイドライン 2012」[1]には記載されているが，本邦において十分に普及しているわけではないので，患者や家族への説明をていねいに実施し，インフォームドコンセントを得る必要がある．患者に説明できる創傷治癒過程を理解し，物理療法の安全性管理の知識や技術を習得しておく必要がある．
・ステージIV（深い褥瘡）や糖尿病足潰瘍などを合併した患者では，腱走行性や血行性に感染が拡大する可能性があるので，非浸水型のシャワー洗浄が適用になる．
・欧米では，慢性創傷患者である褥瘡，静脈

うっ滞性潰瘍，糖尿病性足潰瘍に対して物理療法が適用とされているが，感染の危険性の高い糖尿病性潰瘍患者は禁忌としたほうがよいと考えている．

経過・予後
- 慢性創傷の治癒を促進するには，創を悪化させる基礎疾患の治療と並行して，創部の感染管理や創面環境調整を実施する必要がある．
- 患者教育として，創部に負担をかけないような生活活動を指導する必要がある．特に，移動時(座位移動・車椅子駆動や移乗動作・室内や屋外歩行)に創部への負担の軽減には十分な指導が必要である．このことは，治療を開始するときにも重要な要素である．

◉ **引用文献**
1) 日本褥瘡学会学術教育委員会：褥瘡予防・管理ガイドライン．褥瘡会誌 14：165-226，2012

(杉元　雅晴)

XIV 有痛疾患

1 急性疼痛

病態・障害
- 急性疼痛とは,「組織の実質的あるいは潜在的な損傷に結びつく不快な感覚・情動体験」〔国際疼痛学会(international association for the study of pain;IASP)1986〕,つまり,組織損傷のような原因が明確で,原則として発症後3か月(通常の組織治癒期間)以内にある痛みのことをいう.
- 侵害受容器から一次侵害受容ニューロンを介して脊髄後角に入り脊髄視床路を経て視床から大脳の体性感覚野,前頭前野,前帯状回,島皮質,扁桃体など広範な疼痛関連脳領域("pain matrix")に広く投射され,疼痛「感覚」「認知」「情動」が生じる.

評価
- 疼痛の主観的評価は視覚アナログ尺度(visual analogue scale;VAS)や数値評価尺度(numerical rating scale;NRS),マクギル疼痛質問表(McGill pain questionnaire;MPQ)などを用いる.
- 疼痛誘発検査は各疼痛部にて実施し,また,生理学的評価では定量的感覚検査(疼痛閾値,疼痛耐性値など)と自律神経機能検査(心拍変動,サーモグラフィーなど)を行う.
- 身体機能評価は機能障害評価〔「慢性疼痛」(→513頁)参照〕のほか,行動評価として各種パフォーマンステストや活動量モニタリングを行う.
- 心理評価として急性痛患者でも変動しやすい「疼痛に対する破局的思考」を pain catastrophizing scale(PCS)を用いてチェックしておく.

治療/介入(表XIV-1,2,図XIV-1)
❶ 疼痛・痛覚感受性抑制のための治療プログラム[1]
- 炎症期において疼痛をできるだけ抑え込むことがその後の経過・予後を決定するキーとなる.
- 炎症期には寒冷療法,経皮的電気神経刺激(transcutaneous electrical nerve stimulation;

表XIV-1 急性疼痛に対する理学療法の目的と治療/介入

目的	主な治療/介入プログラム
疼痛・痛覚感受性抑制	物理療法 運動療法
急性疼痛患者管理 (疼痛を長引かせないための早期管理)	患者教育 運動療法

TENS),超音波,低出力レーザーなどの物理療法により炎症の血管反応を軽減させ,侵害刺激源を減じるとともに侵害受容器および侵害受容ニューロンの感受性を抑制することで疼痛管理を行う.
- 増殖期に移行するころには寒冷療法を中止し,温熱療法と運動療法を加えることで疼痛誘発要因(過剰筋収縮,交感神経活動亢進,循環障害,発痛物質産生)の抑制・改善をはかる.

(1) 物理療法(一般的な組織損傷治癒過程に沿ったプログラム)
- 寒冷療法は,神経伝導速度の遅延,カプサイシン受容体 TRPV1(transient receptor potential vanilloid 1)を介する一次侵害受容ニューロンの興奮抑制により侵害受容を抑制し疼痛を軽減する.
- TENS は刺激部以外の広範に痛覚感受性を抑制するが,効果持続時間は短い.
- 物理療法による鎮痛機序の1つに広汎性侵害抑制調節(diffuse noxious inhibitory control;DNIC)があるが,近年,非侵害レベル強度の刺激でも鎮痛効果が得られることが指摘されはじめている.

(2) 運動療法
- 運動による疼痛抑制(exercise induced hypoalgesia;EIH)効果[2]は非運動部にも広範にもたらされる.
- 罹患部以外の運動が罹患部の疼痛発生を抑制するため,早期からの運動療法は疼痛管理とし

表XIV-2 急性疼痛の理学療法指針（アップデート）

介入方法		具体的内容，推奨度
患者教育 （指導・助言）		・reassurance（安心，保証を与える） ・活動再開と安静回避の指導・助言
活動・運動	活動・安静	・通常活動（仕事含む）の維持・再開 ・安静回避（3日以内）
	運動療法	・軽い運動（ウォーキングなど） ・筋リラクセーション ・活動的/特別な運動はしない ・漸増運動療法
マニピュレーション		・短期効果 ・症状コントロールのため短期間，オプションとして（1～4週以内）
物理療法		・創傷治癒促進（＋早期の疼痛管理）
薬物療法		・必要ならば短期間： ①アセトアミノフェン，②NSAIDs，③弱オピオイドまたは筋弛緩薬

〔Koes BW, et al：Eur Spine J 19：2075-2094, 2010；Balagué F, et al：Lancet 379：482-491, 2012；van Middelkoop M, et al：Eur Spine J 20：19-39, 2011 を参考に作成〕

て有効である．
・健常者におけるEIHは，有酸素運動タイプ，等尺性運動タイプ，持久性運動タイプともに有効で，運動強度と時間に依存する[3]ことから，罹患部以外の健常部の運動では，罹患部の炎症反応および全身状態を管理しながら，可能な運動タイプを選択し，負荷量と時間を決定する．

❷急性疼痛患者管理の（疼痛を長引かせない）ための治療プログラム

（1）患者教育
・安心感や保証を与えるreassuranceは，組織損傷直後から始める疼痛管理の第1ステップである．
・病態ならびに経過・予後について説明し，最低限の安静の後には速やかに日常生活・就労・趣味などの活動を再開し，低負荷の運動療法を開始するように指導を徹底する．

（2）運動療法
・罹患部の運動を開始する際には，再損傷に十分注意し，疼痛を発生させないプログラムを立案する．そのためには，各章・項目の運動療法を参照する．
・過剰な筋収縮，循環障害，発痛物質の産生などによる疼痛の悪循環を回避するために，有酸素タイプの低負荷・短時間運動を1日複数回の頻度で毎日継続できるようにドージングとペーシングを行う．
・身体機能，パフォーマンスの改善に伴い，等尺性・持久性運動プログラムを追加し，強度と時間を漸増する．

リスク管理
・疼痛そのものが疼痛増悪・持続のリスクファクターとなるため，急性疼痛においては，組織損傷の治癒を促すとともに，早期からの疼痛管理により疼痛を長引かせないこと（創傷や運動障害にばかり目を奪われ疼痛管理を後回しにしないこと）が重要である．
・必要に応じて安静を確保し，安静解除となれば速やかに日常生活復帰，活動再開を促す．

経過・予後
・急性疼痛は，基本的に原因となる組織損傷の治癒に伴い改善する．
・疼痛認知や情動の変化，社会的要因の関与が予想される場合，慢性疼痛へ移行，難治化する可能性があるため，早期より心理社会的要因に対するアプローチを併行する．

◉引用文献
1) 沖田実：末梢組織に対するリハビリテーション．松原貴子，他（編著）：ペインリハビリテーション．pp304-326，三輪書店，2011
2) 松原貴子：運動による疼痛抑制の神経メカニズム．ペインクリニック 35：1655-1661, 2014

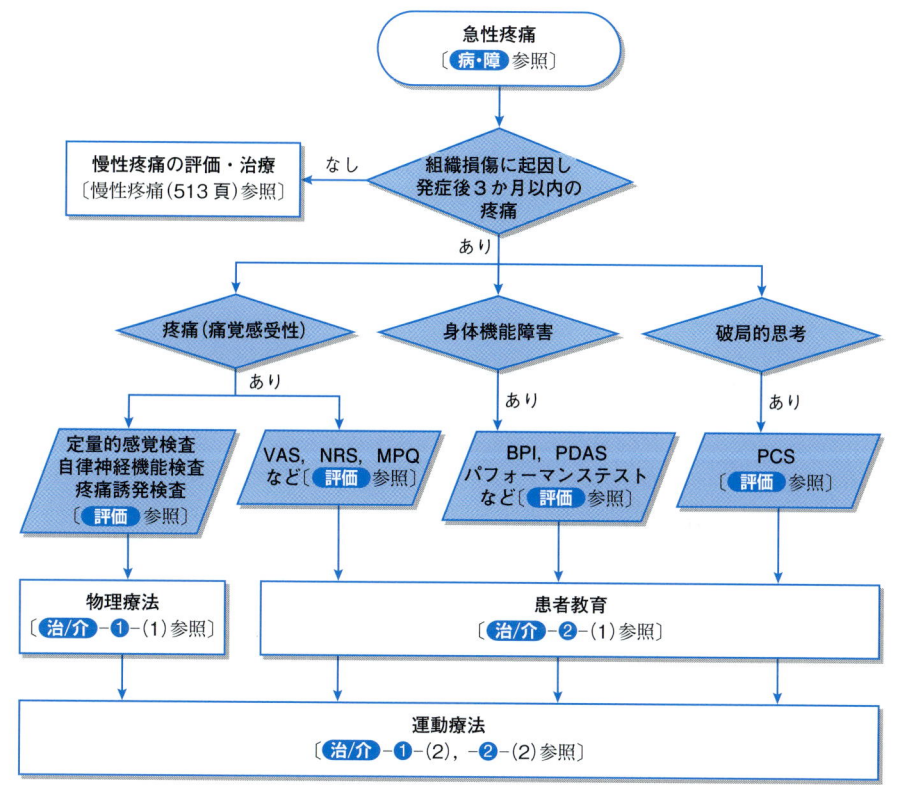

図XIV-1　急性疼痛の臨床判断

3) Naugle KM, et al: A meta-analytic review of the hypoalgesic effects of exercise. J Pain 13: 1139-1150, 2012

（松原　貴子）

2 慢性疼痛

病態・障害
- 慢性疼痛とは，「組織の損傷を表す言葉を使って表現される不快な感覚・情動体験」〔国際疼痛学会 (international association for the tsudy of pain；IASP) 1986〕，つまり，原因となる損傷がないか治癒している（明らかな生物学的意義を伴わない）にもかかわらず3か月（通常の組織治癒期間）以上持続する痛みのことをいう．
- 慢性疼痛では，疼痛の多面性のうち，「感覚的 (sensory)」側面よりも「情動的 (affective)」・「認知的 (cognitive)」側面が色濃く反映される．
- 慢性疼痛は，炎症などの過剰な刺激入力や，逆に安静，固定，不活動など刺激入力の減少により，神経系の感作や可塑的変化，機能再構築などの機序を経て発生する．

評価
- 疼痛の主観的評価〔「急性疼痛」(→511頁) 参照〕や神経学的検査のほか，下記についても評価する．
- ADL・機能障害評価は簡易疼痛評価 (brief pain inventory；BPI) や疼痛生活障害評価尺度 (pain disability assessment scale；PDAS) などを用いて評価する．
- 疼痛の認知面（とらえ方）として，「疼痛に対する破局的思考」の評価は pain catastrophizing scale (PCS，下位尺度に「反芻」「拡大視」「無力

感」がある）が活用でき，情動面の評価は hospital anxiety and depression scale（HADS，「不安」「抑うつ」別の評価も可能）などを用いる．

- 社会的要因は家庭環境や就労問題などの問診の他，QOL関連質問紙としてEuroQOL-5 dimension（EQ-5D）や36-item short-form health survey（SF-36）を用いてチェックする．

治療/介入（表XIV-3, 4, 図XIV-2）

❶身体的要因が大きい慢性疼痛の治療プログラム

（1）患者教育
- 安心感や保証を与えるreassuranceは必須である．
- 病態ならびに経過・予後について十分に説明するとともに，"動くと悪くなる"，"痛いときは安静に"といった誤解を是正し，「活動継続」と「安静回避」の指導を徹底する．

（2）運動療法[1]
- 運動療法は理学療法士の管理下（supervised exercises with therapist follow-up）にて行い，個々人にあわせてデザインされたプログラムをホームエクササイズとして実施する．

表XIV-3 慢性疼痛に対する理学療法の目的と治療/介入

タイプ	主な治療/介入プログラム
身体的要因が大きい場合	患者教育 運動療法
心理社会的要因が大きい場合	患者教育 運動療法 認知行動療法
神経障害性疼痛	患者教育 運動療法 神経リハビリテーション 認知行動療法

表XIV-4 慢性疼痛の理学療法指針（アップデート）

介入方法		具体的内容，推奨度
患者教育（指導・助言）		・reassurance（安心，保証を与える） ・活動継続と安静回避の指導・助言
活動・運動	活動・安静	・通常活動（仕事含む）の継続・再開 ・安静回避
	運動療法	・管理下での運動療法（supervised exercise therapy） ・高額なトレーニングや器具は必要なく，特別なタイプでないもの ・機能の改善に焦点を当てる ・高強度トレーニングの方が有効だが，低強度・短時間でも効果あり
	認知行動療法	・セルフマネジメント ・ストラテジー（健康増進活動） ・状態のセルフモニタリング ・自己意思決定（decision-making）
	集学的リハビリテーション	・機能改善に焦点を当てる
マニピュレーション		・短期効果 ・症状コントロールのため短期間，オプションとして（1〜4週以内）
物理療法		・推奨しない
薬物療法		・短期のみ： ①NSAIDsまたはアセトアミノフェン，②オピオイド，③鎮痛補助薬，④抗うつ薬

〔Koes BW, et al：Eur Spine J 19：2075-2094, 2010；Balagué F, et al：Lancet 379：482-491, 2012；van Middelkoop M, et al：Eur Spine J 20：19-39, 2011 を参考に作成〕

慢性疼痛 | 515

- 運動の内容はウォーキングやストレッチングなどADLに直結し継続しやすいものを選択する．
- 運動の強度は実践可能な低負荷から始め漸増させ，期間はある程度継続（計20時間以上）することで奏効することが多い．
- 慢性疼痛患者については健常者と違い，低強度（3 METs程度）・短時間（15～20分程度）の有酸素タイプ（ウォーキングや自転車駆動など）の運動でも疼痛と機能障害が改善することが示されている[2]．
- 運動にはペーシングが重要となる（後述）．

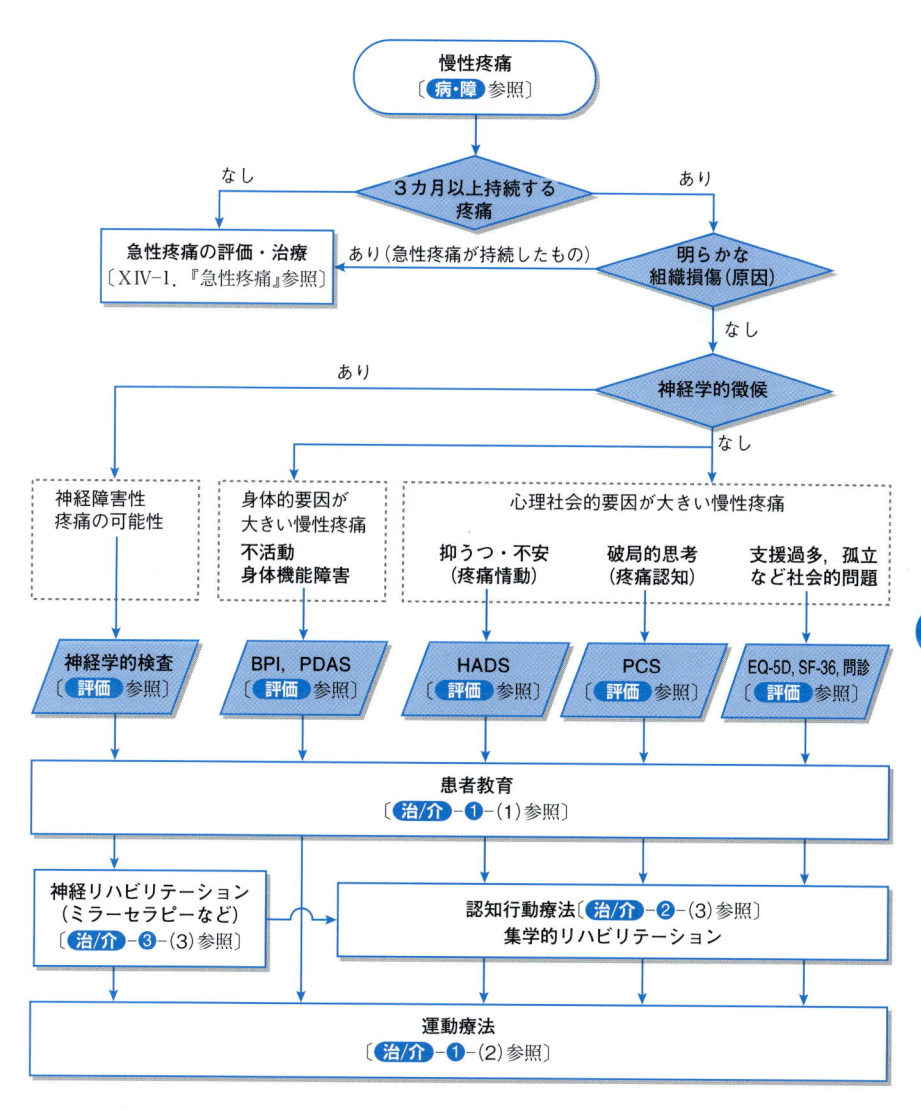

```
                        ┌─────────────────┐
                        │    慢性疼痛     │
                        │ 〔病・障〕参照  │
                        └────────┬────────┘
                                 │
                    ┌────────────┴────────────┐
                    │ 3ヵ月以上持続する疼痛   │
                    └──┬───────────────────┬──┘
                    なし                   あり
                       │                   │
        ┌──────────────┴──┐    ┌───────────┴───────────┐
        │ 急性疼痛の評価  │◄───│   明らかな組織損傷    │
        │ ・治療          │ あり│     （原因）         │
        │〔XIV-1．『急性  │(急性│                       │
        │ 疼痛』参照〕    │疼痛が└──┬──────────────┬──┘
        └─────────────────┘持続)   なし             あり
                               したもの             │
                                 ↓                  │
                         ┌───────────────┐          │
                         │ 神経学的徴候  │          │
                         └──┬─────────┬──┘          │
                         あり         なし          │
                            │           │          │
         ┌──────────────────┤           │          │
         ↓                  ↓           ↓          ↓
  ┌──────────┐  ┌──────────────┐  ┌──────────────────────────┐
  │神経障害性│  │身体的要因が  │  │心理社会的要因が大きい    │
  │疼痛の    │  │大きい慢性疼痛│  │慢性疼痛                  │
  │可能性    │  │不活動        │  │抑うつ・不安  破局的思考  │
  │          │  │身体機能障害  │  │(疼痛情動)   (疼痛認知)   │
  │          │  │              │  │          支援過多，孤立  │
  │          │  │              │  │          など社会的問題  │
  └────┬─────┘  └──────┬───────┘  └──┬─────┬──────┬──────────┘
       ↓               ↓             ↓     ↓      ↓
  ┌─────────┐  ┌─────────────┐ ┌──────┐┌─────┐┌─────────────┐
  │神経学的 │  │ BPI, PDAS   │ │HADS  ││PCS  ││EQ-5D, SF-36,│
  │検査     │  │〔評価〕参照 │ │〔評価││〔評価││問診         │
  │〔評価〕 │  │             │ │〕参照││〕参照││〔評価〕参照 │
  │参照     │  │             │ │      ││      ││             │
  └────┬────┘  └──────┬──────┘ └──┬───┘└──┬──┘└──────┬──────┘
       │              └─────┬─────┴──────┴──────────┘
       │                    ↓
       │           ┌──────────────────┐
       │           │   患者教育       │
       │           │〔治/介〕-❶-(1)参照│
       │           └────────┬─────────┘
       ↓                    │
  ┌─────────────────┐       │
  │神経リハビリ     │       ↓
  │テーション       │  ┌──────────────────────────┐
  │（ミラーセラピー│→│認知行動療法〔治/介〕-❷-(3)参照│
  │など）          │  │集学的リハビリテーション    │
  │〔治/介〕-❸-(3)  │  └────────────┬─────────────┘
  │参照            │               │
  └────────┬───────┘               │
           └──────────┬────────────┘
                      ↓
           ┌──────────────────┐
           │   運動療法       │
           │〔治/介〕-❶-(2)参照│
           └──────────────────┘
```

図XIV-2　慢性疼痛の臨床判断

❷ 心理社会的要因が大きい慢性疼痛の治療プログラム

(1) 患者教育
- ❶-(1)を参照.

(2) 運動療法
- ❶-(2)を参照.

(3) 認知行動療法[1]
- 認知行動療法は疼痛行動に焦点を当てたオペラント条件付け学習理論を応用したマネジメントプログラムである.
- 患者からの疼痛の訴えや疼痛行動など不適応行動は傾聴程度にとどめて漸減(消去)し,逆に活動再開などの適応行動に対しては賞賛や関心を漸増(強化)することで,認知と行動を改善しQOLを向上に導く.
- 患者が主体的に考え行動することが必要なため,プログラムはすべて患者の自己意思決定(decision-making)に基づく.
- 具体的には,①「教育」として,疼痛と身体所見との因果関係がないこと,恐怖・回避モデル[3]による疼痛の悪循環に陥っていることなど,病態の捉え方について繰り返し説明する.
- ②「ゴールセッティング」では,達成可能で日常生活や就労に直結するゴールを設定し,疼痛に対するコーピングスキル(coping skill)の獲得を目指す.
- ③「ペーシング」は最も重要で,患者が行うプログラムのペース配分(低負荷,短時間の運動・活動で有効.頻度は1日複数回に分けて実施)を設定する.
- ④「フィードバック」は数週間〜数か月ごとに実施し,プログラム,ペーシング,ゴールの修正を行う.
- 患者が将来的にセルフマネジメントできるように,活動量のモニタリングと疼痛・行動日誌(日々の運動実践内容,疼痛のとらえ方,疼痛に対するコーピングスキル,ポジティブなイベントなど)の記録管理を指導する.

❸ 神経障害性疼痛の治療プログラム

(1) 患者教育
- ❶-(1)を参照.

(2) 運動療法
- ❶-(2)を参照.

(3) 神経リハビリテーション[4]
- 複合性局所疼痛症候群,幻肢痛,脳卒中後疼痛などの神経障害性疼痛や求心路遮断性疼痛に対し,神経リハビリテーションの臨床応用がすすめられている.
- その1つであるミラーセラピーは,鏡に映した健側手足の運動を見ながら患側の手足の存在(身体イメージ)と運動感覚を一致して自覚するようになることで疼痛を軽減させることが報告されている.
- 脳内のミラーニューロンや感覚・運動ループを介した運動学習・プログラミングシステム,機能再構築を応用した神経リハビリテーションが開発されている.

(4) 認知行動療法
- 心理社会的要因の関与が疑われる場合,認知行動療法〔❷-(3)を参照〕を併用する.

リスク管理
- 慢性疼痛患者は,"0か100か","すべき"思考,完璧主義,不安・恐怖と行動回避傾向などの特徴[5]があるため,"強い運動を一気にたくさんする"ほうが効果的と思い込み,やりすぎて一転,痛みのために全く動かないといった失敗体験をもつことが多い.
- したがって,一気に大きな成果を求めるのではなく,小さくても徐々にたくさんの成果を集めるようにペーシングを徹底し,成果と達成感を確実にかつ数多く体験することでコーピングスキルを蓄積し,自己効力感(self-efficacy)を強化・向上させる.

経過・予後
- 疼痛に対する破局的思考傾向を示す場合,不安や恐怖のため行動回避するようになり,不活動,機能障害,抑うつに至ることで疼痛が増悪・持続する(恐怖・回避モデル[3]).
- 疼痛行動により周囲から注目や支援などなんらかの報酬(疾病利得)を得ている場合,疼痛の存在が社会的意味をもつようになり,疼痛が増悪・持続する(オペラント学習型疼痛).
- 予後は不明,個人の心理社会的要因により差が大きい.

● 引用文献
1) 松原貴子:ペインリハビリテーションの現状.松原貴子,他(編著):ペインリハビリテーション,pp363-386,三輪書店,2011
2) Naugle KM, et al: A meta-analytic review of the hypoalgesic effects of exercise. J Pain 13: 1139-1150, 2012
3) Vlaeyen JW, et al: Fear-avoidance and its

consequences in chronic musculoskeletal pain: a state of the art. Pain 85: 317-332, 2000
4) 森岡周：脳のリハビリテーション-新たな潮流．松原貴子，他（編著）：ペインリハビリテーション．pp327-362, 三輪書店，2011
5) 丸田俊彦：慢性疼痛への精神療法的アプローチ．心身医 49：903-908, 2009

〔松原　貴子〕

XV 予防

1 健康増進

病態・障害
- 健康増進（health promotion）の考え方は，1946年に世界保健機関（world health organization；WHO）が提唱した「健康とは単に病気でない，虚弱でないというのみならず，身体的，精神的そして社会的に完全に良好な状態を指す」という健康の定義から出発している．
- 1950年代，一次予防のなかに健康増進が位置付けられた．この時代の健康増進は，感染症予防における一般的抵抗力の強化や，健康教育によって感染機会を避けることを意味していた．
- 健康増進の定義は，WHOが1986年のオタワ憲章において提唱した新しい健康観に基づく21世紀の健康戦略のなかに，「人々が自らの健康をコントロールし，改善することができるようにするプロセス」とある．

評価
- 健康増進に必要な身体活動量は23 METs・時/週で，性・年代別の最大酸素摂取量の基準値は表XV-1に示す．
- 身体活動とは，骨格筋の収縮を伴い安静時よりも多くのエネルギー消費を伴う身体の状態である．それは，日常生活における労働，家事，通勤・通学，趣味などの生活活動（表XV-2）と体力の維持・向上を目的として計画的・意図的に実施する運動の2つに分けられる．

治療/介入
- 健康増進において，対象者のやる気を引き出して運動を習慣化しなければならない．この場合に行動科学の理論やモデルに基づくアプローチが有効である．
- 行動変容ステージモデルは，人の行動が変わり，それが維持されるためには，①前熟考ステージ，②熟考ステージ，③準備ステージ，④実行ステージ，⑤維持ステージの5つの行動変容ステージを経て変化するという理論に基づいている（表XV-3，図XV-1）．

❶ 前熟考ステージ
- 6か月以内に，行動を変えようとする意図がない状態である．
- このステージでは，運動不足の害や生活習慣病に関して知識を与えながら運動の必要性を実感させ，運動を始めることへの関心を高めることが目標となる．

❷ 熟考ステージ
- これから6か月以内に行動を変化させる意図がある状態を示す．
- このステージでは，運動を始め，続けているとどのようなメリットがあるのかについて関心をもち始めている．
- このステージでは，運動を負担に感じる場合もあり，運動開始のためのきっかけづくりが重要である．

❸ 準備ステージ
- これから1か月以内に行動変容を行う意思がある時期である．
- 目標とするような高いレベルの運動から始めるのではなく，実行可能で無理のない運動レベルから開始し，少しずつ運動レベルを高めるほうがよい．

❹ 実行ステージ
- このステージの状況は，定期的な運動をして

表XV-1 健康づくりのための性・年代別の最大酸素摂取量の基準値（mL・kg^{-1}・分$^{-1}$）

	20歳代	30歳代	40歳代	50歳代	60歳代
男性	40	38	37	34	33
女性	33	32	31	29	28

表XV-2 生活活動のメッツ表

メッツ	生活活動の例
1.8	立位(会話,電話,読書),皿洗い
2.0	ゆっくりした歩行(平地,非常に遅い=53 m/分未満,散歩または家の中),料理や食材の準備(立位,座位),洗濯,子どもを抱えながら立つ,洗車・ワックスがけ
2.2	子どもと遊ぶ(座位,軽度)
2.3	ガーデニング(コンテナを使用する),動物の世話,ピアノの演奏
2.5	植物への水やり,子どもの世話,仕立て作業
2.8	ゆっくりした歩行(平地,遅い=53 m/分),子ども・動物と遊ぶ(立位,軽度)
3.0	普通歩行(平地,67 m/分,犬を連れて),電動アシスト付き自転車に乗る,家財道具の片付け,子どもの世話(立位),台所の手伝い,大工仕事,梱包,ギター演奏(立位)
3.3	カーペット掃き,フロア掃き,掃除機,電気関係の仕事:配線工事,身体の動きを伴うスポーツ観戦
3.5	歩行(平地,75~85 m/分,ほどほどの速さ,散歩など),楽に自転車に乗る(8.9 km/時),階段を下りる,軽い荷物運び,車の荷物の積み下ろし,荷づくり,モップがけ,床磨き,風呂掃除,庭の草むしり,子どもと遊ぶ(歩く/走る,中強度),車椅子を押す,釣り(全般),スクーター(原付)・オートバイの運転
4.0	自転車に乗る(≒16 km/時未満,通勤),階段を上る(ゆっくり),動物と遊ぶ(歩く/走る,中強度),高齢者や障がい者の介護(身支度,風呂,ベッドの乗り降り),屋根の雪下ろし
4.3	やや速歩(平地,やや速めに=93 m/分),苗木の植栽,農作業(家畜に餌を与える)
4.5	耕作,家の修繕
5.0	かなり速歩(平地,速く=107 m/分),動物と遊ぶ(歩く/走る,活発に)
5.5	シャベルで土や泥をすくう
5.8	子どもと遊ぶ(歩く/走る,活発に),家具・家財道具の移動・運搬
6.0	スコップで雪かきをする
7.8	農作業(干し草をまとめる,納屋の掃除)
8.0	運搬(重い荷物)
8.3	荷物を上の階へ運ぶ
8.8	階段を上る(速く)

〔宮地元彦:健康づくりのための運動基準2006改定のためのシステマティックレビュー.厚生労働科学研究費補助金報告書,2013より〕

いるものの,その期間は始めてからいまだ6か月に満たない時期を示す.
・仲間づくりを促すなど,周囲からのサポートを受けやすくする体制を整えておくことも,運動実施の継続性に対して有効に作用する.

❺ 維持ステージ
・定期的な運動を6か月以上継続できている時期である.
・このステージでは,変容ステージが逆戻りしないように運動実行で得られる達成感や楽しみを感じられるように工夫したり,運動習慣化の意味を再確認させたりするなどの働きかけが効果的である.

表XV-3 行動変容ステージモデルにもとづく運動習慣化のためのアプローチ

	前熟考ステージ	熟考ステージ	準備ステージ	実行ステージ	維持ステージ
ステージの主な特徴	・座位中心のライフスタイルのどこが問題なのかを，理解していない（無関心）． ・座位中心のライフスタイルであることを認めたくない．考えたくない（否認）．	・行動変容の必要性は理解しているが決断できず，今までの座位中心のライフスタイルを続けている． ・新しい行動に躊躇したり，もとの行動にこだわっている．	・身体的に活動的なライフスタイルに行動を変容することに，かなり意欲的である． ・自分なりに行動変容している（介入の効果が最も大きい）．	・身体的に活動的なライフスタイルを一時的に中断したり，座位中心のライフスタイルへの逆戻りや，望ましい行動からの逸脱が多い．	・身体的に活動的なライフスタイルを維持しており，日頃の生活の中では大きく乱れることがない（日常生活が大きく乱れると，逆戻りが起こる可能性あり）．
ステージを進めるための具体的な内容	・座位中心の生活への気づきを高める．客観的な指標によって不活動であることを知らせる．不活動が心身の健康に及ぼす影響を知らせる． ・身体活動とエネルギー消費量の関係を理解させる．	・活動的なライフスタイルでない理由を検討する．活動の恩恵と負担のバランスを確認させる． ・いつから活動的なライフスタイルを開始するのか，といった遂行する行動に関する契約を結ぶ．	・活動目標を達成した場合の報酬を自分で考えさせる．専門家の立場から，言語的な賞賛を与える． ・楽しくて行いやすい活動を見つけさせる．できるだけ具体的な内容の目標（いつ，誰と，どこで，何を）を設定させる．	・活動する際のサポート源が誰なのかを認識させる．その人から得られるサポート内容を確認させる． ・予測しない変化や問題に対して計画を立てさせる．障壁（バリア）の問題に対する克服法を学習させる．	・地域のクラブの情報や，活動できる施設などを紹介する． ・機器や日記によって活動を記録させたり，活動を促進させるものを身近に置かせる． ・自分にとっての活動的なライフスタイルの意味を再認識させる．
適切なアプローチ	・実施者の感情に共感する． ・実施者が必要としている情報のみを提供する．	・現在の実施者の知識，考え方や行動を受容する． ・活動することに関する恩恵と負担について話し合う．	・望ましい行動水準に到達するよう，行動を段階的にレベルアップさせる． ・他の人がやっているのを直接，見聞きさせる．	・周囲の人の力を利用するよう勧める． ・問題解決法について議論する．	・地域の活動を利用するように勧める． ・失敗を見逃さないようにする．
不適切なアプローチ	・押しつけがましい態度をとる． ・一方的に知識を提供する． ・理屈っぽく議論や説得をする．	・行動変容しないことに対して批判，非難する． ・座位中心の生活を続けている恩恵を無視する．	・望ましい水準に達しない行動変容を過小評価する． ・多くの課題を提供する．	・望ましい水準に行動変容して安心してしまう． ・次々と課題を提供する．	・できなかったことに対して，失望したり，叱責する．

〔岡浩一朗：体育学研究 45：543-561, 2000 より〕

リスク管理
- 身体活動の低下は，生活習慣病のリスクファクターである．
- 運動を習慣化するには，1回30分以上の運動を週2回以上実施し，1年以上継続する必要がある．
- 運動を継続するには，行動科学に基づき対象者のレベルに応じたアプローチが必要である．

経過・予後
- 行動変容ステージモデルは，準備性と実際の行動により5つのステージに分類され，各ステージで運動習慣化を促すための方略を見出す．
- 行動変容ステージの関連要素である意志のバ

行動変容ステージモデル図

```
運動習慣化の目標設定
あなたは現在、1回30分以上の運動を
週2回以上実施していますか？
```

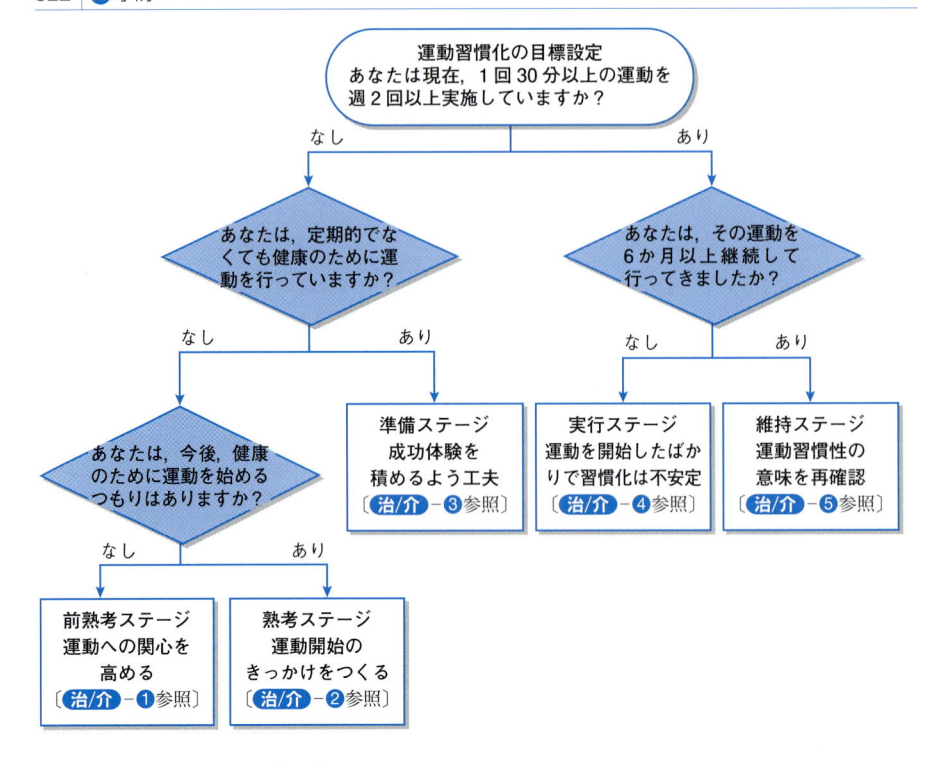

- なし → あなたは、定期的でなくても健康のために運動を行っていますか？
  - なし → あなたは、今後、健康のために運動を始めるつもりはありますか？
    - なし → **前熟考ステージ** 運動への関心を高める〔治/介〕-①参照
    - あり → **熟考ステージ** 運動開始のきっかけをつくる〔治/介〕-②参照
  - あり → **準備ステージ** 成功体験を積めるよう工夫〔治/介〕-③参照
- あり → あなたは、その運動を6か月以上継続して行ってきましたか？
  - なし → **実行ステージ** 運動を開始したばかりで習慣化は不安定〔治/介〕-④参照
  - あり → **維持ステージ** 運動習慣性の意味を再確認〔治/介〕-⑤参照

図XV-1　行動変容ステージモデル

ランスとセルフ・エフィカシー（自己効力感）を高めるような介入が有効とされる．
- 対象者に対して運動を強要するのではなく対象者自身が活動的なライフスタイルを選択するように支援できる．

● 参考文献
1) 厚生労働省：平成22年国民健康・栄養調査報告，2010
2) 宮地元彦：健康づくりのための運動基準2006改定のためのシステマティックレビュー．厚生労働科学研究費補助金報告書，2013
3) 厚生労働省：健康づくりのための運動指針2006（エクササイズガイド2006），2006
4) 岡浩一郎：行動変容のトランスセオレティカル・モデルに基づく運動アドヒレンス研究の動向．体育学研究 45：543-561，2000

（宮原　洋八）

2　作業関連性筋骨格障害

病態・障害
- 作業関連性筋骨格障害は，昭和30年代後半からキーパンチャー病として打鍵作業従事者の職業病として知られている．本障害は反復運動に伴うことが多く，臨床的には反復性ストレス障害（repetitive strain injuries；RSI）と呼ばれている．
- RSIは，頻繁な定型的な作業の反復によって受ける損傷が蓄積されて発症する．RSIによる血液循環不良や局所への過度な負担を主因とし，神経圧迫，腱損傷，微細な筋損傷，関節障害などを引き起こす．やがて定型動作の反復が一定の水準を超えると，損傷の蓄積に身体の回復が追いつかなくなり，最終的に深刻な障害をもたらすに至る．
- 発症する作業は限定されておらず，同一作業

の反復が多い製造業，筆記作業の多い事務労働，腰部・上肢への負担の大きな作業が多い介護や保育労働など，あらゆる職種から発生している．筋骨格系疾患のうち，理学療法領域で関与が多い疾患は腰痛症・頸肩腕症候群・骨関節症などがある．特に近年は職場のIT化に伴い，キーボードやマウス利用に起因する発症が問題として取り上げられることが多い．

評価

- 評価は，上腕骨外側上顆炎や手根管症候群など限定された身体部位の障害で，独立した臨床疾患としての診断病名をもつものを「特異的障害」とし，こうした既存の障害としては分類できないものを「一般的障害」として，その評価項目を考えることになる．本障害には多種多様な疾患が含まれるが，評価方法には共通する部分が少なくない．評価は痛み，痺れ，感覚障害，そして筋力やROMなどを中心とした運動機能が標準的な項目となる．

- 症状が進行すると集中困難・思考減退・情緒不安定・抑うつ症状，睡眠障害などの精神症状の評価も検討すべきである．特筆すべきことは，本障害は発症の原因となった作業様態の評価の重要性である．使用道具などの要因，寒冷・騒音など作業環境の要因，さらには人員配置や人間関係なども含む心理社会的要因など，幅広く検証することが求められる．

治療/介入(表XV-4，図XV-2)

- 障害に陥りやすい部位は，腰部，膝関節，上肢があげられる．事務員，重量物取り扱い者，スポーツ選手などそれぞれに発症原因があり，本項においてすべての人間工学的支援を網羅することはできないため，臨床的にはデスクワーク症候群とも呼ばれる一般事務作業における本障害を一例にあげて解説する．

❶ 上肢への負担軽減

(1) 作業時間への配慮

- VDT(visual display terminal)作業とも呼ばれるパソコンを使用した作業を長時間継続すると，頸肩腕障害症候群・手根管症候群に代表される上肢系の不具合を生じることが多い．VDT作業を行う際には，適切な休止時間を取ることが大切である．

- 一連続作業時間が1時間を超えないようにし，次の連続作業までの間に10〜15分の作業休止時間を設け，一連続作業時間内において

表XV-4 主な治療/介入のプログラム例

上肢への負担軽減	座位姿勢の見直し
作業時間への配慮 ・休止時間 ・連続作業時間	拘束姿勢 ・長時間の座位 ・腰椎椎間板内圧
適切なキーボードの配置 ・キーボードの位置 ・キーボードの形状	腰椎椎間板内圧を軽減する ・背もたれ ・肘掛け
パームレストの活用 ・手関節の角度 ・マウスの位置	座面の高さを調節する ・足底全体接地
マウスの設定 ・マウスの動作速度 ・ショートカットの活用 ・マウスブリッジ，マウストレー	ディスプレイの位置 ・視距離 ・視線

1〜2回程度の休止時間を確保する．

(2) 適切なキーボードの配置

- 作業環境の整備として，キーボードの位置は上腕が体幹に軽く触れる状態で肘関節屈曲90〜100°になるように置く．そして，身体の中央，ディスプレイの中心，キーボードの「G」「H」が一直線上になるように配置する．ディスプレイとキーボードの位置が身体の中心からずれると，頭部体幹の回旋を伴う姿勢で作業を強いられるので，机と椅子の間にキーボード台を配置して奥行き70 cm以上を確保する．

- キーボードの形状は，用途に合わせて多種多様なタイプがある．キーボードは，キーを見えやすくするために手前が低く設計されており，必要に応じて角度を大きくできる．視覚的にはキーボードに傾きがあるほうが見えやすいが，手関節の背屈を余儀なくされる．このような場合，市販されているパームレストにより負担を軽減する．

(3) パームレストの活用

- キーボードやマウスの手前にあるクッションで，これにより手関節の背屈を抑えることができる．

- マウスの位置は，手関節がやや掌屈位，キーボード上面から2 cmほど高い位置が望ましい．

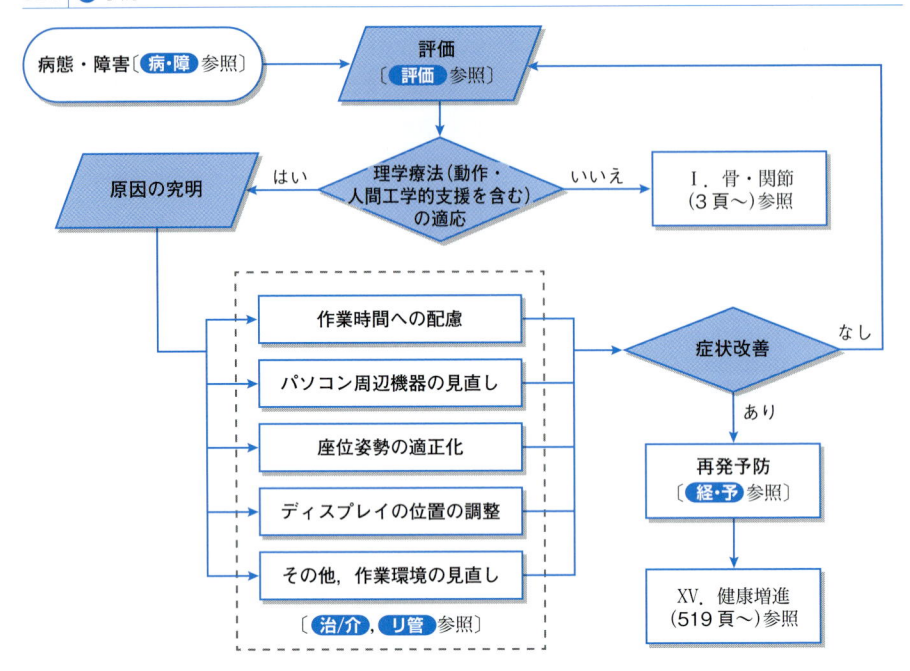

図XV-2 作業関連性筋骨格障害(デスクワーク症候群)の臨床判断

(4) マウスの設定
- 普段から手関節に不安を感じる人は，マウスの動作が速いと反復運動が多くなるので，速度を遅い設定にする．マウスを動かすときは手関節の動きを控え，肘から動かす．
- キーボードのショートカットを活用してマウスを使う頻度を減らす．クリックの際は，ソフトタッチで行い連打を控える．
- 人間工学的デザインから設計されたマウスブリッジやマウストレーも負担軽減に役立つ．

❷ 座位姿勢の見直し
(1) 拘束姿勢
- 従来の事務作業では，資料を整理する，FAXを送信するなど，業務中に何度も席を離れる機会があるため，無駄な動きも含めて多様な動きがあり拘束姿勢から解放されていた．これに対して，現在の事務作業はパソコンの前で長時間の座位を強いられる．立位作業に比べた座位作業の利点は，足関節・膝関節への体重免荷，エネルギー消費の削減などが考えられる．
- 欠点として椎間板と背腰部筋への負担の増大があげられる．特に，椎間板内圧の亢進は腰痛を引き起こす．座位姿勢は腰椎椎間板の中心付近が支点となり，前傾が強くなると腰椎椎間板の内圧は高くなる．

(2) 椎間板内圧を軽減する
- 椅子に深く座り，背もたれに身体を密着させる．これにより，単に腰背部の負担を軽減するだけでなく，背もたれと腰背部の摩擦により坐骨への負荷を軽減できる．
- 肘掛けのある椅子の場合，キーボードと同じ高さに設定すると肩甲周囲にかかる上肢の重量の軽減をはかることができる．上肢の重量は体重の約5%あり，この重量が持続的に頸部，肩甲帯に加わると筋骨格系障害の一因となる．また，肘掛けは上肢の支持に役立つほか，体幹の前傾姿勢を軽減する働きが期待できる．

(3) 座面の高さを調節する
- 座面の高さは，足底全体が接地するように調節する．座面が高すぎると座面が大腿部を圧迫して下腿の浮腫の原因となる．逆に低すぎると坐骨への負荷が増大する．

(4) ディスプレイの位置
- 上端が目の位置より下になるようにし，少し

見下ろすように設置する．視距離は最低でも40 cm以上確保する．

・パソコン作業者の体幹肢位はデスクトップ型とノート型で若干異なるが，モニターのサイズが小さくなるほど，体幹の前傾角度は大きくなる．また，文字の大きさ，文字間隔が不適切だと前傾姿勢を助長するため身体的負担が大きくなる．パソコン作業者の視線は，ディスプレイを集中して追うために同一の姿勢での作業を余儀なくされるので，定期的に姿勢を変えることが肝要である．

リスク管理

・障害の発生率は作業環境の配慮により改善がみられ，特に重量物持ち上げに起因する腰痛症の発生リスクは軽減されてきた．しかし，1人1台のパソコンを使うことが珍しくない時代となり頸部，上肢の不具合を訴える患者はむしろ増加傾向にあると報告されている．障害は緩徐に進行するため，一過性の外傷的な疾患と比して，特定が遅れることが多い．

・患者は障害に陥っていることに気づかず作業を継続し，症状は増悪することになる．そのため，個人レベルで早期に対処することが困難な場合がある．障害の原因は生産活動形態に起因することが多く，原因となる作業環境は雇用側から提供するため，リスク管理は雇用側が配慮すべき責務となる．このような理由から，雇用側の効果的な人間工学的(環境整備)対策はきわめて重要性が大きい．

経過・予後

・障害は，作業の態様，環境，条件などに関連した要因によって発症し，主として筋，筋膜，靱帯などの軟部組織の労作の不均衡による疲労現象からおこるものと考えられる．厚生労働省のガイドライン[1]では，6か月程度以上作業に従事した場合を労災認定の目安としているが，予防的見地から考えると疲労の自覚があれば速やかに適切な処置をすべきである．労作の不均衡状態が続けば，長期療養を必要とすることになる．

・早期対処によって作業復帰を促進するとともに，疾病と作業環境に関するデータの蓄積・解析をもとに，原因究明，疾病の予防，さらに健康の保持・増進に至るまでを総合的に検証することが必要である．

● 引用文献

1) 上肢作業に基づく疾病の業務上外の認定基準について．平成9年2月3日　厚生労働省労働基準局長発　第65号

（藤村　昌彦）

索引

① 索引は《和文索引》と《数字・欧文索引》に分類した．
② 《和文索引》の配列は五十音順とし，濁音，半濁音は配列に関係ないものとした．
③ 《和文索引》で同音の索引語は，カタカナ，ひらがな，漢字順とした．
④ 《和文索引》で音引き（ー），中黒（・）は，音引き，中黒がないものとして配列した．
⑤ 《数字・欧文索引》の配列は数字，アルファベット，和文順とした．
⑥ 《数字・欧文索引》で欧文が同じ綴りの場合，大文字，小文字の順とした．
⑦ 《数字・欧文索引》で〈略語〉が索引語の場合，原則として対応する〈和文〉，〈欧文〉のいずれかを付記して補った．
⑧ 頁数がゴチック体（太字）の場合は，主要説明箇所を意味する．
⑨ 用語はできるだけ統一に努めたが，人名，外来語，略語などは欧文，和文両方の索引で検索されたい．
⑩ 以下の用語は，本書の多くの項目で記載があるため，（例外を除き）あえて索引語には指定しなかった．よって各疾患，病態における「ADL」「関節可動域（ROM）運動」「筋力（維持）増強運動」「ストレッチング」などを調べる場合は，目次または索引から当該の疾患名，病態名を検索の上，その本文を参照されたい．
    ADL（activities of daily living，日常生活活動）
    IADL（instrumental ADL，手段的日常生活活動）
    MMT（manual muscle testing，徒手筋力検査法）
    関節可動域（ROM）運動
    筋力（維持）増強運動
    ストレッチング
    レジスタンストレーニング

《和文索引》

あ

アキレス腱炎　90
アキレス腱断裂　87
悪性骨腫瘍　170
悪性腫瘍に伴う末梢神経障害　300
足継手の機能　219
亜脱臼，外側，膝蓋骨　68
アテトーゼ型脳性麻痺　315, 320
アテローム血栓性脳梗塞　194
アテローム性動脈硬化症　425
アーノルド・キアリ奇形　321
アルツハイマー型認知症　249
アンジェルマン症候群　350

い

息切れ，COPD 急性増悪　372
育児支援，低出生体重児・ハイリスク児　342
意識障害，脳腫瘍　229
維持期理学療法　216

移乗，高齢者不全頸髄損傷　246
移乗支援，ALS
――，軽症　269
――，重度（ADL 全介助期）　272
移乗（動作）練習
――，完全四肢麻痺　238
――，重度麻痺例，脳血管障害回復期　204
一過性脳虚血発作　194
遺伝性疾患，小児　348
移動不能期，脊髄小脳変性症　266
易疲労性，多発性硬化症　273
意欲の低下，統合失調症　493
インスリン治療患者への介入　439
インピンジメント症候群　104

う

右（う）　➡右（みぎ）をみよ
ウィメンズ・ヘルス　475
ウィルヒョウの 3 徴候　433
ウェルドニッヒ・ホフマン病　349

ウェルニッケ野の損傷，左半球損傷　211
ウォールドリブル　109
受け身，柔道　190
うつ病　495
ウートフ徴候，多発性硬化症　272
埋め込み型除細動器，理学療法　416
運動機能障害のある心不全　398
運動障害，脊髄損傷　234
運動ニューロン　263
運動発達評価，小児整形外科疾患　332
運動麻痺
――，外傷性脳損傷　223
――，脳腫瘍　229
―― 脳血管障害回復期のアプローチ　200

え

会陰裂傷　481

索引

エプリー法，耳石排石 304
嚥下障害，脊髄小脳変性症 259
嚥下障害（偽性球麻痺），脳血管障害，急性期 198
嚥下造影 198
嚥下内視鏡 199
嚥下反射 357
エンダーピン 23

お

黄色靱帯骨化症 137
応用移乗練習
　――，完全対麻痺 238
　――，頚髄損傷（車椅子ゴールレベル） 243
応用歩行練習，軽度麻痺例，脳血管障害回復期 207
大外刈り，膝外傷 190
起き上がり練習
　――，完全四肢麻痺 238
　――，高齢者不全頚髄損傷 246
　――，重度麻痺例，脳血管障害回復期 204
　――，熱傷 506
屋外歩行，軽度麻痺例，脳血管障害回復期 207
おじぎ運動 96
オスグッド・シュラッター病
　　　　　　　73, 77, 332
オペラント学習型疼痛 516

か

下位運動ニューロン障害の徴候 264
外果骨折 82
開胸・開腹術後患者，急性呼吸不全 360
下位頚髄損傷（C_6BⅢ以下） 241
開瞼運動指導 298
介護支援，低出生体重児・ハイリスク児 342
介護保険，脳血管障害 216
介護予防，虚弱高齢者 465
外出支援，訪問理学療法 214
外傷性（亜）脱臼，膝蓋骨 68
外傷性肩関節脱臼 107
外傷性くも膜下出血 222
外傷性腱板損傷 111
外傷性健忘症，外傷性脳損傷 223

外傷性脳損傷 222, 225
　――，痙縮が顕著な四肢麻痺 222
　――，軽度麻痺・記憶・注意障害 225
　――，復学・復職支援 227
介助法指導，起居移乗動作の，完全四肢麻痺 235
回旋筋腱板，断裂 111
咳嗽反射 357
外側（亜）脱臼，膝蓋骨 68
外側型テニス肘 119
外側側副靱帯 57
改訂水飲みテスト 198
回転性めまい 303
外反母趾 92
開放性運動連鎖 69
開放性運動連鎖トレーニング 71
カウンセリング，メタボリックシンドローム 450
家屋調整，転倒予防 464
下肢虚血の増悪 428
下肢筋群の柔軟性改善 143
下肢切断 156
　――，下肢動脈 428
下肢切断リスクの層別化 428
下肢装具 267
　――，ALS，軽症 267
　――，軽度麻痺例，脳血管障害回復期 207
下肢慢性創傷，糖尿病足病変 444
荷重運動
　――，アキレス腱断裂，術後 88
　――，踵骨骨折 81
　――，足関節骨折，受傷時転位強 84
　――，足関節骨折，受傷時転位なし 83
　――，内反捻挫，重度 86
下垂体腺腫 229, 230
家族指導，転移性脳腫瘍 233
片（かた） ➡片（へん）をみよ
肩，投球障害 104
下腿義足のパーツ選択 167
下腿切断 163
肩関節（亜）脱臼，反復性
　――，術後療法 109
　――，保存療法 107
肩関節周囲炎 101
肩関節周辺の骨折 94

肩こり 131
カナル結石症 306
カービングスキー 187
カヘキシア 492
過用（性障害）
　――，筋強直性ジストロフィー 279
　――，膝関節周辺の 73
　――，肘関節～前腕の 118
過用症候群，重症筋無力症 284
過用性筋力低下
　――，CIDP 291
　――，ギラン・バレー症候群 288
　――，デュシェンヌ型筋ジストロフィー 326
ガラント反射 315, 320
カルボーネンの式 417
がん 489
　――，関連疲労 492
　――，性悪液質 492
　――，理学療法の対象 489
簡易型プラスチック短下肢装具 220
感覚障害
　――，外傷性脳損傷 223
　――，脊髄損傷 234
間欠性跛行 425
間欠的空気圧迫法，深部静脈血栓症 431
眼瞼下垂の悪化，重症筋無力症 284
寛骨臼回転骨切り術 15
間質性肺炎 375
感情鈍麻，統合失調症 493
関節拘縮の予防，デュシェンヌ型筋ジストロフィー 326
関節痛の有無，糖尿病レジスタンストレーニング 442
関節リウマチ 11, 45, 138, 151, 153
　――，THA 11
　――，TKA 45
　――，頚椎病変 137
　――，初期～高度進行期（stage Ⅰ～Ⅲ） 152
　――，末期（stage Ⅳ） 154
完全四肢麻痺，脊髄損傷 235
完全対麻痺，脊髄損傷 238
冠動脈疾患患者のリスク分類 385
冠動脈バイパス術，理学療法 409

索引 529

和文索引

ガンマネイル　25
顔面肩甲上腕型筋ジストロフィー
　　280
顔面神経麻痺　297
緩和ケアのリハビリテーション
　　492
緩和的対応，転移性脳腫瘍　233

き

キアリ骨盤骨切り術　12
記憶障害
　──，外傷性脳損傷　223, 225
　──，脳腫瘍　229
　──，理学療法　226
期外収縮，心室性　421
気管支喘息　378
気管切開陽圧換気療法　270
起居移乗動作の介助法指導，完全
　四肢麻痺　235
起居動作練習
　──，外傷性脳損傷，回復期　224
　──，完全対麻痺　238
　──，高齢者不全頸髄損傷　246
　──，熱傷　506
義足，足部断端の　170
義足装着前理学療法　157, 163
義足装着理学療法　157, 163
義足のパーツ選択
　──，下腿　167
　──，大腿　159
気道クリアランス，ALS，軽症
　　269
気道クリーニング，熱傷　506
気道の確保，脳損傷後　364
機能的自立度評価法　195
機能的電気刺激療法，軽度麻痺
　例，脳血管障害回復期　207
キーパンチャー病　522
気分（感情）障害　495
キーボードの配置，VDT 作業
　　523
逆エッジ転倒，スノーボード　188
脚橋被蓋核　252
逆ヘッド，ラグビー　183
臼蓋回転骨切り術後　15
急性冠症候群　384
急性硬膜外血腫，外傷性脳損傷
　　222

急性硬膜下血腫，外傷性脳損傷
　　222
急性呼吸窮迫症候群　354, 360
急性呼吸不全　354
　──，手術後（開胸，開腹手術後）
　　360
　──，脳損傷後　364
急性心筋梗塞
　──，急性期リハビリテーション
　　負荷試験の判定基準　386
　──，軽症　384
　──，後のクリニカルパス　385
急性大動脈解離
　──，人工血管置換術後　407
　──，保存例　404
急性疼痛　511
球麻痺，重症筋無力症　284
胸郭出口症候群　138
胸髄以下の損傷，脊髄損傷　234
胸水貯留，術後　360
胸椎伸筋群の収縮運動　144
胸椎伸展運動　144
胸椎伸展可動域運動　141
局所性脳損傷　222
虚血肢，重症　425, 428
虚血性潰瘍　428
虚血性脳機能障害，外傷性脳損傷
　　222
虚血性脳血管障害　194
虚弱高齢者・介護予防　465
ギラン・バレー症候群　286
起立性低血圧　446
　──，脊髄小脳変性症　259
　──，脊髄損傷　235
起立練習，重度麻痺例，脳血管障
　害回復期　204
筋萎縮性側索硬化症　263
　──，軽症　266
　──，重度（ADL 全介助期）　270
筋強直　276
筋強直性ジストロフィー　276
筋挫傷，股関節〜大腿部の　35
筋ジストロフィー　276
　──，顔面肩甲上腕型　280
　──，肢帯型　279
　──，デュシェンヌ型　279, 325
　──，ベッカー型　279
近赤外線療法，慢性創傷　508
金属支柱付き短下肢装具　220

筋断裂，股関節〜大腿部の　33
緊張性迷路反射　312, 315, 320
緊張病障害，統合失調症　493

く

空腹時血糖　436
口すぼめ呼吸，COPD 急性増悪
　　373
屈曲時痛，腰痛症　150
屈筋腱損傷分類　127
クッシング現象，外傷性脳損傷
　　223
靴べら型義足　170
クプラ結石症　306
くも膜下出血　194
　──，外傷性　222
グリオブラストーマ　230
グリオーマ　230
クリーゼ，重症筋無力症　283
クリニカルパス，急性心筋梗塞後
　の　385
車椅子下肢駆動，高齢者不全頸髄
　損傷　246
車椅子期（使用期）
　──，筋強直性ジストロフィー
　　278
　──，脊髄小脳変性症　266
車椅子ゴールレベル，頸髄損傷
　　240
車椅子座位
　──，姿勢，デュシェンヌ型筋ジ
　ストロフィー　326
　──，調整，完全四肢麻痺　235
　──，調整，重度麻痺例，脳血管
　障害回復期　204
　──，調整，パーキンソン病，重
　度　258
　──，不安定，重度麻痺例，脳血
　管障害回復期　203
車椅子練習
　──，応用操作練習，頸髄損傷（車
　椅子ゴールレベル）　242
　──，関連動作練習，不全麻痺
　　239
　──，操作練習，電動リクライニ
　ング，完全四肢麻痺　235
　──，リクライニング乗車，完全
　四肢麻痺　235
クローヌス　314

け

頸肩腕障害症候群　523
脛骨高原骨折　46, 50
脛骨骨幹部骨折　46, 54
脛骨疲労骨折　56
痙縮
　——, 外傷性脳損傷　223
　——, 四肢麻痺(顕著な), 外傷性脳損傷　222
　——, 脊髄小脳変性症　259
軽症急性心筋梗塞　384
頸髄損傷
　——, 車椅子ゴールレベル　240
　——, 高齢者　246
　——, 脊髄損傷　234
　——, 歩行ゴールレベル　243
経腟分娩　481
痙直型四肢麻痺　314, 315
痙直型脳性麻痺　314
痙直型片麻痺　314, 317
痙直型両麻痺　314, 319
頸椎症, 変形性　131
頸椎症性神経根症　133
頸椎症性脊髄症　135
頸椎症性脊髄神経根症　131
軽度認知障害　469
経皮的電気神経刺激　511
　——, 慢性創傷　507
頸部痛　131
外科頸　97
血液透析療法　460
血管原性大腿切断　161
血行再建術, 下肢動脈　428
血行障害, 圧迫法による　433
血小板減少, 副作用, 原発性脳腫瘍　232
血糖コントロール　436
肩(けん)　➡肩(かた)をみよ
幻覚, 統合失調症　493
健康増進　519
幻肢　157
倦怠感, 副作用, 原発性脳腫瘍　232
剣道, スポーツ外傷・障害　189
見当識障害, 外傷性脳損傷　225
原発性悪性骨腫瘍　170
原発性脳腫瘍　229
腱反射亢進, 脊髄小脳変性症　259

腱板粗部損傷　104
腱板損傷
　——, 術後療法　113
　——, 保存療法　111
健忘症, 外傷性, 外傷性脳損傷　223
減量プランニングシート, メタボリックシンドローム　450

こ

コアトレーニング, 産褥期・産後　483
膠芽腫　230
抗癌剤治療, 副作用, 原発性脳腫瘍　232
公共交通機関利用練習, 軽度麻痺例, 脳血管障害回復期　207
高原骨折, 脛骨　50
高次脳機能障害
　——, 外傷性脳損傷　223
　——, 脳血管障害回復期へのアプローチ　201
　——, 脳腫瘍　229
　——, 病巣部位　194
後十字靱帯損傷
　——, 再建術後　63
　——, 保存療法　60
後縦靱帯骨化症　137, 235
拘縮予測, 熱傷　503
鋼線締結術後の治療/介入　47
拘束姿勢, VDT 作業　524
高電圧電気刺激装置, 慢性創傷　507
行動変容, 再発予防, 高齢者　472
行動変容ステージモデル　519
広範囲熱傷　503
広汎性侵害抑制調節　511
高齢者
　——, 頸髄損傷　246
　——　の転倒　463
高齢糖尿病患者の転倒予防　439
誤嚥性肺炎　357
　——, 脊髄小脳変性症　259
股関節形成不全, 発育性　334
呼吸管理
　——, 筋強直性ジストロフィー　279
　——, デュシェンヌ型筋ジストロフィー　327

呼吸機能, 完全四肢麻痺　235
呼吸筋トレーニング, ALS, 軽症　269
呼吸障害, 脊髄小脳変性症　259
呼吸不全, 筋強直性ジストロフィー　279
呼吸様式の変化, COPD 急性増悪　372
呼吸理学療法
　——, PM/DM 回復期　282
　——, PM/DM 急性期　281
　——, ギラン・バレー症候群　286
　——, 重症心身障害児　346
　——, 術後の　363
　——, 術前の　361
　——, 低出生体重児・ハイリスク児　340
　——, 熱傷　506
　——, パーキンソン病, 重度　258
呼吸練習
　——, 術前　361
　——, 脳損傷後　364
極低出生体重児　340
骨切り術後
　——, キアリ骨盤骨切り術後　12
　——, 大腿骨外反骨切り・内反骨切り術後　15
骨形成不全症　332
　——, 小児　351
骨系統疾患, 小児　351
骨髄抑制
　——, がん理学療法のリスク管理　492
　——, 副作用, 原発性脳腫瘍　232
骨折
　——, 肩関節〜上腕部の　94
　——, 脛骨骨幹部　54
　——, 股関節〜大腿部の　17
　——, 骨転移による, がん理学療法のリスク管理　492
　——, 鎖骨　94
　——, 膝関節〜下腿部の　46
　——, 手関節〜手・手指の　124
　——, 踵骨　79
　——, 上腕骨顆上　114
　——, 上腕骨近位部　97
　——, 上腕骨骨幹部　99
　——, 足関節周辺の　79

索引 | **531**

──，大腿骨頸部（内側型），人工骨頭置換術 20
──，大腿骨頸部（内側型），ピンニング 17
──，大腿骨骨幹部，固定術後（髄内固定） 31
──，大腿骨骨幹部，保存療法 28
──，大腿骨転子部，CHS・PFN 25
──，大腿骨転子部，ピンニング 23
──，肘頭 116
──，橈骨遠位端 124
──，肘関節～前腕の 114
──，疲労，脛骨 56
──，プラトー 50
──，予防，高齢者 473
骨粗鬆症，高齢者 473
骨端線離開 104
骨転移 234
──，がん理学療法のリスク管理 492
ゴットロン徴候 280
骨軟部腫瘍，広範切除術後 489
──，下腿遠位部 177
──，大腿遠位部 173
──，大腿近位部 170
骨肉腫 170
骨盤底筋群
──の筋力増強，尿失禁 475
──の柔軟性向上，妊娠期 479
骨盤ベルト
──，産褥期・産後 484
──，妊娠期 480
骨盤輪不安定症
──，産褥期・産後 483
──，妊娠期 477, 480
コーレス骨折 124

さ

左（さ） ➡左（ひだり）をみよ
座位姿勢の見直し，VDT 作業 524
最重度認知症 471
最大酸素摂取量の基準値 519
在宅理学療法，心疾患患者の 422
座位保持
──，困難，重度麻痺例，脳血管障害回復期 203

──，装置の選定，ALS，重度（ADL 全介助期） 272
──，能力の維持，デュシェンヌ型筋ジストロフィー 326
──，練習，完全四肢麻痺 235
──，練習（バランス），プッシャー現象，右半球損傷 210
サイム義足 170
サイム切断 167
座位練習，重症心身障害児 346
作業関連性筋骨格障害 522
鎖骨骨折 94
サッカー，スポーツ外傷・障害 185
三角線維軟骨複合体 130
三果骨折 82
産後，ウィメンズ・ヘルス 481
ザンコリー分類 240
産褥期，ウィメンズ・ヘルス 481
残存腎機能 459

し

自我意識障害，統合失調症 493
視覚障害，高齢者 472
持久性向上練習，完全四肢麻痺 235
思考障害，統合失調症 493
思考の貧困化，統合失調症 493
自殺
──への対応，統合失調症 495
──への評価，うつ病・抑うつ状態 498
四肢計測，小児整形外科疾患 332
四肢麻痺
──，痙縮が顕著，外傷性脳損傷 222
──，痙直型 314, 315
──，脊髄損傷 234
自傷行為
──，うつ病・抑うつ状態 498
──，統合失調症 495
視神経脊髄炎 272
ジストニア，外傷性脳損傷 223
姿勢性腰背部痛
──，産褥期・産後 482
──，妊娠期 478
姿勢調整，低出生体重児・ハイリスク児 340
姿勢の 24 時間マネジメント，重

症心身障害児 346
姿勢変換運動，重症心身障害児 346
耳石 304
自然分娩 481
持続性注意 226
持続的他動運動 26
肢帯型筋ジストロフィー 279
肢体不自由 345
膝（しつ） ➡膝（ひざ）もみよ
膝蓋骨（亜）脱臼 68
膝蓋骨骨折 46
膝蓋骨摘出術後の治療/介入 50
失外套症候群 471
膝関節周辺
──の過用性障害 73
──の骨折 46
膝関節の靱帯損傷
──，ACL 再建術後 57
──，MCL 保存療法 66
──，PCL 再建術後 63
──，PCL 保存療法 60
失行症，左半球損傷 213
失行へのアプローチ，脳血管障害回復期 201
失語症
──，脳血管障害回復期のアプローチ 201
──，左半球損傷 211
シーティング
──，重度麻痺例，脳血管障害回復期 204
──，パーキンソン病，重度 258
自転車エルゴメータ，頸髄損傷（歩行ゴールレベル） 244
自閉，統合失調症 493
自閉スペクトラム症 342
若年 1 型糖尿病患者への介入プログラム 440
ジャックナイフ現象 314
シャドーピッチング
──，投球障害肩 105
──，野球肘 122
ジャーミノーマ 230
シャルコー・マリー・トゥース病 295
ジャンプ動作
──，バスケットボール 181
──，バレーボール 182

縦隔腫瘍　489
習慣性(亜)脱臼，膝蓋骨　68
重症虚血肢　425，428
重症筋無力症　283
重症心身障害児　345
柔道，スポーツ外傷・障害　190
重度認知症　471
就労移行支援　227
手根管症候群　523
手指腱断裂(再建術後)　126
手術後(開胸，開腹手術後)，急性呼吸不全　360
出血傾向，副作用，原発性脳腫瘍　232
出血性脳血管障害　194
術後の呼吸理学療法　361
術後肺炎　360
術後無気肺　360
術前呼吸練習　361
術前の呼吸理学療法　361
守備動作，野球　184
上位運動ニューロン障害の徴候　264
上位運動ニューロン損傷　223
上衣腫　230
消化器系癌，転移性脳腫瘍　233
踵骨骨折　79
小趾側バニオン部の疼痛　93
上肢支持練習，完全四肢麻痺　236
床上移動練習，完全四肢麻痺　238
小児心疾患　434
小児整形外科疾患　332
上方関節唇損傷　104
静脈血栓塞栓症　431
上腕骨外側上顆炎　118
上腕骨顆上骨折　114
上腕骨近位部骨折　97
上腕骨骨幹部骨折　99
上腕骨内側上顆炎　119, 121
上腕二頭筋長頭腱炎　104
ジョギング，アキレス腱断裂，術後　89
職業前トレーニング，復学・復職支援　227
食後血糖　436
褥瘡　499
褥瘡創面評価　499
褥瘡治療　500
褥瘡発症リスク評価　499

褥瘡予防　500
食道癌　489
植皮術の分類　504
植皮範囲　503
食物形態の改変，嚥下機能低下　199
除脳硬直，外傷性脳損傷　223
ショパール関節離断　167
除皮質硬直，外傷性脳損傷　223
自律神経障害　446
　――，糖尿病　292
視力補正，高齢者転倒予防　465
人格変化，外傷性脳損傷　225
シンキネーシス　297
腎機能障害のある心不全　396
心筋梗塞　384
　――，広範囲前壁　390
　――，残存狭窄を有する　388
寝具環境整備，ALS，重度(ADL全介助期)　272
神経原性肺水腫　364
神経膠腫　229, 230, 232
神経障害，糖尿病　292, 446
神経障害性疼痛　516
神経鞘腫　229, 230
神経リハビリテーション，慢性疼痛　516
心原性脳塞栓症　194
人工股関節全置換術
　――，関節リウマチ　12
　――，後外側アプローチ　7
　――，前外側アプローチ　10
人工呼吸器関連肺炎　286, 355
人工呼吸器関連肺傷害　354
人工骨頭置換術，大腿骨頸部骨折(内側型)　20
人工肩関節全置換術　40
人工肩関節置換術
　――，TKA　40
　――，UKA　43
人工膝単顆置換術　43
深呼吸練習・指導，ALS，軽症　269
心疾患
　――，小児　434
　――，先天性　434
心疾患患者の在宅理学療法　422
心室細動　421
心室性期外収縮　421

心室頻拍　421
腎症，糖尿病　446
シンスプリント　73
振戦，脊髄小脳変性症　259
心臓外科術後，理学療法　409
心臓再同期療法，理学療法　416
腎臓病，慢性　456
身体障害者手帳，脳血管障害　216
靱帯損傷
　――，膝関節～下腿部の　57
　――，膝関節，ACL 再建術後　57
　――，膝関節，MCL 保存療法　66
　――，膝関節，PCL 再建術後　63
　――，膝関節，PCL 保存療法　60
　――，足関節　85
伸展時痛，腰痛症　150
心拍動下冠動脈バイパス術，人工心肺を使用しない　409
深部感覚障害，脊髄小脳変性症　259
深部腱反射　314
深部静脈血栓症　431
深部褥瘡　501
心不全
　――，運動機能障害のある　398
　――，腎機能障害のある　396
　――，脳血管障害のある　401
　――，慢性　392, 394
　――を合併している心房細動　419
腎不全
　――，血液透析　460
　――，腹膜透析　459
　――，保存期慢性腎臓病　456
深部脳刺激術　255
心房細動　419
　――，心不全を合併している　419

す

髄芽腫　230
遂行機能障害，外傷性脳損傷　225
錐体路障害，脊髄小脳変性症　259
水治療法，慢性創傷　507
水頭症　321
髄膜腫　229, 230
睡眠時無呼吸症候群　381
スウェイバック姿勢　144
頭蓋内圧　222
頭蓋内圧亢進症状，脳腫瘍　229

スキー，スポーツ外傷・障害　187
すくみ足への対応，パーキンソン病，軽度　257
スクラム動作，ラグビー　183
ステロイド治療，デュシェンヌ型筋ジストロフィー　328
ステロイドミオパチー，重症筋無力症　284
スノーボード，スポーツ外傷・障害　188
スパイク動作，バレーボール　182
スパーリング徴候　133
スプリットスクワット　72
スポーツ外傷・障害
　──，剣道　189
　──，サッカー　185
　──，柔道　190
　──，スキー　187
　──，スノーボード　188
　──，テニス　186
　──，バスケットボール　181
　──，バレーボール　182
　──，野球　184
　──，ラグビー　183
　──，陸上(長距離，短距離)　191
スポーツ活動への参加，在宅理学療法，心疾患患者　424
スミス骨折　124
スリッパ式義足　170
スローイングプログラム　106

せ

生活活動のメッツ　520
生活環境調整，訪問理学療法　214
整形外科疾患，小児　332
成人型野球肘　121
精神疾患　493
背負い投げ，再発リスク　190
咳介助
　──，ALS，軽症　269
　──，機械的　327
咳最大流速　269
脊髄空洞症　321
脊髄症，頸椎症性　135
脊髄小脳失調症　259
脊髄小脳変性症　259
脊髄性筋萎縮症Ⅰ型　349
脊髄損傷　234
　──，頸髄損傷(車椅子ゴールレベル)　240
　──，頸髄損傷(歩行ゴールレベル)　243
　──，高齢者不全頸髄損傷　246
脊柱管狭窄症　142
脊柱側弯，デュシェンヌ型筋ジストロフィー　328
脊柱の柔軟性向上，妊娠期　479
脊柱変形の管理，デュシェンヌ型筋ジストロフィー　326
舌咽呼吸　327
摂食嚥下障害(偽性球麻痺)，脳血管障害，急性期　198
摂食姿勢の調整，パーキンソン病，重度　257
切断，下肢の　156
切迫性尿失禁，ウィメンズ・ヘルス　475
前十字靱帯損傷(再建術後)　57
染色体異常，小児　348
全身性炎症反応症候群　354
喘息，気管支　378
選択的注意　226
前庭機能障害，末梢　303
前庭神経炎　303
先天性筋緊張性ジストロフィー　276
先天性股関節脱臼　332
先天性心疾患　434
先天性多発性関節拘縮症　332，337
先天性内反足　332
　──，小児　335

そ

早期離床，脳損傷後　364
早期離床開始基準，病型別　196
装具，短下肢・長下肢　221
装具選択，片麻痺症例の　219
喪失肢のイメージ運動　157
創傷，慢性　506
増殖前網膜症　446
増殖網膜症　446
装飾用義足　170
象皮症，リンパ浮腫の合併症　486
足関節骨折　82
足関節靱帯損傷　85
足趾切断　167，169
足底接地，頸髄損傷(歩行ゴールレベル)　244

足部切断　167
　──の義足　170
足部の側方安定性　222
　──，装具機能　220
側方安定性，足部の　222
側方移乗，完全対麻痺　238
側方移乗練習，頸髄損傷(車椅子ゴールレベル)　242
粗大運動能力分類システム　313
ソフトドレッシング，大腿切断　157

た

体位管理，脳損傷後　364
体位変換，褥瘡予防　500
退院支援，転移性脳腫瘍　233
大うつ病性障害　496
体外設置型 VAD　413
体幹前傾姿勢の修正　143
退形成性星細胞腫　230
体重免荷トレッドミル歩行練習　244
対称性緊張性頸反射　312，315，320
代償動作，運動機能障害のある心不全　399
大腿義足のパーツ選択　159
大腿骨頸部骨折(外側型)～転子部骨折
　──，CHS・PFN　25
　──，ピンニング　23
大腿骨頸部骨折(内側型)
　──，人工骨頭置換術　20
　──，ピンニング　17
大腿骨骨幹部骨折
　──，固定術後(髄内固定)　31
　──，保存療法　28
大腿骨骨切り術　15
大腿骨転子部骨折，ピンニング　23
大腿骨頭すべり症　332
　──，小児　336
大腿四頭筋の打撲　35
大腿切断　156
　──，血管原性　161
大殿筋の増強　144
大動脈解離　404
　──，人工血管置換術後　407
体内植え込み型 VAD　413
ダウン症候群　329

多系統萎縮症　259
打撃動作，野球　184
立ち上がり
　──，ADL 自立判断の基準値　217
　──，頸髄損傷（歩行ゴールレベル）　244
立ち座り動作，熱傷　506
脱臼
　──，外傷性肩関節　107
　──，外側，膝蓋骨　68
タックル動作，ラグビー　183
多発神経障害，糖尿病　292
多発性筋炎　280
多発性硬化症　272
多発性神経障害　446
足袋式義足　170
短下肢装具　221
　──，完全対麻痺　238
短距離陸上競技　191
端座
　──，頸髄損傷（歩行ゴールレベル）　244
　──，高齢者不全頸髄損傷　246
端座位バランス，頸髄損傷（車椅子ゴールレベル）　242
単純網膜症　446
弾性ストッキング，深部静脈血栓症　431
断端管理，大腿切断　157
蛋白・エネルギー栄養障害，高齢者　472

ち

知覚再構築運動，麻痺域身体の　238
腟コーン　476
知的作業能力減退，認知症　469
知的障害　345
着座，頸髄損傷（歩行ゴールレベル）　244
肘（ちゅう）➡肘（ひじ）もみよ
中位頸髄損傷（C₅A〜C₆BⅡ）　240
注意欠如・多動症　342
注意障害
　──，外傷性脳損傷　223，225
　──，脳腫瘍　229
　──への理学療法　226
中足骨切断　167，169

肘頭骨折　116
中等度認知症　469
長下肢装具　221
　──，完全対麻痺　239
長距離陸上競技　192
長座位バランス練習，完全四肢麻痺　236
超低出生体重児　340
調理動作の自立，在宅理学療法，心疾患患者　424
直流微弱電流刺激療法，慢性創傷　507
直角移乗練習，完全四肢麻痺　238
治療的電気刺激　196

つ

椎間板ヘルニア　139
椎弓切除（形成）術　137
椎体固定術　137
対麻痺
　──，完全，脊髄損傷　238
　──，脊髄損傷　234
継手付きプラスチック短下肢装具　220
伝い歩き期，脊髄小脳変性症　260

て

低栄養　472
帝王切開　481
低強度パルス超音波療法，慢性創傷　507
底屈制限　221
底屈制動　221
低血糖対策　440
低出生体重児　340
低心拍出症候群　410
テイラーズバニオンの疼痛　93
デスクワーク症候群　523
テニス，スポーツ外傷・障害　186
テニス肘　118，186
デュシェンヌ型筋ジストロフィー　279，325
テレスコーピング現象　28
転移性脳腫瘍　233
てんかん　351
電気刺激療法，慢性創傷　507
転子部骨折〜大腿骨頸部骨折（外側型）
　──，CHS・PFN　25

　──，ピンニング　23
電動車椅子，ALS，軽症　269
電動車椅子操作練習，高齢者不全頸髄損傷　247
転倒経験，予測因子　465
転導性注意　226
転倒予防　463
　──，高齢糖尿病患者の　439
　──，脊髄小脳変性症　266
電動リクライニング車椅子操作練習，完全四肢麻痺　235

と

トイレ動作指導，心疾患患者の在宅理学療法　422
トイレ歩行自立，ADL 自立判断の基準値　217
頭蓋咽頭腫　230
頭蓋内圧　222
頭蓋内圧亢進症状，脳腫瘍　229
投球障害肩　104
投球障害肘　121
投球制限　106
投球動作，野球　184
投球動作練習，野球肘　122
投球プログラム例　106
統合失調症　493
瞳孔不同，外傷性脳損傷　223
橈骨遠位端骨折　124
動作分析，小児整形外科疾患　332
疼痛
　──，運動機能障害のある心不全　398
　──，急性　511
　──，慢性　513
疼痛分類，Walsh の　74
疼痛抑制，運動による　511
動的関節制動練習　337
糖尿病　436
　──，インスリン治療　439
　──，下腿切断　163
　──，血管原性大腿切断　161
　──，三大合併症を有する　446
　──，小児の　352
糖尿病患者
　──，レジスタンストレーニング　437，441
　──，の評価　437
糖尿病自律神経障害　292

索引 535

和文索引

糖尿病神経障害　292, 446
糖尿病腎症　446
糖尿病足病変　444
糖尿病多発神経障害　292
糖尿病網膜症　446
動脈硬化症，アテローム性　425
特発性間質性肺炎　375
特発性側弯症　332
特発性肺線維症　375
突発性難聴　303
ドリブル動作，バスケットボール　181
トルーソー症候群　234
ドレーマン徴候　336

な

内果骨折　82
内省能力減退，認知症　469
内臓脂肪型肥満　449
内側型テニス肘　121
内側膝蓋大腿靱帯　68
内側側副靱帯　65
内側側副靱帯損傷（保存療法）　66
内反尖足，立脚中期の　219
内反足，先天性，小児　335
内反捻挫　85
内腹斜筋の収縮運動　144
軟骨異栄養症　350
軟骨無形成症　332
　――，小児　351

に

二次成長スパート期，膝伸展モーメント　74
日中過眠　381
二分脊椎　321
乳癌，転移性脳腫瘍　233
尿失禁，ウィメンズ・ヘルス　475
尿毒症状の有無，腹膜透析患者　459
妊娠期，ウィメンズ・ヘルス　477
認知機能障害　468
　――，脊髄小脳変性症　259
認知行動療法，慢性疼痛　516
認知症　468
　――，アルツハイマー型　249
　――の行動・心理症状　468
妊婦の腰痛　477

ね

寝返り練習
　――，完全四肢麻痺　238
　――，重度麻痺例，脳血管障害回復期　204
熱傷　503
熱傷後拘縮　503
熱傷重症度　503
捻挫，内反　85

の

脳血管障害
　――，維持期　216
　――，回復期　200
　――，回復期，左半球症状合併例　211
　――，回復期，右半球症状合併例　207
　――，急性期　194
　――，急性期，循環系障害合併例　197
　――，急性期，摂食嚥下障害（偽性球麻痺）合併例　198
　――，訪問理学療法　213
　――のある心不全　401
脳血管障害後片麻痺
　――，軽度麻痺例　205
　――，重度麻痺例　203
脳梗塞　194
脳出血　194
脳腫瘍　229
　――，原発例　232
　――，術後のプログラム　229
　――，転移例　233
脳性麻痺　312
　――，アテトーゼ型　320
　――，痙直型四肢麻痺　315
　――，痙直型片麻痺　317
　――，痙直型両麻痺　319
脳卒中総合評価　200
脳損傷，外傷性　222
　――，痙縮が顕著な四肢麻痺　222
　――，軽度麻痺・記憶・注意障害　225
　――，復学・復職支援　227
脳損傷患者，急性呼吸不全　364
脳損傷後，急性呼吸不全　364

脳ヘルニア徴候，外傷性脳損傷　223

は

肺炎，間質性　375
肺癌　489
　――，転移性脳腫瘍　233
肺・胸郭コンプライアンス維持，ALS，重度（ADL 全介助期）　270
背屈制限　222
背屈遊動　222
肺コンプライアンス維持練習，ALS，軽症　269
胚細胞腫　230
排泄促進，重症心身障害児　346
肺塞栓症　431
排痰，脳損傷後　365
排便・排尿障害，脊髄小脳変性症　259
廃用，筋強直性ジストロフィー　279
廃用性筋力低下，脊髄小脳変性症　259
ハイリスク児　340
パーキンソニズム，脊髄小脳変性症　259, 266
パーキンソン病　252
　――，軽度　255
　――，重度　257
　――，評価項目　253
バケツ柄状断裂，半月板　71
跛行
　――，運動機能障害のある心不全　399
　――，間欠性　425
バージャー病
　――，下腿切断　163
　――，血管原性大腿切断　161
バスケットボール，スポーツ外傷・障害　181
パス動作
　――，バスケットボール　181
　――，バレーボール　182
　――，ラグビー　183
バーセル・インデックス　195
発育期型野球肘　121
発育性股関節形成不全　334

索引

白血球減少，副作用，原発性脳腫瘍　232
発達支援，低出生体重児・ハイリスク児　341
発達障害　342
発達性協調運動症　342
バニオン　92
パニックコントロール，動作時の息切れ　372
ハバード浴療法　507
馬尾症状，脊柱管狭窄症　144
バビンスキー反射　314
ハムストリングスの肉離れ　33
パームレスト，VDT 作業　523
バランス運動，パーキンソン病，軽度　257
バランス指導/練習
　――，外傷性脳損傷，回復期　225
　――，軽度片麻痺例，脳血管障害回復期　207
　――，訪問理学療法　214
バランス障害，外傷性脳損傷　223
バレーボール，スポーツ外傷・障害　182
バンカート損傷　107
半月板切除術後　72
半月板損傷　70
半月板縫合術後　71
瘢痕拘縮のリスク　504
半側空間無視
　――，脳血管障害回復期のアプローチ　201
　――，右半球損傷　207
反復性(亜)脱臼，膝蓋骨　68
反復性肩関節(亜)脱臼
　――，術後療法　109
　――，保存療法　107
反復性ストレス障害　522
反復唾液飲みテスト　198

ひ

非外傷性腱板損傷　111
膝(ひざ) ➡ 膝(しつ)もみよ
膝立ち～膝歩き，頸髄損傷(歩行ゴールレベル)　243
膝継手の機能　219
肘(ひじ) ➡ 肘(ちゅう)もみよ
肘関節周辺の骨折　114
肘関節の過用性障害

――，テニス肘　118
――，投球障害肘　121
皮質性小脳萎縮症　259
肘ロック，完全四肢麻痺　239
非対称性緊張性頸反射
　　　　　312, 315, 320
左半球損傷　211
左半側空間無視，右半球損傷　208
ピック病　249
皮膚筋炎　280
皮膚障害　499
びまん性軸索損傷　222
びまん性星細胞腫　230, 232
びまん性脳損傷　222
病型別早期離床開始基準　196
病識欠如，外傷性脳損傷　225
病識低下，認知症　469
病態失認の態度，認知症　469
病的共同運動　297
病的骨折，がん理学療法のリスク管理　492
ヒラメ筋静脈，DVT の好発部位　434
ヒル・サックス損傷　107
疲労骨折，脛骨　56
ピロゴフ切断　167
貧血，抗癌剤副作用，原発性脳腫瘍　232
ピンニング，大腿骨頸部骨折
　――，外側型　23
　――，内側型　17

ふ

不穏行動，外傷性脳損傷　225
フォンテイン分類　425
腹圧性尿失禁，ウィメンズ・ヘルス　475
腹臥位管理，ARDS　356
復学・復職支援，外傷性脳損傷　227
複合性局所疼痛症候群　116, 124
福祉用具，重症心身障害児　346
腹膜透析　459
フーゲル・マイヤー・アセスメント　194
不随意運動　315
　――，脊髄小脳変性症　259
不整脈　419
不全麻痺，脊髄損傷　239

プッシャー現象，右半球損傷　207
プッシュアップ
　――，完全四肢麻痺　238
　――，完全対麻痺　238
　――，頸髄損傷(車椅子ゴールレベル)　242
フットケア　444
　――，糖尿病神経障害　292
フットワーク練習，ACL 損傷(再建術後)　60
浮動性めまい　303
ブドウ糖錠剤　440
舞踏病，脊髄小脳変性症　259
プライオメトリックエクササイズ　109
ブラウン・セカール症候群　135
プラトー骨折　46, 50
振り子運動　96
ブリッジ，頸髄損傷(歩行ゴールレベル)　243
ブルンストロームステージ　195
フレイル(虚弱)　466
　――の改善　468
フレンケル体操　261
ブローカ野の損傷，左半球損傷　211
ブロック動作，バレーボール　182
分配性注意　226
分娩　481

へ

閉鎖性運動連鎖　70, 337
閉鎖性運動連鎖トレーニング　71
閉塞型睡眠時無呼吸症候群　382
閉塞性血栓性血管炎　425
　――，下腿切断　163
　――，血管原性大腿切断　161
閉塞性動脈硬化症　425
　――，下腿切断　163
　――，血管原性大腿切断　161
ペースメーカー，理学療法　416
ベッカー型筋ジストロフィー　279
ヘモグロビン減少，抗癌剤副作用，原発性脳腫瘍　232
ヘリオトロープ疹　280
ペルテス病，小児　335
ヘルニア，椎間板　139
ベル麻痺　297
変形性頸椎症　131

索引　537

――，頸椎症性神経根症　133
――，頸椎症性脊髄症　135
変形性股関節症
　――，THA，後外側アプローチ
　　　　7
　――，THA，前外側アプローチ
　　　　11
　――，骨切り術後，キアリ骨盤骨
　　　切り術後　12
　――，骨切り術後，大腿骨外反骨
　　　切り・内反骨切り術後　15
　――，保存療法　4
変形性膝関節症，保存療法　37
片麻痺
　――，痙直型　314，317
　――，軽度麻痺例，脳血管障害後
　　　205
　――，重度麻痺例，脳血管障害後
　　　203
片麻痺症例の装具選択　219

ほ

ボイド切断　167
蜂窩織炎，リンパ浮腫の合併症
　　486
膀胱トレーニング　477
乏突起膠腫　230
訪問理学療法，脳血管障害　213
歩行介助の工夫，プッシャー現
　象，右半球損傷　210
歩行可能期，筋強直性ジストロ
　フィー　277
歩行ゴールレベル，頸髄損傷　243
歩行指導
　――，キアリ骨盤骨切り術後　14
　――，大腿骨骨切り術後　16
　――，訪問理学療法　214
歩行時の痛み，脊柱管狭窄症　143
歩行自立，ADL自立判断の基準
　値　217
歩行自立期，脊髄小脳変性症　259
歩行補助具
　――，ALS，軽症　266，269
　――の選定，軽度麻痺例，脳血
　　　管障害回復期　207
歩行練習
　――，CHS・PFN，大腿骨頸部
　　　骨折(外側型)　27
　――，THA，可動域制限強　7，10

――，THA，筋力低下　9，11
――，THA，残存脚長差あり　9
――，TKA　42
――，外傷性脳損傷，回復期　225
――，間欠性跛行　425
――，完全対麻痺　239
――，頸髄損傷(歩行ゴールレベ
　　ル)　244
――，軽度麻痺例，脳血管障害回
　　復期　207
――，高齢者不全頸髄損傷　247
――，重度麻痺例，脳血管障害回
　　復期　204
――，人工骨頭置換術　22
――，大腿骨骨幹部骨折，固定術
　　後　32
――，パーキンソン病，軽度　256
――，ピンニング，大腿骨頸部骨
　　折(外側型)　24
――，ピンニング，大腿骨頸部骨
　　折(内側型)　18
――，不全麻痺　239
――，変形性膝関節症，保存療法
　　39
――，歩行補助具・換気補助下で
　　の，ALS重度(ADL全介助期)
　　271
ポジショニング
　――，重症心身障害児　346
　――，褥瘡予防　500
　――，低出生体重児・ハイリスク
　　児　340
母趾側バニオン部の疼痛　92
補助人工心臓装着者の理学療法
　　413
ポストポリオ肢分類，NRH　308
ポストポリオ症候群　306
補装具検討，ALS，軽症　266
哺乳支援，低出生体重児・ハイリ
　スク児　340
ホーマンズ徴候　431
歩容，装具選択　219

ま

マシャド・ジョセフ病　259
末梢神経障害，悪性腫瘍に伴う
　　300
末梢性めまい　303
末梢前庭(機能)障害　303

末梢動脈疾患　424
　――，重症虚血肢　428
　――，深部静脈血栓症・肺塞栓症
　　　431
麻痺域身体　238
慢性炎症性脱髄性多発根ニューロ
　パチー　289
慢性硬膜下血腫，外傷性脳損傷
　　222
慢性腎臓病　396，456
慢性心不全
　――，拡張機能不全　394
　――，収縮機能不全　392
慢性創傷　506
慢性疼痛　513
慢性閉塞性肺疾患　365
　――，急性増悪　372
　――，軽症〜中等症　368
　――，重症　370

み

ミオクローヌス，脊髄小脳変性症
　　259
右半球損傷　207
水飲みテスト，改訂　198

む

無自覚性低血糖　446
無痛性心筋虚血　446

め

メタ認知障害，認知症　469
メタボリックシンドローム　449
メッツ，生活活動の　520
メニエール病　303
メニンジオーマ　230
めまい
　――，回転性　303
　――，浮動性　303

も

妄想，統合失調症　493
網膜症，糖尿病　446
モール，ラグビー　183
モロー反射　315，320

や

野球，スポーツ外傷・障害　184
野球肩　184

や

野球肘　121, 184
やけど　503

ゆ

遊脚相　219
有酸素運動, 糖尿病　436
有痛疾患　511

よ

腰椎椎間板ヘルニア(術後)　139
腰痛, 妊婦の　477
腰痛症(神経障害のない)　147
腰背部痛, 姿勢性
　──, 産褥期・産後　482
　──, 妊娠期　478
腰部伸筋の増強　144
腰部脊柱管狭窄症(保存療法)　142
抑うつ症状　495
横止め髄内釘固定術後の治療/介入, 脛骨骨幹部骨折　55
四つ這い期, 脊髄小脳変性症　266
予防　519

ら

ラクナ梗塞　194
ラグビー, スポーツ外傷・障害　183
ラック, ラグビー　183
ラムゼイ・ハント症候群　297

り

ランニング動作
　──, 野球　184
　──, ラグビー　183
　──, 陸上(長距離, 短距離)　191

り

陸上(長距離, 短距離), スポーツ外傷・障害　191
リクライニング車椅子乗車, 完全四肢麻痺　235
リジッドドレッシング, 大腿切断　157
離床の促進, 車椅子活動による, デュシェンヌ型筋ジストロフィー　327
リスフラン関節離断　167
離断性骨軟骨炎　123
立位, 頸髄損傷(歩行ゴールレベル)　244
立位バランス練習
　──, 軽度麻痺例, 脳血管障害回復期　207
　──, プッシャー現象, 右半球損傷　210
立位練習　7
　──, THA, 可動域制限強　7, 10
　──, THA, 筋力低下　9, 11
　──, THA, 残存脚長差あり　9
　──, TKA　42

　──, 重度麻痺例, 脳血管障害回復期　203
　──, 変形性膝関節症, 保存療法　39
立脚相　219
リトルリーグ肩　104
両心室ペーシング, 理学療法　416
良性発作性頭位めまい症　303
両側協調性の障害, 外傷性脳損傷　223
両麻痺, 痙直型　314, 319
リンパ管炎　486
リンパ浮腫　485
　──の重症度分類　486
リンパ漏　486

れ

レジスタンストレーニング
　──, 糖尿病患者に対する　437, 441
　──の禁忌, 糖尿病　442
レシーブ動作, バレーボール　182
レット症候群　349
レンパート法, 耳石排石　304

ろ

ローウェンベルグ徴候　431
老年症候群　466

《数字・欧文索引》

数字

1 型糖尿病，小児の　352
1 型糖尿病患者への介入プログラム　440
2 型糖尿病，小児の　352
2 型糖尿病患者への介入プログラム　440

A

ACL（前十字靱帯）　57
ACL 損傷（再建術後）　57
ACS（急性冠症候群）　384
acute coronary syndrome　384
acute respiratory distress syndrome　354, 360
ADHD（注意欠如・多動症）　342
ADL 指導，訪問理学療法　214
ADL 自立判断の基準値　217
AF（心房細動）　419
AFO（短下肢装具）　238, 267
ALS（筋萎縮性側索硬化症）　263
Alzheimer 型認知症　249
AMC（先天性多発性関節拘縮症）　337
amyotrophic lateral sclerosis　263
Angelman 症候群　350
ankle foot orthosis　238, 267
anterior cruciate ligament　57
APT（attention process training）　226
ARDS（急性呼吸窮迫症候群）　354, 360
Arnold-Chiari 奇形　321
arteriosclerosis obliterans　425
arthrogryposis multiplex congenita　337
ASD（自閉スペクトラム症）　342
ASO（閉塞性動脈硬化症）　425
———，下腿切断　163
———，血管原性大腿切断　161
asymmetric tonic neck reflex　312, 315, 320
ATNR（非対称性緊張性頸反射）　312, 315, 320
atrial fibrillation　419
attention-deficit/hyperactivity disorder　342
attention process training　226
autism spectrum disorders　342

B

Babinski 反射　314
Bankart 損傷　107
Becker muscular dystrophy　279
behavioral and psychological symptoms of dementia　468
Bell 麻痺　297
benign paroxysmal positional vertigo　303
BI（バーセル・インデックス）　195
BMD（ベッカー型筋ジストロフィー）　279
body weight supported treadmill training　244
Boyd 切断　167
BPPV（良性発作性頭位めまい症）　303
BPSD（認知症の行動・心理症状）　468
Broca 野の損傷，左半球損傷　211
Brown-Séquard 症候群　135
BRS（ブルンストロームステージ）　195
Brunnstrom recovery stage　195
bucket-handle tear　71
BWSTT（体重免荷トレッドミル歩行練習）　244

C

cachexia　492
cancer related fatigue　492
cardiac resynchronization therapy　416
cerebral palsy　312
Charcot-Marie-Tooth disease　295
CHD（先天性心疾患）　434
Chiari 骨盤骨切り術　12
Chopart 関節離断　167

chronic inflammatory demyelinating polyradiculo-neuropathy　289
chronic kidney disease　396, 456
chronic obstructive pulmonary disease　365
CHS（compression hip screw）　25, 28
CIDP（慢性炎症性脱髄性多発根ニューロパチー）　289
CKC（閉鎖性運動連鎖）　70, 337
CKC トレーニング　70, 71
CKD（慢性腎臓病）　396, 456
CKD 重症度分類　456
CLI（重症虚血肢）　425
closed kinetic chain　70, 337
closed kinetic chain トレーニング　70, 71
CMD（先天性筋緊張性ジストロフィー）　276
CMTD（シャルコー・マリー・トゥース病）　295
Colles 骨折　124
Colton の分類　117
complex-regional-pain-syndrome　116, 124
compression hip screw　25, 28
congenital heart disease　434
congenital myotonic dystrophy　276
continuous passive motion　26
COPD（慢性閉塞性肺疾患）　365
———，軽症～中等症　369
———，重症　371
———，増悪　372
cough peak flow　269
CP（脳性麻痺）　312
CPF（咳最大流速）　269
CPM（持続的他動運動）　26
CRF（がん関連疲労）　492
critical limb ischemia　425
CRT（心臓再同期療法），理学療法　416

D

DAI(びまん性軸索損傷)　222
DAN(糖尿病自律神経障害)　292
DBS(深部脳刺激術)　255
DCD(発達性協調運動症)　342
DeBakey 分類　404
deep brain stimulation　255
deep vein thrombosis　431
dermatomyositis　280
developmental coordination disorder　342
diabetic autonomic neuropathy　292
diabetic neuropathy　292
diabetic polyneuropathy　292
diffuse axonal injury　222
diffuse noxious inhibitory control　511
dizziness　303
DM(皮膚筋炎)　280
DMD(デュシェンヌ型筋ジストロフィー)　279, 325
DN(糖尿病神経障害)　292
DNIC(広汎性侵害抑制調節)　511
DP(糖尿病多発神経障害)　292
Drehmann 徴候　336
Duchenne muscular dystrophy　279, 325
DVT(深部静脈血栓症)　431
DYJOC(dynamic joint control)　337
dynamic joint control　337

E

EDS(日中過眠)　382
EIH(運動による疼痛抑制)　511
Ender pin　23
Epley 法，耳石排石　304
excessive daytime sleepiness　381
exercise induced hypoalgesia　511

F

FES(機能的電気刺激療法)　207
FIM(機能的自立度評価法)　195
floppy infant　276
Fontaine 分類　425
Frenkel 体操　261
Fugl-Meyer assessment　194
functional electrical stimulation　207

G

Galant 反射　315, 320
GBS(ギラン・バレー症候群)　286
glossopharyngeal breathing　327
GMFCS(粗大運動能力分類システム)　313
Gottron 徴候　280
GPB(舌咽呼吸)　327
gross motor function classification system　313
Guillain-Barré Syndrome　286

H

half sitting exercise　71
Halstead の PPS 診断基準　307
HbA1c　436
health promotion　519
high voltage stimulation　507
Hill-Sachs 損傷　107
Hoehn-Yahr(H-Y)重症度(パーキンソン病)
——，重症度分類　253
——，重症度1〜2　252
——，重症度2〜4　253
——，重症度3　255
——，重症度5　253, 257
Homan's 徴候　431
Hubbard 浴療法　507
HVS(高電圧電気刺激装置)　507

I

IADL 指導，訪問理学療法　214
IC(間欠性跛行)　425
ICD(埋め込み型除細動器)，理学療法　416
ICP(頭蓋内圧)　222
idiopathic pulmonary fibrosis　375
implantable cardioverter-defibrillator　416
intermittent claudication　425
intermittent pneumatic compression　431
intracranial pressure　222
IPC(間欠的空気圧迫法)，深部静脈血栓症　431

IPF(特発性肺線維症)　375

K

KAFO(長下肢装具)　239
Karvonen の式　417
knee ankle foot orthosis　239

L

lateral collateral ligament　57
LCL(外側側副靱帯)　57
Lempert 法，耳石排石　304
LIDC(直流微弱電流刺激療法)　507
Lisfranc 関節離断　167
LOS(低心拍出症候群)　410
low cardiac output syndrome　410
low intensity direct current　507
Lowenberg 徴候　431

M

MAC(mechanically assisted cough)　327
Machado-Joseph 病　259
MAS(modified Ashworth scale)　195
MCL(内側側副靱帯)　66
MCL 損傷(保存療法)　66
MD(筋強直性ジストロフィー)　276
mechanical insufflation-exsufflation　327
mechanically assisted cough　327
medial collateral ligament　66
medial patellofemoral ligament　68
Ménière 病　303
metabolic syndrome　449
METs，生活活動の　520
MetS(メタボリックシンドローム)　449
MG(重症筋無力症)　283
MI-E(mechanical insufflation-exsufflation)　327
minimally invasive plate osteosynthesis　46
MIPO(minimally invasive plate osteosynthesis)　46
MN(運動ニューロン)　263
modified Ashworth scale　195

modified water swallow test　198
Moro 反射　315, 320
motor neuron　263
MP 関節底側胼胝の疼痛　93
MPFL（内側膝蓋大腿靱帯）　68
MPFL 再建術後の治療　70
MS（多発性硬化症）　272
MSA（多系統萎縮症）　259
multiple sclerosis　272
multiple system atrophy　259
MWST（改訂水飲みテスト）　198
myasthenia gravis　283
myotonia　276
myotonic dystrophy　276

N

NBG コード　416
neuromyelitis optica　272
NIH stroke scale　195
NMO（視神経脊髄炎）　272

O

obstructive sleep apnea syndrome　382
off-pump coronary artery bypass　409
OJT（on the job training），復学・復職支援　227
OKC（開放性運動連鎖）　69
OKC トレーニング　71
OLF（黄色靱帯骨化症）　137
on the job training　227
OPCAB（off-pump coronary artery bypass）　409
open kinetic chain　69
open kinetic chain トレーニング　71
OPLL（後縦靱帯骨化症）　137, 235
OSAS（閉塞型睡眠時無呼吸症候群）　382
OSD（オスグッド-シュラッター病）　77, 332
Osgood-Schlatter disease　77, 332
ossification
  —— of ligamentum flavum　137
  —— of posterior longitudinal ligament　137
  —— of posterior longitudinal ligament of the spine　235

overwork weakness　288, 326
OYL（靱帯骨化症）　137

P

pacemaker　416
PAD（末梢動脈疾患）　425
  ——，重症虚血肢　428
  ——，深部静脈血栓症・肺塞栓症　431
Parkinson's disese　252
PCL（後十字靱帯）　60
PCL 損傷（再建術後）　63
PCL 損傷（保存療法）　60
PD（パーキンソン病）　252
PD（腹膜透析）　459
pedunculopontine nucleus　252
PEM（蛋白・エネルギー栄養障害）　472
peripheral arterial disease　424
peritoneal dialysis　459
Perthes 病，小児　335
PFN（proximal femoral nail）　25, 28
Pick 病　249
PIP 関節背側胼胝の疼痛　93
Pirogoff 切断　167
PM（多発性筋炎）　280
PM（ペースメーカー），理学療法　416
polymyositis　280
posterior cruciate ligament　60
post-polio syndrome　306
PPN（脚橋被蓋核）　252
PPS（ポストポリオ症候群）　306
PPS 診断基準，Halstead の　307
protein-energy malnutrition　472
proximal femoral nail　28
PTE（肺塞栓症）　431
pulmonary thromboembolism　431
pusher 現象，右半球損傷　208

R

RA（関節リウマチ）　11, 45, 138, 151, 153
  ——，THA　11
  ——，TKA　45
  ——，頸椎病変　138
  ——，初期〜高度進行期（stage I 〜 III）　152
  ——，末期（stage IV）　154
Ramsay Hunt 症候群　297
RAO（寛骨臼回転骨切り術）　15
repetitive saliva swallowing test　198
repetitive strain injuries　522
Rett 症候群　349
rheumatoid arthritis　11, 45, 138, 151, 153
RICE
  ——，筋挫傷　35
  ——，筋断裂　33
rotational acetabular osteotomy　15
RSI（反復性ストレス障害）　522
RSST（反復唾液飲みテスト）　198

S

SAS（睡眠時無呼吸症候群）　381
SCA（脊髄小脳失調症）　259
SCD（脊髄小脳変性症）　259
SCI（脊髄損傷）　234
seated side tapping　42
second growth spurt 期の膝伸展モーメント　74
Sharrard 分類　322
shin splints　74
SIAS（stroke impairment assessment set）　194
SIRS（全身性炎症反応症候群）　354
ski boots compression syndrome　187
skier's thumb　187
SLAP（上方関節唇）　104
sleep apnea syndrome　381
Smith 骨折　124
snowboarder's ankle　188
spinal cord injury　234
spinocerebellar atxia　259
spinocerebellar degeneration　259
Spurling 徴候　133
Stanford 分類　404
STNR（対称性緊張性頸反射）　312, 315, 320
stroke impairment assessment set　194

Sunnybrook 評価，顔面神経麻痺 298
superior labrum anterior and posterior 104
suspected deep tissue injury 501
swayback 姿勢 144
Syme 切断 167
symmetric tonic neck reflex 312, 315, 320
synkinesis 297
systemic inflammatory response syndrome 354

T

TAO（閉塞性血栓性血管炎）
── ，下腿切断 163
── ，血管原性大腿切断 161
TBI（外傷性脳損傷） 222, 225
telescoping 28
TENS（経皮的電気刺激） 507, 511
TES（治療的電気刺激） 196
TFCC（三角線維軟骨複合体） 130
THA（人工股関節全置換術） 7
── ，関節リウマチ 11
── ，後外側アプローチ 7
── ，前外側アプローチ 10
therapeutic electrical stimulation 196
thrombolysis in myocardial infarction 384
TIA（一過性脳虚血発作） 194
TIMI 血流分類 384
TKA（人工膝関節全置換術） 40
── ，関節リウマチ 45
TLR（緊張性迷路反射） 312, 315, 320
tonic labyrinthine reflex 312, 315, 320
total hip arthropalsty 7
total knee arthroplasty 40
TPPV（気管切開陽圧換気療法） 270
tracheostomy positive pressure ventilation 270
trail walking exercise 207
transcutaneous electrical nerve stimulation 507, 511
transient ischemic attack 194
traumatic brain injury 222, 225
triangular fibrocartilage complex 130
Trousseau 症候群 234
TWE（trail walking exercise） 207

U

Uhthoff 徴候，多発性硬化症 272, 273
UKA（人工膝単顆置換術） 43
unicompartmental knee arthroplasty 43
unilateral spatial neglect 208
USN（半側空間無視），右半球損傷 208

V

VAD（補助人工心臓） 413
VALI（人工呼吸器関連肺傷害） 354
VAP（人工呼吸器関連肺炎） 286, 355
VDT（visual display terminal） 523
VE（嚥下内視鏡） 199
venous thromboembolism 431
ventilator associated lung injury 354
ventilator associated pneumonia 286, 355
ventricular assist device 413
ventricular fibrillation 421
ventricular premature contraction 421
ventricular tachycardia 421
vertigo 303
VF（嚥下造影） 198
VF（心室細動） 421
videoendoscopic examination of swallowing 199
videofluoroscopic examination of swallowing 198
Virchow の 3 徴候 433
visual display terminal 523
VPC（心室性期外収縮） 421
VT（心室頻拍） 421
VTE（静脈血栓塞栓症） 431

W・Z

Walsh の疼痛分類 74
Werdnig-Hoffmann 病 349
Wernicke 野の損傷，左半球損傷 211
Zancolli 分類 240